国家卫生健康委员会"十四五"规划教材

全国高等学校器官-系统整合教材

Organ-system-based Curriculum

供临床医学及相关专业用

U0292565

心血管系统与疾病

Cardiovascular System and Disorders

第 2 版

OSBC

器官-系统
整合教材
OSBC

主　编 葛均波　马爱群　王建安

副主编 王国平　姜志胜　蔡建辉　张　勇

编　者（以姓氏笔画为序）

马依彤	新疆医科大学	周丽华	中山大学医学院
马泽刚	青岛大学医学部	周胜华	中南大学湘雅二医院
马爱群	西安交通大学第一附属医院	赵　强	上海交通大学医学院附属瑞金医院
王国平	华中科技大学同济医学院	赵世华	中国医学科学院阜外医院
王建安	浙江大学医学院附属第二医院	赵纪春	四川大学华西医院
尹德春	哈尔滨医科大学附属第一医院	柳剑英	北京大学医学部
孔祥清	南京医科大学第一附属医院	姜志胜	南华大学
石　蓓	遵义医科大学附属医院	钱菊英	复旦大学附属中山医院
田　庄	中国医学科学院北京协和医院	徐亚伟	同济大学附属第十人民医院
孙立忠	首都医科大学附属北京安贞医院	郭志坤	新乡医学院
杨宝学	北京大学	唐其柱	武汉大学
杨艳旗	中山大学孙逸仙纪念医院	葛均波	复旦大学附属中山医院
邱春光	郑州大学第一附属医院	葛建军	中国科学技术大学第一附属医院
张　勇	哈尔滨医科大学	董念国	华中科技大学同济医学院附属协和医院
张　澄	山东大学齐鲁医院	程　翔	华中科技大学同济医学院附属协和医院
陈　忠	首都医科大学附属北京安贞医院	蔡建辉	吉林医药学院
陈韵岱	中国人民解放军总医院	潘湘斌	中国医学科学院阜外医院
罗素新	重庆医科大学附属第一医院	霍　勇	北京大学第一医院

学术秘书 戴宇翔　复旦大学附属中山医院　　谢小洁　浙江大学医学院附属第二医院

　　　　　郑小璞　西安交通大学第一附属医院

人民卫生出版社

·北京·

OSBC

图书在版编目（CIP）数据

心血管系统与疾病 / 葛均波，马爱群，王建安主编
. —2 版 . —北京：人民卫生出版社，2021.2（2024.8重印）
全国高等学校临床医学专业第二轮器官 – 系统整合规
划教材

ISBN 978–7–117–31235–6

Ⅰ.①心… Ⅱ.①葛…②马…③王… Ⅲ.①心脏血
管疾病 —诊疗 —医学院校 — 教材 Ⅳ.①R54

中国版本图书馆 CIP 数据核字（2021）第 021865 号

人卫智网 www.ipmph.com	医学教育、学术、考试、健康，购书智慧智能综合服务平台	
人卫官网 www.pmph.com	人卫官方资讯发布平台	

心血管系统与疾病
Xinxueguan Xitong yu Jibing
第 2 版

主　　编：葛均波　马爱群　王建安
出版发行：人民卫生出版社（中继线 010-59780011）
地　　址：北京市朝阳区潘家园南里 19 号
邮　　编：100021
E - mail：pmph @ pmph.com
购书热线：010-59787592　010-59787584　010-65264830
印　　刷：北京铭成印刷有限公司
经　　销：新华书店
开　　本：850×1168　1/16　印张：33
字　　数：976 千字
版　　次：2015 年 7 月第 1 版　2021 年 2 月第 2 版
印　　次：2024 年 8 月第 4 次印刷
标准书号：ISBN 978-7-117-31235-6
定　　价：118.00 元

打击盗版举报电话：010-59787491　E-mail：WQ @ pmph.com
质量问题联系电话：010-59787234　E-mail：zhiliang @ pmph.com

20 世纪 50 年代,美国凯斯西储大学(Case Western Reserve University)率先开展以器官 - 系统为基础的多学科综合性课程(organ-system-based curriculum,OSBC)改革,继而遍及世界许多国家和地区,如加拿大、澳大利亚和日本等国的医学院校。1969 年,加拿大麦克马斯特大学(McMaster University)首次将以问题为导向的教学方法(problem-based learning,PBL)应用于医学课程教学实践,且取得了巨大的成功。随后的医学教育改革不断将 OSBC 与 PBL 紧密结合,出现了不同形式的整合课程与 PBL 结合的典范,如 1985 年哈佛大学建立的"New Pathway Curriculum"课程计划,2003 年约翰斯·霍普金斯大学医学院开始的"Gene to Society Curriculum"新课程体系等。

20 世纪 50 年代起,西安医学院(现西安交通大学医学部)等部分医药院校即开始 OSBC 教学实践。20 世纪 80 年代,西安医科大学(现西安交通大学医学部)和上海第二医科大学(现上海交通大学医学院)开始 PBL 教学。20 世纪 90 年代,我国整合课程教学与 PBL 教学模式得到了快速的发展,北京医科大学(现北京大学医学部)、上海医科大学(现复旦大学上海医学院)、浙江医科大学(现浙江大学医学院)、华西医科大学(现四川大学华西医学中心)、中国医科大学、哈尔滨医科大学、汕头大学医学院以及锦州医学院(现锦州医科大学)等一大批医药院校开始尝试不同模式的 OSBC 和 PBL 教学。

2015 年 10 月,全国高等学校临床医学及相关专业首轮器官 - 系统整合规划教材出版。全国 62 所院校参与编写。教材旨在适应现代医学教育改革模式,加强学生自主学习能力,服务医疗卫生改革,培养创新卓越医生。教材编写仍然遵循"三基""五性""三特定"的教材编写特点,同时坚持"淡化学科,注重整合"的原则,不仅注重学科间知识内容的整合,同时也注重了基础医学与临床医学的整合,以及临床医学与人文社会科学、预防医学的整合。首轮教材分为三类共 28 种,分别是导论与技能类 5 种,基础医学与临床医学整合教材类 21 种,PBL 案例教材类 2 种。主要适应基础与临床"双循环"器官 - 系统整合教学,同时兼顾基础与临床打通的"单循环"器官 - 系统整合教学。

2015 年 10 月,西安交通大学、人民卫生出版社、国家医学考试中心以及全国 62 所高等院校共同成立了"中国医学整合课程联盟"(下称联盟)。联盟对全国整合医学教学及首轮教材的使用情况进行了多次调研。调研结果显示,首轮教材的出版为我国器官 - 系统整合教学奠定了基础;器官 - 系统整合教学已成为我国医学教育改革的重要方向;以器官 - 系统为中心的整合教材与传统的以学科为中心的"干细胞"教材共同构建了我国临床医学专业教材体系。

经过 4 年的院校使用及多次调研论证,人民卫生出版社于 2019 年 4 月正式启动国家卫生健康委员会"十四五"规划临床医学专业第二轮器官 - 系统整合教材修订工作。第二轮教材指导思想是,贯彻《关于深化医教协同进一步推进医学教育改革与发展的意见》(国办发〔2017〕63 号)文件精神,进一步落实教育部、国家卫生健康委员会、国家中医药管理局《关于加强医教协同实施卓越医生教育培养计划 2.0 的意见》,适应以岗位胜任力为导向的医学整合课程教学改革发展需要,深入推进以学生自主学习为导向的教学方式方法改革,开展基于器官 - 系统的整合教学和基于问题导向的小组讨论式教学。

第二轮教材的主要特点是：

1. 以立德树人为根本任务，落实"以本为本"和"四个回归"，即回归常识、回归本分、回归初心和回归梦想，以"新医科"建设为抓手，以学生为中心，打造我国精品 OSBC 教材，以高质量教材建设促进医学教育高质量发展。

2. 坚持"纵向到底，横向到边"的整合思想。基础、临床全面彻底整合打通，学科间全面彻底融合衔接。加强基础医学与临床医学的整合，做到前后期全面打通，整而不乱、合而不重、融而创新；弥合临床医学与公共卫生的裂痕，加强疾病治疗与预防的全程整合；加强医学人文和临床医学的整合，将人文思政教育贯穿医学教育的全过程；强调医科和其他学科门类的结合，促进"医学＋X"的快速发展。

3. 遵循"四个符合""四个参照""五个不断"教材编写原则。"四个符合"即符合对疾病的认识规律、符合医学教育规律、符合医学人才成长规律、符合对医学人才培养岗位胜任力的要求；"四个参照"即参照中国本科医学教育标准（临床医学专业）、执业医师资格考试大纲、全国高等学校五年制本科临床医学专业规划教材内容的深度广度以及首轮器官 - 系统整合规划教材；"五个不断"即课程思政不断、医学人文不断、临床贯穿不断、临床实践和技能不断、临床案例不断。

4. 纸数融合，加强数字化，精炼纸质教材内容，拓展数字平台内容，增强现实（AR）技术在本轮教材中首次大范围、全面铺开，成为新型立体化医学教材的精品。

5. 规范 PBL 案例教学，建设与整合课程配套的在线医学教育 PBL 案例库，为各院校实践 PBL 案例教学提供充足的教学资源，并逐年更新补充。

6. 适应国内器官 - 系统整合教育"单循环"教学导向，同时兼顾"双循环"教学实际需要。

7. 教材适用对象为临床医学及相关专业五年制、"5+3"一体化本科阶段，兼顾临床医学八年制。

第二轮教材根据以上编写指导思想与原则规划为"20+1"模式，即 20 种器官 - 系统整合教材，1 种在线数字化 PBL 案例库。20 种教材采用"单循环"器官 - 系统整合模式，实现基础与临床的一轮打通。导论和概论部分重新整合为《医学导论》（第 2 版）、《人体分子与细胞》（第 2 版）、《人体形态学》（第 2 版）和《人体功能学》（第 2 版）等 7 种。将第一轮教材各系统基础与临床两种教材整合为一种，包括《心血管系统与疾病》（第 2 版）等教材 13 种，其中新增《皮肤与感官系统疾病》。1 种 PBL 综合在线案例库，即中国医学教育 PBL 案例库，案例范围全面覆盖教材相应内容。

第二轮教材有全国 94 所院校参与编写。编写过程中正值新冠肺炎疫情肆虐之际，参编专家多为临床一线工作者，更有很多专家身处援鄂抗疫一线奋战。主编、副主编、编委一手抓抗疫，一手抓教材编写，并通过线上召开审稿会和定稿会，确保了教材的质量与出版进度。百年未遇之大疫情必然推动百年未有之大变局，新冠肺炎疫情给我们带来了对医学教育深层次的反思，带来了对医学教材建设、人才队伍培养的深刻反思。这些反思和器官 - 系统整合教材的培养目标不谋而合，也印证了我们教材建设的前瞻性。

第二轮教材包括 20 种纸数融合教材和在线数字化中国医学教育 PBL 案例库，均为**国家卫生健康委员会"十四五"规划教材**。全套教材于 2021 年出版发行，数字内容也将同步上线。希望广大院校在使用过程中能够多提宝贵意见，反馈使用信息，以逐步修改和完善教材内容，提高教材质量，为第三轮教材的修订工作建言献策。

OSBC 主编简介

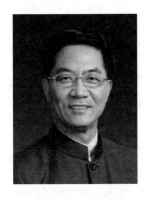

葛均波

男，1962 年 11 月出生于山东省五莲县。中国科学院院士、教授、博士研究生导师。1993 年毕业于德国美因茨大学，获医学博士学位。现任国家放射与治疗临床医学研究中心主任、上海市心血管病研究所所长、复旦大学附属中山医院心内科主任、复旦大学生物医学研究院院长、中国医师协会心血管内科医师分会会长、中国心血管健康联盟主席、世界心脏病联盟理事会常务理事、*Cardiology Plus* 杂志主编、*International Journal of Cardiology* 副主编。

1987 年起从事心血管疾病的临床和科研工作，长期致力于推动我国重大心血管疾病发病机制、重要临床诊疗技术革新及成果转化研究。作为项目负责人，先后承担了 20 余项国家和省部级科研项目，包括国家 863 计划（首席科学家）、国家"十一五"科技支撑计划、国家自然科学基金杰出青年基金、国家自然科学基金"创新研究群体"项目、国家"十三五"慢性疾病重大研发计划等。以第一或通信作者发表 SCI 论文近 500 篇，他引近 8 000 次，H 指数 41。获国家发明和实用新型专利 15 项，先后承担国家重点研发计划、国家自然科学基金"创新研究群体"等重大或重点项目 20 项，以第一完成人获国家科学技术进步二等奖、国家技术发明二等奖、上海市科技进步奖一等奖等科技奖励 10 项。

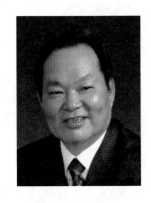

马爱群

男，1957 年生于湖北省鄂州市，医学博士，博士研究生导师，西安交通大学第一附属医院二级教授 / 一级主任医师，国家名医。现任西安交通大学心血管病研究所所长，陕西省分子心脏病学重点实验室主任，陕西省心血管疾病质量控制中心主任；环境与疾病相关基因教育部重点实验室离子通道病研究室主任，陕西省数字化医疗工程技术研究中心主任；陕西省全科医学会主任委员，中华医学会全科医学分会常务委员；《中国分子心脏病学杂志》副主编；《中华心力衰竭和心肌病杂志》副总编辑；《心血管疾病临床质量控制》主编。曾担任教育部科学技术委员会学部委员（生命科学一部），西安交通大学学术委员会副主任；中华医学会心血管学会常务委员及陕西心血管内科分会主任委员；中华医学会内科学会常务委员及陕西内科分会主任委员等。

从事临床教学 36 年，任教授 25 年。累计发表文章 310 余篇，其中 SCI 收录110 篇，主编专著 9 部，主编国家临床（及助理）医师执业资格考试系列丛书 6 部，主译专著 1 部，参编专著 5 部。主编人民卫生出版社规划教材 3 部。获省部级一等奖 1 项，二等奖 3 项，发明实用新型专利 1 项，知识产权保护 3 项。

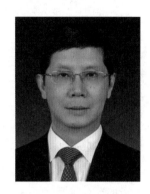

王建安

　　教授，主任医师，现任浙江大学医学院附属第二医院党委书记，欧洲 CSI 大会共同主席，中华医学会心血管病学分会副主任委员，浙江省医学会心血管病学分会主任委员。担任 Word Journal of Emergency Medicine 主编，《中华急诊医学杂志》总编辑，《中华心血管病杂志》副总编辑。

　　从事教学工作 30 余年。围绕心力衰竭、心脏瓣膜病开展研究，以通信作者发表 SCI 论文 100 余篇，主编专著 14 部。以第一完成人获国家科技进步二等奖 1 项、省部级科技进步一等奖 2 项。获何梁何利奖、吴阶平医药创新奖、国家白求恩奖章、浙江省科学技术重大贡献奖和首届浙江省杰出创新人才奖。

OSBC 副主编简介

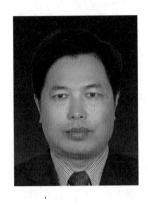

王国平

男,1963年11月生于湖北省鄂州市。现任华中科技大学同济医学院病理学系主任,武汉同济医院病理研究所所长兼病理科主任,国家级重点学科(病理学)学科带头人,国家级临床重点专科(病理科)项目负责人,中国研究型医院学会病理专业委员会副主任委员,中华医学会病理学分会常委及教学工作委员会负责人。

从事教学工作至今30余年。主编《临床病理诊断指南》,主持《外科病理学》的再版工作,主译《KOSS诊断细胞学及其组织病理学基础》,作为副主编参加八年制和五年制国家规划教材《病理学》的编写工作,近年来主持了多项国家级科研项目,取得了较好的研究成果。

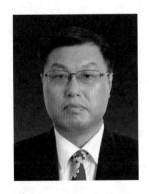

姜志胜

博士,教授,博士研究生导师,享受国务院政府特殊津贴专家,教育部基础医学类教学指导委员会委员,国家卫生计生突出贡献中青年专家,湖南省121人才工程第一层次人选;现任南华大学副校长兼衡阳医学院院长,中国病理生理学会动脉粥样硬化专业委员会主任委员;《中国动脉硬化杂志》主编。

长期从事动脉粥样硬化及心肌缺血损伤病因发病学与防治研究。先后主持国家级及省部级课题各10余项;获省部级科技成果和教学成果一、二等奖各4项,在国内外刊物上发表论文200余篇,SCI收录80多篇。主编专著2部,主编及副主编全国高等学校规划教材10余部。

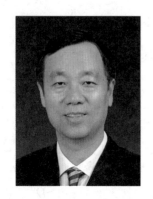

蔡建辉

男,1964年9月生于陕西省西安市。现任吉林医药学院院长、党委副书记,胸心血管外科二级教授、主任医师,医学博士,博士研究生导师。兼任教育部高等学校临床实践教学指导分委员会委员,全国农村订单定向医学生培养院校联盟副理事长,首批国家虚拟仿真实验教学项目负责人。新世纪百千万人才工程国家级人选,享受国务院政府特殊津贴,全国优秀科技工作者。

从事教学工作至今33年。获国家科学技术进步二等奖、吉林省教育教学成果一等奖、陕西省优秀博士学位论文奖、"十五"全军后勤重大科技成果奖、总后勤部科技进步二等奖和吉林省科技成果二等奖等奖项共11项。主编、副主编、参编学术著作和规划教材15部。

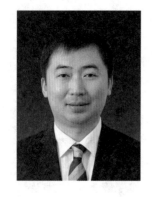

张 勇

男,1980年8月生于黑龙江省哈尔滨市。现任哈尔滨医科大学药学院副院长(主持工作),心血管药物研究教育部国际合作联合实验室常务副主任,中俄医科大学联盟青年联盟副主席,中国药理学会理事、心血管药理专业委员会青委会副主任委员,入选国家"万人计划"青年拔尖人才。

从事教学工作至今15年,作为骨干成员获国家级教学成果二等奖,入选全国万名优秀创新创业导师人才库。主编及参编教材5部。曾获教育部高等学校科学研究优秀成果奖一等奖等科研奖励10余项。主持国家重点研发计划(子课题)及国家自然科学基金等科研项目10余项。

求生的本能，使人类除了劳作果腹，还要同疾病做抗争。探索生命的本质、研究疾病的发生发展、找寻预防和治疗的方法，医学由此诞生。远古人类发现失血过多会导致死亡，血液这红色的液体便成了人最初认识的生命要素，也成为早期体液学说的构成元素之一。心脏，是另一个引起人重视和幻想的要素，人们赋予它生命核心的定义。两千多年前，我国《黄帝内经》记载"心者，生之本，神之变也，其华在面，其充在血脉"，心脏是生命的源泉；"经脉流行不止，环周不休"，血液循环往复。

1628 年，英国医生威廉·哈维（William Harvey）在法兰克福出版了名为《关于动物心脏与血液运动的解剖学研究》，常称为《心血运动论》。72 页书稿凝聚 20 余年的观察和研究，开启了现代心血管病学。《心血运动论》描述心血管系统的解剖和功能，提出了血液循环理论，指出心脏好似一个泵，推动血液通过血管系统在全身流动循环。右心室排出的血液，经肺循环进入左心；左心室排出血液至主动脉，通过血管输送到全身，再由体静脉回到右心，完成体循环。

工业革命书写了全新的人类文明史，物理、化学、生物学百花齐放。尤其是解剖学和病理学的崛起，使人们对心血管系统与疾病有了更深入的了解。血压计、心电图、胸部 X 线应用于心血管疾病的辅助诊断带来了医学的一场革命。

1929 年，25 岁的德国医生福斯曼（Forssman，W.T.O.）勇敢地将一条长 65cm 的导管插入自己的左肘静脉，经上腔静脉，最后进入右心房。他激动万分，到放射科拍下了人类第一张心导管的 X 线片。右心导管、左心导管、选择性冠状动脉造影、经皮冠状动脉球囊成形术，介入心脏病学成为快速发展的新兴学科。药物洗脱支架、腔内影像技术、新型抗血小板药物的应用，冠状动脉介入治疗的安全性和疗效在不断提高，已经成为冠心病再血管化治疗的主要方法。经皮球囊瓣膜成形术、心律失常的导管消融治疗、先天性心脏病的介入治疗、经静脉人工心脏起搏术等也得到了迅速发展。

普通外科医师的雏形诞生于两千年前，历史甚至和放血疗法同样悠久。但是心脏这一神秘而重要的"禁区"，从 1920 年心包切除术开始，外科手术治疗才进入心血管病领域。随着 20 世纪 50 年代体外循环技术的应用，心脏外科成为重要的治疗手段。

药物、介入治疗、外科手术成为现代心血管疾病治疗的"金三角"。20 世纪也见证了循证医学（evidence-based medicine，EBM）的崛起，临床中采用前瞻性随机双盲对照及多中心研究的科学方法，系统地收集、整理大样本研究所获得的客观证据作为医疗决策的基础。将医生的个人实践经验和科学的证据相结合，并尊重患者的意愿，使患者得到优化诊治。

历史进入 21 世纪后，心血管疾病的基础研究和临床诊治水平与 100 年前已今非昔比，但伴随着人口老龄化和社会生活方式的转变，心血管疾病发病率却成指数级增长。目前，中国心血管疾病患病率及死亡率仍处于上升阶段。心血管疾病现患人数 2.9 亿，心血管疾病死亡率仍居首位，占居民疾病死亡构成的 40% 以上，特别是农村地区近 10 年心血管疾病死亡率持续高于城市。心脑血管疾病住院费用快速增加，年均增速远高于国民生产总值增速，成为巨大的公共卫生负担。

严峻的心血管疾病负担给心血管病专科医生带来挑战的同时，也督促全社会广泛开展一级预防和二级预防，优化生活方式，严控危险因素。未来的医务工作者、今天的医学生需要了解和掌握心血管系统的解剖与生理，疾病的预防和诊断治疗方法。

心血管病领域形成了多个亚专科领域，包括介入冠心病学、心律失常电生理学、心衰学、高血压病学、大血管外科学，一位心血管病医生同时也可能是一名心脏超声专家或是冠状动脉介入专家。高度学科细化使心血管疾病的治疗更加专业，但也可能带来技术化和微观化。

《心血管系统与疾病》基于国际、国内最新循证医学资料，提供医学生全面学习心血管系统和疾病的相关知识。心血管系统是人体的重要构成部分，与其他系统共同维持人的生命活动。医学生需要熟练掌握各系统和常见疾病的病理生理和诊疗规范。本教材基于教学、科研、临床的实际需要，科学、系统、完整地介绍心血管系统与疾病的核心知识，坚持以基础理论、基本知识、基本技能为重心的"三基"原则，高度重视基础知识和技能的学习。

在全国高等学校临床医学专业器官 - 系统整合规划教材评审委员会的指导和组织下，全体编委在教材第 1 版的基础上，充实了最新发展内容，根据国际、国内最新循证医学资料做了相应更新。为了适应医学教育现代化的发展，适应高等教育课程和教学改革的需要，本教材同步建设配套数字教学内容以及在线 PBL 案例库（使用说明见封三），便于学生预习、复习和自学。

本书主要供医学院校本科教学用，也考虑到广大临床医生参考需求，可供临床医师继续教育与自主学习，以及备考执业医师资格考试、研究生入学考试等作为参考书籍。

主持和参与本教材的全体主编和编委们，始终坚持严谨求实的精神和对教学高度负责的态度，为编好本教材倾注了大量的心血，在此谨向他们致敬。在编写本版教材的过程中，作者们尽量努力工作，但难免存在一些不足之处。如果读者在使用本书的过程中发现问题或谬误，恳请批评指正。

葛均波

2021 年 3 月

OSBC 目 录

数字资源 AR 互动　|　A R 图 1-9

第一章

总　论

心脏好似一台水泵，通过血管将氧合后的富氧血液输送到人体器官组织。当心脏不能泵出充足的血液，则出现心脏衰竭、组织器官缺氧。而心脏停搏，则宣告生命终止。本章阐述心血管系统的发生、解剖与生理，诊断分类和诊断方法，药物和手术治疗。

除了传统的视触叩听，科学进步带来了影像学的崛起，心脏超声、磁共振、CT、核素心肌灌注及代谢显像，已经成为心脏科医生的常规诊断工具。随着福斯曼将导管插入自己的心脏，介入心脏病学登上历史舞台，成为医学领域发展最快的学科之一。冠状动脉介入治疗的效果不断提高，经皮球囊瓣膜成形术、心律失常的导管消融治疗、先天性心血管疾病的介入治疗、经静脉人工心脏起搏术等也迅速发展。传统药物的疗效经过循证医学验证，新的治疗药物也在进行大规模临床研究。

第一节　心血管系统基本知识

一、心血管系统发生

心血管系统由中胚层分化而来，是胚胎发生过程中结构和功能形成最早的系统。大约在胚胎第3周末开始血液循环，使胚胎能有效地获得养料和排出废物。胚胎早期的心血管左右对称，以后通过合并、扩大、萎缩、退化和新生等过程，演变成为非对称器官。

（一）原始心血管系统的建立

1. **血岛和血管的形成**　胚胎第15d左右，卵黄囊壁的胚外中胚层内出现许多血岛（blood island），它是间充质细胞密集而成的细胞团。血岛周边的细胞变扁，分化为内皮细胞，内皮细胞围成的内皮管即原始血管；血岛中央的游离细胞分化成为原始血细胞，即造血干细胞（图1-1）。内皮管不断向外出芽延伸，与相邻血岛形成的内皮管互相融合通连，逐渐形成一个丛状分布的内皮管网。与此同时，在体蒂和绒毛膜的胚外中胚层、胚体内间充质也以同样方式形成内皮管网。内皮管网互相沟通，其周围的成分分化为平滑肌和结缔组织而形成血管网。

2. **心脏的发生**　心脏发生于生心区。生心区是指位于胚盘头端、口咽膜前方的中胚层，生心区前方的中胚层即原始横膈。第8~19d时，生心区的中胚层细胞密集，形成前后纵行、左右并列的一对长索，称生心板（cardiogenic plate），其背侧出现围心腔（pericardiac coelom）。生心板中央变空，逐渐形成一对心管（cardiac tube）。由于出现头褶，胚体头端向腹侧卷曲，原来位于口咽膜头侧的心管和围心腔便转到咽的腹侧，位于心管背侧的围心腔转至它的腹侧（图1-2）。不久，两条心管融合成一条。其背侧有心背系膜与前肠连接，心背系膜随后退化消失，心管游离在围心腔中，其头、尾两端仍分开，分别与成对的动脉和静脉连接。心管和其周围的间充质分化形成心内膜、心肌膜和心外膜。

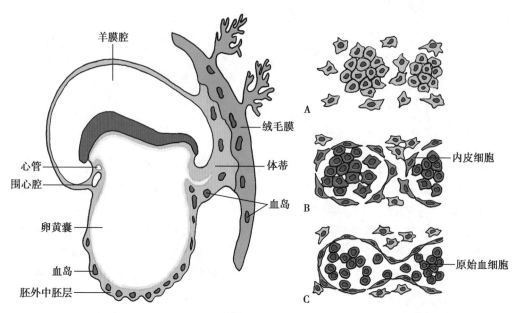

图 1-1 血岛和血管的形成

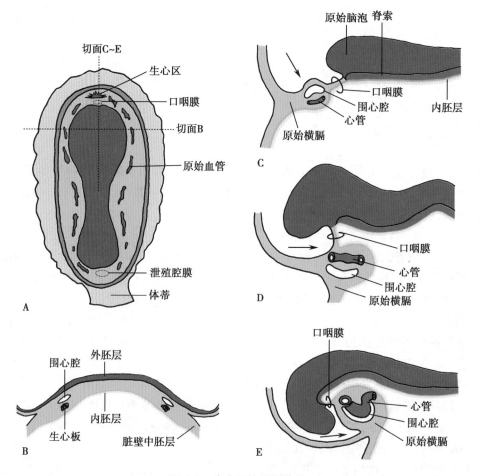

图 1-2 生心区的早期演化

3. 原始心血管系统的建立　原始心血管系统左、右对称,其组成包括以下内容。

(1)心管:1 对,位于前肠腹侧。

(2)动脉:包括 1 对腹主动脉、6 对弓动脉(aortic arch)和 1 对背主动脉。腹主动脉分别位于前肠的腹侧,尾端与心管头端相接;在两条心管融合时,左右腹主动脉的近心端也合并形成膨大的动脉囊。6 对弓动脉位分别穿行于相应的鳃弓内,连接背主动脉与腹主动脉,将参与主动脉弓和肺动脉的形成。背主动脉位于前肠的背侧,继而从咽至尾端的左、右背主动脉合并为一条形成降主动脉,沿途发出许多分支。分支包括:数对卵黄动脉(vitelline artery),分布于卵黄囊;1 对脐动脉(umbilical artery),经体蒂分布于绒毛膜;还有许多成对的节间动脉,分布于胚体。

(3)静脉:前主静脉(anterior cardinal vein)1 对,收集胚胎上半身的血液,后主静脉(posterior cardinal vein)1 对,收集胚胎下半身的血液,两侧的前、后主静脉分别汇合成左、右总主静脉(common cardinal vein)。卵黄静脉(vitelline vein)和脐静脉(umbilical vein)各 1 对,分别来自卵黄囊和绒毛膜。总主静脉、卵黄静脉和脐静脉分别开口于同侧心管尾端(图 1-3)。

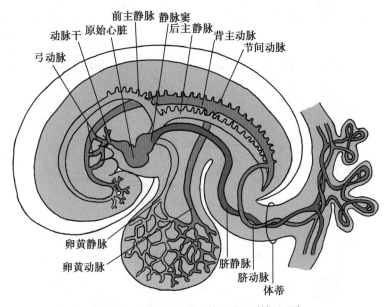

图 1-3　原始心血管系统示意图(第 4 周)

(二) 心脏的发育

1. 心脏外形的改变　两条心管融合为一后,由于心管各部分生长速度不一,出现两个缩窄和三个膨大。三个膨大从头端起依次为心球(bulbus cordis)、心室(ventricle)和心房(atrium)。心球和动脉囊之间的部分,称为动脉干(truncus arteriosus)。接着,在心房的尾端又出现一个膨大,称静脉窦(sinus venosus)。静脉窦起初位于围心腔的尾侧,它的尾端又分左、右两个角,分别接受同侧的卵黄静脉、脐静脉和总主静脉回流的血液。

左、右两条心管合并时,心管内皮形成心内膜的内皮层。心管周围的间充质形成心肌外套层(myoepicardial mantle),之后其分化为心肌膜和心外膜。心管内皮和心肌外套层之间在心脏发育早期存在一层疏松的间充质,即心胶质(cardiac jelly)。内皮下层及心内膜下层的结缔组织即由心胶质形成。

由于心管的发育快于围心腔,心管连续出现两个弯曲,第一个弯曲是心球和心室间的弯曲,使心管呈"U"形;接着在心室和心房间出现第二个弯曲,心管呈"S"形。心房移至心球和心室背侧左上方,静脉窦进入围心腔,位于心房背面尾侧。由于心房腹侧有动脉干,背侧有食管,故心房只能向左右扩展,膨出于动脉干的两侧。以后心球的一部分并入心室,心房和心室之间的缩窄逐渐变深,形成一狭窄的通道,称房室管。至第 5 周末,原来位于心房头端的心室移至心房的尾侧,而心房位于心室的头端,并向左、右侧膨出。至此,心脏已初具成体的外形(图 1-4),但此时心脏内部尚未完全分隔。

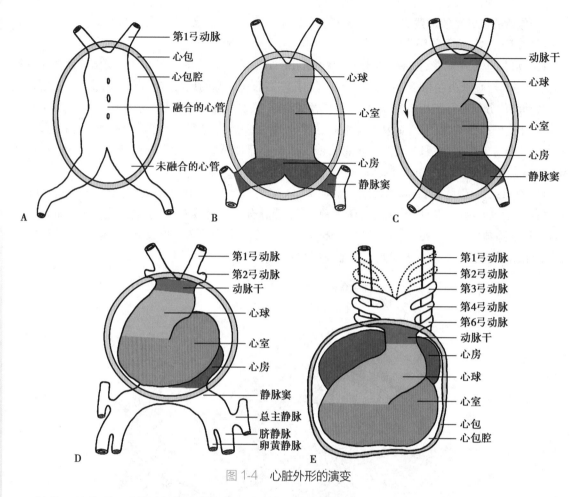

图 1-4　心脏外形的演变

随着心脏的进一步发育,静脉窦参与心房的形成,与其相连的脐静脉、左卵黄静脉消失,左总主静脉演变为左房斜静脉和冠状窦,右总主静脉演变为上腔静脉,右卵黄静脉演变为下腔静脉(图 1-5)。

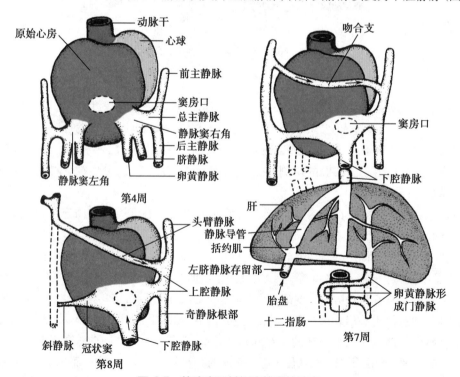

图 1-5　静脉窦及其相连静脉的演变

2. 心脏内部的分隔

(1)房室管的分隔:第4周末,房室管背侧壁和腹侧壁的正中线上,心内膜组织增生,分别形成背、腹心内膜垫(endocardial cushion)。背、腹心内膜垫向相对方向生长,于第6周初愈合,将房室管分隔成左、右房室孔(图1-6)。其内膜发生皱褶隆起,形成左侧的二尖瓣和右侧的三尖瓣。

(2)心房的分隔:当心内膜垫发生时,心房背侧正中线上发生一镰状隔膜,称第一房间隔。它向心内膜垫方向生长,与心内膜垫间留有一孔,称第一房间孔。第一房间隔继续生长,与心内膜垫愈合,使第一房间孔封闭。在第一房间孔封闭前,第一房间隔头端又发生一孔,称第二房间孔。第二房间孔形成时,在第一房间隔的右侧又发生一较厚的呈新月形的隔膜,称第二房间隔,它也向心内膜垫方向生长,逐渐盖住了第一房间隔上的第二房间孔。第二房间隔的下缘与心内膜垫融合,但留有卵圆孔。由于第一房间隔较第二房间隔薄且较软,故第一房间隔相当于卵圆孔的瓣膜。心房达到了形态上的完全分隔。在出生前,由于肺循环血量很少,左房的压力低于右房,从下腔静脉进入右心房的血液,从卵圆孔冲开较薄的卵圆孔瓣,经第二房间孔进入左心房,即功能上存在右向左的单向通道(图1-6)。

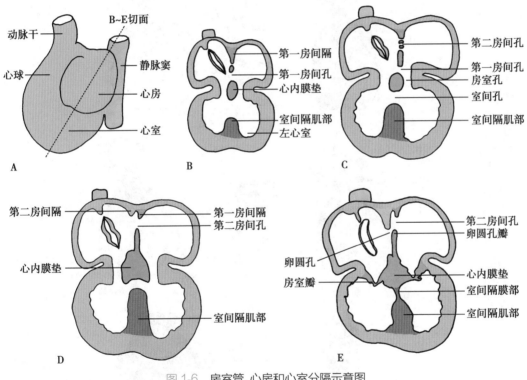

图1-6 房室管、心房和心室分隔示意图

(3)心室的分隔:第4周末,心室开始分隔。首先在心室底壁的心肌组织向心内膜垫方向生长,形成一半月形的隔膜,称室间隔肌部。但其游离缘与心内膜垫间留有一孔,为室间孔。胚胎发育至第2个月时,室间孔由左、右动脉球嵴尾端向下延伸的结缔组织以及心内膜垫增生的结缔组织共同形成的薄膜封闭。此结缔组织薄膜成为室间隔膜部(图1-7)。至此,心室被分隔为左心室和右心室。

(4)动脉干和心球的分隔:动脉干和心球内面局部内膜增生,形成左、右动脉球嵴(aorticobulbar ridge)。这对嵴的位置相对,自动脉干向心室方向呈螺旋形生长,并逐渐在中线融合,形成一螺旋形的隔膜,称主动脉肺动脉隔。此隔膜将动脉干和心球分隔成直径相等的两个管道,即升主动脉和肺动脉干(图1-8)。

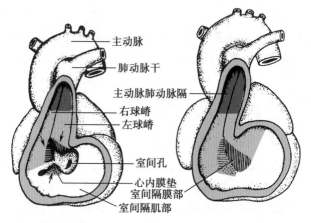

图 1-7　心室分隔模式图

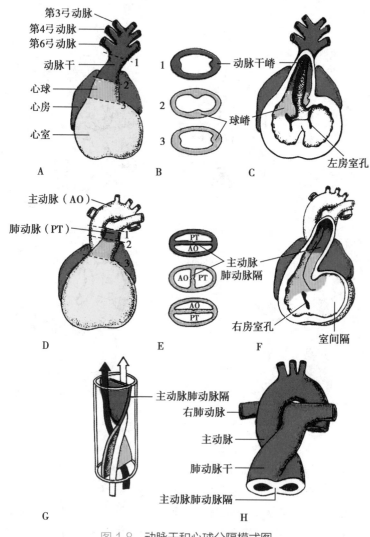

图 1-8　动脉干和心球分隔模式图

二、心血管系统概述

心血管系统由心、动脉、毛细血管和静脉组成,血液在血管中循环流动。心血管系统的主要功能是物质运输。血液将消化系统吸收的营养物质和肺吸收的氧运送到全身器官的组织和细胞,同时将组织和细胞的代谢产物、多余的水和二氧化碳运送到肾、肺、皮肤等排出体外,以保证身体新陈代谢的正常进行。内分泌器官和分散在体内各处的内分泌细胞所分泌的激素及生物活性物质亦由心血管系统输送到相应的靶器官,以实现体液调节。此外,心血管系统对维持人体内酸碱平衡、体温调节,以及实现防卫功能等均具有重要作用。另外,心血管系统还有内分泌功能。心肌细胞、血管平滑肌细胞和内皮细胞等可产生心钠素、肾素、血管紧张素等多种生物活性物质参与机体的功能调节。

（一）心血管系统的组成

心血管系统包括心、动脉、毛细血管和静脉。

1. **心（heart）** 主要是由心肌构成的中空性肌性器官,心腔内充满血液,是血液循环的"动力泵",也兼有重要的内分泌功能。心内部被心间隔分为左、右两半,每半又各分为心房和心室,故心有4个腔:左心房、左心室、右心房和右心室。心房和心室通过房室口相通,左、右半心互不相通。运送血液回心房的血管为静脉,经心室发出的血管为动脉。在房室口和动脉口处均有瓣膜,它们颇似泵的阀门,可顺流而开启,逆流而关闭,保证血液定向流动。心在神经和体液的调节下,节律地收缩和舒张,将静脉内的血液回流到心房,然后泵入心室,再由心室射入动脉,如此推动血液循环(图1-9)。

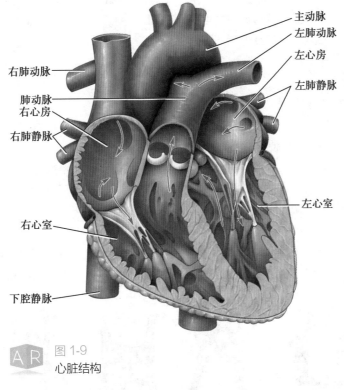

图1-9
心脏结构

主动脉
左肺动脉
左心房
左肺静脉
左心室
右肺动脉
肺动脉
右心房
右肺静脉
右心室
下腔静脉

2. **动脉（artery）** 是运送血液离心的管道。动脉在走行、分布的过程中,逐渐分支,管径越分越细,管壁越分越薄,最终移行为毛细血管。动脉依照管腔大小和管壁构造不同,分为大、中、小3种。动脉管壁较静脉壁厚,可分为3层:内膜菲薄,腔面为一层光滑扁平的内皮细胞,能减少血流阻力;中膜较厚,含平滑肌、弹性纤维和胶原纤维,大动脉以弹性纤维为主,中、小动脉以平滑肌为主;外膜由疏松结缔组织构成,含胶原纤维和弹性纤维,可防止血管过度扩张。动脉壁的结构与其功能密切相关。大动脉中膜弹性纤维丰富,有较大的弹性,心室射血时,管壁被动扩张,缓冲心搏的压力;心室舒张时,管壁弹性回缩,推动血液继续向前流动。中、小动脉尤其是小动脉的中膜平滑肌可在神经体液调节下收缩或舒张以改变管腔大小,从而影响血流外周阻力的大小和局部的血流量,对正常血压的维持起重要作用。

3. **毛细血管（capillary）** 是血液循环的基本功能单位,为连接动、静脉末梢间的管道。毛细血管管径一般为 7~9μm,管壁主要由一层内皮细胞和基膜构成。毛细血管彼此吻合成网,除角膜、晶状体、毛发、指甲、软骨、牙釉质和被覆上皮外,遍布全身各处。毛细血管数量最多,管壁薄,通透性大,管内血流缓慢,这些结构特点有利于血液与组织液进行物质交换。

4. 静脉(vein) 是运送血液回心的管道。小静脉由毛细血管会合而成,在向心回流过程中不断接受属支,逐渐会合成中静脉、大静脉,最后注入心房。静脉管壁也可以分为内膜、中膜和外膜,但其界线常不明显。根据管腔大小和管壁构造不同,静脉也分为大、中、小 3 种。除上腔静脉、下腔静脉、头臂静脉和髂总静脉等大静脉外,其他在教科书中有名称者,多属于中静脉。与相应的动脉比较,静脉管壁薄,管腔大,弹性小,容血量较大,血流速度缓慢。

(二)血液循环途径

血液由左心室泵出,经主动脉及其分支到达全身毛细血管,血液在此与周围的组织、细胞进行物质和气体交换,再通过各级静脉,返回右心房,这种周而复始的循环流动,称为血液循环(图 1-10)。

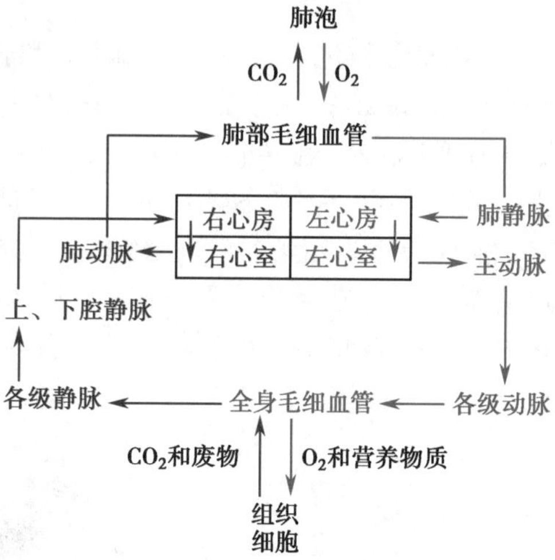

1. 体循环 又称为大循环,血液由左心室搏出,经主动脉及其各级分支到达毛细血管,最后经上、下腔静脉返回右心房。体循环的路径长,流经范围广,把动脉血输送到全身各器官,对其进行滋养,并将全身各处的代谢产物和二氧化碳运回心。

2. 肺循环 又称为小循环,血液由右心室搏出,经肺动脉干及其各级分支到达肺泡毛细血管进行气体交换,再经 4 条肺静脉进入左心房。小循环路径较短,压力较低,只通过肺,主要使静脉血转变成氧饱和的动脉血。

体循环和肺循环同时进行,二者通过左、右房室口相互衔接。两个循环的路径虽然不同,功能各异,但都是血液循环密不可分的组成部分。血液循环路径中任何一部分发生病变,如心瓣膜病、房间隔或室间隔缺损、肺部疾病、血管病变等都会影响血液循环的正常进行。

图 1-10 血液循环示意图

(三)血管吻合及其功能意义

人体的血管除动脉—毛细血管—静脉相连通外,动脉与动脉之间、静脉与静脉之间甚至动脉与静脉之间,可借血管支(吻合支或交通支)彼此连接,形成血管吻合(vascular anastomosis)(图 1-11)。

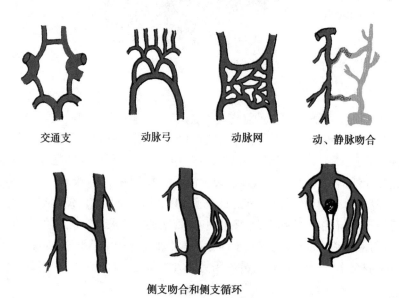

交通支   动脉弓   动脉网   动、静脉吻合

侧支吻合和侧支循环

图 1-11 血管吻合和侧支循环示意图

1. **动脉间吻合** 人体内许多部位或器官的两条动脉干之间存在交通支相连,如脑底动脉之间。在经常活动或易受压的部位,其邻近的多条动脉分支常互相吻合成动脉网,如关节网。在时常改变形态的器官,两动脉末端或其分支可直接吻合形成动脉弓,如掌深弓、掌浅弓、胃小弯动脉弓等。这些吻合都有缩短循环时间和调节血流量的作用。

2. **静脉间吻合** 除具有和动脉相似的吻合形式外,常在脏器周围或脏器壁内形成静脉丛,以保证在脏器扩大或腔壁受压时血流通畅。静脉吻合远比动脉丰富,吻合形式多样。

3. **动、静脉吻合** 在体内的许多部位,如指尖、趾端、鼻、唇、外耳皮肤、生殖器勃起组织等处,小动脉和小静脉之间可借血管吻合支直接相连,形成小动、静脉吻合。这种吻合具有缩短循环途径、调节局部血流量和体温的作用。

4. **侧支吻合** 有的血管主干在行程中发出与其平行的侧副管。发自主干不同高度的侧副管彼此吻合,称侧支吻合。正常状态下侧副管比较细小,但当主干阻塞时,侧副管逐渐增粗,血流可经扩大的侧支吻合到达阻塞以下的血管主干,使血流受阻区的血液循环得到不同程度的代偿恢复。这种通过侧支建立的循环称侧支循环(collateral circulation)或侧副循环(见图 1-11)。侧支循环的建立显示了血管的适应能力和可塑性,对于保证器官在病理状态下的血液供应具有重要意义。

体内少数器官内的动脉与相邻动脉之间无吻合,这种动脉称为终动脉,如视网膜中央动脉。终动脉的阻塞可导致供血区的组织缺血甚至坏死。如果某一动脉与邻近动脉虽有吻合,但当该动脉阻塞后,邻近动脉不足以代偿其血液供应,这种动脉称功能性终动脉,如脑、肾和脾内的部分动脉分支。

三、心血管系统生理

循环系统(circulation system)是个相对封闭的管道系统,包括起主要作用的心血管系统(cardiovascular system)和起辅助作用的淋巴系统(lymphatic system)。心血管系统由心脏、血管和存在于心腔与血管内的血液组成,血管部分又由动脉、毛细血管和静脉组成。在整个生命活动过程中,心脏不停地跳动,推动血液在心血管系统内循环流动,称为血液循环(blood circulation)。血液循环的主要功能是完成体内的物质运输:运送细胞新陈代谢所需的营养物质和 O_2 到全身,以及运送代谢产物和 CO_2 到排泄器官。此外,由内分泌细胞分泌的各种激素及生物活性物质也通过血液循环运送到相应的靶细胞,实现机体的体液调节;机体内环境理化特性相对稳定的维持以及血液的防卫免疫功能的实现依赖于血液的循环流动。循环功能一旦发生障碍,机体的新陈代谢便不能正常进行,一些重要器官将受到严重损害,甚至危及生命。淋巴系统由淋巴管和淋巴器官组成,外周淋巴管收集部分组织液而形成淋巴液,淋巴液沿淋巴管向心流动汇入静脉血液。循环系统的活动受神经和体液因素的调节,且与呼吸、泌尿、消化、神经和内分泌等多个系统相互协调,从而使机体能很好地适应内、外环境的变化。

(一)心脏生理概述

1. **心肌细胞的生理特性** 心肌细胞属于可兴奋的肌细胞,具有受到刺激产生动作电位(兴奋)和收缩的特性。正常情况下,心肌细胞的节律性兴奋源自窦房结,通过可靠的传导到达全部心肌细胞。兴奋通过兴奋 - 收缩耦联(excitation-contraction coupling)引发心肌细胞收缩。心脏泵血则有赖于心肌细胞有力而同步的收缩。

根据组织学和生理学特点,可将心肌细胞分为两类:一类是普通的心肌细胞,即工作细胞,包括心房肌和心室肌。另一类是一些特殊分化了的心肌细胞,组成心脏的特殊传导系统,包括窦房结、房室结、房室束和浦肯野纤维。特殊传导系统细胞具有自发产生动作电位或兴奋的能力,又称为自律细胞。心肌组织具有可兴奋组织的基本特性,即:①具有在受到刺激后产生动作电位的能力,称为兴奋性(excitability);②将动作电位从产生部位扩布到同一细胞的其他部分和相邻其他心肌细胞的能力,称为传导性(conductivity);③在动作电位的触发下产生收缩反应,称为收缩性;④也具有自己的独特特性,即自发产生动作电位的能力，称为自动节律性（autorhythmicity）。兴奋性、传导性、收缩性和自动节律性是心肌组织的四种生理特性。收缩性是心肌的一种机械特性，而兴奋性、传导性和自动节律性以细胞膜的生物电活动为基础，称为电生理特性。一般而言，心肌工作细胞具有兴奋性、传导性和收缩性，无自动节律性；而自律细胞有兴奋性、传导性和自动节律性，而无收缩性。

心肌细胞动作电位的形状及其形成机制比骨骼肌细胞要复杂，不同类型心肌细胞的动作电位不仅在幅度和持续时间上各不相同，而且形成的离子基础也有差别（详见"心脏的生物电活动"）。心脏各部分在兴奋过程中出现的生物电活动，通过心脏周围的导电组织和体液传导到身体表面，用专门仪器（心电图仪）可以记录到心脏兴奋过程发生的电变化，称为心电图（electrocardiogram，ECG）。心肌组织的电生理特性及其电活动是形成心电图的基础，疾病情况下的电生理特性及电活动的改变是异常心电图表现的原因。

2. 心肌细胞收缩的特点　　心脏在血液循环过程中起着泵的作用。心脏的泵血依靠心脏收缩和舒张的不断交替活动而得以完成。心脏舒张时容纳从静脉返回的血液，收缩时将血液射入动脉，为血液流动提供能量。心房和心室的有序节律性收缩和舒张引起各自心腔内压力、容积发生周期性变化，各心瓣膜随压力差开启、关闭，使血液按单一方向循环流动。心脏对血液的驱动作用称为泵血功能或泵功能，是心脏的主要功能（详见"心脏的泵血功能"）。

心肌细胞中，产生收缩力的最小单元为肌节。心肌细胞具有收缩能力的结构基础是细胞内的肌原纤维。收缩结构由大约400根肌原纤维纵向排列组成，每根肌原纤维包含大约1 500根粗肌丝与3 000根细肌丝。在纵向上，肌原纤维以大约2μm的间距划分为肌节，因此平均长为120μm的心肌细胞大约有60个肌节。在电镜下，肌原纤维呈明暗交替的条索状。这些有序的肌原纤维构成了心肌兴奋 - 收缩耦联的最终效应器。心肌细胞兴奋时，通过兴奋 - 收缩耦联机制触发其收缩。心肌细胞与骨骼肌细胞同属于横纹肌，它们的收缩机制相似，在细胞质内 Ca^{2+} 浓度升高时，Ca^{2+} 和肌钙蛋白结合，触发粗肌丝上的横桥和细肌丝结合并发生摆动，使肌细胞收缩。但心肌细胞的结构和电生理特性并不完全和骨骼肌相同，所以心肌细胞的收缩有其特点，具体表现为：①"全或无"式的收缩或同步收缩。心房或心室是功能性合胞体，兴奋一经引起，一个细胞的兴奋可以迅速传导到整个心房或整个心室，引起心房或心室肌细胞近于同步收缩，称为"全或无"收缩，即心房和心室的收缩分别是全心房或全心室的收缩。同步收缩力量大，泵血效果好。②不发生强直收缩。心肌细胞的有效不应期特别长，在收缩期和舒张早期，任何刺激都不能使心肌细胞兴奋，只有等有效不应期过后，即舒张早期结束后，接受刺激才能产生兴奋和收缩，因此，心肌不会产生强直收缩。这一特点保证了心肌细胞在收缩后发生舒张，使收缩与舒张交替进行，有利于血液充盈和射血。③心肌细胞收缩依赖外源性 Ca^{2+}。心肌细胞的收缩有赖于细胞外 Ca^{2+} 的内流，流入胞质的 Ca^{2+} 能触发肌质网终池释放大量 Ca^{2+}，使胞质内 Ca^{2+} 浓度升高约100倍，进而引起收缩。这种由少量 Ca^{2+} 的内流引起细胞内肌质网释放大量 Ca^{2+} 的过程或机制称为钙诱导钙释放。

（二）血管生理概述

血液由心室射出，依次流经动脉、毛细血管和静脉，然后流入心房，再返回到心室，如此循环往复。体循环中的血量约占全身总血量的84%，其中约64%在静脉系统内，约13%在大、中动脉内，约7%在小动脉和毛细血管内；心脏的血量约占全身总血量的7%；肺循环中的血量约占总血量的9%。作为心血管系统的重要组成部分，血管不仅仅是运输血液的管道，而且还参与物质交换、合成和释放各种活性物质，以维持机体内环境的稳态及生命活动的正常进行。

1. 血管的功能性分类　　从生理功能上，可将体内的血管分为以下几类。①弹性储器血管。主动脉、肺动脉主干及其发出的最大分支，其管壁厚，富含弹性纤维，具有明显的弹性和可扩张性，称为弹性储器血管（windkessel vessel）。当心室收缩射血时，大动脉压升高，一方面推动血液快速向前流动，另一方面使大动脉扩张，暂时储存了一部分血液。当心室舒张时，动脉瓣关闭，扩张的大动脉管壁依其弹性回缩，将在射血期储存的那部分血液继续运向外周，从而维持了血流的连续性，同时避免了心动周期中血压的剧烈波动。大动脉的这种功能称为弹性储器作用。②分配血管。从弹性储器血管以后到分支为小动脉前的动脉管道，即中动脉，可将血液输送分配到机体的各器官组织，称为分配血管（distribution vessel）。③毛细血管前阻力血管。小动脉和微动脉的管径小，对血流的阻力较大，称为毛细血管前阻力血管（precapillary resistance vessel），微动脉的管壁富含平滑肌，其舒缩活动可使微动脉口径发生明显变化，从而影响对血流的阻力和所在器官组织的血流量。④毛细血管前括约肌。在真毛细血管的起始部常环绕有平滑肌，称为毛细血管前括约肌（precapillary sphincter）。它的舒缩活动可控制毛细血管的开放或关闭，因此可以决定某一时间内毛细血管开放的数量。⑤交换血管。真毛细血管的管壁仅由单层血管内皮细胞组成，其外包绕一薄层基膜，具有较高的通透性，因此成为血管内血液和血管外组织液进行物质交换的场所，故将真毛细血管称为交换血管（exchange vessel）。⑥毛细血管后阻力血管。微静脉的管径小，对血流也产生一定的阻力，称为毛细血管后阻力血管（postcapillary resistance vessel）。微静脉的舒缩可影响毛细血管前阻力与毛细血管后阻力的比值，继而改变毛细血管血压以及体液在血管和组织间隙中的分配。⑦容量血管。与同级动脉相比，体内的静脉数量多、口径大、管壁薄、易扩张，故其容量大。安静状态下，循环血量的60%~70%都储存在静脉中，故将静脉称为容量血管（capacitance vessel）。当静脉的口径发生较小变化时，静脉内容纳的血量就可发生很大的变化，明显影响回心血量。因此，静脉在血管系统中起着血液储存库的作用。⑧短路血管。小动脉和小静脉之间的直接吻合支，称为短路血管（shunt vessel）。它们可使小动脉内的血液不经毛细血管而直接流入小静脉。在手指、足趾、耳郭等处的皮肤中有许多短路血管存在，在功能上与体温调节有关。

2. 血管的内分泌功能　生理情况下，血管内皮细胞能合成和释放多种生物活性物质，以调节血管的收缩与舒张。其中，缩血管活性物质主要有内皮素、血栓素 A_2 等；舒血管活性物质主要有一氧化氮、前列腺素等。这两类血管活性物质相互制约，保持动态平衡。如果血管内皮细胞受损，其释放的血管活性物质明显减少，将会引发高血压、动脉粥样硬化等疾病。血管平滑肌细胞可合成和分泌肾素、血管紧张素，以调节血管的紧张性和血流量。血管壁中的脂肪细胞、肥大细胞和淋巴细胞等也能分泌多种血管活性物质，以旁分泌、自分泌的形式调节血管的舒缩活动。

（郭志坤·马泽刚）

第二节　心血管疾病的诊断

诊断心血管疾病应根据病史、临床症状和体征、实验室检查和器械检查等资料作出综合分析。

一、症状、体征和实验室检查

(一) 症状

心血管疾病的常见症状有发绀、呼吸困难、胸闷、胸痛、心悸、水肿、晕厥，其他症状还包括咳嗽、头痛、头晕或眩晕、上腹胀痛、恶心、呕吐、声音嘶哑等。多数症状也见于一些其他系统的疾病，因此分析时要仔细鉴别。

(二) 体征

体征对诊断心血管病多数具特异性，尤其有助于诊断心脏瓣膜病、先天性心脏病、心包炎、心力衰竭和心律失常。心血管病常见体征如下。

1. 视诊　主要观察一般情况、呼吸状况（是否存在端坐呼吸等）、有无胸廓畸形，是否存在发绀、贫血、颈静脉怒张、水肿、心前区隆起、心尖和心前区异常搏动等。心前区隆起多见于先天性心脏病所致右心室肥大,心尖搏动正常位于第 5 肋间,左锁骨中线内侧 0.5~1cm,直径 2~2.5cm,心尖搏动移位多见于各种原因所致的左、右心室增大;此外,环形红斑、皮下结节等有助于诊断风湿热,两颧呈紫红色有助于诊断二尖瓣狭窄和肺动脉高压,皮肤黏膜的瘀点、Osler 结节、Janeway 点等有助于诊断感染性心内膜炎,杵状指(趾)有助于诊断右至左分流的先天性心脏病。

2. **触诊**　先用全手掌触诊,再用小鱼际触诊,主要判断是否存在心尖搏动异常(左、右心室增大),有无震颤(多见于先天性心脏病和瓣膜狭窄)和心包摩擦感,有无毛细血管搏动、静脉充盈或异常搏动、脉搏的异常变化、肝颈静脉反流征、肝脾大、下肢水肿等。

3. **叩诊**　采用轻叩确定心脏相对浊音界(叩诊音由清变浊)判断是否存在心脏增大;先叩左界,后叩右界;从左侧心尖搏动最强点外 2~3cm 处开始,由外向内,逐个肋间向上,直至第 2 肋间;右界需先叩出肝上界,然后于其上一肋间由外向内,逐个肋间向上,直至第 2 肋间。

4. **听诊**　听诊内容包括心率、心律、心音强度、心音分裂、心脏杂音、额外心音、心包摩擦音、肺部啰音、周围动脉的杂音和“枪击声”等。各听诊区听诊顺序为心尖区(二尖瓣听诊区)、肺动脉瓣听诊区、主动脉瓣听诊区、主动脉瓣第二听诊区、三尖瓣听诊区。

(三) 实验室检查

实验室检查主要包括血常规、尿常规,各种生化检查(包括血脂检查);心肌损伤标志物血肌钙蛋白、肌红蛋白和心肌酶的测定;心力衰竭标志物脑钠肽的测定等。此外微生物和免疫学检查,如感染性心脏病时微生物培养、病毒核酸及抗体等检查;风湿性心脏病时有关链球菌抗体和炎症反应标志物(如抗 “O” 抗体、血沉、C 反应蛋白)的检查。

二、辅助检查

(一) 非侵入性检查

1. **血压测定**　包括诊所血压、动态血压监测和家庭自测血压。诊所血压包括传统的医生测量血压和较新研究中采用的诊所自测血压,诊所自测血压比医生测量要低。24h 动态血压监测有助于早期高血压病的诊断,可协助鉴别原发性、继发性、难治性高血压,白大衣高血压,以及隐匿性高血压,指导合理用药。家庭自测血压简便易行,适合患者自我监测。

2. **心电图检查**　包括常规心电图、24h 动态心电图、心电图运动负荷试验、遥测心电图、心室晚电位和心率变异性分析等。

(1)常规心电图:分析内容主要包括心率、节律、传导时间、波形振幅、波形形态等,了解是否存在心律失常、心肌缺血 / 梗死、房室肥大或电解质紊乱等。

(2)运动负荷试验:是目前诊断冠心病最常用的一种辅助手段。通过运动增加心脏负荷而诱发心肌缺血,从而出现缺血性心电图改变的试验方法。常用运动平板试验。

(3)动态心电图:又称 Holter 监测,可连续记录 24~72h 心电信号,这样可以提高对非持续性心律失常及短暂心肌缺血发作的检出率。

3. **心脏超声检查**

(1)M 型超声心动图:它把心脏各层的解剖结构回声以运动曲线的形式予以显示,有助于深入分析心脏的活动。目前主要用于重点检测主动脉根部、二尖瓣和左室的功能活动。

(2)二维超声心动图:是各种心脏超声检查技术中最重要和最基本的方法,也是临床上应用最广泛的检查。它能实时显示心脏的结构和运动状态。常用的切面包括胸骨旁左室长轴切面、胸骨旁主动脉短轴切面、心尖四腔切面等。

(3)多普勒超声心动图:包括彩色多普勒血流显像(color doppler flow imaging,CDFI)和频谱多普勒,可分析血流发生的时间、方向、流速以及血流性质。在二维超声基础上应用多普勒技术可很好地观察心脏各瓣膜的功能。另外,近年来组织多普勒超声心动图(tissue doppler imaging,TDI)技术快速进步，日益成为评价心脏收缩、舒张功能以及左心室充盈血流动力学的主要定量手段。

（4）经食管超声：由于食管位置接近心脏，因此提高了对许多心脏结构，尤其是后方心内结构如房间隔、左侧心瓣膜及左侧心腔病变（如左房血栓等）的可视性和分辨率。

（5）心脏声学造影：声学造影是将含有微小气泡的溶液经血管注入体内，把对比剂微气泡作为载体，对特定的靶器官进行造影，可使靶器官显影，从而为临床诊断提供重要依据。右心系统声学造影在发绀型先天性心脏病诊断上仍具有重要价值。而左心系统与冠状动脉声学造影则有助于确定心肌灌注面积、了解冠状动脉血液状态及储备能力、判定存活心肌、了解侧支循环情况以及评价血运重建的效果。

（6）实时三维心脏超声：可以更好地对心脏大小、形状及功能进行定量，尤其是为手术计划中异常病变进行定位，还可指导某些心导管操作包括右心室心肌活检等。

4. X线胸片　能显示出心脏大血管的大小、形态、位置和轮廓，能观察心脏与毗邻器官的关系和肺内血管的变化。

5. 心脏CT　以往心脏CT主要用于观察心脏结构、心肌、心包和大血管改变。而近几年，冠状动脉CT造影（CTA）逐渐成为评估冠状动脉粥样硬化的无创成像方法。CTA可显示冠状动脉主要分支病变情况、冠状动脉解剖异常和桥血管情况，是筛查和诊断冠心病的重要手段。

6. 心脏MRI　心脏MRI除了可以观察心脏结构、功能、心肌心包病变外，采用延迟增强技术可定量测定心肌瘢痕大小、识别存活的心肌，也可用来鉴别诊断各种心肌疾病。

7. 心脏核医学　正常或有功能的心肌细胞可选择性摄取某些显像药物，摄取量与该部位冠状动脉灌注血流量成正比，也与局部心肌细胞的功能或活性密切相关。可以定量分析心肌灌注、心肌存活和心脏功能。显像技术包括心血池显像、心肌灌注显像、心肌代谢显像等。临床上常用的显像剂包括 ^{201}Tl、^{99m}Tc-MIBI 及 ^{18}FDG 等。常用的成像技术包括单光子发射计算机断层显像（single photon emission computed tomography，SPECT）和正电子发射计算机断层显像（positron emission tomography，PET）。与 SPECT 相比，PET 特异性、敏感性更高。

（二）侵入性检查

1. 右心导管检查　是一种有创介入技术。将心导管经周围静脉送入上、下腔静脉，右心房，右心室，肺动脉及其分支，在腔静脉及右侧心腔进行血流动力学、血氧和心排血量测定，经导管内注射对比剂进行腔静脉、右心房、右心室或肺动脉造影，以了解血流动力学改变，用于诊断先天性心脏病、判断手术适应证和评估心功能状态。

临床上可应用漂浮导管在床旁经静脉（多为股静脉或颈内静脉）利用压力变化将气囊导管送至肺动脉的远端，可持续进行床旁血流动力学测定，主要用于急性心肌梗死、心力衰竭、休克等有明显血流动力学改变的危重患者的监测。

2. 左心导管检查

（1）左心导管检查：在主动脉、左心室等处进行压力测定和心血管造影，可了解左心室功能、室壁运动及心腔大小、主动脉瓣和二尖瓣功能。

（2）选择性冠状动脉造影：可记录冠状动脉全部血管及分支的走行、分布、解剖和功能异常（包括动脉粥样硬化、血栓、先天性异常或冠状动脉痉挛），同时可记录冠状动脉间和冠状动脉自身侧支循环情况，是诊断冠状动脉疾病的传统"金标准"，尽管CTA等无创影像学技术不断进步，冠状动脉造影仍然是最普遍被用于确立有无冠状动脉疾病并据此制订治疗方案的影像方法。

3. 心脏电生理检查　心脏电生理检查是以记录标测心内心电图和应用各种特定的电脉冲刺激，借以诊断和研究心律失常的一种方法。对导管射频消融治疗心律失常更是必需的检查。

4. 腔内成像技术

（1）心腔内超声：将带超声探头的导管经周围静脉插入右心系统，显示的心脏结构图像清晰，对瓣膜介入及房间隔穿刺等有较大帮助。

（2）血管内超声（intravascular ultrasound，IVUS）：将小型超声换能器安装于心导管顶端，送入血管腔内,可显示冠状动脉的横截面图像,可评价冠状动脉病变的性质,定量测定其最小管径面积、斑块大小、血管狭窄百分比以及病变性质等,对评估冠脉病变严重程度、指导并优化介入治疗、评价治疗结果及判断预后等方面都有重要价值。

(3)光学相干断层成像(optical coherence tomography,OCT):将利用红外光的成像导丝送入血管内,可显示冠状动脉的横截面图像,其成像分辨率较血管内超声提高约10倍。在评估冠脉病变严重程度、指导介入治疗策略、评价治疗结果等方面的意义和IVUS类似。

5. 血管狭窄功能性判断

(1)冠状动脉血流储备分数(fractional flow reserve,FFR):评估冠状动脉血流的功能学和生理学指标,定义为存在狭窄病变的情况下,该冠状动脉提供给心肌的最大血流量与理论上无狭窄情况下心肌所能获得最大血流量的比值。通过送入压力导丝测定病变两端的压力获得,在冠状动脉供血区域小血管最大化扩张、中心静脉压无明显升高的情况下,FFR近似等于冠状动脉狭窄远端压力除以主动脉压力。FFR常用于对临界和多支病变是否行介入治疗进行功能学评价。我国和欧美指南均推荐应用FFR指导冠心病患者的血管重建。

(2)冠状动脉定量血流分数(quantitative flow ratio,QFR):是一种不需要使用压力导丝和腺苷,通过冠脉造影的三维重建与血流动力学分析获得血流储备分数(FFR)的新技术。QFR具有较好的准确率、灵敏度和特异性,与FFR检测结果一致性较高,由于QFR不需要冠脉内应用器械,减少操作时间和费用,有望成为心肌缺血功能学评估的替代方案,进一步优化冠状动脉介入治疗策略。

(3)冠状动脉CT血流储备分数(fractional flow reserve derived from coronary CT angiography,FFR-CT):通过对冠状动脉CTA三维模型的流体力学计算,模拟冠状动脉血流动力学特点,进而利用得到的参数计算血流储备分数,通过无创方法获得冠状动脉血管所有部位的血流储备分数,与FFR检测相比具有较高的一致性。

6. 心内膜和心肌活检   利用活检钳夹取心脏组织,以了解心脏组织结构及其病理变化。一般多采用透视引导下实施,经静脉右心室途径,偶用经动脉左心室途径。右心室间隔活检是最常用的位置,其优势在于造成心脏穿孔的风险相对较低,而且不会带来脑卒中风险。心内膜和心肌活检对于心肌炎、心肌病、心脏淀粉样变性、心肌纤维化等疾病具有确诊意义,对心脏移植后排异反应的判断及疗效评价具有重要意义。

7. 心包穿刺   是有/无X线透视或心脏超声引导下借助穿刺针直接刺入心包腔的诊断和治疗技术。其目的包括:①通过穿刺抽取心包积液,进行生化检测,涂片寻找细菌和病理细胞,做细菌培养,明确心包积液的原因,诊断各种性质的心包疾病;②紧急心包积液引流,降低心包腔内压,是急性心脏压塞的急救措施;③通过心包穿刺,注射抗生素等药物进行治疗。

(葛均波)

第三节 心血管疾病影像学

一、心脏与大血管影像学检查方法及正常表现

(一)X线胸片

胸片能够粗略地显示心脏轮廓和大小,还可以反映肺循环的状态,是心血管影像最基本的检查方法,通常投照体位分为正位和侧位两种。后前位远达片是指焦点至胶片距离为200cm的正位片,心脏

阴影放大率不超过 5%,一般在吸气下屏气投照。

1. **后前位远达片** 正常心影右缘上段为升主动脉与上腔静脉的重叠影,下段为右心房。右心室主要构成心下缘(膈面),左右心缘与膈顶相交处称为心膈角。心左缘上段为主动脉结,由主动脉弓组成;中段为肺动脉段,由肺动脉主干和左肺动脉外缘构成;下段由左心室构成(图 1-12A)。

2. **左侧位** 心前缘下段为右室前壁,上段则由右室流出道与主肺动脉构成。心后缘中上段由左房构成,下段则由左室构成。常结合食管服钡,用来观察左房增大的程度(图 1-12B)。

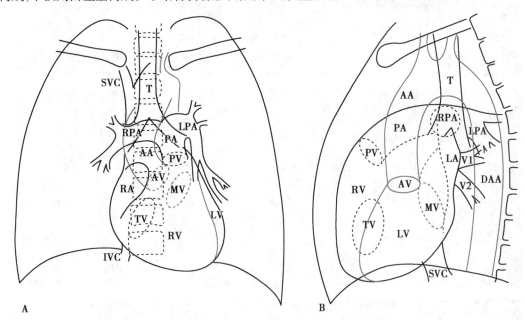

图 1-12 后前位(A)和左侧位(B)正常心脏大血管 X 线投影示意图

T,气管;SVC,上腔静脉;IVC,下腔静脉;RA,右房;TV,三尖瓣;RV,右室;PV,肺动脉瓣;PA,主肺动脉;RPA,右肺动脉;LPA,左肺动脉;MV,二尖瓣;LV,左室;AV,主动脉瓣;AA,升主动脉;LA,左房;DAA,降主动脉;V1,上肺静脉;V2,下肺静脉。

(二) 超声心动图

M 型、二维和多普勒超声心动图是三种基本的超声心动图检查技术。M 型与二维超声实为线与面的关系,M 型超声心动图通过取样线上心脏组织随时间运动曲线,显示局部细微快速的活动、测定活动幅度等;二维超声心动图是在二维平面上实时直观显示心脏结构和功能,是最常用的检查方法。多普勒超声心动图包括彩色多普勒、脉冲多普勒、连续波多普勒及组织多普勒。彩色多普勒可实时显示心内血流方向、性质、时相和路径等;脉冲多普勒和连续多普勒用于定量测量血流速度、压力阶差等;组织多普勒主要用于测量心肌组织运动速度。

超声心动图是目前时间分辨率最高的无创影像技术,受心率和心律影响较小,具有实时、动态、便捷、经济等优势,应用范围广。概括起来,超声心动图主要包括以下几种检查方式。

1. 经胸超声心动图(transthoracic echocardiography,TTE)是最常见的检查方法,能够实时动态显示心脏结构、功能以及血流动力学等(图 1-13)。

2. 经食管超声心动图(transesophageal echocardiography,TEE)为半侵入性检查,是经胸超声心动图的有力补充,有助于心脏瓣膜、左房结构细节的显示,可用于外科手术及结构性心脏病的介入手术术中指导。

3. 三维超声心动图(three-dimensional echocardiography,3DE)能够直观地显示心脏结构立体形态并进行功能测量,无需几何形状假设,在经胸超声心动图及经食道超声心动图上均可实现。

4. 斑点追踪超声心动图(speckle-tracking echocardiography,STE)通过追踪心肌反射回声斑点实时评价心肌形变,定量分析节段和整体室壁运动,能够早期评估心肌功能异常。

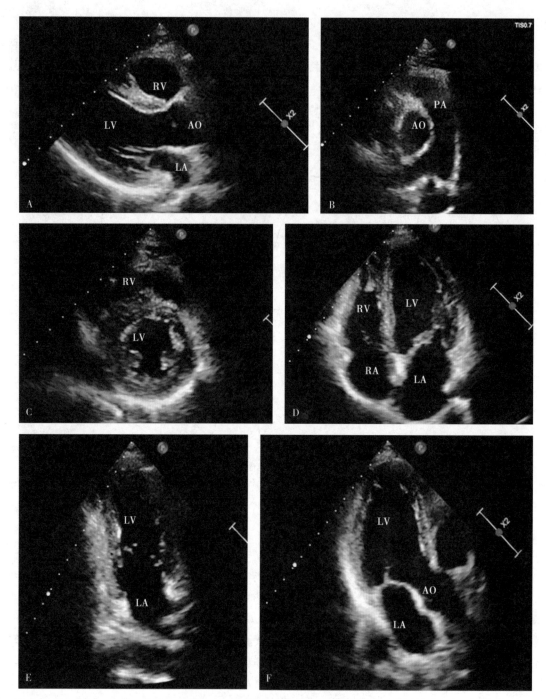

图 1-13　超声心动图常规切面示例

A. 胸骨旁长轴切面;B. 胸骨旁短轴切面(大血管水平);C. 胸骨旁短轴切面(乳头肌水平);D. 心尖四腔切面;E. 心尖二腔切面;F. 心尖三腔切面。LV,左心室;LA,左心房;AO,主动脉;RV,右心室;RA,右心房;PA,肺动脉。

5. 负荷超声心动图(stress echocardiography,SE)在运动或药物作用下,观察心肌运动,评估心肌缺血区域,诊断冠心病,检测存活心肌。

6. 心脏声学造影(contrast enhanced echocardiography,CE)应用不同类型超声增强剂可分别通过右心声学造影判断心内分流(图 1-14A、B),应用左心超声增强剂(如六氟化硫微泡)行左心声学造影更清楚显示左室内膜、评价心肌血流灌注(图 1-14C)。

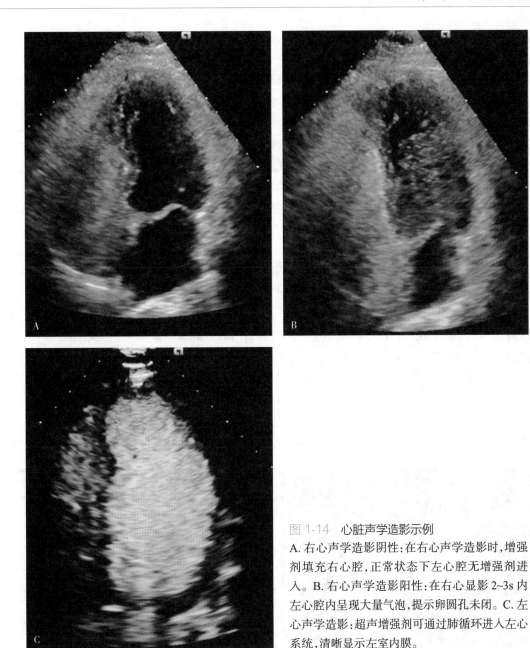

图 1-14　心脏声学造影示例

A. 右心声学造影阴性:在右心声学造影时,增强剂填充右心腔,正常状态下左心腔无增强剂进入。B. 右心声学造影阳性:在右心显影 2~3s 内左心腔内呈现大量气泡,提示卵圆孔未闭。C. 左心声学造影:超声增强剂可通过肺循环进入左心系统,清晰显示左室内膜。

(三) 核素心肌灌注及代谢显像

放射性核素显像(radionuclide imaging),是利用放射性核素或其标记物对生命体内各种生理、病理过程进行示踪的现代影像技术。目前用于临床诊断的放射性核素有两类:一类核素衰变时发射单光子 γ 射线,另一类发射正电子,正电子进一步发生湮没辐射产生高能 γ 射线。用于探测前者的显像技术称为单光子发射计算机断层显像(SPECT),而后者被称为正电子发射计算机断层显像(PET)。

1. **心肌灌注显像**　国内最常用的是放射性核素锝 -99 标记的甲氧基异丁基异腈(^{99m}Tc-MIBI),它随血流到达心脏后能被心肌细胞摄取并停留在心肌的线粒体内。心肌细胞摄取 ^{99m}Tc-MIBI 的数量和心肌血流成正比,结合 SPECT,即 ^{99m}Tc-MIBI-SPECT 心肌灌注成像,可用来评估心肌缺血。

2. **心肌葡萄糖代谢显像**　显像剂 2- 氟 -2- 脱氧 -D- 葡萄糖(2-^{18}F-Fluoro-2-deoxy-D-glucose,简称 ^{18}F-FDG)是天然葡萄糖的类似物,可以同天然葡萄糖一样被心肌细胞摄取并磷酸化后稳定地停留在心肌细胞内,其在心肌细胞内的数量与心肌对天然葡萄糖的摄取和磷酸化的量正相关。葡萄糖代谢的存在是心肌细胞存活的标志。利用 PET 显像探测受损心肌的葡萄糖代谢状态,可以判断心肌细胞是否存活,也是目前无创诊断心肌存活的"金标准"。

3. 肺灌注 / 通气显像　肺血流灌注显像剂为放射性核素 ^{99m}Tc 标记的大颗粒聚合人血清白蛋白（macroaggregated albumin，MAA）。经静脉注射大于肺毛细血管直径（7~9μm）的放射性核素标记的颗粒（大小为 10~70μm），这些颗粒与肺动脉血混合均匀并随血流随机地、一过性嵌顿在肺毛细血管或肺毛细血管前小动脉内，其在肺组织内的分布与局部肺血流量成正比，通过显像获得肺内的显像剂分布信息即可反映肺局部和整体的血流灌注情况，故称为肺灌注显像。

肺通气显像剂包括 ^{99m}Tc-DTPA 气溶胶和锝气体。经呼吸道吸入一定量的放射性核素标记的微粒之后，微粒沉降在支气管、细支气管以及肺泡壁上，微粒在局部肺组织的沉积数量与局部气道的功能和通畅程度相关。采用核医学显像设备可以采集肺部影像，反映肺的通气功能，称之为肺通气显像。当呼吸道某部位被阻塞或结构破坏，颗粒不能到达受损肺组织，则相应部位出现显像剂稀疏、缺损区。

（四）CT

计算机断层扫描（computed tomography）简称 CT。常规 CT 对显示心包积液、增厚、钙化有一定帮助，但对于心脏和冠状动脉疾病，为减少心脏搏动对冠状动脉和房室结构观察的影响，需要在心动周期的一个较短时间窗内快速完成图像采集，因此对 CT 的时间分辨率有较高的要求，一般需要使用至少 64 层螺旋 CT 或以上的设备。

目前，CT 在心血管疾病诊断中的应用主要用于评价冠状动脉和诊断大血管疾病，但需要结合静脉注射碘对比剂，即 CT 血管造影（CT angiography，CTA）。CTA 的优势在于空间分辨率高、成像速度快、覆盖范围大，且扫描获得的容积数据可通过后处理进行任意切面的多平面成像和三维成像。CTA 技术的不足在于检查具有放射性，不宜进行实时动态成像。

1. 心脏大血管 CTA　具有代表性的层面有 8 个：主动脉弓上层面，主动脉弓层面，主动脉弓下层面，主肺动脉层面，左、右肺动脉层面，主动脉根部层面，左室体部层面和左室膈面（图 1-15）。

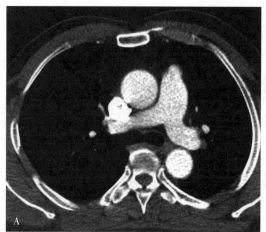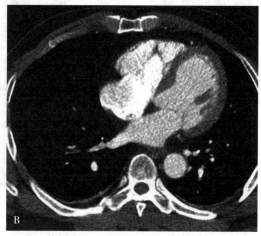

图 1-15　心脏大血管 CTA

A. 主肺动脉及左、右肺动脉层面：右肺动脉前方为升主动脉和上腔静脉，脊柱左侧为降主动脉，主肺动脉与两侧肺动脉呈"人"字形排列。B. 左室体部层面：左、右心房和左、右心室，能够大致展开，呈右前和左后的排列关系。

2. 冠状动脉 CTA　多层螺旋 CT 借助自动血管分析软件显示冠状动脉主干及其分支。常用的后处理重建技术包括容积再现技术、最大密度投影和曲面重建等。容积再现技术能够三维立体地显示完整心脏和冠状动脉树（图 1-16A），最大密度投影能够像冠状动脉造影一样显示冠状动脉树（图 1-16B），曲面重建能够沿冠状动脉管腔中心展示血管腔与管壁（图 1-16C）。

（五）磁共振成像

MRI 是利用体内 H 质子在静磁场中受到脉冲激发后产生共振现象，由此产生回波信号经线圈接收后通过计算机重建而获得图像的一种医学成像方法。MRI 没有电离辐射，但由于它是在磁场环境下工作，所以需要屏蔽，因此在患者接受检查时有一些特殊的要求。

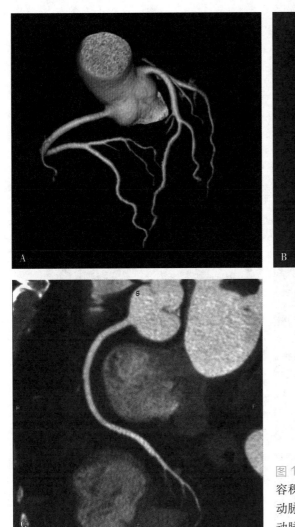
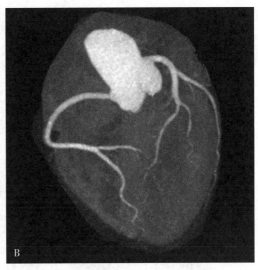

图 1-16 冠状动脉 CTA

容积再现技术(A)和最大密度投影(B)显示冠状
动脉树及其分布;曲面重建(C)将迂曲走行的冠状
动脉拉直,将其全貌显示于一幅二维剖面图像上。

心血管磁共振(cardiovascular magnetic resonance,CMR)是多参数成像,因为可以衍生出十几种甚至几十种成像序列,所以一次检查可以同时获得心脏结构、功能和组织学特征等,因此总的检查时间相对较长。CMR 检查通常分两步进行,常规扫描无需使用对比剂,其较好的空间和时间分辨率,以及固有的组织对比能够充分显示心脏和大血管结构与功能。如果病情复杂,需要进一步了解疾病的病理生理学变化及其对应的组织学特征,则需要注射钆螯合物对比剂。目前临床上最常使用的是以钆喷酸葡胺为代表的对比剂,绝大部分经肾脏排泄,无毒且过敏反应率低。

磁共振检查室无论开机与否,均存在高强度磁场,故任何非磁共振兼容的金属器械包括普通检查床、金属担架、听诊器、手术器械、除颤器、微量泵、球囊反搏器等严禁带入检查室,否则可致严重意外事件,心脏起搏器乃磁共振检查绝对禁忌证。但目前市场开发的冠脉支架、人工心脏瓣膜、下腔静脉滤器、避孕环、封堵伞等基本上都是 MRI 兼容产品,可以接受磁共振检查。对于不熟悉的金属植入物,须仔细查询产品说明书确认是否为磁共振兼容。

1. 心脏磁共振成像 四腔心、两腔心和心脏短轴层面是 CMR 最基本的扫描切面。根据需要,还可以任意选择其他切面,如标准的横断面、冠状位和矢状位以及左右室流出道切面等。与 CT 不同,在不同的磁共振成像序列中,其中任何一个自变量的变化都可以通过数学公式转换在图像中呈现黑白不同的变化。具有代表性的黑血序列,血流呈黑色无信号,心肌和血管壁呈中等灰色,心包及心包腔呈低信号曲线状,纵隔及心包周围的脂肪组织呈高信号,而在常见的电影序列上血流则呈高亮信号。CMR 电影序列能够动态显示心脏收缩与舒张变化,定性和定量评估心脏运动(图 1-17)。

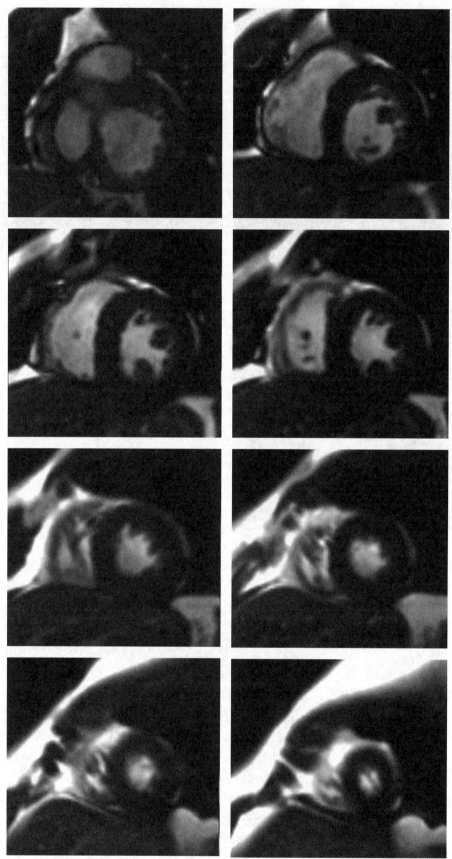

图 1-17 心脏磁共振成像

磁共振电影序列自心底部到心尖部涵盖整个心脏的短轴切面，
在显示屏上能够动态观察心脏从收缩到舒张的运动全过程。

2. **磁共振血管造影**　钆对比剂增强的磁共振血管造影已广泛应用于大动脉、头臂动脉、髂股动脉、肾动脉等检查(图 1-18)。

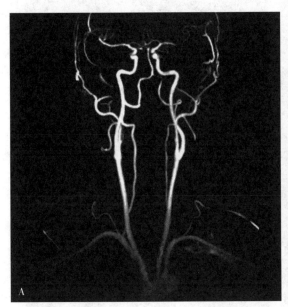
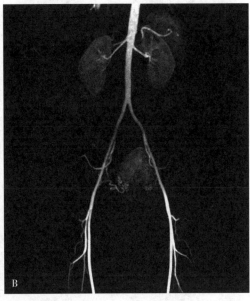

图 1-18　磁共振血管造影
A. 头臂动脉、颈内和颈外动脉。B. 腹主动脉—髂、股动脉及其分支。

二、基本病变的影像表现

(一) X 线胸片

1. **心脏增大**　判定心脏增大的最简单方法为心胸比率法。心胸比率是正常吸气状态下心影最大横径(T1+T2)与胸廓肋骨内缘之间最大横径(Th)之比(图 1-19)。正常成人心胸比 ≤ 0.5。0.51~0.55、0.56~0.60 及 >0.60 分别为轻、中及重度心脏增大。心胸比率易受其他因素影响,如呼吸、肥胖等。

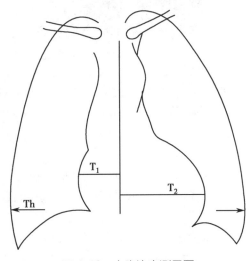

图 1-19　心胸比率测量图

2. **肺循环异常**　肺循环连接左右心腔,心脏血流及功能异常可引起肺循环异常。正常胸部 X线片肺纹理主要由肺动脉和肺静脉组成。异常者可表现为肺血增多、肺血减少、肺淤血和肺水肿(图 1-20)。

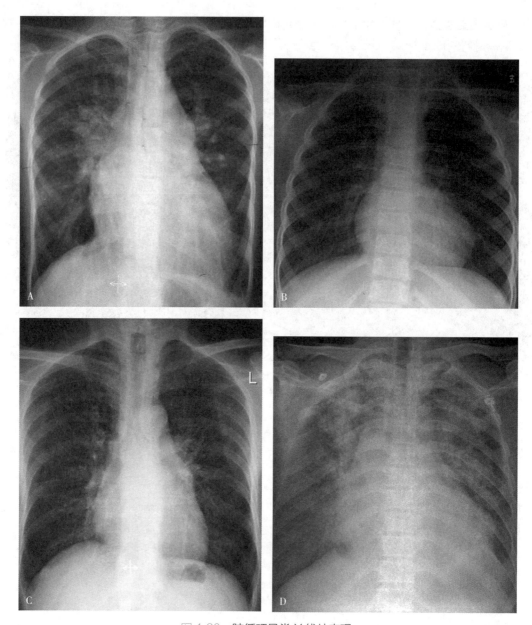

图 1-20　肺循环异常 X 线片表现

A. 肺血管纹理增粗增多,肺野清晰,肺动脉段凸出,提示肺血多。B. 肺血管纹理纤细、稀疏,肺野透明度高,肺动脉段凹陷,提示肺血少。C. 肺血管纹理增多、模糊,肺野透亮度低,上肺静脉扩张,下肺静脉变细,提示肺淤血。D. 双肺广泛片絮状影,肺野透过度低,提示肺水肿。

(二) 超声心动图

1. **心脏结构异常**　超声心动图能够任意角度显示各房室腔内径大小,室壁厚度及其完整性,识别腔内、腔外以及壁内异常组织,提供冠心病、心肌病、瓣膜病、心脏肿瘤及先天性心脏病等解剖异常信息(图 1-21)。

2. **心脏功能异常**　超声心动图能够动态观察节段性 / 整体性室壁运动异常。左室射血分数(left ventricular ejection fraction,LVEF)是判断心脏收缩功能的主要指标,基于二维改良双平面 Simpson 法测量的左室容量及 LVEF 常用于收缩性心力衰竭的评估,适用于冠心病心肌梗死、心肌病等常见心脏病心功能评估。射血分数保留的心力衰竭(LVEF>50%)主要表现为舒张功能不全,超声能够通过 E/A 峰比值、组织多普勒、左房大小及三尖瓣反流速度等参数进行综合评估。

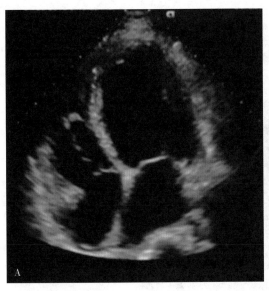
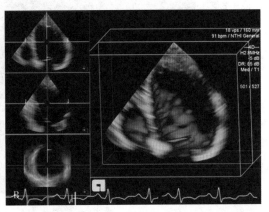

图 1-21 扩张型心肌病超声表现

左室腔明显扩大,室壁运动弥漫性减弱,左室射血分数降低。A. 二维超声心动图图像(四腔心切面)。
B. 基于四腔心切面、两腔心切面及短轴切面形成立体图像的三维超声心动图图像。

3. **血流异常** 应用多普勒超声心动图技术,通过彩色血流显像与血流速度测量能够评估瓣膜狭窄、反流,探测心腔内异常分流,可用于瓣膜病(图 1-22)、先天性心脏病以及心肌梗死机械并发症等定性和半定量判断。

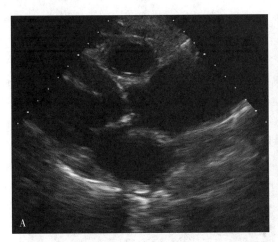
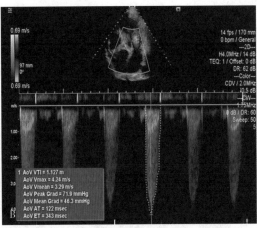

图 1-22 主动脉瓣狭窄的超声心动图表现

A. 主动脉瓣瓣叶增厚,开放受限(白色箭头),升主动脉内径增宽,左室壁肥厚(胸骨旁长轴切面)。B. 主动脉瓣收缩期前向血流频谱可见血流加速,AV 峰值速度达 4.2m/s,平均跨瓣压差为 46.3mmHg,提示重度主动脉瓣狭窄(主动脉瓣前向血流频谱)。

(三) 核素显像

1. **心肌缺血** 核素心肌灌注显像主要用于探测心肌缺血。通常先行负荷试验显像,次日再行静息显像。如负荷试验显像结果阳性,静息显像阴性,则提示心肌缺血。总体上,心肌灌注显像诊断冠心病的灵敏度为 82%~88%,特异度为 70%~88%(图 1-23)。

2. **存活心肌** ^{18}F-FDG 心肌代谢显像主要用于评估心肌梗死后存活心肌,存活心肌是判断血运重建能否获益的重要指标。通常与核素心肌灌注显像联合实施,若血流灌注减低,而 ^{18}F-FDG 摄取正常或相对增加即灌注-代谢不匹配时,表明心肌缺血但仍然存活;若血流灌注缺损,[18]F-FDG 亦无摄取即灌注-代谢匹配时,表明心肌细胞不再存活。

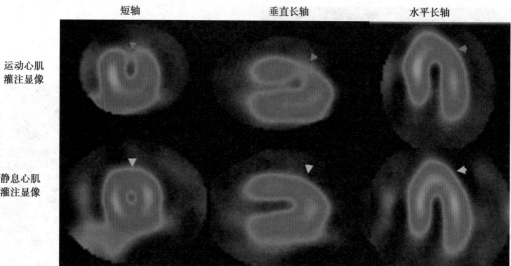

图 1-23　核素心肌灌注显像诊断冠心病心肌缺血

运动心肌灌注显像显示左室前壁、心尖和侧壁血流灌注减低,以前壁为著(红色箭头);静息心肌灌注显像示
上述部位的血流灌注不同程度改善,可见前壁部位恢复,侧壁完全恢复正常(黄色箭头),提示心肌缺血。

3. 肺血栓栓塞　肺动脉血栓栓塞是常见的心血管疾病,核素肺通气/灌注显像是最早用于诊断肺栓塞的无创影像学方法,与 CTA 诊断效能基本一致。

(四) CT

1. CT 检测冠状动脉钙化、预测冠心病风险　钙化是冠状动脉粥样硬化进展过程中一个重要的病理学特征,是冠心病的危险因子,与阻塞性冠状动脉狭窄密切相关。目前常用的钙化积分(coronary artery calcium, CAC)计算方法是 Agatston 评分,该评分与心脏不良事件的发生率密切相关,是评估冠心病预后的独立预测因子。

2. CTA 评价冠状动脉解剖　CTA 对于诊断血管狭窄具有极佳的阴性预测价值,对于 CTA 阴性的患者,能够可靠地除外阻塞性冠状动脉狭窄。此外,对于各类冠状动脉解剖变异和先天性畸形,如起源异常、心肌桥等,也可直接作出诊断。

3. CTA 诊断大血管病　CTA 可显示主动脉、肺动脉、肺静脉等大血管解剖结构的全貌并进行三维重建,对于有无狭窄、瘤样扩张、粥样硬化病变、内膜撕裂等能够作出准确诊断,已广泛应用于急性主动脉综合征、肺动脉栓塞、血管炎等大血管疾病的诊断(图 1-24)。

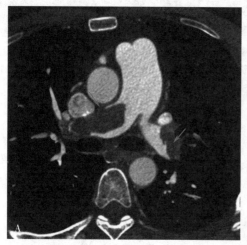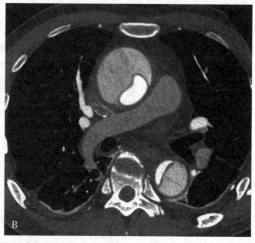

图 1-24　CTA 用于诊断大血管病

A. 肺动脉血栓栓塞:CTA 横断面图像示左、右肺动脉干内大块状充盈缺损(箭头所示)。
B. 主动脉夹层:CTA 横断面图像示真腔小,密度高,假腔大密度稍逊,以及内膜片(箭头所示)。

（五）磁共振成像

1. 磁共振成像是评估心脏结构和功能的"金标准" CMR 是评估心脏结构和功能的"金标准"，因此能够对冠心病、心肌病等各种心脏病心腔大小变化和室壁运动异常进行准确地判断，克服超声心动图对心脏几何假设的局限性以及 CT 时间分辨率不足的缺陷，并且视野大，没有死角（图 1-25）。

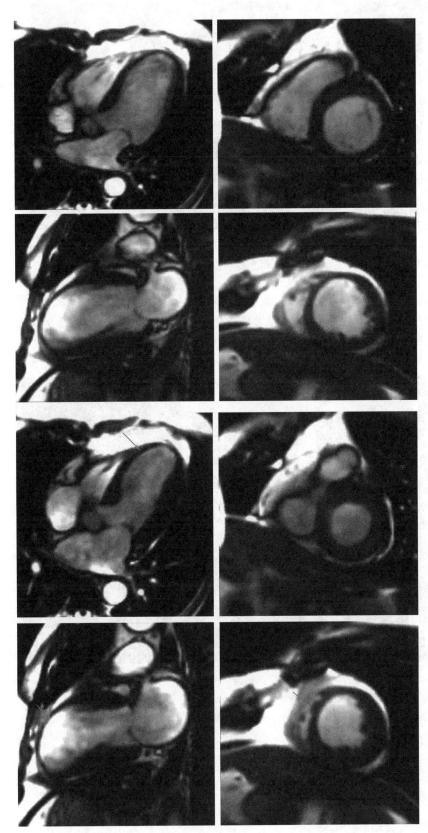

图 1-25 冠心病心肌梗死合并心尖和前壁室壁瘤形成
磁共振电影序列示左室心尖部、左室中远段前壁和室间隔壁薄和矛盾运动（箭头所示），左为心室舒张期，右为同一层面相对应的心室收缩期。

2. **钆对比剂延迟强化** 钆对比剂延迟强化可识别心肌纤维化,并且是不良心血管事件的预后因子。"亮的就是死的"(bright is dead),钆对比剂延迟强化所对应的坏死或/和心肌纤维化,已被病理学所证实,借此可以将心内膜下心肌梗死和透壁性心肌梗死区别开来(图 1-26)。

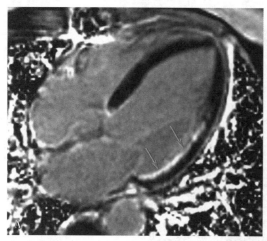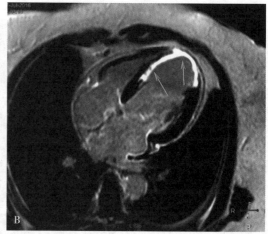

图 1-26 钆对比剂延迟强化识别心肌纤维化
A. 左室侧壁心内膜下梗死(箭头所示);B. 心尖部和前间隔透壁性梗死(箭头所示)。

3. **磁共振血管造影诊断大血管病** 对比剂增强的磁共振血管造影(CE-MRA)已作为一线检查用于主动脉夹层、主动脉瘤以及动脉狭窄和阻塞等的诊断和随访(图 1-27)。但是对肾动脉以下的小血管狭窄存在过度估计倾向,而且对体静脉的评估仍有待于进一步完善。

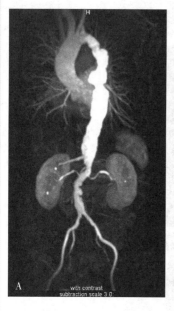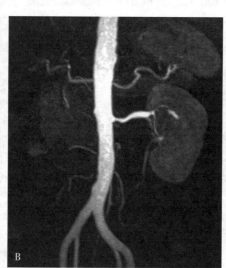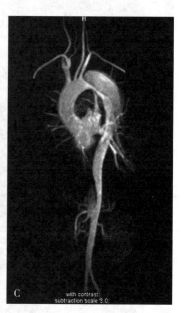

图 1-27 动脉粥样硬化
3D CE-MRA 示弥漫性主动脉粥样硬化伴溃疡和动脉瘤形成(A);大动脉炎致右肾动脉和
肠系膜上动脉闭塞(B);Ⅲ型主动脉夹层,真假腔和内膜片清晰可见(C)。

(赵世华 陈韵岱)

第四节　心血管疾病药物治疗概述

治疗各种常见心血管疾病(cardiovascular diseases,CVDs)的基本用药按药理学分类,主要包括β受体阻断药、肾素 - 血管紧张素 - 醛固酮系统(RAAS)抑制药、利尿药、硝酸酯类药、钙通道阻滞药、强心苷及非苷类正性肌力药、抗血小板药、抗凝药、纤维蛋白溶解药和调血脂药。基于这些药物的作用机制、体内过程、适应证和不良反应等药理学特点,在临床上选择性地用于治疗相应的心血管疾病和综合征。

一、β 肾上腺素受体阻断药

β 肾上腺素受体阻断药(β -adrenoceptor blockers, β -adrenoceptor antagonists,简称 β 受体阻断药)能与去甲肾上腺素能神经递质或肾上腺素受体激动药竞争 β 受体,从而拮抗其 β 型拟肾上腺素作用。它们与激动药呈典型的竞争性拮抗作用。β 受体阻断药是一类广泛用于治疗 CVDs 的基础药物,主要用于高血压、心功能不全、缺血性心脏病和心律失常的治疗。主要包括三大类:非选择性 β 受体阻断药、选择性 β_1 受体阻断药和 α、β 受体阻断药。β 受体阻断药的药理作用取决于机体去甲肾上腺素能神经张力以及药物对 β 受体亚型的选择性。

(一)非选择性 β 受体阻断药

非选择性 β 受体阻断药对 β_1、β_2 受体均有阻断作用。常用的非选择性 β 受体阻断药有普萘洛尔(propranolol)、索他洛尔(sotalol)等。

1. 药理作用

(1)心血管系统:通过阻断心脏的 β_1 受体,引起心率减慢,心肌收缩力减弱,心排血量减少;心肌耗氧量下降,血压下降。β 受体阻断药还能延缓心房和房室结的传导,延长心电图的 P-R 间期(房室传导时间)。应用 β 受体阻断药普萘洛尔引起肝、肾和骨骼肌等血流量减少,一方面来自其对血管 β_2 受体的阻断作用,另一方面与其抑制心脏功能,反射性兴奋交感神经,使血管收缩、外周阻力增加有关。β 受体阻断药对正常人血压影响不明显,而对高血压患者具有降压作用。

(2)其他系统:β 受体阻断药通过阻断肾小球旁器细胞的 β_1 受体而抑制肾素的释放,继而抑制 RAAS 的活性,这也是其发挥降压作用的机制之一。非选择性 β 受体阻断药阻断支气管平滑肌的 β_2 受体,收缩支气管平滑肌而增加呼吸道阻力;因此,不适合用于伴发支气管哮喘或慢性阻塞性肺病的 CVDs 患者。同样,由于阻断冠状动脉血管平滑肌上的 β_2 受体,可以导致冠脉痉挛,不宜用于变异型心绞痛患者的治疗。长期应用非选择性 β 受体阻断药可以增加血浆中极低密度脂蛋白(VLDL),中度升高血浆甘油三酯,降低高密度脂蛋白(HDL),而低密度脂蛋白(LDL)浓度无变化,减少游离脂肪酸自脂肪组织的释放,增加冠状动脉粥样硬化性心脏病的危险性。当 β 受体阻断药与 α 受体阻断药合用时则可拮抗肾上腺素升高血糖的作用。此外,β 受体阻断药往往会掩盖低血糖症状如心悸等,从而延误了低血糖的及时诊断。

(3)内在拟交感活性(intrinsic sympathomimetic activity,ISA):有些 β 受体阻断药除了能阻断 β 受体外,对 β 受体亦具有部分激动作用(partial agonistic action)。由于这种作用较弱,通常被其 β 受体阻断作用所掩盖。ISA 较强的药物在临床应用时,其抑制心肌收缩力、减慢心率和收缩支气管作用较不具 ISA 的药物弱。

2. 临床应用

(1)心律失常：对多种原因引起的快速型心律失常有效，尤其对运动或情绪紧张、激动所致心律失常或因心肌缺血、强心苷中毒引起的心律失常疗效好。

(2)心绞痛和心肌梗死：对心绞痛有良好的疗效；适合与硝酸酯类和钙离子通道阻滞药合用，可以提高疗效减轻不良反应。但是，β受体阻断药与非二氢吡啶类钙离子通道阻断药(维拉帕米、地尔硫䓬)，均可明显抑制心肌收缩力和心脏传导速度，联合应用中需要特别警惕。

(3)高血压：β受体阻断药是治疗高血压的基础药物，是一线降压药物。

(4)心功能不全：β受体阻断药对扩张型心肌病导致的心力衰竭治疗作用明显，对于舒张性心衰亦有一定的改善作用。β受体阻断药与RAAS抑制药(ACEI或者ARB)组成心衰治疗的"黄金搭档"；它们与醛固酮受体阻断药组成心衰治疗的"金三角"，在心衰治疗过程中发挥重要作用。但是，由于β受体阻断药对心脏具有负性变时和变力的作用，一般主张在心衰基本纠正，病情稳定的基础上应用。

3. **不良反应及禁忌证**　一般不良反应有恶心、呕吐、轻度腹泻等消化道症状，偶见过敏性皮疹和血小板减少等。严重的不良反应常与应用不当有关，可导致严重后果，主要包括以下几方面。

(1)心血管反应：心功能不全、窦性心动过缓和房室传导阻滞的患者对本类药物敏感性提高，加重病情，甚至引起重度心功能不全、肺水肿、房室传导完全阻滞以致心脏骤停等严重后果。具有ISA的β受体阻断药较少出现心动过缓、负性肌力等心功能抑制现象。对血管平滑肌β_2受体阻断作用，可使外周血管收缩甚至痉挛，导致四肢发冷、皮肤苍白或发绀，出现雷诺症状或间歇跛行，甚至可引起脚趾溃烂和坏死。

(2)诱发或加重支气管哮喘：非选择性β受体阻断药可诱发或加剧哮喘，故对哮喘患者仍应慎重。

(3)反跳现象：长期应用β受体阻断药时如突然停药，可引起原来病情加重，如血压上升、严重心律失常或心绞痛发作次数增加，甚至产生急性心肌梗死或猝死，此种现象称为停药反跳。

(4)其他：偶见眼-皮肤黏膜综合征，个别患者有幻觉、失眠和抑郁症状。少数人可出现低血糖及加强降血糖药的降血糖作用，掩盖低血糖时出汗和心悸的症状而出现严重后果，此时，可慎重选用具有β_1受体选择性的药物。

禁忌证：禁用于严重左室心功能不全、窦性心动过缓、重度房室传导阻滞和支气管哮喘的患者。心肌梗死患者及肝功能不良者应慎用。

(二)选择性β_1受体阻断药

此类药物对β_1受体有选择性阻断作用，缺乏内在拟交感活性。常用药物有美托洛尔(metoprolol)、比索洛尔(bisoprolol)、艾司洛尔(esmolol)、阿替洛尔(atenolol)等。

靶向作用于心脏的β_1受体，是目前临床常用的治疗CVDs的药物。口服用于治疗各型高血压、心绞痛、心律失常、甲状腺功能亢进症、心脏神经官能征等，近年来也用于伴有左心室收缩功能异常的症状稳定的慢性心力衰竭患者。静脉注射用于室上性快速型心律失常、预防和治疗心肌缺血、急性心肌梗死伴快速型心律失常和胸痛的患者。对β_2受体作用较弱，故增加呼吸道阻力作用较轻，但对哮喘患者仍需慎用。

(三)α、β肾上腺素受体阻断药

本类药物对α、β受体的阻断作用选择性不强，临床主要用于高血压和心功能不全的治疗。静脉给药是治疗高血压危象和急性心力衰竭的主要药物之一，尤其是伴有肾脏功能低下或者不全的患者。代表药物主要包括拉贝洛尔(labetalol)、阿罗洛尔(arottnolol)和卡维地洛(carvedilol)等。

二、肾素-血管紧张素-醛固酮系统抑制药

(一)肾素抑制药

肾素抑制药通过结合肾素作用于肾素-血管紧张素-醛固酮系统(renin-angiotensin-aldosterone system，RAAS)，阻止血管紧张素原转化为血管紧张素Ⅰ，降低血浆肾素活性，降低血管紧张素Ⅰ、血管

紧张素Ⅱ和醛固酮的水平,从而抑制 RAAS 的作用。阿利吉仑(aliskiren)是一种可口服、可静脉注射的低分子量的肾素抑制药。可单独或者联合应用,主要用于控制高血压,有助于防止脑卒中、心肌梗死和肾衰竭的发生。

（二）血管紧张素转化酶抑制药

血管紧张素转化酶抑制药(angiotensin converting enzyme inhibitor,ACEI)有 20 余种。常用的有卡托普利(captopril)、依那普利(enalapril)、赖诺普利(lisinopril)、贝那普利(benazepril)、福辛普利(fosinopril)等。是临床上治疗高血压、慢性心功能不全等 CVDs 的重要药物。

1. **药理作用**

(1)抑制 Ang Ⅱ 生成:从而减少 Ang Ⅱ 和醛固酮的生成;减少抗利尿激素的释放;抑制交感神经活性;抑制心血管重构。因此,可以舒张血管,降低外周血管阻力,降低心脏后负荷;降低血容量,降低心脏前负荷;具有明显的靶器官保护作用。

(2)保存缓激肽活性:抑制缓激肽的降解,继而舒张血管、降低血压、抗血小板聚集、抗心血管细胞肥大增生和重构。

(3)保护血管内皮细胞功能:能减轻高血压、心力衰竭、动脉粥样硬化与高血脂引起的内皮细胞功能损伤,改善血管内皮细胞依赖性的血管舒张功能障碍。

(4)保护心肌细胞功能:有抗心肌缺血与梗死作用,能减轻心肌缺血再灌注损伤,拮抗自由基对心肌的损伤效应。

(5)增敏胰岛素受体:卡托普利及其他多种 ACEI 能增加糖尿病与高血压患者对胰岛素的敏感性。该作用可能是由缓激肽所介导。

2. **临床应用**

(1)治疗高血压:轻至中度高血压患者单用 ACEI 常可有效控制血压。加用利尿药增效,比加大 ACEI 的剂量更有效。肾血管性高血压因其肾素水平高,ACEI 特别有效,对心、肾、脑等靶器官具有保护作用,且能减轻心肌肥厚,可改善或逆转心血管病理性重构。对伴有心肌肥厚、心功能不全、糖尿病或肾病的高血压患者,ACEI 为首选药。

(2)治疗心功能不全与心肌梗死:能降低心力衰竭患者的死亡率,改善充血性心力衰竭预后,延长寿命,其效果比其他血管舒张药和强心药好,且能改善血流动力学和器官灌流。

(3)治疗糖尿病肾病和其他肾病:对 1 型和 2 型糖尿病,无论有无高血压均能改善或阻止肾功能恶化。除了降压作用以外,具有非血压依赖性的肾脏保护作用,减少蛋白尿,延缓慢性肾病和终末期肾病的发生和进展。

3. **不良反应**　　ACEI 的不良反应轻微,患者一般耐受良好。除偶有恶心、腹泻等消化道反应或头晕、头痛、疲倦等中枢神经系统反应外,主要的其他不良反应如下:

(1)首剂低血压:口服吸收快、生物利用度高的 ACEI,如卡托普利,首剂低血压副作用多见。

(2)咳嗽:无痰干咳是 ACEI 较常见的不良反应,也是患者不能耐受而被迫停药的主要原因。偶尔有支气管痉挛性呼吸困难,可不伴有咳嗽。

(3)高血钾:在肾功能障碍患者或同时服用保钾利尿药的患者更多见。

(4)低血糖:少数药物能增强机体对胰岛素的敏感性,因此常伴有降低血糖的作用。

(5)肾功能损伤:对于肾动脉阻塞或肾动脉硬化造成的双侧肾动脉严重狭窄患者,ACEI 能进一步加重肾功能损伤,升高血浆肌酐浓度,甚至产生氮质血症,偶有不可逆性肾功能减退发展为持续性肾衰竭者,应予注意。

(6)对妊娠与哺乳的影响:可引起胎儿畸形、胎儿发育不良甚至死胎,故一旦妊娠应立即停药。亲脂性强的 ACEI 如雷米普利与福辛普利从乳汁中分泌,故哺乳期妇女忌用。

(7)血管神经性水肿:可发生于嘴唇、舌头、口腔、鼻部与面部其他部位。偶可发生于喉头,威胁生命。多发于用药的第 1 个月,一旦发生应立即停药。

(8) 含—SH 结构的 ACEI 的不良反应：含有—SH 基团的卡托普利可产生味觉障碍、皮疹与白细胞缺乏等与其他含—SH 药物(如青霉胺)相似的反应。

（三）血管紧张素 Ⅱ 受体阻断药

1. 药理作用　血管紧张素 Ⅱ 受体阻断药，在受体水平阻断 RAAS，与 ACEI 相比，具有靶向性强的特点。血管紧张素 Ⅱ(Ang Ⅱ)受体亚型 1(angiotensin Ⅱ receptor type 1，AT_1 受体)被阻断后，Ang Ⅱ 收缩血管与刺激肾上腺皮质释放醛固酮的作用受到抑制，导致血压降低。AT1 受体阻断药(angiotensin Ⅱ receptor blocker，ARB)能通过减轻心脏前、后负荷治疗心功能不全，也可通过抑制 Ang Ⅱ 所介导的心血管细胞增殖肥大作用，有效防治心血管重构。

AT_1 受体被阻断后，反馈性地增加血中肾素水平，引起血中 Ang Ⅱ 浓度升高。但由于 AT_1 受体已被阻断，这些反馈性作用难以表现。但是血中升高的 Ang Ⅱ 通过激活 AT_2 受体，可激活缓激肽 -NO 途径，产生舒张血管、降低血压、抑制心血管重构等效应，有益于高血压与心力衰竭的治疗。AT_1 受体被阻断后醛固酮产生减少，水钠潴留随之减轻。虽然 ACEI 和 ARB 治疗初期可降低血醛固酮水平，但长期治疗时则可发生醛固酮回弹或"逃逸"，因此，选择性醛固酮受体拮抗药对于降低高血压患者的靶器官损害具有重要意义。

2. 临床应用　本类药用于高血压和慢性心功能不全的治疗，可作为不能耐受 ACEI 患者的替代治疗。是一线降压药物，也是治疗慢性心功能不全的基础药物。

临床常用的 ARB 有氯沙坦(losartan)、有缬沙坦(valsartan)、厄贝沙坦(irbesartan)、坎地沙坦(candesartan)、奥美沙坦酯(olmesartan medoxomil)等。

三、利尿药

利尿药是指作用于肾脏，增加尿液的排出而减少细胞外液的药物。临床上主要用于治疗各种原因引起的水肿，如心力衰竭、肾衰竭、肾病综合征以及肝硬化等；也用于治疗某些非水肿性疾病，如高血压、肾结石、高钙血症。

（一）袢利尿药

常用药物有呋塞米(furosemide，速尿)、依他尼酸(ethacrynic acid，利尿酸)、布美他尼(bumetanide)和托拉塞米(torasemide)等。

1. 药理作用　本类药物利尿作用的分子机制是特异性地抑制分布在髓袢升支粗段上皮细胞顶膜的 Na^+-K^+-$2Cl^-$ 共转运子(NKCC)，因而抑制 NaCl 的重吸收，降低肾的稀释与浓缩功能，排出大量接近于等渗的尿液。利尿作用快速而强大，且不易导致酸中毒，是目前最有效的利尿药。与其他利尿药的显著差别是它们具有梯级剂量反应曲线，即药物剂量与利尿作用呈线性关系，即使患者已有肾功能不全或水、电解质平衡失调的情况，应用袢利尿药仍可产生利尿作用。这使它们可以用于肾功能减退的患者，但也容易造成有害的血流动力学后果和严重的水电解质失衡。

2. 临床应用　袢利尿药主要用于治疗急性心力衰竭、肺水肿、脑水肿、高血压危象、急性高血钙、慢性肾功能不全及上部尿道结石的排除等。

3. 不良反应　袢利尿药的不良反应有低钾血症、低钠血症、低镁血症、代谢性碱中毒等电解质平衡紊乱。袢利尿药还可引起耳毒性，表现为眩晕、耳鸣、听力减退或暂时性耳聋。

（二）噻嗪类利尿药

噻嗪类利尿药是临床广泛应用的一类口服利尿药和一线降压药。该类药是由杂环苯并噻二嗪与一个磺酰胺基组成。本类药物作用相似，仅所用剂量不同，但均能达到同样效果。氢氯噻嗪(hydrochlorothiazide)是本类药物的代表药物，其他尚有氯噻嗪(chlorothiazide)。另有吲达帕胺(indapamide)、氯噻酮(chlortalidone，氯酞酮)、美托拉宗(metolazone)和喹乙宗(quinethazone)，虽无噻嗪环但有磺胺结构，其利尿作用与噻嗪类相似。

1. 药理作用 噻嗪类利尿药增强 NaCl 和水的排出,产生温和持久的利尿作用。其作用机制是抑制远曲小管近端 Na$^+$-Cl$^-$ 共转运子(NCC),减少 NaCl 的重吸收。由于转运至远曲小管 Na$^+$ 增加,促进了 K$^+$-Na$^+$ 交换,尿中除排出 Na$^+$、Cl$^-$ 外,K$^+$ 的排泄也增多,长期服用可引起低血钾。本类药对碳酸酐酶有一定的抑制作用,故略增加 HCO$_3^-$ 的排泄。与袢利尿药一样,噻嗪类利尿药的作用依赖于前列腺素的产生,而且也能被非甾体抗炎药所抑制。此外,与袢利尿药相反,本类药物还促进基侧质膜的 Na$^+$-Ca^{2+} 交换,减少尿 Ca^{2+} 含量。

2. 临床应用 噻嗪类利尿药是常用的降压药,用药早期通过利尿、减少血容量而降压,长期用药则通过扩张外周血管而产生降压作用。噻嗪类利尿药可用于各种原因引起的水肿。对轻、中度心源性水肿疗效较好,是慢性心功能不全的主要治疗措施之一。对肾性水肿的疗效与肾功能损害程度有关,受损较轻者效果较好。肝性水肿在应用时,要注意防止低血钾诱发肝性脑病。噻嗪类利尿药还具有抗利尿作用,明显减少尿崩症患者的尿量及口渴症状。

3. 不良反应 噻嗪类利尿药的主要不良反应是电解质平衡失调,如低血钾、低血钠、低血镁、低氯性碱血症和高钙血症等。也可促进锌的排泄,长期使用可能会影响性功能。噻嗪类利尿药还可引起高血尿酸、高血糖和高血脂等代谢紊乱。伴有高脂血症的患者可用吲达帕胺代替噻嗪类利尿药。剂量较大或者服用过于频繁,可导致肾功能减退。

（三）留钾利尿药

留钾利尿药也称潴钾利尿药或保钾利尿药,主要分为醛固酮受体拮抗药(如螺内酯、依普利酮)和上皮细胞钠离子通道抑制药(如阿米洛利、氨苯蝶啶)。

1. 药理作用

螺内酯(spironolactone):又称安体舒通(antisterone),是人工合成的甾体化合物,是醛固酮的竞争性拮抗剂,表现出排 Na$^+$ 留 K$^+$ 的作用。螺内酯的利尿作用弱,起效缓慢而持久。与噻嗪类利尿药合用,增强利尿效果并预防低钾血症。

氨苯蝶啶(triamterene)和阿米洛利(amiloride):氨苯蝶啶和阿米洛利均作用于远曲小管末端和集合管,通过阻滞管腔 Na$^+$ 通道而减少 Na$^+$ 的重吸收,具有排 Na$^+$、利尿、留 K$^+$ 的作用。阿米洛利在高浓度时,阻滞 Na$^+$-H$^+$ 和 Na$^+$-Ca^{2+} 反向转运体(Na$^+$-H$^+$ antiporters,NHA;Na$^+$-Ca^{2+} antiporters,NCA),抑制 H$^+$ 和 Ca^{2+} 的排泄。

2. 临床应用 临床用螺内酯和依普利酮治疗与醛固酮升高相关的顽固性水肿,对肝硬化和充血性心力衰竭引起的水肿患者较为有效。可作为原发性或继发性高血压的辅助利尿药。氨苯蝶啶和阿米洛利用于治疗心力衰竭、肝硬化及慢性肾炎引起的水肿或腹腔积液,以及糖皮质激素治疗过程中发生的水钠潴留。常与排钾利尿药合用。亦用于对氢氯噻嗪或螺内酯无效的病例。

3. 不良反应 留钾利尿药最严重的也是最危险的不良反应是高钾血症,也可引起代谢性酸中毒。通过和其他类型利尿药合用及检测电解质变化可以预防和及时治疗。留钾利尿药能够导致高钾血症、肾功能减退、代谢性酸中毒、低血压、头晕、头痛、恶心、肠胃胀气、类皮疹和流感综合征(发热、发冷、倦怠等)等症状,故应用时有诸多禁忌。患者在无尿、肾损伤、高钾血症、使用钾补充剂和药物时慎用留钾利尿药。

四、硝酸酯类药物

本类药物均有硝酸多元酯结构,脂溶性高,分子中的—O—NO$_2$ 是发挥疗效的关键结构。此类药物中以硝酸甘油最常用。此外,还有硝酸异山梨酯、单硝酸异山梨酯和戊四硝酯等。

（一）硝酸甘油

硝酸甘油(nitroglycerin)是硝酸酯类的代表药,用于心绞痛的治疗,由于具有起效快、疗效肯定、使用方便和经济等优点,是心绞痛防治最常用的药物。

1. 药理作用　硝酸甘油的基本药理作用是松弛血管平滑肌,但具有组织器官的选择性,以对血管平滑肌的作用最显著。由于硝酸甘油可扩张体循环血管及冠状血管,因而具有以下作用。

(1)降低心肌耗氧量:最小有效量的硝酸甘油即可明显扩张静脉血管,特别是较大的静脉血管,从而减少回心血量,降低心脏的前负荷,使心腔容积缩小,心室内压减小,心室壁张力降低,射血时间缩短,心肌耗氧量减少。稍大剂量的硝酸甘油也可显著舒张动脉血管,特别是较大的动脉血管,动脉血管的舒张降低了心脏的射血阻力,从而降低左室内压和射血时心脏后负荷而降低心肌耗氧量。但血管舒张同时使血压下降,进而可反射性兴奋心脏导致心率加快和收缩力加强反致心绞痛加重。因此,需合理控制硝酸甘油的用量,或者与 β 受体阻断药联合应用。

(2)扩张冠状动脉,增加缺血区血液灌注:硝酸甘油选择性扩张较大的心外膜血管、输送血管及侧支血管,尤其在冠状动脉痉挛时更为明显,而对阻力血管的舒张作用较弱。当冠状动脉因粥样硬化或痉挛而发生狭窄时,缺血区的阻力血管已因缺氧和代谢产物的堆积而处于舒张状态。这样,非缺血区阻力就比缺血区大,用药后血液将顺压力差从输送血管经侧支血管流向缺血区,从而增加缺血区的血液供应。

(3)降低左室充盈压,增加心内膜供血,改善左室顺应性:硝酸甘油扩张静脉血管,减少回心血量,降低心室内压;扩张动脉血管,降低心室壁张力,从而增加了心外膜向心内膜的有效灌注压,有利于血液从心外膜流向心内膜缺血区。

(4)保护缺血的心肌细胞,减轻缺血性损伤:硝酸甘油释放一氧化氮(nitric oxide,NO),促进内源性的 PGI_2、降钙素基因相关肽(calcitonin gene-related peptide,CGRP)等物质的生成与释放,这些物质对心肌细胞均具有直接保护作用。

2. 临床应用　舌下含服硝酸甘油能迅速缓解各种类型心绞痛。在预计可能发作前用药也可预防发作。对急性心肌梗死者多静脉给药,不仅能降低心肌耗氧量、增加缺血区供血,还可抑制血小板聚集和黏附,从而缩小梗死范围。反复连续使用要限制用量,以免血压过度降低引起心、脑等重要器官灌注压过低,反而加重心肌缺血。此外,由于硝酸甘油可降低心脏前、后负荷,因此也可用于心力衰竭的治疗。还可舒张肺血管,降低肺血管阻力,改善肺通气,用于急性呼吸衰竭及肺动脉高压的治疗。

3. 不良反应　多数不良反应是由其血管舒张作用所引起,如头、面、颈、皮肤血管扩张暂时性面颊部皮肤潮红,脑膜血管舒张引起搏动性头痛,眼内血管扩张则可升高眼压等。大剂量可出现直立性低血压及晕厥。剂量过大可使血压过度下降,冠状动脉灌注压过低,并可反射性兴奋交感神经、增加心率、加强心肌收缩性,使耗氧量增加而加重心绞痛发作。超剂量时还会引起高铁血红蛋白血症,表现为呕吐、发绀等。

(二)硝酸异山梨酯和单硝酸异山梨酯

硝酸异山梨酯(isosorbide dinitrate)又称消心痛,其作用及机制与硝酸甘油相似,但作用较弱,起效较慢,作用维持时间较长。本药经肝代谢生成的异山梨醇 -2- 单硝酸酯和异山梨醇 -5- 单硝酸酯,仍具有扩张血管及抗心绞痛作用。此外,本品剂量范围个体差异较大,剂量大时易致头痛及低血压等副作用,缓释剂可减少不良反应。主要口服用于心绞痛的预防和心肌梗死后心衰的长期治疗。单硝酸异山梨酯(isosorbide mononitrate)的作用及应用与硝酸异山梨酯相似。

五、钙通道阻滞药

钙通道阻滞药(calcium channel blocker,CCB)又称钙拮抗药(calcium antagonists),是一类选择性阻滞钙通道,抑制细胞外 Ca^{2+} 内流,降低细胞内 Ca^{2+} 浓度的药物。

常用的钙通道阻滞药主要有选择性作用于 L 型钙通道的药物,根据其化学结构特点,分为 3 亚类:二氢吡啶类:硝苯地平(nifedipine)、尼卡地平(nicardipine)、尼群地平(nitrendipine)、氨氯地平(amlodipine)、尼莫地平(nimodipine)等;苯二氮䓬类:地尔硫䓬(diltiazem)、克仑硫䓬(clentiazem)、二氯呋利(diclofurine)等;苯烷胺类:维拉帕米(verapamil)、加洛帕米(gallopamil)、噻帕米(tiapamil)等。非选择性钙通道阻滞药主要有普尼拉明(prenylamine)、苄普地尔(bepridil)、卡罗维林(caroverine)和氟桂利嗪(flunarizine)等。

1. 药理作用

(1)对心肌的作用:钙通道阻滞药使心肌细胞内 Ca^{2+} 量减少,因而呈现负性肌力作用。它可在不影响兴奋除极的情况下,明显降低心肌收缩性,使心肌兴奋 - 收缩脱耦联,降低心肌耗氧量。钙通道阻滞药还能舒张血管平滑肌降低血压,继而使整体动物中交感神经活性反射性增高,抵消部分负性肌力作用。硝苯地平的这一作用明显,可能超过其负性肌力作用而表现为轻微的正性肌力作用。

钙通道阻滞药还有负性频率和负性传导作用。钙通道阻滞药能减慢房室结的传导速度,降低窦房结自律性,而减慢心率。该作用以维拉帕米和地尔硫革的作用最强;而硝苯地平扩张血管作用强,对窦房结和房室结的作用弱,还能反射性加快心率。

(2)对平滑肌的作用:该类药物能明显舒张血管,主要舒张动脉,对静脉影响较小。动脉中又以冠状血管较为敏感,能舒张大的输送血管和小的阻力血管,增加冠脉流量及侧支循环量,治疗心绞痛有效。脑血管也较敏感,尼莫地平舒张脑血管作用较强,能增加脑血流量。钙通道阻滞药也舒张外周血管,解除其痉挛,可用于治疗外周血管痉挛性疾病。

(3)抗动脉粥样硬化作用:钙通道阻滞药可减少钙内流,减轻 Ca^{2+} 超载所造成的动脉壁损害;抑制平滑肌增殖和动脉基质蛋白质合成,增加血管壁顺应性;抑制脂质过氧化,保护内皮细胞;硝苯地平可因增加细胞内 cAMP 含量,提高溶酶体酶及胆固醇酯的水解活性,有助于动脉壁脂蛋白的代谢,从而降低细胞内胆固醇水平。

(4)对红细胞和血小板结构与功能的影响:钙通道阻滞药抑制 Ca^{2+} 内流,减轻 Ca^{2+} 超负荷对红细胞的损伤。地尔硫革能抑制血栓素(TXA_2)的产生和由腺苷二磷酸(ADP)、肾上腺素以及 5- 羟色胺(5-HT)等所引起的血小板聚集。

(5)对肾脏功能的影响:钙通道阻滞药有排钠利尿作用,而且这种作用与影响肾小管对电解质的转运有关。钙通道阻滞药对肾脏的这种保护作用,在伴有肾功能障碍的高血压病和心功能不全的治疗中有重要意义。

2. 临床应用

(1)高血压:二氢吡啶类药物如硝苯地平、氨氯地平、尼卡地平、尼莫地平等扩张外周血管作用较强,为控制高血压的常用药物,长期用药后,全身外周阻力下降 30%~40%,肺循环阻力也下降。后一作用特别适合于并发心源性哮喘的高血压危象患者。维拉帕米和地尔硫革可用于轻度及中度高血压。临床应用时应根据具体病情选用适当的药物,如对兼有冠心病的患者,以选用硝苯地平为宜;伴有脑血管病的应用尼莫地平;伴有快速型心律失常者最好选用维拉帕米。这些药物可以单用,也可以与其他药物合用,如与 β 受体阻断药普萘洛尔合用,以消除硝苯地平因扩血管作用所产生的反射性心动过速。也可与利尿药合用以消除扩血管药可能引起的水钠潴留,并加强其降压效果。

(2)心绞痛:对于变异型心绞痛,硝苯地平疗效最佳;对于稳定型(劳累型)心绞痛,三类钙通道阻滞药均可使用;对于不稳定型心绞痛,维拉帕米和地尔硫革疗效较好,硝苯地平宜与 β 受体阻断药合用。

(3)心律失常:钙通道阻滞药治疗室上性心动过速及后除极触发活动所致的心律失常有良好效果。三类钙通道阻滞药减慢心率的作用程度有差异,维拉帕米和地尔硫革减慢心率作用较明显。硝苯地平较差,甚至反射性加快心率,因而不用于治疗心律失常。

(4)脑血管疾病:尼莫地平、氟桂利嗪等可预防由蛛网膜下腔出血引起的脑血管痉挛及脑栓塞。

(5)其他:钙通道阻滞药用于外周血管痉挛性疾病,硝苯地平和地尔硫革可改善大多数雷诺病患者的症状,还用于预防动脉粥样硬化的发生。

3. 不良反应

钙通道阻滞药相对比较安全,但由于这类药物的作用广泛,选择性相对较低。不良反应与其阻滞钙通道、扩张血管以及抑制心肌等作用有关。常见颜面潮红、头痛、眩晕、恶心、便秘等。

维拉帕米及地尔硫䓬严重不良反应有低血压及心功能抑制等。

钙通道阻滞药与血浆蛋白结合率高,用药应注意药物间的相互作用。钙通道阻滞药能提高地高辛浓度,延长西咪替丁的 $t_{1/2}$,而硝苯地平可降低奎尼丁的血药浓度。维拉帕米与地高辛合用时,可使地高辛的血药浓度升高 70%,引起心率减慢,因为维拉帕米能抑制地高辛经肾小管分泌,减少消除,故二药合用时宜减少地高辛用量。

六、强心苷及正性肌力药物

(一) 强心苷类

强心苷(cardiac glycosides)是一类具有强心作用的苷类化合物。可供使用的制剂有地高辛(digoxin)、洋地黄毒苷(digitoxin)、毛花苷 C(lanatoside C,西地兰,cedilanid)和毒毛花苷 K(strophanthin K)。临床常用的为地高辛。

1. 药理作用

(1)对心脏的作用

1)正性肌力作用(positive inotropic action):强心苷对心脏具有高度的选择性,能显著加强衰竭心脏的收缩力,增加心排血量,从而解除心衰的症状。

2)减慢心率作用(负性频率,negative chronotropic action):治疗量的强心苷对正常心率影响小,但对心率加快及伴有房颤的心功能不全者则可显著减慢心率。心功能不全时由反射性交感神经活性增强,使心率加快。应用强心苷后心搏出量增加,反射性地兴奋迷走神经,抑制窦房结,使心率减慢。

3)对传导组织和心肌电生理特性的影响:治疗剂量下,缩短心房与心室的动作电位时程(APD)和有效不应期(ERP);强心苷因改善心功能反射性地兴奋迷走神经及其对迷走神经中枢的兴奋作用,可降低窦房结自律性,减慢房室传导;强心苷可因兴奋迷走神经,促进 K^+ 外流,使心房肌细胞静息电位加大,加快心房的传导速度。高浓度时,强心苷可通过抑制 Na^+-K^+-ATP 酶,使细胞失钾,最大舒张电位减小(负值减小),使自律性提高,K^+ 外流减少进而使 ERP 缩短,细胞内 Ca^{2+} 增加进而引起 Ca^{2+} 振荡、早后除极、迟后除极等;中毒剂量下,强心苷也可增强中枢交感活动。故强心苷中毒时可出现各种心律失常,以室性期前收缩、室性心动过速多见。

(2)对神经和内分泌系统的作用:中毒剂量的强心苷可兴奋延髓极后区催吐化学感受区而引起呕吐,还可兴奋交感神经中枢,明显地增加交感神经冲动发放,从而引起快速型心律失常。强心苷的减慢心率和抑制房室传导作用也与其兴奋脑干副交感神经中枢有关。

强心苷还能降低 CHF 患者血浆肾素活性,进而减少血管紧张素 Ⅱ 及醛固酮含量,对心功能不全时过度激活的 RAAS 产生拮抗作用。

(3)利尿作用:强心苷对心功能不全患者有明显的利尿作用,主要原因是心功能改善后增加了肾血流量和肾小球的滤过功能。此外,强心苷可直接抑制肾小管 Na^+-K^+-ATP 酶,减少肾小管对 Na^+ 的重吸收,促进钠和水排出,发挥利尿作用。

(4)对血管的作用:强心苷能直接收缩血管平滑肌,使外周阻力上升,这一作用与交感神经系统及心排血量的变化无关。但慢性心力衰竭(CHF)患者用药后,因交感神经活性降低的作用超过直接收缩血管的效应,因此血管阻力下降、心排血量及组织灌流增加、动脉压不变或略升。

2. 临床应用

(1)治疗心力衰竭:在过去几十年对心力衰竭的治疗中,强心苷加利尿药几乎用于每一位心力衰竭的患者,但随着对心力衰竭病理生理认识的不断加深及对 ACEI、β 受体阻断药临床疗效的肯定,强心苷现多用于以收缩功能障碍为主且对利尿药、ACEI、β 受体阻断药疗效欠佳者。

(2)治疗某些心律失常:强心苷可通过兴奋迷走神经或对房室结的直接作用减慢房室传导、增加房室结中隐匿性传导、减慢心室率、增加心排血量,从而治疗心房纤颤。强心苷是治疗心房扑动最常用的药物,它可不均一地缩短心房的有效不应期,使扑动变为颤动,强心苷在心房纤颤时更易增加房室结隐匿性传导而减慢心室率,同时有部分病例在转变为心房纤颤后停用强心苷可恢复窦性节律。强心苷还可增强迷走神经功能,降低心房的兴奋性而终止阵发性室上性心动过速的发作。

3. 不良反应　强心苷治疗安全范围小,一般治疗量已接近中毒剂量的 60%,而且生物利用度及对强心苷的敏感性个体差异较大,故易发生不同程度的毒性反应。特别是当低血钾、高血钙、低血镁、心肌缺氧、酸碱平衡失调、发热、心肌病理损害、肾功能不全、高龄及合并用药等因素存在时更易发生。

(1)心脏反应:是强心苷最严重、最危险的不良反应,约有 50% 的病例发生各种类型心律失常。

1)快速型心律失常:强心苷中毒最多见和最早见的是室性期前收缩,约占心脏毒性发生率的 1/3,也可发生二联律、三联律及心动过速,甚至发生室颤。

强心苷引起快速型心律失常的机制除因 Na^+-K^+-ATP 酶被高度抑制外,也与强心苷引起的迟后除极有关。据此,近来有人主张应用 Ca^{2+} 通道阻滞药治疗由强心苷中毒所引起的快速型心律失常。

2)房室传导阻滞:强心苷引起的房室传导阻滞除与提高迷走神经兴奋性有关外,还与高度抑制 Na^+-K^+-ATP 酶有关。因为细胞失钾,静息膜电位变小(负值减少),使零相除极速率降低,故发生传导阻滞。

3)窦性心动过缓:强心苷可因抑制窦房结、降低其自律性而发生窦性心动过缓,有时可使心率降至 60 次 /min 以下。一般应作为停药的指征之一。

氯化钾是治疗由强心苷中毒所致的快速型心律失常的有效药物。钾离子能与强心苷竞争心肌细胞膜上的 Na^+-K^+-ATP 酶,减少强心苷与酶的结合,从而减轻或阻止毒性的发生和发展。钾与心肌的结合比强心苷与心肌的结合疏松,强心苷中毒后补钾只能阻止强心苷继续与心肌细胞的结合,而不能将已经与心肌细胞结合的强心苷置换出来,故防止低血钾比治疗补钾更重要。补钾时不可过量,同时还要注意患者的肾功能情况,以防止高血钾的发生,对并发传导阻滞的强心苷中毒不能补钾盐,否则可致心脏停搏。

对心律失常严重者还应使用苯妥英钠。苯妥英钠不仅有抗心律失常作用,还能与强心苷竞争 Na^+-K^+-ATP 酶,恢复该酶的活性,因而有解毒效应。

利多卡因可用于治疗强心苷中毒所引起的室性心动过速和心室颤动。

对强心苷中毒所引起的心动过缓和房室传导阻滞等缓慢型心律失常,不宜补钾,可用 M 受体阻断药阿托品治疗。

国外应用地高辛抗体治疗严重危及生命的地高辛中毒。地高辛抗体的 Fab 片段对强心苷有高度选择性和强大亲和力,能使强心苷自 Na^+-K^+-ATP 酶的结合中解离出来,对严重中毒有明显效果。

(2)胃肠道反应:最常见的早期中毒症状。主要表现为厌食、恶心、呕吐及腹泻等。剧烈呕吐可导致失钾而加重强心苷中毒,所以应注意补钾或考虑停药。

(3)中枢神经系统反应:主要表现有眩晕、头痛、失眠、疲倦和谵妄等症状及视觉障碍,如黄视、绿视症及视物模糊等。视觉异常通常是强心苷中毒的先兆,可作为停药的指征。

(二) 非苷类正性肌力药

非苷类正性肌力药包括 β 肾上腺素受体激动药及磷酸二酯酶(PDE)抑制药等。由于这类药物可能增加心衰患者的病死率,故不宜作常规治疗用药。

1. 肾上腺素受体激动药　受体激动药主要用于强心苷反应不佳或禁忌者,更适用于伴有心率减慢或传导阻滞的患者。多巴胺(dopamine)小剂量时激动 D_1、D_2 受体,稍大剂量激动 β 受体,大剂量时激动 α 受体;多巴酚丁胺(dobutamine)主要激动心脏 $β_1$ 受体;异布帕明(ibopamine)激动 D_1、D_2、β 和 $α_1$ 受体。

2. 磷酸二酯酶抑制药　磷酸二酯酶抑制药(phosphodiesterase inhibitor,PDEI)有氨力农(amrinone,氨吡酮)、米力农(milrinone,甲氰吡酮)、维司力农(vesnarinone)、匹莫苯(pimobendan)等。

磷酸二酯酶抑制药通过抑制 PDE-Ⅲ 而明显提高心肌细胞内的 cAMP 含量,增加细胞内钙浓度,发挥正性肌力和血管舒张双重作用,缓解心力衰竭症状,属正性肌力扩血管药。对于这类药物是否能降低心衰患者的病死率和延长其寿命,目前尚有争论。主要用于心衰时的短时间支持疗法,尤其是对强心苷、利尿药及血管扩张药反应不佳的患者。

七、抗血小板药、抗凝药、纤维蛋白溶解药物

(一) 抗血小板药

抗血小板药又称血小板抑制药,即具有抑制血小板黏附、聚集以及释放,阻抑血栓形成等功能的药物。根据作用机制可分为:①抑制血小板花生四烯酸代谢的药物;②抑制 ADP 活化血小板的药物;③增加血小板内 cAMP 的药物;④ GP Ⅱb/ Ⅲa 受体阻断药。

1. **环氧化酶抑制药**　环氧化酶抑制药阻断花生四烯酸转化为 PGG_2 和 PGH_2,从而使血小板 TXA_2 合成减少,以非甾体抗炎药阿司匹林为代表,磺吡酮、吲哚美辛、布洛芬等作用机制与阿司匹林相似,作用强度和持续时间有差异。

阿司匹林(aspirin)又称乙酰水杨酸。低剂量阿司匹林(75~150mg/d)即可抑制血小板聚集,作用持续 5~7d。对胶原、ADP、抗原 - 抗体复合物以及某些病毒和细菌引起的血小板聚集都有明显的抑制作用,可防止血栓形成。阿司匹林能部分拮抗纤维蛋白原溶解导致的血小板激活,还可抑制 t-PA 的释放。

阿司匹林是临床应用最广泛的抗血小板药,小剂量用于冠状动脉硬化性疾病、心肌梗死、脑梗死、深静脉血栓形成和肺梗死等,作为溶栓疗法的辅助抗栓治疗,能减少缺血性心脏病发作和复发的危险,也可使一过性脑缺血发作患者的卒中发生率和病死率降低。

2. **抑制 ADP 活化血小板的药物**　噻氯匹定(ticlopidine)和氯吡格雷(clopidogrel)为第一代 ADP 受体阻断药,能选择性及特异性地干扰 ADP 介导的血小板活化,不可逆地抑制血小板聚集和黏附。早年使用的噻氯匹定由于其骨髓抑制等不良反应,临床已很少使用。

新一代 ADP 受体阻断药包括普拉格雷(prasugrel)和替格瑞洛(ticagrelor)。普拉格雷是新一代噻吩吡啶类药物,也是前体药物,代谢后不可逆抑制 P_2Y_{12} 受体,但起效快,因出血风险升高禁用于有短暂性脑缺血发作或脑卒中病史和年龄 >75 岁的患者;替格瑞洛属戊基 - 三唑并嘧啶活性药物,可逆性地抑制 P_2Y_{12} 受体。与氯吡格雷相比,两者具有抗血小板聚集作用更强、起效更快、作用更持久、不受代谢酶遗传多态性影响的特点。目前建议首选用于急性冠状动脉综合征患者。

3. **增加血小板内 cAMP 的药物**　该类药物有依前列醇(epoprostenol,PGI_2)、双嘧达莫(dipyridamole)又称潘生丁(persantin)、西洛他唑(cilostazol),还有伊洛前列素(iloprost)、前列腺素 E_2(prostaglandin E_2)等。其作用机制是通过升高细胞内 cAMP 水平,促进胞质内 Ca^{2+} 再摄取进入 Ca^{2+} 库,胞质内游离 Ca^{2+} 浓度降低,血小板处于静止状态,对各种刺激物均不引起反应。对胶原、ADP、肾上腺素及低浓度凝血酶诱导的血小板聚集有抑制作用,体内外均可抗血栓,还可延长已缩短的血小板生存时间。

主要用于防治血栓栓塞性疾病、人工心脏瓣膜置换术后、缺血性心脏病、脑卒中和短暂性脑缺血发作,防止血小板血栓形成。还可阻抑动脉粥样硬化早期的病变过程。不良反应有胃肠道刺激以及由于血管扩张引起的血压下降、头痛、眩晕、潮红、晕厥等。少数心绞痛患者用药后可出现"窃血"现象,诱发心绞痛发作,应慎用。

4. **血小板糖蛋白(glycoprotein,GP) Ⅱb/ Ⅲa 受体阻断药**　由于纤维蛋白与 GP Ⅱb/ Ⅲa 相互作用是血小板聚集的最后一个关键步骤,并且Ⅱb/ Ⅲa 受体只在血小板表达,因此 GP Ⅱb/ Ⅲa 受体阻断药可以发挥强大的抑制血小板聚集的作用。该类药物常用的包括阿昔单抗(abciximab)和替罗非班(tirofiban),常用于急性冠状动脉综合征患者。需注意出血和血小板减少等不良反应。

(二) 抗凝血药

抗凝血药(anticoagulants)是通过影响凝血因子,从而阻止血液凝固过程的药物,临床主要用于血

栓栓塞性疾病的预防与治疗。

1. 间接凝血酶抑制药

(1)普通肝素(heparin):是该类药物的代表药,其极性高,分子大,不易通过生物膜,口服不吸收,肌内注射易引起局部出血和刺激症状,临床常静脉注射给药。静脉注射后,抗凝作用立即发生,可使多种凝血因子灭活。静脉注射后10min内血液凝固时间及部分凝血酶时间均明显延长,对凝血酶原时间影响弱。作用维持3~4h。

普通肝素主要用于防治血栓的形成和扩大,如深静脉血栓、肺栓塞和周围动脉血栓栓塞等,也可用于防治心肌梗死、脑梗死、心血管手术及外周静脉术后血栓形成。也可用于各种原因引起的弥散性血管内凝血(DIC),如脓毒血症、胎盘早期剥离、恶性肿瘤溶解等所致的DIC。还可用于体外抗凝,如心导管检查、体外循环及血液透析等。

普通肝素的主要不良反应表现为各种黏膜出血、关节腔积血和伤口出血等。血小板减少症发生率可达5%。偶有过敏反应,如哮喘、荨麻疹、结膜炎和发热等。长期应用可致骨质疏松和骨折。孕妇应用可致早产及死胎。

(2)低分子量肝素(low molecular weight heparin,LMWH):是从普通肝素中分离或由普通肝素降解后得到的短链制剂。LMWH具有选择性抗凝血因子Xa活性而对凝血酶及其他凝血因子影响较小的特点。与普通肝素相比,LMWH具有以下特点:①抗凝血因子Xa活性/抗凝血因子Ⅱa活性比值明显增加,保持了肝素的抗血栓作用而降低了出血的危险;②抗凝血因子Xa活性的$t_{1/2}$长。

低分子量肝素可引起出血、血小板减少症、低醛固酮血症伴高钾血症、皮肤坏死、过敏反应和暂时性谷丙转氨酶(ALT)、谷草转氨酶(AST)升高等不良反应。治疗时需通过测定血浆凝血因子Xa活性进行监护。低分子量肝素引起的出血可用鱼精蛋白解救。

2. 直接凝血酶抑制药

(1)水蛭素(hirudin):是水蛭唾液中的抗凝成分。口服不吸收,静脉注射后进入细胞间隙。水蛭素是强效、特异的凝血酶抑制药,以1∶1分子比直接与凝血酶的催化位点和阴离子外位点结合,抑制凝血酶活性,减少纤维蛋白的生成。水蛭素也抑制凝血酶引起的血小板聚集和分泌,从而产生抗血栓作用。

(2)比伐卢定(bivalirudin):是一种人工合成的抗凝血药物,是水蛭素的20肽类似物,其能与凝血酶催化位点和阴离子外结合位点发生特异性结合,直接抑制凝血酶的活性,从而抑制凝血酶所催化和诱导的反应,其作用是可逆的。比伐卢定主要作为抗凝药用于成人择期经皮冠状动脉介入治疗。

(3)阿加曲班(argatroban):为合成的精氨酸衍生物。与凝血酶的催化部位结合,抑制凝血酶所催化和诱导的反应,阻碍纤维蛋白凝块的形成,并抑制凝血酶诱导的血小板聚集及分泌作用,最终抑制纤维蛋白的交联并促使纤维蛋白溶解。本药$t_{1/2}$短,治疗安全范围窄,且过量无对抗药,需监测活化部分凝血酶原时间(APTT)使之保持在55~85s。

3. 维生素K拮抗药 维生素K是凝血因子Ⅱ、Ⅶ、Ⅸ、Ⅹ活化必需的辅助因子,具有拮抗维生素K作用的药物为香豆素类抗凝药,包括双香豆素(dicoumarol)、华法林(warfarin,苄丙酮香豆素)和醋硝香豆素(acenocoumarol,新抗凝)等,其中以华法林最为常用。

华法林常规应用于防治血栓栓塞性疾病(如心房纤颤和心脏瓣膜病所致血栓栓塞);接受心脏瓣膜修复手术的患者需长期服用华法林;髋关节手术患者应用可降低静脉血栓形成的发病率。应注意本类药物显效慢,作用时间长,不易控制。防治静脉血栓和肺栓塞一般采用先用肝素或与肝素合用,后用香豆素类维持治疗的序贯疗法。与抗血小板药合用,可减少外科大手术、风湿性心脏病、人工瓣膜置换术后的静脉血栓发生率。

华法林应用过量易致自发性出血,最严重者为颅内出血,应密切观察。使用药物期间必须测定凝血酶原时间(prothrombin time,PT)和国际标准化比值(international normalized ratio,INR),一般建议将INR控制在2.0~3.0之间,并据此调整剂量。如用量过大引起出血时,应立即停药并缓慢静脉注射大量维生素 K 或输新鲜血液。华法林能通过胎盘屏障,引起胎儿出血性疾病,还可影响胎儿骨骼和血液蛋白质的 γ- 羧化作用,影响胎儿骨骼正常发育,孕妇禁用。

4. 新型口服抗凝药　新型口服抗凝药特指 Xa 因子和 IIa 直接抑制药,前者包括阿哌沙班 (apixaban)、利伐沙班 (rivaroxaban) 等,后者有达比加群 (dabigatran)。这两类药物都是针对单个有活性的凝血因子,抗凝作用不依赖于抗凝血酶,口服起效快,相对于华法林半衰期较短,与食物和药物之间很少相互作用,口服使用无需监测常规凝血指标,可以减少或者尽量避免因用药不当造成的药物疗效下降或者出血不良事件。

(三) 纤维蛋白溶解药

纤维蛋白溶解药 (fibrinolytics) 可使纤维蛋白溶酶原 (plasminogen,又称纤溶酶原) 转变为纤维蛋白溶酶 (plasmin,又称纤溶酶),纤溶酶通过降解纤维蛋白和纤维蛋白原而限制血栓增大和溶解血栓,故又称血栓溶解药 (thrombolytics)。

该类药有链激酶 (streptokinase, SK)、尿激酶 (urokinase)、阿尼普酶 (anistreplase,又称茴香酰化纤溶酶原 - 链激酶激活剂复合物,anisolated plasminogen-streptokinase activator complex,ASPAC)、葡激酶 (staphylokinase, SAK,葡萄球菌激酶)、阿替普酶 (alteplase)、瑞替普酶 (reteplase, rPA)。

八、调血脂药

根据药物作用机制不同,调血脂药可分为主要降低总胆固醇 (TC) 和低密度脂蛋白 (LDL) 的药物、主要降低甘油三酯 (TG) 及极低密度脂蛋白 (VLDL) 的药物、降低脂蛋白 (a)〔Lp(a)〕的药物等。

(一) 主要降低 TC 和 LDL 的药物

TC 或 LDL 升高是冠心病的重要危险因素,降低 TC 或 LDL 的血浆水平可降低冠心病和脑血管病的发病率和死亡率。药物通过抑制肝细胞内胆固醇的合成、加速 LDL 分解或减少肠道内胆固醇的吸收发挥作用,包括他汀类、胆固醇吸收抑制剂、PCSK9 抑制剂等。

1. 他汀类　他汀类 (statins) 又称羟甲基戊二酸单酰辅酶 A (3-hydroxy-3-methylglutaryl CoA,HMG-CoA) 还原酶抑制药。该类药有洛伐他汀 (lovastatin)、辛伐他汀 (simvastatin)、普伐他汀 (pravastatin)、氟伐他汀 (fluvastatin)、阿托伐他汀 (atorvastatin)、瑞舒伐他汀 (rosuvastatin) 等。

所有他汀类均有较高的肝脏首过效应,大部分由肝脏 CYP3A4 代谢,经胆汁由肠道排出,少部分由肾排出。

他汀类有明显的调血脂作用。在治疗剂量下,对 LDL-C 的降低作用最强,TC 次之,降 TG 作用很弱;HDL-C 略有升高。用药 2 周出现明显疗效,4~6 周达高峰,长期应用可保持疗效。

他汀类主要用于杂合子家族性和非家族性 IIa、IIb 和 III 型高脂蛋白血症,也可用于 2 型糖尿病和肾病综合征引起的高胆固醇血症。对病情较重者可与其他调血脂药合用。对冠心病一级和二级预防有效而安全,可使冠心病发病率和死亡率明显降低。他汀类对肾功能有一定的保护和改善作用,除与调血脂作用有关外,可能还与其抑制肾小球系膜细胞的增殖、延缓肾动脉硬化有关。他汀类能增加粥样斑块的稳定性或使斑块缩小,故减少缺血性脑卒中、稳定型和不稳定型心绞痛发作、致死性和非致死性心肌梗死的发生,并减少血管成形术后再狭窄等。

他汀类不良反应较少而轻,大剂量应用时患者偶可出现胃肠反应、皮肤潮红、头痛失眠等暂时性反应。偶见无症状性转氨酶升高 (发生率为 0.5%~3%),停药后即恢复正常。需注意本类药物可引起肌肉不良反应,表现为肌痛、肌炎和横纹肌溶解症 (rhabdomyolysis)。

2. 胆汁酸结合树脂 (胆酸螯合剂)　考来烯胺 (cholestyramine) 又称消胆胺;考来替泊 (colestipol) 又称降胆宁。二者是弱碱性阴离子交换树脂,口服不吸收,在肠道通过离子交换与胆汁酸结合后发生下列作用:①被结合的胆汁酸失去活性,减少食物中脂类 (包括胆固醇) 的吸收;②阻滞胆汁酸在肠道的重吸收;③由于大量胆汁酸丢失,肝内胆固醇经 7α- 羟化酶的作用转化为胆汁酸;④由于肝细胞中胆固醇减少,导致肝细胞表面 LDL 受体增加或活性增强;⑤LDL-C 经受体进入肝细胞,使血浆 TC 和 LDL-C 水平降低;⑥此过程中的 HMG-CoA 还原酶可有继发活性增加,但不能补偿胆固醇的减少,若与他汀类合用,有协同作用。

药物能降低 TC 和 LDL-C,其强度与剂量有关,也相应降低载脂蛋白 B(ApoB),但对 HDL 几无影响,对 TG 和 VLDL 的影响较小。

适用于Ⅱa 及Ⅱb 及家族性杂合子高脂蛋白血症,对纯合子家族性高胆固醇血症无效。对Ⅱb 型高脂蛋白血症者,应与降 TG 和 VLDL 的药物配合应用。

由于本类药物应用剂量较大,且有特殊的臭味和一定的刺激性,常见便秘、腹胀、嗳气和食欲减退等胃肠道症状,一般在 2 周后消失,若便秘过久,应停药。偶可出现短时的转氨酶升高、高氯酸血症或脂肪痢等。

3. 胆固醇吸收抑制药　依折麦布(ezetimibe)为新型胆固醇吸收抑制药。依折麦布通过与小肠上皮刷状缘上的 NPC1L1 蛋白(Niemann-Pick Cl-like 1 protein,在肠道吸收胆固醇的过程中起关键作用)特异性结合,抑制饮食及胆汁中胆固醇的吸收,而不影响胆汁酸和其他物质的吸收。成人推荐剂量为 10mg/d,$t_{1/2}$ 约 22h。与他汀类合用显示良好的调血脂作用,可克服他汀类剂量增加而效果不显著增强的缺陷。在他汀类药物基础上使用依折麦布,能够进一步降低心血管事件发生率。不良反应轻微且多为一过性,与他汀类合用可致头痛、乏力、腹痛、便秘、腹泻、腹胀、恶心、ALT 和 AST 升高、肌痛。

4. 前蛋白转化酶枯草溶菌素 9(PCSK9)抑制药　前蛋白转化酶枯草溶菌素 9(proprotein convertase subtilisin/kexin type 9,PCSK9)是由肝脏合成的分泌性丝氨酸蛋白酶,释放入血后与 LDL 受体结合,促进其进入肝细胞后至溶酶体降解,从而减少肝细胞表面的 LDL 受体数量,使血浆 LDL-C 水平升高。PCSK9 抑制药通过抑制 PCSK9,阻止 LDL 受体降解,促进 LDL-C 清除。

(二) 主要降低 TG 及 VLDL 的药物

1. 贝特类　贝特类(fibrates,苯氧芳酸类)药物有降低 TG 及 VLDL 的作用。目前应用的贝特类药物有吉非贝齐(gemfibrozil)、非诺贝特(fenofibrate)、苯扎贝特(benzafibrate)等。

口服吸收快而完全,在血液中与血浆蛋白结合,不易分布到外周组织,最后大部分在肝与葡萄糖醛酸结合,少量以原形经肾排出。吉非贝齐和苯扎贝特具活性酸形式,吸收后发挥作用快,持续时间短,$t_{1/2}$ 为 1~2h;氯贝丁酯和非诺贝特需水解成活性酸形式发挥作用,t_{max} 4~5h,$t_{1/2}$ 为 13~20h。

贝特类既有调血脂作用也有非调脂作用。能降低血浆 TG、VLDL-C、TC、LDL-C;升高 HDL-C。各种贝特类的作用强度不同,吉非贝齐、非诺贝特和苯扎贝特作用较强。非调脂作用有抗凝血、抗血栓和抗炎作用等,共同发挥抗动脉粥样硬化的效应。

主要用于以 TG 或 VLDL 升高为主的原发性高脂血症,如Ⅱb、Ⅲ、Ⅳ型高脂血症,亦可用于低 HDL 和高动脉粥样硬化性疾病风险(如 2 型糖尿病)的高脂蛋白血症患者。

一般耐受良好,不良反应主要为消化道反应,如食欲缺乏、恶心、腹胀等。其次为乏力、头痛、失眠、皮疹、阳痿等。偶有尿素氮增加、ALT 和 AST 升高,停药后可恢复。肌炎不常见,但一旦发生则可能导致横纹肌溶解症,出现肌红蛋白尿症和肾衰竭,尤见于已有肾损伤的患者及易患高 TG 血症的酒精中毒患者。一般不与他汀类合用以减少横纹肌溶解的风险。患肝胆疾病、孕妇、儿童及肾功能不全者禁用。

2. 烟酸(nicotinic acid)　属 B 族维生素,大剂量烟酸能降低血浆 TG 和 VLDL,服后 1~4h 生效;降低 LDL 作用慢而弱,用药 5~7d 生效,3~5 周达 E_{max},与胆汁酸结合树脂伍用作用增强,再加上他汀类作用还可进一步加强;可升高血浆 HDL;目前认为烟酸是少有的降低 Lp(a) 的药物。

烟酸可降低细胞 cAMP 的水平,使激素敏感脂肪酶的活性降低,脂肪组织中的 TG 不易分解出游离脂肪酸(FFA),肝脏合成 TG 的原料不足,VLDL 的合成和释放减少,LDL 来源也减少。烟酸升高 HDL 是由于 TG 浓度降低,导致 HDL 分解代谢减少所致。HDL 的增加有利于胆固醇的逆向转运,阻止动脉粥样硬化病变的发展。此外,烟酸还抑制 TXA_2 的生成,增加 PGI_2 的生成,发挥抑制血小板聚集和扩张血管的作用。

　　烟酸属广谱调血脂药,对Ⅱb和Ⅳ型高脂血症作用最好。适用于混合型高脂血症、高 TG 血症、低 HDL 血症及高 Lp(a)血症。若与他汀类或贝特类合用,可提高疗效。

　　由于用量较大,不良反应较多。最常见为皮肤潮红及瘙痒等,可能是前列腺素引起的皮肤血管扩张所致,其他有肝脏损害、高尿酸血症、高血糖、棘皮症等。阿司匹林不仅能缓解烟酸所致的皮肤血管扩张,还能延长其半衰期,并防止烟酸所致的尿酸浓度升高。另外,烟酸刺激胃黏膜,加重或引起消化道溃疡,餐时或餐后服用可以减轻。溃疡病、糖尿病及肝功能异常者禁用。

　　阿昔莫司(acipimox)化学结构类似烟酸。口服吸收快而全,t_{max} 约 2h,不与血浆蛋白结合,原形由尿排出,$t_{1/2}$ 约 2h。药理作用类似烟酸,可使血浆 TG 明显降低,HDL 升高,与胆汁酸结合树脂伍用可加强其降 LDL-C 作用,作用较强而持久,不良反应少而轻。除用于Ⅱb、Ⅲ和Ⅳ型高脂血症外,也适用高 Lp(a)血症及 2 型糖尿病伴有高脂血症患者。此外,尚能降低血浆纤维蛋白和全血黏度。

(三) 降低 Lp(a)的药物

　　目前认为降低血浆 Lp(a)水平可防治动脉粥样硬化。烟酸、烟酸戊四醇酯、烟酸生育酚酯、阿昔莫司、新霉素及多沙唑嗪等可降低血浆 Lp(a)水平。

(杨宝学)

第五节　心血管疾病介入治疗概述

　　心血管病介入治疗是指以应用导管为基础的治疗心血管疾病的方法,是在应用导管诊断心脏疾病的基础上发展起来的。1941 年 Cournand(法国)和 Ranges(美国)首先报告右心导管的应用。在 20 世纪 50 年代末和 60 年代,Sones(美国)和 Judkins(美国)等发展了心脏导管技术,进行选择性冠状动脉造影。1964 年 Dotter(美国)和 Judkins 采用"经皮血管成形术",治疗周围血管的粥样硬化性狭窄。1977 年 Gruentzig 在苏黎世首次成功地进行了经皮冠状动脉球囊成形术(PTCA)。此后,随着新技术、新器械不断出现,尤其是新型药物洗脱支架、新型腔内影像技术的辅助和新型抗血小板药物的应用,冠状动脉介入治疗的效果也在不断提高,介入治疗已经成为冠心病的主要治疗方法之一。经皮球囊瓣膜成形术、心律失常的导管消融治疗、先天性心血管疾病的介入治疗、经静脉人工心脏起搏术等也得到了迅速发展。它们的治疗效果可与外科手术媲美,而对患者的创伤小,容易接受。介入心脏病学成为医学领域发展最快的学科之一。

一、冠心病的介入治疗

(一) 冠状动脉造影

　　冠状动脉造影(coronary angiography,CAG)是诊断冠心病的一种常用而且有效的方法。选择性冠状动脉造影就是利用血管造影机,将特制的心导管经股动脉、肱动脉或桡动脉逆行送至主动脉根部左右冠状动脉的开口,注入造影剂连续摄片记录、动态回放,可清晰显示左右冠状动脉及其主要分支血管,是一种客观评价冠状动脉病变的微创检查手段,对于判断病变的部位、冠脉狭窄程度准确可靠。国内 1973 年开展首例选择性冠状动脉造影检查,目前已被认为是评价冠状动脉狭窄的"金标准"。一般认为管腔直径减少 70% 以上会严重影响冠状动脉血供,50%~70% 之间也有一定的临床意义。

　　适应证:①用于诊断目的:冠心病诊断不确定和不能通过无创检查有足够的理由排除冠心病的患

者,如不典型胸痛的鉴别,中老年不明原因心脏扩大、心律失常、心力衰竭的病因诊断等,原发性心脏骤停经心肺复苏存活者为排除冠心病;②用于治疗目的:如临床已确诊冠心病的患者,药物治疗效果不好欲行冠状动脉介入治疗或外科冠状动脉旁路移植手术者;③用于评价目的:评价冠状动脉旁路移植术或介入治疗后的随访、了解急性心肌梗死溶栓后的冠状动脉再通情况、心脏移植术后冠状动脉血流情况等,并可以进行长期随访和预后评价。

以心肌梗死溶栓治疗临床试验(TIMI)血流分级法作为判断冠状动脉血流的标准:①0级:无血流灌注,闭塞血管远端无血流;②Ⅰ级:造影剂部分通过,冠状动脉狭窄远端不能完全充盈;③Ⅱ级:冠状动脉狭窄远端可完全充盈,但显影慢,造影剂消除也慢;④Ⅲ级:冠状动脉远端造影剂完全而且迅速充盈和消除,同正常冠状动脉血流。

(二) 冠状动脉血管内超声检查

常规的冠状动脉造影检查仅能了解血管的狭窄程度及血流的情况,而不能准确判断粥样硬化斑块的性质或支架植入后的贴壁情况等。冠状动脉血管内超声检查(intravascular ultrasound,IVUS)是将特制的超声探头导管送至冠状动脉病变处,根据局部超声显像的特点了解病变的特点,如斑块的破裂、出血、夹层、溃疡、局部的血栓形成等,也可以了解支架的膨胀、贴壁情况等。与冠状动脉造影相比,IVUS能更全面、客观地反映冠状动脉病变的特点。

(三) 光学相干断层成像

光学相干断层成像(optical coherence tomography,OCT)是目前分辨率最高的腔内影像学技术,轴向分辨率可达到10μm,是IVUS的10倍左右,同时成像速度快,可以探查生物组织内部的微观结构,它又被称为"光学活检"。与此同时,由于其与病理组织学图像具有良好的对应性,可在近似于组织学水平上诊断和评价冠状动脉斑块,从而能让人们更好地理解冠状动脉疾病的病理学特点,并针对不同患者的自身特点进行个体化治疗。因此OCT在冠状动脉病变的介入诊断、指导介入治疗策略和评价介入治疗效果等方面具有越来越重要的临床应用价值。

(四) 血流储备分数

冠状动脉血流储备分数(fractional flow reserve,FFR)是评估冠状动脉血流的功能学和生理学指标,定义为存在狭窄病变情况下该冠状动脉提供给心肌的最大血流量与理论上无狭窄情况下心肌所能获得的最大血流量的比值。在冠状动脉供血区域小血管最大化扩张、中心静脉压无明显升高的情况下,FFR近似等于冠状动脉狭窄远端压(Pd)除以主动脉压(Pa)。多项前瞻、随机、对照、多中心研究已经证明,常规使用FFR指导PCI可以改善患者预后,因而在多个临床指南中都被强烈推荐使用。

(五) 冠心病的介入治疗

1977年Gruentzig在苏黎世首次成功地进行了经皮冠状动脉球囊成形术(percutaneous transluminal coronary angioplasty,PTCA),开创了冠心病介入治疗的先河。此后冠心病介入治疗的新技术、新器械不断问世,包括冠状动脉球囊成形术、冠状动脉内支架植入术、定向冠状动脉斑块切除术(DCA)、腔内斑块旋切术(TEC)、冠状动脉斑块旋磨术(rotablator)、激光冠状动脉成形术、超声冠状动脉斑块消融术、血管内血栓抽吸术等。其中冠状动脉内支架植入术,尤其是药物涂层支架的应用,使得支架内再狭窄率显著降低,介入治疗安全性得到较大提高,是冠心病介入治疗的重大飞跃。

1. **经皮腔内冠状动脉球囊成形术(percutaneous transluminal coronary angioplasty,PTCA)**　PTCA是将特制的球囊导管经外周动脉送至冠状动脉狭窄处,然后扩张球囊使狭窄的管腔扩大、血流通畅。目前由于冠状动脉支架的广泛应用,单纯接受PTCA的患者已大大减少,但PTCA是所有冠心病介入治疗技术的基础。

2. **冠状动脉内支架植入术**　单纯PTCA技术存在着急性血管夹层、闭塞、再狭窄率高等缺陷而难以广泛推广,而冠状动脉内支架植入术在一定程度上克服了以上弊端。冠状动脉支架植入术原理是将支架预装于球囊表面,在导丝通过病变远端后,经导丝送入支架球囊至病变处,扩张球囊使支架充分展开并紧贴于血管内膜,待扩张充分后负压并撤出球囊,支架留于管腔内保证管腔血流通畅。必要时对于扩张不充分的支架段进行球囊后扩张。冠状动脉支架目前根据其材质、结构分为第一代金属裸支架,第二代药物涂层支架及第三代药物洗脱支架,还有目前属于临床及科研热点的第四代生物可降解支架。

3. 冠状动脉内粥样斑块切除术　目前临床上主要应用的斑块切除术包括定向冠状动脉粥样斑块切除术(DCA)、经管腔吸出的斑块切割法(TEC)、斑块旋磨术(rotablator)和准分子激光冠脉斑块消融术(ELCA)。起初希望能防治再狭窄,但目前都已证实这些方法的再狭窄率不低于单纯球囊扩张术。因此这些方法主要推荐用于特殊类型的冠状动脉病变的治疗。

(1)定向冠状动脉粥样斑块切除术(DCA):定向冠脉斑块切割导管远端有一金属圆柱,其中装有同轴旋转的杯状刀片。当导管到达病变处,通过圆柱外侧偏心球囊充气使斑块嵌入槽内,高速旋转刀刃切割斑块,碎屑收集入导管顶端采集室。多用于偏心型病变、开口病变、再狭窄及管腔内血栓形成等。

(2)经管腔吸出的斑块切割法(TEC):切割导管可弯曲,可便于到达病变处,在顶端导管刀片旋转的同时导管内负压吸引导出碎屑。多用于治疗弥漫性退行性变的大隐静脉移植血管和含有血栓的冠状动脉。

(3)斑块旋磨术(rotablator):旋磨导管前端有一可高速旋转的磨头,在导管尾端发动机的驱动下,磨头以 20 万转 /min 的速度旋转,将腔内粥样斑块切碎成 10~12μm 直径的碎屑。该法适用于高度钙化的、无弹性的、不宜扩张的偏心性和弥漫性病变。

(4)准分子激光冠脉斑块消融术(ELCA):与外科所用的激光不同,ELCA 应用 CVX-300 准分子激光系统发射激光,并通过专用光纤导管把激光传输至病变部位。光源为 308nm 波长的冷激光,功率 3~5W,工作温度为 50℃,吸收深度仅 50μm,产生的热效应更少,对靶病变和非靶病变的损伤最小化,因而安全性更佳。该技术通过光波、声波、气泡等多种作用机制实现消融、改善管壁顺应性的作用。多适用于高危复杂病变中协助导丝建立通路,为介入治疗提供着床点。

(5)其他斑块消除术:包括射频消融术、超声消融术等。射频电流引入导管顶端的金属帽,产生高热,也可使粥样斑块迅速气化。经导管引入高强度、低频率超声波,可将粥样斑块击碎,其碎片不妨碍血流,达到冠状动脉再通的目的。

4. 冠状动脉内血栓抽吸术 + 远端保护装置　这是近两年来主要针对急性冠状动脉综合征患者的冠脉内含有大量血栓或静脉移植血管病变的有效治疗方法。血栓抽吸术是基于 PTCA 的基础上,利用负压抽吸原理,利用抽吸导管将血栓抽吸到血管外。必要时可联合冠脉内溶栓治疗。远端保护装置是在目标血管远端放置一个球囊或伞状物,以防止介入操作过程中小的血栓或斑块脱落至血管远端导致栓塞。

冠状动脉介入治疗技术在近 20 余年快速发展,不断出现的新器材及新技术满足临床需要,介入治疗病变也从单支简单血管病变到多支血管病变、分叉病变、左主干病变、完全闭塞病变,临床治疗指征进一步扩大,然而,仍有一些相关的临床并发症需要得到重视,如死亡、急性心肌梗死、需要急诊 CABG、脑卒中、穿刺部位血管并发症等,这要求临床医生做好术前评估,明确患者行冠状动脉介入治疗的适应证及必要性,在冠状动脉介入治疗前做好相关的术前准备,如患者术前的血尿便常规、凝血常规、肝肾功能、血电解质以及心脏超声等。在没有禁忌证的前提下,常规服用抗血小板药物,必要时予以抗凝治疗,以提高手术安全性。术后要继续抗血小板治疗,并定期随访。随着新的临床研究的不断进行,新的证据、新的指南不断更新,将进一步提高冠心病介入治疗的近期和远期效果。

二、心脏瓣膜病的介入治疗

从 20 世纪 80 年代开始的瓣膜病球囊扩张成形技术,到 21 世纪初的经皮瓣膜植入或修补技术,心脏瓣膜病的介入治疗技术进展迅速,适应证不断扩大。其中主动脉瓣、二尖瓣和肺动脉瓣狭窄的介入治疗技术日趋成熟,瓣膜反流疾病的介入治疗也在不断探索中。

（一）二尖瓣狭窄的介入治疗

经皮球囊二尖瓣成形术（percutaneous balloon mitral valvuloplasty，PBMV）已成为治疗风湿性单纯二尖瓣狭窄的首选治疗方法。1984 年由 Kanji Inoue 率先应用于临床，1985 年在我国开展此项技术。其原理是向球囊内快速加压充液（生理盐水和造影剂各半的混合液体）充盈球囊，利用球囊的机械膨胀力使二尖瓣粘连交界处撕裂，并压碎瓣叶内小的结节状钙化灶，从而使二尖瓣口面积增大。随着瓣口面积的增加，血流动力学发生改变，跨瓣压差、左心房压及肺动脉压均下降，心排血量增加从而改善临床症状和心功能。相比较于传统的外科二尖瓣闭式分离术、直式分离术、瓣膜置换手术等方法，PBMV 具有创伤小、成功率高、可重复实施、疗效肯定等优势，手术死亡率 <0.5%，近期与远期（5 年）效果与外科闭式分离术相似，基本可取代后者。

（二）二尖瓣关闭不全的介入治疗

近十几年来，随着医疗技术的进步，人们相继研究出一系列经导管介入治疗二尖瓣关闭不全的方法。经导管介入治疗能有效改善二尖瓣反流的症状，逆转二尖瓣关闭不全的疾病进程。经皮介入操作 MitralClip 系统是一个被批准用于符合解剖标准的高危或不能手术的重度二尖瓣关闭不全的经导管二尖瓣装置。

MitraClip 技术是在外科缘对缘二尖瓣修复技术的启发下改良而来的，它使用一个特定的二尖瓣夹合器，经股静脉进入、穿刺房间隔、进入左心房及左心室，在三维食管超声或 X 线的定位引导下，释放二尖瓣夹合器，使其达到外科"缘对缘"修复术的手术效果。

MitraClip 技术相对于传统的外科手术有显著的优势，具有创伤小、不需体外循环、术后恢复快等特点，许多高危患者均能耐受。经皮介入提供了不需要体外循环、在正常生理状态的跳动心脏上进行二尖瓣修复或置换的潜在可能。除了经皮缘对缘修复，其他的介入治疗技术包括经导管腱索置换和间接的瓣环成形还处在不同的发展阶段。

（三）经皮主动脉瓣狭窄的介入治疗

对主动脉瓣狭窄的主动脉瓣球囊扩张治疗始于 1985 年。目前，经皮球囊主动脉瓣成形术（percutaneous balloon aortic valvuloplasty，PBAV）和经皮主动脉瓣置换术（transcatheter aortic valve replacement，TAVI）较为成熟。

1. 经皮球囊主动脉瓣成形术（PBAV） Lababidi 等首先报告应用 PBAV 成功治疗先天性主动脉瓣狭窄，1987 年国内开展了此项技术。其原理是经股动脉逆行或股静脉穿房间隔将适宜大小的球囊导管送至主动脉瓣，然后用生理盐水等倍稀释的造影剂加压扩张球囊，裂解钙化结节，解除瓣叶粘连和分离融合交界处，从而减轻狭窄。

2. 经皮主动脉瓣置换术（TAVI） 2002 年，Alain Cribier 医生完成全球第一例人体 TAVI 手术，开创了瓣膜病介入治疗的先河。此后，TAVI 技术发展迅速，其安全性和有效性已经多个随机对照研究及临床注册研究证实。在中高危的手术风险里，TAVI 已常规开展，并逐渐扩大适应证向中低危患者过渡。2010 年，我国首例 TAVI 手术成功，是目前介入治疗心脏瓣膜病的一个突破和热点。

（四）肺动脉瓣狭窄的介入治疗

1982 年 Kan 首先应用经皮球囊肺动脉瓣成形术（percutaneous balloon pulmonary valvuloplasty，PBPV）治疗肺动脉瓣狭窄，Maostafa 等和 Behjati-Ardakani 等对 PBPV 术后患者进行超过 10 年的随访，发现术后肺动脉跨瓣压差降低明显，且效果可长期维持。基于这些优点，PBPV 已成为大部分肺动脉瓣狭窄患者的首选治疗方法，且对于单纯肺动脉瓣狭窄患者来说，甚至可以取代外科开胸手术。PBPV 治疗肺动脉瓣狭窄，1985 年开始在我国应用。其原理与 PBMV 基本相同，传送球囊扩张导管至肺动脉瓣狭窄处，然后加压扩张引起狭窄瓣膜撕裂，从而解除肺动脉瓣狭窄。该方法具有不需开胸、创伤小、相对安全、效果明确等优点，已成为替代外科开胸手术的首选方法。

在过去数十年，无法耐受外科手术或外科手术高危的心脏瓣膜病患者缺乏有效的治疗手段，预后差，近年来介入技术的发展显著改善了这一局面。随着临床证据的积累和器械的改进，各种介入产品和瓣膜疾病均在基础或临床层面进行尝试,适应证逐渐扩大,手术不断普及推广,越来越多的患者从中获益。

三、心律失常的导管消融治疗

经导管射频消融术治疗快速性心律失常是临床心脏电生理技术从诊断到治疗的重大突破。1989年经导管射频消融技术正式应用于临床,国内 1991 年开展此项技术。其原理是将电极导管经动脉或静脉送至心腔内与心律失常相关的特定心肌区域,通过释放射频电流或其他能量导致局部心内膜或心内膜下心肌凝固性坏死,借以阻断快速性心律失常异常传导束或消除异常起源点来治疗心律失常。导管消融的能量以射频电流的应用最为广泛,它是一种高频电磁波,引入心脏组织后,在局部产生阻抗热效应,使局部组织细胞内外水分蒸发,导致凝固性坏死。其创伤范围小,与周围正常组织界限分明,并发症小,安全有效,并且随着环状标测电极和三维标测系统的应用,手术成功率显著提高。

经导管射频消融最初主要用来治疗反复发作的阵发性室上速,包括房室结双径路合并的房室交界区折返性心动过速、预激综合征或隐匿性房室旁路合并的房室折返性心动过速,现在的适应证已经扩大到几乎所有类型的快速性心律失常,包括房性心动过速、心房扑动、心房颤动、室性心动过速、室性期前收缩等。

四、先天性心血管病的心导管介入治疗

先天性心血管病(简称先心病)的介入治疗是继 PTCA、心律失常的射频消融后快速发展起来的介入治疗方法。部分先心病的介入治疗可替代传统的外科开胸手术,使其治疗方法发生了根本性的转变。

1. **动脉导管未闭封堵术**   1967 年 Porstman 等人首先报道了经心导管送入泡沫塑料塞子堵塞动脉导管未闭(patent ductus arteriosus,PDA),以后先后试用了 Rashkind 双面伞、Sideris 纽扣式补片和弹簧圈堵塞未闭的动脉导管。由于上述封堵材料适应范围小,且术后残余分流率较高,并可导致严重的溶血,以及 Sideris 补片易发生移位和折叠等并发症,未能在临床上推广。1997 年 Amplatzer 等人应用蘑菇伞样装置的封堵器治疗动脉导管未闭。由于 Amplatzer 封堵器有其独特的优点,迅速替代了以往应用的封堵材料,推动了 PDA 封堵术的普及。我国于 1983 年开展了 PDA 的介入治疗。目前,随着介入技术的不断提高以及封堵器的不断改进,PDA 封堵术已成为 PDA 的主要治疗方法。与传统的外科治疗相比,介入治疗具有方法简单、创伤小、手术并发症少和术后恢复快等优点。

介入治疗是 PDA 治疗的首选方法。对合并肺动脉高压的患者,如存在左向右分流,若封堵器放置后肺动脉压力下降,患者无全身反应,也可行封堵治疗,并能获得较好的远期疗效。严重肺动脉高压,或合并某些复杂型先天性心脏病,而 PDA 是其重要的生命通道时应视为禁忌证。

2. **房间隔缺损封堵术**   房间隔缺损(atrial septal defect,ASD)的介入治疗技术发展经历了不断改进和逐渐完善的过程,先后有多种封堵器应用于临床。在较早的临床研究中采用蚌状夹式闭合器(clamshell)或风筝状的纽扣式补片,对于关闭小或中度房间隔缺损有效,但展开失败、残留房间分流、晚期栓塞性事件和器材失效等在治疗的患者中占相当大的比例,目前仅在少数中心应用。1997 年 Amplatzer 发明的双盘状封堵器由超弹性镍钛合金丝编织而成,外形呈圆盘形。Amplatzer 房间隔缺损封堵器具有操作简便、使用安全、适应范围广和并发症少的优点而得到较广泛的应用。对中央型缺损,缺口边缘有 5mm 的房间隔组织,缺损边缘至冠状静脉窦口、上下腔静脉口及肺静脉的距离 ≥ 5mm,至房室瓣环 ≥ 7mm,房间隔缺损直径 <38mm 者,外科修补术后残留缺损都可考虑应用 Amplatzer 封堵器治疗。

与外科直视修补术相比,经心导管介入封堵术具有创伤小、并发症少、住院时间短等优势。自

1979 年 William Rashkind 成功经皮封堵 ASD 以来,此技术不断发展,操作更加简化且更安全有效,尤其在二维或三维经食管超声心动图技术的引导下,已日臻完善,目前已成为 ASD 的主要治疗方式。ASD 封堵术在我国已全面推广,经验趋于成熟,符合介入治疗条件的 ASD 患者,其总体成功率接近 100%。对于已有右向左分流、多发性房间隔缺损、合并其他先天性心血管畸形应视为禁忌。常见的并发症有残余分流、血栓栓塞、空气栓塞、机械性溶血等。

3. **室间隔缺损封堵术**　室间隔缺损(ventricular septal defect,VSD)分为膜部、肌部、漏斗部室缺等类型,室间隔膜部解剖部位复杂,因此,室间隔缺损的介入治疗难度较大。1988 年始先后应用了 Rashkind 双面伞封堵器、Cadioseal 双面伞封堵器、Sideris 纽扣式补片以及 Amplatzer 封堵器,关闭肌部 VSD 和部分膜部 VSD 获得成功。1988 年 Lock 等首次应用双面伞成功封闭 VSD。近年来,随着 Amplatzer 偏心型封堵器及各种类型国产 VSD 封堵器在临床上的应用,操作步骤更加简化,安全性更高,VSD 介入治疗数量迅速增加。

符合介入治疗适应证条件的 VSD,其总体成功率在 95% 以上。并发症与 ASD 介入封堵术相似。迟发严重并发症包括三度房室传导阻滞、左室进行性增大及三尖瓣反流等。少数迟发并发症的发生机制尚不十分明确,有待今后进一步研究。

4. **治疗先天性心脏病的其他经皮介入性方法**　肺动脉狭窄可采用球囊扩张成形术或球囊扩张的血管内支架术(见心脏瓣膜病的介入治疗部分)。目前采用球囊成形术和支架术治疗主动脉缩窄、静脉阻塞和 Fontan 分流狭窄的例数较少。房间隔造口术是用带球囊的导管在心房间隔上造成缺损或使原有的缺损扩大,增加心脏左右两侧的沟通,是治疗完全性大血管错位等先心病较好的姑息性疗法。

五、心脏起搏治疗

心脏的电刺激治疗主要分为两类,包括起搏器产生的低压(1~5V)脉冲刺激,以及复律除颤器产生的高压(500~1 400V)电击刺激。此外,近年来心肌收缩调节器(cardiac contractility modulation,CCM)通过局部电刺激,调节心肌收缩性,成为治疗心功能不全的新方式(参见第三章第八节)。

1. **治疗缓慢型心律失常的埋藏式起搏器**　心脏起搏器在临床的引用已有五十余年的历史。起搏器是应用脉冲发生器发放脉冲电流,刺激心脏产生动作电位,模拟心脏的冲动发生和传导,从而纠正各种原因导致的心动过缓。

2. **心脏再同步化治疗**　近年来心脏再同步化治疗(cardiac resynchronization therapy,CRT)在临床的应用越来越广泛。CRT 即三腔起搏器,其三根电极分别植入右心室、右心房和左心室(通过冠状窦进入靠近左室侧壁或者后壁的静脉,在心外膜起搏),通过双心室起搏纠正室间或心室内不同步,改善心肌电传导和机械收缩的协调性和同步性,增加心室排血和充盈,减少二尖瓣反流,提高射血分数,从而改善患者心功能。

3. **植入型心律转复除颤器**　植入型心律转复除颤器(implantable cardioverter defibrillator,ICD)通过发出电击刺激,以消除室颤或复律室性心动过速。此外,ICD 还提供起搏脉冲以治疗心动过缓,或提供抗心动过速起搏以治疗室性心动过速。ICD 能明显降低心脏性猝死(sudden cardiac death,SCD)高危患者的病死率,是目前防止 SCD 最有效的方法。ICD 可以联合 CRT 功能,称为 CRT-D,在进一步提高心力衰竭患者的生存率方面具有一定的优势。

六、经皮导管肾脏去交感神经化治疗顽固性高血压

经皮导管肾脏去交感神经化(percutaneous catheter-based renal sympathetic denervation,RDN),简称肾脏去交感治疗,作为顽固性高血压的药物治疗的补充,一次治疗长期降压是研发这类技术的愿景。20 世纪 30 年代,Smithwick 首次报道利用外科交感神经切除术治疗恶性高血压。研究表明去交

感神经化能使血压明显下降，但同时伴随着低成功率、直立性低血压等严重不良事件。随着心内科导管技术的成熟和射频消融技术的发展，RDN 治疗顽固性高血压在临床上具备较好的可行性。2009 年 Krum 和 Schlaich 等人首先报道了 RDN 治疗顽固性高血压的临床研究。其主要原理是通过股动脉将消融大头电极的头端送至一侧肾动脉的远端，沿着血管内皮由远及近、预设温控低能量多部位、环状消融、破坏肾脏的交感传入和传出神经功能，从而中断交感神经系统、肾素 - 血管紧张素轴和血压升高的恶性循环，达到降低血压的目的。这一微创的介入治疗方法相对于外科的交感神经切除术，有效减少了围手术期及长期并发症的发生，且相对简便易行。主要适用于原发性的顽固性高血压，经过包括利尿剂在内的 3 种或 3 种以上的降压药物治疗，SBP ≥ 160mmHg 和 / 或 DBP ≥ 100mmHg。

目前指南推荐上仍对 RDN 治疗保持谨慎态度。但从目前临床证据中可以推测亚洲人群能从 RDN 治疗中获益。最新的亚洲 RDN 联盟共识建议 RDN 不应被认为是最后的治疗手段，而应作为一种可单独应用的初始治疗方案，或作为降压药的补充治疗，可以尽早采用 RDN 作为顽固性高血压的治疗手段。由于 RDN 治疗顽固性高血压的理论框架和生理基础仍然坚实，在临床上应当充分考虑患者的安全性、再复发风险以及其他机制所引起的顽固性高血压来评估手术适应证。基于超声能量的去肾神经导管系统的临床研究也表现出近期安全性。随着更多相关临床试验的开展，肾脏交感神经干预性治疗也许会为众多高血压患者带来新的曙光。

七、经皮室间隔心肌化学消融术治疗肥厚性心肌病

经皮室间隔心肌化学消融术（percutaneous transluminal septal myocardial ablation，PTSMA）是近年来出现的又一治疗肥厚型梗阻性心肌病的方法，由英国医生 Sigwart 于 1995 年首次应用于临床。在一些经选择的 HCM 患者进行 PTSMA 治疗，可以达到改善临床症状和血流动力学的目的。

PTSMA 可能出现的并发症包括：酒精泄漏、前降支撕裂致急性心肌梗死、急性二尖瓣关闭不全、右室梗死、室颤、左室游离壁梗死、房室传导阻滞、束支传导阻滞、死亡。尽管如此，PTSMA 是相当有前途的治疗 HCM 方法之一，目前应视该法为治疗严重症状 HCM 的一种选择，特别是那些手术有高危风险的患者。PTSMA 是一项治疗 HCM 的新方法，许多问题仍在探索中，相信随着技术的改进，PTSMA 的并发症会进一步减少。

八、周围血管病介入治疗

（一）概述

以人工血管和血管吻合为基础的传统血管外科手术具有操作复杂和创伤大的特点。周围血管病介入治疗也称血管腔内治疗，即经导管进入血管腔内进行操作性治疗的方法。作为一种新型的血管疾病治疗方法，不需要直接解剖显露位于深层以及和周围解剖关系复杂的血管，也避免了精细的血管吻合，减少了手术创伤，降低了风险，具有简捷和微创的优点，目前与传统的血管手术治疗处于同等重要的地位。

（二）周围血管病介入治疗技术

基本原理是借助血管自然连续的腔道，以相对表浅的血管作为入路，修复远处病变的血管。一般过程是通过穿刺建立血管通道，操控导丝、导管配合通过病变部位。然后根据治疗的需要，将球囊、支架、滤器等治疗器械顺着导丝输送到相应部位，扩张撑开狭窄的血管，或者修复加固薄弱的血管，或者过滤脱落的动脉粥样硬化碎片或血栓。目前治疗的设备和器材主要包括数字减影血管造影机、导丝、导管、球囊、支架、滤器和一些特殊器材等。操作技术涵盖血管造影、经皮球囊扩张血管成形术、支架植入术、粥样斑块切除术、经皮激光血管成形术、血栓抽吸术等，是血管外科技术和血管介入技术的高度结合。

（三）周围血管病介入治疗

1. 动脉瘤的介入治疗

（1）腹主动脉瘤的介入治疗：是在 DSA 动态监测下，将人工血管支架经股动脉导入主动脉内，释放并锚定于腹主动脉瘤近端和远端正常的动脉壁上，使动脉瘤壁不再接触血流，降低动脉瘤壁承受的血流冲击并保持腹主动脉通畅（图 1-28）。介入治疗的优点是创伤小，使高危患者获得了救治希望，30d 内手术死亡率低于传统手术，30d 后死亡率无显著差别。

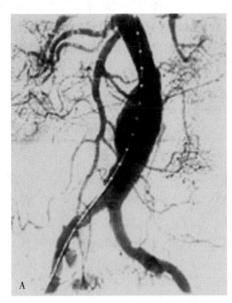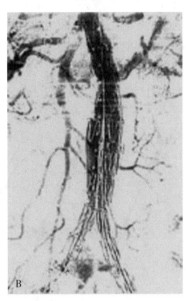

图 1-28　腹主动脉瘤介入治疗前后的图像
A. 腹主动脉瘤介入治疗前的图像；B. 腹主动脉瘤介入治疗后的图像。

手术前对动脉瘤的解剖指标的准确评估是治疗成功的重要环节：①近端瘤颈，如瘤颈的长度、直径，有无严重钙化、附壁血栓和成角等；②动脉瘤的长度、主动脉分叉处血管宽度、肾动脉到主动脉分叉的长度；③髂动脉被动脉瘤累及程度、髂动脉的扭曲、钙化和狭窄程度；④股总动脉直径、钙化和狭窄程度等；⑤肠系膜下动脉、腰动脉、髂内动脉的通畅性等。

CTA 常用于术前评估。术中需要 DSA 准确定位肾动脉开口、主动脉和髂动脉分叉。既要锚定人工血管支架，又要确保肾动脉血供。腹主动脉瘤累及髂动脉者，须设法保留至少一侧髂内动脉的血流。

（2）胸主动脉瘤及主动脉夹层的介入治疗：多使用直管型人工血管支架，现也可采用带分支的人工血管支架。除此之外，降主动脉瘤及主动脉夹层的影像学评估和释放技术与腹主动脉瘤的介入治疗类似。

主动脉夹层按累及范围，可分为 Stanford A 型，累及升主动脉伴或不伴远侧主动脉；Stanford B 型，仅累及降主动脉及以远。Stanford A 型主动脉夹层，有的患者在发病数小时至数天内发生致命性的心脏和主动脉并发症，如急性心脏压塞、主动脉破裂等的风险性极高，应该积极采取开胸升主动脉人工血管置换手术；Stanford B 型主动脉夹层，主要导致分支动脉血液供应障碍等，介入治疗已成为首选。其介入治疗的基本原理是从股动脉入路建立血管内通路，将主动脉覆膜支架沿股动脉从主动脉真腔送入胸主动脉，从主动脉内面封堵主动脉夹层破口，引导血流流入真腔内，从而达到封堵主动脉夹层的原发破口，扩张真腔，诱导假腔内血栓形成，恢复被主动脉夹层累及的分支动脉血流，并诱导主动脉重塑，降低远期主动脉瘤样扩张、主动脉破裂等并发症的发生率，延长患者的生存率，提高生活质量。

带人工血管覆膜的支架可能阻断或者减少肋间动脉血供，引起术后截瘫。真性动脉瘤由于病变范围较广，术后截瘫发生率相对较高。假性动脉瘤和主动脉夹层的内膜破口常比较局限，造成术后截瘫的概率较小。

(3)周围动脉瘤的介入治疗:根据周围动脉瘤的解剖形态,多数选择介入治疗可减少手术创伤。

2. **动脉闭塞性疾病的介入治疗** 经皮球囊扩张血管成形术(percutaneous transluminal angioplasty,PTA)伴或不伴支架植入术已经广泛地应用于动脉闭塞性疾病的治疗,例如主-髂动脉、颈动脉、锁骨下动脉、肾动脉、股-腘动脉及膝下动脉等部位的闭塞性病变。PTA 的原理是通过球囊的扩张力分离狭窄的硬化内膜壳,并破坏中膜的平滑肌弹力纤维和胶原纤维以扩大狭窄的管腔,扩大的管腔被增大的血流量和压力脉冲所支持来达到治疗目的。球囊扩张具有可重复操作性,对于狭窄的病变可以再次扩张,有助于提高肢体的救肢率。对于膝下动脉球囊扩张后,可迅速恢复远端组织供血,为缺血性溃疡的治愈和肢体侧支循环的形成赢得时间。PTA 合并支架的应用可提高病变血管通畅率(图 1-29)。

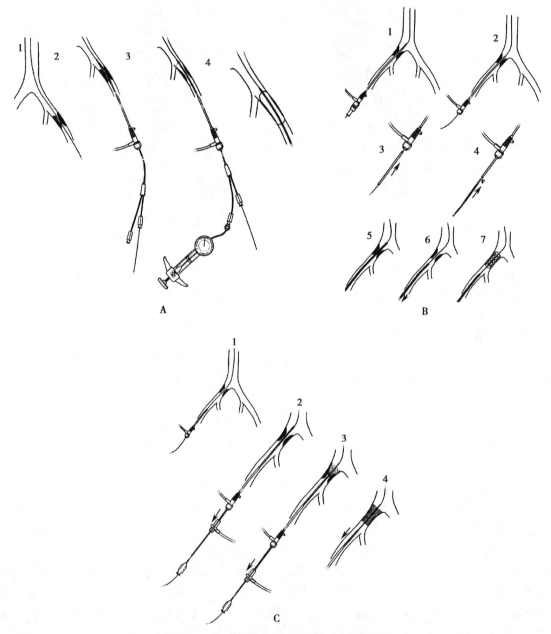

图 1-29 动脉闭塞经皮球囊扩张血管成形术

A. 经皮球囊扩张血管成形术治疗动脉狭窄;B. 球囊扩张式支架治疗动脉狭窄;

C. 自膨胀式支架治疗动脉狭窄。

(1)主 - 髂动脉闭塞性疾病的介入治疗:主要包括 PTA 和血管内支架植入术,目前在主 - 髂动脉硬化闭塞症的治疗中与传统开放手术地位相当,对于高龄、合并心脑肺肾等其他脏器功能障碍而不能耐受手术的高危患者是更有利的选择。导丝通过狭窄闭塞段动脉是 PTA 及支架植入术的先决条件。对于一般的主 - 髂动脉闭塞性病变,单纯 PTA 的成功率为 90%~96%,但对于完全闭塞、长段狭窄和严重钙化病变效果不佳,而支架植入术的成功率明显优于 PTA。单纯 PTA 术后远端栓塞的发生率较高,特别是闭塞性病变的发生率要远高于狭窄性病变;因而同期行支架植入术已成为髂动脉病变的一线治疗。根据支架释放形式,有球囊扩张式和自膨胀式两种。根据有无被膜可分为覆膜支架及裸支架。支架植入适应证包括:PTA 术后再狭窄;残留狭窄大于管腔 30% 或压力梯度在 10mmHg 以上;血管腔内广泛性碎片、活瓣形成或假性动脉瘤和动脉闭塞等。使用时可根据病变血管的内径及长度选择相应的支架。

(2)颈动脉及锁骨下动脉闭塞性疾病的介入治疗:颈动脉闭塞性疾病的介入治疗多为支架植入术。在支架植入之前一般会放置血栓保护装置,防止术中栓子进入颈内动脉造成脑梗死,血栓保护装置包括:远端阻塞装置、远端滤器装置、近端阻塞装置等。远端滤器装置最常用,将其置于病变部位的远端,在保持动脉血流的同时过滤、捕获栓子。在颈动脉支架植入术前,需要首先行全脑动脉造影,了解颅底动脉形态及 Willis 环的开放情况,确定狭窄部位后,应用导引支撑导丝将导引导管放置于狭窄近段血管腔内,扩张球囊的直径与长度根据测量结果选定,原则上先应用小球囊扩张,支架的选择需要兼顾颈总动脉及颈内动脉的直径,如果动脉直径差别大,可选择锥形支架,长度需要全部覆盖动脉病变。锁骨下动脉闭塞性疾病的介入治疗与颈动脉类似,但是应该注意对椎动脉的保护。

(3)肾动脉闭塞性疾病的介入治疗:肾动脉狭窄或闭塞会引起肾性高血压,最初的单纯球囊扩张为这一疾病提供了新的治疗方法。目前,支架植入术因创伤小、术后恢复快、效果较好常为首选。

(4)股 - 腘动脉及膝下动脉闭塞性疾病的介入治疗:与主 - 髂动脉闭塞性疾病的介入治疗相似。但是,股 - 腘动脉段因解剖特点,在腹股沟及腘窝处血管较易弯曲,所以支架植入术后可能会发生支架断裂。目前临床上也发展了一些新技术,例如粥样斑块旋切术、激光血管成形术、血栓抽吸术等。膝下动脉由于其口径小,病变多较弥散,多采用球囊扩张术,也有其他介入治疗在使用和进一步发展中。

3. 血管损伤、动静脉瘘以及静脉疾病的介入治疗 包括栓塞用钢圈、血管支架、腔内移植物等为治疗损伤性动静脉瘘和假性动脉瘤,尤其是锁骨下动脉、无名动脉、椎动脉、颅底动脉和许多内脏动脉等手术显露特别困难部位的血管创伤提供了安全的治疗途径。支架术治疗巴德 - 基亚里综合征、经颈静脉肝内门体分流、腔静脉滤网预防下肢深静脉血栓脱落引起肺栓塞等也已广泛应用。

(陈韵岱 陈 忠)

第六节 心血管疾病的外科治疗

一、体外循环及心肌保护

(一)体外循环基本原理和设备

体外循环是将人体内静脉血通过管道引流至体外进行氧合,成为动脉血后再输注回体内,这样血液可不经过心脏和肺而进行全身循环。心脏内因无血液流动为外科医师提供了切开心脏进行心内直视手术的条件,再加上低温的配合,可使心内操作时间大为延长。但体外循环转流必须具备一套性能良好、安全可靠的人工心肺装置。

1. **人工心脏（灌注泵）**　灌注泵用以替代心脏的机械功能，使血液能克服阻力，单向流动输入体内，目前应用最多的是滚压泵。

2. **人工肺（氧合器）**　氧合器的主要功能是进行血液的氧气交换，将静脉血氧合为动脉血，有效的气体交换需要血液暴露在一个非常大的气体表面，才能使血液细胞获得充分氧合。目前常用的氧合器有两种：鼓泡式氧合器和膜式氧合器。后者仿照生物肺氧合的特点，气血不直接接触，而是通过特制的薄膜完成气体交换，又称膜肺。

3. **其他附件**　①变温器：通常与氧合器结合在一起，变温材料以金属或塑料为主——根据手术需要，通过变温器内水温的变化来调节患者体内的温度。②过滤器：体外循环过程中有可能产生微栓，这些微栓直接阻塞微血管，对脑和肺等组织器官产生影响，过滤器可有效地预防栓子进入体内。③插管和管道：主要用于连接患者和人工心肺机，包括动脉、静脉插管和各种心内吸引管道。

（二）低温和心肌保护

体外循环心内直视手术根据疾病的不同要求和手术时间长短通常采用低温辅助，从而降低机体代谢率，减少氧需要，提高手术安全性。体温在 32℃称为浅低温（中低温）；20℃左右称为深低温，这种方法通常应用在婴幼儿复杂先心病的矫治和成人大手术。

心肌保护包括术前、术中和术后，因心内手术必须心脏安全停跳、排空，才能进行心内的各种操作，所以术中的心肌保护尤其重要。为确保术中心脏停跳需灌注停跳液。停跳液配方很多，包括含血和不含血，但基本要求不外乎：①低温：降低心肌代谢；②高钾：使心脏处于舒张期停搏；③适当渗透压：预防心肌细胞水肿；④维持合理 pH：术中 pH 维持在 7.6~7.8 有利于心脏功能恢复；⑤其他成分，包括镁、钙、细胞膜稳定剂。

二、先天性心脏畸形

先天性心脏病的发生率约为 6‰~8‰，手术治疗方法分三类。

1. **姑息性手术**　姑息性手术又称"减状手术"，顾名思义该手术主要是减轻患者症状而没有对主要心脏畸形作纠正。主要手术包括：①增加肺血流量的手术。体肺动脉分流术，主要用于肺血管发育差，临床表现发绀严重的患儿。最常应用的是改良锁骨下动脉 - 肺动脉分流术（Blalock-Taussig，B-T 分流术）。右心室流出道疏通术，该方法在体外循环辅助下，用自身材料、其他生物材料或人工材料作为补片扩大右心室流出道及肺动脉血管，增加搏动性前向血流，改善患者发绀状况和促进肺血管发育。腔静脉 - 肺动脉吻合术：又称 Glenn 手术，该手术适用于小年龄三尖瓣闭锁、单心室伴肺动脉狭窄或其他更为复杂的不能做双心室纠治的心脏畸形。②减少肺血流量的手术。肺动脉环缩术是先心病新生儿或小婴儿大的左向右分流合并肺血流增多的初期姑息术。随着新生儿和小婴儿心脏外科技术发展，许多心内畸形可获得完全纠治。目前该手术仅用于少数特殊病种。大的或多发性肌部室间隔缺损，患儿发育和营养状况差，不适宜根治术；肺血流增多的单心室，需保护肺血管床，不致于肺动脉压力升高而影响做 Glenn 或 Fontan 手术；对大年龄的大动脉错位患者，术前做左心室锻炼，为根治手术创造条件。③增加体肺循环血流混合手术。该手术主要应用在新生儿复杂先心病，如室间隔完整型大动脉错位或左心发育不良综合征患者，可通过球囊导管或直视下房间隔切开扩大，达到足够有效的心房内交通以提高患者血氧饱和度。④复合姑息手术。有些复杂先心病单靠一种姑息手术不能缓解患儿症状，需要一种以上的姑息手术，使患者减轻症状，生长发育，等待时机做二期根治手术。如室间隔完整型肺动脉闭锁者，采用右心室流出道扩大疏通术，但右心室发育差，术后肺血流不够，大多需同时行 B-T 分流术改善低氧血症。

2. **根治手术**　随着心脏手术技术的发展，绝大多数先心病患儿都可以做根治手术，根治手术大体可分为：①心外纠治术：这类手术主要适用于各种心外畸形，最常见是动脉导管未闭结扎术、主动脉缩窄纠治术、血管环畸形和一部分在心脏表面的冠状动脉瘘。②心内纠治术：大多先心病患儿做的是这类手术,如房间隔缺损、室间隔缺损心内修补术、法洛四联症、右心室双出口根治术、房室间隔缺损修补术、肺静脉异位引流纠治术、大动脉错位换位术等。③生理性纠治术:有些复杂先心病患者无法做双心室纠治术,如单心室合并肺动脉狭窄、三尖瓣闭锁、房室瓣骑跨无法将心内缺损纠治,只能选择做单心室纠治术,又称作 Fontan 手术,或称全腔静脉-肺动脉吻合术(total cavopulmonary connection,TCPC)。这类手术的基本方法是将上、下腔静脉直接与肺动脉连接,完全旷置了右心室(或左心室),提高动脉血氧饱和度,改善心功能,达到生理性纠治目的。手术方法有心内隧道、心外管道、心内外管道、肺动脉下拉直接吻合 Fontan 等。

3. 介入和镶嵌手术　这是近二十年来发展较快的一种治疗先天性心脏病的新型技术。介入治疗主要采用心导管技术,结合一些特殊的装置来治疗一些相对简单的先心病,如使用球囊导管扩张肺动脉狭窄,应用弹簧圈封堵动脉导管未闭,还可用特殊的封堵伞来关闭房间隔缺损和室间隔缺损。镶嵌治疗则采用心外科手术技术和心内科介入治疗相结合的方法,治疗一些更为复杂的先心病,如室间隔完整型肺动脉闭锁、左心发育不良综合征等,也可用于主动脉缩窄术后再狭窄、法洛四联症合并粗大侧支血管或手术后远端肺动脉狭窄的患者。介入和镶嵌治疗具有创伤小、避免体外循环等明显优势,但这项新技术应用还必须严格掌握手术指征,避免可能伴随的并发症,如血管损伤、心内传导阻滞、对心内瓣膜的影响等。

三、心脏瓣膜疾病的外科治疗

(一) 三尖瓣、二尖瓣、主动脉瓣外科治疗

1. 三尖瓣　三尖瓣病变的原因主要分为先天性和后天性(获得性)两大类。先天性三尖瓣病变主要包括有三尖瓣狭窄、三尖瓣下移畸形和三尖瓣闭锁等。而三尖瓣关闭不全常可继发于其他先心病,如大的房间隔缺损、肺动脉瓣狭窄、肺动脉高压等导致右心室扩大所致。而获得性三尖瓣病变则主要是风湿性心内膜炎,但其钙化程度明显轻于风湿性二尖瓣病变,也可因右心室心肌梗死所致腱索乳头肌断裂,导致三尖瓣脱垂。

手术原则:三尖瓣关闭不全手术治疗方法包括瓣环成形术、瓣膜修复术,对于不能成形和成形效果不佳者才考虑做瓣膜置换术。三尖瓣瓣环成形方法很多,有直接做瓣环折叠的,也有采用人工环做三尖瓣环成形术。手术方法选择主要根据患者的年龄及瓣膜病变的程度。对成形手术无法纠治的患者则考虑瓣膜置换术,在成人大多选用生物瓣膜。

2. 二尖瓣　获得性二尖瓣病变最主要病因是急性风湿热和感染性心内膜炎导致二尖瓣狭窄和关闭不全。风湿热引起的二尖瓣病变主要特征是瓣叶边缘纤维化增厚,交界粘连融合,形成瓣孔变小狭窄。若纤维性病变累及瓣下腱索和乳头肌,则可影响瓣叶活动,甚至关闭不全。临床病理上将二尖瓣狭窄分为四种类型:隔膜型、隔膜增厚型、隔膜漏斗型和漏斗型。感染性心内膜累及瓣膜常可合并较大的赘生物,瓣膜穿孔等。

手术原则:二尖瓣狭窄患者一旦诊断明确宜早期手术。近年来经导管球囊扩张解除二尖瓣狭窄应用较多,基本替代了以往经胸闭式二尖瓣交界扩张分离术。其优点是创伤小,但由于容易复发,也不适用严重狭窄,特别是钙化性狭窄的患者。心内直视二尖瓣交界切开术可以较为彻底地解除二尖瓣狭窄,特别是同时合并有二尖瓣关闭不全的患者。对于二尖瓣关闭不全的患者首选瓣膜成形手术,必要时加用成形环辅助。病变严重,多次修复效果不佳的患者则选用瓣膜置换术。目前临床应用最多的还是机械瓣膜,对老年人则可选用生物瓣膜。

3. 主动脉瓣　主动脉瓣病变原因可分为先天性、风湿性和退行性三大类。先天性主动脉瓣畸形通常是二叶瓣,严重狭窄患者出生后即需做球囊扩张或交界切开。单纯风湿性主动脉瓣病变较少见,多合并二尖瓣的风湿性改变。退行性主动脉瓣病变多发生在年龄超过 65 岁的患者,钙化病变是最主要特征。也有少部分患者是感染性心内膜炎导致主动脉瓣病变,以主动脉瓣关闭不全为主,病情发展

较快。

手术原则:对先天性瓣膜畸形导致的主动脉瓣狭窄根据狭窄程度可采用球囊扩张或瓣膜成形术,有些患者常常需要多次手术,对绝大多数已有症状的主动脉瓣病变患者,主动脉瓣替换是唯一有效的治疗方法。选择人工瓣膜以机械瓣为主。对老年人或对抗凝治疗有禁忌证的患者可选用生物瓣膜。也有采用牛心包材料在手术中根据测量的主动脉瓣环即刻缝制生物瓣膜。应用自体肺动脉瓣置换主动脉瓣被称作 Ross 手术,该手术曾被广泛应用于年龄较轻,以先天性畸形为主的主动脉瓣病变,其优点是自身组织血流动力学性能良好,并有潜在生长能力,不需要抗凝。但远期随访结果不尽人意,自体肺动脉瓣及肺动脉瓣处移植的同种带瓣管道均有中远期丧失功能的表现,因此该手术目前应用逐渐减少。

(二) 心脏联合瓣膜病变

心脏联合瓣膜病变是指同时累及两个或两个以上心脏瓣膜的疾病,其病因多为风湿性心脏病,其次为退行性病变和感染性心内膜炎。联合瓣膜病变以双瓣膜病变最常见,约占一半以上,如二尖瓣合并主动脉瓣病变;或二尖瓣合并三尖瓣病变,而后者多见二尖瓣为器质性病变合并三尖瓣功能性病变(即相对性关闭不全)。

手术原则:外科手术是治疗联合瓣膜病变的有效方法,由于联合瓣膜病变中各瓣膜病变的性质和严重程度及其组合类型不尽相同,其手术处理的原则和方法与单瓣膜手术还有较大差异,必须根据病变的具体情况作综合考虑而定。

1. 二尖瓣病变合并三尖瓣病变　根据病变的程度,通常选择二尖瓣置换加三尖瓣成形术,或二尖瓣与三尖瓣均做成形术。

2. 二尖瓣病变合并主动脉瓣病变　这类联合瓣膜病多为风湿性瓣膜病变,二尖瓣与主动脉瓣的纤维化和钙化较重,再则主动脉瓣病变施行成形术长期效果较差。因此,临床上对这类疾病通常采用双瓣膜置换。有时二尖瓣病变为继发性或功能性的,病变程度较轻,则可选择主动脉瓣置换术与二尖瓣成形术。

3. 二尖瓣、主动脉瓣和三尖瓣联合病变　这是一种较为常见的联合瓣膜病变的类型。三尖瓣病变大多是在二尖瓣和主动脉瓣双瓣病变基础上,因肺动脉高压、右心室扩大等原因而产生的功能性关闭不全。通常选择手术方式依次顺序为:二尖瓣和主动脉瓣置换加三尖瓣成形术;二尖瓣置换加主动脉瓣和三尖瓣成形术;主动脉瓣置换加二尖瓣和三尖瓣成形术;二尖瓣、主动脉瓣和三尖瓣均置换术。

4. 四瓣膜病变　临床上很少见,大多以二尖瓣、主动脉瓣和三尖瓣病变为主,肺动脉瓣病变通常为继发性,不必处理。只有极少数肺动脉瓣病变严重,如感染性心内膜炎侵及四个瓣膜,需要同期行四个瓣膜置换术。

(三) 感染性心内膜炎

细菌感染的心内膜炎通常会累及心脏瓣膜,特别是已存在病变的瓣膜。先天性心脏病存在心内外分流的畸形,如动脉导管未闭、室间隔缺损、法洛四联症等,也是感染性心内膜炎的高发人群。过去多以临床表现分为急性与亚急性,但近年来更多是根据病因学与发病年龄的特点,感染径路的不同与病理解剖不同,分成自体瓣膜心内膜炎与人造瓣膜心内膜炎。

1. 自体瓣膜心内膜炎　又称原发性心内膜炎,患者中大多有基础性疾病,包括先天性心脏病、风湿性心脏病、退行性心脏病,或经静脉滥用药物等。一般主动脉瓣受累多于二尖瓣,左心瓣膜受累多于三尖瓣,但经静脉滥用药者大多为右心瓣膜感染,特别是三尖瓣心内膜炎。

手术原则:应用抗生素联合外科治疗,可显著降低感染性心内膜炎的死亡率。外科治疗原则是:瓣膜功能不全引起中度以上充血性心力衰竭,或感染未能控制,特别是真菌感染,对存在较大的赘生物时也应及时采用外科治疗,避免赘生物脱落造成各种并发症。手术方法包括:清除感染病灶,瓣叶损害严重则考虑做瓣膜修复或瓣膜置换术。治疗心内膜炎时选择生物瓣或机械瓣的标准与治疗非感染性病变而需行常规瓣膜置换的标准相似。对于瓣膜局部病变范围较小,可以采用修补的方法,但清除感染破坏组织必须彻底,并至少延伸至周围数毫米的正常组织,采用自身心包或牛心包材料做瓣叶修复。不论采用何种方法,瓣膜手术后必须至少应用敏感抗生素治疗4~6周。

2. **人造瓣膜心内膜炎**　人造瓣膜置换后一年内再次发生心内膜炎称为早期人造瓣膜心内膜炎,是一种非常严重并发症,其死亡率可高达50%以上。晚期是指术后一年后发生心内膜炎,死亡率相对较低,可能与病原体多为链球菌、抗生素治疗较敏感有关。人造瓣膜心内膜炎不论是早期或晚期都是严重威胁患者生命的并发症,诊断一旦明确,除需加强一般支持疗法外,根据不同菌种采用高效抗生素治疗。药物治疗无效或出现并发症时,需及时采取外科手术治疗。

手术原则:人造瓣膜心内膜炎的手术方法,包括去除原来的人造瓣膜,彻底清除瓣膜周围的感染组织,修复遗留的组织缺损,以及重新更换新的人造瓣膜。对人造瓣膜主动脉瓣心内膜炎常会累及主动脉根部组织,手术需要切除人造瓣膜及主动脉根部病变组织,可应用同种带瓣的主动脉,或带瓣的人造血管重建主动脉根部,再将冠状动脉移植在相应的部位。对于二尖瓣人造瓣膜心内膜炎患者,拆除原来人造瓣膜,切除周边炎症组织,若有组织缺损应用自体心包补片修补重建瓣环组织,再植入新的人造瓣膜。再次瓣膜置换术后也必须持续应用抗生素4~6周,一年内必须定期复查,及时治疗,防止再次发生感染。

四、冠心病的外科治疗

冠状动脉粥样硬化性心脏病是西方工业化国家常见的心脏疾病,其发病率在(100~300)/10万。近年来,随着我国经济发展,人民生活方式和饮食结构日益改变,冠心病的发病率逐年上升,已经成为威胁生命的常见心血管疾病。

冠心病的发病机制是冠状动脉因粥样硬化,引起管壁增厚,管腔狭窄,限制血流通过,造成心肌血供和心肌氧耗之间不匹配,心肌在缺血的状态下收缩和舒张,导致心绞痛、心肌梗死、心肌重构等一系列临床后果。

治疗冠心病的目标即恢复缺血心肌的血液供应。其方法包括药物、经皮冠状动脉腔内成形术(PCI)、冠状动脉旁路移植术等。

(一) 冠状动脉狭窄的外科治疗

冠状动脉旁路移植术是治疗冠脉狭窄,恢复心肌血供的经典方法。这一手术成熟于20世纪60年代,需要用人体自身的血管材料(如大隐静脉、胸廓内动脉、桡动脉、胃网膜右动脉等)与冠状动脉狭窄的远端部分进行端侧吻合,将体循环的含氧血引流入缺血心肌。经过大量的临床实践和不断探索,冠状动脉旁路移植术的安全性和有效性得到公认。近年来,在传统的体外循环冠状动脉旁路移植术基础上,还发展出了不停跳冠状动脉旁路移植术、小切口冠状动脉旁路移植术、"杂交"手术等新的术式。

1. **手术指征**　治疗冠心病的方法较多,因此在决定是否要进行冠状动脉旁路移植术之前需要权衡各种方法的利弊。充分考虑安全性、近期效果和远期生存率等方面问题。目前,基于大量循证医学证据,对于稳定型心绞痛患者,手术指征为:①冠状动脉左前降支、左回旋支、右冠状动脉三支血管病变(狭窄程度均≥70%)。②左冠状动脉主干严重狭窄。③左冠状动脉主干等同病变,即左前降支或左回旋支近端严重狭窄,狭窄程度≥70%。④单支或两支病变,无法行PCI术或PCI治疗失败者。

对于不稳定型心绞痛患者,多数情况下可以先用药物来治疗,病情得到控制后,根据冠脉病变的程度来决定是否行冠状动脉旁路移植术。另外,在迄今为止的大多数临床研究中,合并糖尿病的冠心病患者采用冠状动脉旁路移植术远期效果好于PCI术。

2. **手术方法**

(1)体外循环下冠状动脉旁路移植术(on-pump CABG):该方法历史悠久、应用广泛。术中须先提取桥血管材料,建立体外循环,在心脏停跳的状态下进行桥血管和病变冠状动脉的端侧吻合,吻合口位于狭窄病变的远端,使心肌能够通过桥血管直接得到来自主动脉的血液灌注。在桥血管材料的选择方面,通常用大隐静脉作为右冠和回旋支的"桥",即大隐静脉一端与靶血管端侧吻合,另一端与升主动脉端侧吻合;用左乳内动脉做左前降支的"桥",即左乳内动脉从胸壁游离出来,离断其远端,与左前降支端侧吻合。另外也可以用右乳内动脉、桡动脉、胃网膜右动脉等作为桥血管。

(2)不停跳冠状动脉旁路移植术(off-pump CABG):顾名思义,该方法不需要建立体外循环,是在心脏跳动的状态下,用特殊的器械装置将靶血管附近的心肌组织适当固定住,减少其运动幅度,继而进行血管吻合操作。1967年,Kolessov首先采用此方法,但限于当时没有合适的心肌固定装置,未能广泛开展。20世纪90年代,随着各种新式心肌固定器械的发明,这一手术方式开始得到大规模推广,目前美国约有15%~25%的CABG手术采用不停跳方式完成,而在我国,少数心脏中心这一比例甚至达到90%。和传统的CABG手术比较,该方法避免了体外循环带来的风险,但是对外科医生的要求高,不易掌握。关于两种手术孰优孰劣目前尚存在争议。多数研究表明在术后早期全身的炎症反应、术后呼吸辅助时间、入住重症监护病房时间等方面,不停跳冠状动脉旁路移植术较传统手术有优势。自2009年起,全世界有数个重要的多中心前瞻性随机对照临床试验发布,不停跳冠状动脉旁路移植术在远期死亡率、心肌梗死发生率方面与传统手术相当,仅在脑卒中的发生率方面有些许优势。而在桥血管的远期通畅率、术中冠状动脉旁路移植支数方面,传统手术有一定优势。近年来,由不停跳冠状动脉旁路移植手术衍生出"no touch"技术,即用双侧乳内动脉作为桥血管材料,心脏不停跳下完成吻合,避免任何涉及主动脉的操作,最大限度防止因主动脉内膜斑块脱落而导致的脑卒中。

(3)小切口冠状动脉旁路移植术:胸骨左缘前外侧第4肋间做切口,在胸腔镜辅助下游离左乳内动脉,然后在心脏跳动下将左乳内动脉远端和左冠状动脉前降支端侧吻合。该方法仅用于冠状动脉左前降支单支病变,能够避免胸骨正中劈开,创伤较小。

(4)"杂交"技术治疗冠心病:随着介入技术和外科微创技术的发展,近年来"杂交"技术风靡起来。该技术是将冠状动脉旁路移植术和内科PCI技术相结合,治疗多支冠脉病变。方法:用小切口冠状动脉旁路移植技术完成左乳内动脉和左前降支的吻合,其余狭窄冠脉植入支架。左乳内动脉是远期通畅率最高的桥血管材料,对于左前降支病变,乃为最佳选择。而PCI治疗创伤较小,恢复较快,两者优点相结合,在老年冠脉三支病变患者中应用前景广阔,值得关注。

3. **手术结果**　总体上,冠状动脉旁路移植术后1年、5年、10年、15年的生存率分别为97%、92%、81%、66%。影响其早期生存率的主要因素为年龄、性别、左室功能、左主干病变等,而长期生存的主要影响因素是桥血管的通畅率、是否有严重的合并症、是否用左乳内动脉作为桥血管材料。各种桥血管材料远期通畅率不尽相同。根据统计,大隐静脉在术后10年的通畅率约50%~60%,相当一部分静脉桥会出现粥样硬化、吻合口狭窄等问题。左乳内动脉10年通畅率达90%以上,堪称冠状动脉旁路移植手术的"金标准"。桡动脉、胃网膜右动脉的远期通畅率介于以上两者之间。因此,近些年国内外逐渐兴起"全动脉化"冠脉旁路移植术,即术中所有的桥血管均用动脉材料,包括双侧的乳内动脉、桡动脉、胃网膜右动脉,以改善患者的长期预后。

(二)左心室室壁瘤的外科治疗

左心室室壁瘤是指心肌梗死后,坏死的心肌组织完全被纤维组织所代替,局部心室壁变薄,室壁运动消失或出现反向运动,瘤样膨出。在显微镜下,病变区域绝大多数都是纤维细胞,仅能见到少量的心肌细胞。

室壁瘤一般在心肌梗死后一个月左右才会出现,85%位于左室前壁近心尖处,只有5%~10%位于左室下壁。随着PCI技术的发展,急性心肌梗死治疗越来越及时,室壁瘤的发病率呈下降趋势。

1. **临床表现**　患者的症状和冠状动脉狭窄、心肌梗死以及心功能状况不佳有关,会有胸痛、胸闷、气短等主诉,部分患者有室性心律失常,可导致猝死,另有部分患者室壁瘤内可形成血栓。体格检查会发现心界扩大,若合并乳头肌功能不全则会听到心尖部收缩期杂音。心脏彩超、CT、MRI、左心室造影均可用于室壁瘤诊断。

2. **治疗**　外科手术是主要治疗手段。手术指征:①较小的或中等大小的室壁瘤不需要一经发现就马上手术,其手术时机可以根据合并的冠脉病变的严重程度来决定。②较大的室壁瘤,尤其合并左心功能不全者需要及时手术治疗。手术在体外循环下进行,考虑到此类疾病往往存在左心功能不全,因此心肌保护很重要。对于比较小的室壁瘤,可以将瘤壁沿左心室长轴切开,切除部分纤维组织,线性缝合封闭瘤腔。对于较大的室壁瘤,需要做左心室成形术:切开瘤体后,找到纤维组织和正常心肌组织的边界,即瘤体"颈部",往往是红白相间的;用一合适大小的补片缝于其上,将瘤腔和左室腔隔开,然后关闭瘤腔。同期根据需要可以进行冠状动脉旁路移植术。

3. **手术结果**　左室室壁瘤手术的早期死亡率为 5%~7%。1 年、3 年、5 年的生存率分别为 85%、75%、65%。早期死亡的首要原因为急性左心衰,而远期死亡原因是慢性心功能不全、心律失常和再次心肌梗死等。

(三) 心肌梗死后室间隔穿孔的外科治疗

心肌梗死后室间隔穿孔是指急性心肌梗死后,室间隔心肌坏死、破裂,形成室间隔缺损。约 60% 的患者穿孔位置在前室间隔或近心尖处,继发于前壁心肌梗死。另有 20%~40% 位于后室间隔,继发于下壁心肌梗死。

1. **临床表现**　室间隔穿孔最典型的体征是心前区闻及收缩期杂音。杂音位于胸骨左缘第 3、4 肋间,在急性心肌梗死后 2d 至 2 周内出现。胸片可见肺纹理增多、肺充血征象。多数患者早期就出现左心功能衰竭,需要主动脉内球囊反搏(IABP)来辅助。心脏彩超能够准确迅速地明确诊断,同时也可以判断是否合并缺血性二尖瓣反流,心功能状况及室壁运动的情况。

2. **治疗**　室间隔穿孔一旦发生,24h 内死亡率达 25%,只有 50% 的人可以存活到 1 周以后,而 1 个月以后,这一比例仅 10%~20%。因此原则上所有的室间隔穿孔都应该手术治疗,问题在于手术时机的选择。目前多数学者认为如果患者血流动力学稳定,能够在药物治疗下维持心功能,没有心源性休克的表现,可以等 2~3 周后进行手术,此时穿孔周围坏死心肌组织已经纤维化,手术操作方便,成功率能够得到极大提高。如果患者很快出现低心排血量,则需要尽快进行手术治疗。手术方法主要分为两种:①直接修补:切开梗死处的心室壁,探查穿孔位置,用涤纶补片将缺损修补,补片须缝在缺损周围的正常组织上。② David 法:用一大的涤纶补片将缺损处室间隔和左室腔完全隔开,使其不再与左心室血流有交通,心室切口和穿孔处室间隔都承受来自右心室的压力,减少术后出血的风险。③"杂交"治疗:对于血流动力学不稳定的患者,外科手术风险很高。有学者借鉴治疗先心病的室间隔缺损介入封堵技术:先用介入方法在缺损处植入室缺封堵器,减少分流,改善血流动力学,为治疗赢得时间,待 2~3 周病情稳定后再行手术。

五、大血管手术

(一) 胸主动脉瘤

胸主动脉瘤是主动脉外科中最常见的疾病之一,通常指因各种原因导致主动脉扩张,主动脉内径大于正常主动脉内径的 150%。

1. **临床表现及诊断**　胸主动脉瘤患者往往没有明确的症状,如果并发急性主动脉夹层,则表现为剧烈胸背部疼痛,瘤体压迫周围组织时也会产生相应症状。诊断主要依赖于影像学。主动脉 CTA 是最常用的辅助检查,能够准确呈现瘤体的大小、形态、范围等信息,为手术提供依据。MRI、主动脉造影、经食管心脏彩超也能够用来进行诊断。需要注意的是,主动脉瘤有时是多发的,因此任何辅助检查都应该将胸、腹主动脉一并包括,以免遗漏。

2. **治疗**　手术指征:①升主动脉瘤只要有临床症状,就应进行手术治疗。如果合并主动脉窦部扩张超过 5cm,则须一并手术。对于合并主动脉瓣二叶化畸形,需要行主动脉瓣置换者,主动脉内径大于 4.5cm 也须一并手术。②主动脉弓部瘤如果大于 5.5cm,并且进行性扩张,则需要手术治疗。③降主动脉瘤如果大于 6cm,伴有症状或随访期间进行性扩张,则须手术治疗。

手术方法:手术总的原则是将病变主动脉切除,以人工血管取代之。如果涉及重要的血管分支(如主动脉弓部的血管),则将其与人工血管吻合。①升主动脉瘤:需要在体外循环下进行。切除病变升主动脉,植入人工血管。如果病变累及主动脉窦部,则将窦部一并切除,行主动脉根部替换术(人工带瓣血管置换加冠脉开口移植,又称 Bentall 术)或保留主动脉瓣的主动脉窦部成形术(David 术)。②主动脉弓部瘤:弓部的手术需要深低温停循环,即通过体外循环把人体温度降至 18~20℃,然后停止循环,创造无血的手术视野。停循环期间可以进行顺行或逆行的脑灌注。切除弓部病变主动脉,将带有分支的人工血管和近远端的主动脉吻合,而分支人工血管和无名动脉、左颈总动脉、左锁骨下动脉分别吻合完成主动脉弓部重建。这一手术在实施过程中,脑组织的保护非常重要,直接影响手术结果。目前比较普遍运用的方法是顺行选择性脑灌注:在患者右侧腋动脉或锁骨下动脉插管,停循环期间灌注含氧血,血液经右锁骨下动脉—无名动脉—颈总动脉进入右侧脑组织。同时需要进行红外线脑氧饱和度监测,如果左侧脑氧含量降低,说明左右脑血管交通支不发达,左侧大脑灌注不足,需要进行双侧脑灌注。③降主动脉瘤:左胸后外侧切口,下半身体外循环,病变主动脉上下两端阻断,切除病变血管,植入人工血管。如果涉及重要的脊髓动脉开口,则将其吻合到人工血管上。④介入手术:针对降主动脉瘤,目前越来越多外科医生选择在 DSA 下通过股动脉在病变处植入覆膜支架人工血管,将瘤体隔绝于人工血管外。该方法无需体外循环,既"微创"又安全可靠,是未来的趋势。

(二) 主动脉夹层

主动脉夹层是指血流冲破主动脉内膜,进入内膜与外膜之间,将原本紧密贴合的两层组织撕开,形成真腔和假腔。发病在 2 周之内称为急性主动脉夹层,2 周以后称为慢性主动脉夹层。发生夹层的主动脉往往有一定的病理基础,患者会合并高血压、主动脉瘤、马方综合征、动脉粥样硬化等疾病。

多数患者有突发的胸背部疼痛,疼痛剧烈,患者甚至能够清晰准确地说出疼痛发生的时间,伴有濒死感,可向肩、颈部放射。夹层累及范围不同可以有不同的临床表现:①夹层累及主动脉瓣,可以致主动脉瓣关闭不全;②夹层累及冠脉会引起心肌梗死;③夹层累及脊髓血管可导致截瘫;④夹层累及脑部血管可导致中枢神经系统功能障碍等。明确诊断和分型主要依赖于影像学,主动脉 CTA 和 MRI 都能够清晰呈现主动脉真假腔范围、破口位置以及腹部重要脏器的血供是来自于哪个腔。而三维重建技术更是可以让医生直观地看到主动脉夹层的形态。心脏彩超不仅能够看到升主动脉的真假腔,还可以观察主动脉瓣的功能。

急性主动脉夹层能够引起猝死,Stanford A 型发病后 48h 内死亡率达 50%。常见的死亡原因是冠脉开口撕裂或夹层破裂导致心脏压塞。因此手术是治疗 Stanford A 型患者的首选。

1. Stanford A 型　①内膜破口位于升主动脉,主动脉弓虽有累及但不扩张。可切除升主动脉包括内膜破口,以人工血管替代。如果主动脉瓣受累及,则同时行根部替换术或窦部重建术。②内膜破口位于主动脉弓或降主动脉,可行升主动脉加主动脉弓部置换,同时在降主动脉置入人工血管或支架覆膜人工血管,该人工血管的近端和弓部人工血管以及主动脉壁组织缝合在一起,远端则处于降主动脉真腔之中,因此被形象地称为"象鼻手术"或"支架象鼻手术"。目前这一手术被越来越多的外科医生所接受,并具有以下优点:降主动脉内的支架覆膜人工血管能够有效支撑真腔,促进假腔闭合;如果降主动脉远期持续扩张,需要做二期手术,则该支架覆膜人工血管的远端可以作为缝合缘。

2. Stanford B 型　该型患者急性期死亡率较低,因此目前大多数患者先行保守治疗,2~3 周后在 DSA 下经股动脉置入支架覆膜人工血管,封闭破口。少数患者如介入治疗有困难,或急性期有破裂出血的倾向,可以经左后外侧切口行人工血管置换术。

(三) 肺动脉栓塞

1. 急性肺动脉栓塞　急性肺动脉栓塞是指来自盆腔、腿部等体循环静脉系统的血栓随血流进入到肺动脉,造成肺动脉狭窄或阻塞。患者表现为突发胸痛、气急、低氧血症甚至右心功能不全。

(1)诊断:根据患者的临床表现,辅以增强 CT 检查,基本可以明确诊断。肺动脉造影可以确诊本病,但对血流动力学不稳定的患者要慎用。

（2）治疗：出现心源性休克，经溶栓治疗无效的患者应选择外科手术治疗。手术方法主要是在体外循环下，切开肺动脉，将血栓取出。近年来 DSA 下用导管介入将血栓抽吸出来的方法逐渐成熟，得到越来越广泛的开展。但总体上，治疗效果取决于术前患者的状态。

2. 慢性肺动脉栓塞 慢性肺动脉栓塞指肺动脉系统长期因各种原因自身形成血栓或不断有体循环静脉系统的血栓进入肺动脉，导致纤维组织覆盖在动脉内膜表面，造成梗阻，引起肺动脉高压，右心功能不全。患者早期可以没有任何症状，后期会出现疲劳、气短、低氧血症以及右心功能不全的症状。

（1）诊断：根据患者的病史、临床症状、体征，辅以肺灌注显像检查、增强 CT 检查等可以明确诊断。

（2）治疗：手术指征：患者有临床症状，心功能或呼吸功能在静息或活动状态下出现障碍。但严重右心功能不全、高龄、重度阻塞性肺病的患者手术须谨慎，死亡率极高。手术方法主是在深低温停循环下进行肺动脉内膜剥脱术。术中脑保护方法与主动脉弓部替换手术相同。

六、其他心脏手术

（一）心律失常外科治疗

心律失常通常分为心动过速和心动过缓两大类，心动过缓大多可用药物或安装人工心脏起搏器治疗，外科治疗对象主要是心动过速型心律失常。

1. 心房的纤维性颤动 药物治疗仍是房颤治疗首选方法，大多以控制心律，减慢对房颤患者的心室反应率。对药物治疗效果不佳者可选用经皮心导管射频消融技术或外科手术方法。治疗目的包括：①清除房颤，恢复窦性心律；②重建或维持房室同步活动；③恢复左右心房的传输功能，减低或消除血栓形成的危险。为此许多手术方式应运而生，但应用最多，相对效果最佳的还是迷宫IV型（Maze IV）手术。该手术主要过程是在两侧心房上作多个切口以阻断最常见的折返环上的传导路径，使窦房结的冲动沿着特定的途径传向房室结。但该手术比较复杂，耗时较长，近年来已被消融技术所替代。消融技术的优点是不必切开和缝合组织，并可用之于手术切口中不易达到的部位，曾经应用过的消融方式有冷冻（cryoablation）、微创（microwave）、射频（radiofrequency）和激光（laser），目前公认射频消融最为可靠有效。

2. 预激综合征 预激综合征又称 W-P-W 综合征，临床主要表现是阵发性室上性心动过速，有时还可合并房扑、房颤。手术指征：药物治疗效果不佳，经皮导管射频消融治疗失败，或因解剖畸形变异不能施行这种治疗方法，或同时合并需手术治疗的心脏疾病。手术前和手术中心电生理学评估十分重要，尤其已做多次经导管射频消融患者，局部形成瘢痕组织，手术解剖分离困难，需格外小心。手术目的是切断异常传导径路。可经左心房心内膜切断左游离壁异常径路和经右心房心内膜切断右游离壁异常径路，前、后间隔异常径路一般采用经右房径路予以切断。

（二）肥厚型梗阻性心肌病

该疾病较少见，又称特发性肥厚型主动脉瓣下狭窄。主要病理改变是肌部室间隔非对称性肥厚，肥厚肌肉向左室腔凸出，收缩期二尖瓣前向运动导致左室流出道梗阻，左心室舒张功能受限。其临床表现主要是呼吸困难、心绞痛，有的患者表现突然站立和运动后晕厥，甚至猝死。

手术原则：通常经心脏超声心动图或 MRI、CT 等即可确诊，必要时可做心导管和左室造影检查，对有临床症状、内科治疗效果不佳，安静状态下左室流出道压差≥50mmHg 即有手术指征。手术经主动脉切口，单纯室间隔切开或部分左室流出道肌肉切除术。对于梗阻严重，常同时需做改良 Konno 手术。也有主张同时做二尖瓣置换术，可消除二尖瓣向前突起，进一步解除左室流出道梗阻。

（三）心脏肿瘤

心脏肿瘤可分为原发性肿瘤和继发性肿瘤两大类。原发性心脏肿瘤远比继发性心脏肿瘤少见。在原发性心脏肿瘤中良性肿瘤约占 3/4，最常见是黏液瘤，其他有脂肪瘤、畸胎瘤、纤维瘤、横纹肌瘤、血管瘤等,原发性心脏恶性肿瘤中最常见是肉瘤。

1. **心脏黏液瘤**   心脏黏液瘤多发生在左心房,约占75%,多为单发性,好发生在左房内房间隔上与卵圆窝相应部位,其临床表现取决于肿瘤的大小、位置,主要有血流梗阻、栓塞及全身体征三方面,超声心动图是诊断该疾病最简单可靠的方法,必要时可做CT或MRI确诊。

手术原则:心脏黏液瘤存在有两大风险,其一,黏液瘤阻塞瓣膜开口致心衰或心跳骤停;其二,瘤栓脱落导致脑栓塞等。因此,一旦确诊需尽快手术。手术根据瘤体部位,大多选用经右房或双心房切口,术中尽量避免瘤体破裂,导致周围动脉系统栓塞并发症,同时需切除瘤蒂附着部位的周围组织。

2. **心脏肉瘤**   是最常见的心脏原发性恶性肿瘤,一般好发于右侧心脏特别是右心房,其生长方式不尽相同,有的向心腔内生长,可造成三尖瓣、上腔静脉或下腔静脉阻塞,有的向心肌内或心外生长,可引起血性心包积液。

手术原则:心脏肉瘤通常很难彻底切除,如生长在右心房并有梗阻症状,可将肉瘤连同部分心房组织一并切除,若生长在心室部位,为减轻血液梗阻症状或改善瓣膜功能,可考虑做肿瘤部分切除术,若损伤瓣膜,必要时做瓣膜置换术,放疗或化疗效果难以肯定,预后较差。

(孙立忠)

思考题

1. 心血管系统在人体生命活动中扮演了什么角色,发挥哪些作用?
2. 心血管疾病的现代诊断和治疗方法有哪些?
3. 试阐述心血管疾病治疗药物的分类和作用机制。
4. 心导管介入可用于哪些心血管疾病的治疗?
5. 试阐述影像学在心血管疾病诊断中的应用价值。
6. 周围血管介入治疗的不同方式各有什么优缺点?
7. 主 - 髂动脉闭塞性疾病支架植入术的适应证有哪些?

第二章
心 力 衰 竭

第一节 心脏生理、病理生理及药理学

一、心脏的泵血功能

心脏的节律性收缩和舒张对血液的驱动作用称为心脏的泵功能（pump function）或泵血功能。心脏收缩时将血液射入动脉，并通过动脉系统将血液分配到全身各组织；心脏舒张时则通过静脉系统使血液回流到心脏，为下一次射血做准备。

（一）心脏的泵血过程和机制

1. **心动周期** 心脏的一次收缩和舒张构成的一个机械活动周期，称为心动周期（cardiac cycle）。在一个心动周期中，心房和心室的机械活动都可分为收缩期（systole）和舒张期（diastole）。由于心室在心脏泵血活动中起主要作用，故心动周期通常是指心室的活动周期。

心动周期的长度与心率成反比关系。如果正常成年人的心率为 75 次 /min，则每个心动周期持续约 0.8s。如图 2-1 所示，在心房的活动周期中，先是左、右心房收缩，持续约 0.1s，继而心房舒张，持续约 0.7s。在心室的活动周期中，也是左、右心室先收缩，持续约 0.3s，随后心室舒张，持续约 0.5s。当心房收缩时，心室仍处于舒张状态；心房收缩结束后不久，心室开始收缩。心室舒张期的前 0.4s，心房也处于舒张状态，这一时期称为全心舒张期。在一个心动周期中，心房和心室的活动按一定的次序和时程先后进行，左、右两个心房的活动是同步的，左、右两个心室的活动也是同步的，心房和心室的收缩期都短于各自的舒张期。心率加快时，心动周期缩短，收缩期和舒张期都相应缩短，但舒张期缩短的程度更大。

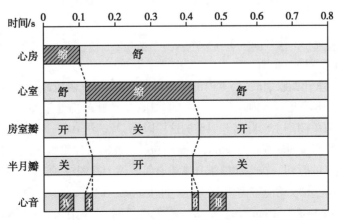

图 2-1 心动周期中心房和心室活动的顺序和时间关系示意图

2. **心脏的泵血过程** 以左心室为例，说明一个心动周期中心室射血和充盈的过程（图 2-2）。

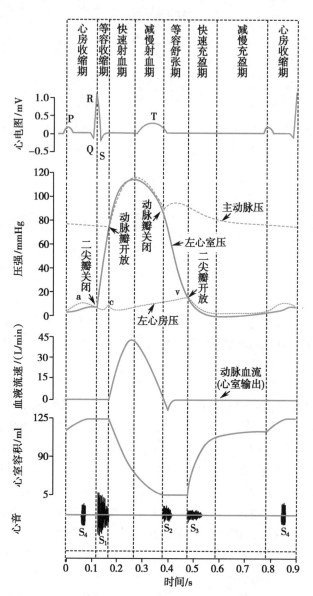

图 2-2　心动周期各时相中左心室压力、容积和瓣膜等变化示意图

Q、R、S、T:表示心电图基本波形;a、c、v:心动周期中三个向上的

心房波;S₁、S₂、S₃、S₄:表示第一、二、三、四心音。

（1）心室收缩期:心室收缩期（period of ventricular systole）可分为等容收缩期和射血期,而射血期又可分为快速射血期和减慢射血期。

1）等容收缩期:心室开始收缩后,心室内的压力迅速升高,当室内压超过房内压时,推动房室瓣关闭,阻止血液倒流入心房。此时室内压尚低于主动脉压,主动脉瓣仍处于关闭状态,心室暂时成为一个封闭的腔。从房室瓣关闭到主动脉瓣开启前的这段时间,持续约 0.05s,心室的收缩不能改变心室的容积,故称为等容收缩期（period of isovolumic contraction）。此时心室继续收缩,因而室内压急剧升高,是室内压上升速度最高的时期。在主动脉压升高或心肌收缩力减弱时,等容收缩期将延长。

2）快速射血期:当心室收缩使室内压升高至超过主动脉压时主动脉瓣开放,这标志着等容收缩期结束,进入射血期（period of ventricular ejection）。在射血早期,心室射入主动脉的血液量较多,血液流速也很快,射血量约占总射血量的 2/3,持续约 0.1s,称为快速射血期（period of rapid ejection）。由于心室内的血液很快进入主动脉,故心室容积迅速缩小,但由于心室肌强烈收缩,室内压仍继续上升,并达到峰值,主动脉压也随之进一步升高。

3）减慢射血期：在射血的后期，由于心室收缩强度减弱，射血的速度逐渐减慢，故称为减慢射血期（period of reduced ejection），持续约 0.15s。在减慢射血期，室内压和主动脉压都由峰值逐渐下降。在快速射血期的中期或稍后，乃至整个减慢射血期，室内压已略低于主动脉压，但此时心室内的血液因具有较高的动能，仍可逆压力梯度继续流入主动脉。

（2）心室舒张期：心室舒张期（period of ventricular diastole）可分为等容舒张期和心室充盈期，心室充盈期又可分为快速充盈期和减慢充盈期。

1）等容舒张期：射血后，心室开始舒张，室内压下降，主动脉内的血液向心室方向反流，推动主动脉瓣使之关闭；但此时室内压仍高于房内压，故房室瓣仍处于关闭状态，心室又暂时成为一个封闭的腔。从主动脉瓣关闭至房室瓣开启前的这一段时间内，心室舒张而心室的容积并不改变，故称为等容舒张期（period of isovolumic relaxation），持续 0.06~0.08s。此时心室肌继续舒张，室内压急剧下降。

2）快速充盈期：随着心室肌的舒张，室内压进一步下降，当室内压下降到低于房内压时，心房内的血液冲开房室瓣进入心室，进入心室充盈期（period of ventricular filling）。房室瓣开启初期，心室肌很快舒张，室内压明显降低，甚至成为负压，心室对心房和大静脉内的血液可产生"抽吸"作用，血液快速流入心室，使心室容积迅速增大，故这一时期称为快速充盈期（period of rapid filling），持续约 0.11s。此期充盈量约为心室总充盈量的 2/3。

3）减慢充盈期：随着心室内血液充盈量的增加，房、室间的压力梯度逐渐减小，充盈速度减慢，故称为减慢充盈期（period of reduced filling），持续约 0.22s。

（3）心房收缩期：在心室舒张期的最后 0.1s，心房开始收缩，使心室进一步充盈，此后心室活动进入新一轮周期。心房收缩期间，进入心室的血量约占每个心动周期的心室总回流量的 25%。然而，心房的收缩可使心室舒张末期容积进一步增大，心室肌收缩前的初长度增加，从而使心肌的收缩力加大，提高心室的泵血功能。因此，心房的收缩起着初级泵的作用，有利于心脏射血和静脉回流。

右心室的泵血过程与左心室基本相同，但由于肺动脉压约为主动脉压的 1/6，因此在心动周期中右心室内压的变化幅度要比左心室内压的变动小得多。

3. 心动周期中心房内压力的变化 在心动周期中，从左心房内记录的压力曲线上依次出现 a、c、v 三个较小的正向波（见图 2-2）。心房收缩时房内压升高，形成 a 波的升支，随后心房舒张，房内压回降，形成 a 波的降支。当心室收缩时，心室内的血液向上推顶已关闭的房室瓣并使之凸入心房，造成房内压略有升高，形成 c 波的升支；当心室开始射血后，心室容积减小，房室瓣向下移动，使房容积扩大，房内压降低，遂形成 c 波的降支。此后，由于血液不断从静脉回流入心房，而此时房室瓣仍处于关闭状态，故随着心房内血液量的增加，房内压也持续升高，形成 v 波的升支；当心室舒张、充盈时，房室瓣开放，血液迅速由心房进入心室，房内压很快下降，形成 v 波的降支。心动周期中，心房内压变化的幅度比心室内压变化的幅度小。

4. 心音 在心动周期中，心肌收缩、瓣膜启闭、血液流速改变形成的湍流和血流撞击心室壁和大动脉壁引起的振动都可通过周围组织传递到胸壁，用听诊器便可在胸壁的一定部位听到由上述的机械振动所产生的声音，称为心音（heart sound）。若用传感器将这些机械振动转换成电信号，经放大后记录下来，便可得到心音图（phonocardiogram）。

每个心动周期中可产生 4 个心音，分别称为第一、第二、第三和第四心音。通常情况下只能听到第一、第二心音；在某些健康青年人和儿童也可听到第三心音；用心音图可记录到四个心音（见图 2-2）。

（1）第一心音：第一心音标志着心室收缩的开始，在心尖搏动处（胸壁左侧第 5 肋间锁骨中线）听诊最为清楚，其特点是音调较低，持续时间较长。第一心音是由于房室瓣突然关闭引起心室内血液和室壁的振动，以及心室射血引起的大血管壁和血液湍流所发生的振动而产生的。

（2）第二心音：第二心音标志着心室舒张期的开始，在主动脉和肺动脉听诊区（胸骨右、左缘第 2 肋间）听诊最为清楚，其特点是频率较高，持续时间较短。第二心音主要是由于主动脉瓣和肺动脉瓣关闭，血流冲击大动脉根部引起血液、管壁及心室壁的振动而引起。

（3）第三心音：第三心音出现在心室快速充盈期末，是一种低频、低幅的振动，是由于快速充盈期末室壁和乳头肌突然伸展及充盈血流突然减速引起的振动而产生的。在部分健康青年人和儿童，偶尔可听到第三心音。

（4）第四心音：第四心音出现在心室舒张的晚期，为一低频短音，在部分正常老年人和心室舒张末期压力增高的患者中可出现，是由于心房收缩引起心室主动充盈时，血液在心房和心室间来回振动所引起，故也称为心房音。正常心房收缩时一般不产生声音，但异常强烈的心房收缩和在左心室壁顺应性下降时，可产生第四心音。

（二）心脏泵血功能的评价

1. 心脏的排血量

（1）每搏排血量和射血分数：一侧心室一次心脏搏动所射出的血液量，称为每搏排血量（stroke volume，SV），简称搏出量。正常成年人在安静状态下，左心室舒张末期容积约 125ml，搏出量约 70ml（60~80ml）。可见，每次心跳并未将心室内充盈的血液全部射出。搏出量占心室舒张末期容积的百分比，称为射血分数（ejection fraction）。健康成年人的射血分数为 55%~65%。正常情况下，搏出量与心室舒张末期容积是相适应的，即当心室舒张末期容积增加时，搏出量也相应增加，而射血分数基本保持不变。在心室功能减退、心室异常扩大的患者，其搏出量可能与正常人无明显差异，但心室舒张末期容积增大，因此射血分数明显降低。因此，与搏出量相比，射血分数能更准确地反映心脏的泵血功能，对早期发现心脏泵血功能异常具有重要意义。

（2）每分排血量和心指数：一侧心室每分钟射出的血液量，称为每分排血量（minute volume），也称心排血量（cardiac output）。左、右两侧心室的心排血量基本相等。心排血量等于心率与搏出量的乘积。一般健康成年男性在安静状态下的心排血量为 4.5~6.0L/min。女性的心排血量比同体重男性低 10% 左右。

以单位体表面积（m²）计算的心排血量称为心指数（cardiac index）。安静和空腹情况下测定的心指数称为静息心指数，可作为比较不同个体心功能的评价指标。在同一个体的不同年龄段或不同生理情况下，心指数也可发生变化。静息心指数随年龄增长而逐渐下降。如 10 岁左右的少年静息心指数最高，可达 4L/(min·m²)，到 80 岁时降到约 2L/(min·m²)。运动时，心指数随运动强度的增加大致成比例地增高。在妊娠、情绪激动和进食时，心指数均有不同程度的增高。

2. 心做功量

（1）每搏功：心脏的每搏功（stroke work）简称搏功，是指心室一次收缩射血所做的外功。心脏收缩射血所释放的机械能除主要表现为将一定容积的血液提升到一定的压力水平而增加血液的势能外，还包括使一定容积的血液以较快的流速向前流动而增加的血流动能。人体在安静状态下，血流动能在左心室每搏功的总量中所占的比例很小，约仅 1%，故一般可忽略不计。以左心室为例计算如下：

$$每搏功 = 搏出量 \times （射血期左心室内压 - 左心室舒张末期压）$$

由于射血期左心室内压是不断变化的，精确计算每搏功需将整个心动周期中压力与容积的变化进行积分。但在实际应用中，常以平均动脉压代替射血期左心室内压平均值，而以左心房平均压代替左心室舒张末期压，因此，每搏功的计算可变化为下式：

$$每搏功 = 搏出量 \times 13.6 \times 9.807 \times （平均动脉压 - 左心房平均压）\times 1/1\,000$$

上式中每搏功单位为焦耳（J），搏出量单位为升（L）；乘以 9.807 将力的单位由千克（kg）换算为牛顿（N）；13.6 为水银的密度值（kg/L）；压力单位为 mmHg，但需将毫米（mm）转换成米（m），故乘以 1/1 000。若按搏出量为 70ml，平均动脉压为 92mmHg，平均心房压为 6mmHg，则每搏功为 0.803J。

（2）每分功：每分功（minute work）是指心室每分钟内收缩射血所做的功，亦即心室完成每分排血量所做的机械外功。每分功等于每搏功乘以心率。若按心率为 75 次 /min 计算，则每分功为 60.2J/min。

当动脉血压升高时，为克服加大的射血阻力，心肌必须增加其收缩强度才能使搏出量保持不变，因而心脏做功量必定增加。可见，与单纯的心排血量相比，用心脏做功量来评价心脏泵血功能将更为全面,尤其是在动脉血压水平不同的个体之间,或在同一个体动脉血压发生改变前后,用心脏做功量来比较心脏泵血功能更准确。

在正常情况下,左、右心室的排血量基本相等,但肺动脉平均压仅为主动脉平均压的1/6左右,故右心室的做功量也只有左心室的1/6左右。

(三)影响心排血量的因素

心排血量等于搏出量与心率的乘积,因此凡能影响搏出量和心率的因素均可影响心排血量。

1. **搏出量** 搏出量的多少取决于心室肌的前负荷、后负荷和心肌收缩能力等。

(1)心室肌的前负荷与心肌异长自身调节

1)心室肌的前负荷:心室肌的初长度取决于心室舒张末期的血液充盈量,换言之,心室舒张末期容积相当于心室的前负荷。实验中常用心室舒张末期压力来反映前负荷。因为正常人心室舒张末期的心房内压力与心室内压力几乎相等,且心房内压力的测定更为方便,故又常用心室舒张末期的心房内压力来反映心室的前负荷。

2)心肌异长自身调节:实验中逐步改变心室舒张末期压力值,并测量相对应的心室搏出量或每搏功,将每个给定的压力值时所获得的相对应的搏出量或每搏功的数据绘制成的曲线,称为心室功能曲线(ventricular function curve)(图2-3)。心室功能曲线大致可分三段:①左心室舒张末期压在5~15mmHg的范围内为曲线的上升支,随着心室舒张末期压的增大,心室的每搏功也增大。通常状态下左心室舒张末期压仅5~6mmHg,而左心室舒张末期压为12~15mmHg是心室最适前负荷,说明心室有较大的初长度储备。②左心室舒张末期压在15~20mmHg的范围内,曲线趋于平坦,说明前负荷在其上限范围变动时对每搏功和心室泵血功能的影响不大。③左心室舒张末期压高于20mmHg,曲线平坦或甚至轻度下倾,但并不出现明显的降支,说明心室前负荷即使超过20mmHg,每搏功仍不变或仅轻度减少。只有在发生严重病理变化的心室,心功能曲线才出现降支。

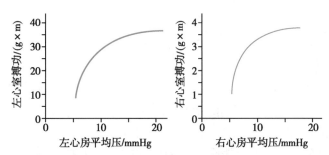

图2-3 左、右心室功能曲线

(实验中分别以左、右心房平均压代替左、右心室舒张末期压)

从心室功能曲线看,在增加前负荷(初长度)时,心肌收缩力加强,搏出量增多,每搏功增大。这种通过改变心肌初长度而引起心肌收缩力改变的调节,称为异长自身调节(heterometric autoregulation)。

异长自身调节的主要生理学意义是对搏出量的微小变化进行精细的调节,使心室射血量与静脉回心血量之间保持平衡,从而使心室舒张末期容积和压力保持在正常范围内。例如,在体位改变或动脉血压突然升高时,以及在左、右心室搏出量不平衡等情况下,心室的充盈量可发生微小的变化。这种变化可立即通过异长自身调节来改变搏出量,使搏出量与回心血量之间重新达到平衡状态。但若循环功能发生幅度较大、持续时间较长的改变,仅靠异长自身调节不足以使心脏的泵血功能满足机体当时的需要,需要通过调节心肌收缩能力来进一步加强心脏的泵血功能。

(2)心室收缩的后负荷:大动脉血压是心室收缩的后负荷。在心肌初长度、收缩能力和心率都不变的情况下,如果大动脉血压增高,等容收缩期室内压的峰值将增高,结果使等容收缩期延长而射血期缩短,射血期心室肌缩短的程度和速度都减小,射血速度减慢,搏出量减少;反之,大动脉血压降低,则有利于心室射血。

（3）心肌收缩能力：心肌不依赖于前负荷和后负荷而能改变其力学活动（包括收缩的强度和速度）的内在特性，称为心肌收缩能力。在完整的心室，在同样的前负荷条件下，心肌收缩能力增强可使每搏功增加，心脏泵血功能增强。这种通过改变心肌收缩能力的心脏泵血功能调节，称为等长调节（homometric regulation）。

2. **心率**　在一定范围内，心率加快可使心排血量增加。当心率增快但尚未超过一定限度时，尽管此时心室充盈时间有所缩短，但由于静脉回心血量大部分在快速充盈期内进入心室，因此心室充盈量和搏出量不会明显减少，因而心率的增加可使每分排血量明显增加。但是，如果心率过快，当超过160~180 次 /min，将使心室舒张期明显缩短，心舒期充盈量明显减少，因此排血量也明显减少，从而导致心排血量下降。如果心率过慢，当低于 40 次 /min 时，将使心室舒张期过长，此时心室充盈早已接近最大限度，心舒期的延长已不能进一步增加充盈量和搏出量，因此心排血量也减少。

（四）心脏泵血功能的储备

心排血量可随机体代谢需要而增加的能力，称为心泵功能储备或心力储备（cardiac reserve）。心泵功能储备可用心脏每分钟能射出的最大血量，即心脏的最大排血量来表示。

心泵功能储备的大小主要取决于搏出量和心率能够提高的程度，因而心泵功能储备包括搏出量储备（stroke volume reserve）和心率储备（heart rate reserve）两部分。搏出量储备可分为收缩期储备和舒张期储备两部分，前者是通过增强心肌收缩能力和提高射血分数来实现的，而后者则是通过增加舒张末期容积而获得的。安静时，左心室舒张末期容积约 125ml，左心室收缩末期容积约为 55ml，搏出量为 70ml。由于正常心室腔不能过分扩大，一般只能达到 140ml 左右，故舒张期储备仅 15ml 左右，而当心肌作最大程度收缩时，心室收缩末期容积可减小到不足 20ml，因而收缩期储备可达 35~40ml。正常健康成年人安静时的心率为 60~100 次 /min。假如搏出量保持不变，使心率在一定范围内加快，当心率达到 160~180 次 /min 时，心排血量可增加至静息时的 2~2.5 倍，称为心率储备。

二、心血管活动的调节

（一）神经调节

心血管活动受自主神经系统的调控，副交感神经系统主要调节心脏活动，而交感神经系统对心脏和血管的活动都有重要的调节作用。神经系统对心血管活动的调节是通过各种心血管反射（cardiovascular reflex）进行的。

1. **颈动脉窦和主动脉弓压力感受性反射**　当动脉血压突然升高时，可反射性引起心排血量减少和外周阻力减小，血压下降，这一反射称为压力感受性反射（baroreceptor reflex）或降压反射（depressor reflex）。

（1）动脉压力感受器：动脉压力感受器主要是指位于颈动脉窦和主动脉弓血管外膜下的感觉神经末梢。压力感受器并不直接感受血压变化，而是感受血管壁所受到的机械牵张刺激。当动脉血压升高时，动脉管壁被牵张的程度加大，压力感受器的传入冲动便增多。在同一血压水平，颈动脉窦压力感受器通常比主动脉弓压力感受器更敏感。

（2）传入神经及其中枢联系：颈动脉窦压力感受器的传入神经纤维组成窦神经（carotid sinus nerve），加入舌咽神经后进入延髓。主动脉弓压力感受器的传入神经纤维行走于迷走神经干内并随之进入延髓。压力感受器的传入冲动到达延髓孤束核后，不仅与延髓尾端腹外侧区发生联系，引起延髓头端腹外侧区心血管神经元抑制，使交感神经紧张降低，还与迷走神经背核和疑核发生联系，使迷走神经紧张增强。

（3）反射效应：动脉血压升高时，压力感受器传入冲动增多，引起压力感受性反射增强，导致心迷走紧张加强，心交感紧张和交感缩血管紧张减弱，引起心率减慢，心排血量减少，外周阻力减小，动脉血压下降；而当动脉血压降低时，压力感受器传入冲动减少，压力感受性反射减弱，引起心率加快，心排血量增多,外周阻力增大,血压回升。

(4)生理意义:压力感受性反射属于典型的负反馈调节,其生理意义主要是在短时间内快速调节动脉血压,维持动脉血压相对稳定,使动脉血压不致发生过分的波动。例如,在急性出血或由平卧位突然改变为直立位时,颈动脉窦内压力降低,通过压力感受性反射,可使动脉血压回升,避免血压过低而引起晕厥和休克等不良反应。压力感受器对快速性血压变化较为敏感,而对缓慢的血压变化不敏感。压力感受性反射在动脉血压的长期调节中不起重要作用。

2. 颈动脉体和主动脉体化学感受性反射　在颈总动脉分叉处和主动脉弓区域的颈动脉体和主动脉体化学感受器可感受动脉血中的 O_2 分压降低、CO_2 分压升高和 H^+ 浓度升高等刺激,其传入活动经窦神经和迷走神经上行至延髓孤束核,然后使延髓内呼吸运动神经元和心血管活动神经元的活动改变,称为化学感受性反射(chemoreceptor reflex)。

化学感受性反射的效应主要是调节呼吸,反射性地引起呼吸加深加快;通过呼吸运动的改变,再反射性影响心血管活动。化学感受性反射在平时对心血管活动调节作用并不明显,只有在缺氧、窒息、失血、血压过低和酸中毒等情况下才起调节作用。缺血或缺氧等引起的化学感受性反射可兴奋交感缩血管中枢,使骨骼肌和大部分内脏血管收缩,总外周阻力增大,血压升高。由于心脏和脑的血管无明显收缩或发生轻微舒张,使循环血量得以重新分配,从而保证心、脑等重要器官在危急情况下优先获得血液供应。

3. 心肺感受器引起的心血管反射　心肺感受器(cardiopulmonary receptor)是指一些位于心房、心室和肺循环大血管壁内的感受器,这些感受器能感受两类刺激,一类是血管壁的机械牵张刺激,另一类是某些化学物质如前列腺素、腺苷和缓激肽等的刺激,其传入神经纤维分别走行于迷走神经或交感神经内。这些感受器的扩张主要依赖于静脉回心血量,能探测循环系统的"充盈度",故又称为容量感觉器。容量感受性反射(volume receptor reflex)是典型的心肺感受器反射,主要调节循环血量和细胞外液量。心房壁的牵张感受器又称容量感受器或低压力感受器,当心房压升高尤其是血容量增多引起心房壁受牵张的刺激增强时,容量感受器兴奋,传入冲动经迷走神经传到中枢后,不仅引起交感神经抑制和迷走神经兴奋,使心率减慢、心排血量减少、外周阻力降低和血压下降,还降低血浆血管升压素和醛固酮水平,增加肾的排水和排钠量,降低循环血量和细胞外液量。

心室壁的交感神经传入末梢能感受多种内源性和外源性化学物质如缓激肽、过氧化氢和腺苷等的刺激,还可感受心室扩张引起的机械刺激,经心交感神经传入,反射性引起交感神经活动增强和动脉血压升高,这种心血管反射称为心交感传入反射(cardiac sympathetic afferent reflex),属于正反馈调节模式。在心肌缺血时,心交感传入反射增强有利于维持血压。心交感传入反射病理性增强参与慢性心力衰竭和高血压病的交感神经过度激活机制。

(二) 体液调节

血液和组织液中的某些化学物质对心肌和血管平滑肌活动的调节,称为心血管活动的体液调节。

1. 肾上腺素和去甲肾上腺素　肾上腺素(epinephrine,E;或 adrenaline)和去甲肾上腺素(norepinephrine,NE;或 noradrenaline,NA)都属于儿茶酚胺类物质。循环血液中的肾上腺素和去甲肾上腺素主要来自肾上腺髓质,其中肾上腺素约占 80%,去甲肾上腺素约占 20%。肾上腺素能神经末梢释放的去甲肾上腺素也有一小部分进入血液循环。

肾上腺素与 α 和 β(包括 β_1 和 β_2)受体结合的能力都很强。在心脏,肾上腺素与 β_1 受体结合后可产生正性变时和正性变力作用,使心排血量增多。在血管,肾上腺素的作用取决于血管平滑肌上 α 和 β_2 受体的分布情况。肾上腺素可引起 α 受体占优势的皮肤、肾和胃肠道血管平滑肌收缩;在 β_2 受体占优势的骨骼肌和肝血管,小剂量的肾上腺素常以兴奋 β_2 受体的效应为主,引起这些部位的血管舒张,大剂量时由于 α 受体也兴奋,则引起血管收缩。肾上腺素可在不增加或降低外周阻力的情况下增加心排血量。NE 主要与血管平滑肌 α 受体结合,也能与心肌 β_1 受体结合,而与血管平滑肌 β_2 受体结合的能力却较弱。静脉注射 NE 可使全身血管广泛收缩,外周阻力增加,动脉血压升高;而血压升高又使压力感受性反射活动增强,由于压力感受性反射对心脏的效应超过 NE 对心脏的直接效应,结果导致心率减慢。

2. **肾素 - 血管紧张素 - 醛固酮系统**　肾素(renin)是由肾脏近球细胞分泌的一种酸性蛋白酶,可将血浆或组织中的血管紧张素原(angiotensinogen)水解为血管紧张素 I(angiotensin I,Ang I)。在血浆或组织(特别是肺循环血管内皮表面)的血管紧张素转换酶(angiotensin converting enzyme,ACE)作用下,生成血管紧张素 II(angiotensin II,Ang II);Ang II 在血浆和组织中可进一步酶解成血管紧张素 III(angiotensin III,Ang III);Ang III 在氨基肽酶的作用下生成血管紧张素 IV(angiotensin IV,Ang IV)。Ang II 和 Ang III 为强缩血管物质和醛固酮分泌的刺激物,参与调节血压和体液平衡、调节红细胞的生成等。

Ang I 一般不具有生理作用,Ang II 是血管紧张素中最重要的成员,其生理作用几乎都是通过激动血管紧张素受体 1(angiotensin receptor,AT_1 receptor)产生的,主要包括:①缩血管作用。Ang II 可直接使全身微动脉收缩,血压升高;也能使静脉收缩,回心血量增加。②促进交感神经末梢释放递质。Ang II 可作用于交感缩血管纤维末梢的突触前 AT 受体,通过突触前调制作用促进其释放去甲肾上腺素。③对中枢神经系统的作用。Ang II 可作用于中枢神经系统的一些神经元,使中枢对压力感受性反射的敏感性降低,交感缩血管中枢紧张加强;并促进神经垂体释放血管升压素和缩宫素;增强促肾上腺皮质激素释放激素的作用。还能产生或增强渴觉,并引起饮水行为。④促进醛固酮的合成和释放。Ang II 可刺激肾上腺皮质球状带合成和分泌醛固酮,后者可促进肾小管对 Na^+ 和水的重吸收,参与机体的水盐调节,增加循环血量。

正常状态下,血液中仅含有微量血管紧张素。机体大量失血和腹泻等原因造成体内细胞外液量减少和血压下降时,肾血流量减少,可刺激肾近球细胞分泌大量的肾素,引起血液中血管紧张素增多,从而促使血容量增加和血压回升。由于肾素、血管紧张素和醛固酮三者关系密切,故将其称为肾素 - 血管紧张素 - 醛固酮系统(renin-angiotensin-aldosterone system,RAAS)(图 2-4)。该系统在机体动脉血压的长期调节中具有重要意义。

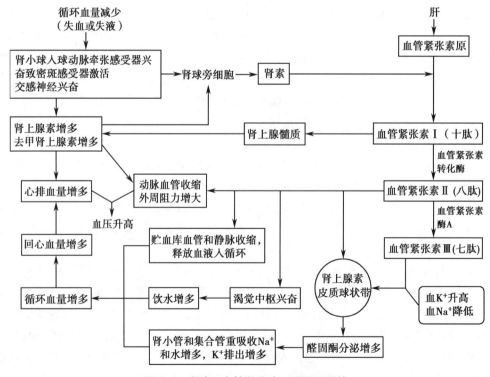

图 2-4　肾素 - 血管紧张素 - 醛固酮系统

3. **血管升压素**　血管升压素（vasopressin，VP）是由下丘脑视上核和室旁核神经元合成的一种九肽激素，合成后经下丘脑 - 垂体束运输到神经垂体储存，当机体活动需要时释放入血液循环，此过程也称为神经内分泌。

VP 与集合管上皮的 V2 受体结合后可促进水的重吸收，起到抗利尿的作用，故 VP 又称抗利尿激素（antidiuretic hormone，ADH）。VP 作用于血管平滑肌的受体则引起血管收缩，血压升高。在生理情况下，血浆中 VP 浓度升高时首先出现抗利尿效应，仅当其浓度明显增加时才引起血压升高。VP 在维持细胞外液量的恒定和动脉血压的稳定中都起着重要的作用。当血浆渗透压升高，或禁水、脱水及失血等情况导致细胞外液量减少时，VP 释放增加，调节机体细胞外液量，并通过对细胞外液量的调节，实现对动脉血压的长期调节作用。

4. **血管内皮生成的血管活性物质**　血管内皮细胞是衬于血管内表面的单层细胞组织，能合成与释放多种血管活性物质，主要调节局部血管的舒缩活动。

（1）血管内皮生成的舒血管物质：血管内皮细胞生成和释放的舒血管物质主要包括一氧化氮（nitric oxide，NO）、前列环素（prostacyclin，PGI$_2$）和内皮超极化因子（endothelium-derived hyperpolarizing factor，EDHF）等。

内皮舒张因子（endothelium-derived relaxing factor，EDRF）就是 NO，具有高度的脂溶性，可扩散至血管平滑肌细胞并激活胞内可溶性鸟苷酸环化酶，使胞内 cGMP 水平增高，降低胞质内游离 Ca^{2+} 浓度，使血管舒张。内皮细胞在基础状态下释放的 NO 参与维持血管的正常张力。NO 还可抑制平滑肌细胞的增殖，对维持血管的正常结构与功能具有重要意义。另外，NO 可抑制血小板黏附，有助于防止血栓形成。缓激肽、5- 羟色胺、ATP、ACh、NE、内皮素和花生四烯酸等体液因素，以及血流对内皮产生的切应力增加等物理刺激，均可引起 NO 释放。雌激素可通过激活内皮型一氧化氮合酶，促进 NO 合成，从而发挥舒血管作用。

PGI$_2$ 是血管内皮细胞膜花生四烯酸的代谢产物，在前列环素合成酶的作用下生成，其作用是舒张血管和抑制血小板聚集。

内皮细胞还能产生一种通过使血管平滑肌细胞超极化而引起血管舒张的因子，被命名为 EDHF。EDHF 可通过促进 Ca^{2+} 依赖的钾通道开放，引起血管平滑肌超极化，从而使血管舒张。

（2）血管内皮生成的缩血管物质：内皮素（endothelin，ET）是目前已知的最强烈的缩血管物质，对体内各脏器血管几乎都有收缩作用。ET 的缩血管效应持久，可能参与血压的长期调节。ET 家族中目前已确认的成员有 ET-1、ET-2 和 ET-3。ET-1 具有强大的正性肌力作用，但其强心作用常被其强烈的收缩冠脉、刺激 Ang Ⅱ 和 NE 释放等作用所掩盖。生理情况下，血流对内皮产生的切应力可促使 ET 释放。

5. **激肽释放酶 - 激肽系统**　激肽释放酶可分解血浆和组织中的蛋白质底物激肽原生成激肽。激肽可引起血管平滑肌舒张，参与对血压和局部组织血流量的调节。人体至少有三种激肽：缓激肽、赖氨酸缓激肽和甲二磺酰赖氨酰缓激肽。现已发现的激肽受体分为 B$_1$ 和 B$_2$ 两种亚型。激肽作用于血管内皮细胞上的 B$_2$ 受体，可刺激 NO、PGI$_2$ 和 EDHF 的释放，使血管强烈舒张，但可引起内脏平滑肌收缩。

6. **心血管活性多肽**

（1）心房钠尿肽与脑钠肽：心房钠尿肽（atrial natriuretic peptide，ANP）由心房肌细胞合成。心房充盈和离体的心房壁受牵拉均可引起 ANP 的释放。当血容量增加时，ANP 释放增加，产生利尿利钠作用，从而使血容量恢复正常。B 型脑钠肽（brain natriuretic peptide，BNP）因首先从猪脑分离出来而得名，又被称为 B 型利钠肽，是继 ANP 后利钠肽系统的又一成员，心室负荷和室壁张力的改变是刺激 BNP 分泌的主要条件。

（2）肾上腺髓质素：肾上腺髓质素（adrenomedullin，ADM）是 1993 年从人嗜铬细胞瘤组织中分离出来的一种新型活性多肽。后来发现它存在于机体几乎所有的组织中，其中以肾上腺、肺和心房为最多。血管内皮细胞可能是合成和分泌 ADM 的主要部位。ADM 能使血管舒张,外周阻力降低,具有强而持久的降压作用。在心脏,ADM 可产生正性肌力作用,并通过增加冠脉血流量,抑制炎症反应及氧自由基的生成,提高钙泵活性和加强兴奋 - 收缩耦联等多种途径,发挥对心脏的保护作用。ADM 还可使肾排钠和排水增多。

(3) 阿片肽:内源性阿片肽(endogenous opioid peptide,EOP)包括 β- 内啡肽、脑啡肽和强啡肽等三大家族。脑内的 β- 内啡肽可作用于心血管中枢的有关核团,使交感神经活动抑制,心迷走神经活动加强,降低动脉血压。阿片肽也可作用于血管壁的阿片受体,使血管平滑肌舒张;也可与交感缩血管纤维末梢突触前膜中的阿片受体结合,减少交感缩血管纤维递质的释放。应激、内毒素、失血等强烈刺激可引起 β- 内啡肽释放,并可能成为引起循环休克的原因之一。针刺穴位也可引起脑内阿片肽释放,可能是针刺使高血压患者血压下降的机制之一。

(4) 降钙素基因相关肽:降钙素基因相关肽(calcitonin gene-related peptide,CGRP)由 37 个氨基酸残基组成,由感觉神经末梢释放,其受体广泛分布于心肌和血管壁。CGRP 是目前发现的最强烈的舒血管物质;对心肌具有正性变力和变时作用。CGRP 还可促进内皮细胞的生长和内皮细胞向受损血管壁的迁移,促进新生血管的生成。

7. 前列腺素　前列腺素(prostaglandin,PG)是细胞膜上磷脂中的花生四烯酸的代谢产物。全身各部位的组织细胞几乎都含有生成前列腺素的前体和酶。PG 是一族活性强、种类多的二十碳不饱和脂肪酸。PG 参与多种生理功能活动,包括血压调节、水盐代谢等。其中 PGE_2 主要由肾脏产生,具有舒血管作用,参与血压稳态调节;PGI_2 主要在血管组织合成,有强烈的舒血管作用;$PGF_{2\alpha}$ 则能使静脉收缩。

(三) 自身调节

1. 代谢性自身调节机制——局部代谢产物学说　器官组织的血流量取决于该器官的代谢水平,代谢水平越高,血流量也越多。当组织代谢活动增强时,局部组织的代谢产物如 CO_2、腺苷、乳酸、H^+、K^+ 等增多而 O_2 分压降低,使局部组织的微动脉和毛细血管前括约肌舒张,其结果是局部组织血流量增多而移去代谢产物和改善缺氧,这一效应称为代谢性自身调节。

2. 肌源性自身调节机制——肌源学说　血管平滑肌本身经常保持一定的紧张性收缩,称为肌源性活动(myogenic activity)。血管平滑肌受牵张刺激时,紧张性活动加强。当供应某一器官血管的灌注压突然升高时,血管平滑肌受到牵张刺激,血管尤其是毛细血管前阻力血管的肌源性活动增强,血管收缩,使血流阻力增大,以免器官的血流量因灌注压升高而增多。反之,当器官血管的灌注压突然降低时,阻力血管舒张,局部血流阻力减小,使灌注该器官的血流量不至于明显减少。肌源性自身调节的意义是在血压发生一定程度的变化时使某些器官的血流量能保持相对稳定。这种肌源性自身调节机制在肾血管特别明显,在脑、心、肝、肠系膜和骨骼肌的血管也能看到,但皮肤血管一般没有这种表现。

三、心力衰竭的病理生理学

各种原因所致心脏泵血功能降低,称为心功能不全(cardiac insufficiency)。心功能不全早期动用心力储备,心排血量尚能满足代谢的需要,为心功能不全代偿期。由于心肌原发性或继发性收缩和(或)舒张功能发生障碍,使心排血量绝对或相对下降,以致不能满足机体代谢需要,出现体循环、肺循环淤血的临床病理生理学综合征称为心力衰竭(heart failure),简称心衰。

(一) 心力衰竭的病因

心力衰竭的主要病因可以归纳为引起心肌收缩功能障碍、心室前负荷或后负荷过重、心室舒张和充盈受限的疾病(表 2-1)。某些遗传缺陷也是引起心力衰竭的潜在病因,如特发性扩张型心肌病等。

表 2-1　心力衰竭的常见病因

心肌收缩功能障碍	心室前负荷过重	心室后负荷过重	心室舒张和充盈受限
心肌缺血或梗死	二尖瓣关闭不全	高血压	二尖瓣狭窄
心肌炎	主动脉瓣关闭不全	主动脉缩窄	三尖瓣狭窄
药物毒性	三尖瓣关闭不全	主动脉瓣狭窄	左心室肥厚
心肌病	肺动脉瓣关闭不全	肺动脉高压	心室纤维化
	房室间隔缺损	肺源性心脏病	限制性心肌病

1. 心肌收缩性降低　凡是能影响心肌兴奋-收缩耦联的因素都可以调控心肌的收缩性。心肌缺血或梗死引起心肌能量代谢障碍和结构损伤可引起心肌收缩性降低,这是引起心力衰竭特别是收缩性心力衰竭最主要的原因。另外,心肌炎和心肌病等,导致大量心肌细胞发生变性、凋亡和坏死,使心肌收缩性降低。某些药物如洋地黄等可通过改变心肌收缩性来调节心肌收缩的强度和速度,阿霉素等药物和酒精可以损害心肌的代谢和结构,抑制心肌的收缩性。

2. 心室负荷过重

(1)心室前负荷过重:左心室前负荷过重主要见于二尖瓣或主动脉瓣关闭不全,导致充盈量增加。右心室前负荷过重主要见于房间隔或室间隔缺损出现左向右分流以及三尖瓣或肺动脉瓣关闭不全。严重贫血、甲状腺功能亢进症等疾病,由于血容量和组织代谢率增加等因素,使回心血量增加,左、右心室的前负荷都增加。

(2)心室后负荷过重:左心室后负荷过重主要见于高血压、主动脉缩窄和主动脉瓣狭窄等。右心室后负荷增加主要见于肺动脉高压和肺动脉瓣狭窄。慢性阻塞性肺病时肺小血管收缩及动脉壁增厚,导致肺循环阻力增加,久之因右心室后负荷过重引起肺源性心脏病。左心收缩期室壁张力可以准确反映左心室后负荷的大小,但动脉收缩压是反映左心室后负荷更简便的指标。

心室负荷过重时心肌首先发生适应性改变,以承受增高的工作负荷,维持相对正常的心排血量。但长期负荷过重,超过心肌的代偿能力时,会导致心肌的舒缩功能降低。

3. 心室舒张和充盈受限　心室充盈受限是指在静脉回心血量无明显减少的情况下,因心脏本身的病变引起的心脏舒张和充盈障碍。例如,肥厚心肌的顺应性减退,扩张能力降低,使心室舒张期充盈障碍。纤维化和限制性心肌病使心肌的伸展能力降低,僵硬度增加,心室扩张受限。急性心包炎时,可因心包腔内大量炎性渗出限制心室的舒张和充盈;慢性缩窄性心包炎时由于大量的瘢痕粘连和钙化使心包伸展受限,心室充盈量减少,造成心排血量降低。缺血、缺氧和心肌炎、心肌病等影响心肌收缩性的因素也同时影响心肌舒张性。

(二) 心力衰竭代偿过程中的继发损伤

1. 短期代偿机制造成心肌的继发损伤　异长自身调节机制、神经内分泌和细胞因子的激活和心肌重塑等机制加重心肌损伤和心功能恶化,又进一步激活神经内分泌-细胞因子等,形成恶性循环。

2. 慢性心肌重塑造成心肌的继发损伤　心室重塑是由于一系列复杂的分子和细胞机制导致心肌结构、功能和表型的变化。这些变化包括:心肌细胞肥大、凋亡,收缩蛋白胚胎基因再表达,细胞骨架蛋白的改变,心肌能量代谢异常,心肌细胞外基质的变化等。

3. 神经内分泌、自分泌和旁分泌调节造成心肌的继发损伤　心衰时,神经激素的激活不仅对血流动力学有恶化作用,而且有独立于血流动力学的对心肌的直接毒性作用,促进心衰的恶化和发展。

(三) 心力衰竭的诱发因素

凡是能增加心肌耗氧量、加重心脏的前后负荷或加重心肌舒缩性损伤的因素皆可能成为心力衰竭的诱发因素。常见因素主要有以下几种。

1. 感染　感染是心衰的最常见诱因。致病微生物及其产物除可以直接损伤心肌外,感染引起的发热可增加心率,增加心肌耗氧量。特别是呼吸道感染,如果合并支气管痉挛、黏膜充血和水肿等,还可使肺循环阻力增加,加重右心室后负荷。

2. 心律失常　尤其是快速性心律失常,由于舒张期缩短,冠脉灌流不足,既减少心肌供血,又降低心室充盈量。心率增快还增加心肌耗氧量。此外,快速性心律失常引起的房、室收缩不协调也可导致心排血量下降。缓慢性心律失常心率过慢时(低于40次/min),也会造成心排血量降低,诱发心力衰竭。

3. 心脏前、后负荷增加　高钠饮食,过量或快速输液增加心脏前负荷;情绪激动、血栓脱落等造成心脏后负荷增加也可诱发心力衰竭。妊娠期妇女至临产期可比妊娠前增加20%以上的血容量,加重心脏前负荷。分娩时疼痛和精神紧张,使交感-肾上腺髓质系统兴奋,除增加心率外,还引起外周小血管收缩,加重心脏后负荷。此外,劳累、气温变化、情绪波动、外伤与手术等均可加重心脏负荷,诱发心力衰竭。

4. 电解质代谢和酸碱平衡紊乱　低钾血症或高钾血症可干扰心肌兴奋性、传导性、收缩性和自律性。酸中毒可通过干扰心肌 Ca^{2+} 转运和抑制心肌兴奋-收缩耦联导致心肌的收缩性减弱。

5. 药物治疗不当　降压药使用不当引起的血压波动会加重心脏后负荷;钙通道阻滞剂和抗心律失常药等可抑制心肌收缩力。

四、心功能不全时机体的代偿机制

(一) 神经-体液代偿调节

在初始的心肌损伤以后,心脏的射血功能减退,会启动一系列的神经-体液代偿机制。其中既有迅速启动的功能性和代谢性代偿,又有缓慢持久的结构性代偿。在心力衰竭的最初阶段,这些适应性变化对于维持心脏的泵血功能、维持血流动力学稳态及重要器官的血液灌注起着十分重要的作用。但是,随着时间的推移,神经-体液机制持续激活又成为加重心肌损伤、降低心脏泵血功能以及促使心力衰竭进展的关键环节。在神经-体液调节机制中,最为重要的是交感神经系统、肾素-血管紧张素-醛固酮系统(RAAS)和促炎细胞因子系统。

1. 交感-肾上腺髓质系统激活　心排血量减少时,对颈动脉窦和主动脉弓压力感受器的刺激减弱,进而激活交感-肾上腺髓质系统,使心肌收缩力增强和心率增快,心排血量回升。另外,通过使腹腔内脏等阻力血管收缩,维持动脉血压,保证心和脑的血流灌注。在心功能不全早期或受损较轻时,交感-肾上腺髓质系统激活的代偿调节对增强心脏射血功能及维持血流动力学稳态起着非常重要的作用。但是,长期过度地交感-肾上腺髓质系统激活会造成对机体的不利影响。例如,心率加快和外周血管阻力增加会加重心脏负荷、引起心肌肥大等。另外,腹腔内脏器官持续的供血不足会引起代谢、功能和结构的改变,也会成为心功能不全恶化的重要因素。

2. 肾素-血管紧张素-醛固酮系统激活　心排血量减少激活RAAS。Ang Ⅱ具有明显的收缩血管的作用,与去甲肾上腺素协同维持血流动力学稳态,保证心、脑等重要器官的血液供应。醛固酮增加可引起钠水潴留,通过维持循环血量保持心排血量正常。但是,RAAS的过度激活可加重左心室后负荷;钠水潴留可加重心室前负荷。Ang Ⅱ还可直接促进心肌和非心肌细胞肥大或增殖。醛固酮增加也可以作用于心脏成纤维细胞,促进胶原合成和心脏纤维化。总体来说,RAAS激活在心功能不全代偿及失代偿期的调节作用是弊大于利。

3. 钠尿肽类　心房肌主要合成和分泌ANP,心室肌主要合成和分泌BNP,血管系统主要合成C型钠尿肽。钠尿肽家族具有抑制肾小管重吸收钠的作用;还能抑制醛固酮和抗利尿激素的分泌,因而可利钠排水,减少心脏的容量负荷。另外,钠尿肽可拮抗Ang Ⅱ的缩血管作用并抑制球旁细胞分泌肾素。在生理状态下,循环血中可检测到少量BNP和N末端B型利钠肽原(NT-proBNP)。心脏负荷增加或心室扩大时,心肌细胞受牵拉而合成并释放BNP/NT-proBNP,血浆BNP/NT-proBNP含量升高,并与心功能损伤的严重程度呈正相关。心力衰竭患者血浆中钠尿肽类的含量升高,可能有助于调节交感神经和RAAS激活引起的血管收缩和钠潴留。但在慢性心力衰竭患者,肾脏对钠尿肽类激素的反应下调,钠尿肽类激素不能产生与正常人相同的利钠作用。

另外,心功能不全时,内皮素和 NO 等血管活性物质也会改变;促炎因子 TNF-α 和 IL-6 等的水平增加也会不同程度参与心功能不全的代偿和失代偿过程。

（二）心脏本身的代偿调节

1. 心率加快　在一定的范围内,心率加快可提高心排血量;而且由于舒张期缩短,流向外周的血量减少,可提高舒张压,有利于冠脉的血液灌流,对维持动脉血压,保证重要器官的血流供应有积极意义。当组织对血供的需求增加时,正常的心脏可通过增加搏出量和心率增加心排血量;而损伤的心脏由于搏出量减少且相对固定,心率加快成为决定心排血量的主要因素。心率加快是一种易被快速动员的代偿反应,往往贯穿于心功能不全发生和发展的全过程。但是,心率加快的代偿作用也有一定的局限性:①心率加快增加心肌耗氧量;②心率过快(成人 >180 次 /min)明显缩短心脏舒张期,不但减少冠脉灌流量,使心肌缺血、缺氧加重,而且缩短心室充盈时间,减少充盈量,心排血量反而降低。

2. 心脏紧张源性扩张　当心脏收缩功能受损时,由于搏出量降低,使心室舒张末期容积增加,前负荷增加导致心肌纤维初长度增大,在肌小节长度不超过 2.2μm 的范围内心肌收缩力增强,代偿性增加搏出量,这种伴有心肌收缩力增强的心腔扩大称为紧张源性扩张,有利于将心室内过多的血液及时泵出。心肌肌小节长度的适度增长还可增加心肌对胞质 Ca^{2+} 的敏感性,增强心肌收缩性。紧张源性扩张的代偿是有限的,当左室充盈压过高,肌小节长度超过 2.2μm 时,有效横桥数目反而减少,收缩力下降;超过 3.6μm 时,粗、细肌丝不能重叠而无法完成收缩。

通过增加前负荷而增强心肌收缩力是急性心力衰竭时的一种主要代偿方式。慢性心力衰竭时,长期前负荷过重主要引起肌节过度拉长,收缩力减弱。这种心肌过度拉长并伴有心肌收缩减弱的心腔扩大称为肌源性扩张,已经不具有代偿意义。过度的心室扩张还会增加心肌耗氧量,加重心肌损伤。

3. 心肌收缩性增强　心功能受损时,由于交感 - 肾上腺髓质系统兴奋,儿茶酚胺增加,通过激活肾上腺素受体,增加胞质 cAMP 浓度,激活蛋白激酶 A。一方面使心肌细胞膜钙通道蛋白磷酸化,增加 Ca^{2+} 内流,胞质 Ca^{2+} 浓度升高发挥正性变力作用。另一方面,增加舒张期肌质网钙泵的磷酸化,促进胞质 Ca^{2+} 再摄取入肌质网,促进心肌舒张。在心功能损害的急性期,心肌收缩性增强对于维持心排血量和血流动力学稳态是十分必要的代偿和适应机制。当慢性心力衰竭时,心肌受体减敏,血浆中虽存在大量儿茶酚胺,但正性变力作用的效果显著减弱。

4. 心室重构　心脏由心肌细胞、非心肌细胞(包括成纤维细胞、血管平滑肌细胞、内皮细胞等)及细胞外基质组成。损伤的心脏发生心室重构涉及各种心脏成分的变化,主要表现在心肌肥大(myocardial hypertrophy),心肌和成纤维细胞的表型改变,胶原间质的数量、类型和分布异常,以及心肌间质和实质两者比例的变化。

（1）心肌细胞重构

1）心肌肥大:心肌肥大是指心肌细胞体积增大,在细胞水平上表现为细胞直径增宽,长度增加;在器官水平表现为心室质(重)量增加,心室壁增厚。临床上可用超声心动图等无创性方法检测心室壁厚度,因此心肌肥大又称为心室肥厚(ventricular hypertrophy)。过度的心肌肥大是心力衰竭发生与发展的重要病理基础,是心功能由代偿阶段向失代偿阶段演变的关键步骤。

心肌肥大可由多种原因引起,当部分心肌细胞丧失时,残余心肌可以发生反应性心肌肥大(reactive hypertrophy);长期负荷过重可引起超负荷性心肌肥大(overloading hypertrophy),按照超负荷原因和心肌反应形式的不同又可将超负荷性心肌肥大分为:①向心性肥大(concentric hypertrophy):心脏在长期过度的后负荷作用下,收缩期室壁张力持续增加,心肌肌节呈并联性增生,心肌细胞增粗。其特征是心室壁显著增厚而心腔容积正常或减小,使室壁厚度与心腔半径之比增大,常见于高血压性心脏病及主动脉瓣狭窄。②离心性肥大(eccentric hypertrophy):心脏在长期过度的前负荷作用下,舒张期室壁张力持续增加,心肌肌节呈串联性增生,心肌细胞增长,心腔容积增大;而心腔增大又使收缩期室壁应力增大,进而刺激肌节并联性增生,使室壁有所增厚。离心性肥大的特征是心腔容积显著增大与室壁轻度增厚并存,室壁厚度与心腔半径之比基本保持正常,常见于二尖瓣或主动脉瓣关闭不全。

无论是向心性肥大还是离心性肥大都是对室壁张力增加产生的适应性变化,是慢性心功能损伤时极为重要的代偿方式。心肌肥大时,室壁增厚,可通过降低心室壁张力而减少心肌的耗氧量,有助于减轻心脏负担。另外,心肌肥大时单位重量心肌的收缩性是降低的,但由于整个心脏的重量增加,所以心脏总的收缩力是增加的,有助于维持心排血量,使心脏在较长一段时间内能满足组织对心排血量的需求而不致发生心力衰竭。但是,心肌肥大的代偿作用也是有一定限度的,过度肥大心肌可发生不同程度的缺血、缺氧、能量代谢障碍和心肌舒缩能力减弱等,使心功能由代偿转变为失代偿。

2)心肌细胞表型改变:指由于心肌所合成的蛋白质的种类变化所引起的心肌细胞"质"的改变。在引起心肌肥大的机械信号和生物化学信号刺激下,成年心肌细胞的蛋白质合成发生改变,特别是在成年心肌细胞处于静止状态的胚胎期基因的表达重新启动,如 ANP、BNP 基因和 β- 肌球蛋白重链基因等心肌肥大的标志基因表达增加。但是,也有某些功能基因的表达减少,如肌质网钙泵蛋白的含量降低,使舒张期肌质网的钙再摄取受到抑制。

(2)非心肌细胞及细胞外基质的变化:缺血、缺氧、炎性细胞因子等可引起非心肌细胞的结构和功能变化,如血管内皮细胞损伤和血管平滑肌细胞增殖等,使心肌微血管发生纤维增生和管壁增厚,导致冠脉循环的储备能力和供血量降低。

成纤维细胞是细胞外基质的主要来源。心脏损伤时,机械性和多种生物性因素如 Ang Ⅱ、去甲肾上腺素、醛固酮和细胞因子等都可促进成纤维细胞活化,发生心肌成纤维细胞的表型转换,其分泌、增殖和迁移能力明显增强,分泌大量不同类型的胶原,同时又合成降解胶原的间质胶原酶和明胶酶等,通过对胶原合成与降解的调控,使胶原网络结构的生物化学组成和空间结构都发生改变,引起细胞外基质的增生与重构。

(三)心脏以外的代偿

心功能减退时,除心脏本身发生功能和结构的代偿外,机体还会启动心外的多种代偿机制,以适应心排血量的降低。

1. **增加血容量**　增加血容量是慢性心功能损伤时的主要代偿方式之一,有助于增加静脉回流量及心排血量。血容量增加的机制有:①交感神经兴奋:肾血管收缩,肾血流量下降。由于肾小球出球动脉的收缩强于入球动脉的收缩,有助于在肾血流量减少的情况下保持肾小球滤过率,此时滤过分数增大,即局部滤过的血浆量有所增加。由于近曲小管旁毛细血管血压降低而血浆胶体渗透压升高,导致近曲小管重吸收钠水增多,血容量增加;② RAAS 激活:醛固酮促进远曲小管和集合管对钠水的重吸收;③抗利尿激素释放增多:随着钠的重吸收增加,以及交感神经兴奋和 Ang Ⅱ 的刺激,抗利尿激素的合成与释放增加,加上淤血的肝脏对抗利尿激素的灭活减少,使血浆抗利尿激素水平增高,促进远曲小管和集合管对水的重吸收;④抑制钠水重吸收的激素减少:PGE_2 和 ANP 可促进钠水排出。心力衰竭时 PGE_2 的合成与分泌减少,而血中 ANP 在心力衰竭早期增高,而随着心力衰竭的加重,心房肌合成和分泌 ANP 减少。

2. **血流重新分布**　心功能减退时,交感 - 肾上腺髓质系统兴奋。由于不同器官的血管交感神经末梢密度和血管平滑肌细胞受体的含量不同,外周血管发生选择性收缩,引起全身血流重新分布,主要表现为皮肤、骨骼肌与内脏器官的血流量减少,其中以肾血流量减少最明显,而心、脑血流量不变或略增加。血流重新分布的代偿意义是既能防止血压下降,又能保证重要器官的血流量。但是,外周血管长期收缩,也会导致心脏后负荷增大而使心排血量减少,同时该脏器功能减退。

3. **对缺氧的代偿反应**　心功能减退时,体循环淤血和血流速度减慢可引起循环性缺氧,肺淤血和肺水肿又可引起乏氧性缺氧。缺氧引起的代偿反应主要有以下几方面。

(1)红细胞增多:缺氧刺激肾间质细胞分泌促红细胞生成素增加,后者促进骨髓造血功能,使红细胞和血红蛋白生成增多,以提高血液携氧的能力,改善机体缺氧。但红细胞过多又可使血液黏度增大,加重心脏的负荷。

(2)组织利用氧的能力增加:心功能减退时,低灌注导致组织细胞的供氧量减少,引起一系列代谢、功能与结构的改变。例如慢性缺氧时细胞线粒体数量增多,表面积增大,细胞色素氧化酶活性增强等,这些变化可改善细胞的内呼吸功能;细胞内磷酸果糖激酶活性增强可以使细胞从糖酵解中获得一定的能量补充;肌肉中肌红蛋白的含量增多,可改善肌肉组织对氧的储存和利用。通过组织细胞自身代谢、功能与结构的调整,使细胞利用氧的能力增强,以克服供氧不足带来的不利影响。

五、心力衰竭的发生机制

心力衰竭的发生机制十分复杂,迄今尚未完全阐明。目前认为,心力衰竭是多种原因启动机体多种机制共同作用的结果。神经 - 体液调节失衡在心力衰竭的发生与发展中起着关键作用,心室重构是心力衰竭的分子基础,最终的结果是心肌舒缩功能障碍。

(一)心肌收缩功能降低

心肌收缩能力降低是造成心脏射血功能减退的主要原因,可以由心肌收缩相关的结构成分改变、心肌能量代谢障碍和心肌兴奋 - 收缩耦联障碍分别或共同引起。

1. 心肌收缩相关的结构成分改变　与心肌收缩相关的心肌结构成分改变主要包括心肌细胞数量减少、肥大心肌不均衡生长和心脏结构的改变。

(1)心肌细胞数量减少:多种心肌损害(如心肌梗死、心肌炎及心肌病等)可导致心肌细胞变性、萎缩,严重者因心肌细胞死亡而使有效收缩的心肌细胞数量减少,造成原发性心肌收缩力降低。心肌细胞死亡可分为坏死(necrosis)与凋亡(apoptosis)两种形式。

1)心肌细胞坏死:心肌细胞在严重的缺血、缺氧、致病微生物感染、中毒等损伤性因素作用下,可导致溶酶体破裂。大量溶酶体酶特别是蛋白水解酶释放,引起细胞成分自溶,心肌细胞发生坏死,心肌收缩性严重受损。在临床上,引起心肌细胞坏死最常见的原因是急性心肌梗死。一般而言,当梗死面积达左室面积的23%时便可发生急性心力衰竭。

2)心肌细胞凋亡:凋亡是造成老年心脏心肌细胞数量减少的主要原因。线粒体损伤、细胞内钙超载以及活性氧生成增多可以单独或联合作用,是许多凋亡诱导因素作用的共同通路。细胞凋亡除可以直接引起心肌收缩能力降低外,还可由于心肌肥大与凋亡共存使心肌肥大与后负荷不匹配,使室壁应力增大并进一步刺激重构与凋亡。在心力衰竭时,心肌细胞凋亡又可致室壁变薄,心室进行性扩大。

(2)肥大心肌的不均衡生长:①在分子水平上,肥大心肌的表型改变,胚胎期基因如 ANP 和 BNP 等过表达;而一些参与细胞代谢和离子转运的蛋白质,如肌质网钙泵蛋白和细胞膜 L 型钙通道蛋白等表达减少。②在细胞水平上,心肌肥大的初期,心肌的组织结构基本正常。可见一定程度的线粒体数目增多、体积增大,肌原纤维增多和细胞核增大,这些变化可改善心肌细胞的内呼吸功能。但心肌过度肥大时,特别是增粗时,肌丝的增加超过线粒体的增加,肌节不规则叠加,加上显著增大的细胞核对邻近肌节的挤压,导致肌原纤维排列紊乱,心肌收缩力降低。③在器官水平上,与代偿期的心腔扩大和心室肥厚不同,衰竭时的心室表现为心腔扩大而室壁变薄,扩张的心室几何结构发生改变,横径增加使心脏由正常的椭圆形变成球状。心室扩张使乳头肌不能锚定房室瓣,主动脉和肺动脉瓣环扩大,可造成功能性瓣膜反流,导致心室射血功能进一步降低,而血流动力学紊乱进一步加重并参与心室重构的进展。

值得注意的是,损伤心脏各部分的变化并不是均一的。重构心脏不同部位的心肌肥大、坏死和凋亡共存,心肌细胞和非心肌细胞的肥大与萎缩、增殖与死亡共存。例如,在缺血中心区往往以心肌坏死为主,而在缺血边缘区可以观察到许多细胞凋亡,在非缺血区发生反应性心肌肥大。心肌细胞减少伴有成纤维细胞增生,细胞外基质增多,发生心脏纤维化。衰竭心脏在多个层次和水平出现的不均一性改变是构成心脏收缩能力降低及心律失常的结构基础。

2. 心肌能量代谢障碍　线粒体是心肌细胞的供能器官,由于心肌细胞功能复杂,对氧的需求量大,细胞内含有的线粒体数目也比其他细胞多。

(1)能量生成障碍:在有氧条件下,正常心肌 60%~90% 的 ATP 来源于游离脂肪酸的 β- 氧化,仅 10%~40% 由乳酸氧化及葡萄糖等分解产生。在心力衰竭早期,心肌能量底物代谢基本保持正常。随着心力衰竭的加重,心肌脂肪酸氧化明显降低,底物代谢从优先利用脂肪酸向利用葡萄糖转变,但是由于心肌缺氧,葡萄糖的有氧氧化减少,糖酵解加速,造成心肌能量生成减少,乳酸增加。

当心力衰竭发生时,心肌线粒体的结构和功能会出现一系列的变化。过度肥大的心肌内线粒体含量相对不足,损伤的心肌可见线粒体肥大和肿胀,线粒体多种酶的活性降低,三羧酸循环发生障碍,能量生成减少。此外,维生素 B_1 缺乏引起的丙酮酸氧化脱羧障碍,也使心肌细胞有氧氧化障碍,导致 ATP 生成不足。

(2)能量储备减少:心肌以 ATP 和磷酸肌酸(creatine phosphate,CP)的形式储存能量,肌酸分子量小且在心肌内的浓度比 ADP 大 100 倍,故 CP 是心肌细胞内储存能量的主要形式。心肌肥大初期,细胞内 CP 与 ATP 含量可在正常范围。随着心肌肥大的发展,产能减少而耗能增加,尤其是磷酸肌酸激酶同工型发生转换,导致磷酸肌酸激酶活性降低,使储能形式的 CP 含量减少,作为能量储备指数的 CP/ATP 比值明显降低。

(3)能量利用障碍:心肌对能量的利用是指把 ATP 储存的化学能转化成为心肌收缩的机械做功的过程。在收缩期,横桥的激活需要位于肌球蛋白头部的 Ca^{2+}-Mg^{2+}-ATP 酶水解 ATP。在人类,衰竭的心肌中 Ca^{2+}-Mg^{2+}-ATP 酶活性降低。

3. 心肌兴奋 - 收缩耦联障碍　任何影响心肌对 Ca^{2+} 转运和分布的因素都会影响钙稳态,导致心肌兴奋 - 收缩耦联障碍。

(1)肌质网钙转运功能障碍:肌质网通过摄取、储存和释放三个环节维持胞质 Ca^{2+} 的动态变化。心力衰竭时,肌质网 Ca^{2+} 摄取和释放能力降低,导致心肌兴奋 - 收缩耦联障碍。其机制是:①肌质网释放的 Ca^{2+} 约占心肌收缩总钙量的 75% 以上,过度肥大或衰竭的心肌细胞中,肌质网钙释放蛋白的含量减少或活性降低,造成 Ca^{2+} 释放量减少;②肌质网摄取 Ca^{2+} 减少,胞质内 Ca^{2+} 浓度不能迅速降低,延缓心肌舒张的速率;③由于舒张期肌质网钙泵摄 Ca^{2+} 减少和少量 Ca^{2+} 漏入胞质,使肌质网贮存的 Ca^{2+} 量减少。

(2)胞外 Ca^{2+} 内流障碍:心肌收缩时胞质中的 Ca^{2+} 除大部分来自肌质网外,尚有少量从细胞外经 L 型钙通道内流。Ca^{2+} 内流触发的肌质网 Ca^{2+} 释放在心肌收缩活动中起重要作用。长期负荷过重或缺血缺氧时,心肌对收缩刺激的反应性降低,会出现细胞外 Ca^{2+} 内流障碍,其主要机制为:①心肌内去甲肾上腺素合成减少及消耗增多,使局部去甲肾上腺素含量下降;②过度肥大的心肌细胞上 β 肾上腺素受体密度降低;③心肌细胞 β 受体对去甲肾上腺素的反应性降低。这些机制都使 β 受体兴奋引起的 L 型钙通道磷酸化降低,细胞膜 L 型钙通道开放减少,导致 Ca^{2+} 内流受阻。酸中毒引起的高钾血症,也减少 Ca^{2+} 内流。

(3)肌钙蛋白与 Ca^{2+} 结合障碍:心肌兴奋 - 收缩耦联的关键是 Ca^{2+} 与肌钙蛋白 C 结合,肌钙蛋白 C 只有一个和 Ca^{2+} 结合的特异性位点,两者结合的量不仅要求胞质的 Ca^{2+} 浓度迅速上升到足以启动收缩的阈值(10^{-5}mol/L),同时还要求肌钙蛋白活性正常,能迅速与 Ca^{2+} 结合。在一定范围内,肌钙蛋白 C 与 Ca^{2+} 结合的越多,心肌收缩力越大。各种原因引起心肌缺血缺氧,引起细胞酸中毒,由于 H^+ 与肌钙蛋白的亲和力比 Ca^{2+} 大,H^+ 占据了肌钙蛋白上的 Ca^{2+} 结合位点,导致 Ca^{2+} 无法与肌钙蛋白结合,心肌的兴奋 - 收缩耦联因而受阻。同时,H^+ 浓度升高还使肌质网中钙结合蛋白与 Ca^{2+} 亲和力增大,使肌质网在心肌收缩时不易释放足量的 Ca^{2+}。

4. 心脏各部分收缩活动不协调　在心肌炎和心肌缺血等心脏损伤时,由于病变往往呈区域性分布,病变轻的区域心肌收缩活动减弱,病变重的心肌甚至完全丧失,非病变心肌功能相对正常,甚至代偿性增强,不同功能状态的心肌共处一室,特别是病变面积较大时必然使整个心脏的收缩活动不协调,导致心排血量下降。例如心肌梗死的患者,心肌梗死区、缺血边缘区和非病变区在兴奋性、自律性、传导性和收缩性方面都存在差异,在此基础上易发生心律失常,使心脏各部分舒缩活动的协调性遭到破坏。度过心肌梗死的急性期后,坏死心肌被纤维组织取代,该处室壁变薄,收缩时可向外膨出,形成室壁瘤,影响心脏泵血。心律失常患者由于心脏收缩的不同步,无论是房室活动不协调还是两侧心室不同步收缩,心排血量均明显降低。

(二)心肌舒张功能障碍

舒张功能障碍的特点是在左室收缩功能正常时,左心腔内充盈压升高。心肌舒张功能障碍的确切机制目前尚不完全清楚,可分为主动性舒张功能减弱和被动性舒张功能减弱。

1. **主动性舒张功能减弱** 心脏的主动性舒张主要发生于舒张早期。肥大和衰竭的心肌细胞由于缺血缺氧,ATP 供应不足,肌质网或心肌细胞膜上钙泵活性降低,不能迅速将胞质内 Ca^{2+} 摄取入肌质网或向细胞外排出,使心室舒张迟缓和不完全,从而使心肌舒张功能降低。心肌肥大的患者心肌缺血缺氧时,心肌的舒张功能障碍可以出现在收缩功能障碍之前。另外,肌球 - 肌动蛋白复合体的解离也是一个需要消耗 ATP 的主动过程。损伤的心肌由于 ATP 缺乏及 Ca^{2+} 与肌钙蛋白亲和力增加,使肌球 - 肌动蛋白复合体解离减缓,影响心室的舒张和充盈。

2. **被动性舒张功能减弱** 心室的被动性舒张主要见于舒张晚期,指心室顺应性降低及充盈障碍。心室顺应性是指心室在单位压力变化下所引起的容积改变(dV/dp),其倒数 dp/dV 即为心室僵硬度。高血压及肥厚型心肌病时心室壁增厚,心肌炎症、纤维化及间质增生等均可引起心室壁成分改变,细胞外基质沉积增多,都可以引起心室顺应性下降,心室舒张末期容量减少,每搏排血量减少,而心室收缩末期容量无明显变化。

左心室舒张功能受损时,需提高心室的充盈压以维持心室的充盈量。此时左室舒张末期容积较小的增加,就会引起左室舒张末压显著增高。当左室舒张末期压力过高时,肺静脉压随之上升,从而出现肺淤血、肺水肿等左心衰竭的临床表现。此时,心肌的收缩功能尚无明显损伤,心排血量无明显降低。由于高血压病已经成为心力衰竭的主要病因之一,因舒张功能障碍引起的心力衰竭也日益受到重视。

此外,心肌细胞骨架的改变、室壁应力(后负荷)过大、心率过快、心室显著扩张以及心室的相互作用也会影响心室舒张功能。

六、心力衰竭临床表现的病理生理基础

心脏泵血功能障碍及神经 - 体液调节机制过度激活可以引起心力衰竭患者在临床上出现多种表现,主要以心排血量降低引起的器官组织灌流量减少和肺循环或体循环静脉淤血为特征,表现为低心排血量综合征和静脉淤血综合征。

(一)低心排血量综合征的病理生理基础

由心肌收缩性降低和心室负荷过重引起的收缩性心力衰竭,在临床上表现为低心排血量综合征,又称为前向衰竭(forward failure)。

1. **心脏泵血功能降低**

(1)心排血量减少及心指数降低:随着心功能不全的发展,心排血量相应降低。严重心功能不全时,卧床静息时的心排血量也显著降低,多数患者心排血量 <3.5L/min,心指数 <2.2L/(min·m²)。

(2)左室射血分数降低:心功能不全时,每搏排血量降低而左心室舒张末期容积增大,射血分数降低。当左室射血分数大于 50%~55% 时,患者左心室的收缩功能尚可;射血分数 40%~55% 时表示收缩功能轻度下降,30%~40% 时表示中度损伤,小于 30% 为收缩功能严重抑制,患者预后差。另外,射血分数还受到心室压力负荷和容量负荷的影响。例如,压力负荷增加会抑制心肌收缩能力,降低射血分

数;而二尖瓣反流引起的容量负荷过度,在一定程度上会通过紧张源性扩张增加射血分数。

此外,反映心肌收缩性的指标,如等容收缩期心室内压上升的最大速率以及反映心肌舒张性能的指标,如等容舒张期心室内压下降的最大速率在心功能不全时也有不同程度的降低。

(3)心室充盈受损:由于射血分数降低、心室射血后剩余血量增多,使心室收缩末容积增多,心室容量负荷增大,心室充盈受限。在心功能不全早期阶段即可出现心室舒张末压升高。通常以肺毛细血管楔压(pulmonary capillary wedge pressure,PCWP)反映左心房压和左心室舒张末压,以中心静脉压(central venous pressure,CVP)反映右心房压和右心室舒张末压。

(4)心率加快:由于交感神经系统兴奋,患者在心力衰竭早期即有明显的心率增快,可以适当补偿每搏排血量的降低,维持心排血量。因此心率加快常是心力衰竭患者最早和最明显的表现。但过快的心率不但可使心排血量降低,还能造成心肌缺血、缺氧而加重心肌损害。

(5)动脉血压的变化:心力衰竭对血压的影响依心力衰竭发生的速度和严重程度而定。大面积急性心肌梗死引起的急性心力衰竭,由于心排血量明显减少,导致动脉血压下降,甚至引发心源性休克。慢性心力衰竭时,由于交感-肾上腺髓质系统作用,动脉血压可维持在正常范围。在慢性心力衰竭出现心功能急剧恶化的患者中,由于神经-体液调节系统的过度激活,患者甚至可以出现动脉血压升高。心排血量明显减少时,脉压可减小;而因心脏扩张造成主动脉瓣关闭不全时,可见脉压增大。

2. 器官血流重新分配 一般而言,心力衰竭较轻时,心和脑血流量可维持在正常水平,而皮肤、骨骼肌及腹腔内脏的血管床血流量显著减少。当心力衰竭发展到严重阶段,心、脑血流量亦可减少。

皮肤血液流量减少可出现苍白、温度降低甚至出冷汗等,严重时四肢末端可呈现发绀。心衰时肌肉供血减少容易出现疲乏无力。肾动脉收缩,肾血流量减少,引起球-管失平衡,钠水潴留在体内,尿量减少。胃肠和肝脏等供血不足,导致功能下降,患者食欲和消化吸收能力减退。脑供血供氧不足时,出现头痛、失眠、烦躁不安和眩晕等症状,严重者发生嗜睡甚至昏迷。

(二)静脉淤血综合征的病理生理基础

心力衰竭时,由于心排血量减少,神经-体液调节机制过度激活,通过钠水潴留增加血容量和收缩容量血管,导致心脏容量负荷过度增加,这非但不能使心排血量有效增加,反而导致充盈压显著升高而造成静脉淤血,亦称后向衰竭(backward failure)。根据静脉淤血的主要部位分为肺循环淤血和体循环淤血。

1. 肺循环淤血 肺循环淤血主要见于左心衰,患者肺毛细血管楔压(PCWP)升高,严重时出现肺水肿,主要表现为呼吸困难。

(1)呼吸困难发生的基本机制:①肺淤血、肺水肿导致肺顺应性降低,要吸入同样量的空气,需要增加呼吸肌做功,消耗更多的能量;②支气管黏膜充血、肿胀及气道内分泌物导致气道阻力增大;③肺毛细血管压增高和间质水肿,刺激肺毛细血管旁感受器,引起反射性浅快呼吸。上述机制让患者感觉呼吸费力和气促。

(2)呼吸困难的表现形式:根据肺淤血和肺水肿的严重程度,呼吸困难可有不同的表现形式。

1)劳力性呼吸困难(dyspnea on exertion):是左心衰的最早表现,其特征是患者进行体力活动时出现呼吸困难,休息后可减轻或消失。其机制是:①体力活动时机体需氧增加则加剧组织缺氧,加之 CO_2 产生增多,从而刺激呼吸中枢产生"气促"的症状;②体力活动时心率加快导致舒张期缩短,左室充盈不足,导致心排血量进一步减少和肺淤血加重;③体力活动时回心血量增多,肺淤血加重和肺顺应性降低,肺通气做功增大,故感到呼吸困难。

2)夜间阵发性呼吸困难(paroxysmal nocturnal dyspnea):这也是左心衰竭早期的典型表现。患者夜间入睡后(多在入睡 1~2h 后)因突感胸闷、气急而惊醒,被迫坐起,可伴有咳嗽或泡沫样痰,发作较轻者在坐起后有所缓解。严重者可持续发作,甚至发展为急性肺水肿。发生机制是:①患者入睡后由端坐位改为平卧位,下半身静脉回流增多,水肿液吸收入血液循环也增多,回心血量增加,加重肺淤血;②入睡后迷走神经紧张性增高,使小支气管收缩,气道阻力增大;③熟睡后中枢对传入刺激的敏感性降低,只有当肺淤血程度较为严重使 PaO_2 下降到一定程度时,方能刺激呼吸中枢,使患者感到呼吸困难而惊醒。若患者在气促咳嗽的同时伴有哮鸣音,则称为心源性哮喘(cardiac asthma)。

3)端坐呼吸(orthopnea):患者在静息时已出现呼吸困难,平卧时加重,故需被迫采取端坐位或半卧位以减轻呼吸困难的程度。其机制是:①平卧位时外周血液回心量增多,加重肺淤血水肿,同时气道阻力增加,肺顺应性下降,呼吸困难加重。端坐位时下肢血液回流减少,肺淤血减轻,从而减轻呼吸困难;②端坐位膈肌下移,胸腔容积增大,肺活量增加,通气容易改善。

(3)急性肺水肿:见于突发左心室排血减少,引起肺静脉和肺毛细血管压力急剧升高,毛细血管壁通透性增大,血浆渗出到肺间质与肺泡而引起急性肺水肿。此时,患者可出现发绀、气促、端坐呼吸、咳嗽、咳粉红色(或无色)泡沫样痰等症状和体征。急性肺水肿是急性左心衰竭的主要临床表现。

2. 体循环淤血 体循环淤血见于右心衰竭及全心衰竭,主要表现为体循环静脉系统的过度充盈、静脉压升高、内脏充血和水肿等。

(1)静脉淤血和静脉压升高:右心衰竭时因钠水潴留及右室舒张末期压力升高,使上下腔静脉回流受阻,静脉异常充盈,表现为下肢和内脏的淤血。右心淤血严重时,可见颈静脉充盈明显,称为颈静脉怒张(engorgement of neck vein)。当按压肝脏时,由于受压肝脏向下腔静脉回流的血量增加,颈静脉充盈更为明显,称肝颈静脉反流征(hepatojugular reflux)阳性。静脉淤血和交感神经兴奋引起的容量血管收缩,可使静脉压升高。

(2)肝肿大及肝功能损害:由于下腔静脉回流受阻,肝静脉压升高,肝小叶中央区淤血,肝窦扩张、出血及周围水肿,导致肝脏肿大,局部有压痛。长期右心衰竭,还可造成心源性肝硬化。因肝细胞变性、坏死,患者可出现转氨酶增高及黄疸。

(3)胃肠功能改变:慢性心力衰竭时,由于胃肠道淤血及动脉血液灌流不足,可出现消化系统功能障碍,表现为消化不良、食欲缺乏、恶心、呕吐和腹泻等。

(4)水肿:水肿是右心衰竭以及全心衰竭的主要临床表现之一,称为心源性水肿(cardiac edema)。受重力的影响,心源性水肿在体位低的部位表现最为明显,所以右心衰竭患者往往出现下肢水肿,严重者还可伴发腹腔积液及胸腔积液等。毛细血管血压增高是心源性水肿的始发因素;肾血管收缩、血流量减少等引起的球-管失平衡造成的钠水潴留,是心源性水肿液的重要来源。此外,由于胃肠道淤血引起的食物消化吸收障碍、肝淤血造成的肝功能损伤可导致低蛋白血症,又进一步加重心源性水肿。

七、心力衰竭的分类

(一) 按心力衰竭发生的部位分类

1. 左心衰竭 左心衰竭指左心室失代偿而发生的心力衰竭,临床上较为常见,常与右心衰竭同时存在。主要特征为肺循环淤血和肺水肿,见于冠心病、高血压心脏病、心脏瓣膜病和扩张型心肌病等大多数心脏疾病。

2. 右心衰竭 单纯的右心衰竭较少见,主要见于肺源性心脏病、右心室梗死、原发性/继发性肺动脉高压和某些先天性心脏病(如艾森门格综合征)。大多数为左心衰竭后肺动脉压力增高合并的右心衰竭,主要特征为体循环静脉压增高与淤血、水肿。

3. 全心衰竭 同时存在左、右心力衰竭者称为全心衰竭,为临床上最常见的心力衰竭。

(二) 按心力衰竭发生的速度分类

1. 急性心力衰竭 急性心力衰竭系因急性的严重心肌损害(如急性心肌梗死)或突然加重的心脏负荷(如血压突然快速升高),使心功能正常或处于代偿的心脏在短时间内发生衰竭或使慢性心力衰竭急剧恶化。临床上以急性左心衰竭最常见,表现为急性肺水肿,重者伴心源性休克。

2. 慢性心力衰竭 慢性心力衰竭有一个缓慢的发生过程,一般是由心功能代偿走向失代偿发展而来,亦可由急性心力衰竭演变而来。

（三）按心力衰竭的性质分类

1. 收缩性心力衰竭　为最常见的心力衰竭类型,以收缩功能障碍为主,射血分数下降(LVEF< 40%),往往同时存在心脏扩大及体循环和/或肺循环淤血的表现。当心脏的收缩功能不全时常同时存在舒张功能障碍。

2. 舒张性心力衰竭　由于舒张功能障碍而导致心室舒张末期压力增高及体循环和/或肺循环淤血的临床表现,而收缩功能基本正常(LVEF ≥ 50%)。单纯的舒张性心力衰竭可见于高血压、冠心病的某一阶段。严重的舒张性心力衰竭常见于原发性限制型心肌病、原发性肥厚型心肌病等。收缩性和舒张性心力衰竭常合并存在。

（四）按左心室射血分数分类

根据 LVEF,心力衰竭可分为射血分数降低的心力衰竭(heart failure with reduced ejection fraction,HFrEF,LVEF<40%)、射血分数保留的心力衰竭(heart failure with preserved ejection fraction,HFpEF,LVEF ≥ 50%)和射血分数中间值的心力衰竭(heart failure with mid-range ejection fraction,HFmrEF,LVEF 为 40%~49%)三种(常见病因见表 2-1)。

（五）按心脏泵血能力的变化分类

1. 低心排血量心力衰竭　低心排血量心力衰竭时心脏泵血功能绝对下降,是绝大多数类型(即先天性、瓣膜性、高血压性、冠状动脉性和心肌病性)心脏病的特征。低心排血量心力衰竭的特征是有外周循环异常的临床表现,如全身血管收缩、发冷、苍白,偶有四肢发绀,晚期每搏血量下降使脉压变小。

2. 高心排血量心力衰竭　高心排血量心力衰竭时心脏泵血功能相对下降,如甲状腺功能亢进症、动静脉瘘、脚气病、贫血、妊娠。高心排血量心力衰竭的特征是患者通常四肢温暖潮红,脉压增大或正常。

八、心力衰竭临床药理学

心力衰竭的药物治疗目的是改善症状从而提高生活质量,减缓或逆转心脏功能衰竭以延长寿命。

（一）治疗心力衰竭药物的分类

根据药物的作用及作用机制,治疗心力衰竭的药物可分为以下几类。

1. 肾素-血管紧张素-醛固酮系统抑制药

(1)血管紧张素转化酶抑制药:卡托普利、依那普利等。

(2)血管紧张素Ⅱ受体(AT₁)阻断药:氯沙坦、缬沙坦等。

(3)醛固酮受体阻断药:螺内酯、依普利酮。

2. 利尿药　氢氯噻嗪、呋塞米等。

3. β肾上腺素受体阻断药　美托洛尔、卡维地洛等。

4. 正性肌力药

(1)强心苷类药:地高辛等。

(2)非苷类正性肌力药:米力农、维司力农等。

5. 扩血管药　硝普钠、硝酸异山梨酯、肼屈嗪、哌唑嗪等。

6. 钙增敏药及钙通道阻滞药

7. 起搏电流(I_f)抑制剂　伊伐布雷定。

8. 其他　注射用重组人脑利钠肽奈西立肽(nesiritide);钠依赖葡萄糖共转运蛋白2抑制剂(sodium-dependent glucose transporters 2 inhibitor,SGLT2i)列净类降糖药等。

（二）肾素-血管紧张素-醛固酮系统抑制药

包括血管紧张素转化酶抑制药(ACEI)、血管紧张素Ⅱ受体(AT₁)阻断药(ARB)和醛固酮受体阻断药三大类,是循证医学证明可以延长患者寿命、治疗心力衰竭最重要的药物之一。

1. **血管紧张素转化酶抑制药**　临床常用于治疗 CHF 的 ACEI 有卡托普利(captopril)、依那普利(enalapril)、西拉普利(cilazapril)、贝那普利(benazepril)、培哚普利(perindopril)、雷米普利(ramipril)及福辛普利(fosinopril)等,它们的作用基本相似。

【药理作用及机制】　ACEI 抑制体循环及局部组织中血管紧张素转化酶(ACE),使血管紧张素 I(Ang I)不能向血管紧张素 II(Ang II)转化,使血液及组织中 Ang II 含量降低,从而减弱了心力衰竭时过度增高的 Ang II 多重生物学效应;ACEI 同时抑制缓激肽的降解,使血液及组织中缓激肽含量增加,缓激肽可促进 NO 和 PGI_2 生成,从而发挥后二者的多重生物学效应。主要作用包括扩血管、减少醛固酮生成、改善心脏重建等。

ACEI 治疗 CHF 的作用机制包括以下几方面。

(1)降低外周血管阻力,降低心脏后负荷(阻力负荷):减弱 Ang II 的收缩血管作用,增加缓激肽扩血管、降低心脏后负荷作用。

(2)减少醛固酮生成:减轻水钠潴留,降低心脏前负荷(容量负荷)。

(3)抑制心肌及血管重构:Ang II 及醛固酮能够促进心肌细胞肥大、胶原含量增加、心肌间质纤维化,也是导致心肌及血管重构的重要因素。用不影响血压的小量 ACEI 即可减少 Ang II 及醛固酮的形成,防止和逆转心肌与血管重构,改善心功能,伴随药物剂量增加作用增加,故用于心力衰竭治疗要求尽可能使用目标剂量或者最大耐受剂量。

(4)对血流动力学的影响:ACEI 降低全身血管阻力,增加心排血量,并能降低左室充盈压、左室舒张末压,降低室壁张力,改善心脏的舒张功能,降低肾血管阻力,增加肾血流量。用药后症状缓解,运动耐力增加。

(5)降低交感神经活性:Ang II 通过作用于交感神经突触前膜血管紧张素受体(AT_1 受体)促进去甲肾上腺素释放,并可促进交感神经节的神经传递功能。Ang II 尚可作用于中枢神经系统的 AT_1 受体,促进中枢交感神经的冲动传递,进一步加重心肌负荷及心肌损伤。因此,ACEI 可通过减少 Ang II 生成,发挥抗交感作用,直接或间接降低血中儿茶酚胺和精氨酸血管升压素的水平,提高副交感神经张力,同时可以部分恢复心衰时心肌细胞下调的 β 受体数量,并增加 Gs 蛋白量而增强腺苷酸环化酶活性,发挥心肌细胞 β 受体通路正性肌力作用,从而进一步改善心功能。

【体内过程】　临床上抗慢性心力衰竭常用的 ACEI 体内过程如表 2-2 所示。

表 2-2　抗慢性心力衰竭常用的 ACEI 体内特点

药物	生物利用度 /%	达峰时间 /h	作用持续时间 /h
卡托普利	75	1	8~12
依那普利	60	4~6	≥ 24
福辛普利	36	3~6	24
赖诺普利	25	4~6	24

卡托普利

口服吸收快,生物利用度为 75%,食物能影响其吸收,因此宜在进餐前 1h 服用。给药后 1h 血药浓度达峰值。血浆蛋白结合率约为 30%。在体内分布较广,但分布至中枢神经系统及哺乳期妇女乳汁中的浓度较低,$t_{1/2}$ 为 2h,在体内消除较快,其巯基在体内易被氧化为二硫化合物。40%~50% 的药物以原形自肾排出,其余部分则以其代谢物形式从肾脏排泄。

依那普利

依那普利(enalapril)为前体药,口服后在肝酯酶作用下,生成二羧酸活性代谢物依那普利拉,后者对 ACE 的抑制作用比卡托普利强约 10 倍。依那普利作用出现较缓慢，口服后 4~6h 作用达高峰，作用维持时间可达 24h 以上，因此可每日给药 1 次。依那普利对血糖和脂质代谢影响很小。依那普利在体内分布较广，其血浆 $t_{1/2}$ 约为 11h，主要经肾排泄。

福辛普利

福辛普利（fosinopril）为前体药，含有磷酸基（POO—）。生物利用度 36%，70%~80% 在肝脏与肠黏膜水解为福辛普利酸起效。血药浓度峰值与降血压作用均在 3~6h 达高峰。因亲脂性强，与血浆蛋白结合达 95% 以上，血浆 $t_{1/2}$ 约 12h。对心脑 ACE 抑制作用强而持久，对肾脏 ACE 抑制作用弱而短暂。其药动学特点是由肝、肾双通道排泄，故在单纯肝或肾功能减退患者，一般不需要减量，较少引起蓄积中毒。福辛普利在乳汁中有分泌，哺乳期妇女忌用。

赖诺普利

赖诺普利（lisinopril）与 ACE 结合牢固，作用持久，日服 1 次即可。赖诺普利服后 2~3h 起效，4~6h 血药浓度达峰值。口服不受食物影响。生物利用度为 25%，与血浆蛋白结合不超过 10%。其有效血药浓度的 $t_{1/2}$ 为 11.6h。服药 2~3d 即可达到稳态血药浓度。药物以原形经肾脏排泄，排泄 $t_{1/2}$ 为 30h。对肾功能减退患者、老年人与心力衰竭患者应减量。

【临床应用】　ACEI 对各期心力衰竭患者均有作用，既能消除或缓解 CHF 症状、提高运动耐力、改善生活质量，又能防止和逆转心肌肥厚、降低病死率，还可延缓尚未出现症状的早期心功能不全者的进展，延缓心力衰竭的发生。故现已作为治疗心力衰竭的一线药物广泛用于临床，特别是对舒张性心力衰竭者疗效明显优于传统药物地高辛。

【不良反应】　详见第一章。

2. 血管紧张素 Ⅱ 受体（AT$_1$）阻断药　常用 AT$_1$ 阻断药（ARB）包括氯沙坦（losartan）、缬沙坦（valsartan）及厄贝沙坦（irbesartan）、坎地沙坦（candesartan）、依普沙坦（eprosartan）、替米沙坦（telmisartan）、奥美沙坦（olmesartan）。

【药理作用及机制】　ARB 可直接阻断 Ang Ⅱ 与其受体的结合，发挥拮抗作用。它们对 ACE 途径产生的 Ang Ⅱ 及非 ACE 途径，如糜酶（chymase）途径产生的 Ang Ⅱ 都有拮抗作用；因拮抗 Ang Ⅱ 的促生长作用，也能预防及逆转心血管的重构；干扰肾素 - 血管紧张素系统而不抑制激肽酶，相比于 ACEI 药物，不良反应有所减少。长期应用 ACEI（1 年），血浆 Ang Ⅱ 升高超过原有水平，改善左室重构和降低 NE 的作用减弱。此类药物由于阻断了 Ang Ⅱ 的作用，因此长期应用对心率无明显影响，不产生耐受性。

【体内过程】　ARB 的体内特点如表 2-3 所示。

表 2-3　抗慢性心力衰竭常用的 ARB 体内特点

药物	生物利用度 /%	达峰时间 /h	作用持续时间 /h
坎地沙坦	42	6~8	≥ 24
缬沙坦	25	4~6	24
氯沙坦	33	6	24
厄贝沙坦	60~80	3~6	24

坎地沙坦

坎地沙坦（candesartan）是坎地沙坦酯（candesartan cilexetil）的活性代谢物，对 AT$_1$ 受体具有强效、长效、选择性较高等特点。它对 AT$_1$ 受体的亲和力比氯沙坦高 50~80 倍。口服生物利用度为 42%，食物不影响其吸收。血浆蛋白结合率为 99.5%。坎地沙坦酯口服后在体内迅速水解为坎地沙坦，后者的血浆 $t_{1/2}$ 为 3~11h。坎地沙坦经肾及胆汁排出体外。

缬　沙　坦

缬沙坦（valsartan）对 AT_1 受体的亲和力比 AT_2 受体强 24 000 倍。原发性高血压患者口服缬沙坦 80mg 后，4~6h 可获最大降压效果，降压作用可持续 24h。

氯　沙　坦

氯沙坦（losartan）口服易吸收，吸收率为 33%，口服后有 14% 的氯沙坦在人体肝脏内代谢为 5-羧酸代谢物 EXP3 174，后者在给药后 3~4h 血中浓度达峰值。EXP3 174 的 $t_{1/2}$ 为 6~9h。氯沙坦与 EXP3 174 均不易透过血脑屏障。大部分氯沙坦在体内被肝细胞色素 P_{450} 系统代谢，仅少量氯沙坦与 EXP3 174 以原形随尿排泄。

厄　贝　沙　坦

厄贝沙坦（irbesartan）是强效、长效的 AT_1 受体阻断药，其对 AT_1 受体的选择性比 AT_2 受体高 8 500~10 000 倍，比氯沙坦对 AT_1 受体的亲和力强约 10 倍。原发性高血压患者一次口服 150mg 后，3~4h 降压作用达峰值，效果可持续 24h 以上。口服易吸收，生物利用度为 60%~80%，其吸收不受食物影响。血浆蛋白结合率为 90%。消除 $t_{1/2}$ 较长，可达 11~15h。在体内主要经肝脏代谢，部分药物随尿及粪便排出体外。

【临床应用】

（1）适应证：适用于治疗血浆肾素活性高，Ang Ⅱ 增多所致的心肌肥大以及纤维化的慢性心力衰竭。推荐用于服用 ACEI 出现不能耐受的干咳或血管神经性水肿的患者。

（2）禁忌证：禁用于孕妇、哺乳期妇女及双侧肾动脉狭窄者。低血压及严重肾功能不全、肝病患者慎用。应避免与补钾或留钾利尿药合用。

【不良反应】　与 ACEI 相似，ARB 可能引起低血压、肾功能恶化或高钾血症等。此类药物与 ACEI 相比，不良反应少，不易引起咳嗽和血管神经性水肿等，这可能与其不影响缓激肽活性有关，常作为对 ACEI 不耐受者的替代品。

血管紧张素受体阻断药 - 脑啡肽酶抑制剂复合剂沙库巴曲缬沙坦（sacubitril valsartan，entresto），于 2015 年 7 月 7 日获得美国 FDA 批准，用于射血分数降低的心力衰竭患者，降低心血管死亡和心衰住院风险，是首个也是唯一一个在临床试验中疗效显著超越标准治疗药物依那普利的药物，而且表现出更高的安全性，使该药成为过去 10 年中心脏病学领域最重要的进展之一。

沙库巴曲缬沙坦是一种首创的双效血管紧张素受体阻断药 - 脑啡肽酶抑制剂合剂，具有独特的作用模式，能够增强心脏的保护性神经内分泌系统（NP 系统，钠尿肽系统），同时抑制有害系统（RAAS 系统），减少衰竭心脏的应变。沙库巴曲缬沙坦结合了高血压药物缬沙坦和实验性药物 AHU-377（AHU-377 是一种脑啡肽酶抑制剂），其适用人群为心功能分级为中度至重度心衰患者，应用 ACEI 治疗效果不佳且症状无缓解的患者，该药通常与其他抗心衰药物联用，以取代 ACEI 或其他 RAAS 系统阻滞剂。最常见不良反应有低血压、高血钾及肾功能降低（肾损伤）。也有血管神经性水肿报道，黑种人及有血管神经性水肿病史的患者有更高的风险。因此在用药过程中，如果患者出现血管神经性水肿症状或呼吸困难，应该立即进行处理。本药不要与任何 ACEI 类药物同时使用，因为会有增加血管紧张素的风险。当在沙库巴曲缬沙坦与 ACEI 之间进行切换时，两种药物的使用应该间隔 36h。妊娠妇女应尽可能中止沙库巴曲缬沙坦的使用。

3. 醛固酮受体阻断药　醛固酮与靶器官胞质内的醛固酮受体结合，形成醛固酮 - 受体复合物，进而转移至细胞核诱导 DNA 转录、翻译，合成特异性的醛固酮诱导蛋白，调控管腔膜 Na^+、K^+ 通道以及管周膜 Na^+-K^+-ATP 酶的活性，促进 Na^+ 的重吸收和 K^+ 的分泌（图 2-5）。CHF 时血中醛固酮的浓度可明显增高达 20 倍以上，大量的醛固酮除了保钠排钾外，尚有明显的促生长作用，特别是促进成纤维细胞的增殖，刺激蛋白质与胶原蛋白的合成，引起心房、心室、大血管的重构，加速心衰恶化。此外，它还可阻止心肌摄取去甲肾上腺素，使去甲肾上腺素游离浓度增加而诱发冠状动脉痉挛和心律失常，增加心衰时室性心律失常和猝死的可能性。

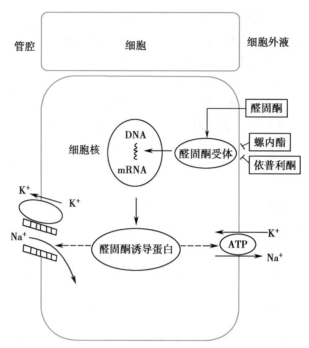

图 2-5　醛固酮对 Na$^+$、K$^+$ 转运的调节

【药理作用及机制】　醛固酮受体阻断药的结构与醛固酮相似,通过与醛固酮竞争胞质内受体,抑制醛固酮-受体复合物的形成而产生拮抗醛固酮的作用。醛固酮受体阻断药可使心力衰竭患者和梗死后心力衰竭患者显著获益,还可降低心力衰竭患者心脏性猝死率。此类药物降低心力衰竭患者的心血管死亡率的机制可能与其改善内皮功能,增加 NO 生物活性,抑制醛固酮引起的病理过程以及维持血钾水平,降低心力衰竭患者的心律失常有关。

【体内过程】　依普利酮(eplerenone)是选择性醛固酮受体阻断药。本品口服给药后约经 1.5h 达到血药峰浓度,半衰期为 4~6h,吸收不受食物的影响。依普利酮抗醛固酮受体的活性约为螺内酯(spirolactone)的 2 倍。

【临床应用】　醛固酮受体阻断药可应用于所有伴有症状的心力衰竭患者,并可改善其预后。由于醛固酮的生成及活化与心力衰竭的严重程度成正比,因此心力衰竭的基本治疗方案也从"黄金搭档"(ACEI 加 β 受体阻断药)转变为"金三角"(ACEI 加 β 受体阻断药加醛固受体阻断药)。由于三种药物均具有降压作用,三药合用的低血压、高血钾风险也会有所增加。

【不良反应】　ACEI 和醛固酮阻断药合用时,电解质紊乱、血肌酐升高,甚至肾功能损害等方面的不良反应也会加重。防止不良反应的方法包括密切观察、从小剂量起始,逐渐加量。在常规治疗的基础上,加用醛固酮受体阻断药螺内酯(spironolactone)可明显降低 CHF 病死率,防止左心室肥厚时心肌间质纤维化,改善血流动力学和临床症状;螺内酯与 ACEI 合用则可同时降低 Ang Ⅱ 及醛固酮水平,既能进一步减少患者的病死率,又能降低室性心律失常的发生率,效果更佳。但螺内酯能够引起性激素相关的副作用,如男性乳房增生症、妇女多毛症等,因此使用螺内酯治疗 CHF 时不可用大剂量,并且应在使用后定期监测血钾和肾功能。依普利酮是选择性醛固酮阻断药,对醛固酮受体具有高度选择性,由于其克服了螺内酯的促孕以及抗雄激素等的副作用,现已是治疗慢性心力衰竭更为安全有效的药物。在接受最佳药物治疗基础上(ACEI/ARB 或 β 受体阻断药),加用依普利酮能降低近期心肌梗死、有心力衰竭症状的左室收缩功能降低患者和糖尿病患者的死亡率。

（三）利尿药

利尿药在心衰的治疗中起着重要的作用,目前仍作为一线药物广泛用于各种心力衰竭的治疗。利尿药促进 Na$^+$、水的排泄,减少血容量,降低心脏前负荷,改善心功能;降低静脉压,消除或缓解静脉淤血及其所引发的肺水肿和外周水肿。对 CHF 伴有水肿或有明显淤血者尤为适用。

常用于治疗心力衰竭的利尿药有以下几类。

1. 高效利尿药 包括呋塞米、布美他尼、托拉塞米等。因大多数滤过液在髓袢升支被重吸收，所以作用于此部位的药物是最有效的利尿药。此类药物与蛋白结合率高达 95% 以上，故不被肾小球自由滤过，而是通过有机阴离子转运分泌入管腔而发挥作用。此类药物与氯化物竞争结合 Na^+-K^+-$2Cl^-$ 共同转运蛋白，抑制 NaCl 的重吸收。呋塞米还能抑制前列腺素分解酶的活性，使 PGE_2 含量升高，扩张血管，降低血管阻力。还能舒张静脉，降低心脏前负荷，改善心功能。托拉塞米为一较新的髓袢利尿药，由于其可抑制远曲小管醛固酮与其受体的结合，使其排钾作用明显弱于其他髓袢利尿药，这在治疗伴有低钾血症的慢性心力衰竭具有特殊的临床意义。托拉塞米吸收迅速，生物半衰期较呋塞米长，连续用药无蓄积，安全性远高于其他同类药物。托拉塞米还能抑制 Ang Ⅱ 的收缩血管和促生长作用。在降低慢性心力衰竭患者的病死率、低血钾的发生率以及改善心功能等方面优于呋塞米。

2. 中效利尿药 包括噻嗪类及其类似利尿药，如氢氯噻嗪、吲达帕胺等。噻嗪类利尿药是治疗左室功能障碍早期的一线用药，通过肾小球滤过和肾小管分泌进入肾小管管腔，竞争远曲小管 Na^+/Cl^- 转运蛋白，抑制远曲小管 NaCl 的重吸收。噻嗪类利尿药适用于有轻度液体潴留、伴高血压而肾功能正常的慢性心力衰竭患者，对于严重的心力衰竭患者，噻嗪类利尿药通常无效或疗效不足。吲达帕胺作用与氢氯噻嗪相似，但较后者强 10 倍。在肾功能损害时大部分从胆汁排出，故无蓄积作用，可用于慢性肾衰竭。吲达帕胺对血管平滑肌还具较高选择性，使血管扩张、外周阻力下降，这与其阻滞钙内流有关，是一强效、长效降压药。

3. 低效利尿药 包括螺内酯、氨苯蝶啶、阿米洛利等。此类利尿药作用弱，较少单独应用，多与其他利尿药合用，增强利尿效果、防止钾的流失。

【体内过程】

（1）袢利尿药：本类药物能被迅速吸收，呋塞米在口服 30min 内，静注 5min 后生效，维持 2~3h。消除主要通过肾脏近曲小管有机酸分泌机制排泄或肾小球滤过，随尿以原形排出。$t_{1/2}$ 的长短受肾功能影响，正常为 1h 左右，肾功能不全时可延长至 10h。由于吲哚美辛和丙磺舒（probenecid）与袢利尿药相互竞争近曲小管有机酸分泌途径，因此若与袢利尿药同时使用，则影响后者的排泄和作用。由于袢利尿药作用于肾小管的管腔侧，其作用的发挥也与它们在尿中的排泄量有一定关系。

（2）噻嗪类及类噻嗪类：本类药脂溶性较高，口服吸收迅速而完全，口服后 1~2h 起效，4~6h 血药浓度达高峰。所有的噻嗪类均以有机酸的形式从肾小管分泌，因而与尿酸的分泌产生竞争，可使尿酸的分泌速率降低。一般 3~6h 排出体外。氯噻酮相对脂溶性小，因此常采用相对大的剂量。氯噻嗪吸收缓慢，且作用时间较长。吲达帕胺主要经过胆汁排泄，但仍有足够的活性形式经过肾清除，从而发挥它在远曲小管的利尿作用。

（3）保钾利尿药：代表药为螺内酯、氨苯蝶啶和阿米洛利，氨苯蝶啶在肝脏代谢，但其活性形式及代谢物也从肾脏排泄。阿米洛利则主要以原形经肾脏排泄。由于氨苯蝶啶消除途径广泛，因此 $t_{1/2}$ 比阿米洛利短，前者为 4.2h，后者为 6~9h，氨苯蝶啶需频繁用药。

【临床应用】 利尿药是慢性心力衰竭标准治疗中必不可少的组成部分。对伴有水肿或有明显充血和淤血的慢性心力衰竭患者尤为适用。糖尿病、痛风、高脂血症以及肾功能不全的患者慎用。

【不良反应和注意事项】 合理使用利尿药是抗心力衰竭治疗中关键因素之一。使用时应注意以下几点。

（1）根据病情合理选用利尿药：常用的利尿剂有袢利尿剂和噻嗪类利尿剂。对于有明显液体潴留或伴有肾功能受损的患者，首选袢利尿剂如呋塞米。对于有轻度液体潴留、伴有高血压而肾功能正常的心力衰竭患者，可用噻嗪类利尿剂如氢氯噻嗪。无症状或无静脉充血征象，应用利尿药反而因其激活神经内分泌功能，兴奋 RAAS，加重组织器官血液灌流不足，加重肝、肾功能障碍，导致慢性心力衰竭恶化。

（2）应用方法从小剂量开始，逐渐增加剂量直至尿量增加：当症状缓解，即以最小有效剂量长期维持。每日监测体重是考察利尿剂效果和调整剂量的指标。

（3）联合用药：应用利尿药可激活内源性神经内分泌系统，特别是交感神经系统和 RAAS，增加血浆儿茶酚胺水平，减少肾血流量，加重组织器官灌注的不足，导致慢性心力衰竭恶化。与 ACEI 合用，利尿药可加强 ACEI 缓解慢性心力衰竭症状的作用，后者可抑制利尿药引起的神经内分泌激活。

大剂量利尿药可减少有效循环血量，进而降低心排血量，故大量的利尿药常可加重心力衰竭；大剂量利尿药尚可因减少血容量而导致反射性交感神经兴奋，减少肾血流量，加重组织器官灌流不足，加重肝肾功能障碍，导致心力衰竭恶化。利尿药引起的电解质平衡紊乱，尤其是排钾利尿药引起的低钾血症，是 CHF 时诱导心律失常的常见原因之一，特别是与强心苷类合用时更易发生。应注意补充钾盐或与保钾利尿药合用。

（四）β 肾上腺素受体阻断药

心力衰竭时应用 β 肾上腺素受体阻断药虽有抑制心肌收缩力，加重心功能障碍的可能，但自 20 世纪 70 年代中期以来的临床试验证明，长期应用 β 肾上腺素受体阻断药卡维地洛（carvedilol）、比索洛尔（bisoprolol）和美托洛尔（metoprolol）可以改善 CHF 的症状，提高射血分数，改善患者的生活质量，降低死亡率，目前已被推荐作为治疗慢性心力衰竭的常规用药。β 肾上腺素受体阻断药与 ACEI 合用也可进一步增加疗效。

【药理作用及机制】 β 受体阻断药治疗 CHF 的机制如表 2-4 所示。

表 2-4　β 受体阻断药改善慢性心力衰竭心室功能的可能机制

心力衰竭的神经内分泌激素改变	β 受体阻断药改善心室功能的可能机制
心肌的 β 受体密度减少	β 受体上调
交感神经系统活性增加（NE、AD 增加）	减少交感神经末梢释放 NE，拮抗儿茶酚胺毒性的直接心肌保护作用
内皮素 / 精氨酸血管升压素、肾素和血管紧张素 II 等缩血管物质增加	降低缩血管物质的活性，加强血管扩张物质的活性（缓激肽的增加）
心脏肾上腺素功能异常引起心律失常	具有升高室颤阈值的抗心律失常效应
心肌肥大、血管重塑	预防心肌肥大和血管重塑
炎性因子增加（TNF-α、IL-6 增加）	减少炎症性细胞因子
心肌细胞丧失	抗凋亡作用，促进心肌细胞再生
心脏能量消耗增加，冠脉血流减少	减慢心率，延长舒张期灌注时间，增加冠脉血流
钙离子释放、摄取异常	使心肌细胞钙调蛋白正常化，改善钙离子耦联

（1）拮抗交感活性：交感神经系统与 RAAS 的激活是 CHF 时最重要的神经 - 体液变化。β 受体阻断药通过阻断心脏 β 受体、拮抗过量儿茶酚胺对心脏的毒性作用，防止过量儿茶酚胺所致的大量 Ca^{2+} 内流，并减轻由此导致的大量能量消耗与线粒体损伤，避免心肌细胞坏死，改善心肌重构；减少肾素释放，抑制 RAAS，防止高浓度 Ang II 对心脏的损害；上调心肌 β 受体的数量，恢复其信号转导能力，改善 β 受体对儿茶酚胺的敏感性。需要注意的是，以往曾认为上调心肌 β 受体是 β 受体阻断药治疗 CHF 的主要机制，但卡维地洛并无上调 β 受体的作用，对 CHF 仍有效，说明上调 β 受体并不是 β 受体阻断药治疗心力衰竭的唯一机制。此外，卡维地洛兼有阻断 α_1 受体、抗氧化等作用，表现出较全面的抗交感神经作用。

（2）抗心律失常与抗心肌缺血的作用：β 受体阻断药具有明显的抗心肌缺血及抗心律失常作用，后者也是其降低 CHF 病死率和猝死的重要机制。

【体内过程】 β 受体阻断药的体内过程特点与各类药的脂溶性有关。β 受体阻断药口服后自小肠吸收,但由于受脂溶性及首过消除的影响,其生物利用度个体差异较大。如普萘洛尔、美托洛尔等口服容易吸收,而生物利用度低;吲哚洛尔、阿替洛尔生物利用度相对较高。进入血液循环的 β 受体阻断药一般能分布到全身各组织,高脂溶性和低血浆蛋白结合率的 β 受体阻断药,分布容积较大。脂溶性高的药物主要在肝脏代谢,少量以原形随尿排泄。本类药物的半衰期多数在 3~6h,纳多洛尔的半衰期可达 10~20h,属长效 β 受体阻断药。脂溶性小的药物,如阿替洛尔、纳多洛尔主要以原形经肾脏排泄。由于本类药物主要由肝代谢、肾排泄,对肝、肾功能不良者应调整剂量或慎用,见表 2-5。

表 2-5　β 受体阻断药分类及药理学特性

药物名称	内在拟交感活性	膜稳定作用	脂溶性/lgKp*	生物利用度/%	血浆半衰期/h	首过消除/%	主要消除器官
非选择性 β 受体阻断药							
普萘洛尔(propranolol)	–	++	3.65	30	3~5	60~70	肝
纳多洛尔(nadolol)	–	–	0.71	30~40	14~24	0	肾
噻吗洛尔(timolol)	–	–	–	70	3~5	25~30	肝
吲哚洛尔(pindolol)	++	+	1.75	90	3~4	10~20	肝、肾
选择性 β 受体阻断药							
美托洛尔(metoprolol)	–	+/-	2.15	50	3~4	25~60	肝
阿替洛尔(atenolol)	–	–	0.23	40	5~8	0~10	肾
醋丁洛尔(acebutolol)	+	+	1.9	40	2~4	30	肝
α、β 受体阻断药							
拉贝洛尔(labetalol)	+/-	+/-	–	20~40	4~6	60	肝
阿罗洛尔(arotinolol)	–	–	–	70~85	10~12	0	肝、肾
卡维地洛(carvedilol)	–	+	–	25~35	7~10	60~75	肝、肾

注:* 辛醇/水分配系数

【临床应用】　对扩张型心肌病及缺血性 CHF,长期应用 β 受体阻断药可阻止临床症状恶化、改善心功能、降低猝死及心律失常的发生率。初期应用 β 受体阻断药可使血压下降、心率减慢、充盈压上升、心排血量下降、心功能恶化,故应注意选择适应证,应用时宜从小剂量开始,并与强心苷合并应用,以消除其负性肌力作用。禁用于严重左室心功能不全、窦性心动过缓、重度房室传导阻滞和支气管哮喘的患者。心肌梗死患者及肝功能不良者应慎用。

【注意事项】　应用 β 受体阻断药治疗 CHF 时,应注意下列情况。

(1)正确选择适应证:以扩张型心肌病 CHF 的疗效最好。

(2)长期应用:一般心功能改善的平均起效时间为 3 个月,心功能改善与治疗时间呈正相关。

(3)应从小剂量开始:逐渐增加至患者既能够耐受又不加重病情的剂量,如开始时剂量偏大将导致病情加重。

(4)应合并使用其他抗 CHF 药:临床经验表明,CHF 时应合并应用利尿药、ACEI 和地高辛,以此作为基础治疗措施。如应用 β 受体阻断药时撤除原有的治疗用药,或这些治疗强度不够,均可导致 β 受体阻断药的治疗失败。

总之,用 β 受体阻断药治疗 CHF 尚需不断总结经验。对严重心动过缓、严重左室功能减退、明显房室传导阻滞、低血压及支气管哮喘者慎用或禁用。

(五)正性肌力药物

1. **强心苷类**　强心苷是一类具有强心作用的苷类化合物(图 2-6)。主要包括地高辛、洋地黄毒苷、毛花苷 C 和毒毛花苷 K 等。

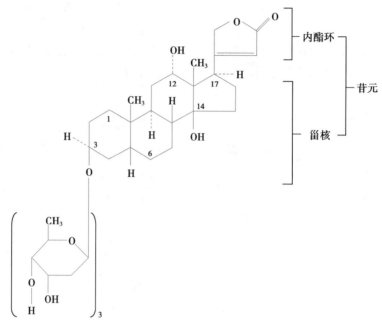

图 2-6   强心苷的化学结构

【药理作用及机制】 详见第一章。

【体内过程】 强心苷类药物化学结构相似,作用性质相同,但由于侧链的不同,导致它们药动学上的差异。洋地黄毒苷脂溶性高,口服吸收好,大多经肝代谢后经肾排出;也有相当一部分经胆道排出而形成肠肝循环,$t_{1/2}$ 长达 5~7d,故作用维持时间也较长,属长效强心苷。中效类的地高辛口服生物利用度个体差异大,不同厂家、不同批号的相同制剂也可有较大差异,临床应用时应注意调整剂量。人群中大约 10% 的人肠道菌群可灭活地高辛,当应用抗生素时可能引起血药浓度的升高,从而增加毒性反应。口服吸收的地高辛分布广泛,能通过血脑屏障;约 2/3 的地高辛以原形经肾脏排出,$t_{1/2}$ 为 33~36h,肾功能不良者应适当减量。毛花苷 C 及毒毛花苷 K 口服不吸收,需静脉给药,绝大部分以原形经肾脏排出,显效快,作用维持时间短,属短效类。

【临床应用】 不同原因所致的心力衰竭因病情不同,强心苷疗效有一定的差异:对有心房颤动伴心室率快的心力衰竭疗效最佳;对瓣膜性心脏病、风湿性心脏病(高度二尖瓣狭窄的病例除外)、冠状动脉粥样硬化性心脏病和高血压心脏病所导致的心功能不全疗效较好。强心苷对肺源性心脏病、活动性心肌炎(如风湿活动期)或严重心肌损伤疗效较差,且容易发生中毒;对扩张型心肌病、心肌肥厚、舒张性心力衰竭者不应选用强心苷,而应首选 β 受体阻断药、ACEI 类药物。

【不良反应】 详见第一章。

【药物相互作用】

(1)奎尼丁:能使地高辛的血药浓度增加 1 倍,两药合用时应减少地高辛用量的 30%~50%,否则易发生中毒,尤其是心脏毒性。其他抗心律失常药胺碘酮、钙通道阻滞药、普罗帕酮等也能提高地高辛的血药浓度。地高辛与维拉帕米合用时,可使地高辛的血药浓度升高 70%,引起缓慢型心律失常,因为维拉帕米能抑制地高辛经肾小管分泌,减少消除,故两药合用时宜减少地高辛用量的 50%。

(2)苯妥英钠:因能增加地高辛的清除而降低地高辛的血药浓度。

(3)拟肾上腺素药:可提高心肌自律性,使心肌对强心苷的敏感性增高而导致强心苷中毒。

(4)排钾利尿药:可致低血钾而加重强心苷的毒性。呋塞米还能促进心肌细胞 K^+ 外流,所以强心苷与排钾利尿药合用时,应根据患者的肾功能状况适量补钾。

NYHA Ⅱ~Ⅳ级慢性射血分数降低的心力衰竭患者明确适用的药物如表2-6所示。

表2-6 NYHA Ⅱ~Ⅳ级慢性射血分数降低的心力衰竭患者
明确适用的药物及其作用机制和不良反应

药物	作用机制	临床应用	不良反应
ACEI	抑制血管紧张素Ⅰ转化酶,拮抗Ang Ⅱ的作用	适用于所有慢性射血分数降低的心力衰竭患者	体位性低血压、肾功能恶化和高钾血症;持续性干咳和血管神经性水肿等
β受体阻断药	阻断β受体,抑制交感神经和RAAS过度兴奋	适用于病情相对稳定的慢性射血分数降低的心力衰竭,以及结构性心脏病且LVEF≤40%的心力衰竭患者	心脏抑制;诱发和加重支气管哮喘;停药反跳现象等
醛固酮受体阻断药	与醛固酮竞争受体,拮抗醛固酮的作用	适用于伴有症状的心力衰竭患者	性激素相关的副作用
ARB	阻断AT₁受体,拮抗Ang Ⅱ的作用	LVEF≤40%,不能耐受ACEI的患者	低血压、肾功能恶化或高钾血症等
利尿剂	抑制髓袢升支粗段Na^+-K^+-$2Cl^-$同向转运体或远曲小管Na^+/Cl^-转运蛋白,抑制氯化钠的重吸收	有液体潴留证据的心力衰竭患者均应给予利尿剂,且应在出现水钠潴留的早期应用	电解质紊乱如低钾血症、低镁血症、低钠血症等
地高辛	抑制Na^+-K^+-ATP酶	已应用ACEI(或ARB)、β受体阻断药、醛固酮受体拮抗剂和利尿剂治疗,仍持续有症状、LVEF≤45%的患者。尤其适用于心力衰竭合并心室率快的房颤者	胃肠道反应;中枢神经系统症状、视力障碍;心脏毒性反应
伊伐布雷定	选择特异性抑制窦房结I_f电流	窦性心律的射血分数降低型心力衰竭患者	视觉反应如视物模糊、幻视及视觉干扰等

2. 非苷类正性肌力药 非苷类正性肌力药包括β肾上腺素受体激动药及磷酸二酯酶(PDE)抑制药等。由于这类药物可能增加心衰患者的病死率,故不宜作常规治疗用药。

(1)β肾上腺素受体激动药(儿茶酚胺类)

【药理作用及机制】 β受体参与维持正常心脏功能。CHF时交感神经处于激活状态,内源性儿茶酚胺的长期影响使β受体,尤其是$β_1$受体下调,β受体与Gs蛋白脱耦联;心肌细胞中Gs与Gi蛋白平衡失调,对儿茶酚胺类药物及β受体激动药的敏感性下降。在CHF后期,儿茶酚胺更是病情恶化的主要因素之一,且易引起心率加快和心律失常,因此β受体激动药主要用于强心苷反应不佳或禁忌者,更适用于伴有心率减慢或传导阻滞的患者。

【注意事项】 此类药物短期应用于低心排血量综合征,可增加心排血量,改善外周灌注,缓解症状。长期应用时不良反应多,因加快心率、增加心肌耗氧量而对心力衰竭不利,增加死亡风险。正在应用β受体阻断药的患者不推荐应用此药物。

多 巴 胺

多巴胺(dopamine)小剂量时激动D_1、D_2受体,扩张肾、肠系膜及冠状血管,增加肾血流量和肾小球滤过率,促进排钠。稍大剂量激动β受体,并促使NE释放,抑制其摄取,故能增加外周血管阻力、加强心肌收缩性、增加心排血量。大剂量时激动α受体,致血管收缩,心脏后负荷增高。故多巴胺多用于急性心力衰竭。多巴胺口服后易在肠和肝中被破坏而失效。一般用静脉滴注给药,在体内迅速经单胺氧化酶和儿茶酚氧甲基转移酶代谢灭活,故作用时间短暂。因为多巴胺不易透过血脑屏障,所以外源性多巴胺无中枢作用。

多巴酚丁胺

多巴酚丁胺(dobutamine)主要激动心脏 β_1 受体,对 β_2 受体及 α_1 受体作用较弱,能明显增强心肌收缩性,降低血管阻力,提高衰竭心脏的心脏指数,增加心排血量。

主要用于对强心苷反应不佳的严重左心室功能不全和心肌梗死后心功能不全者,但血压明显下降者不宜使用。

异布帕明

异布帕明(ibopamine)作用与多巴胺相似,激动 D_1、D_2、β 和 α_1 受体。可口服,能加强心肌收缩性,减低外周血管阻力,增加心排血量,有显著的利尿、改善肾功能的作用。异布帕明能改善 CHF 症状,提高运动耐力,早期应用可减缓病情恶化。

(2)磷酸二酯酶抑制药

【药理作用及机制】 详见第一章。

氨力农和米力农

氨力农(amrinone,氨吡酮)和米力农(milrinone,甲氰吡酮)为双吡啶类衍生物。氨力农的不良反应较严重,常见的有恶心、呕吐,心律失常的发生率也较高,此外尚有血小板减少和肝损害。米力农为氨力农的替代品,抑酶作用较之强 20 倍,不良反应较氨力农少,但仍有室上性及室性心律失常、低血压、心绞痛样疼痛及头痛等,并有报道其能增加病死率。现仅供短期静脉给药治疗急性心力衰竭。

维司力农

维司力农(vesnarinone)是一种口服有效的正性肌力药物,并兼有中等程度的扩血管作用。其作用机制较复杂,能选择性地抑制 PDE-Ⅲ,但对 PDE-Ⅲ 的抑制作用比米力农、氨力农等双吡啶类弱。除抑制 PDE-Ⅲ 外,还能激活 Na^+ 通道,促进 Na^+ 内流;抑制 K^+ 通道,延长动作电位时程;因 cAMP 的增加而促进 Ca^{2+} 内流,使细胞内 Ca^{2+} 量增加;增加心肌收缩成分对 Ca^{2+} 的敏感性;抑制 TNF-α 和干扰素 -γ 等细胞因子的产生和释放。临床应用可缓解心衰患者的症状,提高生活质量。

(六)扩血管药

扩血管药物因迅速降低心脏的前、后负荷可改善急性心力衰竭症状,一些长期的临床观察资料提示肼屈嗪、硝酸异山梨酯还可减轻心肌的病理重构。

【药理作用及机制】 扩血管药治疗 CHF 的机制为:扩张静脉,使静脉回心血量减少,降低心脏的前负荷,进而降低肺楔压、左心室舒张末压(LVEDP)等,缓解肺部淤血症状;扩张小动脉,降低外周阻力,降低心脏的后负荷,增加心排血量,增加动脉供血,缓解组织缺血症状,并可弥补或抵消因小动脉扩张而可能发生的血压下降和冠状动脉供血不足等不利影响。

【临床应用】 应用血管扩张药治疗心力衰竭时,收缩压水平是评估此类药物是否适合的重要指标。收缩压 >110mmHg 的患者通常可安全使用。此外,还应根据患者血流动力学变化来选用药物,如动脉扩张剂肼屈嗪宜用于后负荷升高,心排血量明显减少而外周阻力升高患者;以扩张静脉为主的硝酸酯类药物主要针对前负荷升高,肺静脉压明显升高,肺淤血症状明显患者;若前、后负荷均升高,心排血量低而肺静脉高压者,则应兼顾用药,可选用联合应用肼屈嗪和硝酸酯类使动脉和静脉同时扩张。收缩压在 90~110mmHg 的患者应谨慎使用;因此类药物可能增加急性心力衰竭患者的病死率,所以收缩压 <90mmHg 的患者则禁忌使用。

硝酸酯类

硝酸甘油(nitroglycerin)和硝酸异山梨酯(isosorbide dinitrate)的主要作用是扩张静脉,使静脉容量增加、右房压力降低,减轻肺淤血及呼吸困难,另外还能选择性地舒张心外膜的冠状血管,在缺血性心肌病时增加冠脉血流而提高其心室的收缩和舒张功能,解除心衰症状,提高患者的运动耐力。

硝酸甘油是硝酸酯类的代表药,具有起效快、疗效肯定、使用方便和经济等优点。硝酸甘油口服因受首过效应等因素的影响,生物利用度仅为 8%,故临床不宜口服用药。因其脂溶性高,舌下含服极易通过口腔黏膜吸收,血药浓度很快达峰值,含服后 1~2min 即可起效,疗效持续 20~30min,$t_{1/2}$ 为 2~4min。硝酸甘油也可经皮肤吸收,用 2% 硝酸甘油软膏或贴膜剂睡前涂抹在前臂皮肤或贴在胸部皮肤,可持续较长时间的有效浓度。硝酸甘油在肝内经谷胱甘肽 - 有机硝酸酯还原酶还原成水溶性较高的二硝酸代谢物,少量为一硝酸代谢物及无机亚硝酸盐,最后与葡萄糖醛酸结合经肾脏排出。二硝酸代谢物具有较弱的舒张血管作用,仅为硝酸甘油的 1/10。

不良反应详见第一章。

硝酸甘油连续应用两周左右可出现耐受性,用药剂量大或反复应用更易出现,不同类的硝酸酯之间存在交叉耐受性,停药 1~2 周后耐受性可消失。因此,应避免大剂量给药和无间歇给药,可通过补充 -SH 供体、合理调配膳食等措施减少耐受性的发生。

硝酸异山梨酯经肝代谢生成的异山梨醇 -2- 单硝酸酯和异山梨醇 -5- 单硝酸酯,仍具有扩张血管作用,主要口服可用于心肌梗死后心衰的长期治疗(详见第一章)。单硝酸异山梨酯(isosorbide mononitrate)的作用及应用与硝酸异山梨酯相似。

肼 屈 嗪

肼屈嗪(hydralazine)能扩张小动脉,降低心脏后负荷,增加心排血量,也较明显地增加肾血流量。因能反射性激活交感神经及 RAAS,故长期单独应用时疗效难以持续。主要用于肾功能不全或对 ACEI 不能耐受的 CHF 者。

硝 普 钠

硝普钠(sodium nitroprusside)能扩张小静脉和小动脉,降低心脏前、后负荷。口服无效,静脉滴注后 2~5min 见效,故可快速控制危急的 CHF。适用于需迅速降低血压和肺楔压的急性肺水肿、高血压危象等危重病例。

哌 唑 嗪

哌唑嗪(prazosin)是选择性的 α_1 受体阻断药,能扩张动、静脉,降低心脏前、后负荷,增加心排血量。

波 生 坦

波生坦(bosentan)是竞争性的内皮素受体阻断药,口服有效,临床现用于肺动脉高压的治疗。波生坦对动物心力衰竭模型有改善作用,对临床病例的研究尚未得出最后结论。

(七)钙增敏药及钙通道阻滞药

1. 钙增敏药　钙增敏药(calcium sensitizers)是近年来研究发现的新一代用于 CHF 的药物,作用于收缩蛋白,增加肌钙蛋白 C(troponin C,TnC)对 Ca^{2+} 的亲和力,在不增加细胞内 Ca^{2+} 浓度的条件下,增强心肌收缩力。可避免细胞内 Ca^{2+} 浓度过高所引起的损伤、坏死等不良后果,也可节约部分供 Ca^{2+} 转运所消耗的能量,是开发正性肌力药物的新方向。大多数钙增敏药还兼具对 PDE- Ⅲ 的抑制作用,可部分抵消钙增敏药的副作用。本类药物包括左西孟旦(levosimendan)、匹莫苯(pimobendam)、噻唑嗪酮(thiadizinone)等。

【药理作用及机制】　钙增敏药可通过多种机制调节肌丝对 Ca^{2+} 的反应。①作用于 TnC 水平,增加 Ca^{2+} 与 TnC 的结合,以增加肌丝对 Ca^{2+} 的反应,如匹莫苯对肌丝的 Ca^{2+} 敏感性具有立体选择性的作用。②改变钙结合信息传递的机制,如左西孟旦的作用在于停靠在 TnC 的氨基末端接近调节钙结合的区域,该区域是 TnC 与肌钙蛋白 I(troponin I,TnI)以钙依赖方式起反应的区域。左西孟旦占领该区域与钙结合的构型稳定相关,此位点的稳定性被认为能增加细肌丝激活的水平。③作用于肌动蛋白 - 肌球蛋白之间,如噻唑嗪酮直接促进肌动蛋白 - 肌球蛋白之间的反应,增加肌丝对 Ca^{2+} 的敏感性和细肌丝横桥钙依赖的激活。此外,钙增敏药激活 ATP 敏感的钾通道,使血管扩张,改善心脏的供血供氧,减轻心脏负荷,降低心肌耗氧量。在 CHF 的治疗中具有正性肌力和血管扩张作用,可增加 CHF 患者的运动耐量并改善 CHF 症状。

左西孟旦

临床资料显示左西孟旦在缓解临床症状、改善预后等方面不劣于多巴酚丁胺,能改善急性血流动力学恶化期心力衰竭症状及血流动力学,适用于心肌收缩功能障碍所致的有症状的低心排血量而不伴有低血压的患者。

应用左西孟旦时需监测血压和心电图,避免血压过低和心律失常的发生。该类药物和米力农一样,可降低 CHF 患者的生存率。该类药物均缺乏心肌舒张期的松弛作用,使舒张期变短、张力提高,其作用机制尚有待进一步探讨,疗效有待于大规模的临床研究。

匹 莫 苯

匹莫苯(pimobendan)是苯并咪唑类衍生物。该药除抑制 PDE-Ⅲ外,还能提高心肌收缩成分对细胞内 Ca^{2+} 的敏感性,使心肌收缩力加强。该作用机制可在不增加 Ca^{2+} 量的前提下,就能提高心肌收缩性,避免因细胞内 Ca^{2+} 过多引起心律失常和细胞损伤甚至死亡,属于"钙增敏药",是开发正性肌力药物的新方向。

临床试验表明匹莫苯可增加患者运动耐力,减轻心力衰竭症状,减少发作次数,对中度和重度心力衰竭患者有效,而且该药不良反应低于双吡啶类药物。

2. 钙通道阻滞药

【药理作用及机制】　钙通道阻滞药治疗 CHF 的机制为:①具有较强的扩张外周动脉作用,可降低总外周阻力,减轻心脏的后负荷,改善 CHF 的血流动力学障碍;②具有降压和扩张冠脉的作用,可对抗心肌缺血;③缓解钙超载,改善心室的松弛性和僵硬度,改善舒张期功能障碍。

【体内过程】　钙通道阻滞药口服均能吸收,但因首过效应强,生物利用度均较低。其中以氨氯地平为最高,生物利用度 65%~90%。钙通道阻滞药与血浆蛋白结合率高。几乎所有的钙通道阻滞药都在肝脏被氧化代谢为无活性或活性明显降低的物质,然后经肾脏排出。3 种钙通道阻滞药的药动学参数见表 2-7。维拉帕米、硝苯地平与地尔硫䓬的 $t_{1/2}$ 较短,约为 4h,但其缓释制剂和第二代二氢吡啶类药物如非洛地平、尼群地平等的 $t_{1/2}$ 较长,药效可保持 24h。

表 2-7　3 种钙通道阻滞药的药动学参数

药名	口服生物利用度 /%	起效时间 /min	$t_{1/2}$/h	分布	首过消除
维拉帕米	20~35	<1.5(静脉滴注) 30(口服)	6	90% 与血浆蛋白结合	70% 由肾脏排出;15% 胃肠道消除
硝苯地平	45~70	<1(静脉滴注) 5~20(口服,舌下)	4	90% 与血浆蛋白结合	肝脏代谢;80% 原药及代谢产物由尿排出
地尔硫䓬	40~65	<3(静脉滴注) >30(口服)	3~4	70%~80% 与血浆蛋白结合	肝脏灭活后由粪便排出

【临床应用】　钙通道阻滞药的最佳适应证是继发于冠心病、高血压病以及舒张功能障碍的 CHF,尤其是其他药物无效的病例。对于 CHF 伴有房室传导阻滞、低血压、左室功能低下伴后负荷低以及有严重收缩功能障碍的患者,不宜使用钙通道阻滞药。

【注意事项】　短效钙通道阻滞药如硝苯地平(nifedipine)、地尔硫䓬(diltiazem)、维拉帕米(verapamil)等可使 CHF 症状恶化,增加患者的病死率,可能与其负性肌力作用及反射性激活神经内分泌系统等有关。因此,不适用于 CHF 的治疗。

长效钙通道阻滞药如氨氯地平(amlodipine)和非洛地平(felodipine)是新一代二氢吡啶类钙通道阻滞药,其作用出现较慢、维持时间较长,舒张血管作用强而负性肌力作用弱,且反射性激活神经内分泌系统作用较弱,降低左心室肥厚的作用与 ACEI 相当,可用于 CHF 的治疗。此外,氨氯地平尚有抗动脉粥样硬化、抗 TNF-α 及 IL 等作用,后者也参与其抗 CHF 的作用。长期应用可治疗左心室功能障碍伴有心绞痛、高血压的患者,也可降低非缺血患者的病死率。

(八)伊伐布雷定

伊伐布雷定(ivabradine)能特异性阻滞心脏窦房结起搏电流(I_f),降低窦房结发放冲动的频率,减慢心率。该药对 I_f 电流的抑制是剂量依赖性的。由于心率减慢,舒张期的延长,使得冠脉血流量增加,从而改善心肌缺血。临床实验表明,伊伐布雷定能降低心血管死亡率和心力衰竭住院率及死亡率,患者左室功能和生活质量均显著改善。适用于窦性心律的射血分数降低的心力衰竭患者。该药常见的不良反应是剂量依赖性的可逆的视觉反应,如视物模糊、幻视及视觉干扰等。对 LVEF ≤ 35% 的窦性心律,已使用 ACEI(或 ARB)、β 受体阻断药和醛固酮受体阻断药,并已达到最大耐受量,心率仍然 ≥ 70 次 /min 的持续症状者,可加用伊伐布雷定。对于窦性心律、心率 ≥ 70 次 /min、不能耐受 β 受体阻断药的有症状患者,也可以使用伊伐布雷定。

(九)其他

奈 西 立 肽

奈西立肽(nesiritide)是用基因重组技术制得的内源性脑利钠肽(BNP)的人工合成品。该制剂除有利尿作用外,还能与血管平滑肌细胞、血管内皮细胞表面的鸟苷酸环化酶受体结合,增加细胞内 cGMP 含量,进而使细胞内钙减少,血管平滑肌松弛,降低动、静脉张力,抑制去甲肾上腺素释放,抑制肾素释放,拮抗醛固酮等作用。因其半衰期只有 18min,临床上先静脉注射,再静脉滴注维持疗效。

达 格 列 净

钠依赖葡萄糖共转运蛋白 2 抑制剂(sodium-dependent glucose transporters 2 inhibitor,SGLT2i)是一种新型糖尿病药物,已经上市的有达格列净、恩格列净和卡格列净。现已有多项临床试验显示,该类药物可将高危 2 型糖尿病患者的心衰事件降低 27%~39%。2020 年美国 FDA 批准达格列净用于成人射血分数降低的心力衰竭(HFrEF),以降低心血管死亡和心衰住院风险,适用于 NYHA Ⅱ~Ⅳ 级的成年 HFrEF 患者,但其抗心衰作用机制尚不明确。达格列净在人体主要经 UGT1A9 介导代谢,CYP 介导的代谢是作用较弱的清除路径。达格列净代谢后主要产物是达格列净 3-O- 葡糖苷酸(非活性代谢产物)。达格列净及相关代谢产物主要经肾消除途径清除。单剂量口服达格列净 10mg 后,其平均血浆终末半衰期大约是 12.9h。重度肾损害、终末期肾病或需要透析的患者禁用达格列净。

(马泽刚 张 勇)

第二节 慢性心力衰竭

一、慢性心力衰竭基本概念

1. **心力衰竭**(heart failure) 是指在足够静脉回流前提下,心脏的收缩和 / 或舒张功能下降,心排血量减少、组织器官灌流不足,不能满足机体正常代谢需要,伴肺循环和 / 或体循环淤血的临床、病理生理综合征,含下述 4 个方面的内容:①由于静脉回流量减少而导致的心脏泵血下降不属心力衰竭的范畴。②心脏泵血与机体代谢需要呈匹配关系,心脏泵血功能下降可以是绝对的,也可以是相对的,只要其不能满足机体代谢需要,均应认为有心力衰竭存在,前者称低心排血量心力衰竭,后者称高心排血量心力衰竭。低心排血量心力衰竭时心脏泵血功能绝对下降,是最常见的类型。高心排血量心力衰竭时,心脏泵血功能相对下降,其绝对值可以正常或者偏高,如甲状腺功能亢进症、动静脉瘘、脚气病、贫血、妊娠。③由收缩功能下降、EF<40%、心排血量减少造成的心力衰竭称为收缩性心力衰竭,亦称为 EF 减少性心力衰竭(heart failure with reduced ejection fraction,HFrEF)或收缩功能减退性心力衰竭;由舒张功能异常、EF>50%、心室充盈受限造成的心力衰竭称为舒张性心力衰竭,亦称 EF 保持的心力衰竭(heart failure with preserved ejection fraction,HFpEF)或收缩功能保持的心力衰竭。目前认为其占心力衰竭人群的一半,尤其多见于老年女性高血压患者。一般而言,心脏收缩功能下降大多伴有舒张功能下降,而心脏舒张功能下降并不一定伴收缩功能下降。39%<EF<49% 为灰色区,目前称之为射血分数中间值心力衰竭(heart failure with midrange ejection fraction HFmrEF),并且认为是心力衰竭的一个独立类型,临床上更接近 HFrEF。当心脏 EF ≤ 45% 而无心力衰竭临床表现者,既往称为无症状性心力衰竭,现在一律称之为无症状左心室收缩功能不全(asymptomatic left-ventricular systolic dysfunction,ALVSD)。④心力衰竭导致的前向灌注不足(前向衰竭)和后向淤血(后向衰竭)是心力衰竭临床表现的基础。前向衰竭是指心排血量减低,导致重要器官灌注减少及其引起的交感神经系统和肾素血管紧张素系统激活等导致水钠潴留、水肿。后向衰竭是指各种原因导致的右心室舒张压力升高,压力向周围静脉传递,表现为体循环淤血和水肿。

2. 充血性心力衰竭(congestive heart disease)　是指以肺循环淤血、体循环淤血、血容量负荷过重的表现为主要特征的心力衰竭。但是并非所有患者都同时有肺循环淤血、体循环淤血和容量负荷过重表现,少数患者可以出现低血容量表现,因此应用"心力衰竭"替代"充血性心力衰竭"(congestive heart failure,CHF)更为符合临床实际。

3. 心肌衰竭(myocardial failure)　指心肌的收缩性能下降,力 - 速度曲线、长度 - 张力曲线和频率 - 张力曲线下移的病理生理现象。当心脏 EF ≤ 45% 时,可定义为心肌衰竭。心肌衰竭是心力衰竭的主要原因之一,但心肌衰竭并不总是伴心力衰竭,如 ALVSD 等。同样,心力衰竭并不总是伴心肌衰竭,如心脏突然超负荷(例如继发于急性感染性心内膜炎的急性主动脉反流)可在正常心肌功能状态时引起心力衰竭。

4. 心泵衰竭(pump failure)　指急性心肌梗死的急性心功能不全和心源性休克。坏死心肌达到25%~40% 即可引起心泵衰竭,坏死心肌超过 40% 者易发生心源性休克。由于心泵衰竭发病急,没有足够时间进行代偿,仅能依赖快速反应的神经内分泌调节以增加心室舒张末压来进行代偿,交感 - 肾上腺素系统的兴奋提高心率和心肌收缩力,但心肌的氧消耗大大增加,反而会加重心肌缺血、心肌损伤,恶化心泵衰竭,形成恶性循环。临床上值得注意的是,在急性心肌梗死时,由于心脏重建不完善,心脏扩张、肥厚都不明显,一般情况下 EF<45% 即可出现心泵衰竭。

5. 心功能不全(cardiac dysfunction)　目前大多数文献将心功能不全与心力衰竭看成是同义语,但是二者存在细微区别。心功能不全是指心脏的收缩和舒张下降到一定程度的病理生理状态,多用于动物实验模型中,而心力衰竭是指在心功能不全的基础上出现心力衰竭症状、体征等临床表现的临床综合征,所以心力衰竭一词多用于临床患者。心脏收缩功能不全可伴或者不伴心力衰竭临床表现。心脏收缩功能不全概念的内涵与心肌衰竭概念内涵相似,但是心脏收缩功能不全一词应用更为广泛。心脏舒张功能不全目前尚无统一的界定,故临床上多称为心脏舒张功能障碍。舒张性心力衰竭(HFpEF)必须包括心脏舒张功能障碍和心力衰竭的临床表现,否则只能称为心脏舒张功能障碍。

二、心力衰竭的临床病理生理学

(一) 心力衰竭病因

从临床治疗靶点角度看引起心脏损伤、心脏重建、心力衰竭的病因可分为基本病因、继发损伤因素和诱因三大类。

1. 基本病因　是指引起心脏损伤的初发因素,或者称为原发因素。基本病因可进一步分为原发性心肌损害、心脏负荷过重和遗传缺陷三大类。

(1)原发性心肌损害:是引起心力衰竭最常见的原因。

1)心肌缺血和/或心肌梗死:是心力衰竭最常见的原因之一,见于冠状动脉粥样硬化性心脏病、冠状动脉栓塞和冠状动脉炎等。

2)心肌疾病:见于各类型心肌炎和心肌病,其中病毒性心肌炎和原发性扩张型心肌病较常见。

3)心肌代谢障碍:见于糖尿病性心肌病、维生素 B_1 缺乏症、甲状腺功能亢进症等。

(2)心脏负荷过重

1)后负荷(压力负荷)过重:指心脏在收缩时所承受的阻抗增加。左心室后负荷过重常见于高血压、主动脉瓣狭窄;右心室后负荷过重见于肺动脉高压和肺动脉瓣狭窄等。

2)前负荷(容量负荷)过重:指心脏舒张末期所承受的容量负荷增加,见于心脏瓣膜关闭不全、心脏水平和/或血管水平左向右分流及高动力循环状态。左心室前负荷过重见于主动脉瓣关闭不全、二尖瓣关闭不全、右向左或左向右分流的先天性心脏病;右心室前负荷过重见于房间隔缺损、肺动脉瓣关闭不全、三尖瓣关闭不全;双心室前负荷过重见于慢性贫血、甲状腺功能亢进症、动静脉瘘等高动力循环状态。

(3)遗传因素:分为基因突变和基因多态性,前者多数为单基因遗传疾病,是先天性心肌损伤的直接因素,后者为遗传易感性,在后天心脏损伤因素共同作用下引起心力衰竭。许多心力衰竭患病与遗传因素有关。

2. 继发心脏损伤因素 是指继发于心脏基本病因初发损伤后,器官及整体水平的过代偿因素。心肌初始损伤后果:①严重者直接引起急性心力衰竭,如大面积急性心肌梗死;②较轻者通过心脏器官水平代偿可以暂时维持心室泵血和/或充盈功能,此时不激活全身神经内分泌系统;③当通过心脏器官水平代偿不能满足机体代谢需要时,则需要调动机体整体水平的代偿机制,以暂时维持心脏泵血和/或充盈功能,满足机体代谢需要。

机体整体水平的代偿机制是一把双刃剑,一方面可以临时增加心脏泵血和/或充盈功能;另一方面这些也是促进心肌损伤的因素。拮抗神经内分泌系统过度激活是目前慢性心力衰竭药物治疗获益的主要靶点。

(1)神经内分泌系统过度激活:如肾素-血管紧张素-醛固酮系统(RAAS)激活、交感神经儿茶酚胺系统激活等。

(2)其他器官系统功能改变:例如肾脏水钠潴留,容量负荷增加等。

3. 诱因 凡是能够增加心脏负担、抑制心脏泵血和/或充盈功能的因素都可作为心力衰竭的促发因素,这些因素往往是心力衰竭发生、发展过程中附加的,而且绝大多数是可以通过治疗消除的因素。

(1)心脏负荷增加:静脉输液过多过快,钠摄入过多,过度体力活动或情绪激动等。

(2)心律失常:快速心律失常和缓慢心律失常均可诱发心力衰竭,如心房颤动、室上性心动过速、室性心动过速、严重的窦性心动过缓、房室传导阻滞等。

(3)治疗不当:不恰当地应用有负性肌力的药物,如β受体阻滞剂、钙拮抗剂;不恰当停用利尿剂或降压药。

(4)合并其他疾病或原有疾病突然加重:感染是心力衰竭最常见的诱发因素,尤其是呼吸道感染和感染性心内膜炎。此外,缺血加重或心肌梗死、心衰长期卧床致肺栓塞、风湿活动、甲状腺功能亢进症、甲状腺功能减退症、贫血和水、电解质、酸碱平衡紊乱等。

(二)心力衰竭临床病理生理

心力衰竭病理生理机制十分复杂(见本章第一节),其中与治疗关系最密切的有:①血流动力学机制;②神经内分泌系统激活机制;③心室重建机制:负荷心肌病学说,能量饥饿机制;④心电重建机制等。有些变化既具有代偿意义,亦是心脏的损伤因素,各种变化间形成复杂的网络调节及互动关系。心力衰竭时,某些原有代偿机制减弱或消失,如 Frank-Starling 机制在心肌收缩性能正常时具有重要代偿作用,但心力衰竭时这种代偿作用明显减弱,甚至消失。

1. 心力衰竭的血流动力学变化

(1)射血分数降低的心力衰竭(HFrEF):血流动力学改变以心脏收缩性能下降为主。

1)容量指标:包括射血分数(EF,正常 55%~75%)下降,每搏量(SV,正常 60~80ml)下降,心排血量(CO,正常 4.5~6.0L/min)下降,舒张末期容量(正常 125ml)及收缩末期容量增加。容量指标主要反映心脏收缩功能,其中以 EF 最为敏感。一般收缩性心力衰竭 EF ≤ 40%。

2)压力指标:以左心室舒张末期压力升高最为特异。由于左心室舒张末期压力测量较困难,在无二尖瓣病变及肺静脉疾病的情况下,肺毛细血管楔压(pulmonary capillary wedge pressure,PCWP)可以间接反映左心室舒张末期压力。压力指标主要反映心脏的舒张功能,由于收缩功能下降必然伴有舒张功能下降,故压力指标亦可间接反映心脏的收缩功能。PCWP 的正常值为 6~15mmHg,与左心房压接近。PCWP 小于 15mmHg,心功能正常,一般无肺淤血;PCWP 在 15~25mmHg,心功能在 Ⅱ~Ⅲ 级 /NYHA,肺淤血明显;PCWP 在 25~35mmHg,心功能在 Ⅳ 级 /NYHA,间质性肺水肿,胸部 X 线可见 Kerley B 线;PCWP 大于 35mmHg,心功能在 Ⅳ 级 /NYHA,有急性肺水肿表现。右心室压力指标变化的意义与左心室基本相同。

(2)射血分数保留的心力衰竭(HFpEF)血流动力学改变:以心脏舒张性能下降为主,舒张性心力衰竭时容量指标大多数正常或偏低,一般舒张性心力衰竭 EF ≥ 50%,主要是左心室和 / 或右心室舒张末期压力增高。

(3)外周阻力增加:由于神经内分泌系统过度激活,血管收缩和顺应性下降,心力衰竭时外周阻力增加。

(4)血流重新分布:当心排血量下降时,皮肤、骨骼肌及肾脏等器官血流量减少以保证脑、心的血流供应。

2. 神经、体液及细胞因子改变

(1)交感神经激活、体内儿茶酚胺浓度增加:心力衰竭患者交感神经和儿茶酚胺的激活,一方面通过正性肌力、正性频率及收缩血管作用维持心排血量、血压及血流重新分布,另一方面长期交感神经激活和体内儿茶酚胺浓度增加可能通过以下途径增加心力衰竭患者死亡率:①增加外周血管阻力;②诱发心律失常;③直接损伤心肌细胞等。此外,β 受体及受体后信号传递系统功能下调亦可能参与心力衰竭的发生发展。

(2)肾素 - 血管紧张素 - 醛固酮系统(RAAS)激活:由于心力衰竭时心排血量降低,交感儿茶酚胺系统激活,肾血流量减少,RAAS 激活。一方面可增强心肌收缩力、收缩血管、血流再分配引起水钠潴留从而增加心脏前、后负荷,以维持心排血量、血压,重要器官血流再分布,发挥代偿作用;另一方面,血管紧张素 Ⅱ 可在肌性成纤维细胞的介导下,促进心肌肥大及胶原合成,醛固酮刺激成纤维细胞合成胶原,使心肌间质纤维化。两者均能使血管平滑肌细胞增生,胶原合成增加,血管腔径变小,同时使内皮细胞合成一氧化氮(nitric oxide,NO)能力下降,共同作用使血管阻力增加。这些作用又使心力衰竭恶化。

(3)扩血管肽(vasodilator peptides):心脏可分泌多种具血管扩张作用的肽类物质。主要有心房利钠肽或称心钠素(atrial natriuretic peptide,ANP,或 atrial natriuretic factor,ANF)、脑利钠多肽(brain natriuretic peptide,BNP)和 C- 利钠肽(C-type natriuretic peptide,CNP)。ANP 主要储存在右心房,心房肌牵张时分泌 ANP。BNP 主要储存在心室肌,心室肌牵张时分泌 BNP。C- 利钠肽主要位于血管系统内,其生理作用尚不清楚。ANP、BNP 两者有较高的同源性,具有利钠、利尿、扩张血管、抑制肾素和醛固酮分泌等作用,是心力衰竭的重要代偿机制之一。BNP 已作为心力衰竭鉴别诊断和判断心力衰竭程度的一个重要生化指标。

(4)血管升压素(vasopressin):即抗利尿激素(antidiuretic hormone,ADH),心力衰竭时心排血量降低,经神经反射作用刺激下丘脑分泌血管升压素,其具收缩血管、保水(抗利尿)作用,从而维持血压和增加血容量,是心力衰竭代偿机制之一。但如分泌过多则造成稀释性低钠血症。

(5)缓激肽(bradykinin):缓激肽的分泌与 RAAS 激活有关。心力衰竭时 RAAS 激活,缓激肽分泌增加,后者刺激内皮细胞分泌 NO,参与血管的舒张调节。

(6)内皮素(endothelin):心力衰竭时血浆内皮素浓度明显增加,具有强烈的收缩血管和促进心肌细胞肥厚作用。

(7)肿瘤坏死因子 -α(tumor necrosis factor-α,TNF-α):心力衰竭时心脏及血浆 TNF-α 增加,与心力衰竭程度正相关,转基因动物研究证明,心脏 TNF-α 过度表达时,动物可发生心肌炎、心脏扩大、心力衰竭,用 TNF-α 拮抗剂可防止这些现象的发生,提示 TNF-α 至少参与了心力衰竭的损伤过程。

(8)免疫系统激活:多种自身抗体出现,细胞因子分泌(释放)增加,如白细胞介素、细胞黏附因子等,其生物学与临床意义目前尚不清楚。

3. 心脏重构(ventricular remodeling) 在致病因素作用下,心脏的几何形态、心肌细胞表型、间质成分发生一系列改变和重组以及功能改变的病理与病理生理过程称心脏重构。心脏重构以心室,尤其是左心室认识较充分。

(1)心脏重构的生物学及临床意义:既是器官水平的代偿机制,同时也是细胞水平的损伤机制,改善心脏重构即是保护心肌细胞。心脏重构的过程是心脏从代偿走向失代偿的过程,与疾病的进展有关,是长期预后的一项重要判断指标,亦是心力衰竭治疗的主要目标之一。

(2)心脏重构的原因及其结果:常见的有如上所述的心力衰竭基本病因、神经体液因素、心动过速、机械信号及其传递异常等。这些损伤因素经不同分子信号途径转入细胞内,引起心肌细胞肥大、变性、坏死、凋亡,引起间质胶原合成增加和其成分改变,心室壁肥厚或变薄,心肌纤维化、瘢痕形成等,同时心室腔几何形态发生变化,逐渐球形化。

(3)心脏重构临床观察指标:包括左心室收缩末期和 / 或舒张末期内径、容积,左心室收缩末期和 / 或舒张末期横径与长径比值,其比值越接近 1 说明球形化越明显,预后越差。心室壁厚度及运动协调性亦是心脏重构重要临床观察指标。

4. 能量饥饿机制及负荷心肌病学说 心力衰竭的心肌处于能量饥饿状态。

(1)能量产生障碍:肥大衰竭心肌由于存在绝对或相对供血不足,与正常心肌细胞比较,衰竭心肌细胞脂肪酸 β 氧化能力下降,存在能量产生障碍,已在活体组织证明其高能磷酸键减少,心肌细胞内能量储存减少。

(2)能量利用转化障碍:肥大衰竭心肌肌凝蛋白 ATP 酶活性下降,不能有效地将高能磷酸键上的化学能转化成机械能以用于心脏做功,存在能量利用转化障碍。

目前关于改善能量代谢治疗心力衰竭尚未能找到有效的治疗靶点。

5. 衰竭心肌分子生物学生物化学异常

(1)心力衰竭时心肌细胞表型改变:包括收缩蛋白、调节蛋白、各种酶类等。大多表现为向胎儿型同工体转变,如肌凝蛋白重链、肌凝蛋白轻链、肌钙蛋白 T、肌钙蛋白 I 及肌凝蛋白轻链激酶向胎儿型同工体转变等,从而使心肌收缩力下降。

(2)兴奋 - 收缩耦联异常:Ca^{2+} 是兴奋收缩耦联关键的中介物质,心力衰竭时,心肌细胞 Ca^{2+} 代谢障碍,表现为胞质收缩期 Ca^{2+} 峰浓度减低,舒张期胞质 Ca^{2+} 下降延迟,甚至不完全。造成收缩期心肌收缩力下降,舒张期心肌舒张不完全,顺应性下降。其原因主要是细胞膜 Ca^{2+} 通道、肌质网 Ca^{2+} 释放通道和两者上的 Ca^{2+} 泵及钠 - 钙交换器减少、功能减低。

6. 心电重建与心律失常 心力衰竭患者几乎都有心律失常的发生,是其主要死因之一。与正常心脏比较,心力衰竭时离子通道谱,包括钠离子通道谱的表达发生了改变,导致心力衰竭时心电重建的发生,心电异质性明显增加,是恶性心律失常发生的分子基础。由于离子通道谱的表达发生了改变,故作用于离子通道的抗心律失常药物增加心力衰竭的死亡率。此外,由于心脏损伤因素和心脏重建可导致心室内传导阻滞,包括左、右束支传导阻滞和心室内弥漫性传导阻滞,从而引起心脏收缩不同步,后者是心脏再同步化(CRT)治疗的靶点。

7. 心力衰竭水肿及容量负荷过重形成机制　见本章第一节。

三、慢性心力衰竭的临床流行病学及临床过程

(一) 慢性心力衰竭临床流行病学

慢性心力衰竭是大多数心血管疾病的最终归宿,也是最主要死亡原因。美国心脏病学会(ACC)和美国心脏学会(AHA)2005年公布美国的心力衰竭患者约有500万,每年新增55万。我国无全国性的流行病学资料,根据国家心血管病中心2018年中国心血管疾病报告,2000年中国35~74岁慢性心力衰竭患病率0.9%(男性0.7%,女性1.0%),北方(1.4%)高于南方(0.5%),城市(1.1%)高于农村(0.8%),发病率随年龄增加而增加。住院死亡率4.1%。死于心力衰竭的患者数目还在逐年上升,其原因与高血压、冠心病、糖尿病、肥胖及人口的老龄化有关。瓣膜病、先天性心脏病引起的心力衰竭逐渐减少。

(二) 慢性心力衰竭的临床过程

1. 慢性心力衰竭临床分期　分为A、B、C、D四期。A期是指患者只存在高血压、冠心病、糖尿病等心力衰竭易患因素,尚未引起心脏结构和功能损伤;B期是指患者存在高血压、冠心病、糖尿病等心力衰竭易患因素,同时心脏结构及功能已经出现损伤,但是无心力衰竭的临床表现;C期为各种原因引起心力衰竭的临床表现,只要出现一次即应该划入C期;A、B期为心力衰竭早期,多在各种疾病及易患因素中讨论,D期是心力衰竭的终末期,多数患者需要机械循环支持和心脏移植。心力衰竭临床分期目的是将心力衰竭防治窗口前移,强调预防在心力衰竭防治中的重要性。临床上所讨论的心力衰竭多数为C期。

2. 慢性心力衰竭C期三个阶段　多表现为血流动力学恶化阶段即失代偿阶段、易损阶段和血流动力学稳定阶段交替出现,是慢性心力衰竭临床过程的特点。

(1)血流动力学恶化阶段:临床上主要表现是短期内心力衰竭症状明显加重,患者往往不能平卧,水肿明显加重,心脏功能多在Ⅲ到Ⅳ级,往往需要住院静脉给药治疗。多是诱因引起,部分患者去除诱因后又可转为易损阶段、血流动力学稳定阶段。一部分患者心功能极差,如不及时改善恶化的血流动力学,则无机会去除诱因,而因血流动力学恶化致死。这一部分患者往往需要静脉使用改善血流动力学的药物,目前大多数学者将其归到急性心力衰竭的范畴,但是病因、临床表现及预后与初发急性心力衰竭均存在显著的不同。恶化的血流动力学亦是促使诱因出现的原因,如肺淤血加重易引起肺部感染或感染难控制。因此,改善血流动力学是大多数慢性心力衰竭患者住院的首要治疗目标,为改善心脏重构治疗措施的落实提供前提保障。

(2)慢性心力衰竭易损阶段:亦称为易损期,血流动力学改善后持续三个月左右,心力衰竭患者容易再次发生血流动力学恶化而住院,猝死率发生高,故称这一时期为心力衰竭易损期。可能与血流动力学稳定后,体内激素、炎症因子及其内环境恢复到血流动力学稳定阶段需要一定时间有关。

(3)血流动力学稳定阶段:血流动力学相对稳定,无需静脉给药,口服药物门诊观察治疗,社区管理即可。其治疗目标是预防血流动力学恶化、延长患者寿命,改善患者生活质量。主要治疗原则是拮抗过度代偿的神经内分泌系统,矫正心脏异常心脏电生理改变及病理生理学异常,改善心脏重构。

四、慢性收缩性心力衰竭(HFrEF)

(一) 临床表现及诊断

心力衰竭的诊断需综合病史、症状、体征、实验室检查、心脏影像学检查和功能学检查进行评估。首先,根据病史、症状、体格检查、心电图、胸片判断有无心力衰竭的可能性;然后,通过心力衰竭生物标志物(如利钠肽)检测和超声心动图检查明确是否存在心力衰竭及其类型,再进一步确定心力衰竭的基本病因和诱因;最后,还需评估病情的严重程度及预后,以及是否存在并发症、合并症。全面准确

的诊断是心力衰竭患者有效治疗的前提和基础,临床诊断应包括心脏病的病因、病理解剖、病理生理及心功能分级等诊断。慢性心力衰竭的诊断流程见图2-7。

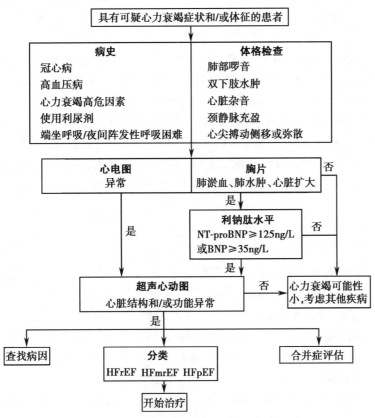

图2-7　慢性心力衰竭的诊断流程
引自:《中国心力衰竭诊断和治疗指南2018》。

1. **临床表现**　左心衰竭和全心衰竭常见,单纯右心衰竭较少见。心力衰竭临床表现主要有四个方面:心排血量减低、肺淤血(左心衰竭)、体循环淤血(右心衰竭)、原发心脏病本身的表现。

(1)左心衰竭

1)症状

A. 呼吸困难:①劳力性呼吸困难:为最早出现的症状,最先出现在重体力活动时,随后出现如上楼梯、爬坡时呼吸困难,休息后可缓解。主要原因是运动时回心血量增加,衰竭心脏不能将等量血液泵入主动脉,使左心室舒张末期压力及左心房压力上升,加重肺淤血,肺顺应性下降及呼吸膜水肿,气体(主要是氧气)交换障碍;②端坐呼吸:为心力衰竭严重症状,患者不能平卧,休息时亦有肺淤血,需端坐以减少静脉回心血量和膈肌上抬,从而减轻呼吸困难程度;③夜间阵发性呼吸困难:为患者入睡后突然憋气而惊醒,被迫采取端坐位,呼吸深快,严重的可伴哮鸣音,称为"心源性哮喘"。如发生于老年冠状动脉粥样硬化性心脏病患者往往很快发展为急性肺水肿,预后较差。其发生机制与平卧时回心血量增加、膈肌高位致肺活量减少、夜间迷走神经张力增高、小支气管收缩以及熟睡后对肺淤血的感知能力下降等因素有关;④急性肺水肿:见于急性心力衰竭。

B. 咳嗽、咳痰:初期常于卧位发生,坐位或立位可减轻。晚期坐位、立位也可发生,白色浆液性泡沫痰为其特点。为肺泡和支气管黏膜淤血所致。

C. 咯血:①痰中带血丝:多为支气管黏膜毛细血管破裂所致;②大咯血:为长期肺淤血可在肺循环和支气管循环之间形成侧支循环,支气管黏膜下血管扩张,一旦破裂可引起大咯血,多见于风湿性心脏病二尖瓣狭窄及左向右分流的先天性心脏病,一般为自限性,无需特殊治疗,但应保持支气管通畅;

③粉红色泡沫血痰：是急性左心衰、急性肺水肿的特异性表现。

D. 乏力、疲倦、头昏、心慌：这些症状与心排血量下降,组织器官灌注不足及代偿性心率加快有关。

E. 少尿、水肿及肾功损害症状：严重左心衰竭时,血流再分配,肾血流量减少,故尿量减少、水钠潴留而出现水肿,此即所谓"前向衰竭"。严重时可引起肾前性肾衰竭及相应症状。

2)体征

A. 肺部湿啰音：肺淤血致肺毛细血管静水压增高大于胶体渗透压时,血浆成分可渗出到肺泡而引起湿性啰音。心力衰竭由轻至重,其湿性啰音可从局限肺底到全肺。如侧卧位则先发生在下垂的一侧,与体位相关的肺部湿啰音是心衰与肺部感染湿啰音的区别点。

B. 心脏体征：①基础心脏病的体征;②与心力衰竭有关的体征:心脏扩大(舒张性心力衰竭除外);心率加快,奔马律,心力衰竭晚期心率变异性下降,心率相对固定;部分患者有肺动脉瓣第二心音亢进,特别是风湿性心脏病二尖瓣狭窄、左向右分流的先天性心脏病引起的心力衰竭明显。

C. 发绀：主要由于呼吸膜水肿、增厚,氧气交换障碍,氧分压下降,还原血红蛋白增加引起,属中央型发绀。

（2）右心衰竭

1)症状

A. 消化道症状：腹胀、食欲缺乏常见,偶有恶心、呕吐,系胃肠淤血所致。肝淤血肿大可导致右上腹饱胀不适、肝区疼痛,长期严重肝淤血可发生心源性肝硬化症状,如黄疸等。

B. 劳力性呼吸困难：继发于肺部疾病及左心衰竭者呼吸困难明显。单纯右心衰竭常见于某些先天性心脏病（如 Ebstein 畸形等）、原发或者继发性肺动脉高压、右心室型心肌病以及右心室心肌梗死,可出现劳力性呼吸困难,但仍可平卧。其呼吸困难的原因主要是心排血量下降,缺氧引起。此与左心衰肺淤血引起的呼吸困难不同。

C. 乏力、疲倦、头昏、心慌：与左心衰竭一样,主要由心排血量减少,组织器官灌注不足及代偿性心率加快引起。

2)体征

A. 颈静脉怒张及肝颈静脉回流征阳性：颈静脉怒张及肝颈静脉回流征阳性为体循环静脉压增高引起,对右心衰竭诊断的特异性较高,但是需要与上腔静脉梗阻及胸腔内压增高性疾病如张力性气胸鉴别。

B. 肝脏大：常伴压痛,质地中等,如伴有三尖瓣反流则有肝脏搏动。持续慢性右心衰竭可引起心源性肝硬化,此时压痛不明显,质硬,缘锐,心力衰竭纠正后缩小不明显,三尖瓣反流时,肝脏搏动也不明显,脾大及食管静脉曲张少见。

C. 水肿：当体循环静脉压升高大于血液胶体渗透压时可出现水肿,此即所谓"后向衰竭"。其特征为首先出现于下垂部位,常为对称性,可压陷。

D. 胸腔积液和腹腔积液：胸腔积液为漏出液,双侧多见,如为单侧,则首先出现于右侧。由于胸膜静脉部分回流到肺静脉,故胸腔积液多见于全心衰竭时。严重右心衰竭,由于肝静脉回流受阻,可出现腹腔积液。有心源性肝硬化时,由于门静脉压力增高,可出现大量腹腔积液,腹腔积液为漏出液。

E. 心脏体征：①基础心脏病的体征;②右心衰竭心脏体征:心率增快,右心室舒张期奔马律,右心扩大,三尖瓣相对关闭不全反流性杂音,该杂音有时含有乐性成分,吸气时乐性成分更明显,是右心衰竭较特异的体征,但应与感染性心内膜炎瓣膜穿孔及腱索断裂的乐性杂音相鉴别,后者有感染性心内膜炎其他临床表现可资鉴别。

（3）全心衰竭：全心衰竭同时表现为左心衰竭和右心衰竭的相关症状及体征。大多数全心衰竭的右心衰竭是由左心衰竭发展而来,此时右心排血量减少,呼吸困难等肺淤血症状反而有所减轻。原发性扩张型心肌病左右心室同时衰竭者,肺淤血表现往往不严重。

2. 实验室和辅助检查

（1）常规实验室检查：血常规检查、尿常规检查、粪常规检查以确定是否有感染、贫血、肾脏损伤等；肝功能检查确定是否有肝酶增高判断肝脏淤血；肾脏功能检查判断是否同时合并肾脏功能不全，动态检查尚可以判断是肾前性还是肾性肾脏功能不全，以辅助判断心力衰竭的严重程度；电解质检查判断是否存在电解质紊乱，特别是确定是否存在低血钾、低血镁、低血钠，对心力衰竭的严重程度的判断和治疗具重要意义。如合并贫血，进一步检查血清铁、铁蛋白和总铁结合力。

（2）B型利钠肽（BNP）和N末端B型利钠肽原（NT-proBNP）测定：有助于心力衰竭诊断和预后、治疗效果的判断。症状性和无症状性左心室功能障碍患者血浆BNP水平均升高，BNP诊断心衰的敏感性、特异性、阴性预测值和阳性预测值分别为97%、84%、97%和70%。血浆BNP可用于鉴别心源性和肺源性呼吸困难，BNP正常的呼吸困难基本可除外心源性。血浆高水平BNP预示严重心血管事件，包括死亡的发生。心力衰竭经治疗，血浆BNP水平下降提示预后改善。大多数心衰呼吸困难的患者BNP在400pg/ml以上；BNP<100pg/ml时不支持急性心衰的诊断；BNP在100~400pg/ml还应考虑其他原因，如肺栓塞、慢性阻塞性肺病、心力衰竭代偿期等。BNP<35pg/ml时通常可排除慢性心力衰竭，但其敏感度和特异度较急性心力衰竭低。

NT-proBNP是BNP激素原分裂后没有活性的N-末端片段，与BNP相比，半衰期更长，更稳定，其浓度可反映短暂时间内新合成的而不是贮存的BNP释放，因此更能反映BNP通路的激活。血浆NT-proBNP水平与年龄、性别和体重有关，老龄和女性升高，肥胖者降低，肾功能不全时升高。血浆NT-proBNP水平也随心衰程度加重而升高，在伴急性冠状动脉综合征、慢性阻塞性肺病、肺动脉高压、高血压、心房颤动（AF）时也会升高。NT-proBNP临床应用中国专家共识推荐：采用"双截点"策略，如就诊时NT-proBNP<300pg/ml，则该患者急性心力衰竭的可能性很小。如高于相应年龄层次的截点（50岁以下、50~75岁和75岁以上者分别为450pg/ml、900pg/ml和1 800pg/ml），则该患者急性心力衰竭的可能性很大。如检测值介于上述两截点之间的"灰区"，可能是程度较轻的急性心力衰竭或是非急性心力衰竭所致，此时应结合其他检查结果进一步鉴别诊断。

（3）心电图检查：心电图检查对心力衰竭诊断无意义，但完全正常心电图基本可以排除心力衰竭诊断。窦性心律时 V_1 导联P波末期负值增加是左心房负荷过重表现，可供参考。心力衰竭有多种心电图表现，包括原发疾病的表现，如心肌梗死临床表现，也可以出现各种心律失常，包括：①室性期前收缩最常见，几乎所有心力衰竭患者均可发生；②各种心动过速；③各种室内传导阻滞；④房室传导阻滞等。心电图的异常还可提供某些病因信息（如心肌梗死），心电图所见也可提供治疗适应证（如心房颤动的抗凝治疗、显著心动过缓的起搏治疗、QRS波群增宽的心脏再同步化治疗）。

（4）X线检查

1）心影大小及外形：心力衰竭时心影常扩大，心影增大的程度取决于原发的心血管疾病。此外，心影大小及外形还可为心脏病的病因诊断提供重要线索。

2）肺淤血及肺水肿表现：肺淤血的程度可判断左心衰竭的严重程度，典型者上肺静脉影增粗，较下肺静脉影明显，呈鹿角样；当肺静脉压>25~30mmHg时可见Kerley B线，为肺野外侧水平线状影，是肺小叶间积液的表现，为肺淤血的特征性X线征象；急性肺泡性肺水肿时，肺门呈蝴蝶状阴影，肺野可见向心性大片融合的模糊、毛玻璃样阴影；严重时可见右侧胸腔积液或双侧胸腔积液。

（5）超声心动图

1）经胸超声心动图（transthoracic echocardiography，TTE）：是评估心脏结构和功能的首选方法，可提供房室容量、左右心室收缩和舒张功能、室壁厚度、瓣膜功能和肺动脉压力的即时信息，比X线更准确地提供心脏病的病因及心腔大小、结构等资料。

2）估计心脏功能

A. 收缩功能：主要有EF（推荐改良双平面Simpson法检测）、周径缩短速度和短径缩短率等指标，以EF最常用，正常值≥55%，LVEF≤40%为收缩性心力衰竭的诊断标准，但是当患者存在二尖瓣反流时,EF 常常被高估,需要注意。

B. 舒张功能:超声心动图是临床上最常用的判断舒张功能的方法。舒张早期心室充盈形成 E 峰,舒张晚期心房收缩形成 A 峰,正常 E 峰 >A 峰,E/A>1.2。当舒张功能下降时,E 峰下降,A 峰增加,E/A 比值降低。如舒张功能下降是继发于收缩功能下降,随着收缩功能的恶化,E/A 比值可假性正常化,最后 A 峰极小甚至消失。其他常用于评价心脏舒张功能的指标还包括脉冲组织多普勒检测室间隔和游离壁二尖瓣环舒张早期流速峰值(e')平均值、左室等容舒张时间、三尖瓣反流速度等(见相关链接舒张性心力衰竭)。

(6)放射性核素检查:核素心肌灌注显像包括单光子发射计算机断层显像(single photon emission computed tomography,SPECT)和正电子发射计算机断层显像(positron emission tomography,PET),可用于诊断心肌缺血。代谢显像可判断心肌存活情况。利用放射性核素 ^{99m}Tc 结合在人红细胞上,通过 SPECT 技术,可以测定左右心室收缩末期和舒张末期容积,据此可计算 EF 及 SV 等容量指标。并可通过记录放射活性 - 时间曲线,计算左心室舒张期最大充盈率和充盈分数,以及收缩期最大射血率等。心肌锝 99m 双羧双磷酸盐(^{99m}Tc-DPD)闪烁扫描可用于检出甲状腺素运载蛋白心肌淀粉样变。

(7)磁共振成像(MRI)检查:MRI 的三维成像技术,可克服心室几何形态对体积计算的影响,故能更精确计算收缩末期和舒张末期心室容积,据此计算 EF、SV。MRI 对右心室分辨率亦较好,可提供右心室上述参数;MRI 也是复杂性先天性心脏病的首选检查方法之一。此外,MRI 可清晰分辨心内膜和心外膜边缘,故还可测定左心室重量。延迟钆增强(late gadolinium enhancement,LGE)和 T_1 成像是评估心肌纤维化的首选影像检查。用 LGE 的心脏 MRI 检查可区别缺血性与非缺血性的心力衰竭原因,且使心肌纤维化 / 瘢痕可视化。对于疑似心肌炎、心肌淀粉样变、结节病、Chagas 病、Fabry 病、致密化不全心肌病和血色病的患者,推荐采用 CMR 来显示心肌组织的特征。

(8)负荷超声心动图:运动或药物负荷超声心动图可用于心肌缺血和 / 或存活心肌、部分瓣膜性心脏病(如低血流量 - 低压力梯度主动脉瓣狭窄)患者的评估。对存在劳力性呼吸困难,LVEF 保留但静息舒张功能参数未能作出诊断的患者,负荷超声心动图可检出与运动相关的舒张功能不全。

(9)心脏 CT:心脏 CT 在心力衰竭患者中主要作为一种非侵入方法使冠状动脉解剖可视化,也用于评估心包病变和心腔的显示。对低中度可疑的冠心病或负荷试验未能明确诊断心肌缺血的心力衰竭患者,可考虑行冠状动脉 CT 血管成像以排除冠状动脉狭窄。

(10)冠状动脉造影:对于经药物治疗后仍有心绞痛的患者,合并有症状的室性心律失常或有心脏停搏史患者,有冠心病危险因素、无创检查提示存在心肌缺血的心力衰竭患者,冠状动脉造影检查有助于明确缺血性病因和冠心病的严重程度。

(11)心 - 肺吸氧运动试验:运动时机体耗氧量增加,心排血量相应增加,耗氧量是动 - 静脉氧差与心排血量的乘积,正常人氧耗量增加 100ml/(min·m²),心排血量增加 600ml/(min·m²)。当心排血量不能满足机体需要,组织就会从流经的血液中摄取更多的氧,以满足代谢需要,结果使动 - 静脉氧差增大。仍不能满足代谢需要时,出现无氧代谢,血乳酸含量增加,呼气中 CO_2 含量增加。当运动量继续增加,氧耗量不再增加,此时的氧耗量即为最大氧耗量[VO_{2max},单位 ml/(min·kg)],表明心排血量已不能再增加,故可反映心脏的排血功能。心功能正常时,此值应大于 20,轻中度心功能损害时(NYHA Ⅱ级)为 16~20,中重度损害(NYHA Ⅲ级)为 10~15,极重度损害(NYHA Ⅳ级)为小于 10。

(12)创伤性血流动力学检查:常用漂浮导管(Swan-Ganz 导管)床旁测定的方法,此外亦可通过左心导管、左心室造影的方法。漂浮导管可测量心排血量(CO)、心脏指数(CI)、肺毛细血管嵌压(PCWP)、肺动脉压、右心室压、右心房压及各压力曲线。PCWP 在无二尖瓣及肺静脉病变的前提下,间接反映左心室舒张末期压力。左心导管可测左心室压和主动脉压及其压力曲线;左心室造影可测左心室舒张末期容积、左心室收缩末容积以及据此计算出 EF、CO、CI、SV 等。常用正常值:CI 2.6~4L/(min·m²),当低于 2.2L/(min·m²)即出现低心排血量症状;PCWP 6~12mmHg,PCWP>18mmHg 出现轻度肺淤血,PCWP>30mmHg 出现肺水肿(表 2-8)。

表 2-8　常用血流动力学参数及临床意义

参数	正常值	临床意义
中心静脉压（CVP）	6~12cmH$_2$O	↑血容量增多、右心衰竭
肺动脉压（PAP）	4~13mmHg	↑肺动脉高压、左心衰竭
肺毛细血管楔压（PCWP）	6~12mmHg	↑肺淤血、左心衰竭
心搏量（SV）	60~70ml	↓前负荷不足、心脏压塞、心肌收缩力下降、心排阻力上升
心搏指数（SI）	41~51ml/m^2	同上
心排血量（CO）	5~6L/min	↓心力衰竭
心排指数（CI）	2.6~4.0L/（min·m^2）	↓心肌收缩力减低、心力衰竭
射血分数（EF）	50%~60%	↓心室收缩力减低

（13）心肌活检：仅推荐用于经规范治疗病情仍快速进展，临床怀疑心力衰竭是由可治疗的特殊病因所致且只能通过心肌活检明确诊断的患者。不推荐用于心力衰竭患者的常规评价。

（14）基因检测：对肥厚型心肌病、特发性扩张型心肌病（尤其是家族性扩张型心肌病）、致心律失常性右心室心肌病患者，推荐基因检测和遗传咨询。限制型心肌病和孤立的致密化不全心肌病亦可能具有遗传起源，也可考虑基因检测。基因检测有助于部分心力衰竭患者的病因明确，治疗策略、预防措施、生活方式的选择和预后评估。但对于大多数临床确诊心力衰竭的患者，常规基因检测对明确诊断没有肯定的作用。

3. 心功能评估方案

（1）纽约心脏病学会（NYHA）心功能分级：1994 年重新修订的纽约心脏病学会（NYHA）心功能分级方案，按患者主观症状将心功能分为 Ⅰ ~ Ⅳ级。

Ⅰ级：患者患有心脏病，日常活动不受限制，即心功能代偿期。

Ⅱ级：心脏病患者活动量轻度受限制，休息时无自觉症状，重体力活动时患者出现疲乏、心悸、呼吸困难或心绞痛。

Ⅲ级：心脏病患者活动量重度受限制，轻度体力活动时患者出现疲乏、心悸、呼吸困难或心绞痛。

Ⅳ级：患者不能从事体力活动，休息状态下亦有疲乏、心悸、呼吸困难或心绞痛。

1994 年重新修订的纽约心脏病学会（NYHA）心功能分级方案还有心脏功能的客观评估内容，但是由于无严格评估指标，目前应用较少。

（2）Killip 分级：Killip 分级仅适用于急性心肌梗死心功能分级。

Ⅰ级：双肺底清晰，血压不低。

Ⅱ级：双肺底细湿啰音，血压不低。

Ⅲ级：湿啰音未超过中肺野，血压不低。

Ⅳ级：湿啰音超过中肺野，血压降低，心源性休克。

（3）Forrester 分级：Forrester 心功能分级亦仅适用急性心肌梗死心功能分级，有临床和血流动力学两种分级方法。

1）Forrester 临床心功能分级

Ⅰ级：双肺部无啰音，血压不低。

Ⅱ级：双肺部有啰音，血压不低。

Ⅲ级：双肺部无啰音，血压低，心源性休克。

Ⅳ级：双肺部有啰音，血压低，心源性休克。

2）Forrester 血流动力学分级

Ⅰ级：CI>2.2L/m^2，PCWP ≤ 18mmHg（无灌注不足及肺淤血）。

Ⅱ级:CI>2.2L/m^2,PCWP>18mmHg(无灌注不足、有肺淤血)。

Ⅲ级:CI ≤ 2.2L/m^2,PCWP ≤ 18mmHg(有灌注不足、无肺淤血)。

Ⅳ级:CI ≤ 2.2L/m^2,PCWP>18mmHg(有灌注不足及肺淤血)。

(4)6min步行试验:要求患者在平直走廊尽可能快地走,测定患者6min的步行距离。用以评定慢性心力衰竭患者运动耐力的方法,对于判断预后具有意义。

6min步行距离>550m,无心力衰竭的临床表现。

6min步行距离426~550m,轻度心功能不全。

6min步行距离150~425m,中度心功能不全。

6min步行距离<150m,重度心功能不全。

本试验除用于评价心脏储备功能外,还用于评价心衰治疗的疗效。

4. 鉴别诊断

(1)左心衰竭引起呼吸困难应与肺部疾病鉴别,如慢性阻塞性肺气肿、支气管哮喘等。根据病史、体征鉴别并不难。心源性哮喘与支气管哮喘的鉴别,见《呼吸系统与疾病》教材的相关章节。

(2)右心衰竭引起的水肿、腹腔积液,应与肾性水肿、肝性水肿及心包缩窄鉴别。

(3)心脏扩大应与心包积液鉴别,超声心动图是最敏感最简单的鉴别方法。

(二)临床治疗

1. 治疗目标及原则　慢性心力衰竭的治疗目标从20世纪90年代以来有了重大的转变:不仅仅是改善症状,更重要的是针对心力衰竭病因发病机制,以改善心脏重构,防止和延缓心脏进一步损伤为核心,从而降低心力衰竭的死亡率和住院率。

(1)治疗目的:①延长寿命、降低死亡率;②阻止心脏损害的进一步恶化,减少住院率;③提高运动耐量,改善生活质量。

(2)治疗原则:①引起心力衰竭基本病因及诱因的防治;②改善血流动力学;③拮抗过度激活的神经内分泌系统;④改善心肌能量代谢,保护心肌细胞。

(3)治疗方法:在治疗目的和治疗原则的指导下,结合心力衰竭病因及发病机制制订总的方案,根据患者的具体情况(如心力衰竭的基本病因和诱因、心功能状态等个体特点)选择、调整治疗方案。

2. 病因治疗

(1)基本病因治疗:大多数心力衰竭基本病因明确,如高血压、冠心病、瓣膜病、先天性心脏病等。在心力衰竭发生的早期尚有治疗的机会,但当进入心力衰竭的晚期阶段,则失去了病因治疗机会。因此,基本病因的治疗一定要强调一个"早"字,积极控制血压、改善冠脉血供、用介入或手术方法矫正慢性心瓣膜病及先天畸形的血流动力学紊乱。有些心力衰竭基本病因不明确,如原发性心肌病,或即使病因明确,目前也尚缺乏针对性治疗方法,如遗传性心肌病等,基本病因治疗无法实施。

(2)诱因治疗:最常见的诱因为肺部感染,应选择适当的抗生素。对于有基础心脏病变尤其是瓣膜病和先天性心脏病患者如果出现2周以上的发热,应警惕感染性心内膜炎。严重心律失常者抗心律失常,纠正电解质、酸碱平衡紊乱等。潜在的甲状腺功能亢进症、贫血、肺动脉血栓形成及栓塞也是心力衰竭加重的诱因,均应一一针对性治疗。

3. 慢性心力衰竭(HFrEF)C期急性血流动力学恶化阶段的治疗

(1)减轻心脏负荷

1)休息:控制体力活动、避免精神紧张均能减低心脏负荷,有利于血流动力学紊乱的改善。但长期卧床易发生静脉血栓形成、肺栓塞、消化功能减退等并发症,同时引起肌肉萎缩、肌肉血供进一步减少而致运动耐量下降,因此,目前认为,心力衰竭患者血流动力学稳定后应该适量运动,有利于提高患者的生活质量,甚至延长生存时间。

2)监测体重:每日测定体重以早期发现液体潴留非常重要。如在3d内体重突然增加2kg以上,应考虑患者有钠、水潴留(隐性水肿),需加大利尿剂剂量。

3)限盐:适当限盐有利于减轻水肿及心脏负荷,但过分严格限盐同时应用强效排钠利尿剂易导致低钠血症。正常成年人每日钠的摄入量为3~6g,轻度心力衰竭患者钠盐摄入应控制在2~3g/d,中到重度心力衰竭患者应<2g/d,由于利尿剂疗效可靠,故临床上对于一般患者不强调限盐,但是对于难治性心力衰竭及终末性心力衰竭患者,因存在利尿剂抵抗,适当限盐是合理的。

4)利尿剂:是治疗心力衰竭最常用的药物,可减少血容量、减轻周围组织和内脏水肿、减轻心脏前负荷、减轻肺淤血;利尿后大量排钠,使血管壁张力降低,减轻心脏后负荷,增加心排血量而改善左心室功能。对有液体潴留的心力衰竭患者,利尿剂是唯一能充分减少心力衰竭患者液体潴留的药物。合理使用利尿剂是其他治疗心衰药物取得成功的关键环节之一。如利尿剂用量不足造成液体潴留,会降低机体对ACEI的反应,增加使用β受体阻滞剂的风险。另一方面,不恰当的大剂量使用利尿剂则会导致血容量不足,增加ACEI和血管扩张剂发生低血压的危险,以及ACEI和ARB出现肾功能不全的风险。

A. 噻嗪类利尿剂:以氢氯噻嗪(hydrochlorothiazide,双氢克尿噻)为代表。

作用机制:抑制近曲小管髓袢升支皮质部和远曲小管前段,抑制Na^+及水重吸收增加其排出。

适应证:氢氯噻嗪为中效利尿剂,轻中度心力衰竭首选。

用法用量:可以25mg,每周2次、隔日1次、每日1~3次等不同剂量应用,最大剂量可用到每日100mg,分3次口服。如无效,再加大剂量很少能增加疗效。

副作用:通过钠-钾交换作用,使钾重吸收减少,同时抑制尿酸排泄,干扰糖及胆固醇代谢,故长期大量使用有引起低钾、血尿酸增加、糖尿病、高胆固醇血症等副作用。

B. 袢利尿剂:以呋塞米为代表,为强效利尿剂。

作用机制:呋塞米(frusemide)作用于Henle袢的升支,在排钠的同时亦排钾。

适应证:中重度心力衰竭首选,特别是急需减少心力衰竭容量负荷者。

用法用量:口服剂量20~200mg/d,分2~3次。效果不佳或病情危急可用20~40mg静脉注射。

副作用:低血钾为其主要常见副作用,故必须注意补钾。

C. 直接作用于远曲肾小管保钾利尿剂

氨苯蝶啶

利尿作用不强,常与噻嗪类及袢利尿剂合用。

作用机制:直接作用于远曲肾小管,抑制远曲小管和集合管皮质段对Na^+的重吸收,增加Na^+、Cl^-排泄而利尿,排钠保钾。

适应证:轻中度心力衰竭,有低血钾或低血钾倾向患者。

用法用量:50~100mg,每日2次口服。

副作用:与拮抗RAAS药物合用,可以引起高钾血症。

阿米诺利

阿米诺利(amiloride),利尿作用较强,保钾作用弱。

作用机制:抑制肾脏远端小管和集合管的Na^+-K^+和Na^+-H^+交换,从而使Na^+和水排出增多,K^+和H^+排出减少,Ca^{2+}和Mg^{2+}排泄减少。

适应证:可单独用于轻度心力衰竭患者。

用法用量:5~10mg,每日2次。

副作用:可出现高钾血症,与噻嗪类合用,可导致严重的低钠血症。

D. 醛固酮系统拮抗剂:醛固酮有独立于Ang Ⅱ和相加于Ang Ⅱ对心肌重构的不良作用,特别是对心肌细胞外基质。人体衰竭心脏中心室醛固酮生成及活化增加,且与心力衰竭严重程度成正比。拮抗醛固酮系统可改善心脏重建,延长患者寿命,提高患者生活质量。虽然短期使用ACEI或ARB均可以降低循环中醛固酮水平,但长期应用时,循环醛固酮水平却不能保持稳定、持续的降低,即出现

"醛固酮逃逸现象"。

螺 内 酯

螺内酯(spironolactone)利尿作用不强。

作用机制:与醛固酮受体有很强的亲和力,能与受体结合,但无内在活性,故竞争性拮抗醛固酮的作用。作用于远曲小管,排钠保钾。作用于心脏可改善心室重构,能延长患者生存时间,是目前应用最广泛的醛固酮拮抗剂。

适应证:用于慢性心力衰竭血流动力学恶化期心力衰竭有容量负荷过重 NYHA Ⅲ、Ⅳ级患者,也可以用于慢性心力衰竭血流动力学稳定期患者。高钾血症和肾功能异常为禁忌,如血 K^+>5.0mmol/L,应停用或减量。

用法用量:多与噻嗪类及袢利尿剂同时应用。一般用 20mg,每日 1~3 次。

副作用:高血钾及男性乳房发育。不宜同时服用钾盐,应注意监测血钾。

依 普 利 酮

依普利酮(eplerenone),盐皮质激素受体拮抗剂(mineralocorticoid receptor antagonists,MRAs)。

作用机制:依普利酮与醛固酮受体结合后直接抑制醛固酮受体活性,是醛固酮受体抑制剂。与螺内酯一样可作用于远曲小管,排钠保钾,亦可作用于心脏改善心室重构,延长患者生存时间,改善患者生活质量。

适应证:同螺内酯。

用法用量:起始剂量 25mg/d 口服,最大剂量 50mg/d。亦可与噻嗪类及袢利尿剂同时应用。

副作用:高血钾是其主要副作用。不宜同时服用钾盐,应注意监测血钾。

E. 血管升压素 V2 受体拮抗剂

托 伐 普 坦

托伐普坦(tolvaptan),血管升压素(抗利尿激素、脑垂体后叶素 AVP)V2 受体拮抗剂。

作用机制:为血管升压素(抗利尿激素、脑垂体后叶素 AVP)V2 受体拮抗剂,V2 受体(V2R)位于肾脏集合管细胞的基底侧膜,介导水的重吸收;在血管内皮及血管平滑肌细胞表达,介导血管收缩效应。阻断 V2 受体后,一方面可使肾脏净水(非溶质水)排出增加,达到升高血浆渗透压和利尿的作用,同时可以使得周围血管扩张。

适应证:心力衰竭伴低钠血症、利尿剂抵抗等。可改善心力衰竭患者低钠血症,降低死亡率,而在合并有肾功能异常或严重循环充血的患者更为明显。

用法用量:15mg/d,用药一般不能超过 30d。

副作用:肝功能损伤。

F. 生物工程药物

奈 西 立 肽

奈西立肽(nesiritide acetate,国产新活素,注射用重组人脑利钠肽,rhBNP),中等强度利尿作用。

作用机制:为通过重组 DNA 技术用大肠杆菌生产的生物工程药物,与心室肌产生的内源性脑利钠肽有相同的氨基酸序列。作用机制与内源性人脑利钠肽完全相同,与特异性的利钠肽受体(该受体与鸟苷酸环化酶相耦联)结合,血管平滑肌细胞内环单磷酸鸟苷(cGMP)的浓度升高,血管舒张,从而降低心脏的前后负荷;与心脏利钠肽受体结合,拮抗 RAAS、内皮素、去甲肾上腺素和醛固酮引起的心肌细胞、心纤维原细胞损伤及心脏重建;与肾脏利钠肽受体结合,减少肾素和醛固酮的分泌,拮抗血管升压素及交感神经的保钠作用,从而提高肾小球滤过率,增强钠的排泄。因此脑利钠肽参与了血压、心脏重建、血容量以及水盐平衡的调节。心力衰竭时,B 型脑利钠可能存在分泌代偿性不足,通过外源性补充可能对心力衰竭有一定的治疗作用。

适应证:急性失代偿性心力衰竭。

用法用量:冻干重组人脑利钠肽,首先以 1.5μg/kg 静脉冲击后,以 0.007 5μg/(kg·min)的速度连续静脉滴注,一般只能短期应用。

副作用:症状性低血压,同时使用 RAAS 拮抗剂发生率升高;头痛、恶心、室速、血肌酐升高等。心脏充盈压低、严重瓣膜狭窄、心脏限制的患者禁用。

(2)血管扩张剂:血管扩张剂尽管可一过性地改善血流动力学,但多数血管扩张剂长期应用后增加心力衰竭死亡率,如 α 受体阻滞剂、钙拮抗剂等,表明血流动力学的短期改善并不完全与心力衰竭预后一致。在以血管扩张为主要作用的药物中,仅肼屈嗪(hydralazine)合用硝酸异山梨酯有降低心力衰竭死亡率的循证医学证据,目前能提供 NO 的药物无增加心力衰竭死亡率的证据,故临床应用广泛。

1)供 NO 类药物

A. 硝普钠(sodium nitroprusside):为常用静脉滴注制剂。

作用机制:在体内直接经化学反应提供 NO,从而同时扩张小动脉和小静脉,减轻心脏前、后负荷。此外,尚有改善心脏舒张功能的作用。

适应证:血流动力学恶化心力衰竭,需要静脉给药患者。

用法用量:20μg/min 开始,根据血压和心率调整用量,每 5min 可增加 5~10μg/min,直到产生疗效。最大量可用到 300μg/min。

副作用:低血压为常见副作用,与应用剂量过大有关。长期大量使用可使高铁血红蛋白增加,但很少出现氰化物中毒。由于硝普钠见光易氧化,故应避光使用,且每次配制后不能超过 8h。

B. 硝酸酯类:按给药方法分为静脉给药和口服或舌下含服,按作用时间长短分为短效、中效及长效三类。常用的有硝酸甘油(nitroglycerin)、硝酸异山梨酯(isosorbide dinitrate,消心痛)、戊单硝基异山梨醇酯(1,4:3,6-dianhydro-D-glucitol 5-nitrate)等。硝酸酯类药物由于提供 NO 需巯基酶,故易产生耐药性。在心力衰竭血流动力学恶化阶段一般使用静脉制剂。

作用机制:在体内经酶促反应提供 NO,小剂量扩张小静脉为主,大剂量动静脉同时扩张。

适应证:心力衰竭血流动力学恶化阶段,需要静脉给药。口服制剂亦可以用于心力衰竭血流动力学稳定阶段。

用法用量:硝酸甘油静脉滴注 10μg/min 开始,逐渐加量,维持量 50~100μg/min。

副作用:供 NO 类药物,由于有较强的扩血管作用,故对于心内严重梗阻性疾病,如严重二尖瓣狭窄(尤其是无右心衰竭的)、主动脉瓣狭窄及肥厚梗阻型心肌病、心脏限制者应禁用。

2)其他:α 受体阻滞剂可短期用于改善症状,不宜长期应用。

(3)增加心肌收缩性:增加心肌收缩性药物主要有洋地黄和非洋地黄类,可通过提高心肌收缩性能而提高心排血量,改善心力衰竭症状和体征(详见本章第一节)。

1)洋地黄类药物:洋地黄类药物不减少也不增加心力衰竭患者死亡率,但可明显改善患者的生活质量,故仍然是改善治疗心力衰竭血流动力学的主要药物之一,其是正性肌力药中唯一的长期治疗不增加死亡率的药物,且可降低因心力衰竭恶化再次住院的危险。

适应证:用于中、重度心力衰竭,心脏扩大或伴有快速心房颤动者疗效更佳。心脏不大的心力衰竭获益不多,故需要注意。

用法用量:地高辛(digoxin)是唯一经过安慰剂对照临床试验评估的洋地黄制剂,服用后经小肠吸收,2~3h 血清浓度达高峰,4~8h 获最大效应,85% 由肾脏排出,半衰期为 36h,连续口服相同剂量经 5 个半衰期(约 7d 后)血清浓度可达稳态。目前多采用维持量疗法(0.125~0.25mg/d),即自开始便使用固定的剂量,并继续维持;对于 70 岁以上或肾功能受损者,地高辛宜用小剂量 0.125mg 每日 1 次或隔日 1 次。毛花苷 C 为静脉注射制剂,注射后 10min 起效,1~2h 达高峰,每次 0.2~0.4mg,24h 总量 0.8~1.2mg。适用于急性心力衰竭或心力衰竭伴快速房颤者。维持用药多用地高辛 0.125~0.25mg,患者血流动力学稳定一定时间后可以逐步停药,停药后仔细观察患者血流动力学状态,如果血流动力学恶化,则表明目前暂时尚不能停药,仍然继续使用维持量。

副作用:①治疗剂量与中毒剂量十分接近,生物利用度个体差异大,故容易洋地黄中毒;②预激综合征伴心房颤动者使用可以诱发心室颤动;③容易引起房室传导阻滞,故病态窦房结综合征、二度或高度房室传导阻滞禁止使用;④单纯舒张性心力衰竭和肥厚性梗阻型心肌病心脏不大且无心房颤动者不宜使用;⑤急性心肌梗死 24h 内不宜使用;⑥窦性心律的单纯二尖瓣狭窄无右心衰竭者不宜使用。洋地黄中毒及处理见药理学部分。

2)非洋地黄类正性肌力药物:主要有肾上腺素能受体兴奋剂、磷酸二酯酶抑制剂和 Ca^{2+}增敏剂。

A. 增加细胞内 c-AMP 药物:肾上腺素能受体兴奋剂通过 β 受体兴奋,经 G 蛋白 - 腺苷环化酶使 cAMP 生成增多;磷酸二酯酶抑制剂通过抑制 cAMP 分解而使 cAMP 增多。

作用机制:cAMP 通过下游激酶使细胞内效应分子磷酸化而发挥强心、扩张血管作用。两者均有良好的改善血流动力学功效,使外周阻力下降,心肌收缩力增强,心排血量增加,心力衰竭症状改善。但长期应用后均使心力衰竭死亡率增加。

适应证:仅能短期应用于难治性心力衰竭和心脏直视手术后低心排血量状态。可短期应用 3~5d。

用法用量:

肾上腺素能受体兴奋剂:多巴胺(dopamine):微小剂量 <2μg/(kg·min)激动多巴胺受体,可降低外周阻力,扩张肾血管、冠状动脉和脑血管;小剂量 2~5μg/(kg·min)静脉滴注兴奋 β 受体和多巴胺受体,心肌收缩力增强,肾动脉扩张,能显著改善心力衰竭的血流动力学异常;大剂量 5~10μg/(kg·min)同时兴奋 α 受体,外周阻力增加,故一般应用小剂量。多巴酚丁胺(dobutamine)对心脏选择作用较强,对血管作用较弱,用法用量与多巴胺相同。

磷酸二酯酶抑制剂:目前临床应用较多的制剂为米力农,静脉负荷量为 25~75μg/kg,5~10min 缓慢静注,继以 0.25~1.0μg/(kg·min),静脉给予维持。

副作用:恶性心律失常为最常见,长期应用后死亡率增加。

B. 细胞内 Ca^{2+}增敏剂:左西孟旦(levosimendan)。

作用机制:具 Ca^{2+}浓度依赖性结合 TnC 和轻度抑制磷酸二酯酶的效应,增强心肌收缩力,并激活血管平滑肌的 ATP 敏感 K$^+$通道,扩张组织血管,能改善急性血流动力学恶化期心力衰竭症状及血流动力学,目前认为不增加死亡率,但是还需要更可靠的证据证明。

适应证:慢性心力衰竭急性失代偿和心肌梗死等所致急性心力衰竭。

用法用量:负荷量 6~12μg/kg,静脉推注(>10min),随后 0.05~0.2μg/(kg·min)静脉滴注维持 24h。可以与 β 受体阻滞剂联合应用,提高射血分数,改善症状。

副作用:偶见头痛、眩晕、心悸等。

(4)慢性心力心衰血流动力学恶化阶段药物调整方法:在慢性心力衰竭血流动力学恶化阶段,大部分患者都经过了血流动力学稳定阶段的药物治疗,其中 β 受体阻滞剂、拮抗 RAAS 的药物、伊伐布雷定等,或者因为负性肌力、负性频率、降低血压等作用需要用法用量方面进行调整。

1)首诊患者:对 β 受体阻滞剂、拮抗 RAAS 的药物、伊伐布雷定按照用药原则即可,即待血流动力学稳定后使用。

2)复诊患者:正在使用的上述药物处理十分重要,β 受体阻滞剂、拮抗 RAAS 的药物、伊伐布雷定原则是不变,如果患者血流动力学严重恶化,需要机械辅助循环,β 受体阻滞剂可以考虑减半量,拮抗 RAAS 的药物及伊伐布雷定可以考虑减半量或者停药。

4. 慢性心力衰竭易损阶段的处理 主要是加强随访管理,及时发现病情变化,尽快使用拮抗神经内分泌治疗并尽快使其剂量达标。

5. 慢性心力衰竭(HFrEF)C 期血流动力学稳定阶段的治疗 慢性心力衰竭血流动力学稳定阶段是指 C 期患者生活基本可以自理,可以平卧,水肿基本消失。其治疗目的是改善心脏重构从而延长患者寿命并提高患者生活质量。

(1)拮抗过度代偿神经内分泌药物:拮抗过代偿的神经、内分泌和生物因子已成为改善心室重构、心力衰竭血流动力学稳定期重要治疗方法。目前已经证实其不仅能提高患者的生活质量,同时可延长患者寿命。此外,血管紧张素转换酶抑制剂(ACEI)、血管紧张素Ⅱ受体拮抗剂(ARB)、沙库巴曲缬沙坦复合剂(ARNI)和β受体阻滞剂尚可预防和延缓心力衰竭的发生。

1)拮抗RAAS药物

A. ACEI的应用:ACEI可使慢性收缩性心力衰竭总死亡率降低23%,因心衰恶化住院率降低35%,左心室功能不全的无症状患者应用ACEI后较少发展为症状性心衰和因心力衰竭恶化而入院。

作用机制:ACEI有益于心力衰竭主要通过2个机制:①抑制RAAS。ACEI能竞争性地阻断Ang Ⅰ转化为Ang Ⅱ,降低循环和组织的Ang Ⅱ水平,从而起到改善心室及血管重构、抑制交感神经兴奋性、抑制醛固酮产生、扩张小动脉、减轻心脏负荷的作用。②作用于激肽酶Ⅱ,抑制缓激肽的降解,提高缓激肽水平,通过缓激肽—前列腺素—NO通路而发挥扩张血管、抗组织增生的作用。

适应证:所有慢性收缩性心力衰竭患者,都必须使用ACEI,而且需要终身使用,除非有禁忌证或不能耐受。

用法用量:治疗应从小剂量开始,逐渐增加剂量至最大耐受量或靶剂量。

副作用:相对较少,2%~8%的患者咳嗽,部分患者尤其是严重血流动力学障碍患者易出现低血压,后者需在血流动力学稳定后使用。血管源性水肿较为罕见(<1%),但可出现声带水肿,危险性较大,应予注意。临床上应检测肾功能和血钾,双侧肾动脉狭窄、血肌酐升高[>265.2μmol/L(3mg/dl)]、高血钾(>5.5mmol/L)及有症状性低血压者不宜使用本药。无尿性肾衰竭、妊娠期、哺乳期、ACEI过敏者禁用。在慢性心力衰竭的治疗中,不能耐受ACEI副作用的可选用ARB替代。

制剂和剂量,尽量选用临床试验中证实有效的制剂(表2-9)。

表2-9　治疗慢性心衰的ACEI及其剂量

药物	起始剂量	目标剂量
卡托普利	6.25mg,每日3次	50mg,每日3次
依那普利	2.5mg,每日2次	10~20mg,每日2次
福辛普利	5~10mg/d	40mg/d
赖诺普利	2.5~5mg/d	30~35mg/d
培哚普利	2mg/d	4~8mg/d
喹那普利	5mg,每日2次	20mg,每日2次
雷米普利	2.5mg/d	5mg,每日2次或10mg/d
西拉普利	0.5mg/d	1~2.5mg/d
苯那普利	2.5mg/d	5~10mg,每日2次

注:选自《2007中国慢性心力衰竭诊断治疗指南》。

B. ARB的应用:作为ACEI替代治疗,研究证据表明其临床疗效与ACEI相近,但是未能超过ACEI。其咳嗽副作用明显少于ACEI,临床依从性优于ACEI,在ACEI不可耐受时可代替ACEI。推荐的制剂和剂量见表2-10。

表2-10　治疗慢性心衰的ARB及其剂量

药物	起始剂量	目标剂量
坎地沙坦	4~8mg,每日1次	32mg,每日1次
缬沙坦	40mg,每日2次	160mg,每日2次
氯沙坦	50mg,每日1次	150mg,每日1次

注:选自2012 ESC《急性和慢性心力衰竭诊断治疗指南》。

C. 沙库巴曲缬沙坦(诺欣妥,ARNI):为脑啡肽酶(NEP)抑制剂沙库巴曲与缬沙坦等摩尔结晶复合制剂。

作用机制:脑啡肽酶可以降解多种肽类激素,其中包括缓激肽、利钠肽、血管紧张素Ⅰ和Ⅱ等,被抑制后上述降解减少而浓度升高,发挥更大的生物学效应,其中缓激肽、利钠肽有利于心脏重建、血管扩张作用减少心脏阻力负荷,利尿作用减少心脏容量负荷,而血管紧张素Ⅰ和Ⅱ浓度升高增加心脏损伤,用等摩尔量的缬沙坦阻滞血管紧张素Ⅰ和Ⅱ的心脏损伤作用,二者复合充分发挥了双方有益效应,减少了二者的有害缺点,同时沙库巴曲可以提高缬沙坦40%左右血药浓度,充分发挥了二者的协同效应。

适应证:EF≤40%血流动力学相对稳定HFrEF即不需要静脉使用治疗心力衰竭药物的患者,对于EF>40%心力衰竭疗效目前尚无确切有效的证据。

用法用量:诺欣妥50mg/d,每日2次,到200mg/d,每日2次,目标剂量为400mg/d。根据患者血压、肾脏功能及血钾浓度调整剂量。

副作用:低血压、高血钾等,有血管神经性水肿病史、双侧肾动脉严重狭窄、妊娠妇女、哺乳期妇女、重度肝损害(Child-Pugh分级C级)胆汁性肝硬化和胆汁淤积、同时服用阿利吉仑的糖尿病患者、已知对ARB或ARNI过敏禁用。

2)β受体阻滞剂:长期应用β受体阻滞剂治疗能改善左心室功能,降低死亡率和住院率,显著降低猝死率41%~44%。

作用机制:β受体阻滞剂治疗心力衰竭的机制是拮抗过代偿交感、儿茶酚胺系统,改善心脏重构,保护心肌细胞。卡维地洛(carvedilol)尚有扩张血管和抗氧化的作用。

适应证:对于高血压、冠心病、原发性扩张型心肌病等原因引起的慢性心力衰竭疗效肯定,但对于瓣膜病、先天性心脏病等以血流动力学紊乱为始因的心力衰竭临床资料较少,应用时应谨慎。

用法用量:左心室功能下降诊断明确后,尽快开始使用。若患者既往有体液潴留,β受体阻滞剂应在充分使用利尿剂后,患者体液潴留基本不存在时使用。应以小剂量开始,逐渐加量。常用药物药理学特点见表2-11。

表2-11　β受体阻滞剂的药理学特点表

药物	β_1阻滞作用	β_2阻滞作用	ISA	β上调作用	α_1阻滞作用	扩血管	抗氧化作用
比索洛尔	+-	0	0	+	0	0	0
布新洛尔	++	++	0	0	0	+	0
卡维地洛	++	++	0	0	+	+	++
塞利洛尔	++	0	+	0	0	+	0
拉贝洛尔	++	++	0	0	++	+	0
美托洛尔	++	0	0	+	0	0	0
Nebivolol	++	0	0	+	0	+	0
品托洛尔(心得静)	++	++	+	0	0	0	0
普萘洛尔(心得安)	++	++	0	+	0	0	+-
Xamoterol	++	0	++	0	0	0	0
阿替洛尔	++	0	0	+	0	0	0

注:0无作用;+-轻度作用;+轻到中度作用;++显著作用;ISA内在拟交感活性。

副作用及禁忌证:包括支气管痉挛性疾病、心动过缓(心率<60次/min)、二度及以上房室传导阻滞(除非已安装起搏器)、有明显液体潴留需大量利尿者暂时不能应用。

注意事项:①所有慢性收缩性心力衰竭 NYHA 心功能Ⅱ、Ⅲ级患者,NYHA 心功能Ⅳ级病情稳定者,或者 LVEF<45% 无症状者,均必须应用 β 受体阻滞剂,除非有禁忌证或不能耐受。②症状改善常在治疗 2~3 个月后才出现,即使症状不改善,亦能防止疾病的进展;不良反应常发生在治疗早期,一般不妨碍长期用药。③β 受体阻滞剂不能应用于"抢救"急性心力衰竭患者,包括心力衰竭需静脉给药者。④NYHA 心功能Ⅳ级心力衰竭患者,需待病情稳定(4d 内未静脉用药,已无液体潴留并体重恒定)后,在严密监护下由专科医师指导应用。⑤应在 ACEI 和利尿剂基础上加用 β 受体阻滞剂,地高辛亦可应用。⑥β 受体阻滞剂必须从极小剂量开始(美托洛尔 12.5mg/d、比索洛尔 1.25mg/d、卡维地洛 3.125mg,2 次 / 日)。每 2~4 周剂量加倍。⑦达最大耐用受量或目标剂量后长期维持。⑧液体潴留和心力衰竭恶化常在起始治疗 3~5d 体重增加,如不处理,1~2 周后常致心力衰竭恶化。应告知患者每日称体重,如有增加,立即加大利尿剂用量。⑨在应用 β 受体阻滞剂期间,心脏功能恶化,不需要停用,可以酌情减少剂量,突然停药有诱发猝死的危险。

3)醛固酮系统拮抗剂:见慢性心力衰竭血流动力学恶化阶段的治疗。

A. 螺内酯:每次 20mg,每日 1~2 次口服。

B. 依普利酮:起始剂量 25mg/d 口服,最大剂量 50mg/d。

4)拮抗神经内分泌药物的联合应用:拮抗神经内分泌是心力衰竭药物治疗获益的主要来源,一般而言拮抗同一系统的药物不能联合应用;ACEI 优于 ARB,在不宜使用 ACEI 的情况下可以应用 ARB 替代;β 受体阻滞剂与 ACEI 或者 ARB 联合应用可以提高疗效;在肾脏功能正常、血钾正常的前提下,联合应用 β 受体阻滞剂、ACEI 或者 ARB、螺内酯或者依普利酮三类神经内分泌拮抗剂是较为理想的联合药物方法,但是要密切观察肾脏功能和血钾,拮抗 RAAS 药物与拮抗醛固酮系统药物联合应用时高血钾发生率较高,如果同时联合应用排钾利尿剂有望减少高血钾的发生。

(2)利尿剂:有容量负荷过重者可以口服噻嗪类利尿剂和袢利尿剂。用法用量见上述。

(3)地高辛:可用于有症状的心力衰竭伴心房颤动,亦可用于有症状的窦性心律的心力衰竭 EF 小于 40%,特别是左心室舒张末期内径明显扩大者。除有禁忌证外,应用地高辛有利于减少患者住院率。对于 EF 大于 40%,左心室舒张末期内径无明显扩大,窦性心律者,应用需要谨慎。用法用量见上述。

(4)肼屈嗪(hydralazine)合用硝酸异山梨酯

作用机制:扩张血管减少心脏负荷的同时提供生物活性物质 NO。

适应证:治疗心脏功能Ⅱ~Ⅲ级心力衰竭,可改善生存质量,总死亡率降低 34%。V-HeFT-Ⅱ结果显示对心脏功能Ⅲ~Ⅳ级心力衰竭患者,硝酸异山梨酯联合肼屈嗪的疗效不及依那普利。单独应用硝酸酯类亦有效,而单独应用肼屈嗪无效。两者联合应用时,肼屈嗪的作用主要是减少硝酸酯类耐药性的产生。硝酸异山梨酯联合肼屈嗪与 ACEI 同时应用可使血流动力学进一步改善。

用法用量:硝酸异山梨酯 20mg,每日 4 次口服。肼屈嗪:①口服:初始剂量每日 50mg 开始,分 2~3 次,此后可以 10~25mg 幅度增加;第 1 周,每日 4 次,每次 25mg,第 2 周以后,每日 4 次,每次 50mg;最大剂量一般不超过每日 300mg。儿童为每日 1~5mg/kg,分 2~3 次。②静脉注射:先给 1mg 静脉缓注试验剂量,如 1min 后无不良反应,可在 4min 内给 4mg 静脉缓慢注射,以后根据血压情况每 20min 用药 1 次,每次 5~10mg。一般用量以维持舒张压在 90~100mmHg 之间为宜。

副作用:肼屈嗪副作用较多,长期、大量应用(超过每日 200mg)可产生类风湿关节炎和红斑狼疮,应该立即停药。头痛、头晕、心悸、脚软、面部发热及周围神经系统疾病如感觉异常、麻木,胃部不适、食欲减退、恶心、呕吐、腹泻等胃肠道反应,鼻塞,体位性低血压等不良反应。硝酸异山梨酯常见不良反应为头痛。

(5)伊伐布雷定(ivabradine):为选择性、特异性 I_f 通道抑制剂。

作用机制:I_f 电流是动作电位 4 期内向电流,内流离子主要为 Na^+,也有 K^+ 参与,决定窦房结舒张期去极化曲线趋向于阈电位的斜率,控制连续动作电位的间隔。伊伐布雷定有单纯减慢窦房结心率作用,减慢心率作用具有基础心率依赖性,不影响心脏电传导,无负性肌力作用,显著增加冠脉灌注。

适应证:EF ≤ 35%、心功能Ⅱ~Ⅳ级、窦性心律 HR ≥ 75 次/min 的慢性心力衰竭患者,在常规心力衰竭治疗基础上加用伊伐布雷定。用法用量:起始剂量,口服 5mg/次,每日 2 次;3~4 周后,可增加至 7.5mg/次,每日 2 次;休息清醒时心率低于 50 次/min,或感觉头昏、疲劳,或者收缩血压低于 90mmHg,必须减少剂量到 2.5mg/次,每日 2 次,或者停止用药。

心率可以作为慢性心力衰竭治疗目标之一,窦性心律时,心率应该在 70 次/min 以下,维持在 55~65 次/min 疗效较好;心房颤动时心率应该维持在 70~80 次/min 以下。

副作用:窦性心动过缓、低血压。

(6)列净类降糖药:钠依赖葡萄糖共转运蛋白 2 抑制剂(sodium-dependent glucose transporters 2 inhibitor, SGLT2i),为糖尿病治疗药物。包括达格列净、卡格列净、恩格列净等。对糖尿病总体人群,显著降低心血管事件、心衰住院风险、心血管死亡;对糖尿病合并心力衰竭人群,显著降低心血管死亡或心衰住院风险、心衰患者心血管(CV)死亡;对糖尿病合并心血管疾病(CVD)人群显著降低心衰住院风险;对于非糖尿病心力衰竭人群有同样获益。该类药物大面积使用后临床确切疗效还有待进一步观察。

作用机制:列净类治疗慢性心力衰竭的机制目前正在探讨过程中。提高肾排泄葡萄糖,有渗透性利尿作用;能降低血压和减轻体重,可以减轻心脏负荷,对糖尿病合并心力衰竭的患者有独特益处。

适应证:糖尿病合并慢性心力衰竭的治疗,糖尿病患者心力衰竭预防,无糖尿病的患者使用须谨慎。

用法用量:达格列净(dapagliflozin)5~10mg,每日 1 次;卡格列净(canagliflozin)100mg,每日 1 次,当天第一餐前服用;恩格列净(empagliflozin)10mg,口服每日 1 次。肾脏功能损伤者适当减少剂量。

副作用:5% 或更高发生率是女性生殖器真菌感染,鼻咽炎和泌尿道感染。

(7)其他药物

1)补充 ω-3 脂肪酸(omega-3 fatty acids)、辅酶 Q_{10}、维生素 B_1、左卡尼丁等已经在临床应用多年,但目前尚无一项前瞻性大规模临床试验证实其疗效。

2)中医中药:中医中药对心力衰竭治疗应该有一定的疗效,但是目前尚无公认的疗效评价标准。

(8)对 HFrEF 心力衰竭有害的药物:抗心律失常药物(Ⅰ类)、大多数钙拮抗剂(氨氯地平除外)、非甾体抗炎药、噻唑烷二酮类等。无适应证时禁止使用他汀类药物。

6. 难治性和终末期(D 期)心力衰竭的治疗

(1)难治性心力衰竭(intractable heart failure, refractory heart failure)与终末期心力衰竭(心力衰竭 D 期)概念:难治性心力衰竭,又称顽固性心力衰竭,是指经正规抗心力衰竭治疗无效,甚至恶化,但心力衰竭尚未进入终末期而不能逆转者。这类心力衰竭多是存在需手术治疗的血流动力学障碍,如严重二尖瓣狭窄、急性腱索断裂、乳头肌断裂、弗氏窦瘤破入右或左心室等,或者是存在加重心力衰竭的诱因,如风湿活动、不典型感染性心内膜炎、贫血、甲状腺功能亢进、维生素 B_1 缺乏、电解质紊乱、反复多发小面积肺栓塞,治疗方案不合适及落实不到位等。认真寻找诱因,予以纠正后一般心力衰竭可获改善。此外,应严格检查治疗方案的落实情况及是否恰当,特别是洋地黄、利尿剂及供 NO 类药物应用的剂型、剂量合适与否,是决定血流动力学紊乱能否稳定的关键,应及时调整,必要时可加用多巴胺类药物。

终末期心力衰竭(end-stage heart failure)又称不可逆心力衰竭,是指心肌损伤已到终末阶段,且无法逆转。药物治疗往往效果不佳,唯一的有效治疗方法是心脏移植。患者往往表现为:①心脏巨大,心胸比率往往大于 0.65,EF 值往往低于 25%,心率相对固定,即心力衰竭恶化而心率不随之增快。②利尿剂抵抗,应用两种以上的利尿剂,或者至少同时一种是静脉使用,利尿效果不佳,患者仍然有水钠潴留,高度水肿、胸腔积液、腹腔积液甚至心包积液,常见原因有:a. 肾脏功能不全;b. 低血压或者血流再分配引起肾脏动脉收缩,肾脏血流灌注不足;c. 醛固酮及抗利尿激素分泌过多;③常伴有氮质血症、肾前性肾衰竭等;④顽固性低钠血症;⑤呼吸衰竭,动脉血压低,严重低氧。

(2)难治性心力衰竭与终末期心力衰竭治疗

1)正性肌力药物的应用:可交替选择多巴胺、多巴酚丁胺、安力农、米力农、左西孟旦等一种短期(1周内)使用。

2)血管活性药物应用:可选择小剂量[5~10μg/(kg·min)]多巴胺、硝普钠或者硝酸甘油和间羟胺联合使用,根据收缩血压调整各药物剂量,以维持收缩血压在90mmHg以上,可增加利尿剂的利尿效果。

3)利尿剂的使用

A. 静脉使用利尿剂:呋塞米与多巴胺联合应用等。

B. 醛固酮拮抗剂及醛固酮受体拮抗剂的应用:由于患者往往并发肾功能不全,所以应用应该谨慎。

C. 重组人脑钠肽(rhBNP):见上述。先给予负荷剂量1.500μg/kg,静脉缓慢推注,继以0.007 5~0.015 0μg/(kg·min)静脉滴注;也可以不用负荷剂量而直接静脉滴注。疗程一般为3d,不超过7d。

D. 低钠血症利尿剂选择:见上述。使用精氨酸血管升压素V2受体拮抗剂。

4)糖皮质激素应用:主要用于高度腹腔积液,利尿剂抵抗,有肾上腺皮质功能减退表现的患者。泼尼松40mg/d。外源性糖皮质激素可反馈抑制腺垂体分泌促肾上腺皮质激素,从而使醛固酮分泌减少,可发挥间接利尿作用,一般72h左右发挥利尿作用,4周左右可逐渐减量。部分患者对该疗法极为敏感,每日尿量可达4~6L,故应注意电解质紊乱,尤其是低钾。

5)肾脏功能不全的处理:床旁血滤或者血液透析替代治疗。

6)呼吸衰竭,严重低氧血症的处理:使用呼吸机辅助呼吸。

7)血流动力学持续恶化的处理:机械循环支持(mechanical circulatory support,MCS)已成为当代心力衰竭治疗策略的重要组成部分,可延长其生存时间,为心脏移植赢得宝贵时间。

8)心脏移植:是D期心力衰竭最有效的治疗方法,但是目前临床应用限制因素很多。

7. 慢性心力衰竭各期药物治疗要点

(1)按心功能NYHA分级治疗要点

Ⅰ级:控制危险因素、ACEI。

Ⅱ级:ACEI、利尿剂、β受体阻滞剂、用或不用地高辛。

Ⅲ级:ACEI、利尿剂、β受体阻滞剂、地高辛、醛固酮受体拮抗剂。

Ⅳ级:ACEI(ARB)、利尿剂、地高辛、醛固酮受体拮抗剂;病情稳定后加用β受体阻滞剂。

(2)按心力衰竭的发展阶段治疗要点

A期:治疗可能导致心力衰竭发生的病因(控制血压、血脂、血糖),对于有动脉粥样硬化,糖尿病,伴心血管相关危险因素的高血压患者,可使用ACEI。

B期:A期所有治疗对有心脏结构异常而无心力衰竭的患者适用。有心脏结构异常或重构的患者,应用ACEI及β受体阻滞剂,可用醛固酮系统拮抗剂。

C期:A及B期患者治疗的方法对C期患者适用,当前或以前有心衰症状和有体液潴留而LVEF减少的患者,需给予利尿剂,加用醛固酮拮抗剂。可以使用洋地黄。

D期:C期的所有治疗对D期的患者适用,密切观察和控制顽固性终末期心力衰竭患者的体液潴留,因接受药物治疗的顽固性终末期心力衰竭患者一年内的死亡率大于50%,对处于心力衰竭终末期的患者应当给予特殊治疗,包括机械辅助循环、持续静注正性肌力药物、心脏移植或长期住院治疗。

8. 心力衰竭伴心律失常的治疗原则

伴缓慢型心律失常者,安装永久性心脏起搏器。伴室上性心动过速及快速心房颤动者,毛花苷C为首选药物。尚未证明抗心律失常药抑制室性期前收缩、非持续性室性心动过速后是否可改善生存率。多数抗心律失常药物有负性肌力及促心律失常作用,尤其多见于心力衰竭时,应避免预防性用药,如ⅠA类(奎尼丁、普鲁卡因胺)、ⅠC类(氟卡尼、英卡尼)及某些Ⅲ类药物如索他洛尔等,上述药物的应用对生存终点有不利影响。对于非持续性、无症状室性心律失常除了β受体阻滞剂,不建议用抗心律失常药物。室性心动过速终止治疗可选用Ⅲ类抗心律失常药如索他洛尔、胺碘酮等或同步直流电复律。β受体阻滞剂及胺碘酮200mg/d对预防室性心律失常有效。

五、左室射血分数保留性心力衰竭

左室射血分数保留性心力衰竭,可称舒张性心力衰竭,是由于多种原因引起左心室舒张期主动松弛能力受损和心肌顺应性降低,导致左心室在舒张期的充盈受限,左心室舒张末期压增高,部分可以累及右心室,从而引起大小循环淤血,心脏射血功能障碍,心脏排出量减少,而以 EF 大于 50% 为特征的临床表现的心力衰竭。目前认为占心力衰竭人群一半以上。

(一) 病因病理生理

1. **病因**　引起心脏舒张功能障碍病因多,异质性强。根据引起心脏舒张功能障碍的主要原因可以分为四大类:①舒张性心力衰竭,以心肌细胞主动松弛功能下降为主,同时伴心肌间质结构功能改变心肌顺应性降低,是目前临床上最为常见的一类。多见于老年心脏退行性改变(衰老,aging)、肥胖、女性多见,常常伴或不伴高血压、糖尿病及冠心病。高血压性心脏病、糖尿病心肌病、冠心病、肥厚性心肌病、原发限制性心肌病及其他原因引起的心室肥厚都属于该类。②以心肌细胞间质浸润性病变为主,此类主要有心脏淀粉样变性、含铁血黄素沉着症心脏损伤、重金属中毒性心肌病和放射性心肌损害等。③以心内膜纤维化心内膜限制为主,嗜酸性粒细胞增高引起的 Loeffler 心内膜炎及心内膜心肌纤维化症、原发性心内膜心肌纤维化症等。④以心包限制为主,各种原因引起的缩窄性心包炎。

2. **临床病理生理**　第一类病理生理学特征是心肌主动松弛和舒张期顺应性同时下降,左心室充盈延长,左心室充盈压增加,左心房后负荷增加,早期代偿性肥厚,收缩力增强,左心房收缩期血流增加,故超声心动图多普勒血流显示跨二尖瓣血流 A 波幅度及面积增加。晚期出现左心房扩大、纤维化,继而引起心房颤动,超声心动图表现左心房扩大,多普勒血流显示跨二尖瓣血流 A 波幅度及面积缩小甚至消失。但是左心室内径及收缩功能(EF ≥ 50%)一般正常或者稍有变化,故又称为EF 保持的心衰(HFpEF),舒张性心力衰竭占心力衰竭患者的 20%~60%。这一类患者舒张性心力衰竭可与收缩功能障碍同时出现,亦可单独存在。在疾病发生发展过程中如果有其他心脏损伤因素参与其中,如心脏缺血坏死、遗传因素、感染因素、负荷因素等引起心肌细胞坏死、凋亡、变性、心肌细胞丢失,则可以向收缩性心力衰竭转化。所以临床上如果舒张性心力衰竭患者出现向收缩性心力衰竭转化,应该寻找心力衰竭其他损伤因素并及时处理,其中最常见的是心肌缺血。高血压患者出现心脏扩大、收缩性心力衰竭最常见的伴发心脏损伤因素是心肌缺血、糖尿病心肌损伤和遗传性心脏损伤因素。肥厚性心肌病患者出现心脏扩大、收缩性心力衰竭最常见原因是伴发冠心病、高血压,值得注意的是临床上诊断的肥厚性心肌病其实部分是心肌致密化不全的早期,随着病情进展,出现扩张型心肌病的表现。

当左心房衰竭后,或者其他诱发因素,如心动过速缩短左心室舒张期,增高的左心室压力传导到肺静脉,引起肺淤血甚至肺水肿。同时回心血量相对减少,心排出量下降。二者均可以激活神经内分泌、细胞因子,引起一系列与收缩性心力衰竭类似的反应,如周围水肿,即前向性水肿等,这类水肿与右心衰竭引起的周围水肿不同。这类舒张性心力衰竭以肺循环淤血为主,很少出现体循环淤血。

第二、三、四类病理生理学的共同特征是心脏主动松弛正常,心脏顺应性减少即僵硬度增加,表现为舒张早期心室压力下降,心室充盈增加,舒张中晚期压力增加,充盈减慢。心脏导管测量记录的心室压力曲线为舒张早期下陷,中晚期上升平台,类"平方根"样表现。这三类患者以体循环淤血右心衰为主,可以出现严重的周围水肿、胸腔积液、腹腔积液、心包积液。一般无肺循环淤血、左心衰的表现。由于这三类大多数继发于其他系统疾病,广义上可以称为舒张性心力衰竭,本质是心脏限制,但是因治疗方法及预后区别很大,将其从舒张性心力衰竭中剔除有利于舒张性心力衰竭的研究。

下面主要讨论第一类舒张性心力衰竭。

（二）临床表现

1. 症状 多数为非特异性症状,只能提供诊断线索。

（1）气短:劳力性气短、端坐呼吸、夜间阵发性呼吸困难均可以出现。

（2）咳嗽:劳力后或者卧位后咳嗽多见,不特异;咳白色泡沫痰,罕有咯血及粉红色泡沫血痰者。

（3）水肿:多数是双下肢水肿,较轻。与心脏限制不同,严重水肿、胸腔积液、腹腔积液及心包积液罕见。

（4）乏力:明显。

2. 体征

（1）心脏体征:心界不大,心音一般不低,偶尔可以闻及第四心音,心率快,常常有心房颤动。

（2）肺部体征:双侧肺底细湿性啰音,严重者满肺可以闻及大、中、细湿性啰音。

3. 原发疾病表现 如高血压、肥厚性心肌病、糖尿病等表现。

（三）辅助检查

1. 心电图 心电图表现多样,常见与心房颤动、左心室肥大、各种心律失常较常见,心电图完全正常者可以排除心力衰竭。

2. 超声心动图 左心房横径大于 35mm 较常见,左心室内径正常或者稍大,EF ≥ 50%。

左心室舒张功能障碍。左心室舒张功能不全超声心动图有三种表现:①早期松弛受损型:表现为 E 峰下降和 A 峰增高,E/A 减小;②中期假性正常化充盈:介于以上两者之间,表现为 E/A 和减速时间正常;③晚期限制型充盈异常:表现为 E 峰升高,E 峰减速时间缩短,E/A 显著增大。松弛功能受损、假性正常化充盈和限制型充盈异常分别代表轻、中、重度舒张功能异常。

3. X 线胸片 心脏可以有左心房大的表现,肺淤血、肺水肿是关键的舒张性心力衰竭辅助检查表现。

4. BNP、NT-ProBNP 检查 见收缩性心力衰竭。

5. 其他检查 见收缩性心力衰竭。

（四）诊断

符合下列条件者可作出诊断:①有典型心力衰竭的症状和体征;②胸部 X 线拍片典型肺淤血、肺水肿表现;③超声心动图有左心室舒张功能异常的证据,左心腔大小正常或者接近正常,LVEF ≥ 50%,或者正常;④超声心动图检查无心脏瓣膜疾病,并可排除心包疾病、心内膜纤维化性疾病、浸润性和 / 或限制性心肌病等;⑤血浆脑钠肽（BNP）和 / 或氨基末端脑钠肽前体（NT-proBNP）增加至 2 倍以上。

（五）鉴别诊断

1. 发病人群及发病特点 舒张性心力衰竭多见于老年,女性多于男性。常伴高血压、糖尿病、心房颤动、肾脏功能损伤、肺脏功能损伤等多种疾病。故症状对舒张性心力衰竭的诊断缺乏特异性,仅仅只能提供诊断线索。肺部啰音体征对舒张性心力衰竭诊断有一定意义,但与收缩性心力衰竭相比,肺部啰音在舒张性心力衰竭中存在时间较短,不易被捕捉发现,因此对诊断、鉴别诊断意义有限,所以辅助检查在舒张性心力衰竭诊断、鉴别诊断中十分重要。

2. 辅助检查判读注意事项 老年、女性、肾脏功能损伤、肺脏功能损伤均可以引起 BNP、NT-proBNP 升高,故应该动态观察;超声心动图只能提供心脏舒张功能障碍证据,而不是舒张性心力衰竭证据。胸部 X 线拍片典型肺淤血、肺水肿的表现在舒张性心力衰竭诊断、鉴别诊断中有重要地位。

（六）治疗要点

目前舒张性心力衰竭尚无确切有效减少伤亡、改善预后的治疗方法,因此以治疗原发疾病和改善症状为主。

1. **治疗原发疾病**　积极控制血压尽可能使血压达标,减肥使体重达标等。

2. **控制房颤心率和心律**　心动过速时舒张期充盈时间缩短,心搏量降低。建议:①慢性房颤应控制心室率;②房颤转复并维持窦性心律,可能有益。

3. **应用利尿剂**　可缓解肺淤血和外周水肿,但不宜过度,以免前负荷过度降低而致低血压。

4. **血运重建治疗**　由于心肌缺血可以损害心室的舒张功能,冠心病患者如有症状或可证实的心肌缺血,应考虑冠脉血运重建。

5. **逆转左心室肥厚治疗**　改善舒张功能可用 ACEI、ARB、ARNI、β受体阻滞剂等。β受体阻滞剂、维拉帕米有益于肥厚型心肌病。

6. **地高辛的应用**　不能增加心肌的松弛性,一般不推荐应用于舒张性心力衰竭,除非合并快速房颤。

7. **同时有收缩性心力衰竭的治疗**　按后者治疗。

六、慢性心力衰竭社区管理

慢性心力衰竭社区管理是减少其死亡率最有效的方法之一。包括医疗档案的建立及其网络管理、定期随访、健康教育、疗效评估、与专科医生学术交流等。

（马爱群）

第三节　急性心力衰竭

急性心力衰竭(acute heart failure,AHF,以下简称急性心衰)是由多种病因引起的心排血量急剧显著降低,进而导致组织器官灌注不足和循环淤血的一组急性临床综合征。可表现为急性新发作心衰或慢性心衰急性失代偿,其症状和体征通常骤然发生或急剧加重,属心脏急症,如不及时诊治,常危及生命。

根据病变累及部位可分为急性左心衰和急性右心衰,前者最多见。

一、病因和诱因

新发急性心衰的常见病因包括急性心肌损害(如急性冠状动脉综合征和重症心肌炎等),急性血流动力学障碍(如急性瓣膜功能障碍、急性心脏压塞、高血压危象和严重心律失常等)。心肌缺血所致的急性心肌损伤和坏死是引起急性心衰的最常见原因,约占30%;其次为高血压。肺源性心脏病、心肌病、心包积液、风湿性心脏病和先天性心脏病等都是常见病因。慢性心衰急性失代偿常由一个或多个诱因诱发,也可在没有明显诱因的情况下发生。

急性心衰的常见诱因有感染、各类心律失常、血容量急剧增加、情绪激动或过度体力消耗、治疗不当或原有心脏病加重、药物治疗依从性缺乏和肺栓塞等。其中,感染是心衰患者急性发病住院的主要诱因,约占45%;其次为劳累过度或应激反应(情绪激动、饱食或外伤等),约占25%。约25%的患者存在2种及以上心衰诱因。

二、病理生理机制

不同的病因与诱因通过多种病理机制导致急性心衰。

1. **急性心肌损伤和坏死** ①急性大面积心肌梗死:可造成心肌收缩功能急剧下降,直接导致急性心衰。在老年人和糖尿病患者,急性心肌梗死有时以急性左心衰为首要表现。②急性大面积心肌缺血:也可直接诱发急性心衰。心肌细胞在缺血缺氧状态下可出现心肌顿抑和心肌冬眠,引起心脏舒缩功能异常。③陈旧性心肌梗死或慢性缺血性心脏病:在心肌梗死/缺血进一步发作或其他诱因引起心脏负荷加重时可出现急性心衰。

2. **急性血流动力学障碍** ①心排血量骤然下降,外周组织器官灌注不足,表现为血压下降、脏器功能和末梢循环障碍,甚至发生心源性休克。②左室舒张末压和肺毛细血管楔压升高,可发生低氧血症、代谢性酸中毒和急性肺水肿。③右室充盈压升高,使体循环静脉压升高、体循环和主要脏器淤血、水钠潴留和水肿等。

3. **神经内分泌激活** 交感神经系统和肾素-血管紧张素-醛固酮系统的过度兴奋是机体在急性心衰时的一种代偿性保护机制。但其长期过度兴奋会使多种内源性神经内分泌与细胞因子激活,进一步加重心肌细胞损伤,造成心功能下降和血流动力学紊乱,并反馈激活神经内分泌系统,形成恶性循环。

4. **心肾综合征** 心衰和肾衰竭常并存且互为因果,临床上称为心肾综合征。主要发病机制为器官灌注不足、神经体液因子激活、循环负荷增加和一氧化氮(NO)/氧自由基(ROS)平衡失调。心肾综合征可分为五种类型,Ⅲ型和Ⅳ型均可引起心衰,其中Ⅲ型可造成急性心衰,Ⅴ型也可诱发心衰甚至急性心衰。

5. **慢性心衰的急性失代偿** 稳定的慢性心衰患者在不同诱因的刺激下,可在短时间内出现心功能急性失代偿,表现为心功能急剧恶化的急性心衰。病理机制多为前负荷和/或后负荷增加。①心肌收缩功能进行性下降和动脉端阻力血管张力增加,导致心排血量降低,左室充盈压增高,引起肺毛细血管楔压升高并出现肺间质或肺泡水肿和呼吸困难。②慢性心衰引起肺淤血,动脉血氧饱和度下降导致组织器官缺氧及损伤;同时神经内分泌系统过度激活引起全身血管收缩,左室后负荷增加。缺氧也引起肺血管收缩,右室后负荷增加。③交感神经兴奋也使静脉血管收缩,引起静脉端血管阻力增加,静脉系统容量储存功能异常导致不适当的容量转移或再分布。在这些因素的共同作用下导致心功能急性失代偿。

三、临床表现

急性心衰主要表现为以肺淤血、体循环淤血以及组织器官低灌注为特征的症状和体征。多数患者既往可能存在各种心脏疾病或心血管病危险因素,并伴有一种及以上引起心功能急性失代偿的诱因。

突发呼吸困难是急性左心衰最主要的临床表现。根据病情的严重程度可依次表现为劳力性呼吸困难、夜间阵发性呼吸困难、端坐呼吸等;体格检查可发现心脏增大、舒张早期或中期奔马律、肺动脉瓣区第二心音亢进、两肺满布干湿啰音、体循环淤血体征(颈静脉充盈、肝颈静脉回流征阳性、下肢和骶部水肿、肝肿大、腹腔积液)等。早期征兆可表现为部分原来心功能正常的患者出现原因不明的疲乏或运动耐力明显减低、心率增加 15~20 次/min 以上。

急性肺水肿:突发严重呼吸困难、端坐呼吸、烦躁不安,伴恐惧窒息感,呼吸频率可达 30~50 次/min,面色灰暗、口唇发绀、大汗淋漓、咳嗽、咳大量粉红色泡沫样痰,可出现大小便失禁。听诊心率快、心尖部常可闻及舒张早期奔马律,两肺满布湿啰音和哮鸣音。

心源性休克:在血容量充足的情况下存在持续低血压,收缩压 ≤ 90mmHg(持续 30min 以上),肺毛细血管楔压 PCWP ≥ 18mmHg,心脏指数 CI ≤ 2.2L/(min·m^2),伴有组织低灌注的表现,如少尿[尿量 <0.5ml/(kg·h)]甚至无尿,皮肤苍白和发绀,四肢湿冷,意识障碍,血乳酸 >2mmol/L,代谢性酸中毒(pH<7.35)。

四、辅助检查

急查血浆利钠肽水平、肌钙蛋白、尿素氮、肌酐、电解质、血糖、全血细胞计数、肝功能和甲状腺功能等。怀疑肺栓塞者需行 D- 二聚体检查,怀疑并存感染者可检测降钙素原水平。住院心衰患者在院期间每 1~2d 测定肌酐、尿素氮和电解质;出院前可测定利钠肽水平以评估预后。

1. **利钠肽**　检测血浆 B 型利钠肽(BNP)和 N 末端 B 型利钠肽原(NT-proBNP)水平。当 BNP<100ng/L、NT-proBNP<300ng/L 时一般可排除急性心衰。急性心衰的 NT-proBNP 水平与年龄有关:年龄 <50 岁患者 NT-proBNP>450ng/L,50~75 岁患者 >900ng/L,75 岁以上患者 >1 800ng/L。伴肾功能不全[肾小球滤过率 <60ml(min·1.73m²)]时,急性心衰的 NT-proBNP>1 200ng/L。但在一些失代偿的终末期心衰、一过性肺水肿或急性右心衰的患者中可检测血浆利钠肽水平很低;血浆利钠肽水平升高也不能直接用于诊断急性心衰。

2. **肌钙蛋白**　可用于急性心衰患者的病因诊断(如急性心肌梗死)和预后评估。绝大多数急性心衰患者可检测到血浆肌钙蛋白水平升高。此外,对于急性肺栓塞患者,肌钙蛋白水平升高对疾病危险分层也有重要意义。

3. **心电图**　心电图检查可了解患者基础心脏病和潜在的诱因(心肌缺血、快速性心律失常等),对急性心衰病因诊断及鉴别诊断具有参考价值。

4. **X 线胸片**　急性心衰最特异性的胸部 X 线表现是肺淤血、胸腔积液、肺间质或肺泡水肿、心脏增大。对疑似急性心衰患者应行胸片检查,以识别或排除肺部疾病或其他引起呼吸困难的疾病。X线胸片正常并不能排除急性心衰,近 20% 患者的 X 线胸片表现几乎正常,急性心衰患者仰卧位胸片价值有限。

5. **超声心动图和胸部超声**　对于血流动力学不稳定的急性心衰患者(尤其是心源性休克)和怀疑急性危及生命的结构性 / 功能性心脏异常(心脏并发症、瓣膜反流、主动脉夹层)的患者应尽快行超声心动图检查。床旁胸部超声检查可发现肺间质水肿和胸腔积液的征象。

6. **动脉血气分析**　对于不能通过指脉氧仪评估,又急需明确机体氧合情况、酸碱状态和动脉血 CO_2 分压水平的患者,尤其是伴有急性肺水肿、慢性阻塞性肺病或心源性休克的患者应行动脉血气分析。

五、诊断、鉴别诊断和病情评估、分型分级

急性心衰病情危重、进展较快,要立即识别、快速诊断,并迅速纠正危及生命的危险状况。

(一) 诊断

对于有急性心衰症状或体征的患者,出现典型的肺淤血 X 线胸片和异常心电图,结合血浆利钠肽水平和超声心动图检查基本可以明确急性心衰诊断。

(二) 鉴别诊断

急性心衰需与支气管哮喘、心包积液、缩窄性心包炎以及其他原因引起的肺水肿和休克相鉴别。

1. **支气管哮喘**　支气管哮喘有哮喘发作史、个人或家族过敏疾病史;多见于青少年;好发于春秋季节;发作时呼气时间延长、常有白色泡沫痰、可闻及双肺较广泛的哮鸣音;无心脏病者心脏大小正常,用 β_2 受体激动剂、糖皮质激素和氨茶碱等治疗有效。心源性哮喘是急性左心衰时出现的喘息症状,体检可见左心增大、奔马律及病理性杂音。胸部 X 线检查可见肺淤血及左心增大。多见于中老年患者。血浆利钠肽(BNP、NT-proBNP)水平等相关辅助检查有助于进一步鉴别诊断。

2. **非心源性肺水肿**　心脏以外的其他原因也可引起急性肺水肿,也是严重的急症,也必须早期诊断和及时治疗。常见的有严重感染性肺炎、输血输液过量或过快、严重贫血和低蛋白血症、吸入有毒

气体、有机磷中毒、高原缺氧、过敏反应、溺水、张力性气胸或大量胸腔积液时抽气或抽液太快太多等。这些因素造成的急性肺损伤伴进行性呼吸衰竭。其病理特征为肺微血管通透性增高、肺泡渗出富含蛋白质的液体,最终导致肺水肿和透明膜形成。主要表现为呼吸窘迫和顽固性低氧血症。不同原因引起的急性肺水肿都有相应的病史和特征,如感染性肺水肿多在起病24~48h后患者的呼吸困难加剧,咳血痰,高热,体检和胸部X线呈典型肺水肿。急性心衰可能同时合并肺部疾病。大量粉红色泡沫样痰和心尖部舒张期奔马律有助于心源性急性肺水肿的诊断。

3. **非心源性休克**　心源性休克多与肺淤血、肺水肿并存,是急性心衰的主要特征,如无肺循环和体循环淤血征,心源性休克可能性极小。

此外,还需要对引起急性心衰的可能病因进行鉴别,可结合相应症状体征和辅助检查对急性冠状动脉综合征、高血压急症、主动脉夹层、肺栓塞、心律失常等进行鉴别。

（三）病情评估与分型、分级

急性心衰患者心肺功能初始评估和连续非侵入性监测,包括心电、血压、血氧、液体出入量等,对评估通气、外周灌注和病情进展等至关重要。

急性心衰的临床分型是根据组织的淤血和灌注情况确定的。有无组织淤血分为"湿"和"干",有无组织低灌注分为"冷"和"暖",由此将急性心衰分为四型:①"干暖"型,无明显组织淤血也无明显组织低灌注,此型病情最轻;②"干冷"型,无明显组织淤血但有组织低灌注,大约占5%,多数合并低血容量;③"湿暖"型,有明显组织淤血但无明显组织低灌注,此型最为常见,多数为慢性心衰急性失代偿;④"湿冷"型,有组织淤血也有组织低灌注,病情重。淤血症状和体征主要包括:肺淤血、端坐呼吸/夜间阵发性呼吸困难、外周（双侧）水肿、颈静脉怒张、淤血性肝肿大、肝颈静脉回流征、肠淤血和腹腔积液等;低灌注症状和体征主要包括:四肢湿冷、尿少、神志模糊、头晕和脉压小等。急性心衰患者早期由于交感神经系统高度激活可以表现为收缩压正常或升高（>140mmHg）,只有少数（5%~10%）表现为收缩压降低（<90mmHg）。低血压性急性心衰患者预后较差,尤其是同时存在低灌注（湿冷型）时更严重。

急性心肌梗死患者并发急性心衰时推荐应用Killip分级,因其与患者的近期病死率相关。

六、治疗和监测

（一）治疗目标

1. **短期目标**　①稳定血流动力学状态,维持收缩压≥90mmHg;②纠正低氧,维护脏器灌注和功能;③减轻急性心衰症状;④预防血栓栓塞。

2. **中期目标（住院期间）**　①鉴别急性心衰的病因、诱因和相关共存疾病;②调整淤血的治疗和优化血压管理;③针对病因和诱因的治疗。

3. **长期目标（出院）**　开展健康管理,预防心衰加重或急性再发,提高生活质量,延长生存时间。

（二）治疗方案

1. **一般处理**　对于静息时呼吸困难明显的患者,调整体位至半卧位或端坐位,双腿下垂以减少回心血量,减轻心脏前负荷。存在低氧血症的患者（血氧饱和度低于90%或动脉氧分压低于60mmHg）应予以氧疗,使血氧饱和度恢复到95%以上（伴慢性阻塞性肺病的患者恢复到90%）。吸氧方式包括:①鼻导管吸氧:低氧流量（1~2L/min）开始,若无CO_2潴留,可采用高流量给氧（6~8L/min）;②面罩吸氧:适用于伴呼吸性碱中毒的患者。使用阿片类药物如吗啡可缓解患者焦虑和呼吸困难,用法为2.5~5.0mg静脉缓慢注射,亦可皮下或肌内注射。应密切观察疗效和呼吸抑制的不良反应,急性肺水肿患者可谨慎使用,伴明显和持续低血压、休克、意识障碍、慢性阻塞性肺病等患者禁用。

2. **根据临床分型确定治疗方案**　能更好地维护脏器灌注和功能。"干冷"型急性心衰的机体处于低血容量状态、具有外周组织低灌注的表现,首先应适当扩容,如低灌注仍无法纠正,可给予正性肌力药物。"湿冷"型急性心衰是最危重的,机体容量负荷重且外周组织灌注差,如收缩压≥90mmHg,则给予血管扩张剂、利尿剂,若治疗效果不佳再使用正性肌力药物;如收缩压<90mmHg,首选正性肌力药物,若无效则使用血管收缩药,当低灌注纠正后再使用利尿剂。对药物治疗无反应的患者,可行机械循环支持治疗。"干暖"型调整口服药物即可;"湿暖"型若以高血压为主要表现的血管内液体再分布类型,首选血管扩张剂,其次为利尿剂;若以淤血为主要表现的心源性液体潴留类型,首选利尿剂,其次为血管扩张剂,严重利尿剂抵抗患者可采用超滤。

3. 容量管理 机体淤血和水肿明显者应严格限盐限水,调整输液量和速度,避免加重心脏容量负荷。对于无大出血和严重脱水等明显低血容量因素的急性心衰患者,每日液体摄入量1 500ml以内,不应超过2 000ml,同时限制钠摄入<2g/d,保持出入量负平衡约为500ml/d,体重下降0.5kg;对于严重肺水肿患者,每日目标尿量为3 000~5 000ml,出入量负平衡为1 000~2 000ml/d,甚至可达3 000~5 000ml/d,以减少水钠潴留,缓解症状。3~5d后,如肺淤血、水肿明显消退,应减少液体负平衡量,逐渐过渡到出入量大体平衡。在负平衡下应注意防止发生低血容量、低钾血症和低钠血症等。

(三)药物治疗

1. 利尿剂 利尿剂的合理使用是急性心衰治疗的关键。有液体潴留证据的急性心衰患者均应使用利尿剂。首选静脉使用袢利尿剂,如呋塞米、托拉塞米、布美他尼等,应及早应用,以改善症状。在静脉使用利尿剂期间,需监测患者症状、尿量、肾功能和电解质,并根据患者症状和临床状态调整剂量和疗程。对于新发急性心衰患者,或没有接受过口服利尿剂治疗的慢性心衰急性失代偿患者,常用呋塞米,初始剂量为20~40mg静脉注射,之后可静脉滴注5~40mg/h,其总剂量在起初6h不超过80mg,起初24h不超过160mg。亦可应用托拉塞米10~20mg静脉注射。对于长期使用口服利尿剂的患者,最初静脉剂量应不小于长期每日口服剂量。可间歇推注或连续输注利尿剂。对于难治性水肿或症状缓解不明显的患者,可以考虑袢利尿剂和噻嗪类利尿剂或螺内酯联合使用。如果平时使用袢利尿剂治疗,有低灌注表现的患者应在纠正后再使用利尿剂。

利尿剂的使用应注意以下原则。第一,进行正确的容量评估。利尿剂适用于同时存在容量超负荷和充血状态的心力衰竭。对于无明显容量超负荷的急性失代偿心力衰竭患者,利尿剂的使用需谨慎。应改善脏器灌注、纠正容量分布异常。第二,利尿剂使用后,应及时动态监测利尿剂疗效,及早发现利尿剂抵抗和肾功能恶化。如果用药后2h尿钠<50~70mmol和/或最初6h每小时尿量<100~150ml,则表明利尿剂反应不佳,需要及时调整利尿剂剂量。如果袢利尿剂达到最大推荐剂量仍利尿效果不佳,应采用阶梯疗法,而不继续增加袢利尿剂剂量。第三,袢利尿剂依然是首选。应用袢利尿剂时要注意剂量的上限,不能无限上调,达到最大利尿效果后再增加剂量并不能带来利尿效果增大,反而容易出现肾功能恶化、电解质紊乱等不良反应。目前认为,静脉袢利尿剂的最大剂量为呋塞米400~600mg或布美他尼10~15mg。一旦达到最大剂量仍利尿效果不佳,应采用阶梯疗法调整利尿方案。先加用噻嗪类利尿剂,因为在长期使用袢利尿剂后远段肾单位的钠亲和力增加,此时噻嗪类利尿剂可以发挥较大的利尿作用。也可以加用醛固酮受体拮抗剂螺内酯25mg,有助于减少大剂量袢利尿剂所导致的低钾血症。或者加用选择性血管升压素V2受体拮抗剂托伐普坦,特别是在合并低钠血症的患者。对于阶梯式药物治疗无效的急性心衰患者,可考虑用超滤治疗。

利尿剂反应不佳或抵抗的处理:①增加袢利尿剂剂量;②静脉推注联合持续静脉滴注:静脉持续和多次应用可避免因袢利尿剂浓度下降引起的钠水重吸收;③两种及以上利尿剂联合使用;④应用增加肾血流的药物,如小剂量多巴胺或重组人利钠肽;⑤纠正低血压、低氧血症、代谢性酸中毒、低钠血症、低蛋白血症、感染等,尤其注意纠正低血容量;常规利尿剂治疗效果不佳,伴低钠血症可加用托伐普坦,托伐普坦对电解质的影响较小;⑥超滤治疗或其他肾脏替代治疗。

2. 血管扩张剂 可通过降低静脉张力(前负荷)和动脉张力(后负荷)获得双重受益。收缩压是评估患者是否适宜应用此类药物的重要指标,收缩压<90mmHg或伴有症状性低血压的患者禁忌使用;收缩压>90mmHg或伴有高血压的患者应当考虑使用,但要谨慎控制剂量以免过度降压引起不良预后;对于二尖瓣或主动脉瓣显著狭窄的患者应慎用血管扩张剂。射血分数保留的心衰患者因对容量更加敏感,使用血管扩张剂应谨慎。应用过程中需密切监测血压,根据血压情况调整合适的维持剂量。

(1)硝酸酯类药物:在急性心衰的治疗中,硝酸酯类药物的使用频率仅次于利尿剂。可使急性心衰患者体内一氧化氮释放增加,促进细胞内环鸟苷酸增加,并抑制 Ca^{2+} 内流,舒张血管平滑肌。适用于急性心衰合并高血压、冠心病心肌缺血、二尖瓣反流的患者。静脉注射硝酸甘油初始剂量 5~10μg/min,每 5~10min 增加 5~10μg/min,最大剂量 200μg/min。紧急时可舌下含服硝酸甘油。静脉注射硝酸异山梨酯初始剂量 1~2mg/h,每 5~15min 增加 1mg/h,最大剂量 10mg/h。硝酸酯类药物持续应用可能发生耐药。

(2)钠尿肽类药物:利用重组 DNA 基因技术合成的 B 型利钠肽类药物奈西立肽、乌拉立肽等,通过与血管平滑肌和内皮细胞鸟苷酸环化酶受体结合而发挥扩血管和排钠利尿作用。奈西立肽治疗急性心衰时,先以 1.5μg/kg 静脉冲击后,然后以 0.007 5μg/(kg·min)的速度连续静脉滴注。静脉注射乌拉立肽可显著改善急性心衰患者 6h 血流动力学参数和呼吸困难症状,降低 24h 脑尿钠肽含量,减轻血管阻力,增加心排血量。临床应用应注意,注射速度过快易产生低血压,需严密监测患者血压变化。钠尿肽类药物半衰期较长,停药后药效仍可维持 2~3h。

(3)硝普钠:适用于严重心衰、后负荷增加以及伴肺淤血或肺水肿的患者,特别是高血压危象、急性主动脉瓣反流、急性二尖瓣反流和急性室间隔穿孔合并急性心衰等需快速减轻后负荷的疾病。硝普钠只能静脉滴注,治疗急性心衰起效快,注射 5min 内能使血管舒张,几分钟内取得最佳血流动力学效应,持续时间短,停药后药效在 2~15min 消失,其代谢产生的氰化物可在肝脏内代谢为硫氰酸盐,被肾脏清除。但硫氰酸盐半衰期较长(通常 3~4d),长时间大剂量给药会使硫氰酸盐大量积累,导致硫氰酸盐中毒。因此静脉应用硝普钠应从小剂量开始,一般初始剂量 0.2~0.3μg/(kg·min),每 5~10min 增加 0.5μg/(kg·min),不超过 10μg/(kg·min),并严格控制滴速,密切监测血压,调整用药剂量,避免低血压等不良反应。使用不超过 72h,逐渐减量停药,加用口服血管扩张剂,以避免反跳现象。

(4)乌拉地尔:为 α 受体阻断剂,可有效降低血管阻力、增加心排血量,可用于高血压合并急性心衰、主动脉夹层合并急性心衰的患者。100~400μg/min,严重高血压患者可缓慢静脉注射 12.5~25mg,根据血压调整剂量。

(5)松弛素(relaxin):松弛素可显著增加心输血量和肾小球滤过率,降低血管阻力,改善体循环,扩张肾脏血管。治疗急性心衰为每日静脉注射松弛素 30μg/kg,剂量过高(250μg/kg)可致肌酐含量增加和肾功能损伤。

注意事项:①收缩压水平是评估血管扩张剂是否适宜的重要指标,收缩压 <90mmHg,或持续症状性低血压,尤其合并肾功能不全时禁用,因可能增加急性心衰病死率。②严重阻塞性心脏瓣膜疾病,如主动脉瓣狭窄或梗阻性肥厚型心肌病禁用,因应用该类药物可能出现显著低血压。③二尖瓣狭窄患者应用该类药物可能造成心排血量明显降低,须慎用。④应用该类药物期间应监测血压,尤其是硝酸酯类药物和硝普钠,需密切监测并根据血压调整合适剂量,直至肺水肿缓解或动脉收缩压降至 100mmHg。⑤该类药物可改善急性心衰患者血流动力学和临床表现,不改善预后。一旦病情允许,尽早加用改善心衰预后的药物。

3. 正性肌力药物　适用于低血压(收缩压 <90mmHg)和 / 或组织器官低灌注的患者。短期静脉应用正性肌力药物可增加心排血量,升高血压,缓解组织低灌注,维持重要脏器的功能。

(1)儿茶酚胺类药物:多巴胺主要作用于多巴胺受体,具有选择性扩张肾动脉、促进利尿及扩张肠系膜动脉的作用。小剂量[3~10μg/(kg·min)]给药时可激动 β₁ 肾上腺素能受体,具有正性肌力作用,增加心排血量。中至高剂量给药时可激动 α 肾上腺素能受体,具有血管收缩作用。剂量上调至 10μg/(kg·min),肾动脉血管舒张和心排血量改善仍可以持续。因个体差异较大,一般从小剂量起始,逐渐增加剂量,短期应用。可引起低氧血症,应监测患者血氧饱和度,必要时给予吸氧治疗。

多巴酚丁胺主要作用于 β₁ 肾上腺素能受体,而对 β₂ 和 α 受体的作用极小。轻度降低全身血管阻力和肺毛细血管楔压,增加每搏排血量和心排血量,改善外周灌注,缓解心衰症状。起始剂量为 2.5μg/(kg·min),逐渐加量至 20μg/(kg·min)。不良反应有心律失常、心动过速,偶尔可因加重心肌缺血而出现胸痛。

慢性心衰急性失代偿患者往往长期、大剂量使用 β 受体阻滞剂,此时心脏 β 受体已受到严重抑制,不宜首先使用多巴酚丁胺和多巴胺。

(2)磷酸二酯酶抑制剂:常用米力农,先用负荷剂量 25~75μg/kg 静脉推注(>10min),随后 0.375~0.75μg/(kg·min)静脉滴注。不良反应为低血压和心律失常。肾功能不全、低血压或心律失常的患者,需调整剂量。

(3)左西孟旦:左西孟旦是一种新型钙离子增敏剂,具有钙致敏作用,开放钾通道和抑制磷酸二酯酶,可有效降低血利钠肽水平,改善急性心衰症状。其正性肌力作用独立于肾上腺素能刺激,可用于正在接受 β 受体阻滞剂治疗的患者。左西孟旦的消除半衰期为 1~1.5h,其代谢产物 OR-1896 也有生物活性,且 OR-1896 的半衰期为 75~80h。停药后心血管效应可持续 7~9d。左西孟旦先用负荷量 6~12μg/kg 静脉推注(>10min),随后 0.05~0.2μg/(kg·min)静脉滴注维持 24h。收缩压 <100mmHg 的患者,不需负荷量,可直接用维持剂量静脉滴注,防止发生低血压。

4. 血管收缩药物　适用于应用正性肌力药物后仍发生心源性休克或显著低血压的患者,以升高血压,维持重要脏器的灌注。心源性休克时,首选去甲肾上腺素维持收缩压。

血管收缩药物可致心律失常、心肌缺血及其他器官损害,用药中应密切监测血压、心律、心率、血流动力学及临床状态变化,当器官灌注恢复和 / 或循环淤血减轻时尽快停用。

5. 洋地黄类药物　可轻度增加心排血量、降低左心室充盈压及改善症状。主要适应证是房颤伴快速心室率(>110 次 /min)的急性心衰。毛花苷 C 静脉注射作用快、蓄积性小,治疗量与中毒量之间的差距大于其他洋地黄类强心苷,绝大部分以原型经肾排出。毛花苷 C 0.2~0.4mg 缓慢静脉注射 10min,2~4h 后可再用 0.2mg。急性心肌梗死后 24h 内、严重心肌缺血、重症心肌炎伴严重心肌损伤的疾病早期应尽量避免使用。低钾血症和低镁血症易发生洋地黄中毒,应监测血钾、镁水平。

6. 抗凝治疗　急性心衰患者是静脉血栓栓塞症的高危人群。为预防深静脉血栓和肺栓塞发生,需用低剂量普通肝素或低分子肝素或磺达肝癸钠来预防静脉血栓栓塞症。如有抗凝禁忌证,可选择间歇性充气加压装置等预防静脉血栓栓塞症。

7. 改善预后的药物　慢性心衰急性失代偿和心衰恶化,如无血流动力学不稳定或禁忌证,可继续原有的优化药物治疗方案,包括 β 受体阻滞剂、ACEI/ARB,血管紧张素受体脑啡肽酶抑制剂(ARNI)、醛固酮受体拮抗剂,可根据病情适当调整用量。

(四)非药物治疗

急性心衰经多种药物治疗无效或特别危重经过评估难以用药物救治者可考虑辅助循环;对利尿剂无反应或者抵抗的患者,可考虑血液净化治疗;机械通气可较快改善心功能,减少心肌氧耗量,缩短急性左心衰的病程。详细内容参考本章第三节。

七、急性右心功能衰竭

急性右心功能衰竭(acute right heart failure,ARHF,以下简称急性右心衰),是由于心脏受到各种因素的影响,右心室突然扩张和 / 或功能障碍导致体循环充血、组织低灌注、低血压、心肾综合征或心肝综合征等急性进展性综合征。发病率相对较低(占急性心衰入院患者 3%~9%),但后果较严重。如不快速有效治疗,病死率很高。

(一)病因和病理生理

左右心室解剖结构、生理、病理生理有很大差异。右室的作用是接纳全身回流的静脉血,室壁薄、扩张性好,在一定的范围内即使静脉回流增加也不将这些增加的回流血液全部泵入肺循环。但肺循环在静息状态和运动状态下都是一个低压循环,一旦肺循环阻力急剧升高,就会出现右心功能不全。

急性右心衰的常见原因是急性大面积右室梗死、急性大块肺梗死、大量快速静脉输血、输液。也常见于慢性阻塞性肺病、成人急性呼吸窘迫综合征(ARDS)、先心病、瓣膜病、右室心肌病等。这些病因使右心室心肌收缩力急剧下降或右室的前后负荷突然加重而引起右心排血量急剧减低。结果导致左室充盈不足,引起左室排血量下降致低血压或休克。由于动脉压急剧下降,可反射引起肺血管收缩,肺循环阻力增高,进一步降低左室充盈压,形成恶性循环。右心室扩大失代偿而出现右室舒张末压增高和周围静脉压增高,出现体循环静脉淤血。左室衰竭本身可引起肺循环充血,使右心室后负荷增加,进一步加重右心衰竭。

(二) 临床表现和诊断

急性右心衰的临床表现及体征包括体循环淤血及心排血量降低的一些表现,如低血压、心动过速、低氧血症、静脉系统淤血、颈静脉怒张、静脉压升高,组织器官低灌注、少尿、肢体末梢湿冷、乳酸增高等。

心电图、胸片、血气分析对于病因的判断有很大的提示作用,生物标志物脑钠肽(BNP)和肌钙蛋白I(TnI)可作为参考指标,但对急性右心衰的诊断没有特异性。

超声心动图可以对右室扩张程度、右室对左室压迫"D"字征、三尖瓣反流、三尖瓣流速、三尖瓣收缩期下移幅度、室壁收缩情况进行评估,从而评价右心前后负荷及收缩力。肺动脉漂浮导管可连续性监测右室压力、肺动脉压力、右室后负荷、心排血量以及肺动脉楔压,通过公式计算出肺动脉阻力。

急性右心衰竭的诊断至少具备2个特征:与右心衰竭一致的症状与体征,或右心结构和/或功能异常,或右心压力增加的客观依据,如右室心脏指数$(CI)<2.5L/(min \cdot m^2)$和右室充盈压>8mmHg。

(三) 治疗

在充分评估右心前后负荷及收缩力的基础上,尽快实施规范化治疗。与急性左心衰不同,急性右心衰的治疗效果取决于病因治疗。病因不同,即使有相似的临床表现,但治疗措施具有很大的差异。

1. 病因治疗和容量管理　急性右室梗死引起的急性右心衰,血流动力学特征为心排血量降低和右室充盈压升高,其相应的临床表现为右心功能不全、低血压和休克。重要的治疗措施是首先补充血容量,以提高右房及右室的充盈压,增大右室容量,增加肺血流量,从而提高左室充盈压,增加左心排血量,纠正低血压和休克。但同时合并左心功能不全时,过量补液可加重左心功能不全,出现心源性肺水肿,因此,扩容应在有创血流动力学监测下进行。

急性肺栓塞所致急性右心衰主要针对急性肺栓塞的治疗,包括一般治疗及溶栓和/或抗凝治疗。

肺部疾病和ARDS所致急性右心衰的治疗在于原发病治疗和有效的容量管理。既保证适当的灌注又减少肺水肿,对保证右心功能的正常发挥具有重要意义。

2. 降低右室后负荷　几乎所有急性右心衰的患者都有后负荷的增加。应重点去除加重肺阻力的因素。首先要积极纠正低氧血症、高碳酸血症和酸中毒等加重肺阻力的因素。维持动脉氧饱和度大于92%,但反映肺动脉血氧饱和度的混合静脉血氧饱和度SvO_2对肺动脉阻力影响更大。酸中毒造成肺阻力的升高,应尽量维持二氧化碳分压水平及pH在正常水平。并保持良好的肺通气状态。

可适当使用一些选择性的肺血管扩张剂,如内皮素受体拮抗剂、磷酸二酯酶5抑制剂及鸟苷酸环化酶激动剂、前列环素类似物及前列环素受体激动剂等。

3. 增加心肌收缩力　急性右心衰伴低血压可用去甲肾上腺素,维持平均动脉压大于肺动脉压。多巴酚丁胺和米力农可改善右心室肺动脉耦联,强心及扩张肺动脉,但应注意发生低血压。左西孟旦也可以开放二磷酸腺苷(ADP)依赖的钾通道,从而扩张全身肺血管。通过扩张肺血管床的血管和改善左心功能降低肺动脉压,进而改善右心功能。用法是6~12μg/kg在10min内推注,随后伴以维持剂量$[0.05~0.2μg/(kg \cdot min)]$24h。

药物治疗不理想时,可使用机械辅助循环。

(唐其柱)

第四节　心力衰竭的非药物治疗

以 β 受体阻滞剂、血管紧张素转换酶抑制剂或血管紧张素 Ⅱ 受体阻滞剂或血管紧张素受体脑啡肽酶抑制剂和醛固酮受体拮抗剂为基石的药物治疗是目前心力衰竭的主要治疗手段。但对于一些病情不能有效控制和 / 或终末期心力衰竭，可选用非药物治疗措施，主要包括：心脏再同步化治疗、植入型心律转复除颤器、机械通气、血液净化、辅助循环装置治疗、外科心肌成形术、心脏移植。

一、心力衰竭的心脏再同步化治疗

心脏再同步化治疗(cardiac resynchronization therapy，CRT)又称双心室起搏治疗或三腔起搏治疗，是指在右心房和右心室起搏的基础上增加左心室起搏，恢复心房 - 心室(A-V)的正常传导顺序和左 - 右心室舒缩活动的同步性而纠正慢性心力衰竭(chronic heart failure，CHF)患者的心脏功能。左心室起搏电极经右心房的冠状静脉窦进入冠状静脉左心室后壁侧壁支起搏左心室，通过左、右心室电极起搏恢复心室同步收缩，减少二尖瓣反流，有效改善心功能，逆转心肌重构，从而改善患者的临床症状，提高运动耐量和生活质量，降低病死率。

(一) CRT 的适应证

CHF 患者中超过 1/3 的心脏收缩不同步，严重影响预后。CRT 不仅能够改善患者的临床症状、降低住院率，还能改善患者的远期预后、降低病死率。

心衰患者在药物优化治疗至少 3 个月后仍存在以下情况应该进行 CRT 治疗：①窦性心律，QRS 时限 ≥ 150ms，左束支传导阻滞(1eft bundle branch block，LBBB)，LVEF<35% 的症状性心衰患者。②窦性心律，QRS 时限 ≥ 150ms，非 LBBB，LVEF ≤ 35% 的症状性心衰患者。③窦性心律，QRS 时限 130~149ms，LBBB，LVEF ≤ 35% 的症状性心衰患者。④窦性心律，130ms ≤ QRS 时限 ≤ 150ms，非 LBBB，LVEF ≤ 35% 的症状性心衰患者。⑤需要高比例(≥ 40%)心室起搏，射血分数降低(LVEF ≤ 40%)的心力衰竭(HFrEF)患者。⑥对于 QRS 时限 ≥ 130ms，LVEF ≤ 35% 的房颤患者，如果心室率难控制，为确保双心室起搏可行房室结消融。⑦已植入起搏器或 ICD 的 HFrEF 患者，心功能恶化伴高比例右心室起搏，可升级到 CRT。

(二) CRT 治疗 CHF 的机制

CRT 治疗 CHF 的主要机制是恢复心脏电 - 机械活动的同步，改善心功能。CRT 可优化 A-V 间期，实现心房 - 心室的有序(激动)，延长左心室充盈时间；利用左室电极起搏提前激动左心室，缩短左、右心室收缩时差，避免室间隔的矛盾运动，恢复左室后乳头肌功能，减少二尖瓣反流，增加心排血量；通过左心室电极刺激心室较晚激动部位的心肌细胞，使左心室心肌细胞收缩同步，减轻左室内部传导障碍，逆转左心室重构，增强左心室收缩力，也使心排血量增加。

此外，CRT 可以拮抗神经内分泌系统激活，降低交感神经活性，调节脑钠肽水平，逆转心室重构。

(三) CRT 的方法

1. 起搏电极的植入　CRT 植入技术宜在左心室电极植入并定位成功后，再植入右心房、右心室电极。对于左心室的电极位置，通常认为左室后乳头肌激动最晚，这正是心脏侧静脉、侧后静脉处的分布区域，也是左心室电极最佳植入位置。右心房和右心室电极的植入方法与传统起搏器相同，右心室电极最好置于室间隔部位，这样更能达到双室同步化的效果。

除了以上传统的双心室同步起搏方式外,也可进行希浦系统起搏,通过起搏心脏传导系统模拟生理性激动顺序,来维持或者恢复心脏收缩的同步性。

2. 临床疗效的优化程控 适时程控优化房室间期(A-V)和心室间期(V-V)对 CRT 治疗心力衰竭的安全、疗效和使用时限非常重要。

(1)A-V 间期的优化:在患者至少休息 10min,双心室起搏状态下进行。如果窦房结功能良好,则用心房自身感知的 A-V 间期;如果心房起搏比例大于 50%,则用心房起搏的 A-V 间期。

(2)V-V 间期的优化:在 A-V 间期优化后进行,主要为提前左心室激动及调定激动的时差。

3. 远程监测 远程监测能提前发现恶性心电事件如室性心动过速、心室颤动和技术故障如电极脱离、断裂、绝缘层破损等。

(四)并发症

除了起搏器植入的并发症,CRT 的并发症主要与左心室起搏导线植入冠状静脉窦有关。常见的有左室起搏导线植入未成功、冠状静脉窦夹层/穿孔、术中激惹性心律失常、血栓栓塞、心肌穿孔、心脏压塞、膈神经刺激、左心室起搏导线脱位和心功能恶化等。

二、植入型心律转复除颤器(ICD)治疗心力衰竭

心脏性猝死(sudden cardiac death,SCD)是导致心力衰竭患者死亡的主要原因之一,最多见于恶性室性心律失常。其中 75%~80% 为心室颤动和无脉性室性心动过速,15%~20% 为缓慢性心律失常。对于可能发生恶性室性心律失常高风险的心衰患者,植入型心律转复除颤器(implantable cardioverter defibrillator,ICD)是有效预防 SCD 的措施。

(一)ICD 治疗心力衰竭的适应证

1. ICD 治疗心力衰竭的一级预防 ICD 治疗心力衰竭的主要目的在于预防 SCD,包括一级预防和二级预防。一级预防是针对存在心室颤动/室性心动过速高风险,但还没有发生心室颤动/室性心动过速等恶性心律失常的心衰患者。

出现以下情况可作为 ICD 治疗心力衰竭一级预防的适应证。

(1)缺血性心衰患者,优化药物治疗至少 3 个月,心肌梗死后至少 40d 及血运重建后至少 90d,预期生存期大于 1 年:LVEF ≤ 35%,NYHA 心功能 Ⅱ 级或 Ⅲ 级,ICD 植入可减少心脏性猝死和总死亡率;LVEF ≤ 30%,NYHA 心功能 Ⅰ 级,ICD 植入可减少心脏性猝死和总死亡率。

(2)非缺血性心衰患者,优化药物治疗至少 3 个月,预期生存期大于 1 年:LVEF ≤ 35%,NYHA 心功能 Ⅱ 级或 Ⅲ 级,植入 ICD 可减少心脏性猝死和总死亡率;LVEF ≤ 35%,NYHA 心功能 Ⅰ 级,也可植入 ICD。

2. ICD 治疗心力衰竭的二级预防 二级预防是针对既往发生过心室颤动/室性心动过速等恶性室性心律失常的心衰患者。慢性心衰伴 LVEF 降低,曾有心脏停搏、室颤或室速伴血流动力学不稳定者适应证较明确,应积极植入 ICD。

(二)ICD 植入方式

ICD 的植入方式主要包括经静脉植入 ICD(TV-ICD)、皮下植入 ICD(S-ICD)、全皮下 ICD(SICD)和经皮血管内 ICD(PICD)。

近年来研制出可穿戴式体外复律除颤器(WCD),由除颤背心和主机组成,可用于极度 SCD 高危的严重心力衰竭患者。

(三)注意事项

ICD 植入应严格遵守适应证,并根据患者的整体状况进行个体化治疗。猝死的高危人群,尤其是缺血性心衰或者经过药物充分治疗后心衰仍反复发作者,既具有 ICD 的适应证,也具有 CRT 的适应证,应尽量植入心脏再同步化除颤器(cardiac resynchronization defibrillator,CRT-D)。CRT-D 是整合

CRT 装置和 ICD 装置的功能于一身的心脏植入装置,既能发挥心脏再同步化以改善心功能的作用,又能最大限度地预防心脏性猝死,降低患者死亡率。所有接受 ICD 治疗的患者,应密切注意植入的细节、程序设计和起搏功能。

三、机械通气治疗心力衰竭

急性心力衰竭指因急性的心肌损害或心肌负荷加重,造成的心室收缩或舒张功能急剧下降;重症心力衰竭指在 NYHA 心功能分级中,静息状态下即出现呼吸困难的症状;急性心力衰竭和重症心力衰竭均进展迅速,最终因呼吸困难和低氧血症而造成较高的死亡率。因此,改善通气和保持血流动力学稳定是抢救和降低死亡率的首要目标。临床实践表明,机械通气可明显改善急性和重症心力衰竭患者的预后。

1. **无创机械通气与心力衰竭**　无创机械通气(non-invasive ventilation,NIV)是指不经人工气道进行的机械通气,包括持续气道正压通气(continuous positive airway pressure,CPAP)和无创压力支持通气(non-invasive ventilation pressure support ventilation,NIPSV)。

与传统氧疗相比,NIV 能减少呼吸窘迫的发生率和气管插管率,改善重症心衰患者的呼吸困难症状。同时,重症心衰患者的血流动力学不稳定,应尽早使用 NIV,减慢患者心率,维持微循环稳定,降低气管插管的风险。

2. **有创机械通气与心力衰竭**　有创机械通气(invasive mechanical ventilation,IMV)指应用有创的方法(建立有创人工气道,如经鼻或经口气管插管或气管切开套管),通过呼吸机进行辅助呼吸的方法。IMV 通常采用间歇正压通气,能够快速缓解器官缺氧状态,纠正酸中毒、降低呼吸损耗,促进心肌缺氧的改善,对改善患者临床转归有较大的帮助。

目前,IMV 在急性心衰急诊抢救中的应用已较普遍,对于 NIV 效果不佳的重症心衰患者应及时给予有创呼吸支持措施。临床上,当重症心衰患者出现呼吸频率 >40 次 /min,呼吸节律异常或合并自主呼吸减弱,以及呼吸衰竭伴意识障碍等症状时均推荐应用 IMV。重症心衰患者实施 IMV 时需要密切监测患者血压和心率变化情况,尤其是合并肺水肿的心衰患者。

3. **机械通气在心力衰竭中的作用机制**　机械通气为纠正患者缺氧的有效手段,其作用机制主要包括:通过正压通气克服患者呼吸道阻力,肺泡内正压抑制血浆向肺泡渗漏,减轻肺水肿;避免呼吸肌疲劳,减少呼吸肌做功,从而降低过度应激反应;扩张呼吸道,减少肺泡萎陷,增加气体交换面积,从而改善由于肺内分流增加造成的低氧血症。

IMV 和 NIV 均可应用于常规抢救治疗无效的重度急性左心衰竭患者,可迅速改善其临床症状及氧合水平,显著提高抢救成功率。相较于 IMV,NIV 具有方便、灵活、无创等优点,更易被接受,但对NIV 治疗效果不佳的患者应及时采用 IMV,以此达到更好的抢救及治疗效果。

四、血液净化治疗心力衰竭

血液净化(blood purification)是应用各种不同的技术手段通过体外循环方式清除体内代谢产物、异常血浆成分以及蓄积在体内的药物或毒物,同时补充人体所需的电解质和碱基,以维持机体水、电解质和酸碱平衡,从而达到净化血液的一种治疗方法。这些技术手段主要包括血液透析(hemodialysis,HD)、血液滤过(hemofiltration,HF)、血液透析滤过(hemodialysis filtration,HDF)、连续性肾脏替代治疗(continuous renal replacement therapy,CRRT)、血液灌流(hemoperfusion,HP)、血浆置换(plasma exchange,PE)、免疫吸附(immunoadsorption,IA)、分子吸附再循环系统(molecular adsorption recycling system,MARS)及腹膜透析(peritoneal dialysis,PD)等。

血液净化是从肾脏替代治疗技术(renal replacement therapy,RRT)发展而来的。在 20 世纪 70 年代中期,RRT 被用于治疗多种药物治疗无效的(容量超负荷)心衰患者,但由于 RRT 血泵流量过大及超滤控制不精确,并不适用于心衰患者的超滤治疗。近 20 年来,新型心衰专用超滤设备大大降低了体外循环血流量(约占心排血量的 2%)并提高了超滤的精准性,减小了其对人体血液循环的不良影响;同时该设备采用小膜面积滤器加小直径管路技术,解决了体外循环凝血的大问题,使血液净化在难治性充血性心力衰竭中的应用增多。

1. **血液净化的原理**　血液净化技术有多种治疗模式,在心衰治疗中常用的有:连续性静脉 - 静脉血液滤过(continuous veno-venous hemofihration,CVVH)、连续性静脉 - 静脉血液透析(continuous veno-venous hemodialysis,CVVHD)、连续性静脉 - 静脉血液透析滤过(continuous veno-venous hemodiafiltration,CVVHDF)和静脉 - 静脉缓慢连续性超滤(veno-venous slow continuous ultrafiltration,VVSCUF)。

CVVH 是通过对流机制清除体内物质。滤器中半透膜两侧的压力差使得溶剂和溶质从压力高的一侧向压力低的一侧流动,该模式可对小、中、大分子物质和水分有效清除。但其清除小分子物质的能力低于透析。

CVVHD 是通过弥散机制。滤器中半透膜两侧的溶质浓度差使得溶质从浓度高的一侧向浓度低的一侧弥散,该模式可对小分子物质进行清除,但是对中大分子物质的清除能力弱。

CVVHDF 是结合对流和弥散机制同时通过压力和浓度梯度的作用,可以有效清除水分和小、中、大分子物质,尤其适用于脓毒症、多脏器衰竭、严重酸碱平衡和电解质紊乱的患者。

VVSCUF 通过对流原理去除水分。其作用单一,对溶质分子物质清除能力低,适用于单纯需要脱水的心衰患者。

2. **血液净化治疗心力衰竭的适应证**

(1)心衰伴利尿剂抵抗或利尿剂使用后淤血症状缓解不满意的患者。

(2)心衰伴明显液体潴留的患者,同时具备以下 2 项及以上的患者(劳力性呼吸困难 / 阵发性夜间呼吸困难;肺部湿啰音;淤血性肝大 / 腹腔积液;颈静脉怒张 >10cm;X 线胸片示肺淤血 / 肺水肿或胸腔积液)。

(3)近期液体负荷明显增加导致心衰症状加重的患者。

(4)心力衰竭合并以下情况者:严重高钾血症(>6.5mmol/L);严重酸中毒(pH<7.2);血尿素氮 >25mmol/L;血肌酐 >300μmol/L。

3. **禁忌证**　①全身性感染,有发热、全身中毒症状、白细胞升高等;②严重血容量不足及休克;③严重心脏病变如急性右心室心肌梗死、严重二尖瓣或主动脉瓣狭窄等;④严重出血;⑤恶性肿瘤晚期;⑥精神异常,不能合作者。

4. **并发症及注意事项**

(1)丢失综合征:高通量血液透析能增加可溶性维生素、氨基酸、蛋白、微量元素和小分子多肽的丢失,应注意及时补充。

(2)低血压:如果超滤过快(一般 0~20ml/min,严重急性心衰可 40ml/min),超滤量过大(一般不超过体重4%~5%),可导致低血压发生。应适当调整超滤量及超滤率,必要时停止超滤,并进行补液治疗。

(3)电解质紊乱:可出现低血钾、低血钙、酸碱平衡紊乱,需调整置换液配方及对症处理。

(4)出血或凝血:由于需使用肝素等抗凝剂,可导致出血或凝血并发症,需调整肝素剂量。

(5)寒战发热:输入大量置换液,无菌操作不当,或换液质量有问题可引起寒战发热。

(6)其他:少数患者在首次行血液透析滤过时,出现头昏、胸闷及全身不适等非特异性症状。暂时减少血流量、减少超滤量可减轻症状。多数患者经数次治疗后会逐步适应。

五、机械循环辅助

机械循环辅助装置(mechanical circulatory support device,MCSD)是一种通过人工装置为循环系

统提供机械支持,部分或全部替代左、右心室或全心泵血功能的技术。1962 年,Clauss 等报道了主动脉内植入气囊实施舒张期充气反搏的方法,是主动脉内球囊反搏(intra-aortic ballon pump,IABP)的雏形。1966 年,Debakey 第一次成功应用心室辅助装置(ventricular assist device,VAD)为心脏术后休克患者提供支持并顺利出院。1982 年,全人工心脏(total artificial heart,TAH)成功应用于临床,开启了 MCSD 新的时代。近年来,MCSD 技术发展迅速,从临时辅助到长期辅助,最后全心替代等一系列阶梯式治疗手段,为各种原因引起的急、慢性心力衰竭提供强有力的生命支持手段。

1. **机械循环辅助**　机械循环辅助(mechanical circulatory support,MCS)指应用于各种心源性休克和心肺功能衰竭的机械循环辅助手段。它主要包括 IABP、体外膜肺氧合(extracorporeal membrane oxygenation,ECMO)和心室辅助装置(VAD)。

(1)主动脉内球囊反搏(IABP):IABP 是在主动脉内植入充气球囊,通过舒张期的充气放气增加患者血压,改善冠脉灌注的技术。

IABP 主要适应证包括:体外循环术后停机困难、心脏术后低心排血量、急性心肌梗死后心源性休克、冠心病顽固性心绞痛、高危冠心病患者术前保护性循环辅助、急性心肌梗死后严重并发症、重症心肌炎、全人工心脏或心脏移植前过渡性治疗。

IABP 主要禁忌证包括:主动脉瓣关闭不全、主动脉夹层动脉瘤、严重主动脉疾病如粥样硬化、不可逆脑损伤和严重凝血功能障碍等。

(2)体外膜肺氧合(ECMO):ECMO 又称体外生命支持(extracorporeal life support,ECLS),是通过离心泵和膜式氧合器将患者静脉血引流到体外完成氧合,再回输至患者循环系统,为其提供循环支持的过程。ECMO 是体外循环时间和功能上的延伸,常规体外循环只能应用数小时,而 ECMO 可应用数天至数周。ECMO 主要分为 VA-ECMO 和 VV-ECMO,分别用于心力衰竭和呼吸衰竭的循环辅助。本节主要介绍用于心力衰竭的 VA-ECMO。

ECMO 主要适应证包括:心脏术后低心排血量、心源性休克、急性暴发性心肌炎、急性心肌梗死、心脏移植术后排斥反应等原因引起的心力衰竭,也可作为体外复苏的手段提高复苏成功率。

ECMO 主要禁忌证包括:手术或外伤后 24h 活动性出血;头部外伤并颅内出血 72h 内;不可逆脑损伤;晚期恶性肿瘤;AIDS 或结缔组织病等不适合行 ECMO 操作者。

(3)心室辅助装置(VAD):VAD 是替代心室功能提供循环辅助的重要手段,可以快速改善循环、维持血流动力学稳定。用于处理各种原因引起的足量药物和 IABP 难以纠正的心力衰竭及心源性休克。大多应用于心脏移植的"桥接"治疗,也是继心脏移植之后终末期心力衰竭患者最有效的治疗手段之一。1988 年,Bernhard 首次应用 VAD 作为循环辅助。目前,作为循环辅助的 VAD 多为植入型装置,连接方式通常为左心室心尖到升主动脉。由于装置体积小,大多可直接植入心包腔内,使手术操作大为简化。

VAD 的主要适应证:①等待心脏移植且预期寿命小于 30d 患者;②需 IABP 长期维持或难以维持患者;③难治疗的心源性休克,收缩压 <80mmHg 或平均动脉压 <65mmHg,肺毛细血管楔压 >20mmHg,外周血管阻力 >2 100dyn·s/cm^5,尿量 <20ml/h,使用大量强心药或 IABP 条件下心排血指数 <2L/(min·m^2)。

VAD 的主要禁忌证:①体表面积 <1.5m^2 或 >2.5m^2;②肾衰竭(透析在 1 个月之内,血尿素氮 >1 000mg/L,肌酐 >50mg/L,无尿);③肺功能不全(肺气肿,近期内肺梗死);④肺血管阻力固定性高于 8Wood 单位;⑤严重的右心功能不全(右心射血分数 <10%);⑥肝功能不全(总胆红素 >100mg/L 或肝硬化或门静脉高压);⑦严重感染;⑧严重的全身血管和脑血管疾病;⑨难以控制的严重室性心动过速或心室纤颤;⑩恶病质,如癌症、艾滋病。

2. **全人工心脏(TAH)**　TAH 是一种心脏替代装置,通过移出原有心脏,原位植入全人工心脏,完全替代心脏泵血功能。但目前全人工心脏并发症相对较多,临床应用仍较少。1969 年,Cooley 首次为室壁瘤切除后难以停机患者使用全人工心脏,并用于支持 64h 后心脏移植。

TAH 的主要适应证：①需要长时间辅助的双心室衰竭；②伴有主动脉瓣关闭不全、严重心律失常、左室血栓、心肌梗死后室间隔穿孔及室壁瘤钙化；③心脏移植前等待供心的过渡治疗；④不适合心脏移植患者，包括淀粉样变性、肿瘤化疗、弥散性心脏肿瘤和心脏移植失败患者。

TAH 主要禁忌证与机械循环辅助相同。

目前 TAH 的整体效果仍不够理想，存在体积过大、出血、血栓、感染等并发症问题。作为心脏移植的补充，TAH 对一些心脏移植禁忌证的患者，如老年患者并发恶性肿瘤以及肾衰竭等进行长期支持，可延长患者寿命。

六、心脏移植

早在 20 世纪初期，医学科学家即开始了对心脏移植的研究工作。1937 年俄罗斯外科医师 Demikhow 第一次在狗身上完成了心肺移植。1960 年，美国 Lower 和 Shumway 成功利用深低温保护供心技术，解决了供心的长途运输问题，同时奠定了原位心脏移植的外科基本技术。1967 年 12 月，南非开普敦 Barnard 医生在此基础上成功进行了世界第一例人原位心脏移植，开创心脏移植应用临床新纪元，此后世界各地兴起了心脏移植高潮。1978 年 4 月，上海瑞金医院张世泽完成了中国第一例原位心脏移植。随着免疫抑制药环孢素（ciclosporin）横空出世，极大降低了免疫排斥风险，心脏移植存活率显著提高。截至 2018 年 6 月 30 日，全球心脏移植手术量已经达到了 146 975 例，近年手术量已超过了 5 000 例 / 年。心脏移植术后 1 年的生存率更是从 20 世纪 80 年代的 78% 上升到了近 10 年的 85% 以上。目前，心脏移植作为治疗终末期心脏病的有效手段之一，已被越来越多的医师和患者所接受。心脏移植术后的 1 年、5 年和 10 年的生存率可以达到 85%、75% 和 60%，而且 90% 的受体能维持心功能 NYHA Ⅰ级水平。2010 年卫生部成立心脏移植网络注册系统规范相关程序，2015 年中国从法律上废止了死囚器官的使用，大大推动了心脏移植在国内和国际上前进的步伐。心脏移植正从一个带有神秘色彩的高风险手术，逐步变成一种被广为接受的常规心脏手术。

（一）心脏移植适应证

国内心脏移植患者原发性心肌病（以扩张型心肌病为主）占 80% 以上，冠心病约占 5%~10%，心脏瓣膜病、先天性心脏病、再次心脏移植和其他原因约占 10% 左右。在儿童心脏移植中，先天性心脏病是首要病因，超过 50%，其次为心肌病，两者相加超过全部心脏移植儿童的 90%。心脏移植适应证是根据病情进展与预后、临床表现、特殊检查、常规内科治疗、是否有可能常规手术等综合判断病情。最基本两条原则包括：①经其他方法治疗无效的不可逆心脏病变和难治性终末期心力衰竭；②预测一年生存率小于 50%，且其他脏器无严重损伤，心脏移植可有效延长寿命。需要说明的是，如患者合并其他脏器衰竭，可酌情行多器官联合移植。中国心力衰竭诊断和治疗指南推荐下列患者可考虑心脏移植：使用优化药物和器械治疗后，仍有严重症状 ≥ 2 个月，且合并以下一项及一项以上者：① LVEF ≤ 25% 和 VO_{2max}<12ml/(kg·min)；②近 12 个月无明显诱因，因心力衰竭住院超过 3 次；③依赖静脉正性肌力药物治疗；④因灌注不足而非左心室充盈压不足 [PCWP ≥ 20mmHg，且收缩压 ≤80~90mmHg 或心脏指数 ≤2L/(min·m²)] 导致的进行性终末器官功能不全，如肾功能和肝功能恶化；⑤右心室功能严重恶化等。

如患者年龄在 70 岁以上，其机体各器官功能良好，无明显的全身动脉粥样硬化，仍然可以作为心脏移植候选，但在供体相对缺乏时可以匹配年龄较大供心。

（二）心脏移植禁忌证

随着心脏移植技术不断完善和抗排斥反应经验不断积累，心脏移植适应证有所扩大，而禁忌证也随之放宽。目前，大多数心脏移植中心认为下列情况属于手术禁忌证。

1. 绝对禁忌证

（1）急性严重感染性疾病：如伤寒、败血症、化脓性感染播散性粟粒性样结核，各种寄生虫、病毒感染无法控制者。

（2）恶性肿瘤：免疫抑制必然加快恶性肿瘤复发和转移，对手术切除恶性肿瘤不确切或已有复发、转移迹象的恶性肿瘤，高度恶性肿瘤如原发性肝细胞癌、肺小细胞癌，不适合外科手术切除的恶性肿瘤如淋巴肉瘤、白血病等均不可行心脏移植。

（3）人类免疫缺陷病毒（HIV）阳性：HIV患者因免疫力丧失极易发生感染或恶性肿瘤，且目前无有效治疗方法，HIV病毒本身也攻击心脏，使心脏移植预后不良。

（4）治疗无效的顽固性肺动脉高压：肺血管阻力大于6~8Wood单位、肺动脉收缩压>70mmHg、肺动脉平均压>60mmHg。如果肺动脉压力过高，单纯心脏移植不能保证患者存活，需考虑心肺联合移植或者异位并列心脏移植。

（5）人类淋巴细胞抗体阳性者：为避免超急性排斥反应的发生，人类淋巴细胞毒素抗体阳性患者，必须和供体做交叉试验。交叉试验阳性是心脏移植的绝对禁忌证。

（6）其他：活动性消化性溃疡、严重结缔组织病、严重的糖尿病、酮症酸中毒状态、近期脑梗死或脑出血、多器官功能衰竭、服用毒品或酗酒、有精神障碍不能耐受手术或不能配合治疗者。

2. 相对禁忌证　随着心脏移植技术成熟，各种新型免疫抑制剂问世，心脏移植相对禁忌证越来越少。相对禁忌证包括：①近期患有恶性肿瘤；②患有慢性阻塞性肺病；③患有糖尿病合并脏器损害；④患有外周血管或脑血管病变；⑤患有其他影响存活或恢复的系统性疾病；⑥严重肥胖体重过大或恶病质；⑦患精神系统疾病或对医疗依从性较差；⑧缺乏心理准备和心理支持。

（三）心脏移植供体选择

中国心脏移植供者的选择存在特殊性：①移植供体心脏均来自脑死亡供者；②供心与肝肺不同，不能减体积使用，且对受者胸腔体积有一定要求；③心肌对缺血缺氧十分敏感，心脏是动力器官，移植术后要求心脏立刻搏动而不能够像其他器官移植可采用支持系统或保留受者的部分器官以支持过渡到移植物恢复功能；④供心的质量直接影响心脏移植受者术后心功能的恢复，如果供心因运输问题超过安全时限（国际报道一般在4h以内），国内有医院通过优化供心获取流程，改进供心保护技术，已将安全时限提高到6~8h，极大提高供心利用率。

《中国心脏移植供心获取与保护技术规范（2019版）》给出供体选择相对具体标准：①供体年龄：原则应45岁以内，如冷却血时间短（≤6h），或用于挽救生命或边缘受者时，可适当放宽至55岁；②供受体体重比：供体体重不应低于受体体重的70%，当供体为女性，受者为男性，体重比不应低于80%；③缺血时间：年轻，心功能较好且不需正性肌力药物供体通常耐受6h以上缺血时间，高龄且需正性肌力药物供体冷缺血时间应在4h内；④供体心脏疾病：功能正常的二叶瓣主动脉瓣供心可用于移植，易于矫治的简单先心病供心可同期矫治并用于移植，供心冠状动脉非主干狭窄时可用于移植并同期冠状动脉旁路移植，轻度左心室壁增厚（≤14mm）且心电图无明显左室肥厚表现供心可用于移植；⑤供受体免疫相容性评估：包括ABO血型相容性、群体反应性抗体（PRA）、淋巴毒交叉配合实验（CDC）和HLA分型评估。

供体排除标准：①严重胸部外伤，可能或已经伤及心脏；②不能排除器质性心脏病导致脑死亡；③顽固性心律失常；④长时间或多次心肺复苏（获取前一天>20min）；⑤有心脏骤停、室颤、长时间低血压或低氧血症等心肌缺血病史；⑥严重左心室肥厚，左室壁>14mm且伴有明显左心室肥厚的心电图表现；⑦前、后负荷优化后仍需超大剂量正性肌力药物维持血压[多巴胺>20μg/（kg·min）或肾上腺素>0.2μg/（kg·min）]；⑧严重的先心病畸形；⑨经积极治疗仍有心功能不全；⑩恶性肿瘤患者一般不作为供体，但局限于颅内的原发性脑肿瘤患者经综合评估后，可考虑使用。

（四）供体心脏获取

在器官获取前，应尽量维持供体的血流动力学稳定，避免低血压、低体温、低氧血症、电解质及酸碱代谢紊乱及过量血管活性药物的应用等情况。器官获取通常会有多个外科团队共同实施，各团队需在有限的操作空间内协同工作，相对于肝脏、肾脏、肺脏而言，心脏对热缺血耐受较差，原则上心脏应优先获取,尽可能缩短热缺血时间。

1. **心脏显露**　供体均在人工呼吸机辅助通气状态下进行手术,部分患者可能有气管切开,需避免切口污染。常规消毒铺巾,胸骨正中切口,切开皮肤直达胸骨,纵行锯开胸骨,胸撑撑开,倒 T 型剪开心包,充分显露心脏。心包切开后首先观察心脏形态及左、右心室活动情况,明确有无外伤或胸外心脏按压造成的心血管损伤,触摸主动脉根部压力及主动脉壁是否有钙化斑块,如供体年龄超过 45 岁或合并高血压、糖尿病、高脂血症等,须探查冠状动脉,了解有无粥样硬化斑块或钙化。

2. **心肌保护**　在确定心脏无明显异常后,充分游离上、下腔静脉,主动脉及肺动脉。于升主动脉远端近无名动脉处阻断主动脉,升主动脉近心端前壁插灌注针,加压灌注 4℃改良 St.Thomas Ⅱ停搏液 1 000ml,于心包反折处剪开右上肺静脉及上腔静脉,以便充分行左、右心腔引流减压;触摸主动脉根部压力及有无左室饱胀,并于心包腔内放置冰屑或冰盐水降温,观察心脏停搏情况。

3. **供心获取**　待心脏完全停跳,停搏液灌注完毕后,尽量多保留上腔静脉并横断,避免误伤窦房结;将心脏轻柔牵向左侧,在靠近心包反折处切断右上及右下肺静脉,贴近膈肌处切断下腔静脉;将心脏牵向右侧,切断左上及左下肺静脉;而后左手将心脏向头部轻柔托起,分离心房和大血管后方的纵隔组织,最后左手伸入横窦,提起主动脉阻断钳,在阻断钳远端近无名动脉处横断主动脉,在左、右肺动脉分叉处切断肺动脉,完整取出供心。注意如果需行全心移植,供心切取应保留完整左心房。

4. **储存转运**　供心取出后,立即置于无菌袋内,将无菌袋置于装有冰屑的无菌盆中。经升主动脉根部灌注 4℃ HTK 液 2 000ml,灌注同时,术者可轻轻按摩心脏,并洗净心腔内残留血液,将心脏完全浸入灌注液中,排出袋内空气,扎紧袋口;再外套 2 层无菌塑料袋,各塑料袋间盛少量无菌冰屑,每层袋口分别结扎。将盛有心脏的三层塑料袋放入装有无菌冰屑的金属桶内,外面再套以消毒塑料袋,密封扎紧,平稳放入盛满冰块的冷藏箱内转运;原则上供心冷缺血时间小于 4~6h 较安全,因此应尽快将供心转运至移植医院。

5. **供心修剪**　供心运抵手术室后,需进行必要的修剪,全程仍需注意心肌保护。修剪时供心应完全浸在冷 HTK 保存液中,容器底垫以纱布垫,防止供心与容器壁发生碰撞。依心脏移植术式不同,修剪方法也略有差异。如行标准房房原位心脏移植,需分离主动脉和肺动脉之间结缔组织;于左上肺静脉及右下肺静脉连接心房处做标记,沿 4 根肺静脉开口作 X 形交叉切口,剪开左心房后壁,完全敞开左心房。若行双腔静脉法原位心脏移植,肺静脉的处理方法同标准原位移植,但不剪开右心房壁,尽可能保留足够长度的上、下腔静脉以利与受体上、下腔静脉分别吻合。若行全心原位移植,主动脉和肺动脉的修剪方法同房原位心脏移植,但应保留供心完整左心房。移植术中术者应根据供、受心各吻合口直径进一步修剪供心。

（五）心脏移植技术

心脏移植手术主要包括受者心脏切除和供体心脏的移栽两大过程,根据选择手术方式的不同,受者心脏的切除也会随之变化。原位心脏移植手术主要有三种术式:标准原位移植术,全心脏原位移植术和双腔静脉心脏移植术。目前超过半数临床中心采用双腔静脉心脏移植术式,全心脏原位移植术临床应用不多,对于心脏肿瘤可采用此法。

1. **受者心脏切除**　建立体外循环并转机后,收紧上下腔静脉阻断带,主动脉钳夹闭升主动脉,靠近窦管交界横断主动脉和肺动脉,分别沿左右心耳的底部、房室沟水平剪开左右心房壁,两侧的切口于房间隔的上下端交汇,剪断房间隔,去除心耳。进一步修剪左心房,游离上腔静脉与下腔静脉,以利吻合。

全心脏原位移植先按照标准法切除受者心脏,然后完整地解剖出上下腔静脉、右房和左房的后壁,自上下腔静脉入心房的水平全部切除右房,切除大部分左房,保留左、右肺静脉,使左、右肺静脉各形成一个独立的袖状开口。双腔静脉心脏移植术,右房的切除同全心脏原位移植,左房的切除同标准法。

2. **标准原位心脏移植术**　1960 年,Lower 和 Shumway 对此方法作了详尽的描述,该术式被应用于临床心脏移植以来,未发生较大改变。吻合的顺序可按照左房、右房、肺动脉、主动脉的顺序进行吻合,也可以按照左房、主动脉,开放主动脉,在心脏复跳后完成右房、肺动脉的吻合。

3. 全心脏原位移植术 标准法原位移植被广泛地应用于临床心脏移植,然而这一种方法并非万能。首先移植后心房过大,使血液容易滞留,双层心房壁的重叠吻合部突起易引起血栓形成。另外由于供受体心各具窦房结,受者心房的收缩和供心不完全同步,易引起心律失常和房室瓣的反流。因此Reitz 等提出与标准原位心脏移植技术有所不同的全心脏原位移植,它需要分别作左、右肺静脉,上、下腔静脉,肺动脉和主动脉共 6 个吻合口的吻合,吻合的顺序可按左、右肺静脉,上、下腔静脉,肺动脉,主动脉的顺序进行吻合,也可以按左、右肺静脉,下腔静脉,主动脉,开放主动脉,在心脏复跳后完成肺动脉和上腔静脉的吻合。

4. 双腔静脉心脏移植术 Saram 等于 1993 年报道了此方法,此法具有全心脏移植仅有一个窦房结的优点,避免了心律失常和术后房室瓣的反流引起的血流动力学紊乱;减少了吻合口漏血的可能性。手术吻合操作除左房的吻合按标准原位心脏移植术进行外,其余均和全心脏移植术相同,实际是一种吸取两种移植术优点的折中技术。

(六) 心脏移植术后并发症及术后监护

1. 低心排血量综合征 供体心脏由于在供体脑死亡过程中循环不稳定,供心运输和手术过程中缺血以及供心去神经作用,部分心脏移植患者手术后早期血流动力学不稳定,甚至出现低心排血量。通常按照以下原则进行治疗:使用增加心肌收缩力的药物,包括氯化钙、毛花苷 C 静脉注射,但效果并不令人满意,当血压下降至正常范围以下,可以使用多巴胺、多巴酚丁胺及异丙肾上腺素,这些药物能增加心肌收缩力,同时可以扩张血管以降低心脏的后负荷。为降低心脏的后负荷使低心排血量综合征得以逐渐恢复,经常选择的药物为硝普钠或硝酸甘油,使用时必须严密观察血压改变。尿量下降能使机体内环境紊乱加剧,必须依靠维持心功能及使用利尿剂进行调整。主动脉内球囊反搏,体外膜肺氧合(extracorporeal membrane oxygenation,ECMO)亦是治疗低心排血量综合征的主要有力措施,必要时可采用这种方法作为缓解、纠正低心排血量综合征的手段。

2. 排斥反应 心脏移植后排斥反应分为超急性排斥反应、急性排斥反应和慢性排斥反应三种类型。超急性排斥反应是因受体血内含有已致敏的抗体进入移植心脏,立即发生的一种体液免疫反应。主要由于血管及心内膜的损害,表现为广泛的心肌坏死,心脏青紫、收缩无力、循环无法维持,一旦发生,难以控制,唯一的挽救措施是再次心脏移植。急性排斥反应在术后 3 个月内发生率最高,最早在术后 5~7d 即可发生,1 年后发生机会减小。诊断主要依据细胞病理改变特征,如心肌活检的结果。慢性排斥反应的主要表现是广泛性远端小冠状动脉病变,血管内膜向心性增生和纤维化,导致远端心肌缺血。为了预防心脏排斥反应,抗免疫治疗在手术开始以前和手术后立即着手进行而且终身使用。目前在诱导期多采用抗淋巴细胞多克隆抗体和抗淋巴细胞单克隆抗体等治疗,而维持方面则多用糖皮质激素、钙神经素抑制剂和细胞增殖抑制剂三联疗法。治疗计划遵循以下原则:移植开始前和手术后头几天免疫治疗宜维持大剂量,以后减量直至最小量,以期最大限度地减轻其副作用和毒性。目前基于基因芯片的排斥反应筛查手段也见于临床试验,但离临床应用仍然有很长的路要走。

3. 移植心脏右心衰竭 右心衰竭是移植后危重而常见的问题,由于心脏为单一器官,一旦发生右心衰竭,死亡率较高。主要原因包括供心质量不佳,遭受胸部外伤,心脏复苏时的心脏按摩,长时间的低血压,或者未被发现的缺血性损害,移植心脏与肺血管高阻力不相适应,其他如体外循环的相关因素或术后低血氧、败血症有关。治疗上首选正性肌力药和肺血管扩张药,若通过减少右心的前负荷和大剂量药物治疗右心衰竭仍不能纠正时,应考虑开始右心人工辅助循环支持,包括右心室机械辅助装置和体外膜肺氧合、肺动脉内球囊反搏等。

4. 出血 心脏移植术后患者出血,常有三方面原因:①应用抗凝剂。由于受者的心脏扩大,收缩无力,容易形成附壁血栓。为防止附壁血栓的形成及避免造成体动脉、肺动脉栓塞的恶果,常使用全身抗凝剂。②吻合口漏血:手术操作没有严格地按要求执行,如心脏血管吻合时,针间距离过宽使吻合部出现漏血现象,特别是压力高的主动脉更容易发生;两个吻合口大小不相称,吻合部的组织脆弱被缝线割裂成小裂口等,都是造成出血的原因。③左心房后壁吻合。吻合缘组织薄弱如左心房后壁、肺动脉壁,吻合时撕裂,针眼漏血等。一旦停止体外循环拔管后再检查左心房后壁是否出血或再重新补针则相当困难,甚至会由于引起心脏的牵拉挤压造成三度房室传导阻滞。为避免此情况,一旦开放循环,恢复心跳后首先要尽早检查左心房吻合的情况。处理时可根据凝血因子检查结果进行治疗,及时补充血小板或红细胞,使血红蛋白达到 100~120g/L 以上。若仍然出血,可再次开胸止血,清除心包腔内的积血和血凝块。

5. 感染　这是心脏移植后应用抗免疫抑制剂最常见的并发症。以肺部感染多见,包括各种细菌感染和病毒感染(多为巨细胞病毒、疱疹病毒和腺病毒),其他部位有血液、皮肤、皮下组织、颈部、胃肠道、心内膜、心肌、中枢神经系统和泌尿系统等。防治感染应遵守以下原则:①免疫抑制剂用量应维持在最低有效水平;②选择使用环孢素或他克莫司作为免疫抑制药物;③尽量使患者早期活动;④保持术后监护室的无菌状态,对接触患者的一切必须物品要注意无菌,工作人员应当使用消毒液洗手后再进行操作,必要时戴无菌手套;⑤小心监测感染,及时发现感染。

6. 心脏移植后冠状血管病变　移植后冠状血管病变是心脏移植后晚期发生的一种特殊的动脉粥样硬化,它的五年发生率高达 20%~40%,是影响心脏移植患者中远期生存的主要疾病因素。主要病理表现是在心脏移植后的早期出现弥漫性血管内膜同心圆性增厚,与血管炎症相似,最初发生于远端的小血管,最终累及整个心脏的外膜和心肌中的小动脉和小静脉,进展较冠状动脉粥样硬化快,而脂质斑块则相对少见。随着时间发展,也可有脂质沉积,粥样斑形成、钙化,最后管腔狭窄、闭塞。因供体心脏离断神经,患者很少表现为典型的心绞痛,故诊断较晚,目前主要以冠状动脉造影和冠脉 CTA 诊断,血管内超声是其诊断的"金标准"。预防方面主要提倡戒烟,低胆固醇饮食等降低危险因素的方法,药物上可以考虑他汀类药物及新型西罗莫司、依维莫司等药物进行抗排斥反应治疗。

(七)心脏移植预后

心脏移植是治疗终末期心力衰竭最有效手段,存活率及远期效果不断提高。近些年,我国心脏移植发展显著增速,移植效果已达到国际水平。根据国际心肺移植组织报道,首次心脏移植术后 1 个月生存率超过 90%,1 年生存率为 85%,5 年生存率为 75%,10 年生存率为 60%,最长存活时间已超过 30 年。移植物失去功能、感染、多器官功能衰竭是主要死亡原因。植入式除颤器、女性供体、术前脑血管事件、受体群体反应抗体大于 20%、已育女性、糖尿病病史、透析病史和术后 ECMO 应用,均是影响心脏移植患者术后 10 年生存率的独立危险因素。

(唐其柱　董念国)

第三章
心律失常

　　正常心脏的窦房结(sino atrial node,SAN)以一定范围的频率有规律的发放冲动,继以一定的顺序和速率传导至心房和心室,协调心脏各部位同步收缩、形成一次心脏搏动,周而复始,即为正常节律(rhythm)。心律失常(cardiac arrhythmia)是指心脏冲动的频率、节律、起源部位、传导速度或激动次序发生异常导致心脏搏动的频率和/或节律异常。心律失常可单独发病,亦可与其他心血管病伴发。其预后与心律失常的病因、诱因、演变趋势、是否导致严重血流动力障碍有关,可突然发作而致猝死,亦可持续累及心脏而致其衰竭。临床诊断心律失常除病史和常规体格检查外,更需依靠各种无创和有创的检查,如心电图、长时间心电监测、食管心电生理检查、运动试验和心腔内电生理检查等。临床医生需根据患者临床表现与心律失常特征,明确病因诊断,并对心律失常进行综合分析与危险分层,从而选择合适的治疗策略和方法。

第一节　概　　述

一、心传导系解剖

　　心肌细胞按形态和功能可分为两类:普通心肌细胞和特化的心肌细胞。前者构成心房壁和心室壁的主要部分,主要功能是机械性收缩,司心脏的动力功能;后者具有自律性和传导性,其主要功能是产生和传导兴奋,控制心的节律性活动。心传导系(conduction system of heart)主要由特化的心肌细胞构成,包括:窦房结、结间束、房室交界区、房室束、左右束支和浦肯野纤维网(图3-1)。

(一) 窦房结

　　窦房结(sinuatrial node),是正常心脏的起搏点。人的窦房结位于上腔静脉和右心耳交界处的界沟上端。结的长轴与界沟平行,位于界沟上1/3的心外膜深面,其前上方的"头"位置较高,可达界沟与右心耳嵴连接处,后下方的"尾"位置略低。窦房结头端一般距腔耳角约3.8mm。窦房结位于心外膜下1mm的心房壁内,表面无心肌覆盖。结的深面一般不邻接心内膜,与心内膜之间常隔以右心房的心肌。窦房结浅面常可见到神经纤维、神经末梢和神经节。窦房结一般肉眼不易察见,常采用组织学切片观察。

　　窦房结的形态大多呈两端尖、中间粗的梭形或半月形。但其形态多变,或粗短,或细长,或呈分叉形,或中间变窄。结的边缘不整齐,与普通心房肌之间相互穿插。窦房结下缘较厚,在横切面上,呈三角形。中国人窦房结的大小为长14mm、宽3.6mm、厚1mm,呈扁平状态,结的长约为宽的2~3倍。与成人相比,婴幼儿的窦房结相对较大。

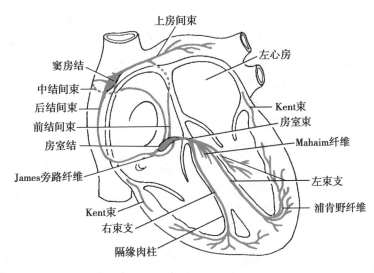

图 3-1 心传导系统模式图

一般认为窦房结内主要有起搏细胞(pacemaker cell, P 细胞)和过渡细胞(transitional cell, T 细胞)构成,还有丰富的胶原纤维,形成网状支架。窦房结能自发地发出节律性冲动,是心的正常起搏点。

P 细胞主要位于窦房结的中央部位,以头部更多。一般呈椭圆形或多边形,常聚集成团或成行,共同被一基膜包裹,可使几个细胞共同形成一个功能单位。P 细胞的连接方式简单,可能与窦房结的内部传导慢有关。T 细胞多位于窦房结的周边部,其形态介于 P 细胞和一般心肌细胞之间。T 细胞是 P 细胞和一般心肌细胞之间的连接细胞,由窦房结周边至心房肌细胞体积逐渐增大,肌原纤维逐渐增多。细胞连接在与 P 细胞的连接面较简单。T 细胞主要功能是把 P 细胞的冲动由此传向心房肌。T 细胞受损易发生传导阻滞(窦房传导阻滞)。

窦房结的中央有一条较粗的窦房结动脉穿经结的中央,故又名中央动脉。此动脉在进入结前的外径约 0.13mm,入结后分为一粗一细 2 支,粗者系主干的延续,即中央动脉。该动脉起自右冠状动脉者占 58.7% ± 1.22%,发自左冠状动脉旋支者占 38.5% ± 1.21%,二者皆发支供应者占 2.8% ± 0.41%。窦房结动脉周围由结细胞围绕构成窦房结的主体。这些细小的结细胞聚集成簇,散在于由致密的胶原纤维编织成的网状结构的支架中。

(二) 结间束

结间束(internodal tract)是窦房结和房室结之间的纤维传导束。长期以来一直未定论,目前大多数学者还是倾向于结间束的存在。结间束有三条:①前结间束:由窦房结头端发出向左行,弓状绕上腔静脉前方和右房前壁,向左行至房间隔上缘分为两束:一束左行分布于左房前壁,称上房间束(Bachmann 束);另一束下行经卵圆窝前方的房间隔,下降至房室结的上缘。②中结间束(又称 Wenchebach 束):由窦房结右上缘发出,向右、向后弓状绕过上腔静脉,然后进入房间隔,经卵圆窝前缘,下降至房室结上缘。③后结间束(又称 Thorel 束):由窦房结下端(尾部)发出,在界嵴内下行,然后转向下内,经下腔静脉瓣,越冠状窦口的上方,至房室结的后缘。此束在行程中分出纤维至右房壁。

目前大多认为结间束是由排列规律的心房肌构成,形成优势传导路,并非由特化的心肌细胞构成。

(三) 房室结与房室交界区

1. **房室结的位置、形态和结构** 房室结(atrioventricular node)位于冠状窦口前上方的房间隔内,成人房室结后端距冠状窦口前缘平均约 3.7mm,胎儿 0.4mm。距三尖瓣隔瓣附着缘上方约 4mm,上方距 Todaro 腱附着点约 1mm,向前距室间隔膜部后缘约 4mm。位于 Koch 三角内的心内膜下,结的右表面距心内膜平均不超过 1mm。房室结深面贴附于右纤维三角的右房侧斜面上。房室结的右侧面有心房肌纤维覆盖,称为覆盖层。此层纤维上方来源于房间隔右侧的心房肌,下行至三尖瓣隔侧瓣的基部。房室结分为浅部和深部两部分：浅部的纤维细长，相互平行，排列松散，一般有 4~8 层，浅部纤维上方来自房间隔，呈半弧状环绕房室结的右侧面，终止于房室结的下端；深部细胞密集，杂乱无规律，有许多胶原纤维束将结细胞分隔成大小不等的细胞团。

房室结的形态呈扁椭圆形，近似扁球拍，也有人形容为细烧瓶状或小脾状。总体看来，房室结的基本形态是中份较膨大，前后端较细，尤其是前端逐渐移行为房室束而明显变细。房室结的形态差异可能与中心纤维体的发育程度不同有关。

通过不同切面，可以观察到结的细胞构筑特点。在水平切面上，房室结可分为三层：后上部为移行细胞，交织成网；中部由较短小的细胞形成更致密的束，组成致密结；前下部为贴于中心纤维体上的一束纤维，前连房室束，向后延伸至冠状窦口下方，这三层结构可能与生理上分为房结区、结区和结束区基本一致。房室结的左上缘朝向二尖瓣的根部，即二尖瓣环；右下缘伸向右下，指向三尖瓣隔侧瓣的附着缘，房室结的大小为 8mm×4mm×1mm。

2. **房室交界区**　房室交界区（atrioventricular junction area）又称房室结区或房室交界连接区，是指传导系统在心房与心室之间的连接部分。传统的房室结是指房室交界区的一小部分，即与房室束相连的膨大部分。后来有学者根据形态和功能相结合的原则，将房室结的范围向后方（冠状窦口方向）扩大，而称为功能性房室结。有人将房室结一词用以粗指房室交界区的所有特化传导组织而成为结区的同义词。目前大多数学者认为房室交界区应包括以下三部分：①房室结；②结间束进入房室结的终末部，或称为房室结向心房的扩展；③房室束（His 束）近侧部，即指房室束穿过中心纤维体的部分和未分叉前的部分（未分叉部）。房室结与另两部分之间相连接的区域可分别称为房结区和结束区。有人根据微电极研究将传统的房室结分为三部分，即房 - 结区、结区（相当于本书所示的房室结）和结 - 束区。尽管各学者对房室交界区分法不尽一致，但综合起来整个区域可共分五区，即房（A）区，房结（A-N）区，结（N）区，结束（N-H）区和束（H）区。

在房室结的上缘、后缘和右侧面均接受一些从心房来的移行纤维，它们构成房室交界区的房区，既房室结的后扩展部。前结间束的终末部从卵圆窝前方向下经 Todara 腱的浅面和深面止于结的上缘。中结间束的终末止于结的上缘后部。从冠状窦口前上缘来的纤维连于房室结的后缘，其中可能包括来自后结间束的纤维。从冠状窦口深面和下方来的肌纤维连于结的后缘及右侧面。房室结的表面的覆盖层肌纤维与房室结的浅层纤维密切相邻，且与其深部的纤维有交通，这些细胞具有移行细胞的特点，可进入房室结的浅部。以上这些移行纤维在房室结的上方和后方相互交织成网。止于房室结侧面的纤维，有人认为是旁路纤维，结的浅层和右侧的移行细胞均可成为双径路传导的解剖学基础。78% 的交界心律起源于房室结的后扩展部。

3. **房室结的组织结构**　房室结的结构致密，分为浅部和深部，浅部位于房室结右侧的表层，其纤维方向为自上而下走行，由数层移行细胞构成，上方连于心房肌，向下止于房室结下缘，有的可伸向隔侧瓣的附着缘附近；深部的特化心肌纤维排列致密，且相互交织成网，深层细胞可浸入中心纤维体内，形成结细胞岛，幼儿结细胞岛较多，随年龄增长结细胞岛逐渐减少。电镜下可见到房室结内有三种细胞：P 细胞、T 细胞和浦肯野细胞。前两类细胞的形态基本与窦房结内的 P 细胞和 T 细胞相同，只是 P 细胞少，主要是 T 细胞。浦肯野细胞主要位于结的周围和前下部。

4. **房室结的功能**

（1）传导作用：房室结的传导是双向的，即可将心房传来的冲动向下传入心室，有时也可以从心室传向心房。冲动经过房室交界区时可分离成两条通路，一条快速传导，一条慢速传导。双路传导的物质基础可能与房室结的分层和具有旁路纤维束有关，这些结构可形成折返环路。快传导路可能位于结区前上部分，慢传导路可能位于结区后下部。

（2）延搁作用：由于房室结内纤维细小、排列紊乱、间隙连接少、胶原纤维较多等，致使房室结的传导速度仅有 0.05~0.1m/s，而心房的冲动下传至此延搁了 0.04s。由于延搁的存在保证了心房和心室以先后顺序分开收缩。

（3）过滤作用：在某些情况下，如心房颤动时，由心房传来的冲动不但频率快，而且强弱不一，但由于此区结纤维组织相互交织，可使经此区的冲动产生相互碰撞，一些弱小的冲动可以减轻乃至消失，于是进入心室的冲动大为减少，从而保证了心室以基本正常的心率收缩。冲动减少也可能与此区间隙连接有关。

（4）起搏作用：房室交界区为次级起搏点，起搏部位主要在结的两端，而结中央的起搏作用弱或无起搏作用。房室结的起搏作用与其内存在起搏细胞有关，在房室传导正常的情况下，房室结的起搏作用被窦房结下传的冲动所掩盖，呈现为潜在的起搏作用。

除行使正常功能外，房室结是心脏自律传导系统中最易发生隐匿传导、超常传导、文氏现象、裂隙现象、单向阻滞、纵行分离、折返、干扰和脱节的部位，加上自主神经的影响，使房室传导成为心律失常分析中最复杂的部分。

（四）房室束

房室束（atrioventricular bundle）又称 His 束，是心房传导至心室的主要通道。起自房室结前端，穿中心纤维体，向前下行于室间隔膜部的后下缘，分为右束支和左束支。His 束长约 18mm，直径 2~3mm。房室束行程中与一些重要结构相毗邻，心外科手术如瓣膜置换、室间隔修补时要注意避免损伤房室束。房室束与房室结之间没有明显的界限，因此，房室束的起始部与房室结的结构相似，由较细的特化心肌纤维组成。随着房室束向前延伸，肌纤维变粗，相互平行排列，大部分为浦肯野细胞，其间夹杂少量移行细胞。

（五）左束支

左束支（left bundle branch）自房室束起始后，主干短宽，行于室间隔左侧心内膜下，于肌性室间隔上、中 1/3 交界水平，分为前组、后组和间隔组 3 组，其分支从室间隔上部的前、中、后 3 个方向散向整个左室内面，分别称为前支、中支和后支。其中左前分支，呈扇形分布。前分支主要支配左室前乳头肌、前壁、侧壁及室间隔前半部，并由前降支的间隔穿支供血；后分支则主要分布于左心室后乳头肌、下壁及室间隔后半部，由右冠状动脉后降支及左旋回支远段分支供血；中隔支于前后分支夹角发出，或由各分支高度交叉的分支网集合而成，并主要由前降支供血。所有分支均在心内膜深面互相吻合成一个浦肯野纤维网。

（六）右束支

右束支（right bundle branch）起于房室束分叉部的末端，其主干从室间隔膜部下缘的中部向前下弯行，表面有室间隔右侧面的薄层心肌覆盖，经过右室圆锥乳头肌的后方，向下进入隔缘肉柱，到达右室前乳头肌根部移行为浦肯野细胞，分布至右室壁。

右束支的分支较晚，主干为圆索状，较左束支细长，沿室间隔右侧心内膜下走行过程中，分为三支：右前分支于右室前壁分散，至肺动脉口；右后分支行经并分布于室间隔后部、后乳头肌及右室后壁；右外分支自乳头肌基底右前外方分出行至右室壁。最终三支反复分支形成浦肯野纤维网并与左室浦肯野纤维相连。

（七）浦肯野纤维网

左、右束支最终在心内膜下交织成浦肯野纤维网，浦肯野纤维由浦肯野细胞规则地排列而成，主要分布在室间隔中下部、心尖、乳头肌的下部和游离室壁的下部，室间隔上部、动脉口和房室口附近则分布稀少或没有。心内膜下浦肯野纤维网发出纤维分支以直角或钝角进入心室壁内侧构成心肌内浦肯野纤维网，最后与收缩心肌相连。

二、心脏生物电活动

（一）心肌细胞的电活动

心肌细胞的动作电位与骨骼肌细胞的明显不同，主要表现在：①能自发产生；②能从一个细胞直接传导到另一个细胞;③有较长的时程,可防止相邻收缩波的融合。

1. 心室肌细胞的电活动

(1)静息电位:人类心室肌细胞的静息电位约为 –90mV。心室肌细胞在静息时,膜对 K^+ 的通透性较高,K^+ 顺浓度梯度由膜内向膜外扩散所达到的平衡电位,是心室肌细胞静息电位的主要组成部分。

(2)动作电位:心室肌细胞动作电位的主要特征在于复极过程复杂,持续时间较长,动作电位降支与升支不对称。通常将心室肌细胞兴奋的动作电位分为 0、1、2、3、4 五个时期(图 3-2)。其主要离子机制见表 3-1。

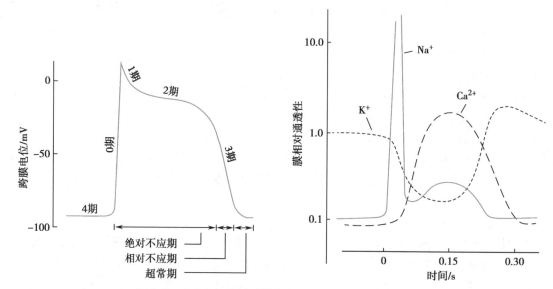

图 3-2 心室肌细胞的动作电位及其相应的膜通透性改变

表 3-1 参与心室肌细胞动作电位形成的主要离子机制

过程	时相	同义词	主要离子活动
去极化	0 期	快速去极化期	电压门控 Na^+ 通道开放
复极化	1 期	快速复极初期	电压门控 Na^+ 通道关闭
			一种电压门控 K^+ 通道开放
	2 期	平台期	电压门控 L 型 Ca^{2+} 通道开放
			几种 K^+ 通道开放
	3 期	快速复极末期	电压门控 L 型 Ca^{2+} 通道关闭
			几种 K^+ 通道开放
静息期	4 期	电舒张期	K^+ 通道开放
			Na^+-Ca^{2+} 交换体活动
			Ca^{2+} 泵活动
			Na^+-K^+ 泵活动

1)0 期,即快速去极化期:主要由钠内向电流(I_{Na})引起。心室肌细胞在邻近细胞电流的刺激下,首先引起部分电压门控 Na^+ 通道开放,少量 Na^+ 内流,细胞膜去极化;当去极化达到阈电位(约 –70mV)时,出现再生性 Na^+ 内流,Na^+ 顺其浓度梯度和电位梯度由膜外快速进入膜内,直至接近 Na^+ 平衡电位。由于 Na^+ 通道激活速度快,又有再生性 Na^+ 内流循环出现,因此心室肌细胞 0 期去极速度快、动作电位升支陡峭。

2)1 期,即快速复极初期:动作电位达到峰值后,膜电位由 +30mV 迅速下降到 0mV 左右,形成动作电位的快速复极初期,即 1 期,此期历时约 10ms。由于 0 期和 1 期膜电位变化迅速,在记录的动作电位图形上呈尖峰状,称之为锋电位(spike potential)。瞬时外向电流(transient outward current,I_{to})是引起心室肌细胞 1 期快速复极的主要跨膜电流,其主要离子成分是 K^+。通道在膜去极化到 –30mV 时被激活,引起 K^+ 的迅速短暂外流而形成 1 期。

3)2 期,即平台期:当膜电位复极达到 0mV 左右后,复极过程就变得非常缓慢,几乎停滞在同一膜电位水平而形成平台,故又称平台期(plateau)。心室肌细胞平台期占 100~150ms。

L 型钙电流(L-type calcium current,I_{Ca-L})是此期主要去极化电流,Ca^{2+} 缓慢而持久地内流是形成平台期的主要原因,另一个内向电流则是慢失活的 I_{Na},作用强度不大。此外,Na^+-Ca^{2+} 交换电流在平台中也起一定作用。

在外向电流中,内向整流钾电流(inward rectifying potassium current,I_{K1})的内向整流特性是造成平台期持续时间较长的重要原因。I_{K1} 通道对 K^+ 通透性因膜的去极化而降低的现象称为内向整流。I_{K1} 通道这一特性可阻碍平台期细胞内 K^+ 的外流,从而使平台期可持续较长时间。另一个起重要作用的外向电流是随时间而逐渐加强的延迟整流钾电流(delayed rectifier potassium current,I_K),在 2 期早期,I_K 形成的外向电流主要起到抗衡以 I_{Ca-L} 为主的内向电流的作用,在 2 期晚期,I_K 则成为导致膜复极化的主要离子电流。

4)3 期,即快速复极末期:持续 100~150ms,是复极化的主要部分。I_K 的逐渐加强是促进复极的重要因素。I_{K1} 对 3 期复极也起明显作用,它在复极化至 –60mV 左右时开始加强,加速了 3 期的终末复极化。从 0 期去极化开始到 3 期复极化完毕的这段时间,称为动作电位时程(action potential duration,APD)。心室肌细胞的动作电位时程为 200~300ms。

5)4 期,即静息期,又称电舒张期:4 期是膜复极完毕,心室肌细胞膜电位恢复到动作电位发生前的时期,基本上稳定于静息电位水平(–90mV)。4 期内离子的跨膜转运仍然在活跃进行,以恢复细胞内外离子的正常浓度梯度,保持心肌细胞的正常兴奋性。4 期内,细胞通过膜上生电性钠泵的活动,排出 Na^+ 的同时摄入 K^+,并产生外向电流(泵电流)。在动作电位期间流入细胞的 Ca^{2+},则主要通过细胞膜上的 Na^+-Ca^{2+} 交换体和 Ca^{2+} 泵排出细胞外;而由细胞内肌质网释放的 Ca^{2+} 则主要由肌质网上的 Ca^{2+} 泵摄回。

2. **窦房结起搏细胞的电活动** 正常情况下,窦房结起搏细胞(简称 P 细胞)发生动作电位的频率最高。窦房结起搏细胞的动作电位由 0 期、3 期和 4 期组成,没有 1 期和 2 期(图 3-3)。窦房结起搏细胞的 4 期膜电位在前一动作电位复极末达到最大值(–70mV),即最大复极电位(maximal repolarization potential)后,膜电位立即开始自动去极化,达阈电位(–40mV)后引起一次新的动作电位。这种 4 期自动去极化(phase 4 spontaneous depolarization)过程,具有随时间而递增的特点,其去极化速度较缓慢,是自律细胞产生自动节律兴奋的基础。

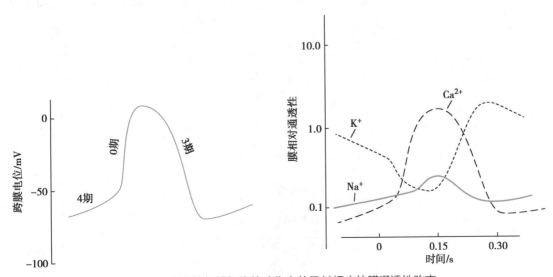

图 3-3 窦房结起搏细胞的动作电位及其相应的膜通透性改变

(1) 0 期即去极化过程：窦房结 P 细胞膜上 I_{K1} 通道较少，因此其最大复极化电位约为 −70mV。当膜电位自动去极化达阈电位时，激活膜上的 L 型 Ca^{2+} 通道，引起 Ca^{2+} 内流，形成 0 期去极化。

(2) 3 期即复极化过程：窦房结 P 细胞缺乏 I_{to} 通道，因此其动作电位无明显的 1 期和 2 期，0 期去极化后直接进入 3 期。0 期去极化达到 0mV 左右时，L 型 Ca^{2+} 通道逐渐失活，Ca^{2+} 内流相应减少；同时，在复极初期 I_K 被激活，出现 K^+ 外流。Ca^{2+} 内流逐渐减少和 I_K 逐渐增加，使细胞膜逐渐复极并达最大复极电位。

(3) 4 期自动去极化：动作电位 4 期自动去极化是窦房结细胞自发节律性活动的基础。当 P 细胞动作电位达到最大复极电位后，由于外向 I_K 逐步衰减和由超极化激活的内向离子电流（hyperpolarization-activated inward ion current，I_f）引起的内向电流促使 4 期发生自动去极化；当去极化达到 −50mV 左右时，内向的 T 型钙电流（T-type calcium current，I_{Ca-T}）加入进一步加速了 4 期自动去极化，达到 I_{Ca-L} 通道的阈电位时通道激活，I_{Ca-L} 的内流引起一个新的动作电位。

窦房结起搏细胞动作电位机制见表 3-2。

表 3-2　参与窦房结起搏细胞动作电位形成的主要离子机制

时相	同义词	主要离子活动
0 期	去极化	电压门控 L 型 Ca^{2+} 通道开放
3 期	复极化	电压门控 L 型 Ca^{2+} 通道关闭
		K^+ 通道开放
4 期	4 期自动去极化	K^+ 通道开放但通透性降低
		Na^+ 通透性增加（I_f 通道开放）
		Ca^{2+} 通透性增加（I_{Ca-T} 通道开放）

3. 浦肯野细胞动作电位　浦肯野细胞动作电位形状与心室肌相似，也分为 0 期、1 期、2 期、3 期和 4 期五个时相；4 期膜电位不稳定，这是与心室肌细胞动作电位最显著的不同之处。此外，在所有心肌细胞中，浦肯野细胞的动作电位时程最长。

（二）心肌的生理特性

心肌细胞具有兴奋性、传导性、自律性和收缩性四种基本生理特性。

1. 兴奋性

(1) 心肌细胞兴奋性的周期性变化：心室肌细胞在一次兴奋过程中兴奋性的周期性变化见图 3-4。一次兴奋过程中，兴奋性经历了绝对不应期、局部反应期（合称为有效不应期）、相对不应期和超常期。

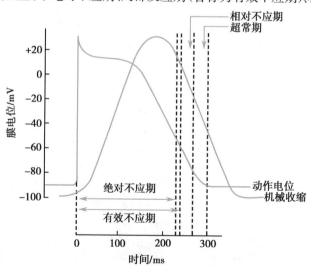

图 3-4　心室肌细胞动作电位、机械收缩曲线与兴奋性变化的关系示意图

(2)影响心肌细胞兴奋性的因素:心肌细胞兴奋的产生包括细胞膜去极化达到阈电位水平以及引起0期去极化的离子通道激活这两个环节。任何能影响这两个环节的因素均可改变心肌细胞的兴奋性。此外,引起快、慢反应动作电位0期去极化的钠通道和L型钙通道的功能状态,也会影响细胞的兴奋性。

2. 传导性

(1)兴奋在心脏内的传导:起源于窦房结的兴奋能直接传给心房肌纤维。经优势传导通路,可将兴奋直接传到房室结(也称房室交界)。兴奋在房室结区的传导非常缓慢,经过此处将出现一个时间延搁,称为房 - 室延搁。兴奋在浦肯野纤维内的传导速度在整个传导系统中最快。

(2)决定和影响传导性的因素:心肌的传导性受细胞直径和细胞间的缝隙连接等结构因素影响外,心肌细胞的电生理特性是决定和影响心肌传导性的主要因素。心脏内兴奋的传导受到以下因素的影响:①动作电位0期去极化的速度和幅度;②兴奋前膜电位水平;③邻近未兴奋部位膜的兴奋性。

3. 自动节律性 窦房结P细胞的自律性最高,每分钟约100次,但由于受心迷走神经张力的影响,其自律性表现为每分钟70次左右。由窦房结起搏而形成的心脏节律称为窦性节律(sinus rhythm)。当正常起搏点起搏功能障碍或传导发生障碍时,潜在起搏点的起搏作用才显现出来;或当潜在起搏点的自律性异常增高超过窦房结时,可代替窦房结产生可传播的兴奋而控制心脏的活动,此时异常的起搏部位称为异位起搏点(ectopic pacemaker)。

影响自律性的因素包括自律细胞动作电位4期自动去极化的速度、最大复极电位和阈电位水平,其中以4期自动去极化速度最为重要。

4. 收缩性 心肌细胞的收缩由动作电位触发,通过兴奋 - 收缩耦联使肌丝滑行而引起。心肌一旦兴奋,心房和心室这两个功能合胞体的所有心肌细胞将先后发生同步收缩,保证了心脏各部分之间的协同工作和发挥有效的泵血功能。

三、离子通道概述

离子通道(ion channel)是细胞膜中的跨膜蛋白质分子,在脂质双分子层膜上构成具有高度选择性的亲水性孔道,对某些离子能选择性通过,是细胞生物电活动的基础。

1. 离子通道的特性 离子通道具有离子选择性及门控性两大特征。离子选择性是指每种通道只对一种或几种离子有较高的通透能力。大部分离子通道分子内部有一些可移动的结构或化学基团,在通道开口处起"闸门"作用。闸门运动引起通道的开放或关闭,这一过程称为门控。通道可表现为静息态(resting state)、激活态(activated state)和失活态(inactivated state)。静息态是膜电位保持在静息电位水平时通道尚未开放的状态;激活态是膜在迅速去极化时,通道立即开放的状态;失活态是通道在激活态后对去极化刺激不再反应的状态,此时通道不仅处于关闭状态,而且即使有外来刺激也不能使之开放。

2. 离子通道的分类 根据激活方式不同,离子通道可分为电压门控离子通道、配体门控离子通道和机械门控离子通道。根据通透的离子不同,离子通道可分为钠通道、钙通道、钾通道和氯通道等。

3. 离子通道的生理功能 离子通道的功能主要包括:①决定细胞的兴奋性和传导性;②介导兴奋 - 收缩耦联和兴奋 - 分泌耦联;③调节血管平滑肌的舒缩活动;④参与细胞膜信号转导过程;⑤维持细胞正常形态和功能完整性。

四、心律失常发生机制

心律失常的发生机制包括冲动形成异常和 / 或冲动传导异常。冲动形成异常包括自律性增高和触发活动等;冲动传导异常包括折返激动、冲动传导障碍和传导途径异常等。

（一）冲动形成异常

1. 自律性异常 自律性(automaticity)是指可兴奋细胞在没有外来刺激时发生舒张期自动除极并

形成电冲动的能力。自律性异常指具有自律性的心肌细胞如窦房结、结间束、房室结细胞和希氏束-浦肯野纤维系统等因自主神经兴奋性改变或其内在病变导致不适当的冲动发放;或无自律性的心肌细胞,如心房和心室肌细胞,在病理状态下出现异常自律性。前者为正常节律点的自律性发生异常,而后者为异常节律点的形成。药物、心肌缺血、电解质紊乱、儿茶酚胺增多等均可导致自律性异常而形成各种快速型心律失常。自律性异常引起的心律失常可分为两类,一类是窦房结频率减慢或冲动被阻滞时,异位冲动夺获心室,称为被动性异位心律(逸搏或逸搏心律);另一类是异位自律点频率超过窦房结频率而主导心脏节律,称为主动性异位心律(期前收缩或自主性心动过速)。

2. **触发活动**(triggered activity) 触发活动是一种异常的细胞电活动。在动作电位复极过程中或复极刚刚完毕时出现的膜电位振荡,称为振荡性后电位或后除极(afterdepolarization),当这种震荡强度达到阈电位时可发生一次新的除极和兴奋反应,从而形成触发活动。根据后除极在动作电位中出现的时相,可分为早期后除极(early afterdepolarization,EAD)和延迟后除极(delayed afterdepolarization,DAD)。EAD发生在心脏动作电位曲线的2相或3相,主要与内向钙电流有关,在动作电位的这一时期,任何引起细胞内正电荷增加的干预,都可引起EAD。EAD具有长周期依赖性,心率减慢、期前收缩后代偿间歇等形成的较长心动周期之后容易发生。DAD发生在动作电位曲线的4相,是膜电位复极完毕之后发生的电位振荡,多与细胞内钙超载、缺血再灌注、交感应激、钙释放通道(兰尼碱受体)功能障碍有关。DAD有短周期依赖性,即心动周期越短,后除极振荡电位振幅越高,越容易达到阈电位而产生兴奋,并有利于下一个DAD振荡达到阈电位,循环往复,形成快速型心律失常。这种快速型心律失常,易被快速刺激诱发,不易被快速刺激抑制(图3-5)。

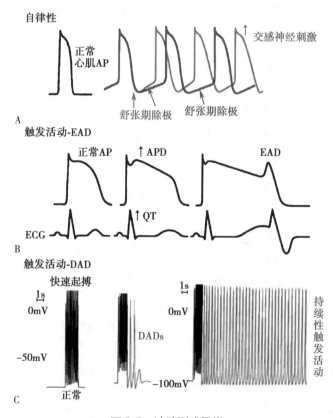

图3-5 冲动形成异常

A. 正常心房肌与心室肌不具有自律性;当其组织受损或部分去极化时,可出现舒张期除极,产生异常自律性,交感神经刺激可使舒张期除极速率加快,自律性增加。B. 正常动作电位对应的是正常QT间期;当动作电位时程(APD)延长时,QT间期亦将延长;而当APD进一步延长时,在2相期末将发生除极,即出现EAD。C. 正常心肌组织在快速起搏时不显示后除极,但当细胞内Ca²⁺超载时,快速起搏则可引起DAD;当细胞内的Ca²⁺进一步超载时,将引起持续性触发活动。

（二）冲动传导异常

冲动传导异常包括折返激动、冲动传导障碍和传导途径异常等。

1. 折返激动 冲动在传导过程中,途经解剖性或功能性分离的两条或两条以上径路时,在一定条件下,可循环往复,即形成折返激动。折返激动一旦形成,趋向于连续运行,形成环形运动性心动过速。折返是快速型心律失常最常见的发生机制。折返形成与维持的三个必备条件是折返环路、单向传导阻滞和缓慢传导。

（1）折返环路:存在解剖上或功能上相互分离的径路(折返环)是折返激动形成的必要条件。冲动从一条途径传出,又从另一条途径返回,这两条途径形成折返的环形径路。这一传导途径可以是成形的解剖结构,如房室结区等;也可以是功能性的传导途径,例如普通心肌,在电生理功能条件适合时亦可成为折返的径路。

（2）单向阻滞:若两条径路传导能力相同,则冲动会分别从两条径路下传,两股波峰或汇合从共同出口传出,或碰撞抵消,一条径路中的波峰不能从另一条径路中返回原处,因而不能形成折返活动。当折返环的两条径路中有一条发生单向阻滞,冲动进入折返环后,只能循一条径路前传,而不能从另一条径路向前传播。前传的波峰除了可从共同出口传出外,还可以从另一条径路返回,而发生单向阻滞的径路若能容许激动逆传,则会完成一次折返活动,冲动在环内如此反复循环,便会产生持续而快速的心律失常。

（3）缓慢传导:环形径路中若有缓慢传导区,传导运行时间长,不应期短,则环形径路的应激性和传导性恢复得快,可再次应激传导,而延缓的时间足以使发生单向阻滞部位的组织恢复应激性,使得冲动可以逆传(图 3-6)。

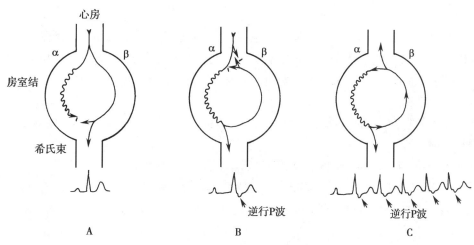

图 3-6 房室结内折返示意图

图示房室结内 α 与 β 路径,α 路径传导速度慢,不应期短;β 路径传导速度快,不应期长。A. 窦性心律时冲动沿 β 路径前传至心室,PR 间期正常,冲动同时循 α 路径前传,但遭遇不应期未能抵达希氏束;B. 房性期前收缩受阻于 β 路径,由 α 路径缓慢传导至心室,PR 间期延长,由于传导缓慢,β 路径有足够时间恢复兴奋性,冲动经 β 路径逆向传导返回心房,完成单次折返,产生一个心房回波;C. 心房回波再循 α 路径前传,折返持续,引起房室结内折返性心动过速。

折返性心律失常折返的波峰与后方波尾的距离为折返波长,等于传导速率与不应期的乘积;波峰与前方波尾的间距为可激动间隙,是指折返环路已具有兴奋性的部分,折返环路 = 折返波长 + 可激动间隙。当传导速率减慢和 / 或不应期缩短时,波长将缩短,进而使可激动间隙增大,有利于折返的形成。当波长特性改变,超过现有折返环路时,折返波的前缘将与不应性组织的尾端相撞,折返波因而被湮灭(图 3-7)。

2. 冲动传导障碍　是指兴奋或动作电位在心肌细胞扩布功能的异常,传导障碍机制如下。

(1)心肌组织处于不应期:冲动在心肌细胞中连续性传导的前提条件是各组织在冲动抵达之前已脱离前一个冲动的不应期而恢复到应激状态。冲动抵达部位心肌若处于有效不应期或相对不应期,则冲动不能传导或传导延迟。由生理因素导致不应期延长发生的传导障碍称为干扰现象;由疾病导致的病理性不应期延长,则称为传导阻滞。

(2)递减性传导:若冲动在传导过程中遇到的心肌细胞舒张期膜电位尚未充分复极,其反应将异于正常:0 期除极速度及振幅均减小,使冲动传导过程中引起的组织反应性依次减弱,传导性能递减。冲动若能传播到膜电位正常的区域,则递减性传导现象便可消失而恢复正常传导。

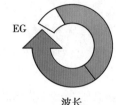

EG

波长
$(\lambda = R \cdot V)$

图 3-7　波长示意图

显示心动过速的波峰(弯箭头)、不应性组织(阴影部分)和可激动间隙(EG)(白色部分)。折返环的波长(λ)为环路组织的不应期(R)与传导速率(V)的乘积。

(3)不均匀传导:冲动在心脏传导时因组织的解剖生理特征不同致局部传导性能不匀齐而失去同步性,波峰前进速度参差不齐,冲动传导效力减低。例如,缺血或梗死心肌纤维程度不同,激动在其中传播时,可发生不均匀传导。

3. 传导途径异常　正常情况下心房和心室之间仅能通过房室结区 - 希氏束 - 浦肯野纤维进行房室传导。各种类型的旁路(如 Kent 束、James 旁路纤维、Mahaim 纤维等)参与的房室传导则可引起组织激动时间和顺序异常,形成不同类型的异常心律。如通过经典的房室旁路下传可形成 PR 间期缩短、QRS 波异常的心室预激波(WPW 综合征)。

五、心律失常的分类

心律失常按发生部位分为室上性(包括窦性、房性、房室交界性)和室性心律失常两大类;按发生时心率的快慢,分为快速性与缓慢性心律失常两大类;按发生机制主要包括冲动形成异常和冲动传导异常等。本章主要依据心律失常发生部位与机制以及心率快慢进行综合分类。

(一) 冲动起源异常

1. 窦性心律失常　①窦性心动过速;②窦性心动过缓;③窦性心律不齐;④窦性停搏。

2. 异位心律

(1)被动性异位心律:逸搏及逸搏心律(房性、房室交界区性、室性)。

(2)主动性异位心律:①期前收缩,亦称过早搏动或早搏(房性、房室交界区性、室性);②阵发性心动过速与非阵发性心动过速,分为房性、房室交界区性、房室折返性、室性;③心房扑动、心房颤动;④心室扑动、心室颤动。

(二) 冲动传导异常

1. 干扰及干扰性房室分离　常为生理性。

2. 心脏传导阻滞　①窦房阻滞;②房内阻滞;③房室阻滞(一度、二度和三度房室阻滞);④室内阻滞(左束支、右束支、左前分支和左后分支)。

3. 折返性心律　阵发性心动过速(窦房结折返、房内折返、房室结折返、房室折返、希氏束折返和束支内折返、心室内折返)。

4. 房室间传导途径异常　预激综合征。

(三) 冲动起源异常与冲动传导异常并存

反复心律和并行心律等。

(四) 人工心脏起搏参与的心律

包括 DDD(R)和 VVI(R)起搏器所具有的时间周期、起搏、感知与自身心律的相互影响等。

(郭志坤　马泽刚　尹德春)

第二节　抗心律失常药物

一、抗快速型心律失常药物

(一) 抗快速型心律失常药物分类

根据药物的主要作用通道和电生理特点,Vaughan Williams 分类法将众多抗快速型心律失常药物归纳成四大类:Ⅰ类钠通道阻滞药;Ⅱ类 β 肾上腺素受体阻断药;Ⅲ类延长动作电位时程药(钾通道阻滞药);Ⅳ类钙通道阻滞药(表 3-3)。实际上该分类中的许多抗心律失常药物作用的靶点并不单一,如胺碘酮即同时表现为Ⅰ、Ⅱ、Ⅲ、Ⅳ类作用;而某些具有抗心律失常作用的药物无法按此原则归类(见表 3-3 中其他部分)。

表 3-3　抗快速型心律失常药物分类

类别	主要作用通道或受体	对 ADP 的影响	代表药物
Ⅰa	显著阻滞 I_{Na}	延长	奎尼丁、普鲁卡因胺、丙吡胺
Ⅰb	阻滞 I_{Na}	缩短	利多卡因、美西律、妥卡尼
Ⅰc	显著阻滞 I_{Na}	轻微延长	普罗帕酮、氟卡尼、莫雷西嗪
Ⅱ	阻断 β_1、β_2 受体	不变	普萘洛尔、吲哚洛尔
	高选择性阻断 β_1 受体	不变	美托洛尔、比索洛尔、艾司洛尔
	阻断 β_1、β_2 及 α_1 受体	不变	卡维地洛、阿罗洛尔
Ⅲ	阻滞 I_{Kr}	显著延长	多非利特、索他洛尔
	阻滞 I_{Kr}、I_{Ks}	显著延长	胺碘酮、决奈达隆
	阻滞 I_{Kr} 并激活 $I_{Na,S}$	显著延长	伊布利特
Ⅳ	阻滞 I_{Ca-L}	不变	维拉帕米、地尔硫䓬
其他	开放 I_K	显著缩短	腺苷、三磷酸腺苷
	阻滞 Na/K 泵	显著缩短	洋地黄类

注:I_{Na},快钠电流;$I_{Na,S}$,慢钠电流;I_{Kr},快速延迟整流钾电流;I_{Ks},缓慢延迟整流钾电流;I_{Ca-L},L 型钙电流;I_K,延迟整流钾电流;APD,动作电位时程。

抗快速型心律失常药物的分类和作用特点如下。

1. Ⅰ类钠通道阻滞药　根据对钠通道阻滞强度和阻滞后通道的复活时间常数($\tau_{recovery}$)将其分为 3 个亚类,即Ⅰa、Ⅰb、Ⅰc。

(1) Ⅰa 类:$\tau_{recovery}$ 1~10s,适度阻滞钠通道,降低动作电位 0 期除极速率,不同程度地抑制心肌细胞钾及钙通道,延长复极过程,尤其显著延长有效不应期。代表药物是奎尼丁、普鲁卡因胺等。

(2) Ⅰb 类:$\tau_{recovery}$<1s,轻度阻滞钠通道,轻度降低动作电位 0 期除极速率,降低自律性,缩短或不影响动作电位时程。代表药是利多卡因、苯妥英钠等。

（3）Ⅰc类：$\tau_{recovery}$>10s，明显阻滞钠通道，显著降低动作电位0期除极速率及幅度，明显减慢传导。代表药是普罗帕酮、氟卡尼等。

2. Ⅱ类β肾上腺素受体阻断药　药物通过拮抗心肌细胞β受体，抑制交感神经兴奋所致的起搏电流、钠电流和L型钙电流增加，减慢4相舒张期自动除极速率，降低自律性；还减慢动作电位0相除极速率，减慢传导速度。代表药是普萘洛尔等。

3. Ⅲ类延长动作电位时程药　阻滞多种钾通道，延长动作电位时程和有效不应期。代表药是胺碘酮，属典型的多靶点单组分药物，除阻滞钾通道外，还阻滞起搏细胞的钠、钙通道等。

4. Ⅳ类钙通道阻滞药　主要抑制L型钙电流，降低窦房结自律性，减慢房室结传导性，抑制细胞内钙超载。本类药物有维拉帕米和地尔硫䓬。

（二）常用抗快速型心律失常药物

1. Ⅰa类

奎尼丁

奎尼丁（quinidine）是金鸡纳树的提取物，为Ⅰa类代表药。

【体内过程】　奎尼丁口服后几乎全部被胃肠道吸收，1~2h血药浓度达高峰，生物利用度为70%~80%。血浆蛋白结合率约80%，组织中药物浓度较血药浓度高10~20倍，心肌浓度尤高。$t_{1/2}$为5~7h。主要经过CYP_{450}氧化代谢，其羟化代谢物仍有药理活性，20%以原形随尿液排出。

【药理作用和作用机制】　奎尼丁低浓度（1μmol/L）时即可阻滞I_{Na}、I_{Kr}，较高浓度尚可阻滞I_{Ks}、I_{K1}、I_{to}及I_{Ca-L}的作用。此外，本药还具有明显的抗胆碱作用和拮抗外周血管α受体作用。奎尼丁阻滞激活状态的钠通道，并使通道复活减慢，因此显著抑制异位起搏和除极化组织的兴奋性和传导性，并延长除极化组织的不应期。奎尼丁阻滞多种钾通道，延长心房、心室和浦肯野细胞的动作电位时程，该作用使奎尼丁在心率减慢和细胞外低钾时易诱发早后除极。奎尼丁还减少Ca^{2+}内流，具有负性肌力作用。

【临床应用】　奎尼丁为广谱抗心律失常药，适用于心房纤颤、心房扑动、室上性和室性心动过速的转复与预防，还用于频发室上性和室性期前收缩的治疗。心房纤颤和心房扑动目前虽多采用电转律法，但奎尼丁仍可用于转律后防止复发。用于心房颤动及心房扑动转复时，首先给予0.1g试服，无不良反应后，首日给与0.2g/次，每2h一次，共5次；次日0.3g/次，每2h一次，共5次；第三日0.4g/次，每2h一次，共5次，无效者改用电复律，有效者给予0.2g/次，每6~8h维持。

【不良反应及药物相互作用】　30%~50%的患者使用奎尼丁后会发生腹泻，此不良反应最常见；腹泻引起的低血钾可加重奎尼丁所致尖端扭转型心动过速。血浆奎尼丁水平过高可引起"金鸡纳反应"（cinchonic reaction），表现为头痛、头晕、耳鸣、腹泻、恶心、视物模糊等症状。奎尼丁心脏毒性较严重，中毒浓度可致房室及室内传导阻滞，2%~8%患者用药后可出现Q-T间期延长和尖端扭转型心动过速。奎尼丁拮抗α受体，可使血管扩张、心肌收缩力减弱、血压下降。奎尼丁拮抗胆碱作用，可增加窦性频率、加快房室传导，治疗心房扑动时能加快心室率，因此应先给予钙通道阻滞药、β肾上腺素受体阻断药或地高辛以减慢房室传导、降低心室率。奎尼丁可使地高辛的肾清除率降低而增加其血药浓度；奎尼丁与双香豆素、华法林竞争与血浆蛋白的结合，合用时使后者抗凝血作用增强；肝药酶诱导剂苯巴比妥能加速奎尼丁在肝中的代谢。

普鲁卡因胺

普鲁卡因胺（procainamide）为人工合成的普鲁卡因衍生物。

【体内过程】　口服吸收迅速而完全，1h血药浓度达高峰。肌内注射0.5~1h或静脉注射4min血药浓度即达峰值。生物利用度约80%，$t_{1/2}$为3~4h。该药在肝脏代谢为仍具活性的N-乙酰普鲁卡因胺。N-乙酰普鲁卡因胺也具有抗心律失常作用，其延长动作电位时程的作用与普鲁卡因胺相当；与母药不同，N-乙酰普鲁卡因胺基本不阻滞钠通道。

【药理作用和作用机制】　普鲁卡因胺心脏电生理作用与奎尼丁相似，但无明显拮抗胆碱及α肾上腺素受体作用。普鲁卡因胺阻滞开放状态的钠通道,降低心肌自律性,减慢传导,延长大部分心脏组织的动作电位时程和有效不应期。

【临床应用】 对房性、室性心律失常均有效。静脉注射或静脉滴注用于室上性和室性心律失常急性发作的治疗,但对于急性心肌梗死所致的持续性室性心律失常,普鲁卡因胺不作为首选。治疗室性心动过速时首先给予负荷量 15mg/kg 缓慢静脉注射,然后以 2~4mg/min 维持。

【不良反应和注意事项】 口服可引起胃肠道反应,静脉给药(血药浓度 >10μg/ml)可引起低血压和传导减慢。N- 乙酰普鲁卡因胺的血浆药物浓度 >30μg/ml 时可发生尖端扭转型心动过速。过敏反应较常见,如皮疹、药物热、白细胞减少、肌痛等。还可出现幻觉、精神失常等。长期应用,少数患者出现红斑狼疮综合征。使用前应取平卧位防止低血压,使用期间应监测心电图,如 QRS 波较用药前增宽超过 50% 需停药。

2. Ⅰb 类

利 多 卡 因

利多卡因(lidocaine)是目前治疗室性心律失常的首选药物。此外,利多卡因还具有局部麻醉作用。

【体内过程】 利多卡因首过消除明显,生物利用度低,只能肠道外用药。与血浆蛋白结合率约 70%,体内分布广泛。主要在肝内代谢,$t_{1/2}$ 为 2h。

【药理作用和作用机制】 利多卡因阻滞钠通道的激活状态和失活状态,通道恢复至静息态时阻滞作用迅速解除,因此利多卡因对除极化组织(如缺血区)作用强,对缺血或强心苷中毒所致的除极化型心律失常有较强抑制作用。心房肌细胞动作电位时程短,钠通道失活态时间短,利多卡因作用弱,因此对房性心律失常疗效差。利多卡因抑制参与动作电位复极 2 期的少量钠内流,缩短或不影响浦肯野纤维和心室肌的动作电位时程。减小动作电位 4 相去极斜率,提高兴奋阈值,降低自律性。对正常心肌组织的电生理特性影响小。

【临床应用】 主要治疗室性心律失常,如心脏手术、心导管术、急性心肌梗死或强心苷中毒所致的室性心动过速或心室纤颤。使用时先给予负荷量 1.0mg/kg,在 3~5min 内静脉注射完毕,继之以 1~2mg/min 维持(低心排血量、高龄患者及肝功能障碍者减半)。负荷量无效者可 5~10min 重复使用,但 1h 内不超过 300mg(或 4.5mg/kg)。

【不良反应和注意事项】 肝功能不良患者静脉注射过快,可出现头晕、嗜睡或激动不安、感觉异常等。剂量过大可引起心率减慢、房室传导阻滞和低血压,二、三度房室传导阻滞患者禁用。眼球震颤是利多卡因中毒的早期信号。心力衰竭、肝功能不全者长期滴注后可致药物蓄积,儿童或老年人应减量。

苯 妥 英 钠

苯妥英钠(phenytoin sodium)为乙内酰脲类抗癫痫药,现已成为治疗强心苷中毒所致快速型心律失常的首选药物。

【药理作用和作用机制】 作用与利多卡因相似。抑制钠通道失活态,减小部分除极的浦肯野纤维 4 相自动除极速率,降低其自律性。促 K^+ 外流,缩短 APD 和 ERP,相对延长 ERP。苯妥英钠对窦房结传导性无明显影响,但增加房室结 0 期除极化速率,加快其传导。与强心苷竞争 Na^+-K^+-ATP 酶,抑制强心苷中毒所致的迟后除极。

【临床应用】 主要用于治疗室性心律失常,特别对强心苷中毒所致的室性心律失常有效。对心房扑动和心房颤动也有效,但治疗心房扑动、心房颤动时需注意该药可改善房室结传导而加快心室率。亦可用于心肌梗死、心脏手术、心导管术等所引发的室性心律失常。成人每日口服 100~300mg,一次服或分 2~3 次服用,或第 1 日 10~15mg/kg,第 2~4 日 7.5~10mg/kg,维持量 2~6mg/kg。

【不良反应和注意事项】 常见中枢不良反应有头晕、眩晕、震颤、共济失调等,严重者出现呼吸抑制。快速静脉注射容易引起低血压,高浓度可引起心动过缓,因此,低血压时慎用,窦性心动过缓及二、三度房室传导阻滞者禁用。苯妥英钠能加速奎尼丁、美西律、地高辛、茶碱、雌激素和维生素 D 的肝脏代谢。有致畸作用,孕妇禁用。

美 西 律

美西律(mexiletine,慢心律)为Ⅰb类抗心律失常药。电生理作用与利多卡因相似。口服吸收迅速、完全,口服后3h血药浓度达峰值,作用维持8h,生物利用度为90%,$t_{1/2}$约12h。用于治疗室性心律失常,特别对心肌梗死后急性室性心律失常有效。不良反应与剂量相关,早期可见胃肠道不适,长期口服可致神经症状,如震颤、共济失调、复视、精神失常等。房室传导阻滞、窦房结功能不全、心室内传导阻滞、有癫痫史、低血压和肝病者慎用。

3. Ⅰc类

普 罗 帕 酮

普罗帕酮(propafenone,心律平)为Ⅰc类广谱抗心律失常药。

【体内过程】 口服吸收良好,经肝脏和肾脏消除,肝脏首过消除后的代谢产物5-羟基普罗帕酮的钠通道阻滞作用与普罗帕酮相近,但β受体拮抗作用减弱。

【药理作用和作用机制】 普罗帕酮化学结构与普萘洛尔相似,具有弱的β肾上腺素受体拮抗作用。能够明显阻滞钠通道的开放态和失活态。普罗帕酮减慢心房、心室和浦肯野纤维的传导;抑制钾通道,延长心肌细胞动作电位时程和有效不应期,但对复极过程的影响弱于奎尼丁。

【临床应用】 长期口服用于维持室上性心动过速(包括心房颤动)的窦性心律,也用于治疗室性心律失常。口服剂量为150~200mg,维持量为100~150mg,每8h一次。静脉使用时可用1~2mg/kg,以10mg/min推注,10~15min后可重复,单次最大剂量不超过140mg,起效后改为0.5~1mg/min维持。

【不良反应和注意事项】 心血管系统不良反应常见,诱发折返性室性心动过速,并可加重充血性心力衰竭。其β肾上腺素受体拮抗作用可致窦性心动过缓和支气管痉挛。肝、肾功能不全时应减量。心电图QRS延长超过20%以上或Q-T间期明显延长者,宜减量或停药。本药一般不宜与其他抗心律失常药物合用,以避免心脏抑制。消化道不良反应常见为恶心、呕吐、味觉改变等。

氟 卡 尼

氟卡尼(flecainide)为Ⅰc类抗心律失常药。

【药理作用和作用机制】 氟卡尼对钠通道的抑制及对V_{max}抑制作用强于Ⅰa、Ⅰb类药物,明显减慢心肌细胞0期最大上升速率并降低振幅。减慢心脏传导,降低自律性。该药对K^+通道有明显的抑制作用,使心房和心室肌动作电位时程明显延长。

【临床应用】 本药属广谱治疗快速型心律失常药。用于室上性和室性心律失常,由于该药致心律失常发生率较高,临床主要用于顽固性心律失常或其他抗心律失常药物无效时使用。

【不良反应和注意事项】 该药致心律失常作用较多,包括室速或室颤、房室传导阻滞、诱发折返性心律失常和QT间期延长综合征。此外还有头晕、乏力、恶心、震颤等。

莫 雷 西 嗪

莫雷西嗪(moracizine)主要用于室上性及室性期前收缩以及室性心动过速。经肝脏排泄,$t_{1/2}$为1.5~3.5h。常用口服剂量为150~200mg,维持剂量为100~150mg,每8h一次。副作用包括恶心、呕吐等消化道症状及眩晕、震颤、视力模糊等。

4. Ⅱ类β肾上腺素受体阻断药 用于抗快速型心律失常的β肾上腺素受体阻断药主要有普萘洛尔(propranolol)、美托洛尔(metoprolol)、阿替洛尔(atenolol)、纳多洛尔(nadolol)、醋丁洛尔(acebutolol)、噻吗洛尔(timolol)、阿普洛尔(alprenolol)、艾司洛尔(esmolol)、比索洛尔(bisoprolol)等,拮抗β肾上腺素受体是其治疗心律失常的基本机制。

激动β肾上腺素受体可使L型钙电流、起搏电流(I_f)增加,病理条件下可触发早后除极和迟后除极。因此,β肾上腺素受体阻断药可通过减慢心率、抑制细胞内钙超载、减少后除极等作用治疗心律失常。

普 萘 洛 尔

普萘洛尔(propranolol,心得安)为β肾上腺素受体阻断药。

【体内过程】　普萘洛尔口服吸收完全,首过效应明显,生物利用度约30%,口服后约2h血药浓度达峰值,但个体差异大。血浆蛋白结合率达93%。主要在肝脏代谢,$t_{1/2}$为3~4h,肝功能受损时明显延长。90%以上经肾排泄,尿中原形药不足1%。

【药理作用和作用机制】　普萘洛尔抗心律失常作用主要通过两个机制:①竞争性阻断β肾上腺素受体,能有效抑制肾上腺素β受体激活所介导的心脏生理反应如心率加快、心肌收缩力增强,房室传导速度加快等;②抑制Na^+内流,具有膜稳定作用。

(1)降低自律性:降低窦房结、心房和浦肯野纤维自律性。在运动及情绪激动时作用明显。也能减少儿茶酚胺所致的迟后除极发生。

(2)减慢传导速度:阻断β肾上腺素受体的浓度并不影响传导速度。超过此浓度使血药浓度达100ng/kg以上,则有膜稳定作用,能明显减慢房室结及浦肯野纤维的传导速度,对于某些必须应用大剂量才能见效的病例,这种膜稳定作用是参与治疗的机制之一。

(3)对动作电位时程和有效不应期的影响:治疗浓度的普萘洛尔缩短浦肯野纤维的APD和ERP,高浓度则有延长作用。

【临床应用】　主要治疗室上性心律失常。尤其治疗交感神经兴奋性过高、甲状腺功能亢进症及嗜铬细胞瘤等引起的窦性心动过速效果良好。与强心苷或钙通道阻滞药地尔硫䓬合用,控制心房扑动、心房颤动及阵发性室上性心动过速时的心室率过快效果较好。心肌梗死患者应用本药,可减少心律失常的发生,缩小心肌梗死范围,降低病死率。普萘洛尔还可治疗运动或情绪变动所致的室性心律失常,减少肥厚型心肌病所致的心律失常。常用口服剂量为10mg,每6~8h一次,根据疗效增加至最佳剂量。

【不良反应】　该药可致窦性心动过缓、房室传导阻滞、低血压、精神抑郁、记忆力减退等,并可诱发心力衰竭和哮喘。长期应用可使脂质代谢和糖代谢异常,故血脂异常及糖尿病患者慎用。突然停药可致反跳现象。

美托洛尔

美托洛尔(metoprolol)为选择性β_1受体阻断药。美托洛尔经肝脏排泄,$t_{1/2}$为3~4h。美托洛尔对β_1受体有选择性阻断作用,产生的药理作用与普萘洛尔相似,对心脏的作用如减慢心率、抑制心收缩力、降低自律性和延缓房室传导时间等与普萘洛尔相似。美托洛尔适应证同普萘洛尔,尤其适合高血压、冠心病合并心律失常的处理,亦用于控制心房扑动和心房颤动时的心室率,可减少心脏性猝死。该药常用口服剂量为25~100mg/次,每日2次,静脉使用则5mg缓慢推注,必要时5min后重复,总量不超过15mg。主要不良反应同普萘洛尔,但呼吸系统副作用较小。此类药物还包括比索洛尔(bisoprolol),该药相比于美托洛尔具有更高的β_1肾上腺素受体选择性以及更长的半衰期($t_{1/2}$为10~12h)。

阿替洛尔

阿替洛尔(atenolol)是长效β_1肾上腺素受体阻断药,抑制窦房结及房室结自律性,减慢房室结传导,也抑制希-浦系统。用于治疗室上性心律失常,降低心房颤动和心房扑动时的心室率。治疗室性心律失常亦有效。口服后2~3h血药浓度达峰值,$t_{1/2}$为7h。不良反应与普萘洛尔相似。因对心脏选择性强,可用于糖尿病和哮喘患者,但剂量不宜过大。

艾司洛尔

艾司洛尔(esmolol)是短效β_1肾上腺素受体阻断药,具有心脏选择性,抑制窦房结及房室结的自律性、传导性。主要治疗室上性心律失常,降低心房扑动、心房颤动时的心室率。本药静脉注射后数秒起效,$t_{1/2}$为9min。不良反应有低血压、心肌收缩力减弱等。

5. Ⅲ类延长动作电位时程药

胺碘酮

胺碘酮(amiodarone,乙胺碘呋酮)药理作用广泛,结构与甲状腺素相似,其抗心律失常作用及毒性反应与其作用于细胞核甲状腺素受体有关。

【体内过程】　胺碘酮脂溶性高,口服、静脉注射均可,生物利用度为 35%~65%。该药在肝脏代谢,主要代谢物去乙胺碘酮仍有生物活性。消除半衰期较复杂,快速消除相 3~10d(消除 50% 药物),缓慢消除相约数周。停药后作用维持 1~3 个月。

【药理作用和作用机制】　胺碘酮抑制心脏多种离子通道如 I_{Na}、I_{Ca-L}、I_K、I_{K1}、I_{to} 等,降低窦房结、浦肯野纤维的自律性和传导性,明显延长心肌细胞 APD 和 ERP,延长 Q-T 间期和 QRS 波。胺碘酮无翻转使用依赖性(reverse use-dependence)。翻转使用依赖性是指心率快时药物延长动作电位时程的作用不明显,而心率慢时却使动作电位时程明显延长,该作用易诱发尖端扭转型室性心动过速。此外,胺碘酮尚有非竞争性拮抗 α、β 肾上腺素受体和舒张血管平滑肌作用,能扩张冠状动脉、增加冠脉流量、降低心肌耗氧量。

【临床应用】　胺碘酮是广谱抗心律失常药,对心房扑动、心房颤动、室上性心动过速和室性心动过速有效。静脉使用时先缓慢推注 150mg,10~15min 后可重复,随后以 1mg/min 静滴 6h 后再改为 0.5mg/min 维持,24h 内总量不超过 1.2g。口服胺碘酮方案为 0.2g/ 次,3 次 /d,5~7d 后改为 0.2g/ 次,2 次 /d,再 5~7d 后改为 0.2g/ 次,1 次 /d 维持。

【不良反应和注意事项】　窦性心动过缓、房室传导阻滞及 Q-T 间期延长常见,偶见尖端扭转型室性心动过速。静脉给药低血压常见,窦房结和房室结病变患者使用会出现明显心动过缓和传导阻滞。房室传导阻滞及 Q-T 间期延长者禁用。本药长期应用可见角膜褐色微粒沉着,不影响视力,停药后可逐渐消失。胺碘酮抑制外周 T_4 向 T_3 转化,少数患者发生甲状腺功能亢进或减退及肝坏死。个别患者出现间质性肺炎或肺纤维化。长期应用必须定期监测肺功能和血清 T_3、T_4。胺碘酮是肝药酶 CYP3A4 的代谢底物。西咪替丁抑制 CYP3A4,增加胺碘酮血药浓度;利福平诱导 CYP3A4,降低胺碘酮血药浓度。胺碘酮也抑制其他肝脏代谢酶,故能增加相应底物如地高辛、华法林等的血药浓度。

索 他 洛 尔

索他洛尔(sotalol)是非选择性 β 肾上腺素受体阻断药。

【体内过程】　口服吸收快,无首过消除,生物利用度达 90%~100%。与血浆蛋白结合少,在心、肝、肾浓度高。在体内不被代谢,几乎全部以原形经肾排出,$t_{1/2}$ 为 12~15h,老年人、肾功能不全者 $t_{1/2}$ 明显延长。

【药理作用和作用机制】　索他洛尔能抑制延迟整流钾电流 I_K,拮抗 β 肾上腺素受体,降低自律性、减慢房室结传导;阻滞 I_K,可延长心房、心室及浦肯野纤维的动作电位时程和有效不应期。

【临床应用】　临床治疗各种严重室性心律失常,维持心房颤动患者的窦性心律。对小儿室上性和室性心律失常也有效。常用口服剂量为 80~160mg,每日 2 次;静脉使用时先给予 0.5~2.0mg/kg 负荷量缓慢静推,起效后以 10mg/h 滴注维持。

【不良反应和注意事项】　不良反应较少,少数 Q-T 间期延长者偶可出现尖端扭转型室性心动过速,尤其是在低血钾时容易诱发,且发生率与使用剂量呈正相关,故用药期间需监测心电图,若 QTc ≥ 0.55s 应考虑减量或停药。其他不良反应包括心动过缓、低血压、支气管痉挛等。

伊 布 利 特

伊布利特(ibutilide)为新型 Ⅲ 类广谱抗心律失常药物。

【体内过程】　主要经肾脏排泄,$t_{1/2}$ 为 6h。

【药理作用和作用机制】　伊布利特主要通过抑制延迟整流钾电流 I_K 与激活慢钠电流 $I_{Na,S}$ 使得复极延迟,延长心房和心室肌细胞的动作电位时程和有效不应期,起到抗心律失常的作用。

【临床应用】　适用于新近发生的心房扑动、心房颤动转复为窦性心律。成人体重 ≥ 60kg 者可用 1mg 溶于 5% 葡萄糖 50ml 缓慢静脉推注,必要时 10min 后可重复,体重 <60kg 者,则按 0.01mg/kg 计算,心房扑动或心房颤动终止后立即停止使用。

【不良反应和注意事项】　延长 QT 间期导致尖端扭转型室速,严重心衰、低钾血症、低镁血症时更易诱发。用药时监测心电图,若 QTc ≥ 0.44s 应考虑停药。

多非利特

多非利特(dofetilide)是特异性 I_{Kr} 钾通道阻滞药,可维持或恢复心房颤动患者的窦性心律。口服吸收良好,生物利用度约 100%。主要以原形经肾排泄,肾功能不良者应减量,肾衰竭患者禁用。主要毒性反应是诱发尖端扭转型室性心动过速。

决奈达隆

决奈达隆(dronedarone)是新型抗心律失常药物,主要用于心房颤动和心房扑动患者维持窦性节律。结构与胺碘酮类似,但不含碘,对甲状腺等器官的毒性明显降低。决奈达隆可能增加严重心力衰竭和左心收缩功能不全患者的死亡风险。

6. Ⅳ类钙通道阻滞药

维 拉 帕 米

维拉帕米(verapamil,异搏定)为钙通道阻滞药。

【体内过程】 口服吸收迅速而完全,2~3h 血药浓度达峰值。首过效应明显,生物利用度仅 10%~30%,肝功能异常患者慎用。在肝脏代谢,其代谢物去甲维拉帕米仍有活性,$t_{1/2}$ 为 3~7h。

【药理作用和作用机制】 维拉帕米对激活状态和失活状态的 L 型钙通道均有阻滞作用,也抑制 I_{Kr} 钾通道。可降低窦房结自律性,降低缺血时心房、心室和浦肯野纤维的异常自律性,减少或消除后除极所致触发活动;减慢房室结传导,可终止房室结折返,减慢心房扑动、心房颤动时加快的心室率;延长窦房结、房室结的有效不应期。

【临床应用】 治疗室上性和房室结折返性心律失常效果好,是阵发性室上性心动过速的首选药。口服 80~120mg,3 次 /d,最大剂量为 160mg,3 次 /d。静脉使用可 5mg 稀释后 5min 内静脉注射,如无效 15min 后可重复。

【不良反应和注意事项】 口服较安全,可出现便秘、腹胀、腹泻、头痛、瘙痒等不良反应。静脉给药可引起血压下降、暂时窦性停搏。二、三度房室传导阻滞、心功能不全、心源性休克患者禁用此药。老年人、肾功能低下者慎用。

地 尔 硫䓬

地尔硫䓬(diltiazem,合心爽)是非二氢吡啶类钙离子通道阻滞药,为Ⅳ类抗快速型心律失常药物。

【体内过程】 经肾脏排泄,$t_{1/2}$ 为 3.5h。

【药理作用和作用机制】 抑制心肌与血管平滑肌除极时钙离子内流。可以有效扩张心外膜和心内膜下的冠状动脉,缓解自发性心绞痛或由麦角新诱发冠状动脉痉挛所致心绞痛;通过减慢心率和降低血压,减少心肌需氧量,增加运动耐量并缓解劳力型心绞痛。有负性肌力作用,并可减慢窦房结和房室结的传导。

【临床应用】 用于控制心房扑动和心房颤动患者的心室率。静脉使用先给予 15~25mg 负荷量,若无效可 15min 内重复,起效后以 5~15mg/h 静脉维持。口服一般 30mg/ 次,每 6~8h 一次,日剂量一般为 90~360mg/d。

【不良反应】 主要不良反应有水肿、头痛、恶心、眩晕、乏力等。心脏方面副作用与维拉帕米类似。

7. 其他类

腺 苷

腺苷(adenosine)为内源性嘌呤核苷酸。

【体内过程】 $t_{1/2}$ 极短,仅为数秒,通常 1~2min 内作用即消失。

【药理作用和作用机制】 腺苷作用于 G 蛋白耦联的腺苷受体,激活心房、窦房结、房室结的乙酰胆碱敏感性钾通道,引起动作电位时程缩短和自律性降低。也抑制 L 型钙电流并延长房室结的有效不应期,抑制交感神经兴奋所致迟后除极。静脉注射后迅速降低窦性频率、减慢房室结传导、延长房室结有效不应期。可被体内大多数组织细胞摄取,并被腺苷脱氨酶灭活。

【临床应用】　主要用于迅速终止折返性室上性心律失常。因半衰期极短,临床需静脉快速注射给药。使用方法为腺苷 3~6mg,2s 内弹丸式静脉注射,2min 内无反应可再予 6~12mg。

【不良反应和注意事项】　静脉注射速度过快可致短暂心脏停搏,窦房结和 / 或房室结病变者禁用。治疗剂量时多数患者会出现胸闷、呼吸困难的症状。

洋 地 黄 类

洋地黄类主要用于室上速或房颤、房扑心室率的控制,尤其适合心功能不全合并快室率房颤的控制。

去乙酰毛花苷(deslanoside,西地兰 D)起效快,$t_{1/2}$ 为 33h,通常 0.4~0.8mg 稀释后静脉推注,必要时可追加 0.2~0.4mg,但 24h 内总量不超过 1.2mg。地高辛(digoxin)为毛花洋地黄提纯制得的中效强心苷,起效较慢,$t_{1/2}$ 为 36~48h,口服 0.125~0.25mg,每日 1 次。两者都经肾脏排泄,肾功能不全者易蓄积而引起中毒反应,表现为恶心、呕吐、黄视、绿视,严重者出现室性期前收缩、房室传导阻滞甚至室速、室颤等,需注意调整剂量并监测地高辛浓度。与 β 肾上腺素受体阻断药或非二氢吡啶类钙拮抗药合用时会协同减慢心率,故需谨慎。对于预激综合征伴快室率房颤时,因洋地黄类会缩短旁道不应期,使经房室旁道前传的冲动增加,故属于禁忌。

伊伐布雷定

伊伐布雷定(ivabradine)为选择性、特异性心脏窦房结起搏电流 I_f 通道阻滞药。I_f 电流是动作电位 4 期内向电流,内流离子主要为 Na^+,也有 K^+ 参与,决定窦房结舒张期去极化曲线趋向于阈电位的斜率,控制连续动作电位的间隔。伊伐布雷定有单纯减慢窦房结心率作用,减慢心率作用具有基础心率依赖性,不影响心脏电传导,无负性肌力作用,显著增加冠脉灌注。2019 年欧洲心脏病学会(ESC)室上速患者管理指南公布了伊伐布雷定治疗室上速的临床用法:对于有症状的不适当窦性心动过速患者,应考虑单独使用伊伐布雷定或联合使用 β 受体阻断药。对于体位性心动过速综合征患者可考虑使用伊伐布雷定,而对室性心动过速的慢性治疗可考虑使用伊伐布雷定联合 β 受体阻断药。对局灶性房性心动过速常规治疗无效时,应用伊伐布雷定联合 β 受体阻断药进行长期治疗。对于先天性交界性心动过速,伊伐布雷定与胺碘酮联用有效。妊娠或哺乳期不宜服用伊伐布雷定,作为 CYP3A4 的底物,伊伐布雷定应避免与 CYP3A4 抑制剂(酮康唑、维拉帕米、地尔硫䓬、克拉霉素和葡萄柚汁)或诱导剂(利福平和卡马西平)同时使用或慎用。伊伐布雷定常见的不良反应是剂量依赖性的可逆的视觉反应,如视物模糊、幻视及视觉干扰等。

二、抗缓慢型心律失常药物

(一) 抗缓慢型心律失常药物分类

缓慢型心律失常主要由于心肌细胞自律性下降(如窦房结退行性变、缺血缺氧时)或电冲动传导受阻(如房室结病变)而引起,故药物治疗的目的是加强窦房结自律性、促进心脏传导。根据作用机制不同大致分为 β 肾上腺素受体激动药、M 胆碱受体阻断药及其他药物如氨茶碱、甲状腺素等。

需要特别注意的是,治疗缓慢型心律失常的药物均具有明显促发快速型心律失常的作用,且可能出现更致命的恶性心律失常,因此应优先考虑起搏治疗。即使因紧急情况或条件限制而必须使用,亦应尽可能减少使用剂量并缩短使用时间。

(二) 常用抗缓慢型心律失常药物

异丙肾上腺素

异丙肾上腺素(isoprenaline)同时激动 β_1 和 β_2 肾上腺素受体,用于严重窦性心动过缓及二度 Ⅱ 型及以上房室传导阻滞。用法为 0.5~1mg 稀释后缓慢静脉滴注,维持心率在 60 次 /min 左右。常见不良反应有心悸、颜面潮红、心慌、出汗及各种快速型心律失常,对冠心病患者容易诱发心绞痛或心肌梗死,故需慎用。

肾 上 腺 素

肾上腺素（epinephrine）同时激动 α、β₁ 和 β₂ 肾上腺素受体，主要用于心脏骤停的抢救。使用时1mg 直接静脉推注，无效者 5min 后可重复或增加剂量至 3~5mg。不良反应包括恶心呕吐、面色苍白、心动过速、血压急剧上升等。

阿 托 品

阿托品（atropine）阻滞心脏 M 胆碱受体，适用于严重窦性心动过缓、窦房或房室传导阻滞。皮下或静脉内注射 1mg/ 次，必要时 30min 可重复。口服 0.3~0.6mg/ 次，3 次 /d。副作用包括口干、心悸、瞳孔扩大、视物模糊、排尿困难等，严重者可出现谵妄、惊厥等神经系统症状，禁用于青光眼、前列腺肥大、肠梗阻等情况。

氨 茶 碱

氨茶碱（aminophylline）通过抑制磷酸二酯酶减少环磷腺苷的降解，产生拟交感神经兴奋效应，可用于严重窦性心动过缓或房室传导阻滞等。口服 0.1~0.2g/ 次，3 次 /d，静脉使用 0.5g 稀释后缓慢静滴。常见不良反应有恶心、呕吐等消化道不适，也可见头痛、烦躁、惊厥及快速型心律失常。

（张　勇）

第三节　窦性心律失常

正常窦性节律的激动起源于窦房结，频率为 60~100 次 /min。但正常心率变化范围较大，取决于多种因素，如年龄、性别、体力活动、迷走神经与交感神经张力、代谢与药物等。正常窦性 P 波在心电图 Ⅰ、Ⅱ、aVF 导联正向，aVR 导联负向，V₁、V₂ 导联可为负，V₃~V₆ 导联为正；P-R 间期 0.12~0.20s。窦性心律失常是指窦房结冲动的频率异常或冲动向心房的传导受阻所致的心律失常，包括窦性心动过速、窦性心动过缓、窦性停搏、窦房阻滞以及病态窦房结综合征等。

一、窦性心动过速

窦性心动过速（sinus tachycardia）指成人窦性心律的频率超过 100 次 /min。

1. **病因**　最常见为生理性，如婴幼儿、运动、紧张、焦虑或饮用咖啡、浓茶或过量饮酒等；病理因素包括心源性疾病如心功能不全、心包积液和心肌炎等，非心源性因素如发热、贫血、甲亢、休克以及应用肾上腺素、阿托品等。

一般地，窦性心动过速是上述生理或病理因素影响机体自主神经的生理反应性结果，去除这些因素后心率可恢复正常，故称为生理性窦性心动过速。部分人静息状态下心率持续增快，或窦性心律的增快与生理、情绪激动、病理状态或药物作用水平无关或不一致，称为不适当窦性心动过速或特发性窦性心动过速，其发生机制不明，可能与窦房结本身的自律性增强，或自主神经对窦房结的调节异常有关。还有一种少见窦房结折返性心动过速，常呈阵发性、非持续性发作，具有突发突止特点，其病理基础可能为窦房结内传导不均一性形成折返，对迷走神经刺激和腺苷敏感。

2. **心电图特征**　窦性 P 波，常逐渐开始和终止，频率大多在 100~150 次 /min 之间，偶有高达200 次 /min（图 3-8）。

3. **临床表现**　生理因素者多无症状，病理因素如发热、低血压、甲状腺功能亢进、贫血、心衰或休克时除原有疾病的症状外，可有心悸、乏力、运动耐力下降等表现。

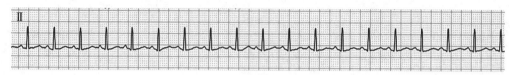

图 3-8 窦性心动过速

Ⅱ导联的 P 波正向,PR 间期 0.13s,心率 115 次 /min。

4. 治疗 应针对病因和诱发因素治疗为主,如治疗心衰、纠正贫血、控制甲亢等。必要时单用或联合应用 β 受体阻断药和非二氢吡啶类钙通道阻滞药(如地尔硫䓬),亦可考虑选用伊伐布雷定。导管消融治疗可用于药物无效而症状显著的不适当窦性心动过速和窦房结折返性心动过速。

二、窦性心动过缓

窦性心动过缓(sinus bradycardia)指成人窦性心律的频率低于 60 次 /min。

1. 病因 常见原因为迷走神经张力增高,如青壮年、运动员、睡眠状态以及颅内压增高和内脏疼痛等;其次缺血缺氧、炎症、中毒及老年退行性变等造成窦房结功能受损亦常引起窦性心动过缓,如急性下壁心肌梗死、心肌炎和心肌病等;代谢紊乱如甲减、高钾血症以及某些药物如 β 受体阻断药、非二氢吡啶类钙通道阻滞药、胺碘酮、洋地黄类和镇静剂等均可导致心动过缓。

2. 临床表现 生理性者一般无症状,亦无临床意义;严重者可有头晕、乏力、气短、易疲劳等症状。病理情况下可有心悸、胸闷,严重时出现黑矇和晕厥。

3. 心电图特征 窦性 P 波,频率 <60 次 /min,24h 动态心电图总心搏数 <80 000 次;可伴有窦性心律不齐(图 3-9)。

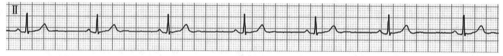

图 3-9 窦性心动过缓

Ⅱ导联的 P 波正向,PR 间期 0.18s,心率 48 次 /min。

4. 治疗 生理性或无症状者通常无需治疗。疾病引起者应治疗原发病,可酌情使用阿托品、氨茶碱或沙丁胺醇,但这些药物长期应用往往效果不确定,且易发生严重副作用,因此显著心动过缓且伴相关症状者,应给予永久心脏起搏治疗。

三、窦性停搏

窦性停搏(sinus pause,sinus arrest,或称窦性静止)是指窦房结不能产生冲动而使心房无除极,若潜在起搏点无逸搏则致心室停搏。

1. 病因 同窦性心动过缓。需要注意的是,快速心律失常发作终止后,往往会出现窦性停搏,2~4s 不等,但窦房结功能欠佳者停搏时间可能更长。

2. 心电图特征 正常窦性节律中,突然出现一个或多个 PP 间距显著延长,其间无 P 波、QRS 波及 T 波;长的 PP 间期与正常的 PP 间期无倍数关系;长的 PP 间歇后,可出现逸搏或逸搏心律(图 3-10)。

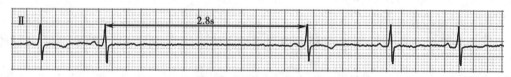

图 3-10 窦性停搏

Ⅱ导联中第 2 个与第 3 个 P 波间歇长达 2.8s。

3. **临床表现**　短暂（≤3s）的窦性停搏可无临床症状，自身的潜在起搏点产生逸搏能避免心室停搏或避免因心率过慢诱发其他心律失常。严重的停搏（>3s）者可有头晕、黑矇、短暂意识障碍、阿-斯综合征甚至猝死。

4. **治疗**　参照病态窦房结综合征。

四、窦房阻滞

窦房阻滞（sino-auricular block，SAB）指窦房结发出的激动不能传导至心房或到达心房的时间延长，导致心房和心室发生停搏。

1. **病因**　同窦性心动过缓。

2. **心电图特征**　正常预期的 P 波不出现而形成间歇；间歇时间是基础 PP 的倍数。理论上窦房阻滞分为三度。由于体表心电图不能显示窦房结电活动，因而无法确立一度窦房阻滞的诊断。三度窦房阻滞与窦性停搏鉴别困难。二度Ⅰ型（文氏）窦房阻滞时，间歇前的 PP 间期逐渐缩短，间歇期 <2 倍 PP 间期；二度Ⅱ型窦房阻滞的特征是没有 P 波的间歇约等于 2、3 或 4 倍的正常 PP 周长。窦房阻滞后可出现逸搏心律（图 3-11）。

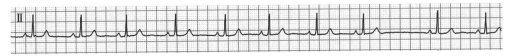

图 3-11　二度Ⅰ型窦房阻滞

Ⅱ导联可见窦性 PP 间期逐渐缩短，直至出现一次长 PP 间期，
长 PP 间期（1.47s）短于基本 PP 间期（0.95s）的两倍。

3. **临床表现**　通常是暂时的，一般无重要临床意义。偶尔窦房阻滞致停搏时间过长且无逸搏心律出现可致晕厥。

4. **治疗**　去除病因。无症状者，通常无需治疗；有症状者，行永久心脏起搏治疗。

五、病态窦房结综合征

病态窦房结综合征（sick sinus syndrome，SSS）简称病窦综合征，是包含多种窦房结功能异常的综合征，由窦房结及其周围组织病变引起起搏和 / 或激动传出障碍，常累及心房、交界区和心室内传导系统。

1. **病因**　窦房结及其周围的细胞结构和功能异常，理论上包括炎症、缺血、纤维化和退行性变、淀粉样变等均可引起病窦综合征，但实际临床中很难明确病因。常见疾病包括冠心病、心肌病、外科手术（如小儿房缺修补术）、长期房颤复律后和传导系统退行性变等。

2. **心电图特征**　①非药物引起的持续而显著的窦性心动过缓（50 次 /min 以下）；②窦性停搏与窦房阻滞；③窦房阻滞与房室阻滞并存；④心动过缓 - 心动过速综合征（bradycardia-tachycardia syndrome），是指窦性心动过缓基础上出现各种房性快速性心律失常，如房速、房扑和房颤（多为阵发性房颤），又称为慢 - 快综合征或缓速综合征（slow-fast syndrome）；⑤未应用抗心律失常药物下，心房颤动的心室率缓慢，或其发作前后有窦性心动过缓和 / 或一度房室阻滞；⑥变时功能不全，表现为运动后心率提高不显著；⑦部分房室交界区逸搏心律等。需注意，同一患者可出现多种心电图表现。

3. **临床表现**　一般起病隐匿，进展缓慢。早期多无明显症状，当进展为严重窦性心动过缓、窦性停搏或窦房传导阻滞时，可出现心、脑、肾等重要器官供血不足的症状，轻者表现为头晕、心悸、乏力、运动耐力下降、记忆力减退，重者可引起心绞痛、黑矇、晕厥，甚至阿-斯综合征、心脏骤停或继发心室颤动而猝死。查体显示严重的心动过缓或漏搏、长时间心跳间歇，且体位改变和 Valsalva 动作对心动过缓无影响。此外，部分患者可发生脑卒中等栓塞并发症，多见于慢 - 快综合征患者。

4. 治疗

(1)病因治疗:针对不同病因采取改善心肌缺血、纠正电解质紊乱和药物过量等。

(2)对症治疗:无症状者不必治疗,仅定期随诊;有症状者,应尽早永久起搏器治疗。阿托品、异丙肾上腺素等药物以及临时起搏器等仅作为对症治疗而短时间应用。

对慢-快综合征患者,一般是植入永久起搏器后服用抗心律失常药物治疗快速心律失常。但临床部分患者的窦性心动过缓和窦性停搏只出现在心房扑动、心房颤动和房性心动过速发作终止后,即表现为原发性房性快速性心律失常(primary atrial tachyarrhythmia)和继发性窦房结功能障碍(secondary sick sinus dysfunction),称为快-慢综合征,对这些患者可先行导管射频消融根除快速心律失常发作,再根据随访期间心动过缓的情况评估心脏起搏治疗的必要性。绝大多数患者随着快速心律失常的消失,窦性心动过缓和窦性停搏也好转或消失,不再需要永久起搏治疗。已植入永久起搏器的患者,如药物治疗不能控制快速心律失常的发作,亦可考虑射频消融治疗。对于血栓风险高的患者,应考虑抗栓治疗。

(石 蓓)

第四节 房性心律失常

一、房性期前收缩

房性期前收缩(premature atrial beats),又称房性早搏,是指起源于窦房结以外心房的任何部位的心房激动。房性期前收缩常见于器质性心脏病患者,也可见于心脏正常者。房性期前收缩的心电图特点:P波提前发生,与窦性P波形态不同;PR间期>120ms;QRS波群呈室上性,部分可有室内差异性传导;多为不完全代偿间歇。如发生在舒张早期,适逢房室结尚未脱离前次搏动的不应期,可产生传导中断,无QRS波发生(被称为阻滞的或未下传的房性期前收缩)或缓慢传导(下传的PR间期延长)现象(图3-12)。房性期前收缩通常无需治疗。有明显症状患者可给予β受体阻断药、非二氢吡啶类钙通道阻滞药、普罗帕酮和胺碘酮等治疗。

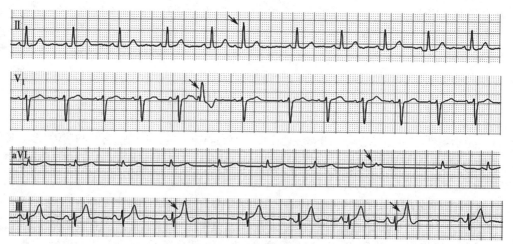

图 3-12 房性期前收缩

Ⅱ导联箭头处为房性期前收缩;V₁导联箭头处为房性期前收缩伴室内差异性传导;aVL和Ⅲ导联箭头处均为未下传的房性期前收缩,aVL导联提前出现的房性P波与前面的T波部分融合,Ⅲ导联提前出现的房性P波与前面的T波完全融合,导致T波高耸。

二、房性心动过速

房性心动过速（atrial tachycardia）简称房速，指起源于心房且无需房室结参与维持的心动过速。发生机制包括自律性增加、折返与触发活动。根据起源点不同，分为局灶性房性心动过速（focal atrial tachycardia）和多源性房性心动过速（multifocal atrial tachycardia），后者也称为紊乱性房性心动过速（chaotic atrial tachycardia），是严重肺部疾病常见的心律失常，最终可能发展为心房颤动。

1. **病因**　冠心病、慢性肺部疾病、洋地黄中毒、大量饮酒以及各种代谢障碍均可成为致病原因。心外科手术或导管消融术后所导致的手术瘢痕也可以引起房性心动过速。部分心脏结构正常的患者中也能见到。

2. **临床表现**　可表现为心悸、头晕、胸痛、憋气、乏力等症状，有些患者可能无任何症状。合并器质性心脏病的患者甚至可表现为晕厥、心肌缺血或肺水肿等。症状发作可呈短暂、间歇或持续发生。当房室传导比例发生变动时，听诊心律不恒定，第一心音强度变化。

3. **心电图特点**　局灶性房性心动过速心电图特点包括：①心房率通常为 150~200 次/min；②P 波形态与窦性 P 波不同；③当房率加快时可出现二度 I 型或 II 型房室阻滞，呈现 2:1 房室传导者亦属常见，但心动过速不受影响；④P 波之间的等电线仍存在（与心房扑动时等电线消失不同）；⑤发作开始时心率逐渐加速；⑥刺激迷走神经不能终止心动过速，仅加重房室传导阻滞（图 3-13）。

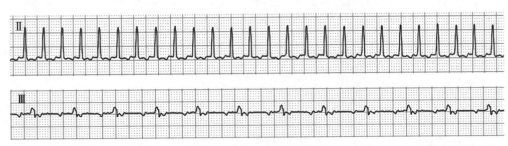

图 3-13　局灶性房性心动过速
II 导联心房率 187 次/min，房室间呈 1:1 传导；III 导联心房率 167 次/min，房室间呈 2:1 传导。

多源性房性心动过速心电图特点包括：①通常有 3 种或以上形态各异的 P 波，PR 间期各不相同；②心房率 100~130 次/min；③大多数 P 波能下传心室，但部分 P 波因过早发生而受阻，心室率不规则（图 3-14）。

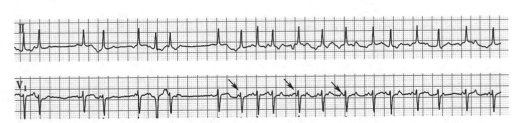

图 3-14　多源性房性心动过速
II、V₁ 导联 P 波呈多种形态，部分房室间呈 2:1~1:1 传导（图中箭头所示为不同形态的 P 波）。

4. **治疗**　房性心动过速的处理主要取决于心室率的快慢及患者的血流动力学情况。如心室率不太快且无严重的血流动力学障碍，不必紧急处理。如心室率达 140 次/min 以上，由洋地黄中毒所致或临床上有严重充血性心力衰竭或休克征象，应进行紧急治疗。其处理方法如下。

（1）病因与诱因治疗：主要针对基础疾病治疗，尤其是紊乱性房性心动过速。肺部疾病患者应纠正低氧血症、控制感染等治疗。如洋地黄引起者，需立即停用洋地黄，并纠正可能伴随的电解质紊乱，特别要警惕低钾血症,必要时选择利多卡因、β 受体阻断药和普罗帕酮等。

(2)控制心室率:血流动力学稳定的患者,可先静脉使用腺苷,如无效,可使用 β 受体阻断药(艾司洛尔、美托洛尔)、非二氢吡啶类钙通道阻滞药(维拉帕米、地尔硫䓬)减慢心室率。

(3)转复窦性心律:可用 Ⅰc 或Ⅲ类(胺碘酮、伊布利特)抗心律失常药物转复窦性心律,血流动力学不稳定的患者立即同步直流电复律。反复发作、特别是无休止发作或导致心动过速性心肌病的患者,推荐导管消融治疗。

三、心房扑动

心房扑动(atrial flutter)简称房扑,是介于房速和心房颤动之间的快速性心律失常。健康者很少见,患者多伴有器质性心脏病。

1. **病因**　多见于器质性心脏病如风湿性心脏病、冠心病、高血压性心脏病、心肌病等。此外,肺栓塞,慢性充血性心力衰竭,二、三尖瓣狭窄与反流导致心房扩大,甲状腺功能亢进、酒精中毒、心包炎等亦可出现房扑。部分患者也可无明显病因。

2. **临床表现**　患者的症状主要与房扑的心室率相关,心室率不快时,患者可无症状;房扑伴有极快的心室率,可诱发心绞痛与充血性心力衰竭。房扑往往有不稳定的倾向,可恢复窦性心律或进展为心房颤动,但亦可持续数月或数年。房扑患者也可产生心房血栓,进而引起体循环栓塞。体格检查可见快速的颈静脉扑动。当房室传导比例发生变动时,第一心音强度亦随之变化。有时能听到心房音。

3. **心电图特点**　心房扑动的心电图特点包括:①窦性 P 波消失,代之以振幅、间距相同的有规律的锯齿状扑动波,称为 F 波,扑动波之间的等电线消失,频率常为 250~350 次 /min;②心室率规则或不规则,取决于房室传导比例是否恒定,房扑波多以 2∶1 及 4∶1 交替下传;③ QRS 波形态正常,当出现室内差异传导、原先有束支传导阻滞或经房室旁路下传时,QRS 波增宽、形态异常(图 3-15)。

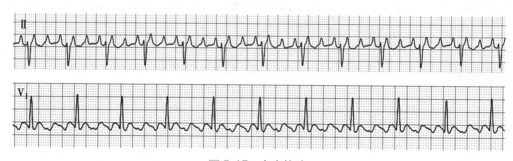

图 3-15　心房扑动

Ⅱ、V₁ 导联均可见快速而规则的锯齿状扑动波(F 波),频率 300 次 /min,

RR 间期规则,房室传导比例为 3∶1。

4. **治疗**

(1)药物治疗:减慢心室率的药物包括 β 受体阻断药、非二氢吡啶类钙通道阻滞剂(维拉帕米、地尔硫䓬)。转复房扑并预防复发的药物包括 Ⅰa 类、Ⅰc 类(氟卡尼、普罗帕酮)和Ⅲ类(伊布利特、多非利特和胺碘酮)抗心律失常药。伊布利特用于新发房扑复律治疗,禁用于严重器质性心脏病、QT 间期延长和窦房结功能障碍者;多非利特亦可选用。合并冠心病、充血性心力衰竭的房扑患者,应用 Ⅰa 与Ⅰc 类药物容易导致严重室性心律失常,应选用胺碘酮。长期维持窦性心律可选用胺碘酮、多非利特或索他洛尔等药物。

(2)非药物治疗:直流电复律是终止房扑最有效的方法。通常应用低能量可迅速将房扑转复为窦性心律。食管调搏也是转复房扑的有效方法,尤其适用于服用大量洋地黄制剂患者。有症状且药物控制心室率效果不佳的心房扑动、持续性心房扑动导致心动过速性心肌病的患者,推荐导管消融治疗。

（3）抗凝治疗：持续性心房扑动的患者发生血栓栓塞的风险明显增高，应给予抗凝治疗。具体抗凝策略同心房颤动。

四、心房颤动

心房颤动（atrial fibrillation，AF）简称房颤，是指规则有序的心房电活动丧失，代之以快速无序的颤动波，是严重的心房电活动紊乱。心房无序的颤动即失去了有效的收缩与舒张，心房泵血功能恶化或丧失，加之房室结对快速心房激动的递减传导，引起心室极不规则的反应。因此，心室律（率）紊乱、心功能受损和心房附壁血栓形成是房颤患者的主要病理生理特点。2004 年中国部分区域 30~85 岁成年人的流行病学调查显示，我国房颤患病率约为 0.77%，在 ≥ 80 岁人群中可高达 7.5%。2010 年，世界范围内房颤患病率约为 3%。

1. **病因**　房颤常发生于器质性心脏病患者，常见于高血压性心脏病、冠心病、风湿性心脏病二尖瓣狭窄、心肌病以及甲状腺功能亢进症，其次缩窄性心包炎、慢性肺源性心脏病、预激综合征和老龄也可引起房颤。部分房颤原因不明，可见于正常人，可在情绪激动、外科手术、运动或大量饮酒时发生；房颤发生在无结构性心脏病的中青年，称为孤立性房颤或特发性房颤。

2. **发病机制**　房颤的发生机制仍未阐明。肺静脉异常电活动触发和驱动是房颤重要的发生机制，房颤的维持涉及多发子波折返、局灶激动、转子样激动等多个机制参与。高龄、遗传因素、性别等不变的因素和高血压、糖尿病、吸烟等可改变的因素均可导致心房电重构和结构重构，为房颤的发生、维持提供相应的基质。此外，心力衰竭和心肌缺血等原发心血管疾病则与房颤互为因果、相互促进，导致疾病进展加速和恶化。

3. **分类**　一般将房颤分为首诊房颤（first diagnosed AF）、阵发性房颤（paroxysmal AF）、持续性房颤（persistent AF）、长期持续性房颤（long-standing persistent AF）及永久性房颤（permanent AF）（表 3-4）。

表 3-4　房颤的临床分类

名称	临床特点
首诊房颤	首次确诊（首次发作或首次发现）
阵发性房颤	持续时间 ≤ 7d（常 ≤ 48h），能自行终止
持续性房颤	持续时间 >7d，非自限性
长期持续性房颤	持续时间 ≥ 1 年，患者有转复愿望
永久性房颤	持续时间 >1 年，不能终止或终止后又复发

4. **临床表现**　房颤症状的轻重受心室率快慢的影响。心悸、乏力、胸闷、运动耐量下降是最常见的临床症状。心室率超过 150 次 /min，患者可发生心绞痛与充血性心力衰竭。心室率不快时，患者可无症状。房颤时心房有效收缩消失，心排血量比窦性心律时减少达 25% 或更多。房颤并发血栓栓塞的危险性甚大，尤以脑栓塞危害最大，常可危及生命并严重影响患者的生存质量。瓣膜性心脏病合并房颤者发生脑栓塞的风险高出正常人 17 倍；非瓣膜性心脏病合并房颤者发生脑卒中的机会较无房颤者高出 5~7 倍。

心脏听诊第一心音强度变化不定，心律极不规则。当心室率快时可发生脉搏短绌，原因是许多心室搏动过弱以致未能开启主动脉瓣，或因动脉血压波太小，未能传导至外周动脉。使用抗心律失常药物治疗过程中，房颤患者的心室律变得规则，应考虑以下的可能性：①恢复窦性心律；②转变为房性心动过速；③转变为房扑（固定的房室传导比率）；④发生房室交界区性心动过速或室性心动过速。如心室律变为慢而规则(30~60 次 /min),提示可能出现完全性房室传导阻滞。心电图检查有助于确立诊断。房颤患者并发房室交界区性与室性心动过速或完全性房室传导阻滞,最常见原因为洋地黄中毒。

5. 心电图特点 心房颤动的心电图特点包括:①P 波消失,代之以小而不规则的基线波动,形态与振幅均变化不定,称为 f 波;频率约 350~600 次 /min;②心室率极不规则;③QRS 波形态通常正常,当心室率过快,发生室内差异性传导,QRS 波增宽变形(图 3-16)。

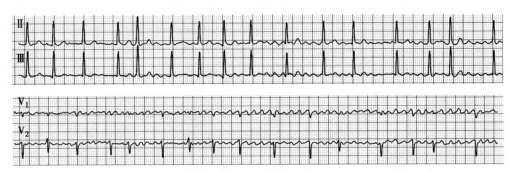

图 3-16　心房颤动

心房颤动波(f 波)频率约 375 次 /min,平均心室率约 102 次 /min。

6. 治疗 心房纤颤治疗强调长期综合管理,即在治疗原发疾病和诱发因素基础上,积极预防血栓栓塞、转复并维持窦性心律及控制心室率,这是房颤治疗的基本原则。

(1)抗凝治疗:血栓栓塞并发症是房颤致死、致残的主要原因。评估房颤血栓栓塞的风险,根据危险积分采取不同的抗凝策略,可改善患者的预后。因此,抗凝治疗是房颤治疗的重要内容。

1)血栓栓塞风险评估:中到重度二尖瓣狭窄或机械瓣置换术后合并房颤患者具有明确抗凝适应证,无需进行危险评分。非瓣膜性心脏病合并房颤患者均应进行栓塞风险评估确定是否需要抗凝治疗。临床常用 CHA$_2$DS$_2$-VASc 评分系统进行血栓栓塞危险分层(表 3-5)。CHA$_2$DS$_2$-VASc 评分 ≥ 2 分的男性或 ≥ 3 分的女性,需抗凝治疗;评分 1 分的男性和 2 分的女性也应接受抗凝治疗;评分为 0 分的男性和 1 分的女性,无需抗凝治疗。

房颤持续不超过 24h,复律前无需作抗凝治疗。否则应在复律前接受 3 周华法林或新型口服抗凝剂(NOAC)治疗,待心律转复后继续治疗 4 周,或行食管超声心动图除外心房血栓后再行复律。紧急复律治疗可选用静注肝素(APTT 延长至正常对症的 1.5~2 倍)或皮下注射低分子肝素抗凝。

表 3-5　非瓣膜病性心房颤动脑卒中危险 CHA$_2$DS$_2$-VASc 评分

危险因素	CHA$_2$DS$_2$-VASc/ 分
充血性心力衰竭 / 左心室功能障碍(C)	1
高血压(H)	1
年龄 ≥ 75 岁(A)	2
糖尿病(D)	1
脑卒中 /TIA/ 血栓栓塞病史(S)	2
血管疾病(V)	1
年龄 65~74 岁(A)	1
性别(女性,Sc)	1

注:TIA,短暂性脑缺血发作。血管疾病包括:既往心肌梗死、外周动脉疾病、主动脉斑块。

2）出血风险评估：房颤患者抗凝治疗开始前需同时进行出血风险评估，临床常用 HAS-BLED 评分系统进行出血风险评估（表 3-6）。HAS-BLED 评分 ≤ 2 分为低出血风险，评分 ≥ 3 分为高出血风险。出血和血栓风险评估具有部分相同的危险因素，出血风险高者发生血栓事件的风险也高，这些患者接受抗凝治疗临床获益更大。因此，对于 HAS-BLED 评分 ≥ 3 分的患者，应注意筛查并纠正增加出血风险的可逆因素，不应视为抗凝治疗的禁忌证。

表 3-6   出血风险评估 HAS-BLED 评分

临床特点	计分 / 分
高血压（H）	1
肝肾功能异常（各 1 分，A）	1 或 2
脑卒中（S）	1
出血（B）	1
INR 易波动（L）	1
老年（年龄 >65 岁，E）	1
药物或嗜酒（各 1 分，D）	1 或 2
最高值	9

注：高血压定义为收缩压 >160mmHg；肝功能异常定义为慢性肝病（如肝纤维化）或胆红素 >2 倍正常值上限，谷丙转氨酶 >3 倍正常值上限；肾功能异常定义为慢性透析或肾移植或血清肌酐 ≥ 200μmol/L；出血指既往出血史和 / 或出血倾向；国际标准化比值（INR）易波动指 INR 不稳定，在治疗窗内的时间 <60%；药物指合并应用抗血小板药物或非甾体抗炎药。

3）抗凝药物选择：抗凝药物包括维生素 K 拮抗剂（华法林）、新型口服抗凝剂（NOAC）包括 Xa 因子抑制剂（利伐沙班、阿哌沙班等）和直接凝血酶抑制剂（达比加群酯）。华法林在房颤患者卒中一级和二级预防中的作用已得到多项临床研究肯定。对于中到重度二尖瓣狭窄或机械瓣置换术后的房颤患者应选择华法林，避免选用 NOAC，并维持凝血酶原时间国际标准化比值（INR）在 2.0~3.0，能安全有效预防脑卒中发生。NOAC 具有服用简单，较少受食物或药物影响，不需常规监测凝血功能，患者依从性高等优点。对于非瓣膜性心脏病合并房颤患者优先推荐 NOAC，也可选择华法林。

4）经皮左心耳封堵：经皮左心耳封堵术是预防脑卒中和体循环栓塞事件的策略之一。对于 CHA_2DS_2-VASc 评分 ≥ 2 的非瓣膜性房颤，且不适合长期抗凝治疗或长期规范抗凝治疗基础上仍发生卒中或栓塞事件、HAS-BLED 评分 ≥ 3 分的患者，可考虑行经皮左心耳封堵术。

（2）控制心室率：心室率控制是房颤管理基本目标之一，可明显改善房颤相关症状。临床研究表明，持续性房颤患者选择控制心室率加抗凝治疗，预后与经复律后维持窦性心律者并无显著差异，且更简便易行，尤其适用于老年患者。常用控制心室率的药物包括 β 受体阻断药、非二氢吡啶类钙通道阻滞药（维拉帕米、地尔硫草）、洋地黄制剂和某些抗心律失常药物（如胺碘酮、决奈达隆），可单用或者联合应用，但应注意这些药物的禁忌证。

房颤合并预激综合征并伴血流动力学不稳定时，应立即同步直流电复律。血流动力学稳定者，可先静脉注射普鲁卡因胺、依布利特、普罗帕酮转复窦性心律，如无效，则考虑同步直流电复律。应当注意，在应用 β 受体阻断药、非二氢吡啶类钙通道阻滞药、洋地黄及静脉使用胺碘酮等药物时因抑制房室结 - 浦肯野纤维传导而加快心室率，甚至诱发心室颤动，因此应禁用。

目前房颤患者的最佳心室率控制目标值尚不明确。对于无症状的房颤，且左心室收缩功能正常，控制静息心室率 <110 次 /min。对于症状性明显或出现心动过速心肌病时，应控制静息心室率 <80 次 /min 且中等运动时心室率 <110 次 /min。达到严格心室率控制目标后，应行 24h 动态心电图监测以评估心

动过缓和心脏停搏情况。

对于房颤伴快速心室率、药物治疗无效者，可施行房室结消融或改良术，并同时安置永久起搏器。对于心室率较慢的房颤患者，最长 RR 间期 >5s 或症状显著者，亦应考虑起搏器治疗。

（3）转复并维持窦性心律：房颤转复为窦性心律的方法有药物复律、电复律及导管消融。Ⅰa 类（奎尼丁、普鲁卡因胺）、Ⅰc 类（普罗帕酮、氟卡尼）、Ⅲ类（胺碘酮、伊布利特）抗心律失常药物均可能转复房颤，成功率 60% 左右。奎尼丁可诱发致命性室性心动过速，增加死亡率，目前已很少应用。Ⅰc 类药可致室性心律失常，严重器质性心脏病患者不宜使用。胺碘酮致心律失常发生率最低，是目前常用的维持窦性心律的药物，尤其适用于合并器质性心脏病的患者。其他维持窦性心律的药物还有多非利特、索他洛尔、决奈达隆，但临床疗效均不及胺碘酮。传统中成药制剂参松养心胶囊和稳心颗粒对维持窦性心律也有一定效果。药物复律无效时，可改用电复律。如患者发作开始时已呈现急性心力衰竭或血压下降明显，宜紧急施行电复律。复律治疗成功与否与房颤持续时间的长短、左心房大小和年龄有关。

（4）导管消融：对于症状明显、药物治疗无效的阵发性房颤，导管消融可以作为一线治疗。病史较短、药物治疗无效、无明显器质性心脏病的症状性持续性房颤和存在心衰和 / 或 LVEF 减少的症状性房颤患者，亦可行导管消融治疗。此外，外科迷宫手术也可用于维持窦性心律，且具有较高的成功率。

（5）房颤的综合管理：在传统治疗策略的基础上，建立以患者为核心的多学科综合管理模式是现代房颤管理的新理念。以房颤中心、卒中中心为核心的多学科医师团队通过宣传教育使患者学会自我管理，优化生活方式，管理上游危险因素；合理应用临床决策支持系统、房颤信息管理系统等工具，提供多种房颤治疗选择方案，参考患者的意愿开展个体化治疗，提高房颤治疗的有效性和依从性，从而减少再住院率和死亡率。

（石 蓓）

第五节　房室交界区性心律失常

一、房室交界区性期前收缩

房室交界区性期前收缩（premature atrioventricular junctional beats），简称交界性期前收缩。可发生于器质性心脏病患者，如心脏瓣膜病、冠心病、心肌病等，也可发生于心力衰竭、洋地黄中毒、低血钾等状态，无器质性心脏病患者也可发生。其冲动起源于房室交界区，可前向和逆向传导，分别产生提前发生的 QRS 波群与逆行 P 波；逆行 P 波可位于 QRS 波群之前（PR 间期 <0.12s）、之中或之后（RP 间期 <0.20s）；QRS 波群形态正常，当发生室内差异性传导，QRS 波群形态可有变化（图 3-17）。交界性期前收缩通常无需治疗。

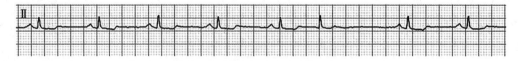

图 3-17　房室交界区性期前收缩
Ⅱ导联箭头指示为房室交界区性期前收缩。

二、房室交界区性逸搏与心律

房室交界区性逸搏(AV junctional escape beats)或房室交界区性逸搏心律(AV junctional escape rhythm)是严重缓慢心律失常(窦性心动过缓和高度或完全性房室传导阻滞)时出现的延迟搏动或缓慢心律,是房室交界区次级节律点对心动过缓或停搏的替代反应。病因同病态窦房结综合征。房室交界区性逸搏的心电图表现为在长于正常 PP 间期的间歇后出现一个正常的 QRS 波群,P 波缺失,或逆行 P 波位于 QRS 波群之前或之后。房室交界区性心律(AV junctional rhythm)指房室交界区性逸搏连续发生形成的节律。频率通常为 40~60 次 /min,QRS 波群形态正常,其前后可有逆行 P 波,或窦性 P 波的频率慢于心室率,形成房室分离(图 3-18)。一般无需治疗,必要时可起搏治疗。

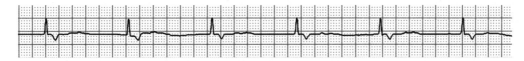

图 3-18　房室交界区性心律
RR 间期 1.24s,频率为 48 次 /min,QRS 波群后出现逆 P 波,RP=0.15s。

三、非阵发性房室交界区性心动过速

非阵发性房室交界区性心动过速(nonparoxysmal atrioventricular junctional tachycardia)发生机制与房室交界区组织自律性增高或触发活动有关。最常见的病因为洋地黄中毒,其他为下壁心肌梗死、心肌炎、急性风湿热或心瓣膜手术后,亦偶见于正常人。

心动过速发作起始与终止时心率逐渐变化,有别于阵发性心动过速,故称为"非阵发性"。心电图表现为 QRS 波群正常,节律规则,心率 70~130 次 /min 或更快(图 3-19)。自主神经系统张力变化可影响心率快慢。如心房活动由窦房结或异位心房起搏点控制,可发生房室分离。洋地黄过量引起者,经常合并房室交界区文氏型传导阻滞,使心室律变得不规则。

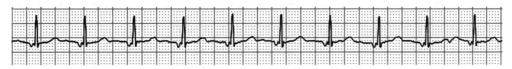

图 3-19　非阵发性房室交界区性心动过速
QRS 波群形态、时限正常,QRS 波群前出现逆行 P 波,频率为 94 次 /min。

治疗主要针对基本病因。本型心律失常通常能自行消失,如患者耐受性良好,仅需密切观察和治疗原发疾病。已用洋地黄或疑洋地黄中毒者应立即停用洋地黄,补充钾盐,不宜施行电复律。如与洋地黄无关,可应用 β 受体阻断药、钙通道阻滞药或洋地黄治疗。其他药物可选用Ⅰa、Ⅰc 与Ⅲ类(胺碘酮)药物。

四、房室交界区相关的折返性心动过速

房室交界区相关的折返性心动过速主要包括房室结折返性心动过速(atrioventricular nodal reentrant tachycardia,AVNRT)和房室折返性心动过速(atrioventricular reentrant tachycardia,AVRT)两大类,其共同的发生机制为折返,但前者的折返环路位于房室结内,后者由房室结、旁道与心房、心室共同组成折返环

路。两者的心电图表现均为室上性 QRS 波群和规则 RR 间期,少部分患者为宽 QRS 波群。

阵发性室上性心动过速(paroxysmal supraventricular tachycardia,PSVT)简称室上速。大多数心电图表现为 QRS 波群形态正常、RR 间期规则的快速心律。传统的室上速定义是起源于心室希氏束分支以上部位的心动过速。随着现代电生理学发展,认识到其折返途径不仅涉及心房和房室交界区,也涉及希氏束和心室。因此传统的室上速是指除了室性心动过速和心房颤动外的各种心动过速。而狭义的室上速特指房室结折返性心动过速和房室折返性心动过速。

(一)房室结折返性心动过速

1. **病因**   患者通常无器质性心脏病表现,不同性别与年龄均可发生。

2. **心电图特征**   ①心率 150~250 次 /min,节律规则;②QRS 波形态与时限均正常,但发生室内差异性传导或束支传导阻滞时,QRS 波形态异常;③P 波为逆行性(Ⅱ、Ⅲ、aVF 导联倒置),常埋藏于 QRS 波内或位于其终末部分,P 波就与 QRS 波保持固定关系;④起始突然,通常由一个房性期前收缩触发,其下传的 PR 间期显著延长,随之引起心动过速发作(图 3-20)。

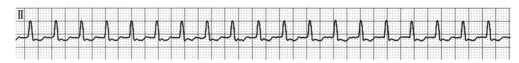

图 3-20 房室结折返性心动过速

Ⅱ导联示连续快速、规则的 QRS 波群,其形态和时限均正常,频率 154 次 /min,
未见明确 P 波;心内电生理检查证实为房室结折返性心动过速。

3. **临床表现**   心动过速发作突然起始与终止,持续时间长短不一。症状包括心悸、胸闷、焦虑不安、头晕,少见有晕厥、心绞痛、心力衰竭与休克者。症状轻重取决于发作时心室率快速的程度以及持续时间,亦与原发病的严重程度有关。若发作时心室率过快,使心排血量与脑血流量锐减或心动过速猝然终止,窦房结未能及时恢复自律性导致心搏停顿,则可发生晕厥。听诊心尖区第一心音强度恒定,心律绝对规则。

4. **治疗**

(1)急性发作期:应根据患者基础的心脏状况,既往发作的情况以及对心动过速的耐受程度作出适当处理。

如患者心功能与血压正常,可先尝试刺激迷走神经的方法。颈动脉窦按摩(患者取仰卧位,先行右侧,每次 5~10s,无效再按摩左侧,切莫双侧同时按摩)、Valsalva 动作(深吸气后屏气、再用力作呼气动作)、诱导恶心、将面部浸没于冰水内等方法可使心动过速终止。多次尝试失败,应选择药物治疗或直流电复律。

药物治疗是终止心动过速发作最常用和有效的方法。首选腺苷,起效迅速,副作用为胸部压迫感、呼吸困难、面部潮红、窦性心动过缓、房室传导阻滞等,但其半衰期短于 6s,副作用即使发生亦很快消失。如腺苷无效可用维拉帕米、地尔硫䓬或 β 受体阻断药(艾司洛尔或美托洛尔)。如合并心力衰竭、低血压或尚未明确室上速诊断的宽 QRS 心动过速,不应选用钙拮抗剂,宜选用腺苷静注。其他可选用的药物包括 β 受体阻断药、洋地黄、普罗帕酮和某些升压药物(如去氧肾上腺素、间羟胺或甲氧明),其中 β 受体阻断药以短效制剂为宜,伴心功能不全者可选洋地黄类药物,升压药物通过反射性兴奋迷走神经终止心动过速,适用于合并低血压者,但忌用于老年人、高血压和急性心肌梗死患者。

食管心房调搏术亦能有效中止心动过速发作。当患者出现严重心绞痛、低血压、充血性心力衰竭表现或者急性发作应用上述药物无效时,应立即直流电复律。但应注意,已应用洋地黄者不应接受电复律治疗。

(2)导管消融:导管消融治疗房室结折返性心动过速已十分成熟、安全、有效,且能根治心动过速,应优先应用。

（二）房室折返性心动过速与预激综合征

房室折返性心动过速（atrioventricular reentrant tachycardia，AVRT）是与旁道相关的最常见的心动过速。在正常的房室传导组织以外，存在一些异常的心肌纤维组成的肌束，即旁道（又称房室旁路），最常见的是连接心房和心室之间的旁道，又称 Kent 束。少见的旁道包括心房 - 希氏束、房室结 - 心室纤维和分支 - 室纤维。其折返环路由房室结 - 希浦氏系统及旁道组成，由于两者的电生理特征差异（与房室结 - 希浦氏系统相比，旁道传导速度快，且无递减传导性能），期前收缩可引发房室折返性心动过速。

旁道仅能逆向传导者称为隐匿性旁道，而能前向传导的旁道，因在心电图上可显示心室预激则称为显性旁道。心电图的预激是指心房冲动提前激动心室的部分或全体。心电图有预激表现（表现为 δ 波），临床上有心动过速发作被称为预激综合征（preexcitation syndrome），又称 Wolf-Parkinson-White 综合征。

1. **病因**　据大规模人群统计，预激综合征的平均发生率为 1.5‰。预激综合征患者大多无其他心脏异常征象。可于任何年龄经心电图或发作室上速被发现，以男性居多。先天性心血管病如三尖瓣下移畸形（Ebstein 畸形）、二尖瓣脱垂、心肌病和冠心病等可并发预激综合征。40%~65% 的预激者无症状。

2. **心电图特征**　旁道典型预激表现为：①窦性心搏的 PR 间期短于 0.12s；②某些导联的 QRS 波群时限超过 0.12s，QRS 波群起始部分粗钝（称 δ 波），终末部分正常；③ ST-T 波呈继发性改变，与 QRS 波群主波方向相反。根据胸导联 QRS 波群的形态，以往将预激分成两型：A 型为胸导联 QRS 波群主波均向上，预激发生在左室或右室后底部（图 3-21）；B 型为 QRS 波群在 V_1 导联主波向下，V_5、V_6 导联主波向上，预激发生在右室前侧壁（图 3-22）。

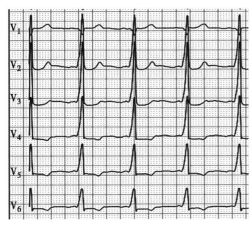

图 3-21　A 型心室预激

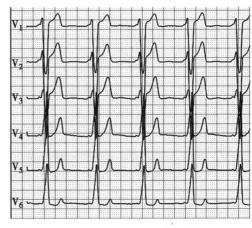

图 3-22　B 型心室预激

预激并发房室折返性心动过速时根据折返方向不同将其分为顺向型房室折返性心动过速（又称正向型房室折返性心动过速）和逆向型房室折返性心动过速。顺向型房室折返性心动过速系冲动经房室结前传激动心室，经房室旁路逆传激动心房，QRS 波群形态正常，心室率可达 150~250 次 /min（通常比房室结折返快），此型最常见，占房室折返性心动过速的 90%（图 3-23）。

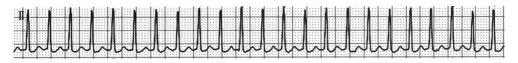

图 3-23　顺向型房室折返性心动过速

Ⅱ导联示连续快速、规则的 QRS 波群，其形态和时限均正常，频率 214 次 /min，
未见明确 P 波；心内电生理检查证实为顺向型房室折返性心动过速。

逆向型 AVRT 系冲动经房室旁路前传激动心室,经房室结逆传激动心房,QRS 波群宽大畸形,极易与室性心动过速混淆,应注意鉴别(图 3-24)。

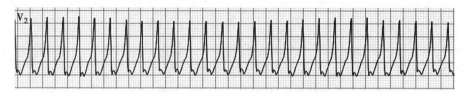

图 3-24   逆向型房室折返性心动过速

V₂ 导联示连续快速、规则的 QRS 波群,QRS 波群宽大畸形,频率 240 次 /min,
未见明确 P 波;心内电生理检查证实为逆向型房室折返性心动过速。

预激患者亦可发生心房颤动与心房扑动,若冲动沿旁路下传,由于其不应期短,会产生极快的心室率,甚至演变为心室颤动(图 3-25)。

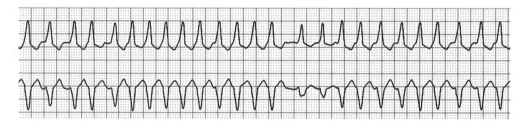

图 3-25   心室预激合并心房颤动

RR 间期不规则,QRS 波群宽大畸形且形态多变,其起始部有预激波,心室率 201 次 /min。

3. 临床表现   心室预激本身不引起症状,具有心室预激表现者,其快速心律失常的发生率为 1.8%,并随年龄增长而增加。主要包括房室折返性心动过速,最常见,约占 80%,其次是心房颤动、心房扑动与心室颤动。患者主要表现为阵发性心悸,过高频率的心动过速(特别是持续发作心房颤动)可导致充血性心力衰竭、低血压或恶化为心室颤动和猝死。

4. 治疗   未曾发作心动过速或偶有发作但症状轻微的预激患者的治疗,仍存在争议。目前主张通过电生理检查识别高危旁道患者并推荐导管消融。

预激患者发作正向型房室折返性心动过速,可参照房室结内折返性心动过速处理。发作逆向型房室折返性心动过速,如刺激迷走神经和用腺苷无效,可使用伊布利特、普鲁卡因胺、普罗帕酮或直流电复律。预激并发心房扑动与颤动的处理参见心房颤动节。

导管消融旁路可根治预激综合征。对于心动过速发作频繁或伴发心房颤动或扑动的预激综合征患者,应尽早行导管消融治疗。

(石 蓓)

第六节   室性心律失常

一、室性期前收缩

室性期前收缩(premature ventricular beats)也称室性早搏,是指希氏束分叉以下部位过早发生的,提前使心肌除极的心搏,是一种最常见的心律失常。

　　1. 病因　常见于各种器质性心脏病，如冠心病、心肌病、高血压、心肌炎、风湿性心脏病与二尖瓣脱垂；也可见于心脏结构与功能正常者，精神紧张、过度劳累、过量烟、酒、咖啡等可诱发室性期前收缩。某些药物因素，如洋地黄、奎尼丁、三环类抗抑郁药、抗肿瘤药物也可引起。

　　2. 心电图特征　①提前发生的 QRS 波群，时限常超过 0.12s、宽大畸形；②ST 段与 T 波的方向与 QRS 主波方向相反；③室性期前收缩与其前面的窦性搏动之间期（称为配对间期）恒定，后可出现完全性代偿间歇（图 3-26）。

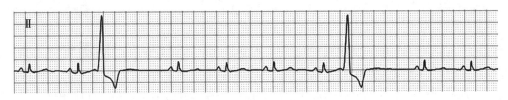

图 3-26　室性期前收缩

Ⅱ导联第 3、8 个 QRS 波群提前发生，明显增宽畸形，其前无 P 波，其后有完全性代偿间歇。

　　室性期前收缩的类型：室性期前收缩可孤立或规律出现。当每个窦性搏动后跟随一个期前收缩称为二联律；每两个窦性搏动后出现一个期前收缩为三联律；如此类推。连续发生两个室性期前收缩称成对性期前收缩。连续三个或以上室性期前收缩称室性心动过速。如期前收缩恰巧插入两个窦性搏动之间，不产生期前收缩后停顿，称为间位性室性期前收缩。同一导联内，形态相同者，为单形性室性期前收缩；形态不同者称多形性或多源性室性期前收缩（图 3-27）。

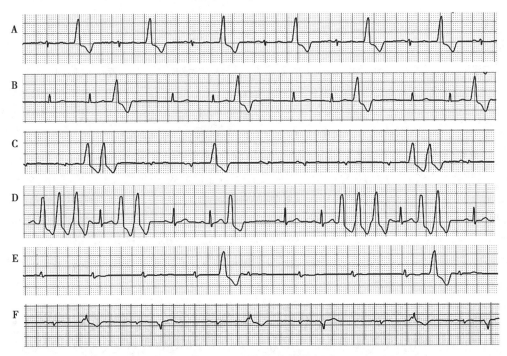

图 3-27　室性期前收缩的类型

A. 每个窦性搏动后跟随一个室性期前收缩，为二联律。B. 每两个窦性搏动后跟随一个室性期前收缩，为三联律。C. 第 3、4 个 QRS 波群连续出现，为成对室性期前收缩。D. 第 1、2、3 个 QRS 波群连续出现，为室性心动过速；第 5、6 次心搏为成对室性期前收缩。E. 第 5、10 个 QRS 波群提前发生，其后无代偿间歇，为间位性室性期前收缩。F. 第 2、4 个 QRS 波群形态不一，为多形性室性期前收缩。

　　3. 临床表现　室性期前收缩常无与之直接相关的症状；患者可感到心悸、颈胸部不适、类似电梯快速升降的失重感或代偿间歇后有力的心脏搏动。部分室性期前收缩可导致心排血量下降及重要脏器血流灌注不足，引发乏力、气促、出汗、头晕、黑矇，甚至诱发心绞痛发作。听诊时，期前收缩后可出现较长的停歇,第二心音强度减弱,仅能听到第一心音。桡动脉搏动减弱或消失。

4. **治疗** 首先应对患者室性期前收缩的类型、症状及其原有心脏病变作全面的了解;然后,根据不同的临床状况决定是否给予治疗,采取何种方法治疗以及确定治疗的终点。

(1)无器质性心脏病:无明显症状或症状轻微者,不必使用药物治疗。如症状明显者,治疗以消除症状为目的,可选择 β 受体阻断药、非二氢吡啶类钙通道阻滞药、普罗帕酮等,联合使用中成药制剂如参松养心胶囊、稳心颗粒等亦具有减少期前收缩和减轻症状的作用。应特别注意对患者作好耐心解释及关怀,说明这种情况的良性预后,减轻患者焦虑与不安。避免诱发因素,如吸烟、咖啡、应激等。

(2)器质性心脏病:器质性心脏病合并心功能不全者,原则上只处理心脏本身疾病,不必应用治疗室性期前收缩的药物。如症状明显者,选用 β 受体阻断药、非二氢吡啶类钙通道阻滞药、胺碘酮治疗。

急性心肌缺血合并室性期前收缩患者,首选再灌注治疗,目前不主张预防性应用抗心律失常药物。如在实施再灌注治疗前已出现频发室性期前收缩、多源性室性期前收缩,可应用 β 受体阻断药。同时注意纠正诱因,尤其是电解质紊乱如低钾、低镁血症。避免使用 I a 类抗心律失常药物,尽管其能有效减少室性期前收缩,但由于药物本身具有致心律失常作用可能使总死亡率和猝死的风险增加。

(3)导管消融:对频繁发作、症状明显且药物治疗无效的单形性室性期前收缩或起源于右心室流出道者,可考虑导管消融治疗。

二、室性心动过速

室性心动过速(ventricular tachycardia)简称室速,是起源于希氏束分支以下的特殊传导系统或者心室肌的连续 3 个或 3 个以上的异位心搏。

1. **病因** 室速常发生于各种器质性心脏病患者。最常见为冠心病,其次是心肌病、心力衰竭、二尖瓣脱垂、心瓣膜病等,其他病因包括代谢障碍、电解质紊乱、长 QT 综合征等。偶可发生在无器质性心脏病者,称为特发性室速。其多起源于右心室流出道(右室特发性室速)、左心室间隔部(左室特发性室速)和主动脉窦部。少部分室速与遗传因素有关,又称为离子通道病,如长 QT 综合征、Brugada 综合征等。

2. **心电图特征** ①3 个或以上的室性期前收缩连续出现;②心室率常为 100~250 次 /min;③节律规则或略不规则;④心房独立活动与 QRS 波无固定关系,形成室房分离;⑤偶可见心室激动逆传夺获心房。

心室夺获与室性融合波:室速发作时少数室上性冲动可下传心室,产生心室夺获,表现为在 P 波之后,提前发生一次正常的 QRS 波。室性融合波的 QRS 波形态介于窦性与异位心室搏动之间,其意义为部分夺获心室。心室夺获与室性融合波的存在为确立室性心动过速诊断提供重要依据。

按室速发作时 QRS 波的形态,可将室速区分为单形性室速和多形性室速。QRS 主波方向呈交替变换者称双向性室速(图 3-28)。

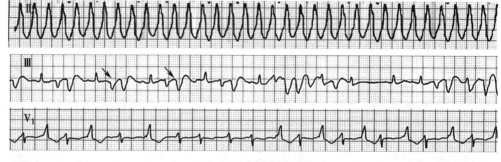

图 3-28 室性心动过速

Ⅱ 导联可见一系列快速、增宽畸形的 QRS 波,QRS 波呈一种形态,RR 间期略不规则;Ⅲ 导联 QRS 波呈不同形态,为多形性室速;V₁ 导联 QRS 波群主波方向出现上、下交替性变换,为双向性室速。

3. 临床表现　室速的临床症状视发作时心室率、持续时间、基础心脏病变和心功能状况不同而异。非持续性室速(发作时间短于30s,能自行终止)的患者通常无症状。持续性室速(发作时间超过30s,需药物或电复律始能终止)常伴有明显血流动力学障碍与心肌缺血。临床症状包括低血压、少尿、晕厥、气促、心绞痛等。部分多形性室速、尖端扭转型室速发作后很快蜕变为心室颤动,导致心源性晕厥、心脏骤停和猝死。听诊心律可轻度不规则,第一、二心音分裂,收缩期血压随心搏变化。

室性心动过速与室上性心动过速伴有室内差异性传导的心电图表现十分相似,两者的临床意义与处理截然不同,因此应注意鉴别。心电图如具备室性融合波、心室夺获、室房分离等特征,及全部心前区导联QRS波主波方向呈同向性时为室速。如每次心动过速均由期前发生的P波开始,或P波与QRS波呈1:1房室比例、刺激迷走神经可减慢或终止的心动过速则为室上性心动过速伴室内差异性传导。也常采用aVR单导联对宽QRS心动过速波形进行诊断鉴别(图3-29)。

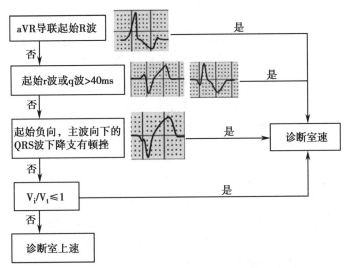

图3-29　宽QRS波心动过速aVR单导联鉴别诊断流程

V_i值:QRS波初始40ms的激动速率;V_t值:QRS波终末40ms的除极速率。

4. 治疗　首先应决定哪些患者应给予治疗。目前除了β受体阻断药、胺碘酮以外,尚未能证实其他抗心律失常药物能降低心脏性猝死的发生率。同时抗心律失常药物本身亦会导致或加重原有的心律失常。目前对于室速的治疗,一般遵循以下原则:无器质性心脏病患者发生非持续性室速,如无症状或血流动力学影响,处理的原则与室性期前收缩相同;有器质性心脏病或有明确诱因应首先给予针对性治疗;持续性室速发作,无论有无器质性心脏病,均给予治疗。

(1)终止室速发作:无显著血流动力学障碍的室速,可选用利多卡因、β受体阻断药或胺碘酮静脉推注,但经中心静脉用药会引起低血压,因此用药时要严密监测生命体征。如患者已发生低血压、休克、心绞痛、充血性心力衰竭或脑血流灌注不足等症状,应迅速施行电复律。复律成功后可静脉应用胺碘酮、利多卡因等,以防止室速短时间内复发。洋地黄中毒引起的室速,不宜用电复律,应给予药物治疗。

(2)预防复发:应努力寻找和治疗诱发及维持室速的可逆性病变,例如缺血、低血压及低血钾等。治疗充血性心力衰竭有助于减少室速发作。窦性心动过缓或房室传导阻滞时,心室率过于缓慢,亦有利于室性心律失常的发生,可给予阿托品治疗或应用人工心脏起搏。

急性心肌缺血合并室速的患者,首选冠脉血运重建,也可应用β受体阻断药预防室性心律失常。β受体阻断药能降低心肌梗死后猝死发生率,其作用可能主要通过降低交感神经活性与改善心肌缺血实现。如果室速频繁发作,且不能被电复律有效控制,可静脉应用胺碘酮。经完全血运重建和最佳药物治疗后,仍反复发作室速或电风暴者,可植入心律转复除颤器(ICD)。

ICD植入治疗亦可应用于持续性多形性室速及遗传性心律失常综合征患者。药物治疗后仍反复发作单形性室速或 ICD 植入后反复电击的患者可考虑导管消融治疗。

5. 特殊类型的室性心动过速

(1)尖端扭转型室速(torsade de points):是多形性室速的一个特殊类型,因发作时 QRS 波群的振幅与波峰呈周期性改变,宛如围绕等电位线连续扭转得名,频率 200~250 次 /min。当室性期前收缩发生在舒张晚期、落在前面 T 波的终末部时(R-on-T)可诱发室速。此外,在长 - 短周期序列之后亦易引发尖端扭转型室速。尖端扭转型室速亦可进展为心室颤动和猝死。本型室速的病因可为先天性、电解质紊乱(如低钾血症、低镁血症)、抗心律失常药物(如Ⅰa 类或Ⅲ类)、吩噻嗪和三环类抗抑郁药、颅内病变、心动过缓(特别是三度房室传导阻滞)等。尖端扭转型室速患者,应努力寻找和去除导致 QT 间期延长的获得性的病因,停用明确或可能诱发尖端扭转型室速的药物。治疗上首先给予静脉注射镁盐。Ⅰa 类或Ⅲ类药物可使 QT 间期更加延长,故不宜应用。先天性长 QT 间期综合征治疗应选用 β 受体阻断药。药物治疗无效者,可考虑左颈胸交感神经切断术,或植入 ICD 治疗(图 3-30)。

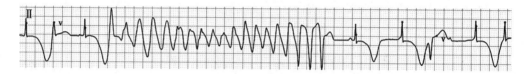

图 3-30　R-on-T 现象及尖端扭转性室速

监测导联第 2、4 个 QRS 波群为室性期前收缩,箭头处 R 波骑跨于前一 T 波之上(R-on-T 现象),
QT 间期延长,达 0.64s,QRS 波群主波方向围绕等电位线连续扭转。

(2)加速性室性自主心律(accelerated idioventricular rhythm):亦称缓慢型室速,其发生机制与自律性增加有关。表现为连续发生 3~10 个起源于心室的 QRS 波群,心率常为 60~110 次 /min(图 3-31)。心动过速的开始与终止呈渐进性,跟随于一个室性期前收缩之后,或当心室起搏点加速至超过窦性频率时发生。由于心室与窦房结两个起搏点轮流控制心室节律,融合波常出现于心律失常的开始与终止时,心室夺获亦很常见。发作短暂,呈间歇性,持续仅数秒至数分钟,常发生于急性心肌梗死的冠状动脉再灌注及复苏过程中。患者一般无症状,亦不影响预后。通常无需抗心律失常治疗。

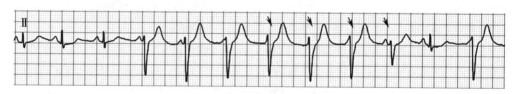

图 3-31　加速性室性自主心律

Ⅱ导联可见一系列宽大畸形 QRS 波群,心室率 79~88 次 /min,可见窦性 P 波逐渐与
QRS 波群重叠(箭头处,房室分离现象)。

(3)右室流出道性室速(right ventricular outflow tract ventricular tachycardia):是起源于右心室流出道的特发性室性心动过速,其心电图特征是 V₁ 导联呈左束支传导阻滞图形,额面电轴向下(图 3-32)。刺激迷走神经或给予腺苷可终止室速,而运动、应激、异丙肾上腺素和快速或提前的刺激可诱发或延长室速发作,β 受体阻断药和维拉帕米可抑制室速发作。

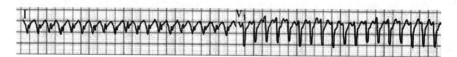

图 3-32　右室流出道性室速

三、心室扑动与心室颤动

心室扑动(ventricular flutter)与心室颤动(ventricular fibrillation),简称室扑和室颤,为致死性心律失常。常见于缺血性心脏病。此外,抗心律失常药物,特别是引起 QT 间期延长与尖端扭转的药物,严重缺氧、缺血、预激综合征合并房颤与极快的心室率、电击伤等亦可引起。

1. **心电图特征** 心室扑动呈正弦图形,波幅大而规则,QRS 波呈单形性,频率 150~300 次 /min(通常在 200 次 /min 以上)。心室颤动的波形、振幅与频率均极不规则,无法辨认 QRS 波群、ST 段与 T 波,持续时间较短,如不及时抢救,一般心电活动在数分钟内迅速消失。急性心肌梗死的原发性心室颤动,可由于舒张早期的室性期前收缩落在 T 波上触发室速(R-on-T),然后演变为心室颤动(图 3-33)。

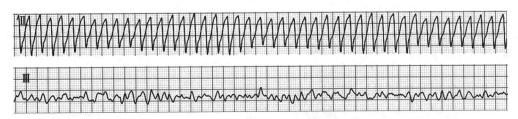

图 3-33 心室扑动与心室颤动
Ⅱ导联呈连续的波动,形似正弦波,频率 250 次 /min,无法分辨 QRS 波群、ST 段及 T 波,为心室扑动;
Ⅲ导联呈形态、振幅各异的不规则波动,频率约 300 次 /min,QRS-T 波群消失,为心室颤动。

2. **临床表现** 包括意识丧失、抽搐、呼吸停顿甚至死亡、听诊心音消失、脉搏触不到、血压亦无法测到。伴随急性心肌梗死发生而不伴有泵衰竭或心源性休克的室颤,预后较佳,抢救存活率较高,复发率很低。相反,非伴随急性心肌梗死的室颤,一年内复发率高达 20%~30%。心室扑动与颤动的治疗参阅本篇"心脏骤停与心脏性猝死"。

附:遗传性心律失常综合征

当离子通道或调控通道的蛋白发生基因突变时,其功能出现异常升高或降低,导致心肌细胞除极或复极过程异常,从而延长或缩短动作电位时程而产生心律失常甚至猝死,称之为离子通道病。随着基因检测技术的发展,许多排除了器质性心脏病而反复出现不明原因晕厥甚至心脏性猝死的患者被证明存在基因变异,尤其是具有家族史者。常见的离子通道病有以下几种。

1. **长 QT 综合征(long QT syndrome)** 大多数是由一个或多个基因突变导致的遗传性离子通道异常。临床表现为尖端扭转型室速引起的反复晕厥和猝死。晕厥与运动、情绪紧张、激动有关,一般持续 1~2min,少部分患者可在睡眠时发生猝死。无症状的 QT 间期延长患者建议给予 β 受体阻断药治疗;因室性心律失常出现晕厥或先兆猝死的患者,须植入心律转复除颤器(ICD)治疗(图 3-34)。

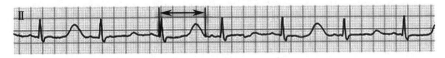

图 3-34 长 QT 综合征
Ⅱ导联 QT 间期延长、T 波异常,心室复极化过程延长。

2. **Brugada 综合征(Brugada syndrome)** 目前已确定家族性 Brugada 综合征存在有钠离子通道

和钙通道的基因突变。临床表现为反复晕厥，为中青年非器质性心脏病猝死的主要原因之一。心脏结构正常，心电图可见 V_1~V_3 导联 ST 段呈下斜型或马鞍型抬高。目前尚无有效的药物治疗手段，唯一有效的预防措施是植入 ICD（图 3-35）。

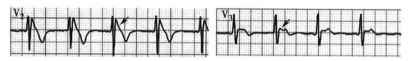

图 3-35　Brugada 综合征

1 型表现为 V_2 导联穹隆样 ST 段抬高，J 点抬高大于 2mm；

2 型表现为 V_3 导联为马鞍形 ST 段抬高，ST 段抬高大于 1mm。

3. **儿茶酚胺敏感性室性心动过速**（catecholaminergic polymorphic ventricular tachycardia）　是一种在儿童和青少年中发生的没有任何明显结构性心脏疾病的罕见遗传性室速。临床表现为运动或情绪激动时发生双向性、多形性室速导致的晕厥。室速常可自行终止，若转为室颤则可导致猝死。心电图常无特异性表现。治疗上可选择 β 受体阻断药，当药物治疗仍不能消除室性心律失常发作时，应考虑植入 ICD（图 3-36）。

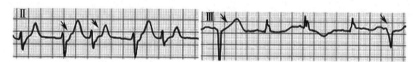

图 3-36　儿茶酚胺敏感性室性心动过速

Ⅱ导联双向性室速；Ⅲ导联呈多形性室速。

4. **短 QT 综合征**（short QT syndrome）　为单基因突变引起的常染色体显性遗传离子通道病。临床表现为心悸、头晕及反复发作的晕厥和 / 或心脏性猝死。心电图上 QT 间期明显缩短，胸前导联 T 波高尖。ICD 是其首选治疗手段，对于拒绝 ICD 或不能耐受者可选择 Ⅰ 类或 Ⅱ、Ⅲ 类抗心律失常药物治疗（图 3-37）。

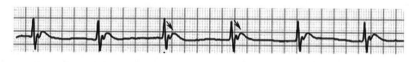

图 3-37　短 QT 综合征

5. **早期复极综合征**（early repolarization syndrome）　是心电复极异常的一种，为生理性心电图变异。心电图上 2 个或以上连续下壁和 / 或侧壁导联 J 点抬高 ≥ 1mm，为早期复极表现；当伴有室速，即早期复极综合征。早期复极表现通常不会引发症状，也不需要干预。但对于从心脏骤停中幸存的早期复极综合征患者，应植入 ICD 治疗（图 3-38）。

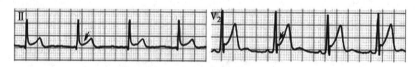

图 3-38　过早复极综合征

Ⅱ导联及 V_2 导联 J 点抬高 >1mm。

（石　蓓）

第七节 心脏传导阻滞

可发生于心脏传导系统的任何水平,包括窦房阻滞、房室阻滞和室内阻滞,以后两种最为常见。部分健康的成年人、儿童及运动员可发生一度或二度Ⅰ型房室阻滞,可能与静息时迷走神经张力增高有关。其他导致房室阻滞的病变有冠心病急性心肌梗死、心肌炎、心肌病、主动脉瓣狭窄伴钙化、心脏手术损伤;也可见于电解质紊乱(如高钾血症)、药物相关(如β受体阻断药、洋地黄)、黏液性水肿及心脏浸润性病变等。老年持续性房室阻滞以原因不明的传导系统退行性变多见,如Lev病(心脏纤维支架的钙化与硬化)。

一、房室阻滞

房室阻滞(atrioventricular block,AVB)是指房室交界区脱离了生理不应期后,心房冲动传导延迟或不能传导至心室。

1. 心电图特点

(1)一度房室阻滞:PR间期超过0.20s(图3-39)。QRS波群形态与时限多正常。

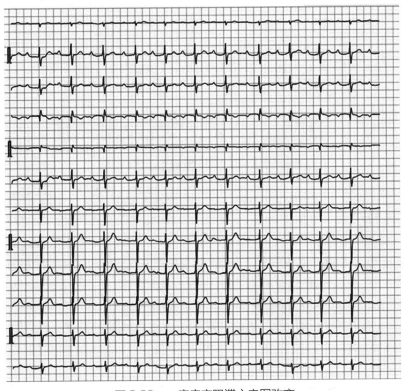

图3-39 一度房室阻滞心电图改变

(2)二度房室阻滞:二度房室阻滞分为Ⅰ型和Ⅱ型。Ⅰ型最为常见,又称文氏阻滞(Wenchebach block)。

1)二度Ⅰ型房室阻滞:①P波规律出现;②PR间期逐渐延长,直到P波下传受阻,脱漏1个QRS

波群(图3-40)。最常见的房室传导比例为3:2和5:4。在大多数情况下,阻滞位于房室结,QRS波群正常,二度Ⅰ型房室阻滞很少发展为三度房室阻滞。

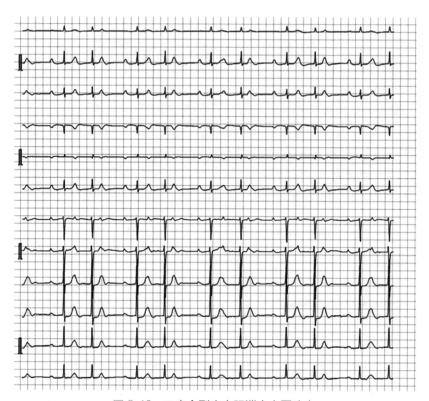

图3-40　二度Ⅰ型房室阻滞心电图改变

2)二度Ⅱ型房室阻滞:PR间期恒定,部分P波后无QRS波群(图3-41)。如QRS波群正常,阻滞可能位于房室结内;若QRS波群增宽,形态异常时,阻滞位于希氏束-浦肯野系统。

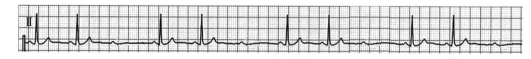

图3-41　二度Ⅱ型房室阻滞心电图改变

2:1房室阻滞可能是Ⅰ型或Ⅱ型房室阻滞。QRS波群正常者,可能为Ⅰ型,阻滞部位在房室结,如观察到2:1阻滞转变成3:2阻滞时,第二个心动周期PR间期延长者,便可确诊为Ⅰ型阻滞。当QRS波群呈束支传导阻滞图形,需行心电生理检查才能确定阻滞部位(房室结或希氏束)。

二度房室阻滞中,连续两个或者两个以上的P波不能下传心室者常称为高度房室阻滞(图3-42)。

(3)三度(完全性)房室阻滞:①P波与QRS波群各自成节律、互不相关;②心房率快于心室率,心房冲动来自窦房结或异位心房节律(房性心动过速、扑动或颤动);③心室起搏点通常在阻滞部位稍下方。如位于希氏束及其近邻,心室率约40~60次/min,QRS波群正常,心律较稳定(图3-43A);如位于室内传导系统的远端,心室率可低至40次/min以下,QRS波群增宽,心室律常不稳定(图3-43B)。

2. 临床特点　一度房室阻滞患者通常无症状。二度房室阻滞可引起心搏脱漏,可有心悸症状,也可无症状。三度房室阻滞的症状取决于心室率的快慢与伴随病变,症状包括疲倦、乏力、头晕、晕厥、心绞痛、心力衰竭。房室阻滞因心室率过慢导致脑缺血,患者可出现暂时性意识丧失,甚至抽搐,称为阿-斯(Adams-Strokes)综合征,严重者可致猝死。

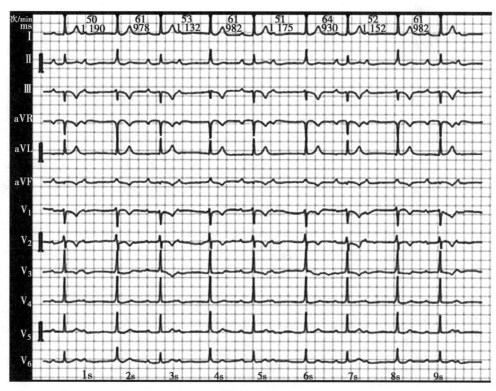

图 3-42 高度房室阻滞心电图改变

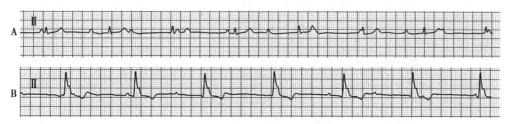

图 3-43 三度房室阻滞心电图改变

A. QRS 波群形态及时限正常,节律规则,频率 48 次/min,提示起搏点在希氏束分叉以上。

B. QRS 波群增宽,时限 0.18s,提示起搏点在希氏束分叉以下。

一度房室阻滞听诊时,因 PR 间期延长,第一心音强度减弱。二度 I 型房室阻滞第一心音强度逐渐减弱并有心搏脱漏。二度 II 型房室阻滞亦有间歇性心搏脱漏,但第一心音强度恒定。三度房室阻滞因房室分离,第一心音强度经常变化,第二心音可呈正常或反常分裂,间或听到响亮亢进的第一心音(大炮音)。

3. 治疗 应针对不同的病因进行治疗。一度房室阻滞与二度 I 型房室阻滞心室率不太慢者,无需特殊治疗。二度 II 型、高度及三度房室阻滞患者,病因不可逆或非生理因素所致,均应给予起搏治疗。

阿托品可提高房室阻滞的心率,适用于阻滞位于房室结的患者。异丙肾上腺素适用于任何部位的房室阻滞,但应用于急性心肌梗死时应十分谨慎,因可能导致严重室性心律失常。以上药物使用超过数天,往往效果不佳且易发生严重的不良反应,仅适用于无心脏起搏条件的应急情况。对于症状明显、心室率缓慢者,应及早给予临时性或永久性心脏起搏治疗。

针对有起搏适应证伴心功能低下的房室阻滞患者,如 LVEF ≤ 35%,建议行心脏再同步化治疗;如 LVEF 36%~50%,预计心室起搏比例 ≥ 40%,可选择保持生理性心室起搏,如心脏再同步化治疗、希氏束起搏或左束支起搏。

二、室内阻滞

室内阻滞（intraventricular block）是指希氏束分叉以下传导系统的传导阻滞。室内传导系统由左束支、右束支、左前分支和左后分支组成。单支传导阻滞中右束支阻滞最为常见。室内阻滞可见各种器质性心脏病，正常人亦可发生右束支阻滞。

1. 心电图特点

（1）右束支阻滞（right bundle branch block，RBBB）：QRS波群时限≥0.12s。$V_1 \sim V_2$导联呈rsR'，R'波粗钝；V_5、V_6导联呈qRS或RS，S波宽阔。T波与QRS波群主波方向相反（图3-44A）。不完全性右束支阻滞的图形与上述相似，但QRS波群时限<0.12s。

（2）左束支阻滞（left bundle branch block，LBBB）：QRS波群时限≥0.12s。V_5、V_6导联R波宽大，顶部有切迹或粗钝，其前方无q波。V_1、V_2导联呈宽阔的QS波或rS波形，S波宽大。$V_5 \sim V_6$导联T波与QRS群主波方向相反（图3-44B）。不完全性左束支阻滞图形与上述相似，但QRS波群时限<0.12s。

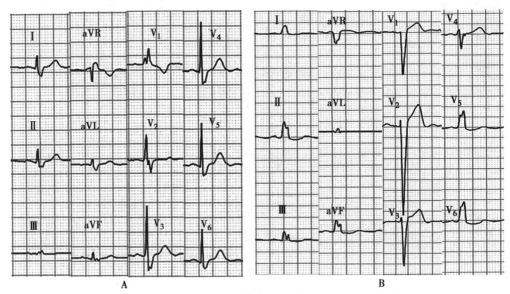

图3-44　完全性左、右束支阻滞心电图改变
A. 完全性右束支阻滞；B. 完全性左束支阻滞。

（3）左前分支阻滞（left anterior fascicular block）：额面平均QRS电轴左偏达–45°~–90°。Ⅰ、aVL导联呈qR波，Ⅱ、Ⅲ、aVF导联呈rS图形，QRS时限<0.12s（图3-45）。

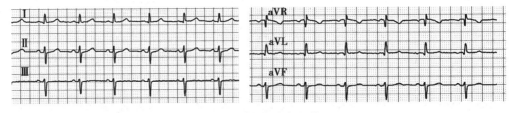

图3-45　左前分支阻滞

（4）左后分支阻滞（left posterior fascicular block）：额面平均QRS电轴右偏达+90°~+120°（或+80°~+140°）。Ⅰ导联呈rS波，Ⅱ、Ⅲ、aVF导联呈qR波，且R Ⅲ>R Ⅱ，QRS时限<0.12s。

（5）双分支阻滞与三分支阻滞（bifascicular block and trifascicular block）：前者是指室内传导系统三分支中的任何两分支同时发生阻滞。后者是指三分支同时发生阻滞。如三分支均阻滞，则表现为完全性房室阻滞。由于阻滞分支的数量、程度、是否间歇发生等不同情况组合，可出现不同的心电图表现。

2. 临床特点　单支、双支阻滞通常无临床症状。偶可听到第一、二心音分裂。完全性三分支阻滞的临床表现与完全性房室阻滞相同。

3. 治疗　慢性单侧束支阻滞的患者如无症状,无需接受治疗。但完全性左束支阻滞(QRS 间期 ≥ 130ms)伴心功能低下患者经优化药物治疗后 LVEF ≤ 35%,窦性心律,建议心脏再同步化治疗。有晕厥症状和束支传导阻滞者行电生理检查发现 H-V 间期(希氏束至心室的传导时间)≥ 70ms 以及交替性束支阻滞者建议行永久性起搏治疗。

(石 蓓)

第八节　心律失常的介入治疗和手术治疗

抗心律失常药物已经使用了百年以上,各种新药也纷纷问世,对心律失常的控制起到了积极的作用。但药物治疗心律失常,只能在一定程度上控制,无法彻底根治心律失常,也缺乏能改善长期预后的临床证据,且副作用亦不容忽视。因而促使人们不断开发出治疗心律失常的非药物手段。对于某些心律失常,非药物技术甚至已取代药物成为首选。非药物手段包括:①电复律与电除颤;②心脏起搏治疗;③植入型心脏复律除颤器;④导管消融;⑤外科手术治疗。

一、心脏电复律、电除颤

(一) 定义

电除颤和电复律是指使用一定强度的电流通过心脏,使全部或者绝大部分心肌细胞瞬间同时除极,人为造成心脏电活动短暂终止,从而中断折返激动或抑制异位兴奋灶,以便由心脏自律性最高的起搏点(通常为窦房结)重新主导心脏节律的方法。根据患者心电图是否有能识别的 R 波,分别使用同步电复律和非同步电除颤。

1. 同步电复律　患者有可识别的 R 波,放电时电流与 R 波同步,即电流刺激落在心室不应期,以避免在心室易损期(T 波顶峰前 20~30ms)放电,人为造成室性心动过速和心室颤动。

2. 非同步电除颤　患者无完整的心动周期,R 波消失,故无需识别,即刻放电除颤即可。

(二) 适应证与临床应用

1. 非同步电除颤　心室扑动和心室颤动是非同步电除颤的绝对指征。此时心脏无有效收缩,血流动力学停顿,危及患者生命,应在尽可能短的时间内进行电除颤。对于顽固性心室颤动的患者,可以静脉注射利多卡因、胺碘酮以提高转复的成功率,减少复发。

应用:①心电图确认心室颤动;或心搏骤停后,在不确定心电图的情况下也可以直接开始电除颤;②开关调至"非同步";③电极板上涂抹导电糊,将电极置于胸骨右缘第 2 肋间和左腋中线第 5 肋间(即心底 - 心尖,见图 3-46),电极板至少相距 10cm;④电极板用力压紧于胸壁上,降低阻抗,按下"充电"按钮;⑤按下"放电"

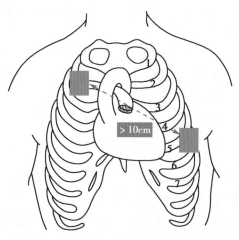

图 3-46　电除颤、电复律时电极板放置示意图
将电极置于胸骨右缘第 2 肋间和左腋中线
第 5 肋间,电极板至少相距 10cm。

按钮,当观察到除颤器放电后放开按钮;⑥放电后立即观察心电图,判断是否除颤成功。

影响电除颤成功的因素主要是从发生室颤到电除颤之间的时间间隔,这一时间间隔在 1min 以内成功率最高。其余的影响因素包括:是否存在心脏器质性病变,心功能,颤动的振幅,是否存在酸中毒及电解质紊乱等。

2. 同步电复律　电复律的适应证主要包括两个部分,一是影响血流动力学、危及生命的恶性心律失常,二是持续时间较长的快速性心律失常。电复律成功后,患者的症状可以立即得到改善。房室结折返性心动过速、房室折返性心动过速、心房扑动、心房颤动、室速等折返性心动过速均可使用电复律治疗。如果是自律性增高或者触发机制的房性心动过速、非阵发性交界性心动过速等心律失常不宜使用电复律治疗,因复律后异位兴奋点仍然会控制心脏搏动。

不同于电除颤,电复律之前要与患者及家属进行充分沟通,签署知情同意书。复律需要暂时的镇静或者麻醉,建立好静脉通路。下面分别介绍不同类型的心律失常电复律的适应证及应用。

(1)室性心动过速:包括药物治疗无效的室性心动过速,合并急性心肌梗死、心力衰竭、休克、阿 - 斯综合征等紧急临床情况的室性心动过速,均需尽早考虑电复律治疗。复律能量 100~200J,成功率 90%~97%。

(2)心房扑动:心房扑动 1:1 下传时,心室率极快,可导致血流动力学不稳定。电复律成功高,仅需 50~100J,成功率 98%~100%。

(3)心房颤动:复律能量从 100J 开始。病情稳定的患者首先考虑药物复律,符合以下条件可考虑电复律:①心房颤动病程短于 1 年,且既往窦性心律不低于 60 次 /min;②心房颤动后出现心力衰竭等血流动力学不稳定状态;③心房颤动伴快速心室反应,药物控制不佳;④原发病(甲状腺功能亢进症等)得到控制,心房颤动仍存在;⑤风湿性瓣膜病换瓣术后 3~6 个月,先天性心脏病修补术后 2~3 个月后;⑥预激综合征合并心房颤动首选电复律。值得注意的是,无论药物复律或者电复律,心房颤动持续时间超过 48h 或不详者,必须于复律前至少 3 周和复律后 4 周进行规范抗凝,可选择华法林(INR 2.0~3.0)或新型口服抗凝剂(NOAC)。心房颤动持续时间小于 48h 伴有血流动力学不稳定的患者(如心绞痛、心肌梗死、休克等),无论是否抗凝充分,应该立即复律。若心房颤动持续时间超过 48h,但因血流动力学不稳定需要紧急复律的患者,在复律同时给予肝素,调整剂量使活化部分凝血酶原时间(APTT)延长至正常对照的 1.5~2 倍。复律后继续口服华法林或新型口服抗凝剂(NOAC)进行抗凝治疗至少 4 周。

如心房颤动合并以下情况时,不考虑电复律:①病情不稳定,例如严重的心功能不全、电解质紊乱;②考虑合并病态窦房结综合征;③洋地黄中毒;④左心功能受到明显损害,以及心房、心室明显增大的患者。

(4)阵发性室上性心动过速:在药物和物理治疗后无效,且有血流动力学不稳定时,使用 50~100J 电复律。

上述所有的禁忌证和适应证都是相对的,需要综合考虑患者的获益和风险。总体来说,电复律是安全有效的。常见的并发症有心律失常、急性肺水肿、体循环栓塞和肺动脉栓塞、血清心肌标志物升高、皮肤灼伤等。

二、心脏起搏治疗

心脏起搏技术是指通过植入体内的起搏系统发放一定频率的脉冲电流刺激心脏,使之激动和收缩,即模拟正常心脏的冲动形成和传导,是心律失常介入治疗的重要方法之一。近年来,随着起搏器性能的不断改进,临床心脏起搏的应用范围也在不断拓宽,心脏起搏不再限于治疗缓慢性心律失常,还可用于治疗某些快速性心律失常,对肥厚型梗阻性心肌病、药物难以控制的充血性心力衰竭等也有良好的疗效。起搏器的储存功能和分析诊断功能的完善,对心律失常的诊断和心脏电生理研究起到了积极作用。

起搏治疗的主要目的就是通过不同的起搏方式纠正心律和心率的异常,或促进左右心室的协同收缩,以提高患者的生存质量,降低病死率。

（一）起搏器适应证

1. 症状性心动过缓,心室率低于 50 次/min,有明确的临床症状,或清醒状态下间歇发生心室率<40 次/min;或窦性心律下有 ≥ 3s 的 RR 间期。

2. 各种原因所致慢性双分支和三分支阻滞合并:①高度房室阻滞或间歇性三度房室阻滞;②二度Ⅱ型房室阻滞;③交替性束支阻滞。

3. 心房颤动有 ≥ 5s 的 RR 间期。

4. 有窦房结功能障碍或/和房室阻滞的患者,无法避免使用其他具有减慢心率的药物治疗时。

5. 颈动脉窦刺激或压迫引起的心室停搏 >3s 所致的晕厥。

除了上述缓慢性心律失常的起搏器治疗指征外,近年来具有特殊功能的新型起搏器不断研发,起搏器的临床适应证也在逐渐拓展。包括可以治疗快速性心律失常的植入型心律转复除颤器(implantable cardioverter defibrillator,ICD)和用于治疗慢性心力衰竭患者的心脏再同步化治疗(cardiac resynchronization therapy,CRT),两种功能均有的称为 CRT-D。

CRT 可改善心力衰竭伴心室失同步患者的左心室功能,从而提高慢性心力衰竭患者的生活质量,延缓心功能恶化,降低心衰住院率和病死率。适应证:窦性心律、左束支阻滞且 QRS 波群时限 ≥ 130ms、优化药物治疗后左心室射血分数 ≤ 35%、NYHA 心功能 Ⅱ～Ⅳ级的心力衰竭患者。

（二）起搏器的功能与类型

随着科学技术的发展,起搏器的工作方式或类型不断增加,各种功能日益扩展。为了统一对起搏器性能进行识别,1987 年,北美心脏起搏与电生理学会和英国起搏与电生理工作组制定了起搏器代码,即 NBG 起搏器编码(表 3-7)。后来于 2002 年对 NBG 编码进行了重新修订,将原第五位的抗心动过速更改为多部位起搏,以便于从事心脏起搏的医生和技术人员进行了解、交流起搏器的工作类型及其功能。

表 3-7 NBG 起搏器代码(1987)

编码	I	Ⅱ	Ⅲ	Ⅳ	V
位置	起搏心腔	感知心腔	感知后反应方式	程控遥测/频率应答	抗快速心律失常功能
项目	O= 不起搏	O= 不感知	O= 无	O= 无	O= 无
	A= 心房	A= 心房	T= 触发	P= 单一程控	P= 抗心动过速
	V= 心室	V= 心室	I= 抑制	M= 多项程控	S= 电击
	D= 双腔	D= 双腔	D=T(触发)+I(抑制)	C= 遥测	D=P(抗心动过速)+S(电击)
				R= 频率应答	
只为厂家使用的代码	S= 单腔（A 或 V）	S= 单腔（A 或 V）			

表中每个字母都代表不同功能,通过对一组字母的特定组合即可获得起搏器型号及模式信息。比如 AAI 表示心房起搏,心房感知,感知后抑制起搏器发放一次脉冲。DDD 起搏器表示心房及心室起搏,心房及心室感知,心房及心室感知后起搏器抑制或发放一次脉冲。VVIR 起搏器表示心室起搏,心室感知,信号感知后抑制起搏器发放一次脉冲,并且第 4 位 R 提示该起搏器具有频率适应性起搏功能。

临床上,多根据起搏的心腔对起搏器进行分类。

1. **单腔起搏器** 其脉冲发生器仅有一个起搏导线接口,连接心房或心室导线,常见的有:①AAI (R)起搏器,起搏电极大多置于右心耳;②VVI(R)起搏器,起搏电极多放置于右心室心尖部或间隔部。

2. **双腔起搏器** 其脉冲发生器有两个起搏导线接口,分别连接心房、心室导线,发挥房室顺序起搏。常见为 DDD(R)起搏器,其心房起搏电极多放置于右心耳,心室起搏电极多放置于右心室心尖部或间隔部。

3. 三腔起搏器　现多使用右心房＋右心室＋左心室三腔起搏,即 CRT,可用于治疗顽固性心力衰竭和扩张型心肌病等。

目前,无导线起搏器已应用于临床,适用于三尖瓣重度反流、无静脉入路、有美观需求者、高龄、长期透析感染风险高等患者,可以最大程度避免囊袋感染、导线穿孔等并发症,但现仅能提供右心室起搏一种模式,尚不能满足生理性起搏需求。

(三)起搏方式的选择

选择合适的起搏方式有助于提高心脏起搏治疗的效果,原则上:①对于窦房结功能不全患者,若无房室阻滞建议采用 AAI,否则选择 DDD;②房室阻滞合并窦房结功能障碍者,首选 DDD(R);窦房结功能正常者,首选 DDD 或者 VDD;③有心房颤动、心房高度扩大、心房静止等情况时,选择 VVI(R);④有快速性房性心律失常者,加用起搏器的自动模式转换功能。不同起搏器模式心电图上的表现见图 3-47。

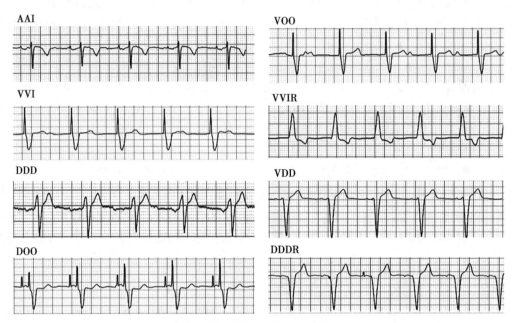

图 3-47　不同起搏模式示意图

临床上最常用的起搏器工作方式包括以下几种。

1. VVI 模式　也称为按需型。该模式可以按照预定的脉冲间期或频率发放起搏脉冲,并接受自身 R 波的控制。当自身心率快于起搏脉冲时,起搏器被抑制而停止发放起搏脉冲。而当自身心率低于起搏频率时,起搏器将自动恢复发放脉冲的功能,以此排除起搏器和自身心搏竞争心律的危险。适用于病态窦房结综合征、房室阻滞和慢性心房颤动或扑动伴长 RR 间歇者。

2. AAI 模式　起搏器发放脉冲至心房。心房可以感知自身心房信号,当自身心房信号被感知后抑制起搏器发放一次脉冲。该模式可以提供房室同步的生理性特点,并且保持正常心房、心室的电稳定性和收缩顺序,属于生理性起搏。适用于单纯的窦房结病变、不伴有明显房室传导功能障碍的患者。

3. DDD 模式　是一种模拟正常心脏的生理性双腔按需起搏器。起搏器的心房电极和心室电极都可感知自身电信号,对心房和心室都能进行起搏。

适用于:①窦房结功能正常的高度或完全性房室阻滞;②窦性心动过缓合并完全性房室阻滞;③窦房结伴房室结病变(双结病变)者;④应用心室起搏后出现起搏综合征者;⑤颈动脉窦综合征。

4. 频率适应性起搏　也称为频率调节性起搏器。该起搏器不依赖窦房结功能,而是利用传感技术,感知机体工作负荷改变时的相应生理生化参数变化(如运动量、Q-T 间期、呼吸频率、pH 及氧饱和度等),依据代谢的需求自适应性调节起搏频率,来获得相适应的心排血量。适应证:青年患者、较大体力活动和喜欢运动患者。

（四）随访

定期进行起搏器随访,目的主要包括四个方面:①了解患者情况;②评估器械状况;③关注疾病变化;④相关沟通。建议诊室随访和远程监测相结合,共同作为常规随访手段。建议所有器械植入患者早期1~3个月均需行诊室随访;起搏器每6~12个月诊室随访或远程监测一次;ICD/CRT-D每3~6个月诊室随访或远程监测一次。若出现电池耗竭征象时则每1~3个月行诊室随访或远程监测一次。平时,每年至少一次门诊随访直至电池耗竭。患者可根据个体实际情况及起搏器需求提高随访频度。

三、植入型心律转复除颤器

植入型心律转复除颤器(implantable cardioverter defibrillator,ICD)的基本工作原理是,将抢救用的除颤仪集成微缩为起搏器大小的器械,植入于患者的皮下,持续监测患者的心脏电活动。一旦患者出现恶性心律失常,则发放电刺激,终止该心律失常。目前,ICD已发展为集除颤、复律、抗心动过速起搏(anti-tachycardia pacing,ATP)和抗心动过缓起搏为一体的多功能设备。

ICD的适应证包括:①非可逆性原因导致的室颤或血流动力学不稳定的持续室速所致的心脏骤停存活者;②合并自发性持续室速的器质性心脏病患者;③不明原因的晕厥,电生理检查诱发出血流动力学不稳定的持续室速或室颤;④心肌梗死40d以上,LVEF ≤ 35%,心功能Ⅱ或Ⅲ级患者;⑤心肌梗死后非持续室速,LVEF ≤ 40%,电生理检查诱发出室颤或持续室速;⑥心功能Ⅱ或Ⅲ级,LVEF ≤ 35%的非缺血性心肌病患者;⑦有心源性猝死危险因素的肥厚型心肌病、扩张型心肌病及致心律失常性右室心肌病;⑧有晕厥或室速史的遗传性心脏病,且β受体阻断药无效,如长QT综合征、Brugada综合征及儿茶酚胺敏感型室速等。

植入ICD的患者必须经常随诊,术后第一年每2~3个月随诊一次,此后可半年随诊一次。随诊时,有关ICD工作状态的测试及参数的设置,技术性要求很高,应由相关的专科医生接诊。

大量临床试验均证明了ICD可有效降低猝死高危患者的病死率。但有部分经历过电击治疗的患者会出现恐惧、焦虑、抑郁等精神心理问题。这些心理反应使患者情绪紧张,反而使心律失常更易发生。因此患者对ICD的治疗尚需要一段心理适应的过程。临床医师在随访时应对ICD植入者予以精神卫生教育及心理治疗。

四、导管射频消融

（一）心律失常导管消融的基本原理

导管射频消融(radiofrequency catheter ablation,RFCA),是指利用高频交流电的热效应,将治疗用导管经外周血管导入心脏,并置于快速性心律失常发生的关键部位,通过导管释放高频电流使局部产生热损伤,使特定的局部心肌组织变性、坏死,从而改变该部位心肌的自律性和传导性,以达到根治心律失常目的的一种治疗方法。

（二）适应证

1. 传统的适应证　指导管消融作为一线治疗手段被大部分指南所推荐;同时也是被绝大多数电生理中心所采纳的一线选择标准。

（1）房室旁路:预激伴心律失常相关症状;预激合并房颤;预激伴不能耐受的房室折返性心动过速(atrioventricular reentrant tachycardia,AVRT);隐匿性旁路发作AVRT且不能耐受者。

（2）房室结折返性心动过速:发作时伴有血流动力学障碍、症状无法耐受、反复发作、治愈心律失常愿望强烈的患者。

（3）房性快速心律失常:无休止性房速,症状性房速,药物难以控制或不能耐受或不愿长期药物治疗的患者;症状明显、反复发作的房扑(包括心脏外科术后出现的房扑),药物难以控制或不能耐受或不愿长期药物治疗的患者;症状明显的阵发性房颤,发作频繁,药物难以控制或不能耐受或不愿长期药物治疗的患者。

(4)室性快速心律失常:有症状的持续性单形性室速,药物治疗无效或不能耐受,或不愿接受长期药物治疗的患者,特别是特发性室速,束支折返性室速;ICD 植入后因室速持续性发作而频繁放电,程控或药物治疗无效,或不愿长期药物治疗的患者。

2. 近年来新发展的适应证　随着导管消融技术的不断进步,射频导管消融的适应证也在不断扩大,一些既往的非适应证也逐步被纳入适应证之列。包括:①无症状性预激;②无器质性心脏病的室性期前收缩;③器质性心脏病室速;④长程持续房颤。

(三)三维电解剖标测

近年来,心脏三维电解剖标测系统(如 CARTO 系统、EnSite 系统、Rhythmia 系统、国产三维电生理标测哥伦布系统等)的临床应用逐渐增加(图 3-48)。这些系统可以较为直观地重建心腔三维解剖结构、显示电生理机制,加深人们对心律失常机制的理解,使复杂心律失常如房速、(典型或不典型)房扑、房颤和器质性心脏病室速的消融手段有了突破。

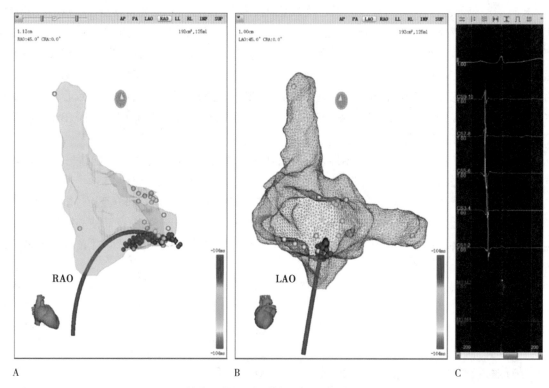

图 3-48　哥伦布三维标测系统辅助下消融典型心房扑动一例

A. RAO 指示右前斜位。B. LAO 指示左前斜位。C. 实时腔内电图。本例做了三尖瓣环峡部消融术,图中的红色点为消融的靶点,黄色点为希氏束,白色点为三尖瓣环。

(四)操作步骤

1. 心内电生理检查　通过穿刺体表的静脉(如股静脉、锁骨下静脉、颈内静脉等),置入多根多电极导管进入心腔,分别置于右心房(HRA)、希氏束(HIS)、冠状静脉窦(CS)和右心室心尖部(RVA),通过记录心动过速或起搏时的心腔内电图,明确心律失常的性质。

2. 确定消融靶点　结合发作心电图(如室上速、房速、室性期前收缩、室速等)、窦性心律心电图(预激、室性期前收缩等)及心内电生理检查的结果,判断病灶的位置。

3. 置入导管　靶点确定后,经股静脉或股动脉径路置入消融导管,调整导管位置,使之到达靶点。

4. 放电消融　根据靶点位置和心律失常类型,进行不同的放电消融。

5. 检测　是否已经达到消融终点。

（五）并发症

有多种可能的并发症,除了导管操作以外,穿刺径路、电复律及麻醉等也可能带来并发症。据统计,射频消融相关的严重并发症(需要进行处理或可导致住院时间延长或导致永久性损伤乃至死亡)的发生率为 1% 左右。

1. **穿刺径路并发症**　是最为常见的并发症,包括假性动脉瘤形成、动静脉瘘形成、气胸 / 血胸等。多见于穿刺静脉时误穿动脉且未严格止血;或使用动脉径路时未严格止血或止血失败等。

2. **心脏压塞**　是较为常见的严重并发症,多见于导管暴力操作、房间隔穿刺到心包、放电功率过大等。

3. **三度房室阻滞**　多见于 AVNRT 消融、间隔部旁路消融等。

4. **冠状动脉损伤**　见于左侧瓣上室性期前收缩消融、经心外膜穿刺损伤冠脉等。

5. **瓣膜损伤**　多见于左侧旁路消融时暴力操作、腱索缠绕等。

6. **肺静脉狭窄**　继发于房颤射频消融。与射频能量过大、时间过长、消融部位过于深入肺静脉内等有关。

7. **毗邻器官损伤**　膈神经损伤,多见于房颤消融;左心房 - 食管瘘,是预后极差的并发症,多见于房颤消融。

五、外科治疗

20 世纪 70 年代,采用外科方法成功地对各类心律失常局灶和环路的标测和消融,包括心房病灶切除治疗房性心动过速、异常传导束切断治疗预激综合征、心内膜瘢痕切除治疗心肌梗死后室性心律失常等。80 年代,发明了"迷宫手术"(Cox-Maze)治疗房颤。由于心律失常电生理机制的深入了解,导管消融治疗成功率大大提高,目前外科方法主要应用于心脏直视手术同期的房颤消融,部分孤立性房颤的微创消融或杂交治疗,以及一小部分心脏再同步化治疗心外膜电极的微创植入。

1987 年 James Cox 等根据房颤发生的"房内折返学说"和切口间距必须短于房颤波长的原则创建了迷宫手术。迷宫手术成功恢复了房室同步、窦性心律,并降低了远期卒中发生率,最终成为房颤外科治疗的"金标准",但是由于早期迷宫手术采用心房组织"切断 - 缝合"的方法,有一定的出血并发症,因此现改为能量消融,称为"改良迷宫术"。采用的能量通常为射频和冷冻,射频消融电极可以为冲洗式单极也可以为双极,通常双极的透壁性较好(图 3-49),白色为消融线。

迷宫手术Ⅳ(双心房迷宫手术)是目前治疗心房颤动最经典最有效的手术方式,适用于各种类型房颤,尤其是心脏瓣膜病、冠心病合并的持续性和永久性房颤。可通过正中胸骨切开或微创右侧胸小切口在体外循环实施该手术。体外循环开始后,解剖左、右肺静脉,使用双极射频消融装置,在肺静脉前庭(肺静脉开口左心房侧)通过消融周围的心房组织袖带进行隔离肺静脉。右心房消融可在心脏跳动下完成。右房游离壁作单切口,使用双极射频消融钳或低温消融探头消融上下腔静脉外侧壁连线、右房体部至三尖瓣环连线(图 3-50A)。左心房消融是通过房间沟左心房切口在心搏停止下进行的。通过连接上、下肺静脉的消融线,将整个左房后壁隔离;行左房后壁至二尖瓣环连线消融,完成左房峡部消融线。消融左心耳基底部,并与至左肺静脉消融线相连(图 3-50B)。常规采用切割钳闭器切除左心耳。术后常规抗凝治疗及使用胺碘酮 6 个月。临床研究发现,迷宫手术Ⅳ

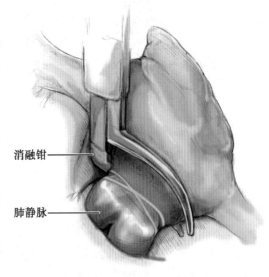

消融钳

肺静脉

图 3-49　双极射频消融钳

对于孤立性房颤的治愈率达90%,二尖瓣手术同期房颤消融的治愈率为80%。房颤时间超过5年、左心房内径大于65cm、左心房壁钙化或附壁血栓是术后房颤复发的独立危险因素。

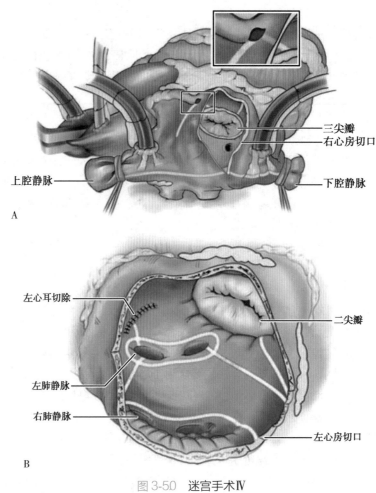

图 3-50　迷宫手术Ⅳ
右心房消融(A);左心房消融(B)。

　　微创房颤外科消融又称为迷你迷宫手术(Mini Maze),采用胸腔镜及双极消融钳进行左心房的消融治疗,主要适应证为孤立性房颤的初次治疗或导管消融复发的患者。手术操作包括双侧肺静脉隔离、切除左心耳、心脏去神级(交感神经丛和马歇尔韧带),并通过消融笔或冷冻探头消融将两侧肺静脉隔离线相连接。迷你迷宫手术治疗各类房颤的总体有效率为80%,对于阵发性房颤的窦性节律恢复率可达99%。

(徐亚伟　赵　强　谢小洁)

第九节　心脏骤停与心脏性猝死

　　心脏性猝死是人类因疾病死亡的主要方式之一,由于其具有极高的致死率及不可预知性,是目前临床处置的难点。心脏骤停是心脏性猝死的直接原因。心脏骤停一旦发生,及时有效地进行心肺复苏(cardiopulmonary resuscitation,CPR)至关重要。随着急救医疗体系的不断完善以及心肺复苏技术水平的提高,患者发生心脏骤停后经最初 CPR 恢复自主循环(return of spontaneous circulation,ROSC)成功率显著提高。2015 年国际 CPR 指南指出,4min 内成功被救者,存活率可达 32%。目前,CPR 的理念已不仅仅局限于专业医疗人员,在任何时间、任何场地,只要具有心肺复苏基本知识的人都有可能挽救他人的生命。

一、定义及流行病学

心脏骤停(cardiac arrest,CA)是指心脏射血功能突然终止,造成全身血液循环中断、呼吸停止和意识丧失。根据其机制可分为 4 种情况:心室颤动、无脉性室性心动过速、心脏静止和电机械分离,其中前两种被称为"可复律"心脏骤停。导致心脏骤停的病理生理机制最常见的为快速型室性心律失常(室颤和室速),其次为缓慢型心律失常或心脏停搏,较少见的为无脉性电活动(pulseless eletrical activity,PEA)。

心脏性猝死(sudden cardiac death,SCD)是指急性症状发作后 1h 内发生的以意识突然丧失为特征的、由心脏原因引起的自然死亡。无论是否有心脏病,死亡的时间和形式未能预料。

由于 SCD 的不可预知性,目前尚无准确的流行病学人群统计资料。据估计,美国每年有 32 万多人在医院外发生心脏性猝死,发病率为 103.2/10 万,抢救成功率为 5.6%。国家"十五"科技攻关项目资料显示,我国心脏性猝死发生率为 41.84/10 万。若以 13 亿人口推算,我国每年发生心脏性猝死的总人数约为 54.4 万人,心脏性猝死发生率男性高于女性。减少心脏性猝死发生率对降低心血管病死亡率有重要意义。

二、病因

绝大多数心脏性猝死发生在有器质性心脏病的患者。西方国家心脏性猝死中约 80% 由冠心病及其并发症引起,这些冠心病患者中约 75% 有心肌梗死病史。心肌梗死后 LVEF 降低是心脏性猝死的主要预测因素;频发性与复杂性室性期前收缩的存在,亦可预示心肌梗死存活者具有发生猝死的危险。各种心肌病引起的心脏性猝死占 5%~15%,是冠心病易患年龄前(<35 岁)心脏性猝死的主要原因,如梗阻性肥厚型心肌病、扩张型心肌病、致心律失常型右心室心肌病。另外约 5%~10% 患者包括先天性心脏结构异常,如冠脉异常及各种发绀 / 非发绀先天性心脏病;离子通道病,如长 QT 间期综合征、Brugada 综合征及儿茶酚胺敏感性多形室性心动过速等。此外,极度情绪变化精神刺激通过兴奋交感神经、抑制迷走神经导致原发性心脏骤停,也可通过影响呼吸中枢调节,引发呼吸性碱中毒导致呼吸、心跳骤停,还可诱发原有心血管病发作,诱发心脏骤停,如应激性心肌病等。

三、病理及病理生理

冠状动脉粥样硬化是 SCD 最常见的病理表现。病理研究显示在心脏性猝死患者急性冠脉内血栓形成的发生率为 15%~64%,但有急性心肌梗死表现者仅为 20% 左右。陈旧性心肌梗死亦是常见的病理表现。心脏性猝死患者也可见左心室肥厚,左心室肥厚可与急性或慢性心肌缺血同时存在。

心脏性猝死主要由心律失常所致,其病理生理机制十分复杂,与心脏基质病变、心电基质异常以及内环境紊乱相关,这三大因素可独立引起猝死,也能相互组合、相互影响而引发猝死(图 3-51)。

致命性快速型心律失常是 SCD 的主要原因,它的发生是冠状动脉血管事件、心肌损伤、心肌代谢异常和 / 或自主神经张力改变等因素相互作用引起的一系列病理生理异常的结果。但这些因素相互作用产生致死性心律失常的最终机制尚无定论。严重缓慢型心律失常和心脏停搏是心脏性猝死的另一重要原因。其电生理机制是当窦房结和/或房室结功能异常时,次级自律细胞不能承担起心脏的起搏功能,常见于病变弥漫累及心内膜下浦肯野纤维的严重心脏疾病。无脉性电活动,过去称电-机械分离(electromechanical dissociation,EMD),是引起心脏性猝死的相对少见的原因,可见于急性心肌梗死时心室破裂、大面积肺梗死时。非心律失常性心脏性猝死所占比例较少,常由心脏破裂、心脏流入和流出道的急性阻塞、急性心脏压塞等导致。

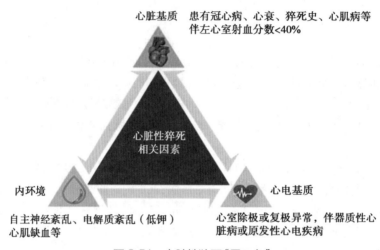

图 3-51　心脏性猝死"黑三角"

四、临床表现

心脏性猝死的临床经过可分为 4 个时期,即前驱期、终末事件期、心脏骤停与生物学死亡。不同患者各期表现有明显差异。

1. **前驱期**　在猝死前数天至数个月,有些患者可出现胸痛、气促、疲乏、心悸等非特异性症状。在心脏骤停前最后几小时或几分钟出现的症状是最特异的心脏表现,常表现为心律失常、心肌缺血和心功能不全的症状。但亦可无前驱表现,瞬间发生心脏骤停。

2. **终末事件期**　是指心血管状态出现急剧变化到心脏骤停发生前的一段时间,自瞬间至持续 1h 不等。心脏性猝死所定义的 1h,实质上是指终末事件期的时间在 1h 内。由于猝死原因不同,终末事件期的临床表现也各异。典型的表现包括:严重胸痛,急性呼吸困难,突发心悸或眩晕等。若心脏骤停瞬间发生,事先无预兆,则绝大部分是心脏性。在猝死前数小时或数分钟内常有心电活动的改变,其中以心率加快及室性异位搏动增加最为常见。因室颤猝死的患者,常先有室性心动过速。另有少部分患者以循环衰竭发病。

3. **心脏骤停**　当心脏丧失搏动功能,循环血流中断,会出现意识丧失,此为该期的特征。抢救若不及时,一般在数分钟内进入死亡期。极少出现自发逆转者。心脏骤停的症状和体征依次出现如下:①心音消失;②颈动脉搏动不能触及、血压测不出;③意识突然丧失或伴有短暂抽搐,伴有双眼上翻;④呼吸中断,呈叹息样,随即停止;⑤昏迷;⑥瞳孔散大;⑦皮肤苍白、发绀以及大小便失禁。需要注意的是,此时期尚未到生物学死亡期,若及时抢救,则可能复苏成功。

4. **生物学死亡**　从心脏骤停至发生生物学死亡时间的长短取决于原发病的性质以及心脏骤停至复苏开始的时间。心脏骤停发生后,大部分患者将在 4~6min 内开始发生不可逆脑损害,随后经数分钟过渡到生物学死亡。心脏骤停发生后立即实施心肺复苏和尽早除颤,是避免发生生物学死亡的关键。心脏复苏成功后死亡的最常见原因是中枢神经系统的损伤,其他常见原因有继发感染、低心排血量及心律失常复发等。

五、心脏骤停的处理

心脏骤停的生存率很低,抢救成功的关键是尽早进行 CPR 和尽早进行复律治疗。CPR 分为三个层次:初级 CRP、高级 CRP 及复苏后处理。心脏骤停发生后可按照以下顺序进行。

1. 识别心脏骤停　首先需要判断患者的反应,快速检查是否没有呼吸或不能正常呼吸(停止、过缓或喘息)并同时判断有无脉搏(5~10s 内完成)。确立心脏骤停诊断后,应立即开始初级心肺复苏。

2. 呼救　在不延缓实施心肺复苏的同时,应设法(打电话或呼叫他人打电话)通知并启动急救医疗系统,有条件时寻找并使用自动体外除颤仪(automated external defibrillator,AED)。

3. 初级心肺复苏　即基础生命活动的支持(basic life support,BLS),一旦确立心脏骤停的诊断,应立即进行。首先应使患者仰卧在坚固的平面上,在患者的一侧进行复苏。主要复苏措施包括人工胸外按压(circulation)、开通气道(airway)和人工呼吸(breathing)。其中人工胸外按压最为重要,心肺复苏程序为 CAB。

(1)胸外按压和早期除颤:胸外按压和早期除颤是恢复循环最有效的方法。通过胸外按压可以使胸膜腔内压升高和直接按压心脏而维持一定的血液流动,配合人工呼吸可为心脏和脑等重要器官提供一定含氧的血流。

人工胸外按压时,患者应仰卧平躺于硬质平面,救助者跪在其旁。若胸外按压在床上进行,应在患者背部垫以硬板。胸外按压的部位是胸骨下半部,双乳头连线中点。用一只手掌根部放在胸部正中双乳头之间的胸骨上,另一手平行重叠压在手背上,保证手掌根部横轴与胸骨长轴方向一致,以手掌根部为着力点,保证手掌用力在胸骨上,不要按压剑突。施救者身体稍微前倾,使肩、肘、腕位于同一轴线,与患者身体平面垂直,按压时肘关节伸直,依靠上身重力垂直向下按压,每次按压后让胸廓完全回弹,放松时双手不要离开胸壁,按压和放松的时间大致相等(图 3-52)。高质量的胸外按压强调快速、有力,对按压的速率和幅度都有要求,按压频率区间为 100~120 次 /min;成人按压胸骨的幅度至少为 5cm,但不超过 6cm。儿童和婴儿的按压幅度至少为胸部前后径的 1/3(儿童约 5cm,婴儿约 4cm)。施救者应尽可能减少中断胸外按压的次数和时间,若因急救需求不得不中断,则应把中断时间控制在 10s 以内。胸外按压的并发症主要包括:肋骨骨折、心包积血或心脏压塞、气胸、血胸、肺挫伤、肝脾撕裂伤和脂肪栓塞。应遵循正确的操作方法,尽量避免并发症发生。

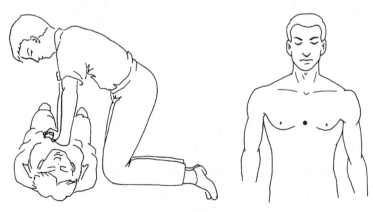

图 3-52　胸外心脏按压

心脏体外电除颤是利用除颤仪在瞬间释放高压电流经胸壁到心脏,使心肌细胞瞬间同时除极,终止导致心律失常的异常折返或异位兴奋灶,从而恢复窦性心律。由于室颤是非创伤心脏骤停患者最常见的心律失常,CPR 的关键起始措施是胸外按压和早期除颤。如果具备 AED,应该联合应用 CPR 和 AED。由于 AED 便于携带、容易操作,能自动识别心电图并提示进行除颤,非专业人员也可以操作。

施救者应尽早进行 CPR 直至 AED 准备就绪,并尽快使用 AED 除颤。尽可能缩短电击前后的胸外按压中断,每次电击后要立即进行胸外按压。

(2)开通气道:若患者无呼吸或出现异常呼吸,先使患者仰卧,行 30 次心脏按压后,再开通气道。保持呼吸道通畅是成功复苏的重要一步,若无颈部创伤,可采用仰头抬颏法开放气道(图 3-53)。方法是:术者将一手置于患者前额用力加压,使头后仰,另一手的示、中两指抬起下颏,使下颌尖、耳垂的连线与地面呈垂直状态,以通畅气道。应清除患者口中的异物和呕吐物,若有义齿松动应取下。

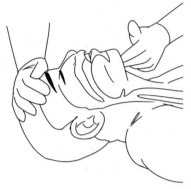

图 3-53　仰头抬颏法

(3)人工呼吸:开放气道后,首先进行 2 次人工呼吸,每次持续吹气时间 1s 以上,保证足够的潮气量使胸廓起伏。无论是否有胸廓起伏,两次人工通气后应该立即胸外按压。

气管内插管是建立人工通气的最好方法。当时间或条件不允许时,可以采用口对口(图 3-54)、口对鼻或口对通气防护装置呼吸(图 3-55)。首先要确保气道通畅。术者用置于患者前额的手拇指与示指捏住患者鼻孔,吸一口气,用口唇把患者的口全罩住,然后缓慢吹气,每次吹气应持续 1s 以上,确保呼吸时有胸廓起伏。施救者实施人工呼吸前,正常吸气即可,无需深吸气。无论是单人还是双人进行心肺复苏时,按压和通气的比例为 30∶2,交替进行,也可以在持续胸外按压过程中以每分钟 10 次(每 6 秒 1 次)进行人工呼吸。上述通气方式只是临时性抢救措施,应争取马上气管内插管,以人工气囊挤压或人工呼吸机进行辅助呼吸与输氧,纠正低氧血症,但同时应避免过度通气。与成人心脏骤停不同,儿童和婴儿心脏骤停多由各种意外(特别是窒息)导致,因此施救更重视人工通气的重要性,不建议对儿童实施单纯胸外按压的复苏策略。对于儿童与婴儿 CPR 时,若有 2 名以上施救者在场,按压和通气比例应为 15∶2。

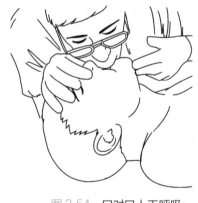

图 3-54　口对口人工呼吸

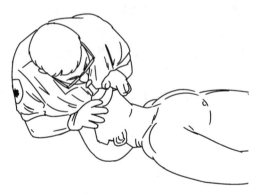

图 3-55　面罩人工呼吸

4. 高级心肺复苏　即高级生命支持(advanced life support,ALS),是在基础生命支持的基础上,应用辅助设备、特殊技术等建立更为有效的通气和血运循环。主要措施包括气管插管建立通气、除颤转复心律成为血流动力学稳定的心律、建立静脉通路并应用必要的药物维持已恢复的循环。需要注意的是,在行 CPR 同时应积极寻找并纠正心脏骤停的病因,如急性心肌梗死、心肌缺血、电解质紊乱及酸碱失衡等。

(1)通气与氧供:如果患者自主呼吸没有恢复,应尽早行气管插管,充分通气的目的是纠正低氧血症。院外患者通常用面罩、简易球囊维持通气,医院内患者在呼吸机可用之前,使用球囊 - 面罩通气,挤压 1L 容量成人球囊 1/2~2/3 或 2L 容量成人球囊 1/3 量即可,气管插管后,通气频率统一为每 6 秒 1 次(每分钟 10 次)。呼吸机可用后,需要根据血气分析结果进行呼吸机参数调整。

(2)电除颤、复律:心脏骤停时最常见的心律失常是室颤。及时的胸外按压和人工呼吸虽可部分维持心脑功能,但极少能将室颤转为正常心律。终止室颤最有效的方法是电除颤,时间是治疗室颤的关键,每延迟除颤 1min,复苏成功率下降 7%~10%,故尽早除颤可显著提高复苏成功率。电除颤虽然列为高级复苏的手段,但如有条件应越早进行越好,并不拘泥于复苏的阶段。如采用双相波电除颤,首次能量选择可根据除颤仪的品牌或型号推荐,一般为 120J 或 150J,如使用单相波电除颤,首次能量应选择 360J。第二次及后续的除颤能量应相当,而且可考虑提高能量。一次除颤后立即实施胸外按压和人工通气,5 个周期的 CPR 后(约 2min),再评估患者自主循环是否恢复或有无明显循环恢复征象(如咳嗽、讲话、肢体明显的自主运动等),必要时再次除颤。心脏停搏与无脉电活动时电除颤均无益。

(3)辅助器械和特殊技术:体外辅助心肺复苏(extracorporeal cardiopulmonary resuscitation,ECPR)是紧急建立的急诊体外循环,可作为心脏骤停治疗的循环辅助措施。ECPR 不能作为一种常规复苏选择,只有存在可逆的病因(如急性冠脉闭塞、大面积肺栓塞、重度心肌炎等),有熟练的 ECPR 团队支持下,传统 CPR 失败的患者可考虑 ECPR 作为抢救手段。机械复苏装置 CPR:优点是始终保持一定的按压频率和按压幅度,消除了施救者疲劳或操作变动,延长高质量胸外按压时间。目前不推荐常规使用,仅在人工胸外按压困难时或危险时的特殊条件下(如转运途中在救护车内、野外环境、长时间的CPR 及人员不足等)使用。腹部提压 CPR:该技术通过使膈肌上下移动改变胸腹内压力,建立有效的循环和呼吸支持;其主要针对开放性胸外伤、心脏贯通伤、胸部重度烧伤等疾病。

起搏治疗:对心搏停止患者不推荐使用起搏治疗,而对有症状的心动过缓患者则考虑起搏治疗。如果患者出现严重症状,尤其是当高度房室传导阻滞发生在希氏束以下时,则应该立即施行起搏治疗。

(4)药物治疗:心脏骤停患者在进行心肺复苏时应尽早开通静脉通道。周围静脉通常选用肘前静脉或颈外静脉,中心静脉可选用颈内静脉、锁骨下静脉和股静脉。如果静脉穿刺无法完成,可选用骨内途径给药,通过骨髓穿刺套管进入骨髓腔内静脉网,应用药物效果与中心静脉类似。此外,某些复苏药物可经气管给予。

血管加压药

肾上腺素:是 CPR 的首选药物。可用于电击无效的室颤及无脉室速、心脏停搏或无脉性电生理活动。其常规用法是 1mg 静脉推注,每 3~5min 重复 1 次,每次经周围静脉给药后应使用 20ml 生理盐水冲管,以保证其能够到达心脏发挥作用。

血管升压素:为非肾上腺素能外周血管收缩药,也可引起冠脉及肾血管收缩。心脏骤停期间可以考虑联合使用血管升压素与肾上腺素,但血管升压素作为肾上腺素单药的替代品并无优势。严重低血压时可以使用其他血管升压药如去甲肾上腺素、多巴胺、多巴酚丁胺。

抗心律失常药

胺碘酮:反复电除颤、CPR 及使用肾上腺素之后仍然是室颤 / 无脉性室速时,可首选使用胺碘酮。具体用法为首次静脉推注 300mg,若无效追加 150mg,并以 1~1.5mg/min 静脉维持。

β受体拮抗剂:常用于难治性多形性室速、尖端扭转型室速、快速单形性室速或室扑(频率 >260 次 /min)及难治性室颤。

利多卡因:对除颤后顽固心室颤动 / 无脉性室性心动过速患者,可使用利多卡因。初始剂量为1~1.5mg/kg 静脉推注,若室性心动过速持续,可间隔 5~10min 再予 0.5~0.75mg/kg 静脉推注,最大剂量不超过 3mg/kg。

硫酸镁:可有效终止尖端扭转型室速或与长 QT 相关的多形性室速。用法为 1~2g 硫酸镁用 5%葡萄糖稀释后静脉推注。

异丙肾上腺素或心室起搏可能有效终止心动过缓和药物诱导的尖端扭转型室速(TDP)。

其 他 药 物

碳酸氢钠:复苏过程中产生的代谢性酸中毒通过改善通气常可得到纠正,不应过分积极补充碳酸氢盐纠正。早已存在代谢性酸中毒、高钾血症、三环类或苯巴比妥类药物过量患者可适当补充碳酸氢钠。对于心脏骤停时间较长患者,在胸外心脏按压、除颤、气管插管、机械通气和血管收缩药物治疗无效时,可考虑使用碳酸氢钠。其用法是起始量 1mmol/kg,在持续 CPR 过程中每 15min 给予 1/2 量,并根据血气分析结果调整剂量,避免发生碱中毒。

六、复苏后处理

心脏骤停复苏后自主循环的恢复仅是猝死幸存者复苏后治疗过程的开始。因为患者在经历全身性缺血性损伤后,将进入更加复杂的缺血再灌注损伤阶段。后者是复苏后院内死亡的主要原因,称为"心脏骤停后综合征"(post-cardiac arrest syndrome)。研究表明,早期干预这一独特的、复杂的病理生理状态可有效降低患者死亡率,进而改善患者预后。

心肺复苏后的处理原则和措施包括维持有效的循环和呼吸功能,特别是脑灌注,预防再次心脏骤停,维持水、电解质和酸碱平衡,防治脑水肿、急性肾衰竭和继发感染等,其中重点是脑复苏。

1. **原发疾病的治疗**　对患者进行全面的心血管系统及相关因素的评价,仔细寻找引起心脏骤停的原因,鉴别是否存在诱发心脏骤停的 5H 和 5T 可逆病因,其中 5H 是指低血容量(hypovolemia)、缺氧(hypoxia)、酸中毒(hydrogenion)、低钾血症(hypokalemia)、高钾血症(hyperkalemia);5T 是指张力性气胸(tension pneumothorax)、心脏压塞(cardiac tamponade)、中毒(toxins)、肺栓塞(pulmonary thrombosis)和冠脉血栓形成(coronary thrombosis),并对心脏骤停的病因和诱因进行积极的治疗。急性冠状动脉综合征是成人心脏骤停的常见病因之一,早期急诊冠脉造影和开通梗死血管可显著降低病死率及改善预后。无论患者昏迷或清醒,对于怀疑有心脏性病因或心电图有 ST 段抬高的院外心脏骤停患者,都应尽快行急诊冠脉造影。对怀疑有心脏性病因但 ST 段未见抬高的院外心脏骤停患者,若存在血流动力学不稳定或心电不稳定,也可考虑行急诊冠脉造影。

2. **维持有效循环**　心脏骤停后常出现血流动力学不稳定,导致低血压、低心排血量。其原因可能是容量不足、血管调节功能异常和心功能不全。对危重患者常需放置肺动脉漂浮导管进行有创血流动力学监测。患者收缩压需维持不低于 90mmHg,平均动脉压不低于 65mmHg。对于血压低于目标值的患者,应在监测心功能的同时积极进行容量复苏,并根据动脉血气分析结果纠正酸中毒。容量复苏效果不佳时,应考虑使用血管活性药物,维持目标血压。同时监测心率和心律,积极处理影响血流动力学稳定的心律失常。完善床旁心脏超声,以帮助判断是否有心脏压塞出现。当上述治疗措施处理后,生命体征仍不平稳,可考虑使用主动脉球囊反搏、ECMO 等技术辅助治疗。

3. **维持稳定的呼吸**　自主循环恢复后,患者可有不同程度的呼吸系统功能障碍,一些患者可能仍然需要机械通气和吸氧治疗。呼气末正压通气(PEEP)对呼吸功能不全合并左心衰竭的患者可能很有帮助,但需注意此时血流动力学是否稳定。临床上可以依据动脉血气结果和 / 或无创监测来调节吸氧浓度、PEEP 和每分钟通气量。

4. **脑复苏**　脑复苏是心肺复苏最后成功的关键,应重视对复苏后神经功能的连续监测和评价,积极保护神经功能。在缺氧状态下,脑血流的自主调节功能丧失,脑血流的维持主要依赖脑灌注压,任何导致颅内压升高或体循环平均动脉压降低的因素均可减低脑灌注压,从而进一步减少脑血流。对昏迷患者应维持正常的或轻微增高的平均动脉压,降低增高的颅内压,以保证良好的脑灌注。

主要措施包括:①降温:低温治疗是保护神经系统和心脏功能的最重要治疗策略,复苏后昏迷患者应将体温降低至 32~36℃,并至少维持 24h;②脱水:应用渗透性利尿剂配合降温处理,以减轻脑组织水肿和降低颅内压,有助于大脑功能恢复;③防治抽搐:通过应用冬眠药物控制缺氧性脑损害引起的四肢抽搐以及降温过程的寒战反应;④高压氧治疗:通过增加血氧含量及弥散,提高脑组织氧分压,改善脑缺氧,降低颅内压;⑤促进早期脑血流灌注:抗凝以疏通微循环,用钙通道阻滞剂解除脑血管痉挛。

5. **防治急性肾衰竭**　如果心脏骤停时间较长或复苏后持续低血压,则易发生急性肾衰竭。原有肾脏病变的老年患者尤为多见。心肺复苏早期出现的肾衰竭多为急性肾缺血所致,其恢复时间较肾毒性者长。由于通常已使用大剂量脱水剂和利尿剂,临床可表现为尿量正常甚至增多,但血肌酐升高(非少尿型急性肾衰竭)。防治急性肾衰竭时应注意维持有效的心脏和循环功能,避免使用对肾脏有损害的药物。若注射呋塞米后仍然无尿或少尿,则提示急性肾衰竭。此时应按急性肾衰竭处理。

6. 其他　及时发现和纠正水电解质紊乱与酸碱失衡,防治继发感染。对于肠鸣音消失和机械通气伴有意识障碍患者,应该留置胃管,并尽早地应用胃肠道营养。

7. 复苏后疗效评判标准

(1)BLS 有效时,可扪到颈动脉或股动脉搏动,瞳孔缩小,对光反射恢复,皮肤色泽改善,收缩压 ≥ 60mmHg(8kPa),达不到以上标准为无效。

(2)ALS 有效时,患者自主心搏恢复,皮肤色泽改善,瞳孔缩小,出现自主呼吸及意识的恢复,达不到以上标准为无效。

(3)心搏恢复后继续治疗及并发症的处理,如患者生命体征平稳,神志清楚,肾功能正常,又无继发感染等表现即为痊愈,未全部达到以上标准即为好转。

七、心脏性猝死的预防

心脏性猝死的预防,关键是识别出高危人群。除了年龄、性别、心率、高血压、糖尿病等一般危险因素外,病史、体格检查、心电图、24h 动态心电图、心率变异性等方法可提供一定的信息,用于评估患者发生心脏骤停的危险性。

β 受体拮抗剂能明显减少急性心肌梗死、心肌梗死后及充血性心力衰竭患者心脏性猝死的发生。对扩张型心肌病、长 QT 间期综合征、儿茶酚胺依赖性多形性室速及心肌桥患者,β 受体拮抗剂亦有预防心脏性猝死的作用。ACEI 对减少充血性心力衰竭猝死的发生有作用。胺碘酮对心肌梗死后合并左心室功能不全或心律失常患者能显著减少心律失常导致的死亡,但对总死亡率无明显影响。胺碘酮在心脏性猝死的二级预防中优于传统的 I 类抗心律失常药物。

抗心律失常的外科手术治疗通常包括电生理标测下的室壁瘤切除术、心室心内膜切除术及冷冻消融技术,在预防心脏性猝死方面的作用有限。长 QT 间期综合征患者,经 β 受体拮抗剂足量治疗后仍有晕厥发作或不能依从药物治疗的患者,可行左侧颈胸交感神经切断术,对预防心脏性猝死的发生有一定作用。

鉴于大多数心脏性猝死发生在冠心病患者,减轻心肌缺血、预防心肌梗死或缩小梗死范围等措施应能减少心脏性猝死的发生率。但即使全面采用最佳的药物治疗和完全血运重建,仍有很多冠心病患者在病程的不同阶段出现左心室射血分数降低、心力衰竭和室性心律失常。心脏性猝死是这类患者的主要死亡方式。植入型心律转复除颤器(ICD)作为预防心脏性猝死的重要措施,能在十几秒内自动识别室颤、室速并电除颤,成功率极高,是目前防治心脏性猝死的最有效方法。对有器质性心脏病的心脏性猝死高危患者或心脏骤停存活者,导管射频消融术预防心脏性猝死的作用有待进一步研究。

(马依彤　姜志胜)

思考题

1. 折返激动是快速型心律失常最常见的发生机制,其形成的必要条件有哪些?
2. 简述触发活动的分类、发生的时期及特点。
3. 病态窦房结综合征的心电图表现有哪些?

4. 简述心房颤动治疗的基本原则。

5. 简述非瓣膜性房颤的血栓栓塞风险评估和出血风险评估。

6. 简述常用房颤抗凝药物的分类、作用机制、适应证及出血后的处理原则。

7. 简述顺向型和逆向型房室折返性心动过速是如何发生折返的。心电图各有何特点?

8. 心脏骤停判断要点有哪些?

9. 简述初级生命支持疗效评判标准。

第四章
高 血 压

高血压是以体循环动脉压升高为主要临床表现的心血管综合征,可分为原发性高血压和继发性高血压,是心脑血管疾病最重要的危险因素之一。我国成人高血压的患病率为 27.9%,是一种遗传因素和环境因素交互作用所导致的疾病。根据血压水平可作出分类:<120/80mmHg 为正常血压,≥ 140/90mmHg 为高血压,介于两者之间为正常高值血压。高血压根据病变发展过程分为三期:功能紊乱期、动脉病变期和内脏病变期;最主要的特征性病变是细动脉硬化。高血压患者又可以根据血压水平分为 1 级、2 级和 3 级高血压。所有高血压患者均应根据血压水平、合并的心血管危险因素、靶器官损害和并存的临床情况作出危险分层,分为低危、中危、高危和很高危。高血压患者的降压目标为 <140/90mmHg,伴有不同临床情况的特殊人群降压目标有所不同。降压治疗应该在治疗性生活方式改善基础上进行药物治疗。基本降压药物有 5 类:利尿剂、β 受体阻滞剂、钙通道阻滞剂、ACEI 和 ARB。应该根据患者的血压水平、危险分层、合并临床情况等进行选择,合理联合用药。诊治过程中应注意排查继发性高血压。对难治性高血压应查找原因,制定相应的治疗方案。对高血压危象应及时识别并正确处理,减少可能发生的靶器官损害甚至死亡。

第一节　原发性高血压

高血压是以体循环动脉压升高为主要临床表现的心血管综合征,可分为原发性高血压(essential hypertension)和继发性高血压(secondary hypertension)。原发性高血压,又称高血压病,是心脑血管疾病最重要的危险因素,常与其他心血管危险因素共存,可损伤重要脏器,如心、脑、肾的结构和功能,最终导致这些器官的功能衰竭。

一、血压分类和定义

人群中血压呈连续性正态分布,高血压的标准是根据临床及流行病学资料界定的。目前,我国采用的血压分类和标准见表 4-1。高血压定义为未使用降压药物的情况下诊室收缩压≥ 140mmHg 和 / 或舒张压≥ 90mmHg。根据血压升高水平,进一步将高血压分为 1~3 级。

表 4-1　血压水平分类和定义　　　　　　　　　　　　　　　　　　单位:mmHg

分类	收缩压		舒张压
正常血压	<120	和	<80
正常高值血压	120~139	和 / 或	80~89

续表

分类	收缩压		舒张压
高血压	≥140	和 / 或	≥90
1 级高血压(轻度)	140~159	和 / 或	90~99
2 级高血压(中度)	160~179	和 / 或	100~109
3 级高血压(重度)	≥180	和 / 或	≥110
单纯收缩期高血压	≥140	和	<90

注:当收缩压和舒张压分属于不同分级时,以较高的级别作为标准。以上标准适用于任何年龄的成年男性和女性。

2017 年美国心脏病学会等 11 个学会,提出了新的高血压诊断(≥ 130/80mmHg)和治疗目标值(<130/80mmHg),这对高血压的早防早治,具有积极意义。我国应积累和分析更多的研究,进一步确定我国高血压诊断标准和治疗目标值。

二、流行病学

高血压患病率和发病率在不同国家、地区或种族之间有差别,工业化国家较发展中国家高,美国黑人约为白人的 2 倍。高血压患病率、发病率及血压水平随年龄增加而升高。高血压在老年人较为常见,尤以单纯收缩期高血压为多。

我国自 20 世纪 50 年代以来进行了 5 次(1959 年、1979 年、1991 年、2002 年和 2012 年)较大规模的成人血压普查,高血压患病率分别为 5.11%、7.73%、13.58%、18.80% 和 25.2%,2015 年的最新调查显示高血压患病率为 27.9%,总体呈上升趋势。然而依据 2015 年的调查,我国人群高血压知晓率、治疗率和控制率分别为 51.5%、46.1% 和 16.9%,依然很低。

我国高血压患病率和流行存在地区、城乡和民族差别,随年龄增长而升高。男性高于女性;北方高于南方;沿海高于内地;城市高于农村,尤其大中型城市高血压患病率较高,但农村地区居民高血压的患病率增长速度较城市快;高原少数民族地区患病率较高。

三、病因与发病机制

原发性高血压的发病为多因素,是遗传和环境因素交互作用的结果,遗传与环境因素通过多种途径升高血压。基础和临床研究表明,高血压不是一种同质性疾病,不同个体间病因和发病机制不尽相同;其次,高血压病程较长,进展一般较缓慢,不同阶段始动、维持和加速机制不同,各种发病机制间也存在交互作用。因此,高血压是多因素、多环节、多阶段和个体差异性较大的疾病。

(一)与高血压发病有关的因素

1. **遗传因素**　高血压具有明显的家族聚集性。父母均有高血压,子女发病概率高达 46%。约 60% 高血压患者有高血压家族史。高血压的遗传可能存在主要基因显性遗传和多基因关联遗传两种方式。在遗传表型上,不仅高血压发生率体现遗传性,而且在血压高度、并发症发生以及其他有关因素如肥胖等也有遗传性。近年来有关高血压的基因研究报道很多,但尚无突破性进展。关于高血压的基因定位,在全世界进行的高血压全基因组扫描研究中,共有四十多个可能有关的染色体区段。

2. **环境因素**

(1)饮食:不同地区人群血压水平和高血压患病率与钠盐平均摄入量显著正相关,摄盐过多导致血压升高主要见于对盐敏感人群。钾摄入量与血压呈负相关。高蛋白质摄入属于升压因素。饮食中饱和脂肪酸或饱和脂肪酸 / 多不饱和脂肪酸比值较高也属于升压因素。饮酒量与血压水平线性相关,尤其与收缩压相关性更强。

(2)精神应激:城市脑力劳动者高血压患病率超过体力劳动者,从事精神紧张度高的职业者发生高血压的可能性较大,长期生活在噪声环境中听力敏感性减退者患高血压也较多。此类高血压患者经休息后症状和血压可获得一定改善。

(3)吸烟:吸烟可使交感神经末梢释放去甲肾上腺素增加而使血压增高,同时可以通过氧化应激损害一氧化氮(NO)介导的血管舒张引起血压增高。

(4)体重:体重增加是血压升高的重要危险因素。肥胖的类型与高血压发生关系密切,腹型肥胖者容易发生高血压。

(5)药物:服避孕药妇女血压升高发生率及程度与服药时间长短有关。口服避孕药引起的高血压一般为轻度,并且可逆转,在终止服药后 3~6 个月血压常恢复正常。其他如麻黄素、肾上腺皮质激素、非甾体抗炎药(NSAIDs)、甘草等也可使血压增高。

(6)睡眠呼吸暂停低通气综合征(SAHS):SAHS 是指睡眠期间反复发作性呼吸暂停。有中枢性和阻塞性之分。SAHS 患者 50% 有高血压,血压升高程度与 SAHS 病程和严重程度有关。

除上述因素外,年龄、缺乏体力活动、空气污染等均可能导致血压升高。

(二)高血压的发病机制

1. **神经机制** 各种原因使大脑皮质下神经中枢功能发生变化,各种神经递质浓度与活性异常,包括去甲肾上腺素、肾上腺素、多巴胺、神经肽 Y、5- 羟色胺、血管升压素、脑啡肽、脑钠肽和中枢肾素 - 血管紧张素系统,最终使交感神经系统活性亢进,血浆儿茶酚胺浓度升高,阻力小动脉收缩增强而导致血压增高。

2. **肾脏机制** 各种原因引起肾性水、钠潴留,增加心排血量,通过全身血流自身调节使外周血管阻力和血压升高,启动压力 - 利尿钠(pressure-natriuresis)机制再将潴留的水、钠排泄出去。也可能通过排钠激素分泌释放增加,例如内源性类洋地黄物质,在排泄水、钠同时使外周血管阻力增高而使血压增高。这个学说的理论意义在于将血压升高作为维持体内水、钠平衡的一种代偿方式。现代高盐饮食的生活方式加上遗传性或获得性肾脏排钠能力的下降是许多高血压患者的基本病理生理异常。有较多因素可引起肾性水、钠潴留,例如亢进的交感活性使肾血管阻力增加;肾小球有微小结构病变;肾脏排钠激素(前列腺素、激肽酶、肾髓质素)分泌减少,肾外排钠激素(内源性类洋地黄物质、心房肽)分泌异常,或者潴钠激素(18- 羟去氧皮质酮、醛固酮)释放增多。低出生体重儿也可以通过肾脏机制导致高血压。

3. **激素机制** 肾素 - 血管紧张素 - 醛固酮系统(RAAS)激活。经典 RAAS 激活:肾小球入球动脉的球旁细胞分泌肾素,激活从肝脏产生的血管紧张素原(AGT),生成血管紧张素 I(AT I),然后经肺循环的转换酶(ACE)生成血管紧张素 II(AT II)。AT II 是 RAAS 的主要效应物质,作用于血管紧张素 II 受体 1(AT$_1$),使小动脉平滑肌收缩,刺激肾上腺皮质球状带分泌醛固酮,通过交感神经末梢突触前膜的正反馈使去甲肾上腺素分泌增加,这些作用均可使血压升高。近年来发现很多组织,例如血管壁、心脏、中枢神经、肾脏及肾上腺,也有 RAAS 各种组成成分。组织 RAAS 对心脏、血管的功能和结构所起的作用,可能在高血压发生和维持中有更大影响。另有研究表明 AT I 和 AT II 可以通过多条途径产生血管紧张素 1~7(A1~7),A1~7 通过与 G 蛋白耦联受体发挥扩血管以及抑制血管平滑肌细胞增殖作用,从而能更全面理解 RAAS 的心血管作用。

4. **血管机制** 大动脉和小动脉结构和功能的变化,也就是血管重构在高血压发病中发挥着重要作用。覆盖在血管壁内表面的内皮细胞能生成、激活和释放各种血管活性物质,例如一氧化氮(NO)、前列环素(PGI$_2$)、内皮素(ET-1)、内皮依赖性血管收缩因子(EDCF)等,调节心血管功能。年龄增长以及各种心血管危险因素,例如血脂异常、血糖升高、吸烟、高同型半胱氨酸血症等,导致血管内皮细胞功能异常,使氧自由基产生增加,NO 灭活增强,血管炎症、氧化应激(oxidative stress)反应等影响动弹性功能和结构。由于大动脉弹性减退,脉搏波传导速度增快,反射波抵达中心大动脉的时相从舒张期提前到收缩期,出现收缩期延迟压力波峰,可以导致收缩压升高,舒张压降低,脉压增大。阻力小动脉结构(血管数目稀少或壁/腔比值增加)和功能(弹性减退和阻力增大)改变,影响外周压力反射点的位置或反射波强度,也对脉压增大起重要作用。

5. **胰岛素抵抗**   胰岛素抵抗(insulin resistance,IR)是指必须以高于正常的血胰岛素释放水平来维持正常的糖耐量,表示机体组织对胰岛素处理葡萄糖的能力减退。约 50% 原发性高血压患者存在不同程度的 IR,在肥胖、血甘油三酯升高、高血压及糖耐量减退同时并存的四联症患者中最为明显。近年来认为 IR 是 2 型糖尿病和高血压发生的共同病理生理基础,但 IR 是如何导致血压升高,尚未获得肯定解释。多数认为是 IR 造成继发性高胰岛素血症引起的,继发性高胰岛素血症使肾脏水钠重吸收增强,交感神经系统活性亢进,动脉弹性减退,从而使血压升高。在一定意义上,胰岛素抵抗所致交感活性亢进使机体产热增加,是对肥胖的一种负反馈调节,这种调节以血压升高和血脂代谢障碍为代价。

(三) 我国人群高血压的特点

高钠、低钾膳食是我国大多数高血压患者发病的主要危险因素之一。我国大部分地区人均每日盐摄入量 12~15g 以上。在盐与血压的国际协作研究(INTERMAP)中,反映膳食钠/钾量的 24h 尿钠/钾比值,我国人群在 6 以上,而西方人群仅为 2~3。我国人群监测数据显示,心脑血管死亡占总死亡人数的 40% 以上,高血压是首位危险因素,且高血压的致病风险高于欧美国家人群,尤其是同样程度的血压升高也更易导致脑卒中的发生。我国人群叶酸普遍缺乏,导致血浆同型半胱氨酸水平增高,与高血压发病正相关,尤其增加高血压引起脑卒中的风险。循证医学证据也证明中国高血压患者补充叶酸减少脑卒中以及其他动脉粥样硬化性疾病具有重要价值,这些研究既反映出中国心脑血管疾病的发病特点,也对于制订更有效的减少我国人群心血管风险的防治策略有重要意义。

四、病理

根据临床及病理改变进展的快慢,高血压可分为良性高血压和恶性高血压两种类型。

(一) 良性高血压

良性高血压(benign hypertension)也称缓进型高血压(chronic hypertension),约占高血压病的 95%,其病程长,进展缓慢,多见于中、老年人。根据病变的发展过程,良性高血压可分为三期。

1. **功能紊乱期**   此期为高血压病的早期阶段,全身细小动脉(包括血管中膜仅有 1~2 层平滑肌的细动脉和血管口径在 1mm 以下的小动脉)间歇性痉挛导致血压升高,痉挛缓解后血压可恢复正常,可伴有高级中枢神经功能失调等,但血管本身无器质性病变。长期反复的细小动脉痉挛和血压升高,可使受累的血管逐渐发生器质性病变而进展至下一期。

2. **动脉病变期**

(1)细动脉硬化:细动脉硬化是高血压病最主要的特征性病变,主要表现为细动脉壁的玻璃样变,肾小球入球动脉、脾中央动脉及视网膜小动脉的玻璃样变最常见,均具有诊断意义。细动脉壁的玻璃样变是由于血管的长期痉挛,管壁缺氧导致内皮细胞和基底膜受损,内皮间隙增大,通透性增高,血浆蛋白漏入内皮下甚至中膜;同时,内皮细胞及中膜平滑肌细胞分泌的细胞外基质增多,平滑肌细胞因缺氧等发生变性、坏死。随着上述病变的进展,动脉壁逐渐被血浆蛋白、细胞外基质和坏死平滑肌细胞产生的修复性胶原纤维及蛋白多糖所代替。此时,正常细动脉壁结构消失,内皮下间隙以至管壁全层均为均质、红染无结构玻璃样物,致血管管壁增厚,管腔狭窄甚至闭塞(图 4-1)。

(2)小动脉硬化:小动脉硬化主要累及肌型小动脉,如肾弓形动脉、小叶间动脉和脑的小动脉等。由于长期处于高压状态,肌型小动脉内膜胶原纤维及弹力纤维增生,内弹力板分裂;中膜平滑肌细胞不同程度增生、肥大,伴细胞外基质增多,最终导致血管壁增厚,管腔狭窄。

（3）大动脉硬化：弹力肌型及弹力型大动脉常无明显病变，可伴发动脉粥样硬化。

临床上，此期患者表现为血压进一步升高，并维持在较高水平，失去波动性，需服用降压药才能降低血压，尿中可出现少许蛋白。

3. 内脏病变期（靶器官受累） 由于血管的长期器质性病变，此期患者多个重要脏器出现病理改变。

（1）心脏病变：长期慢性高血压可导致高血压性心脏病（hypertensive heart disease），其特征性病变为左心室肥大。由于血压持续升高，外周循环阻力增加，左心室因后负荷增加而发生代偿性肥大。心脏重量增加，可达400g（正常重量约250~350g）甚至800g以上。肉眼观，左心室壁增厚，厚度可达1.5~2.5cm（正常<1.2cm）；乳头肌和肉柱增粗、变圆；但心腔不扩大，甚至略缩小，称之为向心性肥大（concentric hypertrophy）（图4-2）。光镜下，心肌细胞增粗、变长，出现较多分支；细胞核增大、深染，呈圆形或椭圆形。早期，心排血量可维持在正常水平，不引起明显的临床症状。晚期肥大的心肌失代偿，细胞因供血不足而收缩力降低，搏出量减少，导致舒张末期心腔容积增加而心室逐渐扩张，称为离心性肥大（eccentric hypertrophy）。此时心脏仍然很大，但左心室腔扩大，心室壁相对变薄，肉柱、乳头肌变扁平。此阶段患者心功能失代偿，可出现左心衰的表现，如合并冠状动脉粥样硬化，可进一步加重心肌组织供血不足，出现心肌缺血的临床表现，如心绞痛等。当出现心力衰竭患者预后不良。

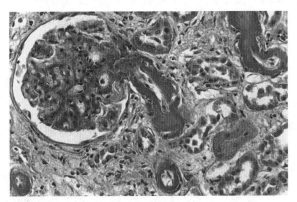 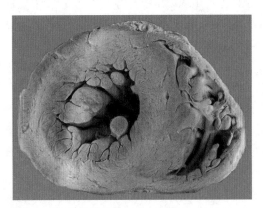

图4-1 肾入球小动脉硬化
肾小球入球动脉管壁增厚、玻璃样变，管腔狭窄。

图4-2 高血压性心脏病左心室向心性肥大
左心室壁显著增厚，乳头肌增粗，心腔不扩大。

（2）肾脏病变：高血压时，由于肾入球动脉和肌型小动脉硬化，受累的肾单位因缺血而发生纤维化、硬化或玻璃样变，导致肾的萎缩性硬化，晚期表现为原发性颗粒性固缩肾（primary granular atrophy of the kidney）或细动脉性肾硬化（arteriolar nephrosclerosis）。肉眼观，双肾对称性体积缩小，质地变硬，重量减轻，单肾质量可小于100g（正常成人约150g），表面凹凸不平，呈均匀弥漫的细小颗粒状，被膜不易剥离（图4-3）。切面肾皮质变薄，肾盂相对扩张，皮、髓质界限较模糊，肾盂周围脂肪组织填充性增生。光镜下，入球动脉及肌型动脉（弓形动脉和小叶间动脉）管壁玻璃样变硬化而增厚，导致管腔狭窄或闭塞。病变严重区域肾小球因缺血发生纤维化和玻璃样变，体积缩小；所属肾小管因缺血及功能失用而萎缩、消失，间质纤维化伴少量淋巴细胞浸润（肉眼萎缩凹陷区）。病变轻微处，肾小球及所属肾小管代偿性肥大（图4-4），扩张肾小管内可见蛋白管型（滤出的蛋白在小管内凝集成铸型，肉眼所见向表面凸起区）。肾皮质萎缩区与代偿区弥漫交杂分布，致使肾表面形成肉眼所见的均匀细小颗粒状。

临床上早期一般不会出现肾功能障碍。晚期由于病变肾单位增多，肾功能失代偿，肾血流量减少，肾小球滤过率降低，患者可出现水肿、蛋白尿等症状，严重者可出现尿毒症。

（3）脑病变：高血压病时，患者脑组织可出现一系列病变，主要有脑水肿、脑软化和脑出血。

1）脑水肿：由于脑内细小动脉的痉挛和硬化，局部脑组织缺血，毛细血管通透性增加，导致脑水肿的发生。临床上，患者可出现不同程度的头痛、头晕和眼花等症状，严重时可发生高血压脑病

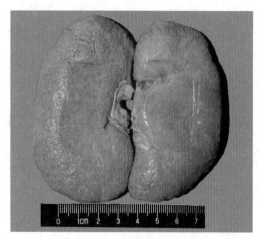

图 4-3   原发性颗粒性固缩肾
肾脏体积缩小,表面呈弥漫的细小颗粒状。

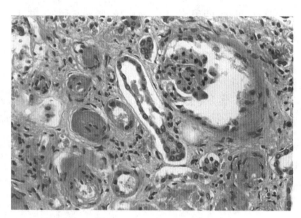

图 4-4   细动脉性肾硬化
部分肾单位萎缩、玻璃样变,部分肾单位代偿性肥大、扩张。

(hypertensive encephalopathy)。高血压脑病是指高血压时,由血压骤升引起急性脑水肿和颅内压升高,导致患者出现以中枢神经系统功能障碍为主要表现的临床综合征。主要表现为血压显著升高、剧烈头痛、呕吐和视物障碍等。严重者可出现意识障碍和抽搐,极易导致患者死亡,可出现于高血压病的各个时期。

2)脑软化(encephalomalacia):是指脑细小动脉痉挛和硬化引起的供血区脑组织的缺血性坏死,属于液化性坏死,病灶质地疏松,呈筛网状。通常梗死灶多而小,称为微梗死灶(microinfarct)或脑腔隙状梗死(cerebral lacunar infarct),常发生于壳核、丘脑、脑桥和小脑等部位,一般不引起严重后果,最终病灶吸收,由胶质瘢痕取代。但严重病例细小动脉壁可发生纤维素样坏死,并发血栓形成和微动脉瘤(microaneurysm)。

3)脑出血(cerebral hemorrhage):是高血压病最严重和致命性的并发症。常发生于基底节、内囊,其次为大脑白质、脑桥和小脑,出血范围大时也可破入侧脑室。出血区脑组织完全被破坏,形成充满坏死脑组织和血凝块的囊腔(图 4-5)。脑细小动脉硬化使血管变脆,血压突然升高时可致管壁破裂是脑出血的主要原因。此外,由于血管壁弹性降低,当失去壁外组织支撑(如微梗死灶处)时,细小动脉可局部膨出形成微动脉瘤,在此基础上出现血压突然升高或剧烈波动时,可致微动脉瘤破裂出血。脑出血多见于基底节区域(主要是豆状核区),是因为供应该区域的豆纹动脉较细,且从大脑中动脉呈直角分出,受压力较高的大脑中动脉血流直接冲击和牵引,极易发生破裂出血。

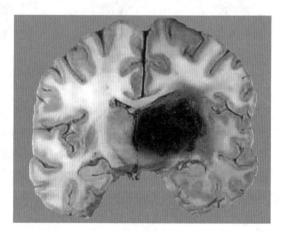

图 4-5   高血压脑出血
内囊、基底节区脑组织被血凝块取代,形成囊腔。

脑出血的临床表现取决于出血部位和出血量。内囊出血者可出现对侧肢体偏瘫及感觉消失;桥脑出血常引起同侧面神经麻痹及对侧肢体瘫痪;左侧脑出血可引起失语;当出血破入脑室时可导致昏迷甚至死亡。大出血时患者可表现为突发性昏迷、呼吸加深、脉搏加快、肢体弛缓、腱反射消失、大小便失禁等;严重者可出现陈-施(Cheyne-Stokes)呼吸、瞳孔及角膜反射消失;此外,可因血肿及脑水肿引起颅内高压并发脑疝形成,临床上出现相应症状。中等大小出血多由胶质瘢痕包裹,形成血肿或液化为囊腔。小出血可被完全吸收,由胶质瘢痕取代。

（4）视网膜病变：高血压时眼底病变的特征性改变是视网膜中央动脉硬化。检眼镜下，视网膜中央动脉变细、迂曲、反光增强，并出现动静脉交叉压迫现象；晚期可出现视网膜渗出、出血和视乳头水肿等，视力减退。

（二）恶性高血压

恶性高血压（malignant hypertension）又称为急进型高血压（accelerated hypertension）。临床起病急，病情进展迅速，多见于青壮年，血压升高显著，以舒张压升高更为明显，常高于 130mmHg。多为原发性，也可由良性高血压恶化进展而来。

恶性高血压特征性的病理改变为坏死性细动脉炎（necrotizing arteriolitis）和增生性小动脉硬化（hyperplastic arteriolosclerosis），主要累及肾脏。坏死性细动脉炎主要发生于入球动脉，表现为内膜和中膜的纤维素样坏死，免疫组化染色证实，坏死物还含有免疫球蛋白和补体成分；此外，血管壁及周围可见核碎片及单核细胞、中性粒细胞等炎症细胞浸润。当病变累及肾小球血管丛时可发生节段性坏死，伴微血栓形成或血管破裂，引起微梗死和出血。肉眼观，双侧肾脏表面光滑，可见较多点状出血和微梗死灶。增生性小动脉硬化则主要累及小叶间动脉及弓形动脉等，表现为内膜明显增厚，内弹力膜断裂，中膜平滑肌细胞增生肥大，细胞外基质增多，使血管壁呈同心圆状增厚，如洋葱皮样，管腔明显狭窄（图 4-6）。以上病变也可发生于脑和视网膜。

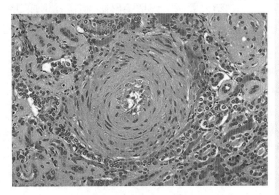

图 4-6 恶性高血压
增生性小动脉硬化，血管壁呈同心圆状增厚，
管腔狭窄。

临床上，患者血压显著升高，常超过 230/130mmHg，多发生高血压脑病，出现视网膜出血和视乳头水肿。患者常有持续性蛋白尿、血尿和管型尿，较早出现肾衰竭，多因迅速发展的尿毒症而死亡，也可死于脑出血或心力衰竭。

五、病理生理

从血流动力学角度，血压主要决定于心排血量和体循环周围血管阻力，平均动脉血压（MBP）＝心排血量（CO）× 总外周血管阻力（PR）。随年龄增加常可呈现不同血流动力学特征。

1. 对于年轻高血压患者而言，血流动力学主要改变为心排血量增加和主动脉硬化，体现了交感神经系统的过度激活，一般发生于男性。

2. 对于中年（30~50 岁）高血压患者而言，主要表现为舒张压增高，伴或不伴收缩压增高。单纯舒张期高血压常见于中年男性，伴随体重增加。血流动力学主要特点为周围血管阻力增加而心排血量正常。

3. 对于老年高血压患者而言，单纯收缩期高血压是最常见的类型。流行病学显示人群收缩压随年龄增长而增高，而舒张压增长至 55 岁后逐渐下降。脉压的增加提示中心动脉的硬化以及周围动脉回波速度的增快导致收缩压增加。单纯收缩期高血压常见于老年和妇女，也是舒张性心力衰竭的主要危险因素之一。

六、临床表现

（一）症状

大多数起病缓慢，常见症状有头晕、头痛、颈项板紧、疲劳、心悸等，也可出现视力模糊、鼻出血等较重症状，典型的高血压头痛在血压下降后即可消失。高血压患者可以同时合并其他原因的头痛，往往与血压水平无关,例如精神焦虑性头痛、偏头痛、青光眼等。如果突然发生严重头晕与眩晕,要注意可能是脑血管病或者降压过度、直立性低血压。很多高血压患者缺乏特殊临床表现,导致诊断延迟,仅在测量血压时或发生心、脑、肾等并发症时才被发现,并出现受累器官功能衰竭的症状。

（二）体征

高血压体征一般较少。周围血管搏动、血管杂音、心脏杂音等是重点检查的项目。应重视的是颈部、背部两侧肋脊角、上腹部脐两侧、腰部肋脊处的血管杂音,较常见。心脏听诊可有主动脉瓣区第二心音亢进、收缩期杂音或收缩早期喀喇音。

有些体征常提示继发性高血压可能,例如突眼提示甲状腺功能亢进症;腰部肿块提示多囊肾或嗜铬细胞瘤;股动脉搏动延迟出现或缺如,下肢血压明显低于上肢,提示主动脉缩窄;向心性肥胖、紫纹与多毛,提示皮质醇增多症。

（三）并发症

1. **脑血管病**　包括脑出血、脑血栓形成、腔隙性脑梗死、短暂性脑缺血发作。参阅神经科教材。

2. **心力衰竭和冠心病**　参阅本书相关章节。

3. **慢性肾衰竭**　参阅本书相关章节。

4. **主动脉夹层**　参阅本书相关章节。

（四）实验室检查

1. **基本项目**　血液生化(钠、钾、空腹血糖、总胆固醇、甘油三酯、高密度脂蛋白胆固醇、低密度脂蛋白胆固醇、尿酸、肌酐),全血细胞计数、血红蛋白和血细胞比容,尿液分析(蛋白、糖和尿沉渣镜检),心电图。

2. **推荐项目**　24h 动态血压监测、超声心动图、颈动脉超声、餐后 2h 血糖、糖化血红蛋白、血同型半胱氨酸、尿白蛋白定量、尿蛋白定量、血清高敏 C 反应蛋白、眼底、胸部 X 线检查、脉搏波传导速度以及踝臂血压指数等。

动态血压监测(ambulatory blood pressure monitoring,ABPM)是由仪器自动定时测量血压,每隔 15~30min 自动测压,连续 24h 或更长时间。正常人血压呈明显的昼夜节律,表现为双峰一谷,在上午 6~10 时及下午 4~8 时各有一高峰,而夜间血压明显降低。目前认为动态血压的正常参考范围为:24h 平均血压 <130/80mmHg,白天血压均值 <135/85mmHg,夜间血压均值 <120/70mmHg。动态血压监测可诊断白大衣高血压,发现隐蔽性高血压,检查是否存在顽固性高血压,评估血压升高程度、短时变异和昼夜节律以及治疗效果等。

3. **选择项目**　对怀疑为继发性高血压患者,根据需要可以分别选择以下检查项目:血浆肾素活性、血和尿醛固酮、血和尿皮质醇、血肾上腺素及去甲肾上腺素、血和尿儿茶酚胺、动脉造影、肾和肾上腺超声、CT 或 MRI、睡眠呼吸监测等。对有并发症的高血压患者,进行相应的心、脑、肾功能和认识功能检查。

4. **遗传学分析**　虽然高血压全基因组关联分析报道了一批与血压水平或高血压相关的基因位点,但目前临床基因诊断仅适用于 Liddle 综合征、糖皮质激素可治性醛固酮增多症等单基因遗传性高血压。

七、诊断

高血压诊断主要根据诊室测量的血压值,采用经核准的汞柱式或电子血压计,测量安静休息坐位时上臂肱动脉部位血压,一般需非同日测量三次血压值收缩压均 ≥ 140mmHg 和 / 或舒张压均 ≥ 90mmHg 可诊断高血压。患者既往有高血压史,正在使用降压药物,血压虽然正常,也诊断为高血压。也可参考家庭自测血压收缩压 ≥ 135mmHg 和 / 或舒张压 ≥ 85mmHg 和 24h 动态血压收缩压平均值 ≥ 130mmHg 和 / 或舒张压 ≥ 80mmHg,白天收缩压平均值 ≥ 135mmHg 和 / 或舒张压平均值

≥ 85mmHg,夜间收缩压平均值 ≥ 120mmHg 和 / 或舒张压平均值 ≥ 70mmHg 进一步评估血压。一般来说,左、右上臂的血压相差 <1.33~2.66kPa(10~20mmHg)。如果左、右上臂血压相差较大,要考虑一侧锁骨下动脉及远端有阻塞性病变。如疑似直立性低血压的患者还应测量平卧位和站立位血压。是否血压升高,不能仅凭 1 次或 2 次诊室血压测量值,需要经过一段时间的随访,进一步观察血压变化和总体水平。对于高血压患者准确诊断和长期管理,除诊室血压外,更要充分利用家庭自测血压和动态血压的方法,全面评估血压状态,从而能更有效地控制高血压。

根据 WHO 减少汞污染的倡议,电子血压计将是未来主要的血压测量工具。随着科学技术的发展,血压测量的准确性和便捷性将进一步改进,现在血压的远程监测和无创每搏血压的测量已初步应用于临床。

八、危险评估和预后

高血压患者的预后不仅与血压水平有关,而且与是否合并其他心血管危险因素以及靶器官损害程度有关。因此从指导治疗和判断预后的角度,应对高血压患者进行心血管危险分层,将高血压患者分为低危、中危、高危和很高危。具体危险分层标准根据血压升高水平(1、2、3 级)、其他心血管危险因素、糖尿病、靶器官损害以及并发症情况,见表 4-2。用于分层的其他心血管危险因素、靶器官损害和并发症见表 4-3。

表 4-2　高血压患者心血管危险分层标准

其他危险因素和病史	血压 SBP 130~139mmHg 和 / 或 DBP 85~89mmHg	高血压		
		1 级	2 级	3 级
无	—	低危	中危	高危
1~2 个其他危险因素	低危	中危	中危	很高危
≥ 3 个其他危险因素或靶器官损害或 CKD3 期,无并发症的糖尿病	中危 / 高危	高危	高危	很高危
临床合并症,或 CKD ≥ 4 期,有并发症的糖尿病	高危 / 很高危	很高危	很高危	很高危

CKD,慢性肾脏病;SBP,收缩压;DBP,舒张压。

表 4-3　影响高血压患者心血管预后的重要因素

分类	影响因素
心血管危险因素	高血压(1~3 级)
	年龄:>55 岁(男性);>65 岁(女性)
	吸烟或被动吸烟
	糖耐量受损和 / 或空腹血糖受损
	血脂异常 　TC ≥ 5.2mmol/L(240mg/dl)或 　LDL-C>3.4mmol/L(160mg/dl)或 　HDL-C<1.0mmol/L(40mg/dl)
	早发心血管病家族史(一级亲属发病年龄 <50 岁)
	腹型肥胖(腰围:男性 ≥ 90cm,女性 ≥ 85cm)或肥胖(BMI ≥ 28kg/m^2)
	血同型半胱氨酸升高(≥ 15μmol/L)

续表

分类	影响因素
靶器官损害	左心室肥厚 　　心电图：Sokolow-Lyon 电压 >3.8mV 或 Cornell 乘积 >244mV·ms 　　超声心动 LVMI：男性 ≥ 115g/m², 女性 ≥ 95g/m² 颈动脉超声 IMT ≥ 0.9mm 或动脉粥样硬化斑块 颈股动脉 PWV ≥ 12m/s ABI<0.9 eGFR30~59ml/(min·1.73m²) 或血肌酐轻度升高 115~133μmol/L(1.3~1.5mg/dl, 男性)、107~124μmol/L(1.2~1.4mg/dl, 女性) 尿微量白蛋白 30~300mg/24h 或白蛋白/肌酐 ≥ 30mg/g
伴随临床疾病	脑血管病 　　脑出血，缺血性脑卒中，短暂性脑缺血发作 心脏疾病 　　心肌梗死，心绞痛，冠状动脉血运重建，慢性心力衰竭，心房颤动 肾脏疾病 　　糖尿病肾病，肾功能受损，eGFR<30ml/(min·1.73m²) 　　肌酐：≥ 133μmol/L(1.5mg/dl, 男性)，≥ 124μmol/L(1.4mg/dl, 女性) 　　尿蛋白 ≥ 300mg/24h 周围血管病 视网膜病变 　　出血或渗出，视乳头水肿 糖尿病

注：TC，总胆固醇；LDL-C，低密度脂蛋白胆固醇；HDL-C，高密度脂蛋白胆固醇；BMI，体质指数；LVMI，左心室质量指数；IMT，内膜中层厚度；ABI，踝臂指数；PWV，脉搏波传导速度；eGFR，估测的肾小球滤过率。

九、治疗

(一) 目的与原则

原发性高血压目前尚无根治方法。临床证据表明收缩压下降 10~20mmHg 或舒张压下降 5~6mmHg，3~5 年内脑卒中、冠心病与心脑血管病死亡率事件分别减少 38%、16% 与 20%，心力衰竭减少 50% 以上，高危患者获益更为明显。降压治疗的最终目的是减少高血压患者心、脑血管病的发生率和死亡率。

高血压治疗原则如下：

1. 治疗性生活方式干预　适用于所有高血压患者。

(1)减轻体重：BMI 应控制在 <24kg/m²；体重降低对改善胰岛素抵抗、糖尿病、血脂异常和左心室肥厚均有益。

(2)减少钠盐摄入：膳食中约 80% 钠盐来自烹调用盐和各种腌制品，所以应减少烹调用盐，每人每日食盐量不超过 6g。

(3)补充钾盐：每日吃新鲜蔬菜和水果。

(4)减少脂肪摄入：减少食用油摄入，少吃或不吃肥肉和动物内脏。

(5)戒烟限酒。

(6)增加运动:运动有利于减轻体重和改善胰岛素抵抗,提高心血管调节适应能力,稳定血压水平。

(7)减轻精神压力,保持心态平衡。

(8)必要时补充叶酸制剂。

2. 降压药物治疗对象

(1)高血压2级或以上患者。

(2)高血压合并糖尿病,或者已经有心、脑、肾靶器官损害或并发症患者。

(3)凡血压持续升高,改善生活方式后1~3个月血压仍未获得有效控制者。高危和很高危患者必须使用降压药物强化治疗。

3. 血压控制目标值 目前一般主张血压控制目标值应<140/90mmHg。糖尿病、慢性肾脏病、心力衰竭或病情稳定的冠心病合并高血压患者,血压控制目标值<130/80mmHg。对于老年收缩期高血压患者,收缩压控制于150mmHg以下,如果能够耐受可降至140mmHg以下。应尽早将血压降低到上述目标血压水平,但并非越快越好。大多数高血压患者,应根据病情在4~12周内将血压逐渐降至目标水平。年轻、病程较短的高血压患者,可较快达标。但老年人、病程较长或已有靶器官损害或并发症的患者,降压速度宜适度缓慢。

4. 多重心血管危险因素协同控制 各种心血管危险因素之间存在关联,大部分高血压患者合并其他心血管危险因素。降压治疗后尽管血压控制在正常范围,其他危险因素依然对预后产生重要影响,因此降压治疗应同时兼顾其他心血管危险因素控制。降压治疗方案除了必须有效控制血压,还应兼顾对血糖、血脂、尿酸和同型半胱氨酸等多重危险因素的控制。

(二)降压药物治疗

高血压的药物治疗始于20世纪50年代,神经节阻断药如六甲溴胺(hexamethonium bromide)、美卡拉明(mecamylamine)等开始应用,这类药物通过选择性阻断神经节突触后膜上nAChR产生强大的降压作用,但不良反应较多。1957年,利尿药问世并用于高血压的治疗,大规模临床试验已证明,噻嗪类利尿药可降低高血压并发症如脑卒中和心力衰竭的发生率和病死率,2004年我国公布的高血压指南已将利尿药作为降压治疗的一线基础用药。1952年肼屈嗪作为血管扩张药用于降压。随后胍乙啶(guanethidine)与利血平(reserpine)开始应用,二者均可通过影响儿茶酚胺的贮存和释放,导致去甲肾上腺素神经末梢囊泡内递质耗竭而降压,但因其神经系统与消化系统不良反应较多,目前仅作为工具药使用。60年代中枢性降压药可乐定、钾通道开放药二氮嗪、β受体阻断药普萘洛尔等用于高血压治疗。此后,选择性α₁受体阻断药哌唑嗪等,钾通道开放药米诺地尔等以及选择性咪唑啉受体激动药莫索尼定、利美尼定相继问世。70年代血管紧张素转化酶(ACE)抑制药卡托普利(captopril)应用于临床。1978年WHO将β受体阻断药作为治疗高血压的一线药物。1994年第一个血管紧张素Ⅱ受体阻断药(angiotensin Ⅱ receptor blocker, ARB)氯沙坦应用于临床。ACE抑制药与ARB应用于临床使高血压的药物治疗进入一个新时代,这类药物不仅能有效降低血压,且能防止和逆转高血压所致心室肥厚。

理想的抗高血压药物应具有以下特点:①有效降压而不产生耐受;②不良反应少,不增加或能改善心血管疾病的危险因素;③可逆转靶器官的损伤;④能改善患者的临床预后和生活质量;⑤服用方便,价格经济。随着对高血压发病机制研究的不断深入,基因与生物工程技术的不断发展,将会有更多适合于临床应用的新型抗高血压药物问世。

1. 降压药物应用基本原则

(1)个体化原则:常用的五大类降压药物均可作为初始治疗用药,建议根据特殊人群的类型、合并症、药物有效性和耐受性,兼顾患者经济条件及个人意愿,选择药物,进行个体化治疗。

(2)联合治疗:应根据血压水平和心血管风险选择初始单药或联合治疗。联合治疗可增加降压效果又不增加不良反应,在低剂量单药治疗效果不满意时,可以采用两种或两种以上降压药物联合治疗。事实上,2 级以上高血压为达到目标血压常需联合治疗。对血压 ≥ 160/100mmHg 或高于目标血压 20/10mmHg 的高危患者,起始即可采用小剂量两种药物联合治疗或用固定复方制剂。使用单片固定复方制剂有利于提高血压达标率。简单、有效而且性价比高的药物使用方案,有利于基层高血压的管理。对部分血压 ≥ 140/90mmHg 的患者,也可起始小剂量联合治疗。

(3)起始剂量:一般患者采用常规剂量,老年人及高龄老年人初始治疗时通常应采用较小的有效治疗剂量。根据需要,可考虑逐渐增加至足剂量。

(4)长效降压药物:优先使用长效降压药物,平稳降压,有效控制 24h 血压,从而有效控制夜间血压与晨峰血压,更有效预防心脑血管并发症发生。

(5)药物经济学:高血压需要终身治疗,需要考虑成本 / 效益。

2. **抗高血压药物的分类**   动脉血压的形成有赖于循环血量、心脏射血及外周阻力,脑、心、血管、肾等器官由神经 - 体液因素调控参与血压的调节。抗高血压药物通过作用于上述系统的一个或多个环节而达到降低血压的目的(图 4-7)。

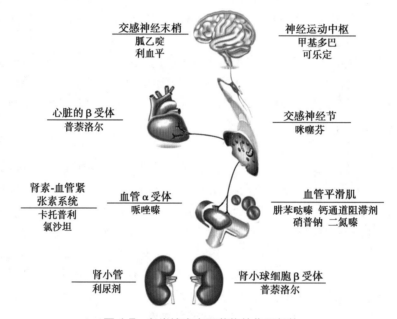

图 4-7   各类抗高血压药物的作用部位

根据抗高血压药物的作用部位或作用机制,可将其分为 6 类。

(1)利尿剂:包括中效能利尿药氢氯噻嗪等;高效能利尿药呋塞米等和低效能利尿药螺内酯、氨苯蝶啶等。

(2)钙通道阻滞剂:硝苯地平、维拉帕米、地尔硫䓬等。

(3)肾素 - 血管紧张素系统抑制剂:包括 ACE 抑制药卡托普利、依那普利、雷米普利等;血管紧张素 II 受体(AT$_1$ 受体)阻断药(ARB)氯沙坦、替米沙坦、缬沙坦等和肾素抑制药雷米克林等。

(4)交感神经抑制剂:包括中枢性降压药可乐定等;神经节阻断药樟磺咪芬等;去甲肾上腺素能神经末梢阻断药利血平、胍乙啶等;肾上腺素受体阻断药,其中又包括 β 受体阻断药如普萘洛尔、美托洛尔等,α$_1$ 受体阻断药如哌唑嗪等,α 及 β 受体阻断药如拉贝洛尔、卡维地洛。

(5)血管扩张剂:肼屈嗪、硝普钠等。

(6)钾通道开放剂:二氮嗪、米诺地尔等。

目前我国临床常用的抗高血压药物主要有利尿剂、ACE 抑制剂、ARB 及钙通道阻滞剂和 β 受体阻断剂。中枢性降压剂和血管扩张剂现已较少单用,多用于抗高血压的联合用药或复方制剂的治疗。

3. 各类抗高血压药物的作用特点

(1)利尿剂:循环血量是形成动脉血压的基本因素之一,机体的神经-体液机制通过调节水盐平衡,维持循环血量的相对稳定。高血压的非药物疗法即通过减少 Na^+ 摄入量而抑制循环血量的增加,从而缓解血压的升高;临床则可采用利尿药单独或与其他药物合用,通过影响体内 Na^+ 平衡治疗高血压。

【药理作用与机制】　应用高效能、中效能及低效能利尿药均可通过排钠利尿减少细胞外液容量、降低心排血量而使血压下降。临床治疗高血压最常选用具有中等程度利尿作用的噻嗪类药物。降压作用温和、持久,一般用药 2~4 周可达最大疗效。长期用药无明显耐受性。噻嗪类利尿药降低动脉血压的确切机制尚未完全阐明。主要机制如下:

1)用药初期,噻嗪类可通过抑制肾脏远曲小管 Na^+ 的重吸收,产生利尿作用而减少机体细胞外液量和循环血量,从而减少心排血量,降低血压。

2)连续应用噻嗪类利尿药 6~8 周后血容量、心排血量可逐渐恢复至用药前水平,但外周血管阻力持续下降。有实验表明,肾切除患者及动物应用噻嗪类未见降压作用,对血管平滑肌亦无作用。因此,噻嗪类利尿药长期降压作用机制可能是因排钠而降低血管平滑肌内 Na^+ 浓度,通过平滑肌细胞 Na^+-Ca^{2+} 交换机制,降低胞内 Ca^{2+} 含量,从而降低血管平滑肌细胞对缩血管物质的亲和力与反应性,增强对舒血管物质的敏感性。

此外,噻嗪类利尿药的降压机制可能还包括下调 AT_1 受体、开放血管平滑肌细胞钾通道及诱导血管壁产生扩血管物质等。

【临床应用】　噻嗪类利尿药是临床治疗高血压的基础药物,起始降压均通过增加尿钠的排泄,并通过降低血浆容量、细胞外液容量和心排血量而发挥降压作用,能明显提升高血压患者的生活质量。低剂量的噻嗪类利尿药是大多数高血压患者药物治疗的初始选择之一,单用适用于治疗轻、中度高血压,具有疗效好、费用低、副作用少、降低心脑血管并发症等优点;与其他抗高血压药物合用可有协同效应,能抵消血管扩张药及交感神经抑制药等引起的水钠潴留,用于治疗各类高血压,尤其对老年或伴有心力衰竭者效果好。噻嗪类利尿药常和保钾利尿药联用,保钾利尿药中醛固酮受体拮抗药是比较理想的选择,后者主要用于原发性醛固酮增多症、难治性高血压。袢利尿药适用于肾功能不全或难治性高血压患者,其不良反应与剂量密切相关,故通常应采用小剂量。此外,噻嗪类利尿药可引起尿酸升高,痛风及高尿酸血症患者慎用。

吲达帕胺(indapamide)属噻嗪样利尿药,具有轻度利尿和钙通道阻滞作用,降压作用温和、疗效确切,且有心脏保护作用;不良反应少,不引起血脂改变,对伴有高脂血症的患者可用吲达帕胺替代噻嗪类利尿药。

【不良反应】　长期应用利尿药会引起水电解质平衡紊乱,连续或大剂量应用噻嗪类利尿药可引起高血糖、高血脂,并增高血浆肾素活性。患者适度限钠或与保钾利尿药、β 受体阻断药、ACE 抑制药、ARB 合用可避免或减少不良反应。肾功能不全或少尿者禁用螺内酯、氨苯蝶啶等具有保钾作用的利尿药。

(2)钙通道阻滞剂:钙通道阻滞剂降压机制主要为阻滞血管平滑肌细胞 L 型钙通道,抑制细胞外 Ca^{2+} 内流,松弛血管平滑肌,降低外周阻力,产生降压作用。本类药物还具有抗动脉粥样硬化作用,适用于高血压伴动脉粥样硬化的患者;各类钙通道阻滞剂对心脏和血管的选择性不同,二氢吡啶类(硝苯地平等)、苯烷胺类(维拉帕米等)和苯并噻氮䓬类(地尔硫䓬)均具有一定的降压作用,以二氢吡啶类对血管作用较强,苯烷胺类对心脏作用最强,苯并噻氮䓬类介于二者之间。

临床常用于降压的钙通道阻滞剂主要是二氢吡啶类,二氢吡啶类有明显的周围血管舒张作用,而对心脏自律性、传导性和收缩性影响较小。根据药物作用持续时间,该类药物又可分为短效和长效。长效包括长半衰期药物,例如氨氯地平、左旋氨氯地平;脂溶性膜控型药物,例如拉西地平和乐卡地平;缓释或控释制剂,例如非洛地平缓释片、硝苯地平控释片。已发现该类药物对老年高血压患者卒中的预防特别有效,在延缓颈动脉粥样硬化和降低左室肥厚方面优于β受体阻断药,但心动过速与心力衰竭患者应慎用。非二氢吡啶类钙通道阻滞药如维拉帕米和地尔硫䓬,主要影响心肌收缩和传导功能,不宜在心力衰竭、窦房结传导功能低下或心脏传导阻滞患者中使用。

硝苯地平

【药理作用】　硝苯地平(nifedipine)对血压正常者影响不明显,但对高血压者能扩张外周血管,降压作用快而强,伴反射性心率加快,心排血量增加及血浆肾素活性增高;可改善冠状动脉血流量,改善心绞痛患者的症状。

【体内过程】　口服易吸收,半衰期($t_{1/2}$)为3~4h,主要在肝脏代谢,少量以原形药经肾脏排出。

【临床应用】　对各类高血压均有降压作用,尤其适用于低肾素性高血压,可单用或与利尿药、β受体阻断药、ACE抑制药合用。临床常用缓释与控释剂型,不良反应较少,适用于高血压的长期治疗。

【不良反应】　副作用轻微而短暂,与药物的扩血管作用相关。常见头痛、颜面潮红、眩晕、心悸、踝部水肿等。能反射性兴奋交感神经而引起心率增加,故慎用于伴有缺血性心脏病者,以免加剧缺血症状。

尼群地平

尼群地平(nitrendipine)药理作用与硝苯地平相似,但舒张血管与降压作用较硝苯地平强,维持时间较长,不良反应与硝苯地平相似,反射性心率加快等不良反应较少。适用于各类高血压的治疗。肝功能不良者慎用或减量,与地高辛合用可增加地高辛血药浓度。

拉西地平

拉西地平(lacidipine)对血管的选择性高,降压作用起效缓慢,维持时间较长,不易引起反射性心率加快和心排血量增加,用于轻、中度高血压。不良反应有心悸、头痛、颜面潮红及水肿等。

氨氯地平

氨氯地平(amlodipine)作用与硝苯地平相似,降压作用较硝苯地平温和,$t_{1/2}$为40~50h,作用维持时间长,不易引起交感神经反射性兴奋。不良反应同硝苯地平。

(3)肾素-血管紧张素系统抑制剂:肾素-血管紧张素系统(renin-angiotensin system,RAS)是由肾素、血管紧张素及其受体等组成的体液调节系统,参与机体血压稳态、水电解质平衡及心血管重塑等功能的调控。机体RAS分为全身性及局部RAS,在心肌、血管平滑肌、骨骼肌、脑、肾等多种器官组织中存在相对独立的局部RAS,通过旁分泌和/或自分泌方式直接调控心血管活动。

机体RAS呈链式反应过程,即肝脏产生的血管紧张素原在肾素作用下水解为Ang I,后者在ACE的作用下转变为Ang II;此外,血管内皮、平滑肌、心肌等局部组织中存在糜酶(chymase)途径,也可将Ang I转化为Ang II。

Ang II是机体RAS的主要效应分子,Ang II通过激动AT_1受体,产生对心血管系统广泛的影响。

1)对血管的作用:Ang II可直接激活血管平滑肌细胞AT_1受体,促进全身微动脉收缩,升高血压;亦可促静脉收缩,使回心血量增多。Ang II可作用于交感缩血管纤维末梢上突触前血管紧张素II受体2(angiotensin II receptor 2,AT_2受体),使递质释放增多,从而导致外周交感神经张力增高。Ang II还可作用于中枢神经系统,增加中枢交感神经放电活动,兴奋交感缩血管中枢,外周血管阻力增大,血压升高。Ang II作为一种血管生长刺激因子能引起血管平滑肌的增生和血管构型重建。

2)对心脏的作用:循环中Ang II可直接作用于心脏,引起心率加快、心肌收缩力增强,局部RAS产生的Ang II对心脏主要引起正性肌力作用,诱导心肌肥厚,影响冠状动脉阻力。Ang II亦可作用于心脏交感神经末梢突触前膜AT_2受体,促进去甲肾上腺素释放表现为正性肌力和正性频率作用。Ang II刺激心脏胶原合成与纤维化,促进纤维细胞增生与心肌细胞肥大,导致心肌肥厚。

3)对肾脏的作用:循环与局部组织中Ang II作用于肾皮质球状带,促进醛固酮的合成与分泌,增加水钠潴留,使循环血容量增加;刺激肾上腺细胞生长;可收缩肾血管及通过增加肾交感神经张力,降低肾血流量,减少Na^+排泄;Ang II还可引起或增强渴感,并导致饮水行为。

Ang Ⅱ几乎参与了高血压发生与发展过程的每一个环节,循环中 Ang Ⅱ主要发挥对血流动力学的急性调节作用;局部组织 Ang Ⅱ主要与高血压的进展、血管重构及心肌肥厚等长期效应有关。如应用药物干预 Ang Ⅱ的作用,将会影响由 Ang Ⅱ所致血压升高及心血管疾病的发生及发展。

目前作用于 RAS 的抗高血压药物有血管紧张素转化酶抑制剂(angiotensin converting enzyme inhibitor,ACEI)、Ang Ⅱ受体阻断剂和肾素抑制剂。

1)血管紧张素转化酶抑制剂:目前临床应用的 ACE 抑制药有二十余种,根据化学结构分为三类:含巯基(-SH)的卡托普利(captopril)、阿拉普利(alacepril)等;含羧基(-COOH)的依那普利(enalapril)、赖诺普利(lisinopril)、喹那普利(quinapril)、培哚普利(perindopril)等;含次磷酸基(-POOR)的福辛普利(fosinopril)等。

【药理作用与机制】　ACE 为大分子含锌酸性糖蛋白,ACE 抑制剂可与 Ang Ⅰ或缓激肽竞争 ACE,从而竞争性拮抗 ACE 发挥作用。因此,ACE 抑制剂可抑制 Ang Ⅰ转化为 Ang Ⅱ,降低循环及局部组织中 Ang Ⅱ浓度,发挥降压与靶器官保护作用。具体表现为:①抑制循环与组织 RAS:ACE 抑制剂通过抑制 ACE,减少循环及心、脑、肾、血管壁组织中 Ang Ⅱ的生成,减弱其缩血管作用;同时,减少缓激肽降解,提高缓激肽含量而产生舒血管效应。因此,ACE 抑制剂扩张小动脉及小静脉,降低外周阻力,降低心脏的前负荷与后负荷。②抑制心脏与血管重塑:ACE 抑制剂通过降低心肌 ACE 活性,减少心肌细胞肥大,预防与逆转心肌肥厚,改善心脏的收缩与舒张功能;抑制血管组织 ACE 活性,阻止 Ang Ⅱ促平滑肌细胞增生与成纤维细胞增殖,改善动脉顺应性,抑制血管重塑。③肾脏保护作用:ACE 抑制剂能增加肾血流量,并减少肾脏组织中 Ang Ⅱ,促进水钠排泄,减轻水钠潴留。④减弱神经系统 Ang Ⅱ作用:ACE 抑制剂作用于交感神经末梢突触前膜 AT 受体,减少去甲肾上腺素释放;同时能抑制中枢 RAS,降低外周交感神经活性,降低血压。⑤抗动脉粥样硬化:ACE 抑制剂能保护血管内皮细胞,改善血管内皮功能,抗高血压、高血脂等对内皮细胞的损伤,保护血管内皮功能。一些 ACE 抑制药能通过抗氧化作用促内源性舒张因子的释放,扩张血管,抑制动脉粥样硬化的形成。⑥改善胰岛素的敏感性:卡托普利等可增加胰岛素敏感性,减轻胰岛素抵抗。有临床试验表明,卡托普利、赖诺普利、培多普利及雷米普利可降低高血压患者及正常血压而有糖尿病肾病者的尿蛋白。

与其他抗高血压药物相比,ACE 抑制剂具有以下优点:降压时对心排血量基本无影响,无反射性心率加快;可预防和逆转心肌与血管的重塑;改善肾功能,保护肾脏;改善胰岛素抵抗。

【临床应用】　适用于各型高血压,轻、中度高血压患者单用即可控制血压,临床与利尿剂及钙通道阻滞剂合用产生协同作用。ACE 抑制剂对肾实质性、原发性高血压、老年性高血压、高血压合并脑或外周血管疾病及高血压合并肾功能减退等疗效较好。由于其对心、脑、肾的保护作用及抑制心脏与血管重塑,增加胰岛素抵抗患者的胰岛素敏感性,适用于伴有慢性心功能不全、心脑血管缺血性疾病、糖尿病及肾病的高血压患者,显著改善生活质量。尤其适用于伴慢性心力衰竭、冠心病、糖尿病/或非糖尿病肾病、蛋白尿或微量白蛋白尿患者。

【体内过程】　ACE 抑制剂的体内代谢过程差异较大。多数 ACE 抑制剂如依那普利、喹那普利、培哚普利等为前体药,须在体内转化后才能发挥作用。除福辛普利和司派普利通过肝、肾清除外,ACE 抑制剂主要通过肾脏清除,ACE 抑制剂血浆清除率降低,肾功能显著降低者,应减少用量。

【不良反应】　多数患者对 ACE 抑制剂耐受良好。常见不良反应如下:①首剂现象:口服吸收快、生物利用度高的药物易发生首剂低血压,用药宜从小剂量开始使用,并监测动脉血压变化。②刺激性干咳:为最常见不良反应,是患者不能耐受而被迫停药的主要原因。常发生于用药 1 周至数月之内,一般昼轻夜重。咳嗽较重的患者有时需要停药,停药后约 1 周内基本消失。依那普利与赖诺普利引起干咳的发生率比卡托普利高,而福辛普利的发生率较低。③高钾血症:多见于肾功能减退、慢性心力衰竭、糖尿病及老年患者,以及合并应用钾盐或保钾利尿药、肝素、非甾体抗炎药物者。④急性肾衰竭:正常人应用一般对肾小球滤过率无明显影响;多发生于心功能不全者过度利尿、血容量不足、低钠血症、双侧肾动脉狭窄及肾移植等。⑤血管神经性水肿：症状可从恶心，呕吐、腹泻、肠绞痛等轻度胃肠功能紊乱，到喉头水肿、呼吸困难而死亡。罕见，多发生在治疗第 1 个月内，一旦发生应停药。⑥对妊娠与哺乳的影响：有致畸作用，孕妇服用可引起羊水过少、胎儿肺发育不良、生长延缓、肾脏发育障碍、新生儿无尿及新生儿死亡等，故孕妇禁用。亲脂性 ACE 抑制药雷米普利与福辛普利可由乳汁分泌，故哺乳期妇女禁用。⑦含 -SH 结构的 ACE 抑制药的不良反应：含 -SH 基团的卡托普利可产生皮疹、味觉异常和白细胞减少等。

卡 托 普 利

【药理作用及机制】　卡托普利（captopril，疏甲丙脯酸，甲疏丙脯酸）具有轻至中等强度的降压作用，可降低外周阻力，增加肾血流量，不伴反射性心率加快。其降压机制如下：抑制 ACE，使 Ang Ⅰ 转变为 Ang Ⅱ 减少，从而产生血管舒张作用；同时减少醛固酮分泌，以利于排钠；特异性肾血管扩张亦加强排钠作用；由于抑制缓激肽的水解，使缓激肽增多；卡托普利亦可抑制交感神经系统活性。

【临床应用】　适用于各型高血压。目前为抗高血压治疗的一线药物之一。60%~70% 患者单用本品能使血压控制在理想水平，加用利尿药则 95% 患者有效。本品尤其适用于合并有糖尿病及胰岛素抵抗、左心室肥厚、心力衰竭、急性心肌梗死的高血压患者，可明显改善生活质量且无耐药性，连续用药 1 年以上疗效不会下降，而且停药不反跳。卡托普利与利尿药合用于重型或顽固性高血压疗效较好。

依 那 普 利

依那普利（enalapril）为不含 -SH 的长效、高效 ACEI。依那普利为前体药，在体内被肝脏酯酶水解转化为苯丁羟脯酸（enalaprilat，依那普利拉），后者能与 ACE 持久结合而发挥抑制作用。降压机制与卡托普利相似，但抑制 ACE 的作用较卡托普利强 10 倍。能降低总外周血管阻力，增加肾血流量。降压作用强而持久。口服后最大降压作用出现在服药后 6~8h，作用持续时间较长，可每日给药 1 次。剂量超过 10mg 后，增加剂量只延长作用持续时间。临床主要用于高血压的治疗。有报道其对心功能的有益影响优于卡托普利。不良反应、药物相互作用与卡托普利相似。因为其不含 -SH，故无典型的青霉胺样反应（皮疹、嗜酸性粒细胞增多等）。因作用强，引起咳嗽等不良反应明显，合并有心力衰竭时低血压亦较多见，应适当控制剂量。

2) 血管紧张素 Ⅱ 受体（AT1 受体）阻滞剂（ARB）：Ang Ⅱ 通过靶器官上的受体介导而产生生物学效应。目前发现 AT 受体有四种亚型，即 AT_1、AT_2、AT_3 和 AT_4 受体。其中 AT_1 受体主要分布于心脏、血管、肾脏及肾上腺，主要介导血管收缩、醛固酮分泌、促钠重吸收及心肌和血管壁细胞的生长与增殖。本类药可选择性阻断 AT_1 受体，降低血压，逆转心室重构。

最初发现的 AT 受体阻滞剂为沙拉新（saralasin），属肽类，不能口服，临床应用受限。非肽类 AT_1 受体阻滞剂包括氯沙坦（losartan）、厄贝沙坦（irbesartan）、缬沙坦（valsartan）、坎地沙坦（candesartan）、替米沙坦（telmisartan）、阿利沙坦、奥美沙坦等，具有受体亲和力高、选择性强、口服有效、作用时间长、无激动效应等优点。

【药理作用与机制】　AT_1 受体阻滞剂，在受体水平阻断 RAS，与 ACE 抑制剂相比，具有作用专一的特点。AT_1 受体被阻断后，Ang Ⅱ 收缩血管与刺激肾上腺皮质释放醛固酮的作用受到抑制，导致血压降低。

AT_1 受体被阻断后，反馈性地增加血浆肾素水平，引起血浆 Ang Ⅱ 浓度升高。但由于 AT_1 受体已被阻断，这些反馈性作用难以实现。但是血浆中升高的 Ang Ⅱ 通过激活 AT_2 受体，可激活缓激肽 -NO 途径，产生舒张血管、降低血压、抑制心血管重构等效应，有益于高血压的治疗。AT_1 受体被阻断后醛固酮产生减少，水钠潴留随之减轻。虽然 ACE 抑制药和 AT_1 受体阻断药治疗初期可降低血浆醛固酮水平，但长期治疗时则可发生醛固酮回弹或"逃逸"。

与 ACE 抑制剂相比，血管紧张素 Ⅱ 受体阻滞剂具有的优点如下：①阻断作用更完全：除 ACE 能转化 Ang Ⅰ 为 Ang Ⅱ 外，人的心脏与血管局部的糜酶也可将 Ang Ⅰ 转化为 Ang Ⅱ，ACE 抑制药不能抑制糜酶途径,但 AT$_1$ 受体阻滞剂能阻断不同代谢途径生成的 Ang Ⅱ的作用;②选择性更强:不影响 ACE 介导的缓激肽降解;③不良反应少:很少引起咳嗽及血管神经性水肿等不良反应。

【临床应用】 常用于轻、中度高血压,尤其适用于伴有糖尿病、肾病和慢性心功能不全患者。与利尿药或钙通道阻滞药合用,可增强降压疗效;适用于应该接受 ACE 抑制剂,但因为干咳不能耐受的患者。禁忌证同 ACE 抑制剂。

【体内过程】 氯沙坦口服吸收迅速,吸收率为 33%,口服后有 14% 的氯沙坦在人体肝脏内代谢为 5- 羧酸代谢物 EXP3174,后者在给药后 3~4h 血药浓度达峰值。EXP3174 的 $t_{1/2}$ 为 6~9h。大部分药物在体内被肝细胞色素 P$_{450}$ 系统代谢,仅有少量氯沙坦与 EXP3174 以原形随尿排泄。

【不良反应】 不良反应较 ACE 抑制剂少,可引起低血压、肾功能障碍、高血钾等。肝功不全时,应减少初始剂量。

氯 沙 坦

【药理作用及机制】 氯沙坦(losartan)竞争性阻断 AT$_1$ 受体,为第一个用于临床的非肽类 AT$_1$ 受体阻断药。在体内转化成 5- 羧基酸性代谢产物 EXP3174,后者有非竞争性 AT$_1$ 受体阻断作用。它们都能与 AT$_1$ 受体选择性地结合,对抗 Ang Ⅱ的绝大多数药理学作用,从而产生降压作用。

【体内过程】 氯沙坦口服吸收迅速,吸收率为 33%,口服后有 14% 的氯沙坦在人体肝脏内代谢为 5- 羧酸代谢物 EXP3174,后者在给药后 3~4h 血药浓度达峰值。EXP3174 的 $t_{1/2}$ 为 6~9h。大部分药物在体内被肝细胞色素 P$_{450}$ 系统代谢,仅有少量氯沙坦与 EXP3174 以原形随尿排泄。

【临床应用】 本品可用于各型高血压,若 3~6 周后血压下降仍不理想,可加用利尿药。

【不良反应】 不良反应较 ACEI 少,可引起低血压、肾功能障碍、高血钾等。肝功不全时,应减少初始剂量。

(4)交感神经抑制剂

1)肾上腺素受体阻滞剂:交感神经活性增强是高血压形成的始动因素。肾上腺素受体广泛分布于机体的神经与心血管系统,参与动脉血压的调节。当交感神经兴奋或体液中去甲肾上腺素释放时,可通过激动心脏、血管的 α 受体或 β 受体而升高血压。因此,临床应用肾上腺素受体阻滞剂治疗高血压。

根据药物对 α 和 β 受体的选择性不同,可分为 α 受体阻滞剂、β 受体阻滞剂及兼有 α 与 β 受体阻滞作用的药物。

A. β 受体阻滞剂:β 受体阻滞剂通过阻断神经递质对 β 受体的激动作用,可减慢心率,降低血压,改善心脏重构;同时抑制肾素的释放,影响中枢性血压调节机制而产生降压作用。临床常用普萘洛尔(propranolol)、美托洛尔(metoprolol)、阿替洛尔(atenolol)、倍他洛尔(betaxolol)、比索洛尔(bisoprolol)等药物。

根据药物作用的选择性,可将其分为:非选择性 β 受体阻滞剂和选择性 β 受体阻滞剂,前者包括普萘洛尔,可作用于 β$_1$、β$_2$ 受体,后者包括美托洛尔、比索洛尔等,主要作用于 β$_1$ 受体。

【药理作用与机制】 本类药物起效缓慢,连续用药数周后才出现临床疗效。长期应用可降低心、脑血管并发症的发生率和病死率。

β 受体阻滞剂的降压作用可能通过下列途径实现:①阻断心脏 β$_1$ 受体,减少心排血量;②阻断肾小球旁器的 β$_1$ 受体,减少肾素分泌,导致 RAS 的抑制;③可通过血 - 脑屏障进入中枢神经系统,阻断中枢 β 受体,降低外周交感神经活性;④阻断外周去甲肾上腺素能神经末梢突触前膜 β$_2$ 受体,抑制递质释放的正反馈调节作用,减少去甲肾上腺素的释放;⑤促进 PGI$_2$ 的生成。

【临床应用】 可单用或联合用于治疗各型高血压,尤其是年轻患者。其上调 β 受体数目,提高儿茶酚胺对 β 受体的敏感性,一定程度保护心肌组织;能抑制血小板聚集;较少影响正常糖代谢及脂代谢。其临床应用特点如下:①在降压同时不引起反射性交感神经兴奋,临床适于治疗交感活性增高患者;②长期应用可逆转高血压性左室肥厚(除有拟交感作用的 β 受体阻断药外),适用于高血压伴心室肥厚者;③降低心肌耗氧量,并有抗心律失常作用,临床对已发生过心肌梗死或心绞痛,伴有快速性心律失常患者为首选药;④本类药物一般不引起水钠潴留,与利尿药合用可加强降压作用。β受体阻断药、利尿药与扩血管药联合应用能有效治疗重度或顽固性高血压。

【不良反应】　一般可有腹泻、恶心、胃痛、消化不良、便秘等消化系统症状。主要副作用如下:①心血管系统不良反应:临床常见因阻断β受体导致的低血压、心动过缓等。②低血糖反应:一般不影响胰岛素的降血糖作用,但对正在使用胰岛素治疗的糖尿病患者,可使胰岛素引起低血糖反应后的血糖恢复速度延缓,故糖尿病患者或低血糖患者应慎用此类药物。③支气管痉挛:应用非选择性β受体阻滞剂时,由于阻断β受体引起支气管收缩,增加呼吸道阻力,能诱发或加重支气管哮喘。④肢端循环障碍:少数患者出现四肢冰冷,发绀,脉搏消失,以普萘洛尔发生率最高。⑤中枢神经系统不良反应:脂溶性高的β受体阻滞剂易通过血脑屏障,较易引起多梦、幻觉、失眠、疲乏、眩晕及抑郁等症状。⑥反跳现象:长期应用不能骤然停药,否则可引起原有疾病症状的加重,应逐渐减量停药。

本类药物初次使用应从小剂量开始,根据病情逐渐调整剂量,直至达到治疗目的,以降低药物的副作用,长期应用者突然停药可发生反跳现象。

普萘洛尔

普萘洛尔(propranolol,心得安,萘心安)。

【药理作用及机制】　普萘洛尔为非选择性β受体阻断药,对β_1和β_2受体具有相同的亲和力,缺乏内在拟交感活性。可通过多种机制产生降压作用,即减少心排血量、抑制肾素释放、在不同水平抑制交感神经系统活性(中枢部位、压力感受性反射及外周神经水平)和增加前列环素的合成等。

【体内过程】　普萘洛尔为高度亲脂性化合物,口服吸收完全,肝脏首过消除显著,生物利用度约为25%,且个体差异较大。$t_{1/2}$约为4h,但降压作用持续时间较长,可每日服用1~2次。

【临床应用】　用于各种程度的原发性高血压。可作为抗高血压的首选药单独应用,也可与其他抗高血压药合用。对心排血量及肾素活性偏高者疗效较好,高血压伴有心绞痛、偏头痛、焦虑症等选用β受体阻断药较为合适。

【不良反应】　详见第一章。

阿替洛尔

阿替洛尔(atenolol)降压机制与普萘洛尔相同,但对心脏的β_1受体有较大的选择性,而对血管及支气管β_2受体的影响较小。但较大剂量时对血管及支气管平滑肌的β_2受体也有作用。无膜稳定作用,无内在拟交感活性。口服用于治疗各种程度高血压。降压作用持续时间较长,每日服用1次。

B. α受体阻滞剂:外周阻力增高是高血压形成的基本因素之一,α受体阻滞剂通过阻断儿茶酚胺收缩血管平滑肌的作用,产生降压效应。由于非选择性α受体阻断药(如酚妥拉明)阻断α受体可反射性激活交感神经和肾素-血管紧张素系统,不良反应多,降压效果差,目前仅用于控制嗜铬细胞瘤患者术中血压及高血压危象。而选择性α_1受体阻断药长期应用时,产生持久的降压作用。现用于临床的常用药物有哌唑嗪(prazosin)、特拉唑嗪(terazosin)、多沙唑嗪(doxazosin)等。

【药理作用】　α_1受体阻滞剂可扩张动静脉、降低外周阻力,对立位和卧位血压均有降低作用。本类药物对代谢无明显不良影响,长期应用特拉唑嗪能降低血浆甘油三酯、总胆固醇、低密度脂蛋白胆固醇的含量,升高高密度脂蛋白胆固醇水平,并增加胰岛素的敏感性,具有改善糖代谢的作用。

【临床应用】　临床可用于各类高血压的治疗,单用治疗轻、中度高血压,联合应用利尿剂、β受体阻滞剂可用于治疗重度高血压。α_1受体阻滞剂可阻断膀胱括约肌、前列腺等处α_1受体,减轻肌肉紧张,改善前列腺增生患者排尿困难、夜尿次数增多及残余尿量增多等症状,故适用于高血压合并良性前列腺增生患者的治疗。由于本药对糖代谢及脂代谢的影响,因此特拉唑嗪等适用于高血压合并糖脂代谢异常者的治疗。

【体内过程】　哌唑嗪口服易吸收,2h血药浓度达峰值,$t_{1/2}$为2.5~4h,降压作用可持续4~6h,血浆蛋白结合率约90%,主要在肝脏代谢,10%原形药经肾排泄。特拉唑嗪、多沙唑嗪为长效制剂,$t_{1/2}$分别为12h和19~22h。

【不良反应】 主要不良反应为直立性低血压、心律失常、眩晕等。尤在老年人易发生,限制了其临床应用。哌唑嗪可出现首剂现象(first-dose phenomenon),即首次给药可引起严重的直立性低血压、晕厥、心悸等,多发生于首次用药90min内,发生率高达50%,尤其在应用利尿药或β受体阻滞剂者更易发生。其机制可能是药物阻断交感神经的缩血管效应,减少回心血量所致。缓解措施为将哌唑嗪首次剂量减为0.5mg或睡前服用,以避免发生首剂现象。长期用药可引起水钠潴留,同服利尿药可增强降压作用、减轻不良反应。

C. α 及 β 受体阻滞剂

拉贝洛尔(labetalol)兼有 α 及 β 受体阻断作用,其阻断 β 受体的作用强于阻断 α_1 受体的作用,对 β_1 及 β_2 受体无选择性。对 α_2 受体无作用,可降低卧位血压和外周血管阻力,减慢立位及运动时的心率,一般不影响心排血量。适用于各型高血压,静脉注射可治疗高血压危象。无严重不良反应。

卡维地洛(carvedilol)能选择性阻断 α_1 受体和非选择性阻断 β 受体,降低外周阻力,抑制肾脏分泌肾素,阻断 RAAS,产生降压作用,而不影响心排血量和肾功能。也可舒张冠状动脉和肾血管,还有抗氧化作用。用于治疗轻、中度高血压或伴有肾功能不全、糖尿病的高血压以及充血性心力衰竭。该药口服首过消除明显,作用迅速,可长时间维持降压作用。药效可维持24h,大部分经肝脏代谢,故严重肝功能不良者不宜应用。

2)中枢降压药:中枢性降压药作用于中枢神经系统激活中枢 α_2 受体或咪唑啉 I_1 受体(I_1-imidazoline receptor),降低中枢神经活性,引起心排血量减少,外周阻力降低,产生降压作用(图4-8)。中枢性降压药有甲基多巴(methyldopa)、可乐定(clonidine)、利美尼定(rilmenidine)、莫索尼定(moxonidine)。其中甲基多巴通过激动孤束核(nucleus tractus solitarii,NTS)α_2 肾上腺素受体产生降压作用,但不良反应多,现已少用。

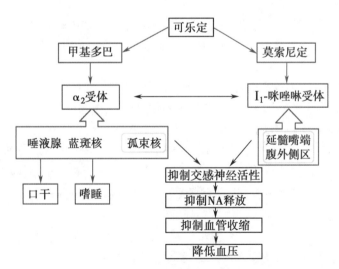

图 4-8 中枢性降压药的作用示意图

可 乐 定

【药理作用与机制】 可乐定降压作用中等偏强,可抑制交感神经活性,减少心排血量及降低外周阻力;抑制肾素分泌;具有中枢镇静作用,并抑制胃肠道的分泌和运动。

可乐定主要的降压机制:①通过激动延髓孤束核次一级神经元(抑制性神经元)α_2 肾上腺素受体,抑制交感神经中枢的传出冲动,降低外周交感神经活动;②通过激动延髓嘴端腹外侧区咪唑啉 I_1 受体,降低交感神经张力,降低外周阻力(见图4-8)。动物实验发现,静脉给予可乐定,会先出现短暂血压升高,以及随后持久的血压下降;微量可乐定直接注入椎动脉或小脑延髓池可产生显著降压作用,但同等剂量可乐定静脉给药却无降压效应。

【临床应用】 临床用于中度高血压的治疗,不影响肾血流量和肾小球滤过率,能抑制胃肠道腺体分泌和平滑肌运动,适用于肾性高血压或伴消化性溃疡的高血压患者,可乐定与利尿药合用有协同作用。

【体内过程】 口服易吸收,30min 后起效,2~4h 作用达高峰,持续约 6~8h,$t_{1/2}$ 为 7~13h。脂溶性高,易透过血 - 脑屏障,也可经皮肤吸收。约 50% 在肝脏代谢,原形和代谢产物主要经肾排泄。

【不良反应】 激动 α_2 肾上腺素受体可引起嗜睡、口干等副作用。其他不良反应有恶心、眩晕、鼻黏膜干燥、腮腺痛等,长期应用可致水钠潴留。突然停药可致短时的交感神经亢进现象,表现为心悸、出汗、血压突然升高等。停药反应的发生可能与长期服用可乐定后,突触前膜 α_2 受体的敏感性降低,负反馈作用减弱,突然停药而引起去甲肾上腺素大量释放,导致血压升高。可乐定不宜用于高空作业或驾驶机动车辆的人员。

利美尼定与莫索尼定

【药理作用与机制】 咪唑啉受体(imidazoline receptors)分为咪唑啉 I_1 受体和咪唑啉 I_2 受体,咪唑啉 I_1 受体主要分布于延髓嘴端腹外侧区,也存在于海马、下丘脑和纹状体,在血压的调节中起重要作用。咪唑啉 I_2 受体 1(I_2-imidazoline receptor)分布于脑组织和外周组织细胞如肝、肾、血小板、脂肪细胞等。利美尼定、莫索尼定为咪唑啉 I_1 受体激动药,降低交感神经活性,增强迷走神经活性,使外周血管阻力降低,心排血量减少,产生降压作用。

利美尼定对 I_1 受体的亲和力高于 α_2 受体,长期应用能减轻左室肥厚和改善动脉顺应性。莫索尼定与利美尼定相似。

【临床应用】 利美尼定单用降压作用与 β 受体阻滞剂、ACE 阻滞剂以及其他中枢性降压药相当,与利尿药合用可增强降压作用。莫索尼定与利美尼定相似,治疗轻、中度高血压的疗效与 ACE 阻滞剂、钙通道阻滞剂、β 受体阻滞剂及可乐定相当。

【体内过程】 利美尼定口服吸收完全,1~2h 起效,$t_{1/2}$ 为 8h,作用维持 14~17h,60% 的药物以原形经肾脏排泄。莫索尼定口服吸收不受食物影响,$t_{1/2}$ 为 2~3h,但降压作用可维持 24h。60% 的药物以原形经肾排泄。

【不良反应】 利美尼定不良反应有口干、嗜睡、便秘,约 2% 的患者出现性功能障碍。莫索尼定与利美尼定相似,无直立性低血压。两药均不产生镇静作用,亦无停药反跳现象。

3) 神经节阻断药:神经节阻断药对交感神经节和副交感神经节均有阻断作用,它对效应器的具体效应则视两类神经对该器官的支配以何者占优势而定。由于交感神经对血管的支配占优势,用神经节阻断药后,则使血管特别是小动脉扩张,总外周阻力下降,加上静脉扩张,回心血量和心排血量减少,结果使血压显著下降。又因肠道、眼、膀胱等平滑肌和腺体以副交感神经占优势,因此用药后常出现便秘、扩瞳、口干、尿潴留等。

本类药物曾广泛用于高血压的治疗,但由于副作用较多,降压作用过强过快,现已仅限用于一些特殊情况,如高血压危象、主动脉夹层动脉瘤、外科手术中的控制性低血压等。

本类药物有:樟磺咪芬(trimethaphan camsylate)、美卡拉明(mecamylamine)、六甲溴铵(hexamethonium bromide)等。

4) 去甲肾上腺素能神经末梢阻断药:去甲肾上腺素能神经末梢阻断药主要通过影响儿茶酚胺的贮存及释放产生降压作用,如利血平及胍乙啶。利血平作用较弱,不良反应多,目前已不单独应用。胍乙啶较易引起肾、脑血流量减少及水、钠潴留,主要用于重症高血压。

尚有一些人工合成的胍乙啶类似物,如倍他尼定、胍那决尔等,作用与胍乙啶相似,可作为胍乙啶的替代品,但较少用。

(5)血管扩张剂:血管扩张剂根据对动脉、静脉选择性差异,分为主要扩张小动脉药(肼屈嗪、米诺地尔等)和对动脉、静脉均有舒张作用药物(硝普钠)。长期应用,因反射性神经-体液变化而减弱其降压作用,主要表现为:交感神经活性增高,增加心肌收缩力和心排血量;增加肾素活性,使循环中血管紧张素浓度升高,导致外周阻力增加和水钠潴留。因此,不宜单独应用,常与利尿剂和β受体阻断剂等合用,以提高疗效、减少不良反应。

肼 屈 嗪

【药理作用与机制】 肼屈嗪(hydralazine,肼苯哒嗪)通过直接扩张小动脉,降低外周阻力而产生降压作用。降压同时能反射性兴奋交感神经。一般不引起直立性低血压。

【体内过程】 口服吸收好,主要在肝脏代谢,生成无活性的乙酰化代谢产物,慢乙酰化者降压作用更明显。$t_{1/2}$ 为 1~2h,作用维持 6~12h。

【临床应用】 该药物一般情况下不作为降压治疗的首选。适用于中、重度高血压,常与其他抗高血压药物合用。老年人或伴有冠心病的高血压患者慎用,以免诱发或加重心绞痛。

【不良反应】 常见不良反应有头痛、眩晕、恶心、颜面潮红、低血压、心悸等,与扩血管作用有关。本药反射性兴奋交感神经增加心肌耗氧量,且扩张冠状动脉可能引起血液从缺血区流向非缺血区即血液"窃流"现象,对有严重冠脉功能不全或心脏储备能力差者则易诱发心绞痛。长期大剂量应用可引起全身性红斑狼疮样综合征,多见于慢乙酰化的女性患者,停药后可自行痊愈,少数严重者也可致死。

硝 普 钠

【药理作用与机制】 硝普钠(nitroprusside sodium)属硝基扩血管药,作用机制与硝酸酯类相似,通过释放 NO,激活鸟苷酸环化酶,增加血管平滑肌细胞内 cGMP 水平而起作用(图 4-9)。硝普钠扩张动脉和静脉而产生降压作用。口服不吸收,需静脉滴注给药,30s 内起效,2min 内可获得最大降压效应,停药 3min 内血压回升。

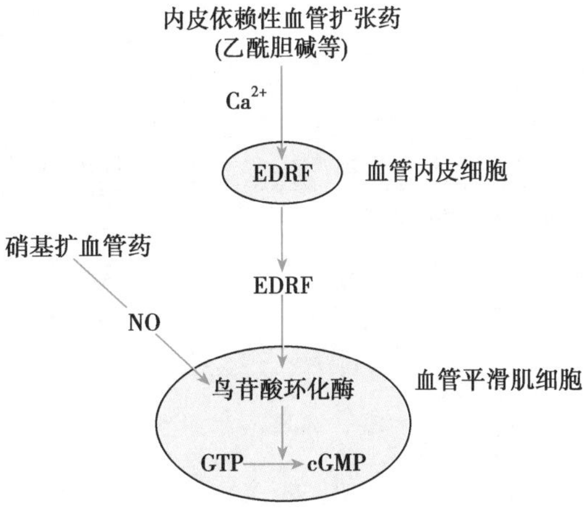

【临床应用】 主要用于高血压危象、伴有急性心力衰竭的高血压患者,也用于外科手术麻醉时控制性降压以及难治性慢性心功能不全。

【不良反应】 可有呕吐、出汗、头痛、心悸等不良反应,为过度降压所引起。连续大剂量应用,可因血中的代谢产物硫氰酸盐过高而发生中毒。易引起甲状腺功能减退。肝肾功能不全者禁用。

内皮依赖性血管扩张药
(乙酰胆碱等)

Ca^{2+}

EDRF — 血管内皮细胞

硝基扩血管药

EDRF

NO

鸟苷酸环化酶 — 血管平滑肌细胞

GTP → cGMP

图 4-9 硝普钠作用机制示意图

(6)钾通道开放剂

米 诺 地 尔

米诺地尔(minoxidil)为 K^+ 通道开放药,通过开放 K_{ATP} 通道,促进 K^+ 外流,使细胞膜超极化,膜兴奋性降低,阻止 Ca^{2+} 内流,导致血管舒张而降压(图 4-10)。

【药理作用与机制】 米诺地尔对离体血管平滑肌无松弛作用,需经肝脏磺基转移酶代谢为硫酸米诺地尔而活化。该药增加心排血量可能与其反射性兴奋交感神经、增强心肌收缩力以及增加静脉回心血流量有关。

【体内过程】 口服吸收好,给药 1h 后血药浓度达峰值,但降压作用出现缓慢,可能是由于活性代谢物生成需要一定时间。在肝脏代谢,主要从尿中排泄,$t_{1/2}$ 为 4h。

【临床应用】 主要用于难治性的严重高血压,不宜单用,与利尿剂或β受体阻滞剂合用,可避免水钠潴留和交感神经反射性兴奋。

【不良反应】 主要不良反应有水钠潴留、心悸、多毛症等。

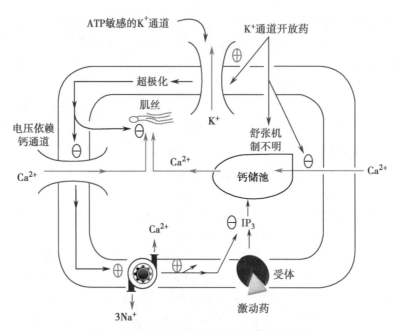

图 4-10   K⁺ 通道开放剂的作用机制示意图

交感神经抑制剂（如利血平、可乐定）、血管扩张剂（如肼屈嗪）、α₁ 受体阻滞剂（如哌唑嗪、特拉唑嗪）、中药制剂等一般情况下不作为降压治疗的首选,但在某些复方制剂或特殊情况下可以使用（表 4-4）。

表 4-4   临床常用的各种抗高血压药物

抗高血压药物	每日剂量 /(mg/d)	分服 /(次 /d)	主要不良反应
二氢吡啶类钙通道阻滞剂			踝部水肿,头痛,潮红
氨氯地平	2.5~10	1	
左旋氨氯地平	2.5~5	1	
硝苯地平	10~30	2~3	
缓释片	10~20	2	
控释片	30~60	1	
非洛地平缓释片	2.5~10	1	
拉西地平	4~8	1	
尼群地平	20~60	2~3	
乐卡地平	10~20	1	
非二氢吡啶类钙通道阻滞药			房室传导阻滞,心功能抑制
维拉帕米缓释片	120~240	1~2	
地尔硫䓬缓释片	90~360	1~2	
利尿剂			
氢氯噻嗪	6.25~25	1	血钾血钠减低,血尿酸升高
氯噻酮	12.5~2.5	1	
吲达帕胺	0.625~2.5	1	
吲达帕胺缓释片	1.5	1	
呋塞米	20~80	2	血钾减低

续表

抗高血压药物	每日剂量 /(mg/d)	分服 /(次 /d)	主要不良反应
阿米洛利	5~10	1~2	血钾增高
氨苯蝶啶	25~100	1~2	血钾增高
螺内酯	20~60	1~3	血钾增高,男性乳房发育
β 受体阻滞剂			支气管痉挛,心功能抑制
比索洛尔	2.5~10	1	
美托洛尔平片	50~100	2	
美托洛尔缓释片	47.5~190	1	
阿替洛尔	12.5~50	1~2	
普萘洛尔	20~90	2~3	
α、β 受体阻断药			体位性低血压,支气管痉挛
拉贝洛尔	200~600	2	
卡维地洛	12.5~50	2	
阿罗洛尔	10~20	1~2	
血管紧张素转化酶抑制药			咳嗽,血钾升高,血管性水肿
卡托普利	25~300	2~3	
依那普利	2.5~40	2	
贝那普利	5~40	1~2	
雷米普利	1.25~20	1	
福辛普利	10~40	1	
培哚普利	4~8	1	
血管紧张素 Ⅱ 受体阻断药			血钾升高,血管性水肿(罕见)
氯沙坦	25~100	1	
缬沙坦	80~160	1	
厄贝沙坦	150~300	1	
替米沙坦	20~80	1	
坎地沙坦	4~32	1	
奥美沙坦	20~40	1	
α 受体阻断药			体位性低血压
多沙唑嗪	1~16	1	
哌唑嗪	1~10	2~3	
特拉唑嗪	1~20	1~2	
交感神经抑制药			
利血平	0.05~0.25	1	鼻充血,抑郁,心动过缓,消化性溃疡
可乐定	0.1~0.8	2~3	低血压,口干,嗜睡
甲基多巴	250~1 000	2~3	肝功能损害,免疫失调

注:具体使用剂量及注意事项请参照药物使用说明书。

4. 抗高血压药物的合理应用 应用抗高血压药物是有效控制血压、减少心脑血管事件发生的主要方法。高血压药物治疗的目标是降低血压使其达到目标水平,保护靶器官,降低高血压患者的心血管发病和死亡总危险。抗高血压药物的选用应根据病情并结合药物特点,进行合理用药。

(1)根据病情特点选用药物:针对表 4-5 和表 4-6 所列情况,根据病情特点选用药物。

表 4-5　抗高血压药物的优选适应证和禁忌证

药物种类	优选适应证	禁忌证
噻嗪类利尿剂	心力衰竭	痛风
	高龄	
	收缩期高血压	
β 受体阻滞剂	心绞痛或心肌梗死	哮喘发作急性期
	心力衰竭	心脏传导阻滞
	心动过速	
	妊娠期高血压	
钙通道阻滞剂	高龄	心脏传导阻滞(维拉帕米,地尔硫䓬)
	收缩期高血压	
	妊娠期高血压	
ACE 抑制剂	心力衰竭或左心室功能障碍	妊娠
	心肌梗死	双侧肾动脉狭窄
	糖尿病或其他肾病或蛋白尿	高血钾
ARB	ACE 抑制剂相关的咳嗽	妊娠
	糖尿病或其他肾病或蛋白尿	双侧肾动脉狭窄
	充血性心力衰竭	高血钾

表 4-6　在特殊临床情况下优先选择的药物

临床情况	药物
无症状的器官损害	
左心室肥厚	ACEI/ARB,CCB
无症状动脉粥样硬化	CCB,ACEI/ARB
微量白蛋白尿	ACEI/ARB
肾功能障碍	ACEI/ARB
临床心血管事件	
既往卒中	任何有效的抗高血压药物
心肌梗死	β 受体阻滞剂,ACEI/ARB
心绞痛	β 受体阻滞剂,CCB
心力衰竭	利尿药,β 受体阻滞剂,ACEI/ARB,盐皮质激素受体拮抗药
主动脉瘤	β 受体阻滞剂
房颤预防	考虑 ACEI/ARB,β 受体阻阻滞剂或盐皮质激素受体拮抗药
房颤、控制心室率	β 受体阻滞剂,非二氢吡啶类钙通道阻滞药
终末期肾病 / 蛋白尿	ACEI/ARB
外周动脉疾病	ACEI,CCB

续表

临床情况	药物
其他	
单纯的收缩期高血压(老年人)	利尿剂,CCB
代谢综合征	ACEI/ARB,CCB
糖尿病	ACEI/ARB
妊娠	甲基多巴,β受体阻滞剂,CCB
黑人	利尿药,CCB

(2)抗高血压药物的联合应用:抗高血压药物联合应用的目的是增加降压疗效,加强对靶器官的保护,减少不良反应。联合用药的优点:

1)作用机制不同的药物联合,有助于从多靶点多途径干预各种主要血压维持机制,发挥协同降压作用或叠加效应,增强降压效果。

2)联合用药可相互抵消或减轻不同药物引起的不良反应,避免单一剂量用药带来的更多不良反应,从而防止单药治疗时血压降低而触发的代偿反应,钝化血压的反向调节。

3)联合用药更能安全、有效降压,使血压控制更平稳;易于提高血压控制率,更快达到目标血压;更有效地改善代谢、保护靶器官和预防主要心血管事件的发生;提高患者依从性,改善患者生活质量。以下三种药物治疗策略均可考虑:①在初始治疗高血压时,先选用1种抗高血压药物,逐渐增加至最大剂量,如果血压仍不能达标则加用第2种药物;②在初始治疗高血压时,先选用1种抗高血压药物,血压不达标时不增加该种抗高血压药物的剂量,而是联合应用第2种抗高血压药物;③若基线血压≥160/100mmHg,或患者血压超过目标20/10mmHg,可直接启用两种药物联合治疗(自由处方联合或单片固定剂量复方制剂)。

联合用药的意义:采用单一药物的优点是能够将疗效和不良反应都归因于那种药物。但任何两类高血压药物的联用可增加血压的降低幅度,并远大于增加一种药物剂量所降压的幅度。初始联合治疗的优点是,对血压较高的患者实现目标血压的可能性更大,以及因多种治疗改变而影响患者依从性的可能性较低,其他优点包括,不同种类的药物间具有生理学和药理学的协同作用,不仅有较大的血压降幅,还可能副作用更少,并且可能提供大于单一药物所提供的益处。以下几个联合治疗方案可供选择。

1)利尿剂加ACE抑制剂或ARB:长期使用利尿剂会导致交感神经系统及RAAS激活,联合使用ACE抑制剂或ARB后可抵消这种不良反应,增强降压效果。此外,ACE抑制剂和ARB由于可使血钾水平稍上升,从而能防止利尿药长期应用所致的电解质紊乱,尤其低血钾等不良反应。

2)CCB加ACE抑制剂或ARB:前者具有直接扩张动脉的作用,后者通过阻断RAAS和降低交感活性,既扩张动脉,又扩张静脉,故两药在扩张血管上有协同降压作用;二氢吡啶类CCB常见不良反应踝部水肿可被ACE抑制剂或ARB消除;两药在心肾和血管保护,在抗增殖和减少蛋白尿上亦有协同作用;此外,ACE抑制剂或ARB可阻断CCB所致反射性交感神经张力增加和心率加快的不良反应。

3)CCB加β受体阻滞剂:前者具有的扩张血管和轻度增加心排血量作用,正好抵消β受体阻滞剂的缩血管及降低心排血量作用;两药对心率的相反作用可使患者心率不受影响。

不推荐两种RAAS拮抗药的联合使用。图4-11是目前指南推荐的抗高血压药物联合使用。图4-12为治疗简易流程图。

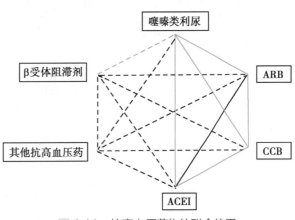

图4-11 抗高血压药物的联合使用

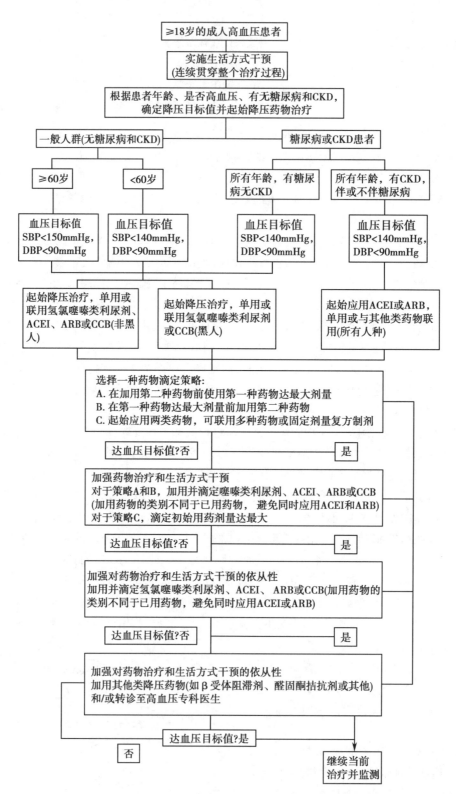

图 4-12　高血压治疗简易流程图

十、特殊类型高血压

(一) 老年高血压

我国流行病学调查显示 60 岁以上人群高血压患病率城市为 60.6%，农村为 57.0%。老年人容易合并多种临床疾病，并发症较多，其高血压的特点是收缩压增高、舒张压下降，脉压增大；血压波动性大，容易出现体位性低血压及餐后低血压；血压昼夜节律异常、白大衣高血压和假性高血压相对常见。老年高血压患者的血压应降至 150/90mmHg 以下，如能耐受可降至 140/90mmHg 以下。对于 80 岁以上高龄老年人降压的目标值为 <150/90mmHg。老年高血压降压治疗应强调收缩压达标，同时应避免过度降低血压；在能耐受降压治疗前提下，逐步降压达标，应避免过快降压。CCB、ACEI、ARB、利尿剂或 β 受体拮抗剂都可以考虑选用。

(二) 儿童青少年高血压

我国中小学生高血压患病率为 14.5%。儿童青少年高血压以原发性高血压为主，表现为轻、中度血压升高，通常没有明显的临床症状，与肥胖密切相关，近一半儿童高血压患者可发展为成人高血压，左心室肥厚是最常见的靶器官受累。儿童青少年血压明显升高者多为继发性高血压，肾性高血压是首位病因。目前国际上统一采用不同年龄性别血压的 90 和 95 百分位数作为诊断切点，以 SBP 和 / 或 DBP ≥ P95 为高血压（hypertension）；P90~P95 或 ≥ 120/80mmHg 为"正常高值血压"。未合并靶器官损害的儿童与青少年高血压应将血压降至 95 百分位数以下；合并肾脏疾病、糖尿病或出现高血压靶器官损害时，应将血压降至 90 百分位数以下。绝大多数儿童与青少年高血压患者通过非药物治疗即可达到血压控制目标。但如果生活方式治疗无效，出现高血压临床症状、靶器官损害，合并糖尿病、继发性高血压等情况应考虑药物治疗。ACEI 和 CCB 在标准剂量下较少发生不良反应，通常作为首选的儿科抗高血压药物；利尿剂通常作为二线抗高血压药物或与其他类型药物联合使用；其他种类药物如 α 受体拮抗剂和 β 受体拮抗剂，因为不良反应的限制多用于儿童青少年严重高血压患者的联合用药。

(三) 高血压合并其他临床情况

高血压可以合并脑血管病、冠心病、心力衰竭、慢性肾功能不全和糖尿病等。

急性缺血性卒中准备溶栓者血压应控制在 <180/110mmHg。卒中后血压持续升高，SBP ≥ 200mmHg 或 DBP ≥ 110mmHg，或伴有严重心功能不全、主动脉夹层、高血压脑病的患者，可予降压治疗。选用拉贝洛尔、尼卡地平等静脉药物，避免使用引起血压急剧下降的药物。急性脑出血患者 SBP>220mmHg，应积极使用静脉降压药物降低血压；患者 SBP>180mmHg，可使用静脉降压药物控制血压，160/90mmHg 可作为参考的降压目标值。对于稳定期患者，降压治疗目的是减少脑卒中再发，降压目标 <140/90mmHg。对老年患者、双侧或颅内动脉严重狭窄者及严重体位性低血压患者应该慎重进行降压治疗，降压过程应该缓慢、平稳，最好不减少脑血流量。

对于心肌梗死和心力衰竭患者合并高血压，首先考虑选择 ACEI 或 ARB 和 β 受体拮抗剂，降压目标值为 <130/80mmHg。慢性肾功能不全合并高血压者，降压治疗的目的主要是延缓肾功能恶化，预防心、脑血管病发生。ACEI 或 ARB 在早、中期能延缓肾功能恶化，但要注意在低血容量或病情晚期，肌酐清除率 <30ml/min 或血肌酐超过 265μmol/L（3.0mg/dl），有可能反而使肾功能恶化。1 型糖尿病在出现蛋白尿或肾功能减退前通常血压正常，高血压是肾病的一种表现；2 型糖尿病往往较早就与高血压并存。多数糖尿病合并高血压患者往往同时有肥胖、血脂代谢紊乱和较严重的靶器官损害，属于心血管疾病高危群体。因此应该积极降压治疗，为达到目标水平，通常在改善生活方式的基础上需要 2 种以上降压药物联合治疗。ACEI 或 ARB 能有效减轻和延缓糖尿病肾病的进展，降压目标值为 <130/80mmHg。

（霍　勇　王国平　张　勇）

第二节　继发性高血压

　　继发性高血压(secondary hypertension)是指因某些确定的疾病或原因引起的血压升高,约占所有高血压的 5%。尽管继发性高血压所占比例并不高,但由于高血压患者基数庞大,其实际发生数量相当可观。在有效去除原因或控制原发疾病后,作为继发症状的高血压通常可以得到治愈或有效缓解,因此在临床实践中,需对继发性高血压的病因进行及时识别并正确处理,从而提高整体人群的血压控制率。

　　常见的继发性高血压病因分类主要有:肾性高血压、内分泌性高血压、主动脉缩窄、妊娠期高血压疾病和其他(表 4-7)。

表 4-7　常见继发性高血压病因分类

肾性高血压	肾实质疾病
	肾动脉狭窄
内分泌性高血压	原发性醛固酮增多症
	嗜铬细胞瘤和副神经节瘤
	库欣综合征
	甲状腺功能亢进症
	甲状旁腺功能亢进症
主动脉缩窄	
妊娠期高血压疾病	妊娠期高血压
	子痫前期
	子痫
其他	睡眠呼吸暂停综合征

一、肾性高血压

　　肾性高血压是指由肾脏病变或缺如导致的高血压,是继发性高血压的主要原因之一,主要包括肾实质性高血压和肾血管性高血压,此外也包括某些可导致水钠潴留的罕见单基因遗传病(如 Liddle 综合征、Gordon 综合征、表观盐皮质类固醇激素过多综合征等)。

(一)肾实质性高血压

　　肾实质性高血压是指由肾脏实质病变引起的血压增高,是继发性高血压最常见类型,临床表现为不同类型肾脏病变导致的肾功能不全合并较难控制的血压升高。引起肾实质性高血压的常见病因有:急慢性肾小球肾炎、肾小管-间质疾病(如慢性肾盂肾炎、梗阻性肾病)、继发性肾病(如狼疮性肾炎、糖尿病肾病)、多囊肾等。肾脏实质性病变导致高血压的机制包括水钠潴留、RAAS 过度激活、交感神经系统亢进等,而高血压又能进一步加重肾脏病变,形成恶性循环,所以肾实质性高血压的预后较原发性高血压差。

1. **诊断** 肾实质性高血压的诊断需首先了解患者的肾脏病史,尤其是蛋白尿、血尿或肾功能异常与高血压出现的先后顺序。对于与原发性高血压伴肾脏损害难以区分者,如果条件允许可行肾穿刺组织学检查明确。常用实验室与器械检查包括:尿常规、尿白蛋白/肌酐比值、24h 尿蛋白定量、尿蛋白电泳、肾脏和肾血管 B 超、肾脏 CT 和 MRI 等。

2. **治疗** 肾实质性高血压患者应予严格限制钠盐摄入(钠盐 <6g/d 或更低)。降压治疗的血压目标为 130/80mmHg,可选用 ACEI/ARB、CCB、α 受体拮抗剂、β 受体拮抗剂等降压药物。对于有蛋白尿的患者,首选 ACEI/ARB 类以延缓肾功能恶化。

(二)肾血管性高血压

肾血管性高血压,主要是由肾动脉狭窄(renal artery stenosis,RAS)所致,是指单侧或双侧肾动脉主干或分支狭窄引起的高血压,在高血压人群中的患病率约有 1%~2%。其致病机制为肾动脉狭窄导致肾脏灌注减少,从而激活了 RAAS 引起高血压。尽早解除狭窄可以使血压回复正常。

1. **临床分型** 肾动脉狭窄主要分为动脉粥样硬化性和非动脉粥样硬化性两类。动脉粥样硬化性肾动脉狭窄约占总数的 80%,多见于有多种心血管病危险因素的老年人。非动脉粥样硬化性肾动脉狭窄主要包括多发性大动脉炎、纤维肌性发育不良等,多见于青年人,女性患病居多。

2. **临床表现** 肾动脉狭窄的临床表现主要有狭窄导致的高血压和缺血性肾脏病。此外,动脉粥样硬化性和大动脉炎性肾动脉狭窄常伴有肾外表现,前者可出现冠状动脉粥样硬化心脏病、脑卒中和外周动脉硬化等,后者可出现无脉症等。

(1)肾血管性高血压:因肾动脉狭窄而引起的高血压常有如下特点:①血压正常者(特别是青年女性)出现高血压后迅速进展;②原有高血压患者(主要是中老年患者)血压迅速恶化,舒张压明显升高;③突然进展的血压增高常难以控制;④约 15% 患者因血醛固酮增多表现为低血钾;⑤单侧肾动脉狭窄所致高血压,若长时间不能得到控制,还可以引起对侧的肾脏损害(高血压肾硬化症)。

(2)缺血性肾脏病:主要表现为肾功能进行性减退。首先出现夜尿增多、尿比重和渗透压降低等远端肾小管浓缩功能障碍,随后出现肾小球滤过率下降、血肌酐升高等肾小管功能障碍。后期可出现肾脏体积变小,尤其是肾动脉狭窄侧。

3. **诊断** 肾动脉狭窄的诊断包括病因学诊断、解剖学诊断及病理生理学诊断,完整的诊断是合理治疗方式选择的基础。病因学诊断主要是判断肾动脉狭窄是动脉粥样硬化或是非动脉粥样硬化性的。肾动脉狭窄的解剖学诊断主要依靠 B 型和彩色多普勒超声、CTA、MRA 及肾动脉造影等,可以提供狭窄部位、程度、范围、与腹主动脉的关系等。病理生理学诊断的目的是判断是否存在肾血管性高血压和缺血性肾病,主要方法有 RAAS 激活评估(包括外周和双肾静脉肾素活性测定、卡托普利肾显像实验等)、肾功能及血流动力学评估等。

4. **治疗** 肾动脉狭窄治疗应在病因学诊断、解剖学诊断及病理生理学诊断的基础上,干预病因并在某些情况下进行血管重建,减少终末期肾病或肾血管性高血压靶器官损害的发生。药物降压是肾高血压性高血压的基础治疗,而何种情况下采用介入治疗进行肾动脉狭窄的血运重建仍有争议。目前一般推荐经皮介入治疗作为肾动脉血管重建的首选方法,包括经皮球囊成形术和支架成形术,对不同病因的肾动脉狭窄患者来说首选治疗方法有所区别:对于动脉粥样硬化肾动脉狭窄患者,常规选择支架成形术可有效减少再狭窄的发生率;而对于非动脉粥样硬化患者,单纯经皮球囊成形术效果较好,且目前尚无植入支架的长期研究报道。

二、主动脉缩窄

主动脉缩窄(coarctation of the aorta,CoA)是先天性继发性高血压的一个重要病因,总发病率约占先天性心脏病的 5%~8%,男性患病率约是女性的 2~5 倍。主动脉缩窄目前病因尚未明确,其主要病理结构改变为主动脉邻近动脉导管处的局限性狭窄。主动脉缩窄可单独发生,也常合并其他先天性心血管畸形(如二叶式主动脉瓣、室间隔缺损、二尖瓣畸形、肺静脉异位引流等)或出现在某些先天性综合征(如 Turner 综合征、Shone 综合征等)的表现中。主动脉缩窄导致高血压发生的病理生理机制目前尚不完全清楚。目前认为除狭窄近段血供范围因机械因素产生血流压力增高外,RAAS 过度激活和交感神经系统亢进也参与高血压的形成。

(一) 临床分型

主动脉缩窄的病理分型根据缩窄发生的部位分为导管前型和导管后型。导管前型又称婴儿型或复杂型,多合并其他先天性心血管畸形,缩窄段位于动脉导管近心端的主动脉峡部且缩窄程度较重,导致远端血流明显受阻,胸主动脉内血流很大一部分来源于动脉导管的分流;导管后型又称成人型或单纯型,多见于动脉导管已经闭合的成年人,缩窄段位于动脉导管远心端的主动脉峡部狭窄且缩窄程度较轻。

(二) 临床表现与诊断

导管前型主动脉缩窄的临床表现为胸主动脉以下动脉血压饱和度明显减低、心力衰竭等,出生后如动脉导管闭合,则常迅速发生心源性休克甚至死亡;导管后型主动脉缩窄主要是缩窄近心端压力增高的临床表现,如难以控制的高血压、上下肢血压差大、左室后负荷增高导致充血性心力衰竭等。

早期诊断对主动脉缩窄极为重要。体检主要表现上肢血压增高且下肢血压明显低于上肢、胸背部听诊杂音、下肢动脉搏动明显减弱等。上下肢动脉压力差 >20mmHg,并结合相应的影像学检查结果,即可诊断 CoA。二维超声心动图为 CoA 筛查的常规手段,可直接观察到缩窄的部位、程度、范围、是否合并其他先天性心血管畸形等,彩色多普勒可以探测到缩窄部位的血流速度,计算压力阶差。心脏 CT 和 MRI 可以直观显示主动脉峡部缩窄和动脉导管情况,并可以显示缩窄的部位、程度、范围、与动脉导管的位置关系等。主动脉造影是主动脉缩窄的诊断"金标准",能清楚显示缩窄的部位、程度、范围、侧支循环形成、动脉导管是否开放等。

(三) 治疗

治疗手段主要为外科手术和介入治疗,而非药物控制,手术方式的选择主要根据患者的年龄、缩窄的程度、合并其他畸形情况等。目前认为,无创血压提示上肢血压比下肢高 20mmHg 的主动脉缩窄患者,若同时合并上肢血压升高(>140/90mmHg)、运动后血压异常反应或明确左室肥厚等情况,应推荐进行治疗;而无合并血压阶差或高血压的主动脉缩窄患者,可考虑进行治疗。

1. **外科手术** 外科手术是治疗主动脉缩窄合并其他心血管畸形的最有效方法,目的是切除病变的缩窄端并重建血运,现已经发展为多种术式,如广泛端端吻合术、补片主动脉成形术、人工血管转流术等。手术建议尽早进行,目前认为最优手术时机在 2~5 岁。

2. **介入治疗** 主动脉缩窄的介入治疗方式分为球囊扩张血管成形术和血管内支架成形术。1982年,Lock 等首次提出了球囊扩张血管成形术可替代外科治疗主动脉缩窄。当时此介入治疗方法仅用于外科手术治疗主动脉缩窄后再发缩窄的患者,以减少重复外科手术的风险,但是对于初次发现主动脉缩窄的患者,球囊扩张血管成形术后有更高的再狭窄率和主动脉瘤形成风险。1993 年,Mullins 等首次提出血管内支架成形术可用于治疗主动脉缩窄。由于支架植入可以防止主动脉弹性回缩,相对于单纯的球囊扩张血管成形术,血管内支架成形术有较好的早期和中期降压作用,且对主动脉壁的损伤较小、主动脉瘤形成率较低。由于支架内径适应主动脉随患者年龄增长而增大,故血管内支架成形术多用于年龄较大儿童或成人主动脉缩窄患者。近年来,主动脉缩窄覆膜支架的发明进一步减少了介入治疗并发症的发生,使得血管内支架成形术在年龄较大儿童或成人患者中逐渐成为一线治疗方案。

(四) 预后

未经治疗的主动脉缩窄患者预后差。西方数据表明,婴儿期后仍能存活的主动脉缩窄患者(主要是导管后型)平均寿命为 34 岁,而 75% 的患者在 43 岁之前死亡,其死亡原因主要有充血性心力衰竭、主动脉夹层破裂、心内膜炎等。对于接受外科手术或介入治疗的单纯主动脉缩窄患者,仍需要长期监测术后血压水平,除留意再缩窄的发生外,一部分患者的血压可能仍高于正常水平,推荐的口服降压药物包括 β 受体拮抗剂、ACEI/ARB 等。

三、内分泌性高血压

内分泌性高血压是由内分泌疾病导致的高血压,是继发性高血压的主要原因之一,主要包括肾上腺相关疾病、甲状腺和甲状旁腺相关疾病、垂体相关疾病等。本节主要介绍原发性醛固酮增多症、嗜铬细胞瘤和副神经节瘤、库欣综合征。

(一) 原发性醛固酮增多症

原发性醛固酮增多症(primary aldosteronism,PA)是醛固酮自主性高分泌引起的一系列临床综合征,包括高血压、低血钾、心肌肥厚、肾功能不全等。原发性醛固酮增多症是最常见的一种内分泌性继发性高血压,总发病率约占高血压患者的 5%,国内的筛查数据显示其在难治性高血压中其发病率高达 7.1%,而西方数据中该比例更高。

1. 临床分型 原发性醛固酮增多症主要分为 5 型,即醛固酮瘤(约占 35%)、特发性醛固酮增多症(约占 60%)、原发性肾上腺皮质增生、家族性醛固酮增多症和分泌醛固酮的肾上腺皮质癌。分型诊断依靠影像学、双侧肾上腺静脉取血等检查。

(1)醛固酮瘤:是指肾上腺皮质具有分泌功能的腺瘤,占所有原发性醛固酮增多症的 35% 左右。一般单侧发病,表现为 1cm 左右肾上腺肿块,双侧肾上腺静脉取血提示肿块侧具有醛固酮分泌优势。

(2)特发性醛固酮增多症:病因不明,占所有原发性醛固酮增多症的 60% 左右。一般表现为双侧肾上腺增生,也可能出现肾上腺影像学形态正常或单侧结节样改变,双侧肾上腺静脉取血提示双侧醛固酮分泌过多。

(3)原发性肾上腺皮质增生:病因不明,占所有原发性醛固酮增多症的 2% 左右。单侧发病,表现为肾上腺皮质增生,双侧肾上腺静脉取血提示增生侧具有醛固酮分泌优势。

(4)家族性醛固酮增多症:分为 I 型、II 型、III 型和 IV 型四种类型,均为常染色体显性遗传,总数占所有原发性醛固酮增多症的 1% 以内。I 型又称糖皮质激素可抑制性醛固酮增多症,其致病基因为 CYP11B1(编码 11β 羟化酶)和 CYP11B2(编码醛固酮合成酶)形成的融合基因,导致正常应在球状带表达的醛固酮合成酶在束状带表达且受 ACTH 调控,表现为早发的高血压且可被小剂量地塞米松所抑制。II 型致病基因为 CLCN2(编码电压门控氯通道 2)突变,导致球状带氯通道开放率增加从而诱导醛固酮合成酶产生,表现类似肾上腺腺瘤或增生型的原发性醛固酮增多症,但呈家族性发病。III 型致病基因为 KCNJ5(编码内向整流钾通道 4)突变,导致束状带钾通道对 K⁺ 选择性降低,从而影响细胞的极化状态最终使醛固酮分泌增多,表现为儿童时期严重高血压、低钾血症和严重靶器官损害。IV 型又称异位醛固酮分泌瘤或癌,致病基因为 CACHA1H(编码 T 型门控钙通道的 α 亚基),导致球状带细胞膜电位去极化从而使醛固酮分泌增多,表现为明显的高醛固酮血症,但无肾上腺的影像学改变。

(5)分泌醛固酮的肾上腺皮质癌:是指肾上腺皮质具有分泌功能的癌,除分泌过量醛固酮外,常合并糖皮质激素和雄激素分泌增多,占所有原发性醛固酮增多症的 1% 以内。一般单侧发病,癌肿直径常有 5cm 以上并伴有坏死,双侧肾上腺静脉取血提示癌肿侧具有醛固酮分泌优势。

2. 临床表现 原发性醛固酮增多症的典型临床表现为高血压伴低血钾,此外长期高醛固酮血症可导致心脏、肾脏等靶器官损害。

(1)高血压:一般为原发性醛固酮增多症的初发症状,患者常因血压控制不佳就诊,部分患者表现为难治性高血压。长期血压控制不佳可导致靶器官损害的症状。

(2)低血钾:有相当一部分患者虽然排钾增加,但未达到低钾血症的程度,也可能表现为周期性或在药物诱因下产生的低钾血症。低血钾的主要表现为肌无力、周期性瘫痪、心律失常、糖耐量降低、儿童生长发育障碍等。

(3)靶器官损害:心肌肥厚是心脏损害的最常见表现。肾脏损害则表现为多尿、烦渴,部分患者可表现为肾功能不全。

3. **诊断**　原发性醛固酮增多症完整的诊断应包括筛查试验、确诊试验和定位诊断。此外,对于考虑家族性醛固酮增多症的患者,基因分型诊断是必要的。

(1)筛查试验:目前推荐将血浆醛固酮与肾素活性比值(ARR)作为首选筛查指标,考虑行筛查试验的指征有:①难治性高血压;②高血压伴低血钾;③高血压伴肾上腺意外瘤;④早发的高血压家族史或早发脑血管意外伴高血压家族史;⑤高血压伴原发性醛固酮增多症家族史。在进行筛查试验前,需注意:①纠正低钾血症;②维持正常钠盐摄入;③减少药物影响。

(2)确诊试验:筛查试验阳性患者可以通过如下四种确诊试验进一步诊断,包括:口服高钠饮食、氟氢可的松试验、生理盐水输注试验和卡托普利试验。

(3)定位诊断:确诊原发性醛固酮增多症应进行定位诊断,以进行分型并确定治疗方案。首先,采用肾上腺CT检查明确是否存在单侧或双侧的腺瘤、结节、增粗,如有上述阳性提示,则应进一步行双侧肾上腺静脉取血明确有无优势分泌侧。

4. **治疗**　原发性醛固酮增多症的治疗方案需根据患者的分型和定位诊断选择(表4-8),对于醛固酮瘤或单侧肾上腺增生,首选考虑手术治疗,如患者无法耐受,可予药物治疗。特发性醛固酮增多症和糖皮质激素可抑制性醛固酮增多症,首选药物治疗。分泌醛固酮的肾上腺皮质癌发展迅速,易出现转移,应尽早行手术根治。

表 4-8　不同类型原发性醛固酮增多症的治疗方案选择

分型	一线治疗	二线治疗
单侧肾上腺病变(醛固酮瘤、单侧肾上腺增生)	腹腔镜下单侧肾上腺切除	螺内酯、依普利酮、阿米洛利、醛固酮合成酶抑制剂
双侧肾上腺病变(特发性醛固酮增多症)	螺内酯、依普利酮、阿米洛利、醛固酮合成酶抑制剂	腹腔镜下单侧肾上腺切除
糖皮质激素可抑制性醛固酮增多症	小剂量糖皮质激素	螺内酯、依普利酮、阿米洛利、醛固酮合成酶抑制剂

(二)嗜铬细胞瘤和副神经节瘤

嗜铬细胞瘤和副神经节瘤(pheochromocytoma and paraganglioma,PPGL)是分别起源于肾上腺髓质或肾上腺外交感神经链的肿瘤,可合成和分泌大量儿茶酚胺,引起患者持续性或阵发性血压增高,并可导致心脏、肾脏等靶器官损害。嗜铬细胞瘤和副神经节瘤总发病率约占高血压患者的0.2%~0.6%,而在肾上腺意外瘤中约占5%。嗜铬细胞瘤和副神经节瘤的特征性免疫标志物是嗜铬蛋白A,但判断肿瘤是否为恶性并无特征性组织病理标志,当非嗜铬组织中存在转移病灶时则定义为恶性,约占疾病总数的10%~17%。

1. **临床分型**

(1)嗜铬细胞瘤:是指起源于肾上腺髓质的肿瘤,占嗜铬组织肿瘤的80%~85%,单侧多见,瘤体直径约2~8cm,肿瘤可合成和分泌去甲肾上腺素和肾上腺素,以去甲肾上腺素为主。少数如家族型嗜铬细胞瘤可以分泌肾上腺素为主。

(2)副神经瘤:是指起源于肾上腺外交感神经链的肿瘤,占嗜铬组织肿瘤的15%~20%,多起源于胸、腹部和盆腔的脊椎旁交感神经链,也可来源于沿颈部和颅底分布的舌咽、迷走神经的副交感神经节。一般仅可合成和分泌去甲肾上腺素,主动脉旁嗜铬体也可分泌肾上腺素。

2. **临床表现**　嗜铬细胞瘤和副神经节瘤的主要临床表现为儿茶酚胺分泌所致的高血压和其他并发症,由于肿瘤组织分泌特性的不同,其临床表现不同。

(1)高血压:患者的高血压可表现为持续性或阵发性。其中约50%的患者伴有持续性的高血压,也可在此基础上合并阵发性加重。阵发性高血压发作主要是大量儿茶酚胺突然释放所致,一般有头痛、心动过速、大汗的"三联征",严重者因高血压危象导致进行性的重要靶器官损害,称嗜铬细胞瘤危象。此外,患者常出现体位性低血压,多见于早餐,与儿茶酚胺导致的循环血量不足有关。

(2)心脏损害:长期儿茶酚胺作用可导致心脏损害,表现为左室肥厚、心律失常、心肌梗死和心力衰竭等。

3. **诊断** 早期诊断对嗜铬细胞瘤和副神经节瘤极为重要。对于以下情况的患者,应考虑行生化检验:①难治性高血压;②曾有阵发性高血压发作;③高血压伴肾上腺意外瘤;④早发的高血压家族史;⑤高血压伴嗜铬细胞瘤和副神经节瘤家族史。生化检验的目的是测定血、尿儿茶酚胺及其代谢产物(如甲氧基肾上腺素、甲氧基去甲肾上腺素和香草扁桃酸)的浓度。其中甲氧基肾上腺素和甲氧基去甲肾上腺素因仅在瘤体内代谢,故为特异性标志物。

当生化检验提示阳性结果后,需行定位诊断。采用肾上腺 CT 检查明确是否存在肾上腺肿瘤,MRI 可显示颈部和颅底的肿瘤或转移瘤。此外,间碘苄胍显像、FDG 标记的 PET 等检查可进一步明确肿块的分泌活性或寻找转移灶。

4. **治疗** 确诊嗜铬细胞瘤和副神经节瘤后应尽早切除肿瘤,术前采用 α 受体拮抗剂 2 周控制血压和增加血容量,以防止围手术期出现的血压大幅波动而危及生命。对于无法手术的恶性嗜铬细胞瘤和副神经节瘤,可采用核素治疗或化疗,目前也有酪氨酸激酶抑制剂和免疫治疗正在进行临床试验。

(三)库欣综合征

库欣综合征(Cushing syndrome),又称皮质醇增多症,是指各种原因导致的高皮质醇血症引起的一系列临床症状,表现为高血压、向心性肥胖、满月脸、水牛背、皮肤紫纹、毛发增多、血糖增高等。

1. **临床分型** 按其病因可分为促肾上腺皮质激素(ACTH)依赖型和非依赖型两种。

(1)ACTH 依赖型库欣综合征

1)库欣病:占库欣综合征的 60%~70%,指垂体 ACTH 分泌过多,伴肾上腺皮质增生,垂体多伴有微腺瘤。

2)异位 ACTH 综合征:占库欣综合征的 15%~20%,指垂体以外的肿瘤分泌大量 ACTH,伴肾上腺皮质增生。

(2)非 ACTH 依赖型库欣综合征

1)肾上腺皮质腺瘤:占库欣综合征的 10%~20%,指肾上腺可生成皮质醇的腺瘤,单侧多见,瘤体直径约 2~4cm。腺瘤仅分泌过量糖皮质激素,可抑制 ACTH,因此常伴腺瘤以外同侧肾上腺及对侧肾上腺皮质萎缩。

2)肾上腺皮质癌:占库欣综合征的 10%~20%,指肾上腺可生成皮质醇的癌肿,直径约 5~6cm 或更大,呈浸润性生长且易早期转移。

3)非 ACTH 依赖的双侧肾上腺小结节性增生:又称原发性色素性结节性肾上腺皮质病,多见于儿童或青年,家族性表现为 Carney 综合征。

4)非 ACTH 依赖的双侧肾上腺大结节性增生:表现为双侧肾上腺明显增大,包含多个直径 5cm 以上的结节。

2. **临床表现** 库欣综合征的主要表现是糖皮质激素长期过度分泌,导致蛋白质,脂肪、糖、电解质代谢紊乱,可伴其他激素分泌异常,典型表现为向心性肥胖、满月脸、水牛背、四肢瘦小、多血质、皮肤紫纹,伴高血压、血糖升高、继发性糖尿病、骨质疏松、水肿等。部分轻症患者表现不典型,需结合实验室检查诊断。

大部分库欣综合征的患者有高血压表现,且常因高皮质醇血症的持续存在而控制不佳。此外,由于库欣综合征合并的其他代谢紊乱,高血压的靶器官损伤出现较早。

3. **诊断** 库欣综合征的完整诊断应包括筛查试验、确诊试验和定位诊断。

（1）筛查：对于以下情况的患者，应考虑行库欣综合征的筛查：①出现库欣综合征的临床表现，尤其是高血压伴有典型症状；②青年患者出现与年龄不相符的症状，如骨质疏松、高血压等；③儿童身高百分位数下降而体重增加；④高血压伴肾上腺意外瘤。筛查主要通过血清皮质醇昼夜节律和24h尿游离皮质醇等检查，以明确体内存在过量的皮质醇。

（2）确诊试验：如筛查结果提示异常，应进行小剂量或大剂量地塞米松抑制试验来明确库欣综合征的诊断。

（3）定性诊断：进一步的定性诊断可明确库欣综合征的具体病因。通过测定ACTH可区分是否为ACTH依赖性。若为ACTH依赖型库欣综合征，则需行大剂量地塞米松抑制实验、鞍区MRI、肺部影像学、双侧岩下窦取血试验鉴别库欣病和异位ACTH综合征。若为非ACTH依赖型库欣综合征，则需行大剂量地塞米松抑制实验、肾上腺CT等影像学检查明确诊断。

4. **治疗**　库欣综合征的治疗方案需根据患者的病因和定位诊断选择（表4-9），治疗目的是尽可能恢复正常的血浆皮质醇水平，同时处理因脂肪、糖、电解质等代谢紊乱造成的不良结果。

表4-9　不同病因库欣综合征的诊断和治疗要点

病因	血浆ACTH	大剂量地塞米松抑制实验	影像学特征	治疗方案
库欣病	清晨略高，晚上不下降	多数能被抑制，少数不能被抑制	垂体微腺瘤，两侧肾上腺增大	垂体瘤切除
异位ACTH综合征	明显增高	多数不能被抑制，少数能被抑制	原发肿瘤表现，两侧肾上腺增大	原发肿瘤治疗
肾上腺皮质腺瘤	降低	不能被抑制	显示肾上腺瘤	腺瘤切除
肾上腺皮质癌	降低	不能被抑制	显示肾上腺癌	争取早期手术切除
非ACTH依赖的双侧肾上腺增生	降低	不能被抑制	显示肾上腺增生伴结节	双侧肾上腺切除，术后激素替代治疗

四、妊娠期高血压疾病

妊娠期高血压疾病是妊娠期特有的疾病，其患病率约占孕妇的5%~10%，可导致胎盘破裂、脑卒中、弥散性血管内凝血、多器官功能衰竭、胎儿生长受限等并发症，是孕产妇、胎儿死亡的主要原因之一。

1. **分类与临床表现**　目前妊娠期高血压疾病分为4类，包括妊娠期高血压、子痫前期和子痫、妊娠合并慢性高血压和慢性高血压并发子痫前期。

（1）妊娠期高血压：妊娠期高血压（gestational hypertension）是指妊娠20周后首次出现的高血压（收缩压≥140mmHg和/或舒张压≥90mmHg），并于产后12周内恢复正常，尿蛋白检测阴性。当收缩压≥160mmHg和/或舒张压≥110mmHg时称为重度妊娠期高血压。

（2）子痫前期和子痫：子痫前期（preeclampsia）是指妊娠20周后出现收缩压≥140mmHg和/或舒张压≥90mmHg，且伴有下列任一项：①尿蛋白≥0.3g/24h，或尿蛋白/肌酐比值≥0.3，或随机尿蛋白≥（+）；②无蛋白尿但伴有以下任何一种器官或系统受累：心、肺、肝、肾等重要器官，或血液系统、消化系统、神经系统的异常改变，胎盘-胎儿受到累及等。当血压和/或尿蛋白水平持续升高，发生母体器官功能受损或胎盘-胎儿并发症的风险也增高，子痫前期孕妇出现下列任一项可诊断为重度子痫前期：①血压持续升高，收缩压≥160mmHg和/或舒张压≥110mmHg；②持续性头痛、视觉障碍或其他中枢神经系统异常表现；③持续性上腹部疼痛及肝包膜下血肿或肝破裂表现；④肝酶异常，血谷丙转氨酶或谷草转氨酶水平升高;⑤肾功能受损:尿蛋白 >2.0g/24h、少尿或血肌酐 >106μmol/L;⑥低蛋白血症伴腹腔积液、胸腔积液或心包积液;⑦血液系统异常:血小板计数呈持续性下降并低于 100×10^9/L、微血管内溶血;⑧心功能衰竭;⑨肺水肿;⑩胎儿生长受限或羊水过少、胎死宫内、胎盘早剥等。

子痫(eclampsia)是指在子痫前期基础上发生不能用其他原因解释的抽搐。子痫是妊娠期高血压疾病最严重的阶段,前驱症状短暂,表现为抽搐、面部充血、口吐白沫、深昏迷,随后深部肌肉僵硬并迅速发展成全身高张阵挛惊厥,有节律的肌肉收缩和紧张,持续 1~1.5min,期间患者呼吸动作停止。发作后抽搐停止、呼吸恢复、意识恢复,但患者易激惹和烦躁。

(3)妊娠合并慢性高血压:是指既往存在高血压或在妊娠 20 周前发现收缩压≥ 140mmHg 和 / 或舒张压≥ 90mmHg,妊娠期无明显加重;或妊娠 20 周后首次诊断高血压并持续到产后 12 周以后。

(4)慢性高血压并发子痫前期:是指妊娠合并慢性高血压的孕妇,出现下列任一项:①孕 20 周前无蛋白尿,孕 20 周后出现尿蛋白≥ 0.3g/24h 或随机尿蛋白≥(+);②孕 20 周前有蛋白尿,孕 20 周后尿蛋白定量明显增加;③出现血压进一步升高。

2. **治疗** 对于妊娠期高血压疾病,治疗的目的是控制病情、延长孕周、保证母体器官和胎儿安全。

(1)一般处理:妊娠期高血压孕妇可居家或住院治疗;非重度子痫前期孕妇应评估后决定是否住院治疗;重度妊娠期高血压、重度子痫前期及子痫孕妇均应住院监测和治疗。一般处理包括保证休息和营养,必要时可予镇静。

(2)降压治疗:对于收缩压≥ 160mmHg 和 / 或舒张压≥ 110mmHg 的高血压孕妇应进行降压治疗;收缩压≥ 140mmHg 和 / 或舒张压≥ 90mmHg 的高血压患者也可进行降压治疗。目标血压如下:孕妇未并发器官功能损伤,收缩压应控制在 130~155mmHg 为宜,舒张压应控制在 80~105mmHg;孕妇并发器官功能损伤,则收缩压应控制在 130~139mmHg,舒张压应控制在 80~89mmHg。降压过程力求血压下降平稳,不可波动过大,且血压不可低于 130/80mmHg,以保证子宫 - 胎盘血流灌注。子痫前期或子痫则需要紧急降压,降压目标和速度见第四章第四节。

常用降压药物有 α 受体拮抗剂、β 受体拮抗剂、CCB 和中枢性肾上腺素能神经阻滞剂等药物。孕期一般不使用利尿剂降压,以防有效循环血量减少;不推荐使用阿替洛尔和哌唑嗪;硫酸镁不作为降压药使用;禁止使用 ACEI/ARB。

(3)子痫处理:子痫发作时的紧急处理原则包括控制抽搐、控制血压、纠正缺氧和酸中毒并适时终止妊娠。硫酸镁是治疗子痫及预防复发的首选药物。一般在抽搐控制 2h 可考虑终止妊娠。

(孔祥清)

第三节　难治性高血压

一、定义

难治性高血压(resistant hypertension,RH),或称顽固性高血压,是指在治疗性生活方式干预的基础上,应用了合理的 3 种或以上的降压药物联合治疗方案(一般应包括利尿剂)血压仍未达标,或应用 4 种或以上的降压药物联合治疗方案才能达标的高血压。一般来说判断是否存在药物治疗控制不佳,应明确是在良好治疗依从性的前提下,持续合理药物治疗达 4 周以上;此外,血压未达标的评估最佳方式应包括家庭自测血压和动态血压。

二、病因筛查

难治性高血压导致患者虽然在接受持续的降压药物治疗,但仍有靶器官损害风险增高的危险,因此在临床工作中不容忽视并应对其出现原因有所了解。

(一)假性难治性高血压

在寻找难治性高血压病因之前,需要排除假性难治性高血压的几种原因。

1. 治疗依从性差 在高血压药物治疗过程中,无法完全遵循医生所建议治疗方案的情况较常见,也是影响药物治疗控制率的最主要原因之一。患者自身原因常是高血压药物治疗依从性差的首要原因,如合并较多需长期服药的慢性病、经济水平或健康意识低下等;此外,医源性和药源性因素也不可忽视,如制订治疗方案不合理或多次调整、药物不良反应使患者无法耐受等。

2. 白大衣效应 白大衣效应(white coat effect)或称白大衣高血压,是指诊室血压未达标,但通过家庭自测血压或动态血压检测血压水平在正常范围。这主要是因为在诊室中就诊者对环境或医护产生警觉感而导致交感神经系统亢进所致,但此类人群的心血管病风险并不高于血压控制良好的高血压患者。对于考虑可能诊断为难治性高血压的患者,动态血压监测是排除白大衣效应的最好手段。

3. 血压测量相关问题 血压测量错误,如使用了臂围过小的袖带、袖带置于有弹性阻力的衣服外、读数时放气速度过快、听诊器置于袖带内等都有可能高估患者血压水平,这些问题将随着电子血压计的推广而减少发生。此外,假性难治性高血压可发生在广泛动脉粥样硬化和钙化的老年人群,测量肱动脉血压是需要比硬化的动脉腔内压更高的袖带压力方能阻断血流以获得读数,因此对于此类人群应排除肱动脉处是否存在严重钙化。

(二)常见病因

对于确诊的难治性高血压,需考虑以下几种原因。

1. 遗传学因素 高血压的发生和对药物的反应性均受到遗传学的因素影响,但是针对难治性高血压,目前尚无以基因型或药物遗传学为基础的有效个体化治疗策略,其展望有赖于高血压相关基因研究和药物基因组学研究的进展。

2. 生活方式因素 在难治性高血压患者中,尚有部分虽经过干预,但生活方式未得到有效改善,如肥胖、钠盐或酒精摄入过量、运动不足、未戒烟等均可能导致血压控制不佳。此外,也应注意是否存在可能影响血压控制但较难以主观意愿干预的因素,如社会心理压力、不良情绪状态、睡眠质量、慢性疼痛等。

3. 药物干扰 同时服用干扰降压作用的药物,是血压控制不佳的常见原因之一。NSAIDs 可引起水钠潴留,并影响除钙通道阻滞剂以外各种降压药的疗效。拟交感胺类药物可通过激动交感神经系统活性升高血压,如感冒药中常见的伪麻黄碱等。环孢素可通过增加肾血管阻力,引起水钠潴留从而升高血压。重组人促红细胞生成素可直接作用于血管,升高周围血管阻力。糖皮质激素可通过多种机制升高血压,其中最重要的是其盐皮质激素样作用引起水钠潴留,此外常见中药成分甘草也可通过类似机制升高血压。

4. 继发性高血压 对所有难治性高血压,均需警惕可能存在的继发性原因。其中最常见的种类包括:原发性醛固酮增多症、睡眠呼吸暂停综合征、肾性高血压、高胰岛素血症等。其筛查手段和治疗方法详见第四章第二节。

三、处理原则

在临床实践中,对降压药物联合治疗方案控制不佳的疑似难治性高血压患者,应首先再次详细询问病史,知悉患者的治疗依从性、家庭自测血压、生活方式因素、其他用药情况,必要时行动态血压监测以排除白大衣效应。在排除假性难治性高血压后,进一步积极寻找继发性高血压的线索并完善实验室或器械检查。对于无法找到继发性因素的确诊的难治性高血压,系统的靶器官损害情况评估通常是必要的,一般情况下处理原则如下。

（一）强化治疗性生活方式干预

对于被诊断为难治性高血压的患者,需根据要求再次核对干预要点,详见第四章第一节。其中控制钠盐摄入在难治性高血压患者中尤为关键,对于某些盐敏感性高的患者,更严格的钠盐摄入(钠盐<3.8g/d)可能进一步降低血压和心血管风险。饮食、体重、运动量控制不佳的患者,可以寻求营养专科的帮助。

（二）药物治疗

在强化治疗性生活方式干预的基础上,停用或减少干扰降压作用的药物并调整目前的联合治疗方案直至血压得到有效控制,并推荐使用单片固定复方制剂以减少药物治疗使用片剂总量从而获得更好的治疗依从性。

绝大部分难治性高血压患者,尤其是合并 CKD 的患者,都存在容量负荷过大的情况,因此最关键的策略是利尿剂的正确使用。通过增加现有利尿剂的剂量或换用一种更有效的噻嗪类利尿剂(如将氯噻酮替代氢氯噻嗪)可提高血压控制率;若 eGFR<30ml/(min·1.73m^2),可选用袢利尿剂进一步促尿钠排出,长效袢利尿剂通常更为适用。在调整的 3 种降压药物联合治疗方案(包括足量且合理的利尿剂、CCB 和 ACEI/ARB)下,血压仍不能达标时,应考虑加用盐皮质激素受体拮抗剂(mineralocorticoid receptor antagonist,MRA)如螺内酯,以阻断醛固酮的生物学作用。MRA 的使用需注意其抗雄激素的副作用,同时需要定期监测血电解质和 eGFR。

其他的药物治疗方案需根据患者个体情况进行具体制订,如心率控制不佳的患者可考虑加用 β 受体拮抗剂等,此类情况推荐在高血压专科就诊,以保证患者血压的控制率和用药的安全性。

（三）器械治疗

对于药物控制无效或有强烈主观意愿拒绝接受药物治疗的难治性高血压患者,器械治疗作为一种实际需求逐渐引起人们的关注。其中,去肾交感神经术(renal denervation,RDN)是众多尝试中有临床应用可能的一个,但是就目前来说,由于缺乏证据,RDN 在难治性高血压中的应用仍不适合临床推广。

（孔祥清）

第四节　高血压危象

高血压危象(hypertensive crisis)是指在原发性高血压或继发性高血压的病程中,某些诱因导致患者血压突然和显著升高的临床表现,包括高血压急症(hypertensive emergencies)和高血压亚急症(hypertensive urgencies)。高血压危象起病急、预后差,其急性期病死率可达 6.9%,发病后 90d 内病死率和再住院率分别高达 11% 和 37%。高血压危象的发病率占所有高血压患者的 1%~2%,但由于高血压患者基数庞大,其实际发生数量相当可观。因此在临床实践中,需对高血压危象进行及时识别并正确处理,减少可能发生的靶器官损害甚至死亡。

一、定义

(一)高血压急症

高血压急症是指原发性或继发性高血压患者在某些诱因下血压突然和显著升高,通常收缩压>180mmHg 和 / 或舒张压 >120mmHg,同时伴有进行性的心、脑、肾等靶器官损害。严重的靶器官损害表现为急性脑卒中、急性冠状动脉综合征、急性心力衰竭、主动脉夹层等,此外如合并围手术期高血压、嗜铬细胞瘤危象、子痫前期或子痫、药物滥用等情况也属于高血压急症范畴。在临床上若出现以下几种情况,即使患者血压突然升高尚未达到定义标准,但为了防止靶器官进一步损害,应视为高血压急症处理,包括:①收缩压 >220mmHg 和 / 或舒张压 >140mmHg,无论是否有症状;②若出现急性冠状动脉综合征、急性心力衰竭、主动脉夹层等需要立即降压的情况。

(二)高血压亚急症

高血压亚急症是指原发性或继发性高血压患者在某些诱因下血压突然和显著升高,但尚未出现进行性的靶器官损害,患者可有因血压升高导致的症状,如头痛、鼻出血、烦躁等。高血压亚急症与急症的区别不在于血压升高的程度或速度,而需判断有无新出现的急性进行性靶器官损害。

二、处理原则

对于高血压危象,及时识别并正确处理十分重要,其目的在于中断或预防重要靶器官的进行性损害,降低死亡率。

(一)病情评估

接诊高血压危象患者时,病史采集和体格检查应简要并突出重点。通过病史采集,获得患者高血压病史、用药和控制情况、既往已出现的靶器官损害等信息,并了解此次发作的病程和可能诱因。常见诱因有:①停用降压药物;②急性感染;③剧烈疼痛;④急性尿潴留;⑤急性短暂性精神障碍;⑥药物滥用等。通过重点体格检查可了解患者目前的靶器官损害以及其他可能出现的严重情况。重点查体包括双侧上肢血压、心脏听诊、神经系统定位检查等。实验室和器械检查是体格检查对靶器官损害评估的补充,常规开展的检查要遵循不耽误治疗的原则,在有合并严重靶器官损害的指征时,针对性开展相关特殊实验室和器械检查可保证及时识别和处理(表 4-10)。

表 4-10　评估高血压危象靶器官损害的常用实验室和器械检查

常规实验室和器械检查	特殊实验室和器械检查	
检眼镜 12 导联心电图	cTnT、CK-MB、NT-proBNP	考虑急性冠状动脉综合征或急性心力衰竭等心脏受累
血常规、尿常规	主动脉 CTA	考虑主动脉夹层
肝肾功能、电解质	头颅 CT 或 MRI、头颅 CTA	考虑急性脑卒中

(二)高血压危象的治疗

通过病情评估,可区分高血压急症和高血压亚急症,其治疗原则有所区别。

1. 高血压急症

(1)治疗原则:对于高血压急症患者需要在持续血压和其他生命体征监护的基础上迅速接受治疗。根据病情评估的结果,尽可能解除诱因,并根据患者个体情况制订治疗目标。

(2)降压目标:高血压急症需要迅速降低血压,但是过快的血压下降可导致重要器官灌注不足而加重损害,因此一般来说,可按照患者个体情况设定如下的阶梯降压阶段目标:①第 1 阶段:在 1h 内将血压迅速降低,目标为平均动脉压降低幅度不超过治疗前水平的 25%;②第 2 阶段:在随后 2~6h 内将血压降至较安全水平,一般为 160/100mmHg 左右;③第 3 阶段:如患者可耐受上述阶段,则在随后的 24~48h 内将血压逐步降至正常水平。

对于表现为不同靶器官损害的高血压急症,其降压目标和速度也有所不同:合并急性冠状动脉综合征或急性心力衰竭,需立即将血压降低到收缩压 140mmHg 以内,以降低心脏耗氧并改善心功能水平;合并主动脉夹层,需立即将血压降至收缩压 120mmHg 以内,并将心率降低至 60 次 /min 以内,以减少主动脉破裂风险;合并子痫前期或子痫,需尽快将血压降低至 160/110mmHg 以内,但应避免血压低于 130/80mmHg 或下降过快导致影响胎儿血供(表 4-11)。

表 4-11　高血压急症不同靶器官损害相关药物选择

合并严重靶器官损害	常用药物
急性冠状动脉综合征	硝酸甘油、β 受体拮抗剂、尼卡地平
急性心力衰竭	硝酸甘油、硝普钠,不推荐使用 CCB
主动脉夹层	首选 β 受体拮抗剂,如血压不达标可联用乌拉地尔、拉贝洛尔等,禁用肼屈嗪
子痫前期或子痫	拉贝洛尔、尼卡地平、乌拉地尔,禁用舌下含服给药的硝苯地平,禁用硝普钠、ACEI/ARB 等
嗜铬细胞瘤危象	酚妥拉明、乌拉地尔、硝普钠
急性缺血性脑卒中	拉贝洛尔、硝普钠,禁用舌下含服给药的硝苯地平
急性出血性脑卒中	拉贝洛尔,慎用硝普钠

(3)药物选择:高血压急症需要根据患者个体情况制订不同的降压目标,因此需要持续的血压监测。相对口服或舌下含服给药,静脉泵注或滴注给药具有剂量调节灵活、降压效果迅速且持久等优势。不同靶器官损害情况下药物的选择不同。在降压过程中,如出现重要器官缺血的表现,应适当调整药物剂量。同时,经过静脉给药后如血压趋于平稳,可开始使用口服降压药物,逐步减少静脉降压药物剂量直至停用(表 4-12)。

表 4-12　高血压急症常用静脉药物

药名	常用剂量	起效时间	持续时间	不良反应
硝酸甘油	5~100μg/min 静脉滴注	2~5min	5~10min	头痛、呕吐
硝普钠	0.25~10μg/(kg·min)静脉滴注	即刻	2~10min	低血压、心动过速、头痛、肌肉痉挛、氰化物中毒
艾司洛尔	250~500μg/kg 静脉推注 1min 负荷;继以 50~300μg/(kg·min)静脉滴注维持	1~2min	10~20min	低血压、恶心
拉贝洛尔	25~50mg 静脉推注 5~10min 负荷,15min 后可重复推注,负荷总量可达 200mg;或以 1~4mg/min 静脉滴注	5~10min	3~6h	头晕、胃肠道不适、疲乏、哮喘加重、体位性低血压
尼卡地平	0.5~10μg/(kg·min)静脉滴注	5~10min	1~4h	头痛、头晕、恶心、心动过速
乌拉地尔	10~50mg 静脉推注负荷;继以 6~24mg/h 静脉泵注维持	5min	2~8h	低血压、头晕、恶心、疲倦
酚妥拉明	2.5~5mg 静脉推注	1~2min	10~30min	心动过速、头痛、潮红

此外,应注意有些药物不适用于高血压急症:利血平肌注给药起效较慢,反复给药可出现难以预测的积蓄效应从而出现严重低血压;治疗初期时不宜使用强力利尿剂,除非合并明确的容量负荷过重,因为高血压急症多伴有 RAAS 过度激活和交感神经系统亢进,体循环血容量相对不足,强力利尿存在风险。

2. 高血压亚急症　对于高血压亚急症患者,现无证据表明紧急降压治疗可以改善预后,因此一般情况下,应以口服降压药治疗,在 24~48h 内将血压降至 160/100mmHg 以下。常用口服药物主要包括 CCB、ACEI/ARB、α 受体拮抗剂、β 受体拮抗剂等。药物选择应注意以长效制剂为主,避免口服或舌下含服快速降压药(如硝苯地平),防止出现过度降压或反射性心动过速。同时应积极寻找诱因,防止高血压亚急症再次发作。

（孔祥清）

思考题

1. 请简述血压的分级和分类。
2. 简述良性高血压的分期及各期特征性改变。
3. 简述高血压患者的危险分层。
4. 简述临床常用抗高血压药的分类和降压机制?
5. 肾实质性高血压是继发性高血压最常见类型,对于慢性肾脏病 4 期或终末期肾脏病的患者,其具体降压药物选择原则是什么?
6. 血浆醛固酮与肾素活性比值是诊断原发性醛固酮增多症的最常用筛查指标,常见可影响其结果的因素有哪些?
7. 请思考交感神经系统在难治性高血压发病过程中的作用及针对治疗方式。
8. 容易引起围手术期高血压的手术类型有哪些? 具体药物治疗目标是什么?

第五章
动脉粥样硬化和冠状动脉粥样硬化性心脏病

冠状动脉粥样硬化性心脏病（coronary atherosclerotic heart disease）指冠状动脉粥样硬化引起管腔狭窄或闭塞，导致心肌缺血缺氧而引起的心脏病，简称冠心病（coronary heart disease，CHD）。本病多发于 40 岁以后，男性多于女性。随着人民生活水平提高，中国冠心病和脑卒中发病率逐年上升，成为超过恶性肿瘤的第一大疾病死亡原因。本章阐述动脉粥样硬化的危险因素、发病机制和药物治疗，冠状动脉的解剖和冠心病的病理生理，不同类型冠心病的诊断和治疗。

鉴于对动脉粥样硬化过程动态变化的深入认识，近年将冠心病分为急性冠状动脉综合征和慢性冠脉综合征。慢性冠脉综合征发生心血管事件的风险受危险因素的控制程度、药物治疗优化、再血管化治疗等影响。冠状动脉疾病还存在其他表现形式，如心肌桥、冠脉痉挛、微血管性心绞痛等。

第一节　动脉粥样硬化

动脉粥样硬化（atherosclerosis，AS）的特点是受累动脉的病变从内膜开始，局部有脂质积聚、纤维组织增生和钙质沉着形成斑块，继发性病变尚有斑块内出血、斑块破裂及局部血栓形成（称为粥样硬化 - 血栓形成，atherosclerosis-thrombosis）。现代细胞和分子生物学技术显示动脉粥样硬化病变具有巨噬细胞游移、平滑肌细胞增生；大量胶原纤维、弹力纤维和蛋白多糖等结缔组织基质形成，以及细胞内、外脂质积聚的特点。由于在动脉内膜积聚的脂质外观呈黄色粥样，因此称为动脉粥样硬化。

一、危险因素

动脉粥样硬化的发病过程十分复杂，其确切病因尚未完全阐明。大量流行病学调查揭示不少遗传或环境因素与动脉粥样硬化的发生存在明显相关性，但未必一定具有直接的因果关系，由于这些因素尚不能作为确切的病因，这些因素称为危险因素。主要的危险因素如下。

（一）年龄、性别

本病临床上多见于 40 岁以上的中老年人，49 岁以后进展较快，近年来临床发病年龄有年轻化趋势。高血压、脂质异常和糖尿病，这些危险因素均随着年龄的增大而相继出现，而且动脉粥样硬化的形成本身就是一个慢性过程。成年后的任一年龄段，男性的危险度都比女性的要高，因此，男性性别相对于女性性别是一项危险因素。女性发病率较低，因为雌激素有抗动脉粥样硬化作用，故女性在绝经期后发病率迅速增加。年龄和性别属于不可改变的危险因素。

（二）血脂异常

脂质代谢异常是动脉粥样硬化最重要的危险因素。临床资料表明，动脉粥样硬化常见于高胆固醇血症。实验动物给予高胆固醇饲料可以引起动脉粥样硬化。总胆固醇(TC)、甘油三酯(TG)、低密度脂蛋白胆固醇(low density lipoprotein cholesterol,LDL-C)或极低密度脂蛋白胆固醇(very low density lipoprotein cholesterol,VLDL-C)增高,相应的载脂蛋白 B(apoB)增高;高密度脂蛋白胆固醇(high density lipoprotein cholesterol,HDL-C)减低、载脂蛋白 A(apoA)降低都被认为是危险因素,目前最肯定的是 LDL-C 的致动脉粥样硬化作用。此外,脂蛋白(a)[Lp(a)]增高也可能是独立的危险因素。

大量流行病学及基础研究均证实,LDL-C 水平的增高是冠心病的一项主要的、独立的危险因素。LDL-C 在动脉粥样硬化的形成中是必不可少的。大规模的临床试验已证明降低 LDL-C 水平可明显减低冠心病的发生率和死亡率。且无论患者性别和年龄,既往是否吸烟、合并高血压、糖尿病等,以及基线 LDL-C 水平如何,降低 LDL-C 水平均能够降低冠心病风险。

流行病学研究显示 HDL-C 水平降低与冠心病发病率和死亡率相关,是冠心病的一项独立危险因素。在经基因修饰的动物研究中,高水平 HDL 可延缓动脉粥样硬化的发展。此外,低水平 HDL 与其他致动脉粥样硬化的因素相互关联,例如,甘油三酯和脂蛋白残粒的增加、小颗粒 LDL、胰岛素抵抗、促炎状态、促血栓形成状态和高血压。血浆 HDL-C 水平的意义与 LDL-C 相反,是一种具有拮抗动脉粥样硬化的保护性因素。可能与其能促进周围组织包括动脉壁内的胆固醇转运到肝脏进行代谢有关,即所谓的胆固醇逆转运(reverse cholesterol transport,RCT)。最近有人发现 HDL 还具有抗 LDL 氧化、促进损伤内皮细胞修复和稳定前列环素活性等作用,也有助于拮抗动脉粥样硬化的发生。正常人 HDL-C 水平高于 35mg/dl(0.9mmol/L),如果低于此值,属于低 HDL-C。在冠心病的一级预防中,HDL-C 水平的测定有助于对 TC 在理想或者临界高水平的人群作进一步的分类。

(三) 高血压

60%~70% 的冠状动脉粥样硬化患者有高血压,高血压患者患冠心病概率增高 3~4 倍。高血压可促进冠状动脉粥样硬化的发展,而且血压水平与主要冠心病临床事件(心肌梗死和冠脉死亡)的发生风险正相关。我国人群流行病学研究表明,血压水平的升高与人群心脑血管病发生危险呈连续正相关。与血压低于 110/75mmHg 者相比,血压 140~149/90~94mmHg 者,心血管发病危险增加 2 倍,血压高于 180/110mmHg 者增加 10 倍。其机制可能由于高血压时内皮细胞损伤,LDL-C 易于进入动脉壁,并刺激平滑肌细胞增生,引起动脉粥样硬化。

(四) 吸烟

吸烟是公认的冠心病和其他心血管疾病的一个独立的危险因素。与不吸烟者比较,吸烟者的发病率和病死率增高 2~6 倍,且与每日吸烟的支数呈正比。被动吸烟也是危险因素。不分性别,吸烟均可按剂量依赖性方式增高其患心血管疾病的危险性,而戒烟则可减少心血管疾病患病风险,风险的降低在戒烟开始后短短几个月内便出现。吸烟致病机制是多方面的,吸烟可产生尼古丁和一氧化碳等有害物质,刺激交感神经,促使儿茶酚胺和血管升压素分泌增加,可引起心率加快、血压升高和心律失常。可促进血浆纤维蛋白原含量增加,血小板黏附和聚集能力增强,使凝血系统功能紊乱。能增加白细胞数量,使小血管堵塞,血流特性改变,或者损害内皮细胞。吸烟产生的一氧化碳易与血红蛋白结合,形成碳氧血红蛋白,所引起的缺氧和尼古丁的直接作用能损伤血管内皮细胞,使血管壁通透性增加,血脂侵入动脉壁。以上变化均可加速动脉粥样硬化发生或者增加血栓的形成,还可使血浆 LDL-C 轻度升高和 HDL-C 降低。另外,烟草所含尼古丁可直接作用于冠状动脉和心肌,引起动脉痉挛和心肌受损。

(五) 糖尿病和糖耐量异常

糖尿病是最早被公认的动脉粥样硬化的重要危险因素之一,糖尿病患者的动脉粥样硬化性疾病发生率比非糖尿病患者高 2~4 倍,而且发病年龄提前,且病变进展迅速,病情也较重。糖尿病者多伴有高甘油三酯血症或高胆固醇血症,如再伴有高血压,则动脉粥样硬化的发病率明显增高。糖尿病患者还常有凝血Ⅷ因子增高、血小板功能增强,加速动脉粥样硬化血栓形成和引起动脉管腔的闭塞。近年来的研究认为胰岛素抵抗与动脉粥样硬化的发生有密切关系。2型糖尿病患者常有胰岛素抵抗及高胰岛素血症伴发冠心病。

对于尚无冠心病的糖尿病患者而言,主要冠脉事件发生的绝对风险与已患有冠心病但无糖尿病的人群相似,因而糖尿病被认为是CHD的等危症。糖尿病引起心血管病发生的危险性增高的原因有很多,包括血脂异常、高血压、肾病、胰岛素抵抗、凝血和纤溶系统异常、高度糖基化终末产物形成增多等,流行病学研究证明,空腹血浆胰岛素水平是心血管疾病一个独立的预测指标。对于2型糖尿病,胰岛素可因其直接作用或通过胰岛素样生长因子(insulin-like growth factor,IGF)引起血管壁增厚和管腔狭窄。胰岛素抵抗和代偿性高胰岛素血症还可使患者易于出现众多其他危险因素,如糖耐量受损、血浆甘油三酯升高、HDL-C降低、小而致密的LDL增加、循环中纤溶酶原激活因子抑制物-1(PAI-1)水平升高和血压升高等,从而增加心血管病发生的危险性。

(六)肥胖

标准体重(kg)= 身高(cm)−105(或110),体质指数(BMI)= 体重(kg)/ 身高(m)^2。超过标准体重20% 或 BMI>24kg/m^2 者称肥胖症。肥胖也是动脉粥样硬化的危险因素。肥胖可导致血浆甘油三酯及胆固醇水平的增高,并常伴发高血压或糖尿病。近年研究认为肥胖者常有胰岛素抵抗,导致动脉粥样硬化的发病率明显增高。

(七)家族史

一级亲属男性<55岁,女性<65岁发生疾病,考虑存在早发冠心病家族史。常染色体显性遗传所致的家族性血脂异常是这些家族成员易患本病的因素。此外,近年已克隆出与人类动脉粥样硬化危险因素相关的易感或突变基因200种以上,尤其是也发现一些在中国人动脉粥样硬化发生发展过程中发挥重要作用的突变基因,例如乙醛脱氢酶2基因突变,随着研究的进展,可能会进一步促进我国动脉粥样硬化疾病的精准化防治。

其他的危险因素包括:① A型性格者:有较高的冠心病患病率,精神过度紧张者也易患病,可能与体内儿茶酚胺类物质浓度长期过高有关;②口服避孕药:长期口服避孕药可使血压升高、血脂异常、糖耐量异常,同时改变凝血机制,增加血栓形成机会;③饮食习惯:进食高热量、高动物脂肪、高胆固醇、高糖饮食易致动脉硬化。上述多种危险因素在动脉粥样硬化中的致病作用经过多方研究已被反复证实和广泛接受。近年来的研究又陆续发现和确认了一些新的危险因素,主要有新的脂质危险因素、凝血和纤溶功能异常、炎症及其标志物(如C反应蛋白)、氧化应激(oxidative stress)、高同型半胱氨酸血症和代谢综合征。

二、发病机制

动脉粥样硬化主要累及大中型动脉,主要表现为内膜及中层增厚,泡沫细胞聚集形成动脉粥样斑块。斑块不断进展,增大到一定程度可引起动脉管腔狭窄,造成组织器官缺血。斑块破裂可募集和激活血小板,形成动脉血栓,最终导致严重心脑血管事件,甚至死亡。

动脉粥样硬化的病因和发病机制一直是医学领域的关键科学问题。经过医学科学家百余年的努力探索研究,动脉粥样硬化发病机制的很多环节已有较深入的了解,但其确切的始动原因至今仍未能阐明。

尽管目前有关动脉粥样硬化的学说数量众多,理论内容繁杂,但追溯其源基本上都从脂质浸润学说、内皮损伤反应学说和炎症学说三大学说衍生发展而来。在动脉粥样硬化发生发展过程中包含着许多关键环节,如脂质浸润、内皮损伤、单核细胞和淋巴细胞浸润、免疫反应、平滑肌细胞及细胞外基质增殖、血栓形成等。这些病理环节并非彼此孤立,而是互相关联和相互影响的。上述几种学说针对某个病理环节进行了较深入的研究。将这些侧面加以综合,有助于对动脉粥样硬化的发生发展获得更全面的认识。

（一）脂质浸润学说

1847 年 Vogel 首次鉴定出胆固醇是动脉粥样硬化斑块中的主要成分之一，1863 年德国病理学家 Virchow 提出动脉粥样硬化的脂质浸润学说，认为动脉粥样硬化病变主要由血浆脂质水平增高引起。然而，直到 1913 年 Anitchkov 才证实胆固醇能单独导致动脉粥样硬化病变，并描述了外周血胆固醇水平和动脉粥样硬化之间的重要关联，成为动脉粥样硬化研究的重大里程碑，为脂质浸润学说奠定了坚实的实验基础。动脉粥样硬化的脂质浸润学说认为，正常的动脉内皮是阻止脂蛋白颗粒进入动脉内膜的屏障。血脂过高和内皮屏障受损时，大量脂质尤其是胆固醇进入血管内膜并在局部沉积。沉积的胆固醇引发单核细胞、巨噬细胞和平滑肌细胞局部聚集，这些细胞吞噬脂质后形成泡沫细胞。同时各种基质成分合成增多，血管内膜增厚，逐渐形成动脉粥样硬化斑块。

脂质浸润学说具有比较坚实的科学依据，随着时间的推移和科学事实的积累，目前已得到大部分学者普遍认同和接受。支持动脉粥样硬化的脂质浸润学说的研究资料主要包括：①血脂水平与动脉粥样硬化发病率呈正相关，降低血浆胆固醇浓度可明显减少冠状动脉粥样硬化患病率和严重程度；②放射性核素标记实验证实动脉壁内的脂质来自血液；③动脉粥样斑块内存在大量脂质，尤其是胆固醇酯，泡沫细胞中堆积的也主要是胆固醇酯；④高脂、高胆固醇饲料喂养动物均可诱发类似人类动脉粥样硬化的病变；⑤家族性高胆固醇血症患者仅仅由于细胞表面低密度脂蛋白（LDL）受体功能缺陷导致血浆胆固醇水平极度升高，便可使年轻患者产生严重的动脉粥样硬化病变。这有力地证明高脂血症在动脉粥样硬化发生发展中的重要地位。此外，大量流行病学调查均已证实血浆胆固醇水平的升高与冠心病的发生之间存在密切关系。

目前一般认为脂蛋白浸润动脉内膜主要有两条途径：一是血浆脂质随同血浆其他成分一起非选择性地浸润动脉壁，这可能是多数血浆脂蛋白进入动脉壁内膜的主要途径；二是血浆中脂质由内皮细胞血管腔面的胞膜小泡摄取，通过穿胞作用进入内皮下间隙，这种穿胞作用可能是 LDL 通过动脉内皮细胞的主要途径。

与动脉粥样硬化发生过程相关的血浆脂质成分主要是 LDL、脂蛋白（a）[（Lp（a）]、甘油三酯（TG）和高密度脂蛋白（HDL）。LDL 是最早确定的独立危险因素，由于经 LDL 受体进入细胞的 LDL 水解后产生的游离胆固醇可引起负反馈调节，所以 LDL 本身并不会导致细胞内的胆固醇积聚；而滞留于内皮下的 LDL 经过细胞氧化修饰形成氧化低密度脂蛋白（Ox-LDL）之后，Ox-LDL 可由细胞膜上的清道夫受体介导进入细胞，由于经过清道夫受体途径摄入胞内的胆固醇缺乏负反馈调节机制，促使 Ox-LDL 不断摄入胞内，造成脂质大量积聚，导致泡沫细胞形成。

Lp（a）致动脉粥样硬化的机制比较复杂，可能与下述过程有关：Lp（a）化学修饰之后可由清道夫受体介导进入巨噬细胞，促使泡沫细胞的形成；Lp（a）与钙离子或多聚葡胶结合后很容易在动脉壁内膜下和其他组织中沉积；沉积于受损伤的血管内皮细胞下的 Lp（a）还可促进血管平滑肌细胞的增殖。

HDL 具有防止动脉内膜下脂质沉积、抑制动脉粥样硬化发生发展的作用。流行病学数据已经证实血浆 HDL 水平与动脉粥样硬化性心血管病的发病率呈负相关，血浆 HDL 降低是动脉粥样硬化病变的危险因素之一。提高血浆 HDL 水平可以减少胆固醇在血管壁的沉积，缩小斑块脂质核心，并且可以阻止易损斑块的形成。HDL 的抗动脉粥样硬化作用主要与其促进胆固醇逆转运以清除动脉壁多余的胆固醇有关。

（二）内皮损伤反应学说

内皮损伤反应学说认为各种危险因素造成的动脉内膜损伤是动脉粥样硬化斑块发生发展的始动环节。

正常动脉壁的内膜是由单层内皮细胞所组成，具有多种重要功能。内皮层是血液与组织之间的重要屏障，通过改变通透性可以调节组织与血液之间的物质交换；内皮细胞具有抗血栓形成的作用，协助维持血液的流动性；内皮细胞可合成和分泌多种血管活性物质，如一氧化氮（NO）、内皮素、前列环素（PGI$_2$）等，协助调节血管平滑肌舒缩功能；内皮细胞还分泌多种细胞因子以调节血管壁各种细胞的增殖和游走,影响血小板、白细胞的黏附等。

　　人类动脉粥样硬化斑块可在动物中以损伤内膜的方法诱发,而高脂饮食并非动脉粥样硬化斑块所必需。对于血脂正常的动物,反复或持续损伤动脉内膜可引起与人类动脉粥样硬化斑块类似的病变。主动脉留置导管数月可引起平滑肌细胞增生、脂质斑纹及粥样硬化斑块形成。动脉内皮损伤与高脂血症对动脉粥样硬化斑块发生发展有协同作用。引起内皮损伤的因素很多,包括:机械性因素(如高血压)、化学性因素(如吸烟、糖尿病、高脂血症、高同型半胱氨酸血症、毒素等)、免疫性因素(如多发性大动脉炎)等。内皮损伤的概念非常广泛,包括内皮细胞坏死、剥脱及无形态改变的功能性损伤。最常见的损伤是个别内皮细胞的剥离,但很快由邻近的细胞伸展填补,结果形成非剥脱性损伤。在多种病理因素(包括机械因素、化学因素和免疫因素等)的反复刺激之下,内皮细胞可遭受严重损伤,甚至出现内皮剥脱,破坏内膜的平滑性和完整性,出现通透性和分泌功能障碍,促进血液中的脂质进入动脉壁。进入动脉壁的脂质沉积于内膜下并趋化血液中单核细胞进入内膜下,进一步引发中膜平滑肌细胞向内膜迁徙和过度增殖。进入内膜的这些单核细胞、巨噬细胞和平滑肌细胞可吞噬大量的脂质形成泡沫细胞。与此同时,内皮损伤处引发大量血小板迅速黏附、聚集,并被暴露的胶原等激活,释放出多种血管活性物质和生长因子。其中血栓素 A_2(TXA$_2$)可促使更多的血小板进一步聚集,并诱导血管强烈收缩。内皮释放的多种生长因子可促进细胞分裂增殖。增殖的平滑肌细胞表型改变,可迅速合成和分泌大量胶原等细胞外基质,最终诱导动脉粥样硬化斑块发生。如果只是单次而轻微的内皮损伤,可能不会引起平滑肌细胞的增殖及随后一系列病理变化,病变趋于痊愈。只有长期反复多次的慢性内皮损伤脱落才会引发一系列复杂的连锁反应和恶性循环而引起动脉粥样硬化斑块发生发展。

　　然而,不能将内皮损伤视为脂质沉积和动脉粥样硬化斑块形成的前提。许多实验结果提示,没有内皮细胞的损伤剥脱也可以出现脂质沉积,内皮细胞功能变化可能在此过程中起重要作用。内皮细胞功能活化可以引发一系列变化,也可促进血管壁的脂质沉积。

(三)炎症学说

　　动脉粥样硬化(atherosclerosis,AS)的"炎症学说"最早可追溯到 1856 年,即由德国病理学家 Virchow 提出的动脉粥样硬化(AS)是动脉内膜炎症的观点。1999 年,美国华盛顿大学医学院 Ross R. 教授在他的"损伤反应学说"的基础上明确提出"AS 是一种炎症性疾病",其发生发展始终伴随炎症反应。目前观点多认为 AS 是血管壁细胞与血液细胞在炎性因子和增殖因子的相互作用下导致的一种血管损伤过程。AS 发病初期是以单核细胞和淋巴细胞的渗出、浸润为主要特点的渗出性炎症,而在进展期是以平滑肌细胞(SMCs)的增生及纤维化为主要特征的增生性炎症。

　　AS "炎症学说" 的主要证据包括:①病理学检查发现,AS 存在炎症反应的基本特征,如变性、渗出和增生。尤其在 AS 的早期阶段(脂纹),AS 是一种纯粹的炎症过程,脂纹几乎全部由淋巴细胞和单核细胞源性的巨噬细胞构成。② AS 患者斑块和血液循环中存在大量炎性因子,如 C 反应蛋白(CRP)、肿瘤坏死因子 TNF-α、白细胞介素(IL-6 和 IL-1β 等)。③他汀类药物的心血管保护作用部分来源于其抗炎作用。④ AS 抗炎治疗有效。另一项国际大规模多中心临床试验证实,IL-1β 单克隆抗体卡纳单抗能够显著降低冠心病主要终点事件,而不影响血脂水平。这项研究验证了 AS "炎症假说",也证明了抗炎治疗对 AS 的积极意义。

　　血管壁的炎症可由多种因素引起,如生物性致炎物质(肺炎衣原体、疱疹病毒、幽门螺杆菌等)、化学性致炎物质(脂质、血管紧张素Ⅱ、醛固酮、尼古丁、高级糖基化终产物、同型半胱氨酸等)和物理因素(如血流切应力)。各种致炎因素持续作用,造成内皮损伤,触发血管内皮表达黏附分子,如 P 选择素、血管细胞黏附分子 -1(VCAM-1)等介导循环中的单核细胞和淋巴细胞的黏附,并穿透内皮。这些定位于血管壁的炎性细胞会继续释放单核细胞趋化因子 -1(MCP-1)、γ- 干扰素、肿瘤坏死因子(TNF)-α 等,进一步募集炎性细胞,形成级联放大的炎症反应。活化的巨噬细胞、血管内皮细胞和血管平滑肌细胞又可分泌成纤维介导因子,促进 SMCs 的增殖及细胞外基质聚集,造成血管重构。后期炎性细胞凋亡和坏死,释放基质金属蛋白酶(MMPs),降解斑块纤维帽的胶原使纤维帽变薄,造成斑块破裂和血栓形成。此外,近年来发现,中性粒细胞与斑块糜烂/侵蚀(plaque erosion)关系密切,进一步补充了 AS 发生发展中的"炎症学说"。

　　AS 血管壁和血液循环中的炎性因子主要是 IL-6、IL-1β 和 TNF-α。其中,IL-6 和 TNF-α 刺激肝细胞产生的 C 反应蛋白是预测心血管事件发生强有力的独立的预测因子,但不能作为一个干预靶点。而 IL-6/IL-1β 与 AS 存在因果关系,提示其可作为冠心病抗炎治疗的靶点。IL-6 受体拮抗剂妥珠单抗由于升高 LDL-C,并没有在临床实验中观察到获益。近年来学者将目光移向 IL-6 的上游调控因子 IL-1。IL-1 是急性和慢性炎症中最上游的促炎介质,也是最强大的先天性免疫诱导剂之一。目前,以 IL-1β 单克隆抗体卡纳单抗为干预手段的大规模临床研究已经证实单纯抗炎治疗可以减少冠心病心血管事件发生,这在冠心病治疗发展史上具有里程碑意义,将引领冠心病治疗从"降胆固醇治疗时代"走向"抗炎治疗时代"。这项研究验证了 AS"炎症假说",也为后续炎症反应标志物干预靶点提供了依据。

　　近年来,AS"炎症学说"的机制研究得到了进一步发展,NLRP3 炎性小体、细胞凋亡、自噬等在调控 AS 炎症反应中亦发挥重要作用。

三、病理和临床表现

(一)基本病理表现

　　动脉粥样硬化主要发生于大动脉和中等动脉,最常累及腹主动脉,其次为冠状动脉、降主动脉、颈动脉和脑底动脉环。病变常位于这些动脉的分支开口或血管弯曲的凸面。动脉粥样硬化的基本病理改变是动脉内膜粥样斑块的形成,斑块内主要包含 3 种成分:①细胞:包括吞噬脂质的平滑肌细胞和巨噬细胞,以及 T 淋巴细胞;②细胞外基质:包括胶原纤维、弹力纤维和蛋白多糖;③脂质:包括细胞内和细胞外脂质。这 3 种成分的含量和分布随病变的阶段性变化有所不同。典型病变的发生发展经历以下 4 个阶段。

　　1. 脂纹　脂纹(fatty streak)是动脉粥样硬化的一种可逆性早期病变。肉眼观,动脉内膜面可见黄色针头大的斑点或宽约 1~2mm、长短不一、平坦或微隆起的条纹(图 5-1)。光镜下,病灶处血管内皮细胞下可见大量泡沫细胞聚集。泡沫细胞呈圆形或椭圆形,体积较大,胞质内含大量脂质小空泡(图 5-2),这些泡沫细胞来源于巨噬细胞和平滑肌细胞,苏丹 III 染色因脂质而呈橘黄(红)色。此外,脂纹内也含有较多的细胞外基质(蛋白多糖)、数量不等的合成型平滑肌细胞以及少量淋巴细胞和中性粒细胞。

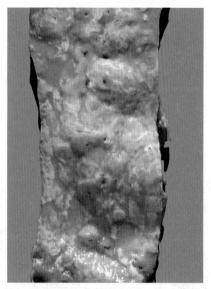

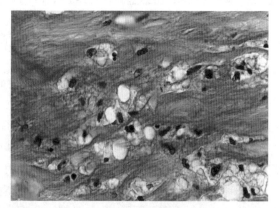

图 5-1　主动脉粥样硬化
主动脉内膜表面可见隆起的脂纹、纤维斑块。

图 5-2　泡沫细胞
泡沫细胞体积大,胞质呈空泡状。

2. **纤维斑块** 纤维斑块(fibrous plaque)是由脂纹发展而来。肉眼观,最初为内膜表面的散在不规则隆起斑块,浅黄或灰黄色,后因病变表层胶原纤维增多及玻璃样变而呈瓷白色,如滴蜡状,斑块大小不等,可相互融合。光镜下,病灶表层为纤维帽,由大量的胶原纤维、散在的平滑肌细胞和巨噬细胞、少量弹力纤维及蛋白多糖形成,胶原纤维可发生玻璃样变。纤维帽下方为数量不等的泡沫细胞、增生的平滑肌细胞、慢性炎症细胞及细胞外脂质。

3. **粥样斑块** 粥样斑块(atheromatous plaque)亦称粥瘤(atheroma),是动脉粥样硬化的典型病变。由纤维斑块深层细胞坏死,出现脂质蓄积及肉芽组织反应进展而来。肉眼观,动脉内膜面见明显隆起的灰黄色斑块。切面见斑块向表面隆起又向深部压迫中膜,纤维帽的下方有大量黄色或黄白色质软的粥糜样物质。光镜下,玻璃样变的纤维帽之下可见大量不定形物质,为细胞外脂质及坏死物,其内可见胆固醇结晶(针状空隙),有时可见钙盐沉积。斑块底部及周边部可见肉芽组织增生、少量泡沫细胞聚集和淋巴细胞浸润。动脉中膜因斑块压迫、平滑肌细胞受压萎缩、弹力纤维破坏而变薄(图5-3)。外膜可见毛细血管新生、纤维结缔组织增生及淋巴细胞、浆细胞浸润。

4. **继发性病变** 纤维斑块和粥样斑块可发生出血、破裂、血栓形成、钙化及动脉瘤形成等继发性改变。①斑块内出血:斑块内新生的毛细血管破裂出血形成斑块内血肿,或因斑块纤维帽破裂而血液流入斑块,使斑块体积突然增大隆起,加重管腔狭窄,甚至使较小的动脉管腔完全闭塞,导致供应器官急性供血中断而发生梗死,如冠状动脉粥样硬化伴斑块内出血可引起心肌梗死。②斑块破裂:斑块表面纤维帽破裂,粥样物质自破裂口溢出,进入血流可致胆固醇性栓塞,破裂处遗留粥瘤样溃疡易诱发血栓形成。③血栓形成:斑块处的内皮损伤和粥瘤性溃疡,使血管壁内的胶原纤维暴露,可促进血栓形成,加重血管腔阻塞,导致供应器官缺血或梗死;若栓子脱落,则可引起栓塞。④钙化:多发生于陈旧性病灶。钙盐沉着于纤维帽和粥瘤灶内,可使动脉管壁变硬、变脆、易破裂。⑤动脉瘤形成:严重的粥样斑块可造成病灶底部动脉中膜的萎缩和弹性下降,在血管内压力的作用下,动脉管壁向外局限性扩张,形成动脉瘤(aneurysm),动脉瘤破裂可致大出血(图5-4)。⑥血管腔狭窄:粥样斑块可导致弹力肌层动脉(中等动脉)管腔狭窄,引起所供应区域血流量减少,致使相应器官发生缺血性病变。此外,血液从粥瘤性溃疡处注入主动脉中膜或中膜内血管破裂出血,均可导致中膜撕裂,形成主动脉夹层。

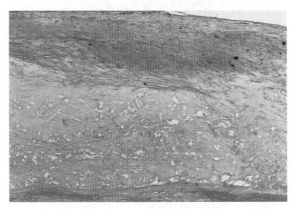

图5-3 动脉粥样硬化
表面为纤维帽,其下可见散在的泡沫细胞,深层为一些
坏死物质、沉积的脂质和胆固醇结晶裂隙。

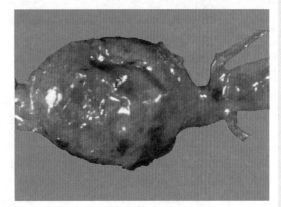

图5-4 腹主动脉瘤
腹主动脉壁局部向外明显扩张。

(二)重要器官的动脉粥样硬化

1. **主动脉粥样硬化** 主动脉粥样硬化的病变多见于主动脉后壁及其分支开口处,以腹主动脉病变最为严重,胸主动脉、主动脉弓次之,升主动脉最轻。前述动脉粥样硬化的各种基本病变在主动脉内膜均可见到,但因主动脉管腔大一般不引起明显症状。病变严重者易形成动脉瘤,主要发生在腹主动脉,患者腹部可触及搏动性的肿块,并于腹壁相应部位听到杂音,也可因动脉瘤破裂发生致命性大

出血。

2. 冠状动脉粥样硬化

（1）冠状动脉粥样硬化（coronary atherosclerosis）：是最常见的狭窄性冠状动脉疾病，也是动脉粥样硬化对人体威胁最大的疾病。冠状动脉狭窄在35~55岁时发展较快，以年平均8.6%的速度递增。60岁以前男性发病率显著高于女性，60岁以后男女检出率相近。

冠状动脉粥样硬化病变分布的特点是：①一般是左侧冠状动脉多于右侧；②大分支多于小分支；③同一分支的近端多于远端，即冠状动脉心肌表面行走部分较深入心肌部分更易受累。大样本统计结果显示，冠状动脉粥样硬化最好发于左冠状动脉前降支，其余分别为右主干、左主干或左旋支、后降支。

动脉粥样硬化的基本病变在冠状动脉中均可发生。由于行走于心肌表面的冠状动脉靠近心肌一侧缓冲余地小，内皮细胞因血流冲击受损伤的概率大，因而斑块多位于血管的心肌侧，在横切面上，管腔偏心性狭窄，呈新月形（图5-5）。冠状动脉粥样硬化按狭窄程度分为4级：Ⅰ级，≤25%；Ⅱ级，26%~50%；Ⅲ级，51%~75%（图5-6）；Ⅳ级，>76%。

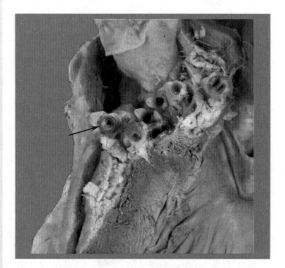

图 5-5　冠状动脉粥样硬化（大体观）
箭头示冠状动脉管壁增厚，管腔狭窄。

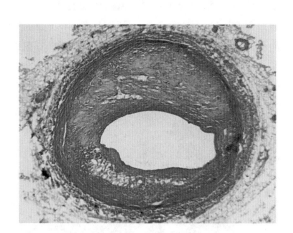

图 5-6　冠状动脉粥样硬化（Ⅲ级）
内膜不规则增厚，粥样斑块形成。

冠状动脉粥样硬化常伴发冠状动脉痉挛，使已有病变的血管狭窄程度加剧，甚至出现供血的中断，引起相应的缺血性心脏病变（如心绞痛、心肌梗死等），严重者可发生心源性猝死。

（2）冠状动脉粥样硬化性心脏病（coronary atherosclerotic heart disease）：冠状动脉性心脏病（coronary artery heart disease，CHD）简称冠心病，也称缺血性心脏病，是由于冠状动脉狭窄致心肌缺血而引起。冠状动脉粥样硬化是CHD最常见原因，病变程度多与AS程度相一致。但由于冠状动脉更靠近心室，最早且承受最大的收缩压撞击，故其硬化程度要比其他器官内相同口径血管更严重。CHD多由冠状动脉粥样硬化引起，但只当冠状动脉粥样硬化引起心肌缺血、缺氧的功能性和/或器质性病变时，才可称为CHD。

冠状动脉供血不足和心肌耗氧量剧增是CHD时心肌缺血缺氧的主要原因。前者是由于斑块致管腔狭窄（>50%），加之继发性病变和冠状动脉痉挛，使灌注血量下降；后者可因情绪激动、体力劳累、血压骤升、心动过速等导致心肌负荷增加，冠状动脉相对供血不足。

心肌梗死（myocardial infarction，MI）是由于冠状动脉供血中断，供血区持续缺血缺氧而导致的较大范围的心肌坏死。心肌梗死发生后30min内，心肌细胞内糖原减少或消失，心肌蛋白迅速从受损后的心肌细胞溢出入血，并在MI发生后的6~12h出现峰值。此外，谷氨酸-草酰乙酸转氨酶（SGOT）、谷氨酸-丙酮酸转氨酶(SGPT)、肌酸磷酸激酶(CPK)和乳酸脱氢酶(LDH)均可在 MI 发生后从损伤的心肌细胞膜释放入血。(详见本章第四节)

心肌纤维化(myocardial fibrosis):中-重度冠状动脉狭窄可引起心肌纤维持续性缺血缺氧,并反复加重,导致心肌纤维化,最终逐渐发展为慢性缺血性心脏病(chronic ischemic heart disease)。肉眼观,心脏体积增大,重量增加,所有心腔均扩张,以左心室明显,心室壁厚度一般可正常。光镜下,心肌细胞肥大或/和萎缩,核固缩,心内膜下心肌细胞弥漫性空泡变,多灶性的陈旧性心肌梗死灶或瘢痕。

(3)慢性缺血性心脏病(chronic ischemic heart disease):也称缺血性心肌病(ischemic cardiomyopathy,ICM),是指长期缺血性心肌受损而进行性发展的充血性心力衰竭。

肉眼观,心脏扩大,心腔扩张,可见多灶性心肌纤维化及透壁性的瘢痕灶,心肌壁厚度大致正常,心内膜增厚,表面可见不同阶段的机化血栓。镜下观,心肌纤维化严重,残存心肌细胞肥大或萎缩,胞质液化(细胞肌质溶解)非常普遍,心内膜下区域尤为显著。

临床上表现为严重的、进行性的心力衰竭,可由于偶发性的心绞痛和心肌梗死而使病情加重。心律失常常见,若伴随充血性心力衰竭和间发性心肌梗死常常致死。

3. **颈动脉及脑动脉粥样硬化** 最好发于颈内动脉起始部、脑基底动脉、大脑中动脉和脑底 Willis 环。纤维斑块和粥样斑块常导致相应动脉管腔狭窄,长期供血不足导致脑实质萎缩,表现为脑回变窄,脑沟变宽变深,脑皮质变薄,脑组织重量减轻。患者可有智力及记忆力减退,精神状态异常,甚至痴呆等临床症状。如继发斑块内出血、血栓形成等病变可使狭窄加重甚至血管闭塞,急性供血中断可致脑梗死(图 5-7)。脑动脉粥样硬化病变可形成小动脉瘤,血压突然升高可致动脉瘤破裂引起致命性脑出血,动脉瘤常见于脑底 Willis 环。

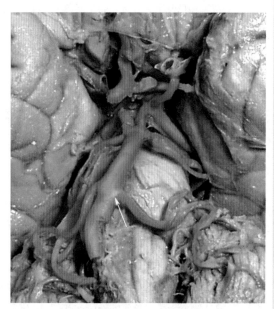

图 5-7 大脑基底动脉粥样硬化
箭头示动脉粥样硬化斑块。

4. **肾动脉粥样硬化** 病变最常累及肾动脉开口处及主干近侧端,也可累及弓形动脉和叶间动脉。肾血管狭窄引起肾供血不足,激活肾素-血管紧张素系统,可导致顽固性肾血管性高血压;进行性的肾脏缺血也可使肾实质萎缩和间质纤维组织增生。此外,斑块合并血栓形成可导致肾组织梗死,梗死灶机化后会遗留较大凹陷性瘢痕,多处瘢痕可使肾脏缩小,称为动脉粥样硬化性固缩肾。

5. **四肢动脉粥样硬化** 最常累及下肢动脉。常发生于髂动脉、股动脉和前后胫动脉。当较大的动脉管腔明显狭窄时,可因供血不足导致受供肢体在耗氧增加时(如行走)出现疼痛,休息后好转,即所谓间歇性跛行(intermittent claudication)。肢体长期慢性缺血可导致萎缩。当动脉管腔完全阻塞而侧支循环又不能代偿时,可引起缺血部位的干性坏疽。

6. **肠系膜动脉粥样硬化** 肠系膜动脉因粥样硬化斑块而狭窄甚至完全闭塞时,患者有剧烈腹痛、腹胀和发热等症状,可导致肠梗死、麻痹性肠梗阻及休克等。

四、实验室检查

本病尚缺乏敏感而有特异性的早期实验室诊断方法。部分患者有脂质代谢异常,主要表现为血 TC 增高、LDL-C 增高、HDL-C 降低、TG 增高、apoA 降低、apoB 和 Lp(a)增高。X 线检查除前述主动脉粥样硬化的表现外,选择性动脉造影可显示管腔狭窄或动脉瘤样病变,以及病变的所在部位、范围和程度,有助于确定介入或外科治疗的适应证和选择手术方式。多普勒超声检查有助于判断动脉的血流情况和血管病变。放射性核素心脏检查、超声心动图检查、心电图检查和负荷试验所示的特征性变化有助于诊断冠状动脉粥样硬化性心脏病。CT 血管造影(CTA)和磁共振显像血管造影(MRA)可无创显像动脉粥样硬化病变。冠状动脉造影是诊断冠状动脉粥样硬化最直接的方法。血管内超声显像是辅助血管内介入治疗的腔内检查方法。

五、诊断和鉴别诊断

本病发展到相当程度,尤其是有器官明显病变时诊断并不困难,但早期诊断很不容易。年长患者如检查发现血脂异常、X 线、超声及动脉造影发现血管狭窄性或扩张性病变,应首先考虑诊断本病。

主动脉粥样硬化引起的主动脉变化和主动脉瘤,需与梅毒性主动脉炎和主动脉瘤以及纵隔肿瘤相鉴别;冠状动脉粥样硬化引起的心绞痛和心肌梗死,需与冠状动脉其他病变所引起者相鉴别;脑动脉粥样硬化所引起的脑血管意外,需与其他原因引起的脑血管意外相鉴别;肾动脉粥样硬化所引起的高血压,需与其他原因的高血压相鉴别;肾动脉血栓形成需与肾结石相鉴别;四肢动脉粥样硬化所产生的症状需与其他病因的动脉病变所引起者鉴别。

六、预后

本病预后随病变部位、程度、血管狭窄发展速度、受累器官受损情况和有无并发症而不同。病变涉及心、脑、肾等重要脏器动脉预后不良。

七、防治

首先应积极预防动脉粥样硬化的发生。如已发生应积极治疗,防止病变发展并争取逆转。已发生并发症者应及时治疗,防止其恶化,延长患者寿命。

(一) 一般防治措施

1. 积极控制与本病有关的一些危险因素　包括高血压、糖尿病、血脂异常、肥胖症等。

2. 合理的膳食　控制膳食总热量,以维持正常体重为度,一般以 BMI 20~24kg/m² 为正常体重。或以腰围为标准,一般以女性 ≥ 80cm、男性 ≥ 85cm 为超标。超重或肥胖者应减少每日进食的总热量,减少胆固醇摄入,并限制酒及含糖食物的摄入。合并有高血压或心力衰竭者应同时限制食盐。

3. 适当的体力劳动和体育活动　参加一定的体力劳动和体育活动对预防肥胖,锻炼循环系统的功能和调整血脂代谢均有益,是预防本病的一项积极措施。体力活动量应根据身体情况、体力活动习惯和心脏功能状态而定,以不过多增加心脏负担和不引起不适感觉为原则。体育活动要循序渐进,不宜勉强做剧烈活动。

4. 合理安排工作和生活　生活要有规律,保持乐观、愉快的情绪。避免过度劳累和情绪激动。注意劳逸结合,保证充分睡眠。

5. 提倡戒烟限酒　不少学者认为,本病的预防措施应从儿童期开始,即儿童也不宜进食高胆固醇、高动物性脂肪的饮食,亦宜避免摄食过量,防止发胖。

(二) 药物治疗

1. 调脂药物　血脂异常是动脉粥样硬化性心血管疾病(ASCVD)发生发展中最主要的致病性危险因素之一。有效控制血脂异常,对 ASCVD 防控具有重大意义。血脂异常的患者,应首选降低 TC 和 LDL-C 为主的他汀类调脂药,其他还包括贝特类、依折麦布和 PCSK9 抑制剂等。详见本章第三节、第四节。

2. **抗血小板药物** 抗血小板黏附和聚集的药物,可防止血栓形成,有助于防止血管阻塞性病变病情发展,用于预防动脉血栓形成和栓塞。包括环氧化酶(cyclooxygenase,COX)抑制剂、二磷酸腺苷(ADP)P_2Y_{12}受体拮抗剂、血小板糖蛋白(GP)Ⅱb/Ⅲa受体拮抗剂以及蛋白酶激活受体(protease-activated receptors,PAR)-1拮抗剂等其他抗血小板药物。最常用的口服药为阿司匹林、氯吡格雷、普拉格雷、替格瑞洛、吲哚布芬和西洛他唑;静脉应用者药物包括阿昔单抗、替罗非班、埃替非巴肽等药物。详见本章第三节、第四节。

3. **溶栓药物和抗凝药物** 对动脉内形成血栓导致管腔狭窄或阻塞者,可用溶栓药物,包括链激酶、rTPA等。抗凝药物包括普通肝素、低分子肝素、华法林以及新型口服抗凝药。详见本章第四节。

4. **改善心脏血管重构和预后的药物** 如ACEI或ARB等。详见本章第三节。

5. **针对缺血症状的相应治疗** 如心绞痛时应用血管扩张剂(硝酸酯类等)及β受体拮抗剂等。详见本章第三节。

(三)介入和外科手术治疗

包括对狭窄或闭塞的血管,特别是冠状动脉、肾动脉和四肢动脉施行血运重建或旁路移植手术,以恢复动脉的供血。包括经皮球囊成形术、支架植入术、腔内旋磨术等多种介入治疗,对新鲜的血栓也可采用导管进行抽吸。介入治疗由于采用微创治疗方式,损伤小、恢复快、效果好,在最大程度上保护正常器官,因此近几十年来在动脉粥样硬化相关疾病的治疗中取得了长足的发展。目前应用最多的是经皮腔内球囊成形术和支架植入术。详见本章第三、四、五节。

(张 澄 王国平)

第二节 冠状动脉粥样硬化性心脏病概述

冠状动脉粥样硬化性心脏病(coronary atherosclerotic heart disease)指冠状动脉粥样硬化引起管腔狭窄或闭塞,导致心肌缺血缺氧而引起的心脏病,简称冠心病(coronary heart disease,CHD)。冠心病是动脉粥样硬化导致器官病变最常见的类型,近年发病率逐渐增高,已成为严重威胁人类健康的疾病之一。

一、冠状动脉解剖

冠状动脉起源于升主动脉的主动脉窦,分为左、右冠状动脉(图5-8)。冠状动脉在心肌内逐渐分支至毛细血管后,再汇合成心脏的各级静脉,心脏绝大部分静脉血经冠状窦汇入右心房。心脏本身的血液循环称为冠状循环,又称为冠脉循环。

(一)左冠状动脉

左冠状动脉起源于左冠状动脉窦,左主干长约0.2~2.0cm,包埋在心外膜的脂肪组织中。左冠状动脉主干行走于左心耳与肺动脉主干之间,然后至心脏左缘附近分为前降支和回旋支,约10%~15%在前降支和回旋支夹角之间有一中间支。左冠状动脉的主要分支和分布如下。

1. **左前降支** 左前降支(left anterior descending artery)可视为左冠状动脉主干的直接延续,沿前室间沟下行,多数绕过心尖切迹至膈面上行一段距离,终止于后室间沟的下1/3段,亦可与后室间支末梢吻合。前降支的主要分支有对角支、室间隔支、右室前支。前降支沿途发出分支分布于左室前壁、前乳头肌、心尖、部分右室前壁、室间隔的前2/3以及传导系统的右束支和左束支的前半部分。

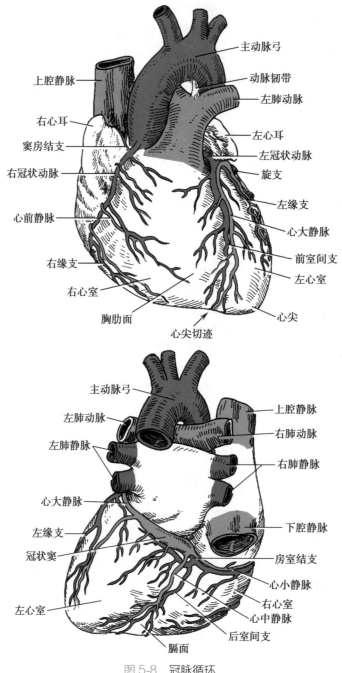

主动脉弓

上腔静脉

右心耳

窦房结支

右冠状动脉

心前静脉

右缘支

右心室

胸肋面

心尖切迹

动脉韧带

左肺动脉

左心耳

左冠状动脉

旋支

左缘支

心大静脉

前室间支

左心室

心尖

主动脉弓

左肺动脉

左肺静脉

心大静脉

左缘支

冠状窦

左心室

膈面

上腔静脉

右肺动脉

右肺静脉

下腔静脉

房室结支

心小静脉

右心室

心中静脉

后室间支

图 5-8　冠脉循环

2. 左旋支左旋支(left circumflex branch)由左冠状动脉主干发出后,沿左侧冠状沟绕心左缘至左心室膈面,多在心左缘与后室间沟之间的中点附近分支而终。少数左旋支到达房室交点处延续为后室间支或到右心室膈面形成右室后支。旋支的主要分支有左室前支、左缘支、左室后支、左心房支、窦房结支。旋支及其分支分布于左房、左室前壁一小部分、左室侧壁、左室后壁的一部分,约 40% 的窦房结由左旋支供血。

(二) 右冠状动脉

右冠状动脉(right coronary artery)起于主动脉的主动脉右窦,行于右心耳与肺动脉干之间,沿冠状沟右行,绕心脏右缘至膈面,末端至后室间沟延续为后室间支。后室间支的长短不一,多数终止于后室间沟的中、下 1/3 段,少数终止于心尖部,甚至绕过心尖终止于前室间沟的下 1/3。右冠状动脉主干一般比左冠状动脉主干略细。右冠状动脉的分支有:右房支、窦房结支、肺动脉圆锥支、右室前支、右缘支、右室后支、后室间支、房室结支、右旋支。右冠状动脉一般分布于右房、右室前壁大部分、右室侧壁和后壁的全部,左室后壁的一部分和室间隔后 1/3,包括左束支的后半以及房室结和窦房结。

其中的窦房结支(branch of sinoatrial node)60% 起于右冠状动脉近端 1~2cm 处,沿右心耳内侧壁行向后上方行走,大多逆时针绕上腔静脉口分布于窦房结、右心房壁以及房间隔。房室结支(branch of atrioventricular node)又称房室结动脉,始于后室间沟的上端,在右冠状动脉 "U" 弯曲的顶端发出,进入 Koch 三角深面,分布于房室结和房室束近段。房室结支穿至房室结后、中 1/3 交界或中份处,穿出房室结,分布于邻近的心肌。90.61% 的房室结支起源于右冠状动脉。

二、流行病学

全球范围内的心血管疾病流行病学正在演变,尽管心血管疾病的治疗取得了稳步的进展,但冠心病仍然是成年人死亡的主要原因之一。冠心病在世界卫生组织的致残主要原因中占据第一位。

冠心病多发于 40 岁以上成年人,男性发病早于女性,近年有年轻化趋势。根据 2013 年国家卫生服务数据调查,城市 15 岁及以上人口冠心病患病率为 1.23%,农村为 0.81%,随年龄增加发病率显著增加,60 岁以上人群发病率为 2.78%。近年来虽然采取了诸多的预防及治疗措施,但冠心病死亡率仍呈上升趋势。由于农村人口饮食结构变化及防治水平较低,其发病率与死亡率已高于城市人口。根据《2018 中国卫生健康统计年鉴》提供的数据,2017 年中国城市居民冠心病死亡率为 115.32/10 万,农村居民冠心病死亡率为 122.04/10 万,农村地区高于城市地区。

三、分型

动脉粥样硬化过程的动态性变化导致冠心病多种临床表现类型。1979 年世界卫生组织将其分为五型:①隐匿型或无症状性冠心病;②心绞痛;③心肌梗死;④缺血性心肌病;⑤猝死。近年通常按发病机制、临床表现和治疗原则不同,分为急性冠状动脉综合征(acute coronary syndrome,ACS)和慢性冠脉综合征(chronic coronary syndrome,CCS)。前者包括不稳定型心绞痛(unstable angina,UA)、非 ST 段抬高型心肌梗死(non-ST-segment elevation myocardial infarction,NSTEMI)和 ST 段抬高型心肌梗死(ST-segment elevation myocardial infarction,STEMI);后者包括稳定性心绞痛、缺血性心肌病、隐匿型冠心病和 ACS 后稳定的病程阶段。CCS 未来发生心血管事件的风险可能随着时间的推移而改变,如果危险因素控制不充分,生活方式改变和 / 或药物治疗不理想,或血运重建不成功,风险可能增加;相反,积极的二级预防和成功的血运重建可以降低风险。冠心病临床表现是否稳定主要取决于动脉粥样硬化斑块是否稳定,它可以有很长的稳定期,但如果斑块破裂或侵蚀引起急性血栓事件时也会变得不稳定。因此,CCS 为冠心病的不同演变阶段,但不包括因斑块不稳定所导致的临床不稳定时期。

四、发病机制

冠心病是一种病理过程,通过动脉粥样斑块的形成与发展,导致冠状动脉狭窄,心肌血液供应障碍。短暂的缺血引起心绞痛,严重持续的缺血导致心肌梗死。此过程可以通过调整生活方式、药物治疗和血运重建治疗等减缓其发展,使疾病得以稳定。

维持心肌细胞正常的生理功能需要有充分的血液供应,静息状态下心肌对血液中氧的摄取已接近于最大量,因此,当心肌细胞做功增加时只能通过增加冠状动脉的血流量来提供。在正常情况下,冠状动脉血流储备很大,在剧烈运动需氧增加时,冠状动脉扩张,血流量增加到静息时的 6~7 倍。当冠状动脉狭窄超过 50% 时,静息时尚能满足基本的生理需要,而运动、情绪激动等造成需氧量增加时,就会产生心肌细胞氧的供需矛盾。在缺氧情况下心肌内积聚过多的酸性代谢产物(如乳酸、丙酮酸等)

及多肽类物质,刺激心脏的自主神经,在大脑产生疼痛感觉,这是引起大多数稳定性心绞痛的主要机制。如果动脉粥样硬化斑块发生破裂、出血或侵蚀,由血管内皮细胞覆盖的管腔的完整性受到破坏,继发血小板聚集或血栓形成导致狭窄程度急剧加重,或同时伴发冠状动脉痉挛,导致心肌血液供应急剧减少或中断,从而引起急性冠状动脉综合征。

(郭志坤　邱春光)

第三节　慢性冠状动脉综合征

近年来,随着对冠状动脉粥样硬化性心脏病(CHD)的不断认识,提出以新的"慢性冠脉综合征"(chronic coronary syndrome,CCS)取代原先的"稳定性冠状动脉疾病"。CCS 涵盖 CAD 演变过程中除了不稳定临床表现如斑块发生破裂、糜烂、侵蚀并继发血栓形成等可导致急性心肌缺血即急性冠状动脉综合征(acute coronary syndrome,ACS)以外的所有情况,强调了冠心病的动态性。

在临床上,CCS 主要包括六种情况:①伴有稳定的心绞痛症状和/或呼吸困难的疑似 CAD 患者;②新发心力衰竭或左室功能障碍,疑似 CAD 的患者;③发生 ACS 后 1 年内或近期接受了血运重建的无症状或症状稳定的患者;④初次诊断或接受血运重建后 1 年以上的无症状和有症状的患者;⑤有心绞痛,疑似血管痉挛或微血管病变的患者;⑥筛查时发现的无症状 CAD 患者。CCS 患者从冠状动脉的病变程度来看,大部分存在阻塞性冠状动脉疾病,所引起的临床情况主要包括:慢性稳定性劳力型心绞痛、缺血性心肌病、隐匿型冠心病和 ACS 之后,它们有共同的发病机制和病理生理基础,均有稳定的心外膜冠状动脉粥样硬化造成的固定狭窄,在某些因素导致心肌耗氧量增加的情况下诱发心肌急剧的暂时性的缺血和缺氧,在治疗上也有共同之处。部分患者冠状动脉有阻塞性病变但接受过血运重建术,处于稳定的病程阶段。冠状动脉痉挛或微血管病变的患者可以没有心外膜血管的固定狭窄,临床上并不少见。本节内容着重介绍稳定型心绞痛。

一、稳定型心绞痛

(一)概述

心绞痛(angina pectoris)是由于短暂的心肌缺血引起的以胸痛为主要特征的临床综合征,可伴有心律失常、心功能不全,是冠心病最常见的临床表现。特征性表现为发作性胸痛,呈压榨性或窒息样,一般位于胸骨后或心前区,可放射至左上肢尺侧面,右臂和两臂的外侧面或颈与下颌部,常发生于体力活动或情绪激动时,休息或舌下含服硝酸甘油后数分钟可缓解。部分患者表现为呼吸困难,心肌缺血也可表现为胸闷、心悸、腹痛、牙痛甚至头痛等不典型症状。

心绞痛的分型目前已比较统一,以世界卫生组织的心绞痛分型为基准,具体分型如下。

1. **劳力性心绞痛**　由运动或其他心肌需氧量增加的情况所诱发的心绞痛。包括 3 种类型:①稳定型劳力性心绞痛,1 个月以上心绞痛的发作频率、持续时间、诱发胸痛的劳力程度,及含服硝酸酯类后症状缓解的时间保持稳定;②初发型劳力性心绞痛,1 个月内初发的劳力性心绞痛;③恶化型劳力性心绞痛,一段时间内心绞痛的发作频率增加,症状持续时间延长,含服硝酸甘油后症状缓解所需时间延长或需要更多的药物,或诱发症状的活动量降低。

2. **自发性心绞痛**　由于心肌的供氧量减少所诱发的心痛,与劳力性心绞痛相比疼痛持续时间一般较长,程度较重且不易为硝酸甘油所缓解。包括 4 种类型:①卧位型心绞痛(angina decubitus),指患者在卧位、安静状态下引发的心绞痛。②变异型心绞痛（variant angina，Prinzmetal angina）又称血管痉挛性心绞痛，表现为一过性 ST 段动态改变，其发病机制为冠状动脉痉挛。③中间综合征（intermediate syndrome），亦称冠状动脉功能不全，指心肌缺血引起的心绞痛发作历时较长，达 30min 到 1h 以上，发作常在休息时或睡眠中发生，但心电图放射性核素和血清学检查无心肌坏死的表现。其性质介于心绞痛与心肌梗死之间，常是心肌梗死的前奏。④梗死后心绞痛（post-infarction angina），指 AMI 发生后 1 个月内出现的心绞痛。除已梗死的心肌发生坏死外，一部分尚未坏死的心肌处于严重缺血状态下所致，易发生心肌梗死区扩展或在近期内再发心肌梗死。

3. 混合性心绞痛（mixed type angina pectoris） 劳力性和自发性心绞痛同时并存。

该分型除了稳定型劳力性心绞痛外，其余均为不稳定型心绞痛，此广义不稳定型心绞痛除外变异型心绞痛即为 Braunwald 分型的不稳定型心绞痛。

一般临床上所指的稳定型心绞痛（stable angina pectoris）即指稳定型劳力性心绞痛，其心脏供需不平衡是可逆的。最常见的病因是粥样硬化病变导致冠状动脉出现固定狭窄，其他病因包括主动脉瓣狭窄或关闭不全、肥厚型心肌病、梅毒性主动脉炎致冠状动脉口狭窄、风湿性冠状动脉炎、心肌桥、先天性冠状动脉畸形等。

（二）发病机制

稳定型心绞痛的发病机制主要包括：①斑块所致的心外膜动脉阻塞；②正常或有病变的冠状动脉发生局灶性或弥漫性痉挛；③微血管功能障碍；④冠状动脉心肌桥。这些因素可以单独或相互作用，但冠状动脉粥样硬化斑块致管腔狭窄是最重要和最常见的因素，占 80%~90%。

心肌缺血与缺氧所引起的稳定型心绞痛是由于血液供应（供氧量）和代谢需求（耗氧量）之间的暂时不平衡所引起。心肌收缩力、心室壁张力和心率决定着心肌的耗氧量，常用"心率 × 收缩压"来估计心肌的耗氧量。由于平时状态下心肌从血液中摄取氧的比例就较高，当心肌耗氧量增加时，只能通过血流量的增加来增加供氧量。在正常情况下，冠状动脉循环有很大的储备，在心率增快、心肌收缩力增强等心肌需氧量增加时，冠状动脉阻力血管扩张，冠脉循环阻力下降，冠状动脉循环血流量可增加到休息时的 6~7 倍。当大的心外膜冠状动脉管径狭窄超过 50% 时，静息血流量仍可保持正常，但冠状动脉循环的最大储备量下降，当心脏负荷加重及心肌耗氧量增加超过小冠状动脉的扩张储备能力所能代偿时，则发生相对的心肌供血和供氧不足，发生心肌缺血、缺氧，这是稳定型劳力性心绞痛主要的发生机制。

而冠状动脉痉挛（如吸烟过度或神经体液调节障碍）或暂时性血小板聚集、一过性血栓形成以及狭窄局部血液流变学异常所致的血流淤滞等冠状动脉血流的动力性阻塞因素，可导致心肌供血的突然减少，产生心绞痛。冠状动脉微血管病变（形态上或功能上）也可导致心肌供血障碍。此外，突然发生循环血流量减少如休克、极度心动过速等冠状动脉血流灌注量骤降，心肌血液供需不平衡，心肌血液供给不足，也会引起心绞痛。严重贫血的患者，在心肌供血量虽未减少的情况下，可因血液携氧量不足而引起心绞痛。

在心肌缺血缺氧状态下，积聚过多的酸性代谢产物，如乳酸、丙酮酸、磷酸等，或类似激肽的多肽类物质，刺激心脏内自主神经的传入纤维末梢，经上颈神经节至第 5 胸交感神经节和相应的脊髓段，传至大脑，产生疼痛感觉。这种痛觉常投射到与自主神经进入水平相同脊髓段的脊神经所分布的皮肤区域，称为"牵涉痛"，故心绞痛常表现为胸骨后疼痛并放射至左肩、臂和手指。不少患者表现为呼吸困难的感觉，而非典型的疼痛。

（三）病理解剖和病理生理

稳定型心绞痛患者的冠状动脉造影显示：有 1、2 或 3 支冠脉管腔直径减少 >70% 的病变者分别各占 25% 左右，5%~10% 有左冠脉主干狭窄，其余约 15% 患者无显著狭窄。后者提示患者的心肌血供和氧供不足，可能是冠脉痉挛、冠脉循环的小动脉病变、血红蛋白和氧的离解异常、交感神经过度活动、儿茶酚胺分泌过多或心肌代谢异常等所致。

在心肌缺血缺氧状态下,糖酵解增强,ATP 明显减少,乳酸在短期内骤增,细胞内钙离子浓度降低使心肌收缩功能受损。发作时可有左心室收缩力和收缩速度降低、射血速度减慢、左心室收缩压下降、心搏量和心排血量降低、左心室舒张末期压和血容量增加等左心室收缩和舒张功能障碍的病理生理变化。左心室壁可呈收缩不协调或部分心室壁有收缩减弱的现象。缺氧使心肌松弛能力受损,可能与细胞膜上钠 - 钙离子交换系统的功能障碍及部分肌质网钙泵对钙离子的主动摄取减少、室壁变得比较僵硬、左室顺应性减低、充盈的阻力增加等有关。心室的收缩及舒张障碍都可导致左室舒张期终末压增高,严重可出现肺淤血症状。同时,心肌细胞在缺血性损伤时,细胞膜上的钠 - 钾离子泵功能受影响,钠离子在细胞内积聚而钾离子向细胞外漏出使细胞膜在静止期处于低极化或部分除极化状态,在激动时又不能完全除极,产生所谓损伤电流。体表心电图上表现为 ST 段的偏移。

(四)临床表现

1. **症状**　心绞痛以发作性胸痛为主要临床表现,疼痛具有以下的特点。

(1)诱因:发作常由体力劳动或情绪激动(如愤怒、焦急、过度兴奋等)所诱发,饱食、寒冷、吸烟、心动过速、休克等亦可诱发。疼痛多发生于劳力或激动的当时,而不是在劳累之后。典型的稳定型心绞痛常在相似的条件下重复发生。

(2)部位:主要在胸骨体之后,可波及心前区,手掌大小范围,也可横贯前胸,界限不清。常放射至左肩、左臂内侧达无名指和小指,或至颈、咽或下颌部。

(3)性质:胸痛常为压迫、发闷或紧缩性,也可有烧灼感,但非针刺或刀割样锐痛,偶伴濒死感。有些患者仅觉胸闷不适而非胸痛。发作时患者往往被迫停止正在进行的活动,直至症状缓解。

(4)持续时间:心绞痛一般持续数分钟至十余分钟,多为 3~5min,一般不超过半小时。

(5)缓解方式:一般在停止原来诱发症状的活动后即可缓解;舌下含用硝酸甘油等硝酸酯类药物也能在几分钟内使之缓解。

值得注意的是心绞痛的症状可表现不典型如上腹痛、牙痛、上颌痛或手臂痛等,部分表现为呼吸困难,但仔细问诊可发现症状均与劳累等心肌耗氧量增加有关,提示心肌缺血。

稳定型劳力性心绞痛发作的性质在 1~3 个月内无改变。根据心绞痛的严重程度及其对体力活动的影响,加拿大心血管学会(CCS)稳定型心绞痛分为Ⅳ级(表 5-1)。

表 5-1　稳定型心绞痛的加拿大心血管学会(CCS)分级

分级	临床表现
Ⅰ级	一般体力活动如步行或上楼不引起心绞痛,但快速或长时间用力后可引起心绞痛发作
Ⅱ级	日常体力活动轻度受限,快速步行或上楼、餐后步行或上楼,或者在寒冷、顶风逆行、情绪波动时可发作心绞痛。平地行走 2 个街区(200~400m),或以常速上相当于 3 楼以上的高度时,能诱发心绞痛
Ⅲ级	日常体力活动明显受限。平地行走 1~2 个街区,或以常速上 3 楼以下的高度时即可诱发心绞痛
Ⅳ级	轻微体力活动或休息时即可出现心绞痛

2. **体征**　无特异性体征,但仔细体检能提供有用的诊断线索,可排除能引起心绞痛的其他心脏疾病,例如主动脉瓣病变、梗阻性肥厚型心肌病等。心绞痛发作时常见心率增快、血压升高、表情焦虑、皮肤冷或出汗,有时出现第四或第三心音奔马律。可有暂时性心尖部收缩期杂音,是乳头肌缺血以致功能失调引起二尖瓣关闭不全所致。

(五)实验室和辅助检查

1. **实验室检查**　血常规、尿常规、大便常规和隐血试验以及血糖、血脂、肝肾功能等检查,判断是否存在贫血、血小板计数和相关危险因素等情况;持续胸痛的患者需检测血清心肌损伤标志物如肌钙蛋白Ⅰ、T,肌酸激酶(CK)及同工酶(CKMB),以便于与急性冠状动脉综合征相鉴别;必要时查甲状腺功能排除甲状腺功能亢进症可能,以及 BNP 或 NT-proBNP 等了解心功能情况。

2. 心电图检查 心电图(electrocardiogram,ECG)是发现心肌缺血、诊断心绞痛最常用的检查方法。

(1)静息ECG:心电图正常并不能排除冠心病,但心电图异常可作为诊断的依据,最常见的ECG异常是ST-T改变,包括ST段压低(水平型或下斜型)、T波低平或倒置,少数可伴有陈旧性心肌梗死的表现,可有多种传导障碍。最常见的是左束支传导阻滞和左前分支传导阻滞,也可有房性期前收缩等心律失常。在冠心病患者中,出现静息ECG的ST-T异常可能与基础心脏病的严重程度有关,包括病变血管的支数和左心室功能障碍。静息ECG的ST-T改变需注意鉴别诊断。根据Framingham心脏研究,在人群中,8.5%的男性和7.7%的女性有ST-T改变,并且检出率随年龄而增加;高血压、糖尿病、吸烟者和女性中,ST-T改变的检出率增加。左心室肥厚和扩大、电解质异常、神经因素和抗心律失常药物等也可引起ST-T异常。

(2)心绞痛发作时ECG:绝大多数患者心绞痛发作时可表现特征性的ECG改变,主要为暂时性心肌缺血引起的ST段移位。心内膜下心肌更容易缺血,故常见反映心内膜下心肌缺血的ST段压低(≥ 0.1mV),有时也可以出现T波倒置,症状缓解后ST-T改变可恢复正常,动态变化的ST对心绞痛诊断具有重要的参考价值(图5-9)。静息ECG的ST段压低(水平型或下斜型)或T波倒置的患者,心绞痛发作时可变为无ST段压低或T波直立,即所谓的"假性正常化",也是心肌缺血诊断的依据。T波改变虽然对反映心肌缺血的特异性不如ST段变化,但如与静息ECG比较有明显变化,也有助于诊断。

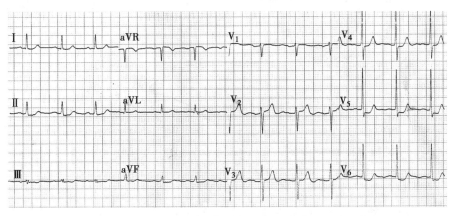

图5-9 心绞痛发作时的心电图

I、II、III、aVF、V_4~6 导联ST段压低。

(3)心电图负荷试验:ECG负荷试验是对疑似的冠心病患者增加心脏负荷(运动或药物)而激发心肌缺血的ECG检查。ECG负荷试验的适应证包括临床疑诊的冠心病患者、冠心病高危患者的筛选和危险性分层、冠状动脉血运重建术(冠状动脉旁路移植术或介入治疗)前后的评价、陈旧性心肌梗死患者对非梗死部位心肌缺血的监测等。禁忌证包括急性心肌梗死或心肌梗死合并室壁瘤、高危不稳定心绞痛、急性心肌炎和心包炎、严重高血压(收缩压≥ 200mmHg和/或舒张压≥ 110mmHg)、心功能不全、严重主动脉瓣狭窄、梗阻性肥厚型心肌病、肺栓塞、静息状态下有严重心律失常、主动脉夹层等患者。静息状态下ECG即有明显ST段改变的患者如完全性左束支或右束支传导阻滞,或心肌肥厚继发ST段压低等也不适合行ECG负荷试验。有下列情况之一者需终止负荷试验:①出现明显症状如胸痛、乏力、气短、跛行,伴有意义的ST段变化;②ST段显著压低(降低≥ 0.2mV为终止运动相对指征,≥ 0.4mV为绝对指征);③ST段抬高≥ 0.1mV;④出现有意义的心律失常、收缩压持续降低>10mmHg或血压明显升高(收缩压>250mmHg或舒张压>115mmHg);⑤已达到目标心率者。

运动负荷试验为评价心肌缺血最常用的无创检查方法,其敏感性约70%,特异性70%~90%。有典型心绞痛并且负荷ECG阳性者,诊断冠心病的准确率达95%以上。运动方式主要为平板运动和踏车运动,其运动强度可逐步分期升级,前者较为常用。常用的负荷目标是达到按年龄预计的最大心率或 85%~90% 的最大心率,前者称为极量运动试验,后者称为次极量运动试验。运动中持续监测 ECG 改变,运动前和运动中每当运动负荷量增加一级均应记录 ECG,运动终止后即刻和此后每 2min 均应重复 ECG 记录,直至心率恢复运动前水平。记录 ECG 时应同步测量血压。最常用的阳性标准为运动中或运动后 ST 段水平型或下斜型压低 0.1mV(J 点后 60~80ms),持续超过 2min(图 5-10)。

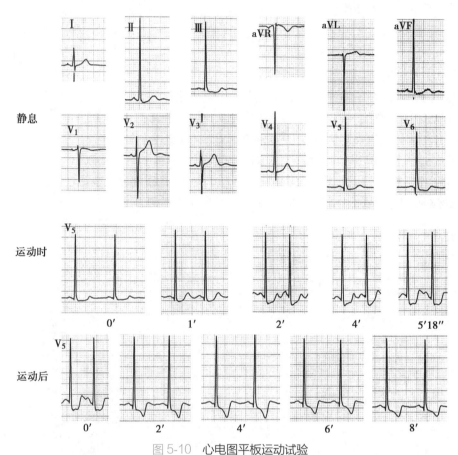

图 5-10　心电图平板运动试验

静息时心电图示 Ⅱ、Ⅲ、aVF 和 V₅、V₆ 导联 ST 段压低;运动时 V₅ 导联 ST 段 1′ 开始压低,5′18″ 时达到 4mm;运动后 V₅ 导联 ST 段压低,T 波倒置,8′ 后仍未恢复,运动试验阳性。

ECG 负荷试验有一定比例的假阳性和假阴性,单纯运动心电图阳性或阴性结果不能作为诊断或排除冠心病的依据。

Duke 活动平板评分是经验证的根据运动时间、ST 段压低和运动中心绞痛程度来进行危险分层的方法。Duke 评分 = 运动时间(min) - 5 × ST 段下降(mm) - (4 × 心绞痛评分)。心绞痛评分:运动中无心绞痛为 0 分,运动中有心绞痛为 1 分,因心绞痛需终止运动试验为 2 分。Duke 评分标准:≥ 5 分低危,1 年病死率 0.25%;-10 分至 +4 分中危,1 年病死率 1.25%;≤ -11 分高危,1 年病死率 5.25%。75 岁以上的老人,Duke 评分可能受影响,因此不主张 75 岁以上的患者进行 ECC 负荷试验。

(4)动态 ECG 监测(Holter):连续记录 24h(或更长时间)的 ECG(双极胸导联或同步 12 导联),可从中发现 ST 段、T 波改变(ST-T)和各种心律失常,将出现异常 ECG 表现的时间与患者的活动和症状相对照,胸痛发作时相应时间的缺血性 ST-T 改变有助于确定心绞痛的诊断。ECG 显示缺血性 ST-T 改变而当时并无心绞痛症状者,称为无痛性心肌缺血。行动态心电图检查时可嘱咐患者适量运动,观察运动时心电图变化,但不能代替运动心电图负荷试验。

3. **超声心动图**　目前,常规超声心动图技术难以发现冠状动脉粥样硬化斑块,故对冠状动脉粥样硬化性心脏病的诊断常依赖于冠状动脉病变引起的心肌缺血的检出。多数稳定型心绞痛患者静息时超声心动图检查无异常,有陈旧性心肌梗死者或严重心肌缺血者,二维超声心动图可探测到坏死区或缺血区心室壁的运动异常。静息状态下心功能受损是高危的标志。由于心绞痛常为一过性,超声心动图检查常难以捕捉到心肌缺血时的超声图像,故常采用超声心动图负荷试验,诱发心肌缺血。负荷超声心动图是一种无创性检测冠心病的诊断方法,其通过最大限度激发心肌需氧量而诱发心肌缺血,通过实时记录室壁运动情况,评估心肌缺血所致节段性室壁运动异常。常用的负荷方法包括:①运动负荷试验:运动平板试验卧位或立位踏车试验等;②药物负荷试验:包括正性肌力药物(多巴酚丁胺)和血管扩张剂(潘生丁、腺苷);③静态负荷试验:包括冷加压试验、握力试验、心房调搏等。

此外超声心动图还有助于发现其他需与冠状动脉狭窄导致的心绞痛相鉴别的心脏疾病如梗阻性肥厚型心肌病、主动脉瓣狭窄等。

4. **胸部 X 线检查**　可无异常发现或见主动脉增宽、心影增大、肺淤血等。

5. **多层螺旋 CT 冠状动脉成像(CTA)**　多层螺旋 CT 冠状动脉成像作为一种非创伤性技术应用于冠脉病变的筛选和评价。近年来随着硬件和软件的进步,诊断准确性得到很大的提高,已成为日益普及的冠心病诊断手段之一。通过冠状动脉二维或三维重建(图 5-11),用于判断冠状动脉管腔狭窄程度和管壁钙化情况,对判断管壁内斑块分布范围和性质也有一定意义。与有创的冠状动脉造影相比,冠状动脉 CTA 对于发现阻塞性冠状动脉狭窄具有较高的准确性和较高的阴性预测价值,若未见狭窄病变,一般可不进行有创检查。

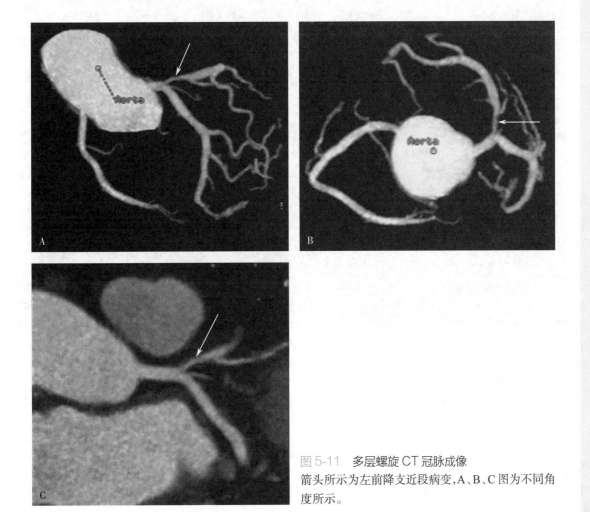

图 5-11　多层螺旋 CT 冠脉成像
箭头所示为左前降支近段病变,A、B、C 图为不同角度所示。

　　不过,冠状动脉 CTA 也有局限性,例如存在弥漫性冠脉钙化病变的患者,冠脉 CTA 图像定量诊断的准确性较差。介入治疗术后冠状动脉内的金属支架影也影响对病变的判断。心律失常也可能影响冠状动脉 CTA 的图像质量。冠状动脉 CTA 未见狭窄病变不能排除冠脉痉挛等功能性病变,因此对于反复发作静息心绞痛,考虑血管痉挛型心绞痛的患者,冠状动脉 CTA 的价值在于排除粥样硬化所致的狭窄病变。冠状动脉 CTA 检查存在一定的放射性暴露,另外,对比剂加重肾功能不全的可能性也值得重视。

　　6. **磁共振成像**　可同时获得心脏解剖、心肌灌注与代谢、心室功能及冠状动脉成像的信息。目前在评价冠状动脉病变方面的应用不如冠状动脉 CTA 成熟,但心脏磁共振显像对评估坏死心肌有很高的价值,可定量评价心室的收缩活动。

　　7. **放射性核素检查**

　　(1)核素心肌显像及负荷试验:^{201}Tl(铊)随冠状动脉血流很快被正常心肌细胞所摄取。静息时铊显像所示灌注缺损主要见于心肌梗死后瘢痕部位。运动后冠状动脉供血不足时,可见明显的灌注缺损心肌缺血区。近年来有用 ^{99m}Tc-MIBI 取代 ^{201}Tl 作心肌显像,可取得与之相似的良好效果,更便于临床推广应用(图 5-12)。

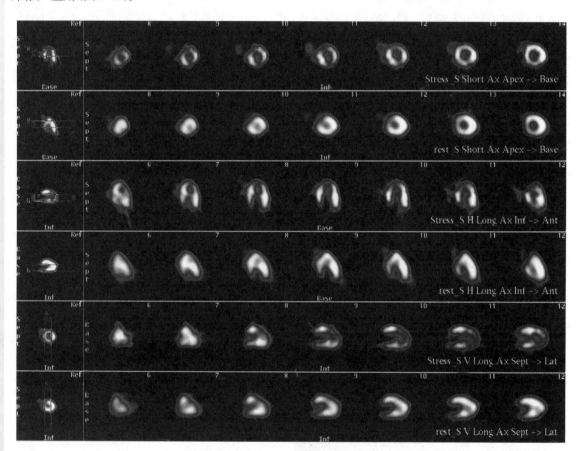

图 5-12　心肌核素显像

图中第一和第二行分别为负荷状态和静息状态下左室短轴心尖至心底部(左至右)切面,第三、四行分别为两状态下左室长轴下壁至前壁切面,第五、六行分别为两状态下左室垂直长轴间隔至侧壁切面。图示左室前壁、心尖和下壁近心尖处在负荷状态下有放射性稀疏和缺损,静息状态下再分布可见明显的放射性充填,为心肌缺血表现。

　　(2)放射性核素心腔造影:应用 ^{99m}Tc 进行体内红细胞标记,可得到心腔内血池显影。通过对心动周期中不同时相的显影图像分析,可测定左心室射血分数及显示心肌缺血区室壁局部运动障碍。

　　(3)正电子发射计算机断层显像(positron emission tomography,PET):利用发射正电子的核素示踪剂如 ^{18}F、^{11}C、^{13}N 等进行心肌显像。除可判断心肌的血流灌注情况外,尚可了解心肌的代谢情况。通过对心肌血流灌注和代谢显像匹配分析可准确评估心肌的活力。

8. 有创性检查

(1) 冠状动脉造影:冠状动脉造影(coronary angiography,CAG)是一种有创的检查方法。选择性冠状动脉造影目前仍是诊断冠状动脉病变并指导治疗策略尤其是血运重建方案的最常用方法,使用特殊形状的心导管经桡动脉、股动脉或肱动脉送到主动脉根部,分别插入左、右冠状动脉口,注入少量含碘对比剂,在不同的投射方位下摄影可使左、右冠状动脉及其主要分支得到清楚的显影。可以准确地发现狭窄性病变的部位并估计其程度(图 5-13)。冠脉狭窄根据直径狭窄百分比分为四级:①Ⅰ级:25%~49%;②Ⅱ级:50%~74%;③Ⅲ级:75%~99%(严重狭窄);④Ⅳ级:100%(完全闭塞)。一般认为管腔直径减少 70%~75% 以上会严重影响血供。

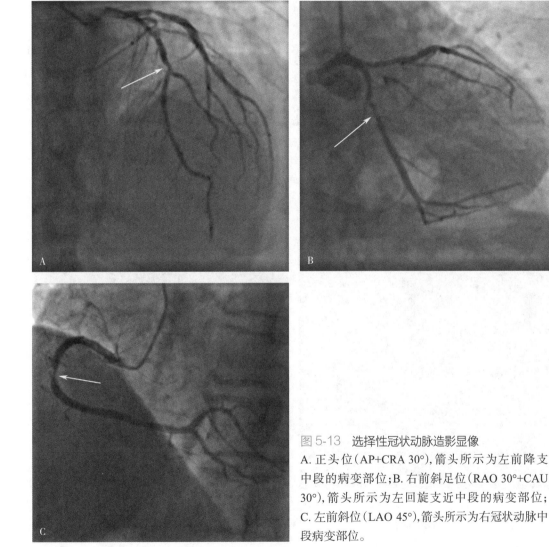

图 5-13 选择性冠状动脉造影显像
A. 正头位(AP+CRA 30°),箭头所示为左前降支中段的病变部位;B. 右前斜足位(RAO 30°+CAU 30°),箭头所示为左回旋支近中段的病变部位;C. 左前斜位(LAO 45°),箭头所示为右冠状动脉中段病变部位。

根据冠状动脉的灌注范围,将冠状动脉供血类型分为:右冠状动脉优势型、左冠状动脉优势型和均衡型,"优势型"的命名是以供应左室间隔后半部分和左室后壁的冠状动脉为标准。70%~80% 为右冠状动脉优势型;10%~20% 为右冠状动脉和左冠回旋支共同支配,即均衡型;5%~10% 为左冠状动脉优势型。85% 的稳定型劳力性心绞痛患者至少有一支冠状动脉主要分支或左主干存在高度狭窄(>70%)或闭塞。

(2) 冠状动脉腔内影像技术和功能学评价:冠状动脉腔内影像技术包括冠脉内超声显像(intravas-

cular ultrasound，IVUS，图 5-14）、冠脉光学相干断层显像（optical coherence tomography，OCT，图 5-15），在冠心病的诊断、探讨斑块性质及机制、早期精准识别易损斑块、优化治疗策略、指导介入治疗及准确评估预后等方面扮演着重要角色。

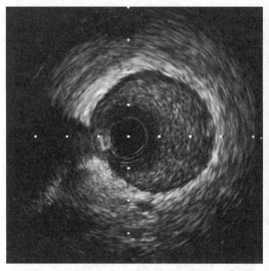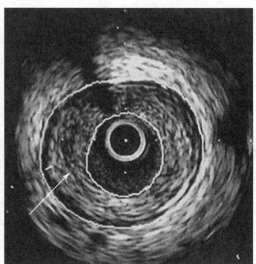

图 5-14　冠状动脉内超声显像
左图为基本正常节段血管。右图为冠状动脉粥样硬化病变部位，箭头所示为斑块；
内圈为管腔横断面，外圈为外弹力膜，两圈之间的环形区域为粥样硬化斑块。

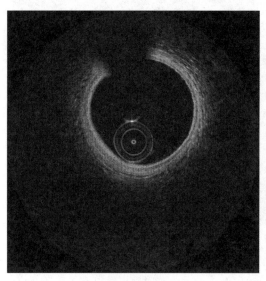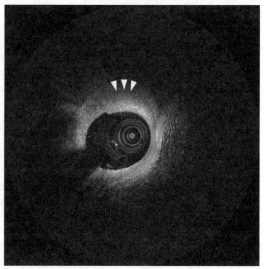

图 5-15　冠状动脉内光学相干断层显像
左图为基本正常节段血管。右图为冠状动脉粥样硬化病变部位，箭头所示为纤维脂质斑块。

但冠状动脉造影或腔内影像学技术仅能对病变的解剖学进行评价，不能直接反映心肌缺血的程度，而冠状动脉功能学评价可以正确识别缺血病变，为更好、更科学地制订血运重建的策略提供依据，特别对于冠脉狭窄 50%~90% 或多支病变的患者。冠状动脉功能学评价包括冠脉血流储备分数测定（fractional flow reserve，FFR），基于冠状动脉 CT 的 FFR（fractional flow reserve-computed tomography，FFR-CT）以及最新的定量冠脉血流分数（quantitative flow ratio，QFR）等。

（六）诊断和鉴别诊断

根据典型的发作特点，休息或含用硝酸甘油后缓解，结合年龄和存在的冠心病危险因素除外其他疾病所致的心绞痛,即可确立诊断。心绞痛发作时心电图检查可见 ST-T 改变,症状消失后心电图 ST-T 改变亦逐渐恢复,支持心绞痛诊断。未捕捉到发作时 ECG 者,可行 ECG 负荷试验或动态 ECG 监测,如负荷试验出现 ECG 阳性变化或诱发心绞痛时亦有助于诊断。冠状动脉 CTA 有助于无创性评价冠状动脉管腔狭窄程度及管壁病变的性质和分布范围。冠状动脉造影可以明确冠状动脉病变的严重程度,有助于明确诊断和决定进一步治疗。但其他疾病也可表现为胸痛,故需进行鉴别诊断,见表 5-2。

表 5-2 胸痛的鉴别诊断

心源性胸痛	肺部疾病	消化道疾病	神经肌肉疾病	精神性疾病
主动脉夹层	胸膜炎	胃 - 食管反流	肋间神经痛	焦虑性疾病
心肌梗死	肺栓塞	消化性溃疡	带状疱疹	情感性疾病(如抑郁症)
重度主动脉瓣狭窄	肺炎	胆囊炎、结石	肋骨肋软骨病	躯体性精神病
心脏神经症	气胸	食管裂孔疝		思维型精神病
心包炎	肿瘤	食管失弛缓综合征		
心肌病		胰腺炎		

稳定型心绞痛尤其需与以下疾病相鉴别。

1. **急性冠状动脉综合征** 急性冠状动脉综合征包括急性心肌梗死和不稳定型心绞痛,不稳定心绞痛的疼痛部位、性质、发作时心电图改变等与稳定型心绞痛相似,但发作的劳力性诱因不同,常在休息或较轻微活动下即可诱发。1 个月内新发的或明显恶化的劳力性心绞痛也属于不稳定型心绞痛,仔细病史询问有助鉴别。心肌梗死的临床表现更严重、疼痛程度更剧烈,持续时间多超过 30min,可长达数小时,可伴有严重心律失常、心力衰竭或 / 和休克,含用硝酸甘油多不能缓解,心电图和心肌坏死标志物(肌红蛋白、肌钙蛋白 I 或 T、CK-MB 等)有典型的动态演变过程,可有白细胞计数增高和红细胞沉降率增快,本章第四节将详细介绍。

2. **其他疾病引起的心绞痛** 包括严重的主动脉瓣狭窄或关闭不全、冠状动脉炎引起的冠状动脉口狭窄或闭塞、肥厚型心肌病、心脏 X 综合征等,要根据其他临床表现来进行鉴别。其中心脏 X 综合征多见于女性,ECG 负荷试验常阳性,但冠脉造影无狭窄病变且无冠脉痉挛证据,预后良好,被认为是冠状动脉微血管疾病所致。

3. **肋间神经痛和肋软骨炎** 指一个或几个肋间部位从背部沿肋间向前壁放射环状分布,并不一定局限在胸前,为刺痛或灼痛,多为持续性而非发作性,咳嗽、用力呼吸和身体转动可使疼痛加剧,沿神经行经处有压痛,手臂上举活动时局部有牵拉疼痛,多为单侧受累,也可以双侧同时受累。查体可有胸椎脊突,棘突间或椎旁压痛和叩痛,少数患者沿肋间有压痛,受累神经支配区可有感觉异常。其疼痛性质多为刺痛或灼痛,有沿肋间神经放射的特点。

4. **心脏神经症** 患者常诉胸痛,但为短暂(几秒)的刺痛或持久(几小时)的隐痛。患者常喜欢不时地吸一大口气或作叹息性呼吸。胸痛部位多在左胸乳房下心尖部附近或经常变动。症状多于疲劳之后出现,而非疲劳当时。轻度体力活动反觉舒适,有时可耐受较重的体力活动而不发生胸痛或胸闷。含用硝酸甘油无效或在 10 多分钟后才"见效"。常伴有心悸、疲乏、头昏、失眠及其他神经症的症状。症状繁多且反复易变,但阳性体征很少,以自主神经功能紊乱为主要表现。

5. **不典型疼痛** 还需与反流性食管炎等食管疾病、膈疝、消化性溃疡、肠道疾病、颈椎病等相鉴别。

(七)事件风险评估

事件风险评估是 CCS 患者诊断中的重要环节,建议所有患者均需要进行心血管事件风险评估,主要通过临床症状、静息超声心动图评估的左心室功能,功能学评估的心肌缺血和影像学评估的冠脉解剖。尽管运动负荷试验的诊断价值有限,但如果试验时轻微体力活动就能诱发心绞痛或呼吸困难伴有 ST 段压低、活动耐量低、心律失常以及异常的血压反应,均为心血管死亡高风险的标志,典型的心绞痛和左室收缩功能障碍提示为心血管死亡高风险。仅在特定的患者群体中冠脉造影才被用于危险分层,同时需要结合 FFR。血运重建术可以改善高事件风险的患者的预后。

对于确诊 CCS 患者,采用心血管年死亡率描述事件风险。既往指南中,高事件风险定义为心血管年死亡率 >3%,低事件风险定义为心血管年死亡率 <1%。在有症状的患者及确诊 CCS 的患者中,不同的辅助诊断检查方法,有各自的诊断高事件风险定义(表 5-3)。

表 5-3　CCS 患者不同检查结果的高事件风险定义

检查项目	高事件风险定义
运动平板试验	根据 Duke 评分,每年心血管疾病死亡率大于 3%
SPECT 或者 PET 灌注成像	左心室心肌缺血面积 >10%
负荷超声心动图	16 个节段中 3 个及以上节段表现为负荷诱导的运动功能减低或者运动丧失
心脏磁共振显像	16 个节段中 2 个及以上节段表现为负荷灌注缺损或者 3 个及以上节段表现为多巴酚丁胺诱导的功能障碍
冠状动脉 CTA 或有创冠状动脉造影	三支冠脉近段狭窄病变,左主干病变,前降支近段病变
侵入性功能学检查	FFR ≤ 0.8,iwFR ≤ 0.89

SPECT,单光子发射心肌显像;PET,正电子发射断层心肌显像;FFR,血流储备分数;iwFR,瞬时无波形比值。

(八) 治疗

2019 年欧洲心脏病学会的 CCS 指南推荐采用分层指导治疗策略:第一步是评估症状和体征,以识别可能的不稳定心绞痛或其他形式的 ACS。在无 ACS 的患者中,第二步是评估患者的总体情况和生活质量,评估影响治疗决策的合并症及可能导致症状的其他原因。第三步包括基础检查和左室功能测定。第四步是预测阻塞性 CAD 的临床可能性。在此基础上,第五步对特定患者进行辅助检查以确定 CAD 诊断。一旦确定阻塞性 CAD 的诊断,第六步即预测患者发生心血管事件的风险,以确定后续治疗方案。(图 5-16)

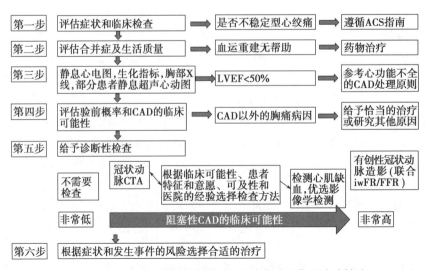

图 5-16　心绞痛和疑似阻塞性 CAD 患者分层指导治疗策略

完成以上六个步骤之后开始合适的治疗，包括生活方式管理、药物治疗，必要时进行血运重建。治疗的目标在于预防新的动脉粥样硬化的发生发展和治疗已存在的动脉粥样硬化病变。稳定型心绞痛的治疗包括两个方面：一是改善症状，抗心肌缺血，提高生活质量；二是减少不良心血管事件包括心力衰竭、心肌梗死、猝死等的发生，延长患者生命。

1. **一般治疗** 发作时立刻休息，一般患者在停止活动后症状即可消除。平时应尽量避免各种明确的诱发因素，如过度的体力活动、情绪激动、饱餐等，冬天注意保暖。调节饮食，特别是一次进食不宜过饱，避免油腻饮食，禁绝烟酒。调整日常生活与工作量，减轻精神负担，保持适当的体力活动，以不致发生疼痛症状为度。

2. **药物治疗**

（1）改善缺血、减轻症状的药物

1）硝酸酯类药物（nitrates）：主要通过扩张冠状动脉增加心肌供氧，从而缓解心绞痛。除扩张冠状动脉增加冠脉循环的血流量外，还通过对周围容量血管的扩张作用，减少静脉回流量，降低心室容量、心腔内压和心室壁张力；同时对动脉系统有轻度扩张作用，降低心脏后负荷和心肌耗氧量。从而减低心绞痛发作的频率和程度。①硝酸甘油：用于即刻缓解心绞痛，硝酸甘油片舌下含服，1~2 片（0.5~1.0mg），1~2min 起效，约半小时后作用消失。对约 92% 的患者有效，其中 76% 在 3min 内起效。延迟起效或完全无效，首先要考虑药物是否过期或未溶解，后者可嘱患者轻轻嚼碎后含化。2% 硝酸甘油贴片（含 5~10mg）贴在胸前或上臂皮肤而缓慢吸收，适用于预防夜间心绞痛发作。②硝酸异山梨酯（isosorbide dinitrate，消心痛）：口服每日 3 次，每次 5~20mg，半小时起效，持续 3~5h；舌下含服 2~5min 起效，作用持续 2~3h，每次 5~10mg；缓释制剂可维持 12h，20mg，每日 2 次使用。以上两种药物还有供喷雾吸入用的气雾制剂。③ 5- 单硝酸异山梨酯（isosorbide 5-mononitrate）：多为长效制剂，每次 20~50mg，每日 1~2 次。硝酸酯类药物长期应用的主要问题是产生耐药性，其机制尚未明确，可能与巯基利用度下降、肾素 - 血管紧张素 - 醛固酮（RAS）系统激活等有关。防止发生耐药的最有效方法是留出每日足够长时间（8~10h）的无药期。硝酸酯药物的副作用有头晕、头胀痛、头部跳动感、面红、心悸等，偶有血压下降。患青光眼、颅内压增高、低血压者不宜用本类药物。

2）β 受体阻滞剂（beta blockers）：通过阻断拟交感胺类对心率和心脏收缩力的激动作用，减慢心率、降低血压，减低心肌收缩力和耗氧量，从而缓解心绞痛的发作。此外，还减少运动时的血流动力学改变，使同一运动量心肌耗氧量减少，使正常心肌区的小动脉（阻力血管）缩小，从而使更多的血液通过极度扩张的侧支循环（输送血管）流入缺血区。副作用是使心室射血时间延长和心脏容积增加，这虽可能使心肌缺血加重或引起心肌收缩力降低，但其使心肌耗氧量减少的作用远超过其副作用。①美托洛尔（metoprolol）：美托洛尔是一种选择性的 β₁ 受体阻滞剂，其对心脏 β₁ 受体产生作用所需剂量低于其对外周血管和支气管上的 β₂ 受体产生作用所需剂量。包括缓释剂及普通片两种剂型。缓释剂型的血药浓度平稳，作用超过 24h。用法 23.75~95mg，每日 1 次。普通片用法为口服 12.5~50mg，每日 2~3 次。②比索洛尔（bisoprolol）：比索洛尔是一种高选择性的 β₁ 受体阻滞剂，无内在拟交感活性和膜稳定活性。比索洛尔对血管平滑肌的 β₁ 受体有高亲和力，对支气管和调节代谢的 β₂ 受体仅有很低的亲和力。因此，比索洛尔通常不会影响呼吸道阻力和 β₂ 受体调节的代谢效应。用法为口服 5~10mg，每日 1 次。③卡维地洛：为 α、β 受体阻断剂，阻断受体的同时具有舒张血管作用，推荐起始剂量 6.25mg/ 次，每日 2 次口服；可加量到 25mg/ 次，每日 2 次。总量不超过每日 50mg。本药经常与硝酸酯制剂联合应用，比单独应用效果好。但要注意：①本药与硝酸酯类制剂有协同作用，因而剂量应偏小，开始剂量尤其要注意减少，以免引起直立性低血压等副作用；②停用本药时应逐步减量，如突然停用有诱发心肌梗死的可能；③支气管哮喘以及心动过缓、房室传导阻滞者不宜使用；④可能加重间隙性跛行的症状；⑤我国多数患者对本药比较敏感，可能难以耐受大剂量，糖尿病患者使用时注意此类药物可能掩盖低血糖引起的心率增快症状。

3）钙通道阻滞剂（calcium channel blocker，CCB）：通过抑制钙离子进入细胞内，抑制心肌细胞兴

奋 - 收缩耦联中钙离子的作用,因而抑制心肌收缩,减少心肌氧耗;同时扩张冠状动脉,解除冠状动脉痉挛,改善心肌的供血;扩张周围血管,降低动脉压,减轻心脏负荷;可抗血小板聚集,改善心肌的微循环。常用制剂包括:①非二氢吡啶类:可通过减慢心率,减少心肌需氧量,缓解心绞痛。包括维拉帕米(普通片 40~80mg,每日 3 次;缓释片 240mg,每日 1 次)、地尔硫草(普通片 30~60mg,每日 3 次;缓释片 90mg,每日 1 次),不建议应用于左室功能不全的患者,与 β 受体阻滞剂联合使用也需要谨慎。②二氢吡啶类:硝苯地平(nifedipine)缓释制剂 20~40mg,每日 1~2 次。氨氯地平(amlodipine)口服吸收良好,半衰期长,剂量为 5~10mg,每日 1 次,非洛地平(felodipine)与之相仿,剂量为 5~10mg,每日 1 次。同类药物还有拉西地平、尼卡地平等。

对于需要长期用药的患者,推荐使用控释、缓释或长效剂型。低血压、心功能减退和心衰加重可以发生在长期使用该药期间。外周水肿、便秘、心悸、面部潮红是所有钙通道阻滞剂常见的副作用。其他不良反应还包括头痛、头晕、虚弱无力等。地尔硫草和维拉帕米能减慢窦房结心率和房室传导,并有负性肌力作用,低血压、心功能减退和心衰加重可以发生在长期使用该药期间,不能应用于已有严重心动过缓、高度房室传导阻滞和病态窦房结综合征及心功能不全的患者,和 β 受体阻滞剂联合使用会加重负性肌力和负性传导作用,增加缓慢性心律失常和心力衰竭的发生,应尽可能避免。二氢吡啶类药物的血管选择性比较强,无负性肌力和负性传导作用,可引起反射性心率增快,联合 β 受体阻滞剂可降低其心率。

4)其他药物:主要用于 β 受体阻滞剂或者钙离子拮抗剂有禁忌或者不耐受,或者不能控制症状的情况下:①曲美他嗪(20~60mg,每日 3 次)通过抑制脂肪酸氧化和增加葡萄糖代谢,提高氧利用率而治疗心肌缺血,缓释制剂可每日两次服用;②尼可地尔(5mg,每日 3 次)是一种钾通道开放剂,与硝酸酯类制剂具有相似药理特性,对稳定型心绞痛治疗有效;③盐酸伊伐布雷定(ivabradine HCl)是第一个窦房结 I_f 电流选择特异性抑制剂,其单纯减慢窦性心率的作用可用于治疗稳定型心绞痛;适用于窦性心率偏快但 β 受体阻滞剂有禁忌或使用可耐受剂量的 β 受体阻滞剂后窦性心率控制仍不满意的患者;④雷诺嗪抑制心肌细胞晚期钠电流,从而防止钙超载负荷和改善心肌代谢活性,也可用于改善心绞痛症状;⑤中医中药治疗目前以"活血化瘀""芳香温通"和"祛痰通络"法最为常用。

(2)预防心肌梗死,改善预后的药物

1)抗血小板治疗(anti-platelet therapy):①环氧化酶(cyclooxygenase,COX)抑制剂:通过抑制 COX 活性而阻断血栓素 A_2(thromboxane A_2,TXA_2)的合成达到抑制血小板激活和聚集的作用,包括不可逆 COX 抑制剂(阿司匹林)和可逆 COX 抑制剂(吲哚布芬)。阿司匹林是抗血小板治疗的基石,无论有无症状,所有患者只要无禁忌都应该使用,最佳剂量范围为每日 75~150mg,其主要不良反应为胃肠道出血或对阿司匹林过敏,使用肠溶剂或抑酸剂可以减少对胃的作用,禁忌证包括过敏、严重未经治疗的高血压、活动性消化性溃疡、局部出血和出血体质。吲哚布芬可逆抑制 COX-1,同时减少血小板因子 3 和 4,减少血小板的聚集,且对前列腺素抑制率低,胃肠反应小,出血风险少,更适合用于有胃肠道出血或消化道溃疡病史或相关风险患者作为阿司匹林的替代治疗,维持剂量为 100mg,每日 2 次。②二磷酸腺苷(ADP)受体抗剂:通过阻断血小板的 P_2Y_{12} 受体抑制 ADP 诱导的血小板活化。目前,我国临床上常用的 P_2Y_{12} 受体拮抗剂有氯吡格雷和替格瑞洛。稳定型冠心病患者主要应用氯吡格雷。氯吡格雷是第二代 P_2Y_{12} 受体拮抗剂,为前体药物,需要在肝脏中通过细胞色素 P_{450}(CYP_{450})酶代谢成为活性代谢物后,其活性代谢产物可以选择性地抑制二磷酸腺苷(ADP)与血小板 P_2Y_{12} 受体的结合,从而抑制血小板聚集。主要用于支架植入以后及阿司匹林有禁忌证或不能耐受的患者,常用维持剂量为每日 75mg。③其他的抗血小板制剂:西洛他唑(cilostazol)是磷酸二酯酶抑制剂,50~100mg,每日 2 次,主要用于外周血管动脉粥样硬化的患者。④抗凝药物:在合并糖尿病、周围血管病变(PAD 等高危缺血事件风险的 CCS 患者中,使用低剂量的利伐沙班(2.5mg,每日 2 次)联合阿司匹林可减少缺血事件风险。合并房颤的 CCS 患者,有明确抗凝适应证者[如 CHA2DS2-VASc 评分 ≥ 2 分(男性)或 ≥ 3 分(女性)],推荐患者长期抗凝治疗。其中新型口服抗凝药(NOAC)优于华法林。稳定期患者可单独使用口服抗凝药。目前临床常用 NOAC 包括 Xa 因子抑制剂［利伐沙班（rivaroxaban）20mg，每日 1 次；艾多沙班（edoxaban）60mg，每日 1 次；阿哌沙班（apixaban）5mg，每日 2 次］或 Ⅱa 因子抑制剂［达比加群酯（dabigatran）110mg 或 150mg，每日 2 次］。对于 PCI 术后合并房颤的患者，PCI 术后一段时间（一般 12 个月内）推荐应用 NOAC 联合单个或双联抗血小板药物，具体用法和时间依据患者的出血风险和缺血风险的高低而定，三联治疗的时间一般不超过 4~6 周。

2）降低 LDL-C 的药物：①他汀类药物：为 HMG-CoA 还原酶抑制剂，是首选降脂药物。他汀类药物能有效降低 TC 和 LDL-C，在治疗冠状动脉粥样硬化中起重要作用，他汀类药物除降脂作用外，可以进一步改善内皮细胞的功能，抑制炎症，延缓斑块进展和稳定斑块，减少不良心血管事件。所有明确诊断冠心病患者，无论其血脂水平如何，均应给予他汀类药物，并将 LDL-C 降至 1.8mmol/L（70mg/dl）以下水平。临床常用的他汀类药物包括辛伐他汀（20~40mg，每晚 1 次）、阿托伐他汀（10~80mg，每晚 1 次）、普伐他汀（20~40mg，每晚 1 次）、氟伐他汀（40~80mg，每晚 1 次）、瑞舒伐他汀（5~20mg，每晚 1 次）等。他汀类药物的总体安全性很高，但在应用时仍应注意监测肝功能指标（如谷丙转氨酶）及肌酸激酶等生化指标，及时发现药物可能引起的肝脏损害和肌病，尤其是在采用大剂量他汀药物进行强化调脂治疗时，更应注意监测药物的安全性。横纹肌溶解是最危险的不良反应，严重者可致命。②其他降低 LDL-C 的药物：包括胆固醇吸收抑制剂依折麦布和前蛋白转化酶枯草溶菌素 9（PCSK9）抑制剂。依折麦布通过选择性抑制小肠胆固醇转运蛋白，有效减少肠道内胆固醇吸收，降低血浆胆固醇水平以及肝脏胆固醇储量。对于单独应用他汀类药物胆固醇水平不能达标或不能耐受较大剂量他汀治疗的患者，可以联合应用依折麦布。PCSK9 抑制剂增加 LDL 受体的再循环，增加 LDL 清除，从而降低 LDL-C 水平。PCSK9 抑制剂的适应证包括杂合子型家族性高胆固醇血症或临床动脉粥样硬化心血管疾病患者，在控制饮食和最大耐受剂量他汀治疗下仍需进一步降低 LDL-C 的患者，其疗效显著，但相对价格昂贵，药物包括：依洛尤单抗（evolocumab，140mg，1 次 /2 周，皮下注射）或阿利西尤单抗（alirocumab，75~150mg，1 次 /2 周，皮下注射）。

3）血管紧张素转换酶抑制剂（ACE）/管紧张素受体拮抗剂（ARB）：可以使冠心病患者的心血管死亡、非致死性心肌梗死等主要终点事件的风险降低。稳定型心绞痛患者合并高血压、糖尿病、心力衰竭或左心室收缩功能不全的高危患者建议使用 ACEI。ACEI 能逆转左室肥厚，延缓动脉粥样硬化进展，减少斑块破裂和血栓形成，另外有利于心肌氧供 / 氧耗平衡和心脏血流动力学，并降低交感神经活性，可应用于已知冠心病患者的二级预防，尤其是合并高血压、糖尿病、心力衰竭或左心室收缩功能不全但是没有肾脏疾病的高危患者。下述情况不应使用：收缩压 <90mmHg、肾衰竭、双侧肾动脉狭窄和过敏者。临床常用的 ACEI 类药物包括卡托普利（12.5~50mg，每日 3 次）、依那普利（5~10mg，每日 2 次）、培哚普利（4~8mg，每日 1 次）、雷米普利（5~10mg，每日 1 次）、贝那普利（10~20mg，每日 1 次）、赖诺普利（10~20mg，每日 1 次）和福辛普利（10~20mg，每日 1 次）等。其副作用包括干咳、低血压和罕见的血管性水肿。不能耐受 ACEI 类药物者可使用 ARB 类药物，包括氯沙坦（50~100mg，每日 1 次）、缬沙坦（80~160mg，每日 1 次）、奥美沙坦（20mg，每日 1 次）、替米沙坦（80mg，每日 1 次）、坎地沙坦（8mg，每日 1 次）、厄贝沙坦（150mg，每日 1 次）。

4）β 受体阻滞剂：不但能改善心肌缺血症状，有效改善心室重塑，减少心律失常，对于心肌梗死后的稳定型心绞痛患者，β 受体阻滞剂还能著降低心血管事件的发生率。

（3）血运重建治疗：采用药物保守治疗还是血运重建治疗（包括经皮介入治疗或者旁路移植术）需根据冠脉的病变解剖特征、患者临床特征以及当地医疗中心手术经验等综合判断决定。

1）经皮冠状动脉介入治疗（percutaneous coronary intervention，PCI）：是指一组经皮介入技术，包括经皮冠状动脉球囊成形术（PTCA）、冠状动脉支架植入术、斑块旋磨技术和药物涂层球囊技术等。自 1977 年完成首例 PTCA 以来，随着新技术的出现，尤其是新型支架及新型抗血小板药物的应用，PCI 已成为冠心病治疗的重要手段，冠状动脉介入治疗可显著改善冠心病患者生活质量和患者的心血管事件和死亡率。对于稳定的冠心病患者，PCI 可以减少心绞痛的发生，但并未降低心血管事件和死亡率。

因此应严格掌握介入治疗的适应证:①左主干病变直径狭窄 >50%;②前降支近段狭窄 ≥ 70%;③伴左心室功能降低的 2 支或 3 支病变;④大面积心肌缺血(心肌核素等检测方法证实缺血面积大于左心室面积的 10%)。此外,任何血管狭窄 ≥ 70% 伴心绞痛,且优化药物治疗无效者;有呼吸困难或慢性心力衰竭,且缺血面积大于左心室的 10%,或存活心肌的供血由狭窄 ≥ 70% 的罪犯血管供应者,介入治疗以改善患者症状和预后。对于直径狭窄 <90% 的病变,建议进行功能评估(如 FFR 或 QFR)明确其是否导致缺血,再决定是否该进行介入治疗。

经皮冠状动脉球囊成形术(percutaneous transluminal coronary angioplasty,PTCA):PTCA 是一种单纯经皮冠状动脉球囊扩张术,由 Gruentzig 于 1977 年首先施行,采用股动脉途径或桡动脉穿刺方法,将指引导管送至冠状动脉口,再将相应大小的球囊沿导引钢丝送至欲扩张的病变处,根据病变的性质和部位选择不同的时间和压力进行扩张,可重复多次直到造影结果满意或辅以其他治疗措施。

由于单纯 PTCA 发生冠状动脉急性闭塞的风险较大,术后再狭窄率较高(术后 6 个月 30%~50%),目前已很少单独使用。

冠状动脉支架植入术:1986 年 Puel 将第一枚冠状动脉支架应用于临床,改变了冠状动脉介入治疗的模式。金属裸支架(bare metal stent,BMS)能有效解决冠状动脉夹层,大大减少了 PTCA 术中急性血管闭塞的发生,并使术后 6 个月内再狭窄率降低到 20%~30%,改善了冠心病介入治疗的疗效。药物洗脱支架(drug eluting stent,DES)的出现进一步降低了支架内再狭窄的发生率。DES 是在 BMS 的支架柱表面增加具有良好生物相容性的涂层和抑制细胞增殖的药物,支架上的药物局部释放能有效降低支架内再狭窄(in-stent restenosis,ISR)和靶血管重建(target vessel revascularization,TVR)的发生率(图 5-17),使支架内再狭窄率降到了 5%~8%,因为药物同时抑制血管内皮细胞的增殖,故术后需至少两联抗血小板治疗 6~12 个月,根据缺血风险和出血风险个体化调节。目前绝大部分患者在球囊扩张后植入支架。

冠状动脉高频旋磨术(high frequency rotational atherectomy,HFA):是采用超高速的钻头将动脉粥样硬化斑块研磨成极细小的微粒,从而消除斑块,增大管腔。研磨下的微粒直径相当于红细胞的大小,不会堵塞远端血管。临床主要应用于冠状动脉钙化病变的预处理。

药物洗脱球囊(drug eluted balloon,DEB):是一种以球囊导管为介导的局部药物输送装置,药物直接均匀涂层在球囊上,主要是紫杉醇或西罗莫司,药物浓度较高(300~600mg),并且快速释放。球囊扩张后能够使病变血管的血管壁达到恰当的抗增殖药物浓度,抗增殖药物分布均匀一致并能取得很好的疗效。药物球囊由于不需植入外来物质,也不需应用多聚体,可能为解决药物洗脱支架存在的一些问题,如支架内再狭窄(图 5-18)、晚期支架内血栓形成等,带来新的希望。

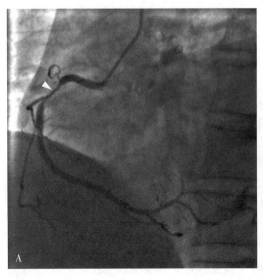
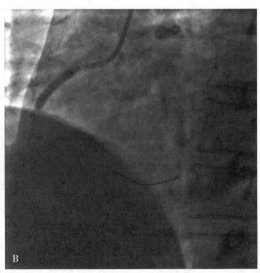

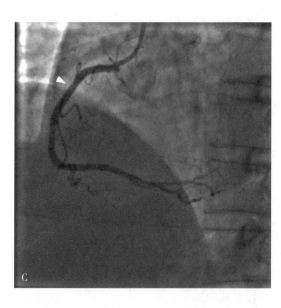

图 5-17　药物涂层支架植入术

A. 右冠近段严重狭窄（箭头所示）；B. 右冠近段药物涂层支架植入术；C. 支架植入术后（箭头所示）。

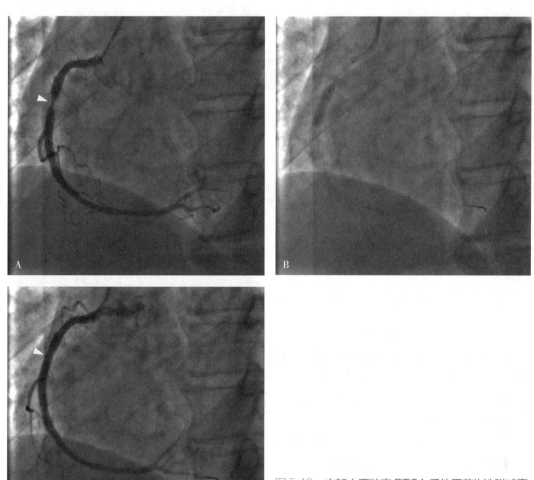

图 5-18　支架内再狭窄 PTCA 后使用药物洗脱球囊

A. 右冠近段原植入支架内再狭窄（箭头所示）；B. PTCA 后采用药物洗脱球囊于支架内再狭窄病变处；C. 支架内再狭窄明显改善（箭头所示）。

其他介入治疗技术：包括冠状动脉内血栓去除术，主要用于富含血栓的病变。目前供临床使用的这类技术有超声血栓消融术、负压抽吸术等。因适应证范围小，临床经验较少，应用价值还在进一步评估之中。腔内斑块切吸术（transluminal extraction atherectomy，TEA）主要用于含血栓的冠状动脉病变和退行性变的大隐静脉桥血管病变，旨在球囊扩张或支架植入前消除血栓或易碎的病变。超声血管成形术，是一种顶端装有可发射超声装置的导管，所发射的低频（20kHz）高能的超声波，在组织和细胞中产生空化作用，引起 1~3 个大气压的内爆炸，使斑块瓦解而达到血管再通的目的。该技术曾被认为很有前途，后发现碎裂的斑块体积过大，易发生无 Q 波心肌梗死未能在临床上推广使用。

2）冠状动脉旁路移植术（coronary artery bypass grafting，CABG）：详见本章第五节。

PCI 或 CABG 术的选择需要根据冠状动脉病变的情况和患者对开胸手术的耐受程度及患者的意愿等综合考虑。对全身情况能耐受开胸手术者，左主干合并 2 支以上冠脉病变（尤其是病变复杂程度评分，如 SYNTAX 评分较高者），或多支血管病变合并糖尿病者，CABG 应为首选。内乳动脉桥血管的长期通畅率高，因此，CABG 术应尽可能利用内乳动脉。详见本章第五节。

（4）康复治疗：心脏康复是通过综合的康复措施消除因心脏疾病引起的身体和心理的障碍，减轻症状，提高功能水平，使患者在身体、精神、职业和社会活动等方面接近或恢复正常。包括有监测的运动训练、心理和营养咨询、教育及危险因素控制等综合措施，其中运动训练是重要组成部分。稳定型心绞痛是心脏康复治疗的适应证。谨慎安排进度适宜的运动锻炼，有助于降低心血管病危险因素，如调节血脂、降低体重、改善糖耐量等，并可促进侧支循环的发展减慢心率，提高冠状动脉灌注，提高体力活动的耐受量而改善症状。稳定型心绞痛需遵循个体化、循序渐进、持之以恒、兴趣性原则；运动方式包括有氧训练、力量训练、柔韧性训练、作业训练、医疗体操、气功等；运动形式可分为间断性运动和持续性运动。每次运动 10~60min，每周 3~5d，避免竞技性运动。

（九）预防和预后

对稳定型心绞痛除用药物防止心绞痛再次发作外，应从阻止或逆转粥样硬化病情进展，预防心肌梗死等方面综合考虑，以改善预后。ABCDE 方案对于指导二级预防有帮助：A 包括抗血小板、抗心绞痛治疗和 ACEI；B 包括 β 受体拮抗剂预防心律失常、减轻心脏负荷，控制血压；C 包括控制血脂和戒烟；D 包括控制饮食和糖尿病治疗；E 包括健康教育和运动。

稳定型心绞痛患者大多数能生存很多年，但有发生急性心肌梗死或猝死的危险。有室性心律失常或传导阻滞者预后较差。合并有糖尿病者预后明显差于无糖尿病者。决定预后的主要因素为冠脉病变累及心肌供血的范围和心功能。详见前述事件风险评估部分。

二、隐匿型冠心病

（一）诊断

1. **发病特点**　没有心绞痛的临床症状，但有心肌缺血的客观证据（心电活动、心肌血流灌注及心肌代谢等异常）的冠心病，称隐匿型冠心病（latent coronary heart disease）或无症状性冠心病。其心肌缺血的 ECG 表现可见于静息时，也可在负荷状态下才出现，常为动态 ECG 记录所发现，也可为各种影像学检查所证实。

2. **临床表现**　可分为三种类型：①有心肌缺血的客观证据，但无心绞痛症状；②曾有过 MI 史，现有心肌缺血客观证据，但无症状；③有心肌缺血发作，有时有症状，有时无症状，此类患者居多。应及时发现这类患者，可为其提供及早治疗，预防危及心肌梗死或死亡发生。

3. **诊断方法**　无创性检查是诊断心肌缺血的重要客观依据。需要关注的人群包括有高血压或糖尿病的患者、ASCVD 风险中危以上以及早发 CAD 家族史人群。根据患者危险度采取不同的检查，主要依据静息、动态或负荷试验 ECG 检查，或进一步颈动脉内 - 中膜厚度（intima media thickness，IMT）、踝肱比或冠脉 CTA 评估冠脉钙化分数；此外，放射性核素心肌显像、有创性冠状动脉造影或 IVUS 检查都有重要的诊断价值。目前不主张对中低危患者进行影像学检查,也不主张对所有的无症状人群进行筛查。

（二）鉴别诊断

各种器质性心脏病都可引起缺血性 ST-T 的改变,应加以鉴别。包括心肌炎、心肌病、心包疾病、电解质失调、内分泌疾病、药物作用等。

（三）防治

对明确诊断的隐匿性冠心病患者应使用药物治疗预防心肌梗死或死亡,并治疗相关危险因素,其治疗建议基本同慢性稳定型心绞痛。

在无禁忌证的情况下,无症状的患者应该使用下列药物来预防 MI 和死亡:①有 MI 既往史者应使用阿司匹林;②有 MI 既往史者应使用 β 受体阻滞剂;③确诊 CAD 或 2 型糖尿病者应使用他汀类药物进行降脂治疗;④伴糖尿病和 / 或心脏收缩功能障碍的 CAD 患者应使用 ACEI。

对慢性稳定性心绞痛患者血管重建改善预后的建议也适用于隐匿性冠心病,但目前仍缺乏直接证据。

三、缺血性心肌病

缺血性心肌病（ischemic cardiomyopathy,ICM）属于冠心病的一种特殊类型或晚期阶段,是指由冠状动脉粥样硬化引起长期心肌缺血,导致心肌弥漫性纤维化,产生与原发性扩张型心肌病类似的临床表现。其病理生理基础是冠状动脉粥样硬化病变使心肌缺血、缺氧以至心肌细胞减少、坏死、心肌纤维化、心肌瘢痕形成的疾病。

（一）临床表现

1. 充血型缺血性心肌病

（1）心绞痛:心绞痛是缺血性心肌病患者常见的临床症状之一。多有明确的冠心病病史,并且绝大多数有 1 次以上心肌梗死的病史。但心绞痛并不是心肌缺血患者必备的症状,有些患者也可以仅表现为无症状性心肌缺血,始终无心绞痛或心肌梗死的表现。可是在这类患者中,无症状性心肌缺血持续存在,对心肌的损害也持续存在,直至出现充血型心力衰竭。出现心绞痛的患者心绞痛症状可能随着病情的进展,充血性心力衰竭的逐渐恶化,心绞痛发作逐渐减轻甚至消失,仅表现为胸闷、乏力、眩晕或呼吸困难等症状。

（2）心力衰竭:心力衰竭往往是缺血性心肌病发展到一定阶段出现的表现。有些患者在胸痛发作或心肌梗死早期即有心力衰竭表现,有些则在较晚期才出现。这是由于急性或慢性心肌缺血坏死引起心肌舒张和收缩功能障碍所致。常表现为劳力性呼吸困难,严重时可发展为端坐呼吸和夜间阵发性呼吸困难等左心室功能不全表现,伴有疲乏、虚弱症状。心脏听诊第一心音减弱,可闻及舒张中晚期奔马律。两肺底可闻及散在湿啰音。晚期如果合并有右心室功能衰竭,出现食欲缺乏、周围性水肿和右上腹闷胀感等症状。体检可见颈静脉充盈或怒张,心界扩大、肝脏肿大、压痛,肝颈静脉回流征阳性。

（3）心律失常:长期、慢性的心肌缺血导致心肌坏死、心肌顿抑、心肌冬眠以及局灶性或弥漫性纤维化直至瘢痕形成,导致心肌电活动障碍,包括冲动的形成、发放及传导均可产生异常。在充血型缺血性心肌病的病程中可以出现各种类型的心律失常,尤以室性期前收缩、心房颤动和束支传导阻滞多见。

（4）血栓和栓塞:心脏腔室内形成血栓和栓塞的病例多见于:①心脏腔室明显扩大者;②心房颤动而未积极抗凝治疗者;③心排血量明显降低者。

2. 限制型缺血性心肌病　尽管绝大多数缺血性心肌病患者表现类似于扩张型心肌病,少数患者的临床表现却主要以左心室舒张功能异常为主,而心肌收缩功能正常或仅轻度异常,类似于限制性心肌病的症状和体征,故被称为限制型缺血性心肌病或者硬心综合征。患者常有劳力性呼吸困难和/或心绞痛,活动受限,也可反复发生肺水肿。

（二）诊断

考虑诊断为缺血性心肌病需满足以下几点。

1. 有明确的心肌坏死或心肌缺血证据,包括:①既往曾发生过心脏事件,如心肌梗死或急性冠状动脉综合征;②既往有血运重建病史,包括 PCI 或 CABG 术;③虽然没有已知心肌梗死或急性冠状动脉综合征病史,但临床有或者无心绞痛症状,静息状态下或负荷状态下存在心肌缺血的客观证据(如 ECG 存在心肌坏死:Q 波形成或心脏超声存在室壁运动减弱或消失征象),冠脉 CTA 或冠脉造影证实存在冠脉显著狭窄。

2. 心脏明显扩大。

3. 心功能不全临床表现和/或实验室检查依据。

同时需排除冠心病的某些并发症如室间隔穿孔、心室壁瘤和乳头肌功能不全所致二尖瓣关闭不全等。除外其他心脏病或其他原因引起的心脏扩大和心衰。

（三）鉴别诊断

需鉴别其他引起心脏增大和心力衰竭的病因,包括心肌病(如特发性扩张型心肌病等)、心肌炎、高血压性心脏病、内分泌病性心脏病。

（四）防治

早期预防尤为重要,积极控制冠心病危险因素(如高血压、高脂血症和糖尿病等);改善心肌缺血,预防再次心肌梗死和死亡发生;纠正心律失常(可参考各相关章节)。积极治疗心功能不全(药物和器械治疗原则与慢性心力衰竭的治疗类同,请参阅相关章节)。

对缺血区域有存活心肌者,血运重建术(PCI 或 CABG 术)可显著改善心肌功能。

另外,近年来新的治疗技术如自体骨髓干细胞移植、血管内皮生长因子基因治疗等已试用于临床,为缺血性心肌病治疗带来了新的希望。

（钱菊英）

第四节　急性冠状动脉综合征

急性冠状动脉综合征(acute coronary syndrome,ACS)是一组由急性心肌缺血引起的临床综合征,主要包括不稳定型心绞痛(unstable angina,UA)、非 ST 段抬高型心肌梗死(non-ST-segment elevation myocardial infarction,NSTEMI)以及 ST 段抬高型心肌梗死(ST-segment elevation myocardial infarction,STEMI)。动脉粥样硬化不稳定斑块破裂或糜烂导致冠状动脉内急性血栓形成,被认为是大多数 ACS 发病的主要病理基础,血小板激活在其发病过程中起着非常重要的作用。

一、不稳定型心绞痛和非 ST 段抬高型心肌梗死

（一）概述

UA/NSTEMI 是由于动脉粥样硬化斑块破裂或糜烂,伴有不同程度的表面血栓形成、血管痉挛及远端血管栓塞所导致的一组临床症状,合称为非 ST 段抬高型急性冠状动脉综合征(non-ST segment elevation acute coronary syndrome,NSTEACS)。UA/NSTEMI 的病因和临床表现相似但程度不同,主

要不同表现在缺血严重程度以及是否导致心肌损害以至于释放到外周血中的心肌损伤标志物升高，UA 患者心肌损伤标志物在正常范围，而 NSTEMI 患者心肌损伤标志物升高。由于高敏肌钙蛋白检测的普及，NSTEACS 中生物标志物阴性的 ACS 即 UA 比例在降低。

UA 没有 STEMI 的特征性心电图动态演变的临床特点，根据临床表现可以分为以下四种（表 5-4）。

表 5-4　四种临床表现的不稳定型心绞痛

分类	临床表现
静息型心绞痛	发作于休息时，持续时间通常 >20min
初发型心绞痛	通常在首发症状 1~2 个月内、很轻的体力活动可诱发（程度至少达 CCS Ⅲ级）
恶化型心绞痛	在相对稳定的劳力性心绞痛基础上心绞痛逐渐增强（疼痛更剧烈、时间更长或更频繁，按 CCS 分级增加 1 级以上并至少达到Ⅲ级）
心肌梗死后心绞痛	心肌梗死后 1 个月内发作心绞痛

冠状动脉痉挛性心绞痛（变异型心绞痛）是一种特殊类型的不稳定型心绞痛。本病由 Prinzmetal 于 1959 年首次报道，其病理基础是冠状动脉痉挛。冠状动脉痉挛的发作具有明显的时间规律性，好发于后半夜至清晨，但也可发生于其他时间。根据冠状动脉痉挛所致管腔闭塞程度不同，发作时心电图可呈一过性 ST 段抬高或下移，和 / 或 T 波倒置，或 T 波假性正常化，也可并发各种心律失常（室性心动过速或房室传导阻滞），严重时可导致猝死。吸烟是本病的重要危险因素，因此应给予以控制吸烟、调脂、抗血小板和改善冠脉痉挛为主的综合防治。

（二）流行病学

欧美国家 60 岁以下人群中男性 ACS 发病率为女性的 3~4 倍，而在 75 岁以上患病人群中，女性占多数，其中约有 30% 女性的临床表现不典型。近年来欧美 STEMI 发病率有所下降，而 NSTEMI 发病率却略有上升。

近 20 年，我国 NSTEMI 发病率亦显著增高，在所有就诊的 AMI 患者中 NSTEMI 患者比例显著上升，男性发病率是女性的 2 倍。与 STEMI 患者相比，NSTEMI 患者年龄更大，合并症比例更高，包括高血压、糖尿病、脑血管疾病、外周血管疾病、慢性肾脏病以及心力衰竭。NSTEMI 患者的住院时间较 STEMI 患者更长，住院期间死亡、心源性休克、室性心律失常及房颤发生率较低，但 1 年死亡率及心肌梗死再发率更高。此外，NSTEMI 患者接受 CABG 的比例也更高。

（三）病因和发病机制

NSTEACS 病因和发病机制为冠状动脉粥样硬化的基础上，易损斑块（vulnerable plaque）发生破裂或糜烂引起血小板聚集、并发急性血栓形成、伴或不伴冠状动脉痉挛收缩及微血管栓塞导致急性或亚急性心肌供氧的减少和缺血加重。NSTEACS 虽然也可因劳力负荷诱发，但劳力负荷中止后胸痛并不能缓解。其中，NSTEMI 常因心肌严重的持续性缺血导致心肌坏死，可出现灶性或心内膜下心肌坏死。

少部分 UA 患者心绞痛发作有明显的诱发因素：①心肌氧耗增加：感染、甲状腺功能亢进或心律失常；②冠状动脉血流减少：低血压；③血液携氧能力下降：贫血和低氧血症。以上情况称为继发性 UA（secondary UA）。

（四）病理

病变血管所供应的心肌组织往往变化不一。不稳定型心绞痛病理检查时心肌可无坏死，但在部分患者中病变血管所供应区域的心肌可发生不同程度坏死，小的灶性坏死可能与反复多次血栓栓塞有关。

（五）病理生理

1. 斑块破裂和糜烂　易损斑块是指具有血栓形成倾向或极有可能快速进展成为"罪犯斑块"的动脉粥样硬化斑块，其主要形态学特征包括脂质核大、纤维帽较薄、富含炎性细胞和平滑肌细胞密度较低。易损斑块破溃是 ACS 最重要的始动环节,易损斑块破溃方式包括斑块破裂(plaque rupture)和斑块糜烂(plaque erosion)。斑块糜烂时血栓黏附在斑块表面,而斑块破裂后血栓可进入到斑块的脂核内并导致斑块迅速生长。斑块破裂与否除取决于斑块形态外,斑块所受的轴向应力、血流剪切力等也是易损斑块破溃的重要因素。破溃斑块内炎性细胞如巨噬细胞、激活的 T 淋巴细胞和肥大细胞显著增加,提示炎症反应在斑块破裂中发挥重要作用。冠状动脉粥样硬化斑块纤维帽中常含大量型胶原,能承受血管张力防止斑块破裂。生长因子促胶原合成与金属蛋白酶促胶原降解之间存在动态平衡。上述炎性细胞聚集和激活后,可分泌金属蛋白酶等多种蛋白水解酶,加速斑块纤维帽中胶原降解,导致斑块纤维帽变薄和破裂。

2. 血小板聚集和血栓形成　血栓形成在 NSTEACS 进展中发挥核心作用。血栓通常发生在斑块破裂或糜烂处,斑块破裂后脂核暴露于管腔,脂核富含组织因子,是高度致血栓形成物质。"易损血液"(易形成血栓的血液)在血栓形成中也发挥重要作用。血栓形成引起管腔狭窄程度急剧加重,导致管腔不完全性或完全性闭塞。不同于 STEMI 时含大量纤维蛋白和红细胞的红色血栓,NSTEACS 的血栓往往为富含血小板的白色血栓为主。斑块破裂处形成的血栓可分解成小碎片,并沿血流到远端引起微血管栓塞,导致局灶性心肌坏死。

3. 血管收缩　血小板和血栓可释放血清素、血栓素 A_2 和凝血酶等缩血管物质,引起斑块破裂部位局部血管收缩。ACS 时存在弥漫性内皮功能障碍,导致血管收缩因子(如内皮素 -1)水平增加,而血管舒张因子(如一氧化氮和前列环素)生成减少,引起血管收缩。这些因素引起的血管收缩在冠状动脉痉挛性心绞痛发病中占主导地位。

（六）临床表现

1. 症状　UA 和 NSTEMI 患者胸部不适的性质与典型的稳定型心绞痛相似,通常程度更重,持续时间更长,可达数十分钟,胸痛在休息时也可发生。如下临床表现有助于诊断 UA:诱发心绞痛的体力活动阈值突然或持久降低;心绞痛发生频率、严重程度和持续时间增加;出现静息或夜间心绞痛;胸痛放射至新的部位;发作时伴有新的相关症状,如出汗、恶心、呕吐、心悸或呼吸困难。UA 主要有四种临床表现,包括静息型心绞痛(rest angina pectoris)、初发型心绞痛(new-onset angina pectoris)、恶化型心绞痛(accelerated angina pectoris)以及心肌梗死后心绞痛(post-infarction unstable angina)(见表 5-4)。NSTEACS 患者胸痛发作时往往通过常规休息或舌下含服硝酸甘油只能暂时甚至不能完全缓解症状,但症状不典型者也不少见,尤其是老年、女性、糖尿病和慢性肾衰竭患者。

2. 体征　体检可发现一过性第三心音或第四心音,以及由于二尖瓣反流引起的一过性收缩期杂音,这些非特异性体征也可出现在稳定型心绞痛患者,但详细的体格检查可发现潜在的加重心肌缺血的因素,并成为判断预后非常重要的依据。

（七）辅助检查

1. 心电图

(1)静息心电图:静息心电图不仅可帮助诊断,而且根据其异常的范围和严重程度可提示预后。症状发作时的心电图尤其有意义,与无症状时心电图作比较,可提高诊断准确率。ST 段和 T 波动态变化是 NSTEACS 最有诊断价值的心电图表现:除冠状动脉痉挛性心绞痛症状发作时心电图可表现为一过性 ST 段抬高外或一过性 ST 段压低,大多数 NSTEACS 患者胸痛发作时心电图表现为 ST 段压低(常表现 2 个或以上相邻导联 ST 段下移 ≥ 0.1mV)和 / 或 T 波倒置。如症状发作时胸前导联 T 波对称性深倒置(≥ 0.2mV),多提示左前降支严重狭窄。上述心电图变化通常会随心绞痛缓解而完全或部分消失,当心电图改变更加明显和持久时,则提示 NSTEMI 可能。出现 ST 段压低的导联数目和 ST 段压低程度可提示心肌缺血范围和严重程度,与患者预后相关。出现 ST 段压低的患者较仅有 T 波倒置者具有更高的心脏事件风险。需要指出的是,即使初始或症状发作时心电图完全正常也不能除外 NSTEACS 可能,特别是左冠状动脉回旋支支配的心肌发生缺血时,常规 V_1、V_2 导联心电图通常无法记录到相应改变,但可在 V_3R、V_4R、V_{7-9} 导联检测到。此外若患者具有稳定型心绞痛的典型病史或冠心病诊断明确(既往有心肌梗死,冠状动脉造影提示狭窄或非侵入性试验阳性),即使没有心电图改变,也可以根据临床表现作出 UA 的诊断。

(2)连续心电监测:连续 24h 心电监测发现 85%~90% 的心肌缺血可不伴有心绞痛症状,此时缺血性心电图改变常不能被常规 12 导联心电图检测到。连续的心电检测有助于发现无症状心肌缺血及心绞痛发作时的 ST 段变化,并提供预后信息。

(3)心电图运动负荷试验:对于持续存在典型缺血性胸痛患者,不宜行此项检查。对于低危患者(如无反复胸痛发作、无心力衰竭征象、心电图表现正常和心肌损伤标志物阴性),心电图负荷试验被推荐用于评价预后并指导下一步治疗。

2. 实验室检查　心肌损伤标志物是鉴别 UA 和 NSTEMI 的主要标准,也是 NSTEACS 危险分层的重要指标。心肌肌钙蛋白(cardiac troponin,cTn,包括 cTnT 和 cTnI)较心肌酶(CK 和 CK-MB)具有更高的敏感性和特异性,微量心肌损伤即会引起 cTn 升高。UA 时,cTn 无异常增高,临床上 UA 的诊断主要依靠临床表现以及发作时心电图 ST-T 的动态改变,如 cTn 阳性意味该患者已发生少量心肌损伤,相比 cTn 阴性的患者其预后较差。根据最新的欧洲和美国心肌梗死新定义,如 cTn 增高或增高后降低并至少有 1 次超过参考值上限 99 百分位(即正常上限),可考虑 NSTEMI 的诊断,并提示预后不佳。如症状发作后 3~4h 内 cTn 测定结果为阴性,应在症状出现后 6~9h 和 12~24h 再次监测。需要强调的是,cTn 升高也可见于主动脉夹层、急性肺栓塞、非冠脉性心肌损伤(如心动过速、严重心力衰竭、心肌炎和心包炎等)和其他非心脏性疾病(如肺动脉高压、呼吸衰竭、急性脑卒中和肾功能不全等),应注意鉴别。炎症反应标志物高敏 CRP 水平对评估预后也有重要参考价值。

3. 超声心动图和其他非侵入性检查　超声心动图检查可发现严重缺血时左心室射血分数减低和左心室心肌节段性运动减弱或消失,缺血改善后可恢复正常。超声心动图对主动脉瓣狭窄、主动脉夹层、肺栓塞和肥厚型心肌病等疾病的鉴别诊断具有重要价值。对于低危患者,在早期药物治疗控制症状后,超声心动图负荷试验可用于评估预后,如负荷试验发现大面积心肌缺血应建议行冠状动脉造影检查。

虽然多层螺旋 CT 冠状动脉成像已被广泛用于无创诊断冠状动脉病变,但不应作为 ACS 患者冠状动脉病变的首选检查方法。心脏磁共振显像不能显示详细的冠状动脉病变信息,仅用于心肌损伤面积的量化和除外心肌炎。核素心肌灌注成像负荷试验可用于低危患者的再评估。

4. 冠状动脉造影和其他侵入性检查　冠状动脉造影能提供详尽的血管结构方面的信息,可明确诊断、指导治疗并评价预后。在长期稳定型心绞痛基础上出现的 UA 患者常有多支冠状动脉病变,而新发作的静息心绞痛患者可能只有单支冠状动脉病变。

冠状动脉痉挛性心绞痛患者的冠状动脉常可见动脉硬化斑块,但无显著狭窄,部分冠脉造影正常。激发试验(乙酰胆碱)可诱出局限性或节段性痉挛,除了心外膜大血管外,微血管也可以发生痉挛,此时冠状动脉造影无法识别,但可以记录到伴随着胸痛症状发作而产生相应的心肌缺血性心电图改变。

考虑行血运重建术的患者,尤其是经积极药物治疗后症状控制不佳或高危患者,应尽早行冠状动脉造影以明确病变情况。在冠状动脉造影正常或无阻塞性病变的 NSTEACS 患者中,胸痛可能为冠脉痉挛、冠脉内血栓自发性溶解、微循环灌注障碍所致,也有可能 NSTEACS 诊断有误。

冠状动脉内超声显像(IVUS)或光学相干断层成像(OCT)可准确评价斑块分布、性质、成分、是否破溃及有无血栓形成等粥样硬化斑块特征,其中 OCT 比 IVU 具有更高的分辨率,可更精细地观察粥样硬化斑块组织结构,有助于早期发现易损斑块。血管镜则能直观观察到粥样硬化斑块表面特征、溃疡性病变及血栓。

(八)诊断

根据典型的心绞痛症状、典型的缺血性心电图改变(新发或一过性 ST 段压低 ≥ 0.1mV,或 T 波倒置 ≥ 0.2mV)以及心肌损伤标志物(cTnT、cTnI 或 CK-MB)测定,可以作出 NSTEACS 诊断。UA 与 NSTEM 的鉴别主要参考心肌损伤标志物检测结果,UA 患者心肌损伤标志物在正常范围,NSTEMI 患者心肌损伤标志物升高。诊断未明确的不典型患者而病情稳定者,可以在出院前作负荷心电图或负荷超声心动图、核素心肌灌注显像、冠状动脉造影等检查。冠状动脉造影仍是诊断 NSTEACS 的重要方法，可以直观反映冠脉病变狭窄程度、钙化及血栓等，对制订治疗策略具有重要意义。尽管发病机制相似，但 NSTEACS 和 STEMI 两者的治疗原则有所不同，因此需要鉴别诊断，见本节"STEMI"部分。与其他可以引起急性胸痛疾病的鉴别诊断包括以下几方面。

1. **主动脉夹层**　向背部放射的严重撕裂样持续性疼痛(亦可放射到肋、腹、腰和下肢)伴有呼吸困难或晕厥，无论心电图是否为典型的 AMI 表现，均应警惕主动脉夹层，两上肢的血压和脉搏可有明显差别，可有主动脉瓣关闭不全的表现，偶有意识模糊和偏瘫等神经系统受损症状，主动脉 CT 造影或磁共振主动脉显像以及超声心动图有助于明确诊断。必须在排除主动脉夹层尤其是 A 型夹层后方可启动抗栓治疗。主动脉夹层也可延伸至心包，导致心脏压塞，或致冠状动脉开口撕裂引起冠状动脉闭塞而并发 AMI。

2. **急性肺动脉栓塞**　可发生胸痛、咯血、呼吸困难和休克。但有右心负荷急剧增加的表现如发绀、肺动脉瓣区第二心音亢进、颈静脉充盈、肝大、下肢水肿等。心电图示 I 导联 S 波加深，III 导联 Q 波显著、T 波倒置，胸导联过渡区左移，右胸导联 T 波倒置等改变，可资鉴别。常有低氧血症，核素肺通气 - 灌注扫描异常，肺动脉 CTA 可检出肺动脉大分支血管的栓塞。AMI 和急性肺动脉栓塞时 D- 二聚体均可升高，鉴别诊断价值不大。

3. **急性心包炎**　尤其是急性非特异性心包炎，可有较剧烈而持久的心前区疼痛，表现为胸膜刺激性疼痛，向肩部放射，前倾坐位时减轻，部分患者可闻及心包摩擦音，心电图表现除 aVR 导联外的其余导联 PR 段压低、ST 段呈弓背向下型抬高，无面向和背向导联的镜像改变。

4. **急腹症**　急性胰腺炎、消化性溃疡穿孔、急性胆囊炎、胆石症等，患者可有上腹部疼痛及休克，可能与 ACS 患者疼痛波及上腹部者混淆。但仔细询问病史和体格检查，进行针对性的特殊检查和实验室检查，有助于鉴别，心电图检查和血清肌钙蛋白、心肌酶等测定有助于 ACS 明确诊断。

5. **其他疾病**　急性胸膜炎、自发性气胸、带状疱疹等心脏以外疾病引起的胸痛，依据特异性体征、X 线胸片和心电图特征不难鉴别。

(九) 危险分层

NSTEACS 患者临床表现严重程度不一，主要是由于基础的冠状动脉粥样病变的严重程度和病变累及范围不同，同时形成急性血栓(进展至 STEMI)的危险性不同。不同类型的 NSTEACS 患者预后相差极大，因此尽早进行危险分层对于识别高危患者，制订相应的治疗策略(早期保守或早期血运重建)和改善预后具有非常重要的意义。由于患者从就诊至出院临床情况动态演变，因而危险分层是连续过程。

Braunwald 根据心绞痛的特点和基础病因，对 UA 提出以下分级(Braunwald 分级)(表 5-5)。

表 5-5　不稳定型心绞痛严重程度分级(Braunwald 分级)

严重程度	定义	一年内死亡或心肌梗死发生率 /%
I 级	严重的初发型心绞痛或恶化型心绞痛，无静息疼痛	7.3
II 级	亚急性静息型心绞痛(一个月内发生过，但 48h 内无发作)	10.3
III 级	急性静息型心绞痛(在 48h 内有发作)	10.8
临床环境		
A	继发性心绞痛，在冠状动脉狭窄基础上，存在加剧心肌缺血的冠状动脉以外的疾病	14.1
B	原发性心绞痛，无加剧心肌缺血的冠状动脉以外的疾病	8.5
C	心肌梗死后心绞痛，心肌梗死后两周内发生的不稳定型心绞痛	18.5

近年来国内外指南均建议使用确定的风险评分模型进行量化预后评估。常用的评分模型包括心肌梗死溶栓治疗临床试验(TIMI)危险积分和全球急性冠状动脉事件注册(GRACE)积分系统。TIMI风险评分包括 7 项指标,即年龄 ≥ 65 岁、≥ 3 个冠心病危险因素(高血压、糖尿病、冠心病家族史、高脂血症、吸烟)、已知冠心病(冠状动脉狭窄 ≥ 50%)、过去 7d 内服用阿司匹林、严重心绞痛(24h 内发作 ≥ 2 次)、ST 段偏移 ≥ 0.5mm 和心肌损伤标志物增高,每项 1 分(表 5-6)。TIMI 风险评分使用简单,但缺点是没有定量每一项指标的权重程度,且未包括心力衰竭和血流动力学指标,因此降低了对死亡风险的预测价值。GRACE 风险评分:对患者入院和出院提供了最准确的风险评估,纳入了包括年龄、静息时心率、收缩压、血清肌酐值、就诊时的心功能 Killip 分级、心电图 ST 段偏移和心肌损伤标志物升高、入院时心跳骤停等多项指标进行评估,但计算较为复杂。在 GRACE 评分基础上,GRACE 2.0 风险计算系统可直接评估住院、6 个月、1 年和 3 年的病死率,同时还能提供 1 年死亡或心肌梗死联合风险(表 5-7、表 5-8)。

表 5-6 NSTEACS 患者 TIMI 评分

变量	分值
年龄 ≥ 65 岁	1
≥ 3 项冠心病危险因素(如冠心病家族史、高血压、高胆固醇血症、糖尿病或吸烟等)	1
已知有冠心病史(冠状动脉狭窄 50% 以上)	1
心电图 ST 段改变 >0.05mV	1
近 24h 内有严重的心绞痛发作(≥ 2 次)	1
近 7d 内有口服阿司匹林史	1
心肌损伤标记[肌钙蛋白 I 或肌钙蛋白 T(TNT)]升高	1

注:低危(0~2 分),中危(3~4 分),高危(5~7)分。

表 5-7 GRACE 风险积分——院内评分(入院 24h 内完成)

危险级别	GRACE 评分	院内死亡风险 /%
低危	≤ 108	<1
中危	109~140	1~3
高危	>140	>3

表 5-8 GRACE 风险积分——出院评分(出院前 1 周内完成)

危险级别	GRACE 评分	出院后 6 个月死亡风险 /%
低危	≤ 88	<3
中危	89~118	3~8
高危	>118	>8

抗栓治疗是 NSTEACS 患者治疗的重要组成部分,其主要并发症是出血。和缺血事件一样,出血对 ACS 患者的预后产生重要影响,因此出血风险评估也是 NSTEACS 患者评估的重要内容,推荐使用 Crusade 评分系统评估 NSTEACS 患者的出血风险,该评分系统纳入血细胞比容、肌酐清除率、心率、血压、性别、是否有心力衰竭、血管疾病史、糖尿病史等参数和权重进行计分,不同评分的出血风险见表 5-9,高出血风险的人应该调整抗栓方案,采取预防出血的措施。

表 5-9　CRUSADE 出血评分系统

危险级别	Crusade 评分	出血风险 /%
极低危	1~20	3.1
低危	21~30	5.5
中危	31~40	8.6
高危	41~50	11.9
极高危	51~91	19.5

（十）治疗

1. **治疗原则**　NSTEACS 是具有潜在危险的严重疾病,其治疗主要有两个目的:即刻缓解缺血和预防严重不良事件(死亡或心肌梗死或再梗死)。其治疗原则是根据危险分层采取适当的药物治疗(抗缺血治疗、抗血栓治疗)和冠脉血运重建(包括 PCI 和 CABG)策略,以稳定粥样硬化斑块、防止冠状动脉内血栓形成及发展,纠正心肌供氧与需氧平衡失调,缓解缺血症状,降低并发症发生率和病死率。

所有 NSTEACS 患者应根据心血管事件危险的紧迫程度以及相关并发症的严重程度进行危险分层,制订相应的初始治疗策略包括缺血指导策略即以往的"保守治疗策略"或早期侵入策略。低危患者可首先采用缺血指导的策略,如经强化药物治疗后仍有心绞痛发作或负荷试验显示存在心肌缺血的客观证据,可再行冠状动脉造影。

符合下列标准者可被视为低危 NSTEACS 患者,除非出现新的临床情况,一般不应接受早期侵入性评估:①无再发胸痛;②无心衰体征;③初始心电图及其后 6~12h 心电图正常;④就诊及其后 6~12h 肌钙蛋白水平正常。通过危险分层判定为低危的患者可首先采用缺血指导的策略,如经强化药物治疗后仍有心绞痛发作或负荷试验显示存在心肌缺血的客观证据,可再行冠状动脉造影。对于中、高危 NSTEACS 患者能从早期侵入策略中获益,此类患者只要没有血运重建禁忌证,应早期常规行冠状动脉造影检查。

对可疑 UA 者的第一步关键性治疗就是在急诊室作出恰当的检查评估,按轻重缓急送至适当的部门治疗,并立即开始抗栓和抗心肌缺血治疗;心电图和心肌标志物正常的低危患者在急诊经过一段时间治疗观察后可进行运动试验,若运动试验结果阴性,可以考虑出院继续药物治疗,反之大部分 UA 患者应入院治疗。对于进行性缺血且对初始药物治疗反应差的患者,以及血流动力学不稳定的患者,均应入心脏监护室(CCU)加强监测和治疗。

2. **一般治疗**

(1)患者应立即卧床休息,消除紧张情绪和顾虑,保持环境安静,可以应用小剂量的镇静剂和抗焦虑药物,使患者得到充分休息,减轻心脏负担。约半数患者通过上述处理可减轻或缓解心绞痛。同时应给予连续心电监护以便于发现缺血事件和心律失常事件。

(2)NSTEACS 患者仅有明确低氧血症(氧饱和度 <90%)或存在左心室功能衰竭时才需辅助氧疗。

(3)同时积极处理可能引起心肌耗氧量增加的疾病,如感染、发热、甲状腺功能亢进、贫血、低血压、心力衰竭、低氧血症、肺部感染和快速型心律失常(增加心肌耗氧量)和严重的缓慢型心律失常(减少心肌灌注)。

(4)最初 2~3d 饮食以流质为主,以后随症状减轻而逐渐增加易消化的半流质,宜少食多餐。保持大便通畅,避免排便时用力,必要时可给予缓泻剂。钠盐和液体的摄入量应根据汗量、尿量、呕吐量及有无心力衰竭而作适当调节。

3. **抗栓治疗**　患者应给予积极的抗栓治疗而非溶栓治疗。抗栓治疗包括抗血小板和抗凝两部分,可预防冠状动脉内进一步血栓形成、促进内源性纤溶活性溶解血栓和减少冠状动脉狭窄程度,从而可预防冠状动脉完全阻塞的进程和减少事件进展的风险。

（1）抗血小板治疗

1）环氧化酶（COX）抑制剂：阿司匹林是抗血小板治疗的基石，除非有禁忌证或不能耐受，所有NSTEACS患者无论采用何种治疗策略，均应尽早使用阿司匹林，首次口服非肠溶制剂或嚼服肠溶制剂 300mg，以便迅速抑制血小板激活状态，以后改用 75~100mg，每日一次长期维持，如无禁忌证或不耐受应无限期使用。阿司匹林主要的不良反应是胃肠道反应和上消化道出血，部分患者还存在血小板抵抗现象。

对存在消化道出血史、消化道溃疡或多个消化道出血危险因素，应使用质子泵抑制剂（除外奥美拉唑，可选择泮托拉唑）和胃黏膜保护剂以降低消化道出血风险，也可考虑使用吲哚布芬替代阿司匹林，吲哚布芬为可逆性 COX-1 抑制剂，且对前列腺素抑制率低，胃肠反应小，出血风险少，可考虑用于对阿司匹林有胃肠道反应或高出血风险的患者，负荷量 200mg，维持剂量为 100mg，每日两次。

2）二磷酸腺苷（ADP）P_2Y_{12} 受体抑制剂：通过阻断血小板 P_2Y_{12} 受体抑制 ADP 诱导的血小板活化，与阿司匹林联合使用可以提高抗血小板作用。

第一代 ADP 受体拮抗剂包括噻氯匹定和氯吡格雷，属噻吩吡啶类衍生物，能不可逆地选择性阻断血小板 ADP 受体，从而抑制 ADP 诱导的血小板聚集。早年使用的噻氯匹定起效较慢且不良反应多（包括严重的骨髓抑制），目前已不再使用，而被氯吡格雷替代，后者的作用和噻氯匹定相当，但不良反应明显减少。氯吡格雷首次负荷量为 300~600mg，维持量 75mg，每日一次。阿司匹林过敏或因胃肠道疾病不能耐受阿司匹林的患者，氯吡格雷可替代阿司匹林作为长期的抗血小板治疗药物。

新一代 ADP 受体拮抗剂包括普拉格雷和替格瑞洛。普拉格雷是新一代噻吩吡啶类药物，也是前体药物，代谢后不可逆抑制 P_2Y_{12} 受体，但起效快，首次负荷量 60mg，维持量为 10mg，每日一次，因出血风险升高禁用于有短暂性脑缺血发作或脑卒中病史和年龄 >75 岁的患者；替格瑞洛属环戊基 - 三唑并嘧啶，活性药物，可逆性地抑制 P_2Y_{12} 受体，首次负荷量 180mg，维持量为 90mg，每日两次。与氯吡格雷相比，两者具有抗血小板聚集作用更强、起效快、作用更持久、不受代谢酶遗传多态性影响的特点。

所有 NSTEACS 患者无论接受缺血指导的保守药物治疗策略或早期侵入治疗策略，只要无禁忌证，均应在阿司匹林基础上联合血小板 P_2Y_{12} 受体抑制剂治疗 12 个月，可以选择氯吡格雷或替格瑞洛，其中优选替格瑞洛，尤其是对于中高缺血风险（如 cTn 升高）的患者。在接受 PCI 且出血并发症风险不高的 NSTEACS 患者，氯吡格雷和普拉格雷之间也是优先选择普拉格雷。肾功能不全（eGFR<60ml/min）患者无需调整 P_2Y_{12} 受体抑制剂用量。

建议所有 NSTEACS 患者均接受至少 1 年的双联抗血小板治疗（DAPT），特殊情况下可根据个体缺血或出血风险的不同，缩短或延长 DAPT 的时间。能耐受 DAPT、未发生出血并发症且无出血高风险（如曾因 DAPT 治疗发生出血、有凝血功能障碍、需联合使用 OAC 等）的患者，DAPT 可维持 12 个月以上。DES 植入后接受 DAPT 且伴有出血高风险的患者，P_2Y_{12} 受体抑制剂治疗 6 个月后停用也是合理的。

3）血小板膜糖蛋白Ⅱb/Ⅲa（GPⅡb/Ⅲa）受体拮抗剂：激活的血小板通过 GPⅡb/Ⅲa 受体与纤维蛋白原结合，导致血小板血栓的形成，是血小板聚集形成血栓的最后通路。

阿昔单抗（abciximab）是直接抑制 GPⅡb/Ⅲa 受体的单克隆抗体，在血小板激活起重要作用的情况下，特别是患者接受介入治疗时，该药多能有效地与血小板表面的 GPⅡb/Ⅲa 受体结合，从而抑制血小板的聚集，进一步降低血栓事件风险。一般使用方法是先静注负荷量 0.25mg/kg，然后 $10\mu g/(kg \cdot h)$ 静滴 12~24h，目前建议对血栓负荷大的患者在 PCI 术中开始使用，阿昔单抗不推荐用于不准备行 PCI 的患者。

合成的该类药物还包括替罗非班（tirofiban）和依替非巴肽（eptifibatide）。替罗非班是目前国内最常用的 GPⅡb/Ⅲa 受体拮抗剂，其用法为负荷量 $10\mu g/(kg \cdot min)$，静推 >3min，维持量 $0.15\mu g/(kg \cdot min)$，静脉泵入 24~36h。肌酐清除率 <30ml/min 者减半。

目前各指南均推荐 GPⅡb/Ⅲa 受体拮抗剂可应用于接受 PCI 的 NSTEACS 患者和选用保守治

疗策略的中高危 NSTEACS 患者,不建议常规术前使用 GP Ⅱb/ Ⅲa 受体拮抗剂。少数患者中,此类药物可引起血小板计数的明显降低,使用过程中需监测血常规。

　　4)环核苷酸磷酸二酯酶抑制剂:主要包括西洛他唑和双嘧达莫。西洛他唑除有抗血小板聚集和舒张外周血管作用外,还具有抗平滑肌细胞增生、改善内皮细胞功能等作用。但目前西洛他唑预防 PCI 术后急性并发症的研究证据尚不充分,所以仅作为阿司匹林不耐受或氯吡格雷耐药患者的替代药物。双嘧达莫可引起“冠状动脉窃血”,加重心肌缺血,目前不推荐使用。

　　(2)抗凝治疗:除非有禁忌证(如活动性出血),所有 NSTEACS 患者,无论初始治疗策略如何,应在抗血小板治疗的基础上常规接受抗凝治疗,但成功的 PCI 治疗后如无特殊情况应停止抗凝治疗。常用的抗凝药包括普通肝素、低分子肝素、磺达肝癸钠和比伐卢定,应根据患者治疗策略以及缺血和出血事件风险、抗凝药物疗效和安全性,合理选择不同抗凝药物。

　　1)普通肝素和低分子肝素(LWMH):拟行 PCI 且未接受任何抗凝治疗的患者使用普通肝素 70~100U/kg(如果联合应用 GP Ⅱb/ Ⅲa 受体拮抗剂,则给予 50~70U/kg 剂量),持续 48h 或直至行 PCI。治疗过程中需注意开始用药或调整剂量后 6h 测定部分激活凝血酶时间(APTT),根据 APTT 调整肝素用量,使 APTT 控制在 50~70s。但是,肝素对富含血小板的血栓作用较弱,且肝素的作用可由于肝素结合血浆蛋白而受影响。未口服阿司匹林的患者停用肝素后可能使胸痛加重,与停用肝素后引起继发性凝血酶活性增高有关。因此,肝素以逐渐停用为宜。由于存在发生肝素诱导的血小板减少症的可能,在肝素使用过程中需监测血小板。

　　低分子肝素(LWMH)与普通肝素相比,具有更合理的抗 Xa 因子和 Ⅱa 因子活性的作用,可以皮下应用,不需要实验室监测,临床观察表明,LWMH 较普通肝素有疗效肯定、使用方便的优点,并且肝素诱导血小板减少症的发生率更低。常用药物包括依诺肝素、达肝素和那曲肝素等。因依诺肝素的循证医学证据更多,推荐应用依诺肝素,使用时间不超过 8d,不建议延长使用时间。

　　2)磺达肝癸钠:是选择性 Xa 因子间接抑制剂,通过与抗凝血酶上的戊糖结构可逆性结合而抑制 Xa 因子。研究表明磺达肝癸钠不仅能有效减少 NSTEACS 患者的心血管事件,而且大大降低出血风险。因此,采用早期保守策略的 NSTEACS 患者尤其在出血风险增加时首选磺达肝癸钠作为抗凝药物,若无磺达肝癸钠时,推荐给予依诺肝素,若无磺达肝癸钠或依诺肝素,则推荐给予普通肝素或其他特定推荐剂量的 LWMH;对于选择早期侵入策略需行 PCI 的 NSTEACS 患者,也可选择磺达肝癸钠抗凝,但术中需要追加普通肝素或比伐卢定抗凝,否则存在导管内血栓形成的风险。

　　3)比伐卢定:是直接抗凝血酶的药物,其有效成分为水蛭素衍生物片段,通过直接并特异性抑制 Ⅱa 因子活性,能使活化凝血时间明显延长而发挥抗凝作用,可预防接触性血栓形成,作用可逆而短暂,出血事件的发生率降低。目前主要用于 NSTEACS 患者 PCI 术中的抗凝,尤其推荐用于血栓负荷较重且出血风险高时,比伐卢定可替代普通肝素联合 GP Ⅱb/ Ⅲa 受体拮抗剂作为 PCI 术中抗凝用药。比伐卢定的用法:先静脉推注负荷剂量 0.75mg/kg,再静脉滴注 1.75mg/(kg·h),不需监测 ACT,操作结束后继续静滴 3~4h 有利于减少支架内血栓的形成。

　　4)口服抗凝药物(OAC):CHA_2DS_2-VASc 评分≥ 2 分(男性)或≥ 3 分(女性)的房颤、心脏机械瓣膜置换术后、合并无症状左心室附壁血栓或静脉血栓栓塞的 NSTEACS 患者,建议口服抗凝药(OAC)与抗血小板治疗联合使用,但需注意出血风险,服用华法林者需严密监测 INR,缩短监测间隔,应控制 INR 在 2.0~2.5。HAS-BLED 评分可用于评估患者的出血风险,出血风险小的患者(HAS-BLED 评分 <2 分),可使用 OAC、阿司匹林(75~100mg/d)和氯吡格雷(75mg/d)三联治疗 3 个月,3 个月后改为 OAC 加阿司匹林或氯吡格雷,12 个月后单用 OAC,联合抗栓治疗中抗凝药优选新型口服抗凝药(NOAC,包括利伐沙班,15mg,1 次 /d,达比加群酯 150mg,2 次 /d,阿派沙班 5mg,2 次 /d,艾多沙班 60mg,1 次 /d,肾功能不全者调整剂量),推荐采用最低有效剂量。对出血风险大(HAS-BLED 评分≥ 3 分)的患者,三联抗栓治疗的时间要缩短(1 个月或仅在围手术期使用 1 周)或使用 OAC 联合氯吡格雷的双联作为三联抗栓方案的替代。不建议三联抗栓治疗中使用替格瑞洛和普拉格雷。抗血小板药物和

OAC 联合治疗期间,应常规给予质子泵抑制剂降低消化道出血风险。

对于接受 PCI 治疗的 NSTEACS 患者且 CHA_2DS_2-VASc 评分 1 分(男性)或 2 分(女性)的房颤患者,可将 DAPT 作为三联抗栓治疗的替代治疗。

4. 改善心绞痛的药物　主要目的是通过减慢心率、减弱心肌收缩力或降低心室壁张力减少心肌耗氧量或通过扩张冠状动脉增加心肌供氧量,缓解心绞痛。

(1)硝酸酯类药物:硝酸酯类药物可扩张静脉,降低心脏前负荷从而降低左心室舒张末压和心肌氧耗量。硝酸酯类药物还可扩张正常和发生粥样硬化的冠状动脉。对于反复发作的心绞痛患者,先给予舌下含服硝酸甘油 0.3~0.6mg(国内剂型为 0.5mg/ 片),每 3min 1 次,共 3 次。出现持续缺血、高血压、急性左心衰竭的患者,在最初 24~48h 的治疗中,静脉内应用硝酸甘油有利于控制心肌缺血发作,还可以通过降低心脏负荷与扩张血管等作用对心力衰竭和高血压患者发挥治疗作用;开始用 5~10μg/min,每 5~10min 增加 5~10μg,直至症状缓解或平均压降低 10% 但收缩压不低于 90mmHg。静脉滴注二硝基异山梨酯的剂量范围为 2~7mg/h,初始剂量为 30μg/min,如滴注 30min 以上无不良反应则可逐渐加量。目前推荐静脉应用硝酸甘油的患者症状消失 24h 后,就改用口服制剂或应用皮肤贴剂。药物耐受现象可能在持续静脉应用硝酸甘油 24~48h 内出现。由于在 NSTE-ACS 患者中未观察到硝酸酯类药物具有减少死亡的临床益处,因此在长期治疗中此类药物应逐渐减量至停用。近期使用过磷酸二酯酶抑制剂的患者禁用硝酸酯类药物。

(2)镇痛剂:如硝酸酯类药物不能使疼痛迅速缓解,应立即给予吗啡,10mg 稀释成 10ml,每次 2~3ml 静脉注射,必要时 5min 重复 1 次,总量不宜超过 15mg。吗啡的不良反应有恶心、呕吐、低血压和呼吸抑制。一旦出现呼吸抑制,可每隔 3min 静脉注射纳洛酮 0.4mg(最多 3 次)拮抗。使用非甾体抗炎药(NSAIDs)(除了阿司匹林)会增加主要不良心血管事件的风险,故不应早期使用。

(3)β 受体阻滞剂:主要作用于心肌 $β_1$ 受体而减慢心率,抑制心肌收缩力,从面降低心肌耗氧量。β 受体阻滞剂可缓解症状和改善近、远期预后,在无心力衰竭、低排血量状态、心源性休克风险或其他禁忌证(PR 间期 >0.24s 的一度或二度 / 三度房室传导阻滞但未安装起搏器等)的情况下,应尽早用于所有 NSTEACS 患者,并持续长期使用。少数高危患者,可先静脉使用,后改口服;中度或低度危险患者主张直接口服。已服用硝酸酯类药物或钙离子拮抗剂的患者加用 β 受体阻滞剂可减少心肌缺血发作频度和持续时间。所有冠状动脉痉挛性心绞痛患者均不主张单用 β 受体阻滞剂治疗。

一般选择具有心脏 $β_1$ 受体选择性抑制的药物如美托洛尔、比索洛尔、卡维地洛和阿替洛尔等。主要采用口服给药方法,剂量应个体化,可调整到使患者静息时心率达到 50~60 次 /min。在已服用 β 受体阻滞剂仍发生不稳定型心绞痛的患者,除非存在禁忌证,否则无需停药。对心绞痛发作频繁、心动过速或血压较高的患者,可先静脉应用 β 受体阻滞剂(美托洛尔和艾司洛尔等)以尽快控制血压和心率,缓解心绞痛发作。美托洛尔静脉用法:首剂 2.5~5mg(溶于生理盐水后缓慢静脉注射至少 5min),30min 后可根据患者心率、血压和心绞痛症状缓解情况酌情重复给药,总量不超过 10mg。艾司洛尔作用快速、半衰期短,静脉应用安全而有效,艾司洛尔用法:首先静脉推注 0.5mg/kg,约 1min,随后以 0.05mg/(kg·min)维持;如疗效不佳,4min 后可重复给予负荷量并将维持量以 0.05mg/(kg·min)的幅度递增,最大至 0.2mg/(kg·min)。

(4)钙通道阻滞剂:主要目的是缓解心绞痛症状或控制血压,目前尚无证据显示钙离子拮抗可以改善 NSTEACS 患者长期预后。足量 β 受体阻滞剂与硝酸酯类药物治疗后仍不能控制症状的患者可口服长效二氢吡啶类钙离子拮抗剂。若患者不能耐受 β 受体阻滞剂,应将非二氢吡啶类钙离子拮抗剂与硝酸酯类药物合用。

若确定为冠状动脉痉挛性心绞痛,治疗应首选地尔硫䓬和贝尼地平,可以联合应用硝酸酯类和 / 或尼可地尔;若合并显著冠脉狭窄或心肌桥,在使用 CCB 及硝酸酯类无效的情况下,方可考虑与 β 受体阻滞剂的联合应用。短效钙离子拮抗剂易引起血压波动和交感神经激活,禁用于 NSTEACS 患者。对心功能不全患者,应用 β 受体阻滞剂以后加用钙离子拮抗剂应特别谨慎。维拉帕米和 β 受体阻滞剂均具有负性传导作用,不宜联合使用。

(5)尼可地尔:兼有 ATP 依赖的钾通道开放作用及硝酸酯样作用,可用于对硝酸酯类不能耐受的 NSTEACS 患者。

(6)肾素 - 血管紧张素 - 醛固酮系统(RAAS)抑制剂:血管紧张素转换酶抑制剂(ACEI)虽然没有直接抗心肌缺血作用,但可通过阻断肾素 - 血管紧张素系统(RAS)发挥心血管保护作用。如果不存在低血压(收缩压 <100mmHg 或较基线下降 30mmHg 以上)或其他已知的禁忌证(如肾衰竭、双侧肾动脉狭窄和已知的过敏),对于所有 NSTEACS 患者应早期(24h 内)开始并长期给予 ACEI 治疗;对于不能耐受 ACEI 的 NSTEACS 患者,可考虑应用血管紧张素受体拮抗剂(ARB);对于正在应用治疗剂量 ACEI/ARB 和 β 受体阻滞剂的 NSTEACS 患者,如合并心衰、糖尿病或 LVEF ≤ 40%,且无明显肾功能不全或高钾血症时,推荐应用醛固酮受体拮抗剂。

5. **调脂治疗**　所有 NSTEACS 患者应在入院 24h 之内评估空腹血脂谱。他汀类药物除具有降脂作用外,在急性期应用可促使内皮细胞释放一氧化氮,有类硝酸酯的作用,远期有抗炎症和稳定斑块的作用,通过降脂作用进一步降低 NSTEACS 患者的死亡和心肌梗死发生率,改善预后。如无禁忌证,无论基线 LDL-C 水平和饮食控制情况如何,所有 NSTEACS 患者均应尽早(24h 内)使用中高强度的他汀类药物,治疗的目标是 LDL-C 水平降至 <1.4mmol/L(55mg/dl)并自基线降低 50%,并长期使用。目前推荐的中高强度的他汀类药物主要包括阿托伐他汀 20~80mg/d 或瑞舒伐他汀 10~20mg/d,剂量因人而异,要考虑患者的体重、肝功能、肾功能等情况。使用最大耐受剂量他汀后仍不能达标或不能耐受他汀者可使用其他降脂药物如胆固醇吸收抑制剂依折麦布(口服 10mg/d)和 / 或 PCSK9 抑制剂依洛尤单抗 140mg,1 次 /2 周,皮下注射;或阿利西尤单抗,75mg,1 次 /2 周,皮下注射。甘油三酯显著升高者可加用贝特类药物。

6. **冠状动脉血运重建术**　包括经皮冠状动脉介入治疗(PCI)和冠状动脉旁路移植术(CABG)。

(1)经皮冠状动脉介入治疗(PCI):随着 PCI 技术的迅速发展,PCI 成为 NSTEACS 患者血运重建的主要方式。药物洗脱支架(drug eluting stent,DES)的应用进一步改善 PCI 的远期疗效,拓宽了 PCI 的应用范围(图 5-19、图 5-20)。根据 NSTEACS 心血管事件危险的紧迫程度以及相关并发症的严重程度进行危险分层,低危患者可首先采用缺血指导的策略,如经强化药物治疗后仍有心绞痛发作或负荷试验显示存在心肌缺血的客观证据,可再行冠状动脉造影;中、高危患者能从早期侵入策略中获益,此类患者只要没有血运重建禁忌证,应早期常规行冠状动脉造影检查。根据危险分层不同,选择不同的侵入治疗策略,包括紧急侵入策略(<2h),早期侵入策略(<24h)和延迟侵入策略(72h 内),具体策略选择及其决定因素见表 5-10。

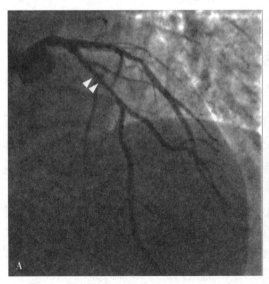
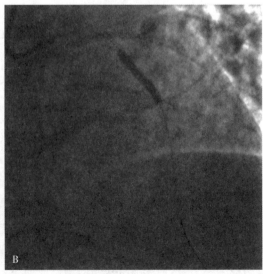

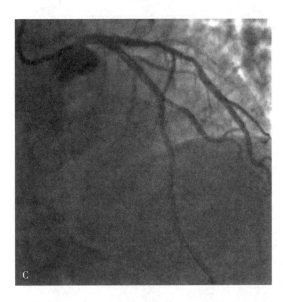

图 5-19　左前降支中段斑块破裂引起 NSTEACS
A. 左前降支中段斑块破裂。B. 于左前降支中段植入药物支架。C. 支架植入后,左前降支血流恢复。

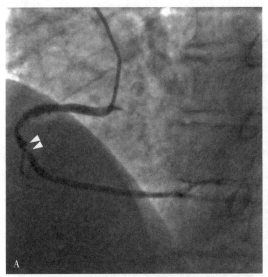
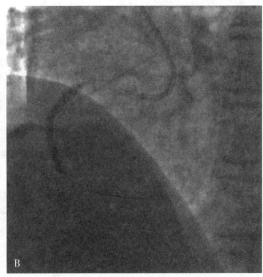
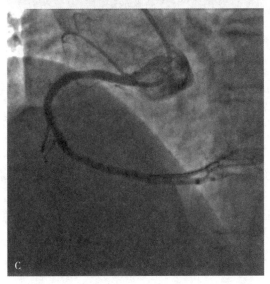

图 5-20　右冠中段重度狭窄伴斑块破裂引起 NSTEACS
A. 右冠中段重度狭窄伴斑块破裂。B. 于右冠中段植入药物支架。C. 支架植入后,右冠血流恢复。

表 5-10　NSTEACS 治疗策略选择

建议对具有至少 1 条极高危标准的患者选择紧急侵入治疗策略(<2h):
- 血流动力学不稳定或心源性休克
- 药物治疗无效的反复发作或持续性胸痛
- 致命性心律失常或心脏骤停
- 心肌梗死合并机械并发症
- 急性心力衰竭
- 反复 ST-T 动态改变,尤其是伴随间歇性 ST 段抬高

建议对具有至少 1 条高危标准的患者选择早期侵入策略(<24h):
- 心肌梗死相关的肌钙蛋白上升或下降
- ST-T 动态改变(有或无症状)
- GRACE 评分 >140

建议对具有至少 1 条中危标准(或无创检查提示症状或缺血反复发作)的患者选择侵入治疗策略(<72h):
- 糖尿病
- 肾功能不全[eGFR<60ml/(min·1.73m^2)]
- LVEF<40% 或慢性心力衰竭
- 早期心肌梗死后心绞痛
- PCI 史
- CABG 史
- 109<GRACE 评分 <140

无上述任何一条危险标准和症状无反复发作的患者,建议在决定有创评估之前先行无创检查(首选影像学检查)以寻找缺血证据

(2)冠状动脉旁路移植术(CABG):对于多支冠状动脉病变的患者,应根据临床情况、合并症以及疾病严重程度(包括病变分布、病变特征和 SYNTAX 评分)选择血运重建策略,决定是否施行 CABG。左主干或三支血管病变且 LVEF<50% 的患者(尤其合并糖尿病时),CABG 后生存率优于 PCI。双支血管病变且累及前降支近段伴 LVEF<50% 或无创性检查提示心肌缺血患者宜 CABG 或 PCI。强化药物治疗下仍有心肌缺血而不能进行 PCI 时,可考虑 CABG。与稳定型心绞痛相比,NSTEACS 患者CABG 术的围术期死亡率和心肌梗死发生率增加。(详见本章第五节)

7. 主动脉内球囊反搏(IABP)　NSTEACS 患者伴以下情况者可在血运重建前后应用主动脉内球囊反搏:①尽管经过强化药物治疗仍持续缺血或缺血反复发作;②冠状动脉造影前后血流动力学不稳定或心源性休克的患者;③伴发心肌梗死机械并发症者。IABP 可降低心脏负担,改善心肌缺血,提高患者血运重建术耐受能力,有助于血运重建术后心功能恢复。

(十一)预防与预后

NSTEACS 急性期一般在 2 个月左右,在此期间心肌梗死或死亡风险仍然较高。尽管 NSTEACS 住院期死亡率低于 STEMI,但其远期病死率和非致死性事件的发生率高于 STEMI,这可能与其冠状动脉病变更严重有关。

因此出院后要坚持长期药物治疗,控制缺血症状、降低心肌梗死和死亡的发生,包括服用双联抗血小板药物至少 12 个月,其他药物包括他汀类药物、β 受体拮抗剂和 ACEI/ARB,严格控制危险因素,根据危险分层、住院期间治疗效果和耐受性予以个体化治疗,最终改善患者预后。所谓 ABCDE 方案对于指导二级预防有帮助,同稳定型心绞痛,参见本章第三节。此外还应在进行危险评估后指导患者进行常规运动康复,纠正不良生活方式,帮助患者恢复社会心理状态。

二、急性 ST 段抬高型心肌梗死

（一）概述

STEMI 是指急性心肌缺血性坏死，大多是在冠脉病变的基础上，发生冠脉血供急剧减少或中断，使相应的心肌严重而持久地急性缺血所致。通常原因为在冠脉不稳定斑块破裂、糜烂基础上继发血栓形成导致冠状动脉血管持续、完全闭塞。

近年来"心肌梗死（myocardial infarction，MI）通用定义"已更新至第 4 版。最新的心肌梗死定义是指急性心肌损伤[cTn 增高和 / 或回落，且至少 1 次高于正常值上限（参考值上限值的 99 百分位值）]，同时有急性心肌缺血的临床证据，通常将心肌梗死分为 5 型，详见表 5-11。首次心肌梗死 28d 内再次发生的心肌梗死称为再梗死（re-infarction），28d 后则称为复发性心肌梗死（recurrent myocardial infarction）。以下内容主要阐述的是 1 型心肌梗死。

表 5-11　第 4 版"心肌梗死通用定义"中心肌损伤和心肌梗死的通用定义

心肌损伤的标准：
当心肌肌钙蛋白（cTn）值升高，且至少有一个值高于 99% 参考值上限（URL）时，可诊断为心肌损伤。如果 cTn 值有升高和 / 或下降，则心肌损伤是急性的。

急性心肌梗死（1、2 和 3 型 MI）：
当存在急性心肌损伤伴有急性心肌缺血的临床证据，且 cTn 值升高和 / 或下降、至少有一个值高于 99%URL 时，并至少存在如下情况之一，可诊断为急性心肌梗死（AMI）：
（1）急性心肌缺血症状。
（2）新的缺血性心电图改变。
（3）新发病理性 Q 波。
（4）新的存活心肌丢失或室壁节段运动异常的影像学证据。
（5）冠状动脉造影或腔内影像学检查或尸检证实冠状动脉血栓（不适用于 2 型或 3 型 MI）。
1 型 MI：由冠状动脉粥样硬化斑块急性破裂或侵蚀，血小板激活，继发冠状动脉血栓性阻塞，引起心肌缺血、损伤或坏死。
2 型 MI：与冠状动脉粥样斑块急性破裂或侵蚀、血栓形成无关，为心肌供氧和需氧之间失平衡所致。
3 型 MI：指心脏性死亡伴心肌缺血症状和新发生缺血性心电图改变或心室颤动，但死亡发生于获得生物标志物的血样本或有明确心脏生物标志物增高之前，尸检证实为 MI。

与冠状动脉手术相关的 MI 的标准（4 型和 5 型 MI）：
4a 型 MI：PCI 相关的 MI。
4b 型 MI：冠状动脉内支架或支撑物内血栓形成相关的 MI。
4c 型 MI：再狭窄相关的 MI。
5 型 MI：CABG 相关的 MI。
1. 对于基线 cTn 值正常的患者，与冠脉手术相关 MI 的 cTn 值是人为定义的，在手术后 ≤ 48h 内：cTn 值升高大于 99%URL 的 5 倍为 4a 型 MI；大于 99%URL 的 10 倍为 5 型 MI。
2. 对于术前 cTn 值升高的患者，其中术前 cTn 值水平是稳定的（≤ 20% 变化）或在下降，必须要满足升高 >5 倍或 >10 倍并表现为高于基线 20% 变化的标准，方能诊断冠脉手术相关 MI。此外，至少要有如下一项：
（1）新的缺血性 ECG 改变（这一标准仅与 4a 型 MI 相关）；
（2）发生新的病理性 Q 波；
（3）影像证据显示新发的存活心肌丢失或与缺血病因一致的局部室壁运动异常；
（4）冠状动脉造影发现有操作影响冠状动脉血流的并发症证据，如冠状动脉夹层、主要心外膜动脉或边支闭塞或移植血管闭塞、影响侧支循环或远端栓塞等。
3. 如果 cTn 值已升高或正在升高，但低于原先指定的 PCI 和 CABG 相关 MI 的阈值，那么，孤立的新发生的病理性 Q 波符合诊断血运重建术相关的 4a 型 MI 或 5 型 MI 的标准。

续表

既往的或无症状 / 未识别的 MI 标准：

下述任一标准都符合既往或无症状 / 未识别的 MI 诊断：

(1) 在缺乏非缺血性原因的情况下，伴或不伴症状的异常 Q 波。

(2) 影像证据显示有存活心肌丢失或与缺血病因一致的局部室壁运动异常。

(3) 有心肌梗死已愈期或愈合期的病理表现。

注：AMI，急性心肌梗死；CABG，冠状动脉旁路移植术；ECG，心电图；MI，心肌梗死；PCI，经皮冠状动脉介入治疗。

（二）流行病学

本病既往在欧美常见，美国 35~84 岁人群中年发病率男性为 71‰，女性为 22‰，每年约有 150 万人发生急性心肌梗死（acute myocardial infarction，AMI），45 万人发生再次心肌梗死。女性 AMI 患者预后不如男性；接受再灌注治疗的比例低于男性。女性 PCI 术后发生出血并发症的风险更高。

根据中国心血管病报告的数据，近年来 AMI 发病率有逐年下降趋势，其中 45 岁以下人群发病率呈逐年上升趋势，而 45 岁以上人群发病率呈逐年下降趋势。整体来看，男性 AMI 发病率高于女性，城市高于农村，但城市地区有明显的下降趋势，农村地区有明显的上升趋势。AMI 死亡率总体亦呈现上升态势，从 2005 年开始，AMI 死亡率呈现快速上升趋势，从 2012 年开始农村地区的 AMI 死亡率明显升高，2013 年起大幅超过城市平均水平。2016 年 AMI 死亡率城市为 58.69/10 万，农村为 74.72/10 万。

（三）病因和发病机制

STEMI 的基本病因是冠脉粥样硬化基础上一支或多支血管管腔急性闭塞，若持续时间达到 20~30min 以上，即可发生 AMI。大量的研究已证明，绝大多数的 STEMI 是由于不稳定的粥样斑块溃破，继而出血和管腔内血栓形成，而使管腔闭塞。

促使斑块破裂出血及血栓形成的诱因有以下几种。

1. 晨起 6 时至 12 时交感神经活动增加，机体应激反应性增强，心肌收缩力、心率、血压增高，冠状动脉张力增高。

2. 在饱餐特别是进食多量脂肪后，血脂增高，血黏稠度增高。

3. 重体力活动、情绪过分激动、血压剧升或用力大便时，致左心室负荷明显加重。

4. 休克、脱水、出血、外科手术或严重心律失常，致心排血量骤降，冠状动脉灌注量锐减。

STEMI 可发生在频发心绞痛的患者，也可发生在原来从无症状者中。STEMI 后发生的严重心律失常、休克或心力衰竭，均可使冠状动脉灌流量进一步降低，心肌坏死范围扩大。

近来研究显示，14% 的 STEMI 患者行冠脉造影未见明显阻塞，被称之为冠状动脉非阻塞性心肌梗死（myocardial infarction with non-obstructive coronary arteries，MINOCA），在最新指南中越来越受到重视，原因包括斑块破裂或斑块侵蚀，冠脉痉挛，冠脉血栓栓塞，自发性冠脉夹层，Takotsubo 心肌病（应激性心肌病）以及其他类型的 2 型急性心肌梗死（包括贫血、快慢综合征、呼吸衰竭、低血压、休克、伴或不伴左室肥厚的重度高血压、重度主动脉瓣疾病、心衰、心肌病以及药物毒素损伤等），这部分患者治疗策略与阻塞性冠脉疾病不同，应早期发现并根据不同病因给予个体化治疗。

（四）病理

1. **冠状动脉病变**　绝大多数 STEMI 患者冠脉内可见在粥样斑块的基础上有血栓形成，使管腔闭塞，但少数 STEMI 患者造影冠状动脉无明显狭窄病变，可能为血管腔内血栓的自溶、血小板一过性聚集造成闭塞或严重的持续性冠状动脉痉挛发作使冠状动脉血流减少所致，也可见冠状动脉自发性夹层或壁内血肿。此外，梗死的发生与原来冠脉受粥样硬化病变累及的血管数及其所造成管腔狭窄程度之间未必呈平行关系。

左前降支闭塞，最多见，引起左心室前壁、心尖部、下侧壁、前间隔和二尖瓣前乳头肌梗死；左回旋支闭塞，引起左心室高侧壁、膈面（左冠状动脉占优势时）和左心房梗死，可能累及房室结；右冠状动脉闭塞,引起左心室膈面(右冠状动脉占优势时)、后间隔和右心室梗死,并可累及窦房结和房室结;右心室和左、右心房梗死较少见;左冠状动脉主干闭塞则引起左心室广泛梗死。

STEMI 患者冠状动脉内血栓既有白血栓(富含血小板),又有红血栓(富含纤维蛋白和红细胞)。STEMI 的闭塞性血栓是白、红血栓的混合物,从堵塞处向近端延伸部分为红血栓。

2. 心肌病变　冠脉闭塞后 20~30min,受其供血的心肌即有少数坏死,开始了 MI 的病理过程。1~2h 之间绝大部分心肌呈凝固性坏死,心肌间质充血、水肿,伴多量炎症细胞浸润。以后,坏死的心肌纤维逐渐溶解,形成肌溶灶,随后渐有肉芽组织形成。

继发性病理变化有:在心腔内压力的作用下,坏死心壁向外膨出,可产生心脏破裂(心室游离壁破裂、心室间隔穿孔或乳头肌断裂)或逐渐形成心室壁瘤。坏死组织 1~2 周后开始吸收,并逐渐纤维化,在 6~8 周形成瘢痕愈合,称为陈旧性心肌梗死。瘢痕大者可逐渐向外凸出而形成室壁膨胀瘤。梗死区附近心肌的血供随侧支循环的建立而逐渐恢复。病变可波及心包出现反应性心包炎,波及心内膜引起附壁血栓形成。在心腔内压力的作用下,坏死的心壁可破裂(心脏破裂),破裂可发生在心室游离壁、乳头肌或 MI 心室间隔处。

根据梗死范围和深度,MI 可分为透壁性 MI 和心内膜下(非透壁性)MI。①透壁性心肌梗死(transmural myocardial infarction):MI 的典型类型,也称为区域性心肌梗死(regional myocardial infarction),累及心室壁全层或未及全层但深达心室壁 2/3;病灶较大,直径可在 2.5cm 以上;多由冠状动脉持续闭塞所致。病变部位常与闭塞的冠状动脉分支供血区域一致。透壁性 MI 常有相应的一支冠状动脉病变突出,并常伴动脉痉挛或血栓形成。②心内膜下心肌梗死(subendocardial myocardial infarction):病变主要累及心室壁内层 1/3 的心肌,未达心外膜,肉柱和乳头肌可受累;常表现为多灶性、小灶性坏死,直径约 0.5~1.5cm。病变常不规则地分布于左心室周围,而不局限于某支冠状动脉的供血范围,严重时可扩大融合而累及整个心内膜下心肌,引起环状梗死(circumferential infarction)。患者常在冠状动脉三大支严重 AS 性狭窄的基础上,由于有休克、心动过速或不适当的体力活动等诱因而加重供血不足,导致各支冠状动脉最末梢的心内膜下心肌缺血、缺氧而梗死,或出现于冠状动脉短暂闭塞而后又开通的结果。不规则片状非透壁性 MI 多见于 STEMI 在未形成透壁性 MI 前早期再灌注(溶栓或 PCI 治疗)成功的患者。

MI 多属于贫血性梗死,其形态学变化是一个动态演变的过程:肉眼观,梗死发生 6h 后才出现苍白色,8~9h 后呈土黄色。光镜下,早期心肌纤维出现凝固性坏死,核碎裂、消失,胞质均质红染或不规则粗颗粒状,即收缩带(图 5-21);间质水肿,伴不同程度的中性粒细胞浸润。4d 后梗死灶周围出现充血出血带;1~2 周,病灶边缘区开始出现肉芽组织,或向梗死灶内生长,呈红色;3 周后肉芽组织开始机化并逐渐形成瘢痕组织。

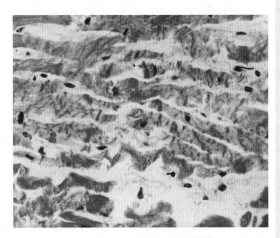

图 5-21　心肌梗死(收缩带)
心肌纤维凝固性坏死,核固缩,胞质均质红染,大量收缩带形成。

(五) 病理生理

1. 左室节段运动异常、整体收缩功能降低　MI 的病理生理特征是由于心肌丧失收缩功能所产生的左心室收缩和舒张功能降低、血流动力学异常和左心室重塑。

MI 的直接结果是梗死区心肌收缩功能丧失产生左心室节段收缩运动异常。当冠状动脉闭塞使前向血供终止后,MI 区心肌随即丧失收缩功能,相继出现下列不同程度的收缩功能异常:①收缩不协调(dyssynchrony),即与相邻节段正常收缩运动不同步;②收缩运动低下(hypokinesis),指收缩运动程度降低;③无收缩运动(akinesis),即收缩功能消失;④收缩矛盾运动(dyskinesis),即收缩期向外膨出,呈矛盾运动。同时,非 MI 区心肌出现代偿性收缩运动增强(hyperkinesis),这对维持左心室整体收缩功能的稳定有重要意义。倘若非梗死区有心肌缺血,即"远处缺血"(ischemia at a distance)存在,则收缩功能也可降低,主要见于非梗死区域冠状动脉早已闭塞,供血主要依靠此次 MI 相关冠状动脉提供侧支供应者。同样,若 MI 区心肌在此次 MI(冠状动脉闭塞)以前就已有冠状动脉侧支循环形成,则对于 MI 区乃至左心室整体收缩功能的保护也有重要意义。

2. 左室重塑扩张与心力衰竭 MI 致左心室节段和整体收缩、舒张功能降低的同时,机体启动了交感神经系统兴奋、肾素 - 血管紧张素 - 醛固酮系统激活和 Frank-Starling 等代偿机制,一方面通过增强非梗死节段的收缩功能、增快心率代偿性增加已降低的每搏排血量(SV)和心排血量(CO),并通过左心室壁伸长和肥厚增加左心室舒张末容积(LVEDV)进一步恢复 SV 和 CO,降低升高的左心室舒张末期压(LVEDP);但另一方面,也同时开启了左心室重塑的过程。

AMI 时左心室重塑(LV remodelling)是指 MI 后所产生左心室大小、形状和组织结构的变化过程,亦即梗死区室壁心肌的变薄、拉长,产生"膨出",即梗死扩展(infarct expansion)和非梗死区室壁心肌的反应性肥厚、伸长,致左心室进行性扩张和变形伴心功能降低的过程。急性 MI 左心室重塑与临床上产生心脏破裂,真、假室壁瘤形成等严重并发症以及心脏扩大、心力衰竭有关,是影响急性 MI 近、远期预后的主要原因之一。

影响梗死扩展的因素有:①梗死范围和透壁程度:大面积透壁梗死几乎无例外地会产生梗死扩展;②梗死部位:前壁和心尖部的梗死,因梗死范围大,心尖部室壁薄且弯曲度大而更易发生梗死扩展;下、后壁梗死,则因梗死范围小、室壁弯曲度小和膈肌的保护作用而不易发生梗死扩展;③心脏负荷:MI 早期持续高血压和输液过多过快可增加心脏前、后负荷而促使梗死扩展;相反,降低心脏前、后负荷的措施如降压、限制入量和硝酸酯类的应用可防止梗死扩展;④室壁强度:心肌肥厚或因反复心肌缺血或梗死产生的瘢痕组织,可使局部的抗张强度增强,阻抑梗死扩展;⑤药物:MI 早期应用甾体类激素或非甾体抗炎药可抑制炎症反应和胶原形成,延长组织修复和瘢痕形成的时间,促进梗死扩展;⑥梗死相关冠状动脉(IRA)的再通和侧支循环形成情况:IRA 未再通,而又无侧支循环形成多有梗死扩展,IRA 成功再通或已有侧支循环形成则可防止梗死扩展。

心肌肥厚是非梗死区重塑的主要表现,也是急性 MI 晚期重塑的特征。病理上表现为离心性肥厚,即既有肥厚,又有扩张;组织学上既有心肌细胞肥大和心肌间质增生,又有心肌细胞间的侧向滑行和心肌细胞本身变长。它始于 MI 早期,而且贯穿在左心室重塑的全过程,是 MI 恢复以后产生左心室进行性扩大、收缩功能降低和心力衰竭的主要原因。心肌肥厚早期虽有收缩功能增强,对心功能低下可起代偿作用,但心肌细胞肥厚晚期,可产生严重的间质纤维化,收缩和舒张功能均严重受损,进而产生心力衰竭。

梗死扩展和心肌肥厚的共同结果,亦即 MI 左心室重塑的突出表现是左心室进行性扩张和变形(球形变),伴心功能进行性降低,最终导致心力衰竭的发生、进展、恶化和失代偿,直至死亡。因此,积极防治 MI 的左心室重塑对于预防严重并发症和心力衰竭发生,进一步改善 MI 患者的近、远期预后均有着重要的临床意义。

3. 心肌修复与再生、心肌干细胞移植 人左心室大约包含了 20 亿~40 亿个心肌细胞,而一次 MI 在几小时内就可以丢失掉 5 亿~10 亿个心肌细胞。一般认为成人心肌细胞缺乏增殖分化能力,心肌梗死后心肌细胞不能再生而被瘢痕组织替代,并逐渐发生心室重塑及心力衰竭。但近年来研究发现人类以及其他哺乳动物的心脏在正常衰老及疾病过程中同样具有一定程度的再生能力,这些研究证实了人类成体心脏核分裂的存在和可能的心肌细胞数目增殖,但这是一个非常有限而缓慢的过程,并不足以在心肌梗死或心脏受到其他损伤时修复心脏使心脏功能恢复正常。因此促进心肌细胞的再生、恢复有功能的心肌细胞数量、从根本上修复损伤的心肌组织就成为亟待发展的治疗策略。

大量动物实验发现,心肌干细胞移植可以增加细胞因子如血管内皮生长因子的释放,促进缺血区域新生血管的形成,改善心肌灌注,改善冬眠心肌和顿抑心肌的功能,减少心室扩张及心室重塑。自

2001 年起大量循证医学研究发现干细胞移植能改善急性心肌梗死、陈旧性心肌梗死和心肌梗死后心力衰竭临床症状以及梗死后心脏收缩和舒张功能,阻止心室重塑,有可能改善患者的远期预后。然而,目前对干细胞移植的作用机制、远期疗效及安全性等方面仍存在一定争议,其相关研究仍处于审慎进行的状态。

（六）临床表现

按临床过程和心电图的表现,本病可分为急性、演变期和慢性三期,但临床症状主要出现在急性期中,部分患者还有一些先兆表现。且临床症状与梗死的面积大小、部位、冠状动脉侧支循环情况密切相关。

1. **诱发因素**　本病在春、冬季发病较多,与气候寒冷、气温变化大有关,常在安静或睡眠时发病,以清晨 6 时至午间 12 时发病最多。剧烈运动、过重的体力劳动、创伤、情绪激动、精神紧张或饱餐、急性失血、休克、发热、心动过速等引起的心肌耗氧增加、血供减少都可能是 MI 的诱因。在变异型心绞痛患者中,反复发作的冠状动脉痉挛也可发展为 AMI。

2. **先兆**　半数以上患者在发病前数日有乏力,胸部不适,活动时心悸、气急、烦躁、心绞痛等前驱症状,其中以新发生心绞痛或原有心绞痛加重为最突出。心绞痛发作较以往频繁、程度较剧、持续较久、硝酸甘油疗效差、诱发因素不明显。同时心电图示 ST 段一过性明显抬高或压低,T 波倒置或增高("假性正常化"),应警惕近期内发生 MI 的可能。发现先兆,及时积极治疗,有可能使部分患者避免发生 MI。

3. **症状**　随梗死的大小、部位、发展速度和原来心脏的功能情况等而轻重不一。

（1）疼痛:是最先出现的症状,疼痛部位和性质与心绞痛相同,但疼痛程度较重,范围较广,持续时间可长达数小时或数天,休息或含用硝酸甘油片多不能缓解,患者常烦躁不安、出汗、恐惧,有濒死之感。部分患者疼痛的性质及部位不典型,如位于上腹部,常被误认为胃溃疡穿孔或急性胰腺炎等急腹症;位于下颌或颈部,常被误认为牙病或骨关节病。少数患者无疼痛,多为糖尿病患者或老年人,一开始即表现为休克或急性心力衰竭;也有患者在整个病程中都无疼痛或其他症状,而事后才发现患过 MI。

（2）全身症状:有发热、心动过速、白细胞增高和红细胞沉降率增快等,由坏死物质被吸收所引起。一般在疼痛发生后 24~48h 出现,程度与梗死范围常呈正相关,体温一般在 38℃左右,很少达到 39℃,持续约一周。

（3）胃肠道症状:疼痛剧烈时常伴有频繁的恶心、呕吐和上腹胀痛,与迷走神经受坏死心肌刺激和心排血量降低、组织灌注不足等有关。肠胀气亦不少见。重症者可发生呃逆(以下壁心肌梗死多见)。

（4）心律失常:见于 75%~95% 的患者,多发生在起病 1~2d,而以 24h 内最多见,可伴乏力、头晕、晕厥等症状。急性期心律失常通常为基础病变严重的表现,如持续心肌缺血、泵衰竭或电解质紊乱、自主神经功能紊乱、低氧血症或酸碱平衡失调。各种心律失常中以室性心律失常为最多,危及生命的室速和室颤发生率高达 20%。冠状动脉再灌注后可能出现加速性室性自主心律和室性心动过速,多数历时短暂,自行消失。室上性心律失常则较少,阵发性心房颤动比心房扑动和室上性心动过速更多见,多发生在心力衰竭患者中。窦性心动过速的发生率约为 30%~40%,发病初期出现的窦性心动过速多为暂时性,持续性窦性心动过速是梗死面积大、心排血量降低或左心功能不全的反映。各种程度的房室传导阻滞和束支传导阻滞也较多,严重者发生完全性房室传导阻滞。发生完全性左束支传导阻滞(CLBBB)时 MI 的心电图表现可被掩盖。前壁 MI 易发生室性心律失常。下壁(膈面)MI 易发生房室传导阻滞,其阻滞部位多在房室束以上处,预后较好。前壁 MI 而发生房室传导阻滞时,通常与广泛心肌坏死有关,其阻滞部位在房室束以下处,且常伴有休克或心力衰竭,预后较差。

（5）低血压和休克:疼痛期血压下降常见,可持续数周后再上升,未必是休克。如疼痛缓解而收缩压低于 80mmHg,患者烦躁不安、面色苍白、皮肤湿冷、脉细而快、大汗淋漓、尿量减少(<20ml/h)、神志迟钝甚至晕厥,则为休克的表现。休克多在起病后数小时至 1 周内发生,见于 6%~10% 的患者,主要是心源性,为心肌广泛(40% 以上)坏死、心排血量急剧下降所致,但需注意除外其他原因导致的低血

压,如低血容量、药物导致的低血压、心律失常、心脏压塞、机械并发症或右心室梗死。

(6)心力衰竭:主要是急性左心衰竭,可在起病最初数日内发生或在疼痛、休克好转阶段出现,为梗死后心脏舒缩力显著减弱或不协调所致,发生率约为20%~48%。患者出现呼吸困难、咳嗽、发绀、烦躁等,严重者可发生肺水肿或进而发生右心衰竭的表现,出现颈静脉怒张、肝肿痛和水肿等。右心室心肌梗死者,一开始即可出现右心衰竭的表现。

发生于AMI时的心力衰竭称为泵衰竭,根据临床上有无心力衰竭及其程度,常按Killip分级法分级,第Ⅰ级为左心衰竭代偿阶段,无心力衰竭征象,肺部无啰音,但肺毛细血管楔压可升高;第Ⅱ级为轻至中度左心衰竭,肺啰音的范围小于肺野的50%,可出现第三心音奔马律、持续性窦性心动过速、有肺淤血的X线表现;第Ⅲ级为重度心力衰竭,急性肺水肿,肺啰音的范围大于两肺野的50%。第Ⅳ级为心源性休克,血压<90mmHg,少尿,皮肤湿冷、发绀、呼吸加速、脉搏快。

AMI时,重度左心室衰竭或肺水肿与心源性休克同样是左心室排血功能障碍所引起。在血流动力学上,肺水肿是以左心室舒张末期压及左房压与肺毛细血管楔压的增高为主,而休克时则心排血量和动脉压的降低更为突出,心排血指数比左心室衰竭时更低。因此,心源性休克较左心室衰竭更严重。此两者可以不同程度合并存在,是泵衰竭的最严重阶段。

AMI时心脏的泵血功能并不能通过一般的心电图、胸片等检查而完全反映出来,及时进行血流动力学监测,能为早期诊断和及时治疗提供很重要的依据。Forrester等根据血流动力学指标肺毛细血管楔压(PCWP)和心脏指数(CI)评估有无肺淤血和周围灌注不足的表现,从而将AMI分为4个血流动力学亚型。Ⅰ型是指既无肺淤血又无周围组织灌注不足,心功能处于代偿状态,CI>2.2L/(min·m²),PCWP ≤ 18mmHg(2.4kPa),病死率约为3%;Ⅱ型是指有肺淤血,无周围组织灌注不足,为常见临床类型,CI>2.2L/(min·m²),PCWP>18mmHg(2.4kPa),病死率约为9%;Ⅲ型是指有周围组织灌注不足,无肺淤血,多见于右心室梗死或血容量不足者,CI ≤ 2.2L/(min·m²),PCWP ≤ 18mmHg(2.4kPa),病死率约为23%;Ⅳ型是指兼有周围组织灌注不足与肺淤血,为最严重类型,CI ≤ 2.2L/(min·m²),PCWP>18mmHg(2.4kPa),病死率约为51%。由于AMI时影响心脏泵血功能的因素较多,因此Forrester分型基本反映了血流动力学变化的状况,但不能包括所有泵功能改变的特点。

4. 体征 AMI时心脏体征可在正常范围内,体征异常者大多数无特异性。心脏可有轻至中度增大;心率多增快,少数也可减慢;心尖区第一心音减弱,可出现第四心音(心房性)奔马律,少数有第三心音(心室性)奔马律。约10%~20%患者在发病后2~3d出现心包摩擦音,为反应性纤维性心包炎所致,多在1~2d内消失,少数持续1周以上。发生二尖瓣乳头肌功能失调或断裂者,心尖区可出现粗糙的收缩期杂音或伴收缩中晚期喀喇音;发生心室间隔穿孔者,胸骨左缘3~4肋间新出现粗糙的收缩期杂音伴有震颤。右心室梗死较重者可出现颈静脉怒张,深吸气时更为明显。除发病极早期可出现一过性血压增高外,之后部分患者因伴有右室梗死、容量不足和心源性休克而出现一过性或持续低血压。

(七) 并发症

MI的并发症可分为机械性、缺血性、栓塞性和炎症性。

1. 机械性并发症

(1)乳头肌功能不全或断裂:乳头肌功能不全总发生率可高达50%,二尖瓣乳头肌因缺血、坏死等使收缩功能发生障碍,造成不同程度的二尖瓣脱垂或关闭不全,心尖区新出现收缩期杂音或原有杂音加重(左心房压急剧增高也可使杂音较轻),可引起心力衰竭。乳头肌断裂极少见,多发生在二尖瓣后内乳头肌,故在下壁MI中较为常见。少数完全断裂者则发生急性二尖瓣大量反流,造成严重的急性肺水肿,约1/3的患者迅速死亡。

(2)心室游离壁破裂:3%的MI患者可发生心室游离壁破裂,占MI患者死亡的10%,常在发病一周内出现。早期破裂与胶原沉积前的梗死扩展有关,晚期破裂与梗死相关室壁的扩展有关。心脏破裂多发生在第一次MI、前壁梗死、老年和女性患者中。其他危险因素还包括MI急性期的高血压、既往无心绞痛和心肌梗死、缺乏侧支循环、心电图上有Q波、应用糖皮质激素或NSAIDs、MI症状出现后

14h 以后的溶栓治疗。心室游离壁破裂的典型表现包括持续性心前区疼痛、心电图 ST-T 改变、迅速进展的血流动力学衰竭、急性心脏压塞和电机械分离，常在数分钟内死亡。亚急性左心室游离壁破裂(即血栓或粘连封闭破裂口)患者常发生突然血流动力学恶化伴一过性或持续性低血压，同时存在典型的心脏压塞体征。

(3)室间隔穿孔：比心室游离壁破裂少见，约有 0.5%~2% 的 MI 患者会发生室间隔穿孔，常发生于 AMI 发病后 3~7d，表现为临床情况突然恶化，并出现胸骨左缘突然出现粗糙的全收缩期杂音或可触及收缩期震颤，或伴有心源性休克和心力衰竭。超声心动图检查可定位室间隔穿孔和评估左向右分流的严重程度。

(4)室壁膨胀瘤(cardiac aneurysm)或称室壁瘤：多累及左心室心尖部，发生率 5%~20%，是在心室腔内压力影响下，梗死部位的心室壁向外膨出而形成，见于 MI 范围较大的患者，常于起病数周后才被发现。发生较小室壁瘤的患者可无症状与体征，但发生较大室壁瘤患者，可出现顽固性充血性心力衰竭以及复发性、难治的致命性心律失常和血栓形成及栓塞。体检可发现心浊音界扩大，心脏搏动范围较广泛或心尖抬举样搏动，可有收缩期杂音。心电图上除了有 MI 的异常 Q 波外，约 2/3 患者同时伴有持续性 ST 段弓背向上抬高。X 线透视和摄片、超声心动图、放射性核素心脏血池显像、磁共振成像以及左心室选择性造影可见局部心缘突出，搏动减弱或有反常搏动(图 5-22、图 5-23)。室壁瘤按病程可分为急性和慢性室壁瘤。急性室壁瘤在 MI 后数日内形成，易发生心脏破裂和形成血栓。慢性室壁瘤多见于 MI 愈合期，由于其瘤壁为致密的纤维瘢痕所替代，所以一般不会引起破裂。

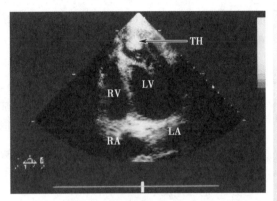

图 5-22 左心室室壁瘤二维超声心动图心尖四腔心显像

图示左心室前壁心尖部室壁瘤，瘤内有附壁血栓形成(箭头所指)。图中：LA，左心房；LV，左心室；RA，右心房；RV，右心室；TH，血栓。

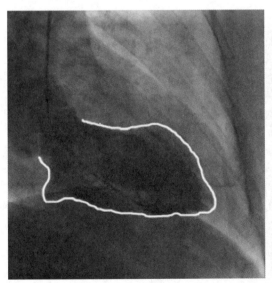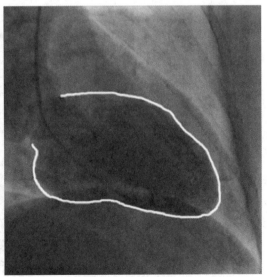

图 5-23 左心室室壁瘤的选择性左心室造影

左图为收缩期左心室显影，右图为舒张期左心室显影。心尖部收缩活动减弱，测量左心室射血分数(LVEF)为 40.1%。

2. 缺血性并发症

(1)梗死延展(extension):指同一梗死相关冠状动脉供血部位的 MI 范围的扩大,可表现为心内膜下 MI 转变为透壁性 MI 或 MI 范围扩大到邻近心肌,多有梗死后心绞痛和缺血范围的扩大。梗死延展多发生在 AMI 后的 2~3 周内,多数原梗死区相应导联的心电图有新的梗死性改变且肌钙蛋白或CK-MB 升高时间延长。

(2)再梗死:多指 AMI 4 周后再次发生的 MI,既可发生在原来梗死的部位,也可发生在任何其他心肌部位。溶栓治疗再通的冠状动脉如果残存重度的狭窄病变,可能再次发生闭塞导致再梗死,而支架术后则可能因支架内血栓形成而引起同一部位甚至更大范围的再梗死。通常再梗死发生在与原梗死区不同的部位,诊断多无困难;若再梗死发生在与原梗死区相同的部位,尤其是反复多次的灶性梗死,常无明显的或特征性的心电图改变,可使诊断发生困难,此时迅速上升后又迅速下降的酶学指标如 CK-MB 比肌钙蛋白更有价值。CK-MB 恢复正常后又升高或超过原先水平的 50% 对再梗死具有重要的诊断价值。

3. 栓塞性并发症　MI 并发血栓栓塞主要有两种情况:心室附壁血栓脱落所致的体循环栓塞或下肢静脉血栓破碎脱落所致肺动脉栓塞。左心室附壁血栓形成在 AMI 患者中较多见,尤其在急性大面积前壁 MI 累及心尖部时,其发生率可高达 60% 左右,而体循环栓塞并不常见,国外一般发生率在10% 左右,我国一般在 2% 以下。附壁血栓的形成和血栓栓塞多发生在梗死后的第一周内。最常见的体循环栓塞为脑卒中,也可产生肾、脾或四肢等动脉栓塞;如栓子来自下肢深部静脉,则可产生肺动脉栓塞,存在卵圆孔未闭者,下肢深静脉血栓也可导致体循环栓塞。

4. 炎症性并发症

(1)早期心包炎:发生于心肌梗死后 1~4d 内,发生率约为 10%。早期心包炎常发生在透壁性 MI患者中,系梗死区域心肌表面心包并发纤维素性炎症所致。临床上可出现一过性的心包摩擦音,伴有进行性加重胸痛,疼痛随体位而改变。

(2)后期心包炎(心肌梗死后综合征或 Dressler 综合征):发病率为 1%~3%,于 MI 后数周至数月内出现,并可反复发生。其发病机制迄今尚不明确,推测为自身免疫反应所致。临床上可表现为突然起病,发热、胸膜性胸痛、白细胞计数升高和血沉增快,心包或胸膜摩擦音可持续 2 周以上,超声心动图常可发现心包积液,少数患者可伴有少量胸腔积液或肺部浸润。

(八)危险分层

危险分层是一个连续的过程。STEMI 的患者具有以下任何一项者可被确定为高危患者:①高龄:尤其是老年女性;②有严重的基础疾病:如糖尿病、心功能不全、肾功能不全、脑血管病、既往心肌梗死或心房颤动等;③重要脏器出血病史:脑出血或消化道出血等;④大面积心肌梗死:广泛前壁 MI,下壁合并右室和 / 或正后壁 MI、反复再发 MI;⑤合并严重并发症:恶性心律失常、急性心力衰竭、心源性休克和机械并发症等;⑥院外心脏骤停。同时还应对患者进行缺血风险和出血风险评估。

(九)辅助检查

1. 心电图检查　对疑似 STEMI 的胸痛患者,应在首次医疗接触(first medical contact,FMC)后10min 内记录 12 导联心电图(下壁和 / 或正后壁心肌梗死时需加做 V_{3R}~V_{5R} 和 V_7~V_9 导联,即 18 导联心电图)。首次心电图不能明确诊断时,需在 15~30min 后复查。与既往心电图进行比较有助于诊断。建议尽早开始心电监测,以发现恶性心律失常。

(1)特征性改变:在面向透壁心肌坏死区的导联上出现以下特征性改变:①宽而深的 Q 波(病理性Q 波);②ST 段抬高呈弓背向上型[指相邻两个导联新发生的 ST 段抬高,J 点抬高的界限值:在 V_2~V_3导联 ≥ 0.2mV(男性),≥ 0.15mV(女性),和/或其他导联 ≥ 0.1mV];③T 波倒置,往往宽而深,两支对称。在背向梗死区的导联上则出现相反镜像的改变,即 R 波增高、ST 段压低和 T 波直立并增高。

(2)动态性改变:①起病数小时内,可无异常或出现异常高大,两肢不对称的 T 波;②数小时后,ST段明显抬高,弓背向上,与直立的 T 波连接,形成单向曲线。数小时到 2d 内出现病理性 Q 波(又称 Q

波型 MI),同时 R 波减低,为急性期改变;Q 波在 3~4d 内稳定不变,以后 70%~80% 永久存在(图 5-24、图 5-25);③如不进行治疗干预,ST 段抬高持续数日至 2 周左右,逐渐回到基线水平,T 波则变为平坦或倒置,是为亚急性期改变;④数周至数月以后,T 波呈 V 形倒置,两肢对称,波谷尖锐,为慢性期改变,T 波倒置可永久存在,也可在数月到数年内逐渐恢复。合并束支阻滞尤其左束支阻滞时、在原来部位再次发生 AMI 时,心电图表现多不典型,不一定能反映 AMI 表现。

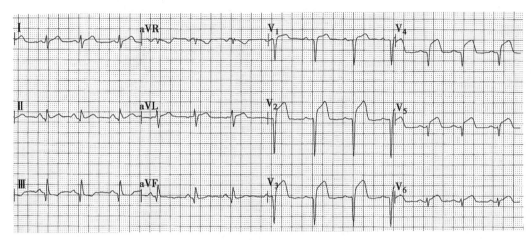

图 5-24　急性前壁心肌梗死的心电图

图示 V$_1$~V$_5$ 导联 QRS 波群呈 QS 型,ST 段明显抬高。

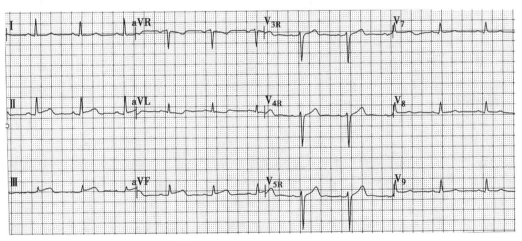

图 5-25　急性下壁心肌梗死的心电图

图示 II、III、aVF 导联 ST 段抬高。

某些情况下心电图诊断可能有困难,需结合临床情况仔细判断。包括:①左束支传导阻滞:存在左束支传导阻滞的情况下,心电图诊断心肌梗死是困难的。②右束支传导阻滞:可能影响早期缺血、损伤性 ST-T 改变。③心室起搏:起搏信号和其引起的心肌除极、复极异常也可干扰 STEMI 的心电图诊断,应与既往心电图进行比较。④轻微 ST 段抬高型心肌梗死:ST 段抬高幅度 <0.1mV,常伴对应导联镜像性轻度 ST 段压低。⑤正常心电图:一些急性冠状动脉闭塞包括静脉桥和部分左主干的急性闭塞的患者无 ST 段抬高的初始心电图表现,这可能与出现症状后心电图检查时间有关。aVR 导联 ST 段抬高 >1mm、Wellens 综合征和 deWinter 综合征应视为 STEMI 的等同心电图改变。

(3)定位和定范围:STEMI 的定位和定范围可根据出现特征性改变的导联数来判断(表 5-12)。

表 5-12　ST 段抬高性心肌梗死的心电图定位诊断

导联	前间隔	局限前壁	前侧壁	广泛前壁	下壁*	下间壁	下侧壁	高侧壁**	正后壁***
V$_1$	+			+		+			
V$_2$	+			+		+			
V$_3$	+	+		+		+			
V$_4$		+		+					
V$_5$		+	+	+				+	
V$_6$			+					+	
V$_7$			+					+	+
V$_8$									+
aVR									
aVL	±	+		±	−	−	−	+	
aVF	…	…		…	+	+	+	−	
I	±		+	±					
II	…		…	…	+		+	−	
III	…		…	…	+		+	−	

注:"+"为正面改变,表示典型 Q 波、ST 段抬高及 T 波倒置等变化。

"−"为反面改变,表示与上述相反的变化。

"±"为可能有正面改变。

"…"为可能有反面改变。

* 即隔面,右心室 MI 不易从心电图得到诊断,但此时 CR$_4$(或 V$_{4R}$)导联的 ST 段抬高,可作为下壁 MI 扩展到右心室的参考指标。

** 在 V$_5$、V$_6$、V$_7$ 导联高 1~2 肋间处有正面改变。

*** V$_1$、V$_2$、V$_3$ 导联 R 波增高。

2. 实验室检查

(1)心肌损伤标志物测定:心肌坏死时,心肌内含有的一些蛋白质类物质会从心肌组织内释放出来,并出现在外周循环血液中,因此可作为心肌损伤的判定指标。这些物质主要包括肌钙蛋白和肌红蛋白。

肌钙蛋白(troponin,Tn)是肌肉组织收缩的调节蛋白,心肌肌钙蛋白(cTn)与骨骼肌中的 Tn 在分子结构和免疫学上是不同的,因此它是心肌所独有,是诊断心肌坏死最特异和敏感的首选标志物。cTn 共有 cTnT、cTnI、cTnC 三个亚单位。

cTnT 在健康人血清中的浓度一般小于 0.03ng/ml,通常 AMI 后 3~4h 开始升高,2~5d 达到峰值,持续 10~14d;肌钙蛋白超过正常上限结合心肌缺血证据即可诊断 AMI。因此,cTnT 对早期和晚期 AMI 以及 UA 患者的灶性心肌坏死均具有很高的诊断价值。

cTnI 也是一种对心肌损伤和坏死具高度特异性的血清学指标,在 AMI 后 4~6h 或更早即可升高,24h 后达到峰值,约 1 周后降至正常。

肌红蛋白在 AMI 发病后 2~3h 内即已升高,12h 内多达峰值,24~48h 内恢复正常,由于其出现时间均较 cTn 和肌酸激酶同工酶(CK-MB)早,故有助于早期诊断,但特异性较差,如慢性肾功能不全、骨骼肌损伤时,肌红蛋白水平均会增高,此时应予以仔细鉴别。

(2)血清酶学检查:CK-MB 判断心肌坏死的临床特异性和敏感性较高,在起病后 4h 内增高,16~24h 达高峰,3~4d 恢复正常。AMI 时其测值超过正常上限并有动态变化。由于首次 STEMI 后肌钙蛋白将持续升高一段时间(7~14d),而 CK-MB 的升高持续时间较短,因此 CK-MB 适于诊断再发心肌梗死。连续测定 CK-MB 还可判定溶栓治疗后梗死相关动脉开通,此时 CK-MB 峰值前移(14h 以内)。由于磷酸肌酸激酶(CK)广泛分布于骨骼肌,缺乏特异性,因此不再推荐用于诊断 AMI。天门冬氨酸氨基转移酶、乳酸脱氢酶和乳酸脱氢酶同工酶对诊断 AMI 特异性差,也不再推荐用于诊断 AMI。

(3)其他检查:为组织坏死和炎症反应的非特异性指标。AMI 发病 24~48h 内白细胞可增至 $(10~20)\times 10^9/L$,中性粒细胞增多,嗜酸性粒细胞减少或消失。红细胞沉降率增快,可持续 1~3 周。血清游离脂肪酸、C 反应蛋白在 AMI 后均增高。起病数小时至 2d 内血中游离脂肪酸增高,显著增高者易发生严重室性心律失常。此外,AMI 时,由于应激反应,血糖可升高,糖耐量可暂降低,约 2~3 周后恢复正常。AMI 患者在发病 24~48h 内血胆固醇保持或接近基线水平,但以后会急剧下降。因此,所有 AMI 患者应在发病 24~48h 内测定血脂谱,超过 24~48h 者,要在发病 8 周后才能获得更准确的血脂结果。AMI 早期测定 B 型钠尿肽(BNP)对评价左心室重塑、心功能状态和预后具有一定临床价值。

3. 超声心动图 超声心动图检查有助于对急性胸痛患者的鉴别诊断和危险分层,为无创性检查,可床旁施行且可反复进行。有胸痛而无特征性心电图变化时,超声心动图有助于除外主动脉夹层。对 MI 患者,床旁超声心动图对发现机械性并发症很有价值,如评估心脏整体和局部功能、乳头肌功能不全、室壁瘤和室间隔穿孔等。多巴酚丁胺负荷超声心动图检查还可用于评价心肌存活性。

4. 选择性冠状动脉造影 明确冠状动脉病变的主要方法,用以指导治疗方案的制定,其最佳时机随患者发病至就诊的时间而异,且需要结合患者情况如是否合并血流动力学或心电不稳定。对适合直接 PCI 的患者,冠状动脉造影的时间越早越好。

(十)诊断和鉴别诊断

依据典型的临床表现、特征性的 ECG 改变、血清心肌坏死标志物水平动态变化,STEMI 的确诊一般并不困难。无症状的患者,诊断较困难。凡年老患者突然发生休克、严重心律失常、心力衰竭、上腹胀痛或呕吐等表现而原因未明者,或原有高血压而血压突然降低且无原因可寻者,都应想到 AMI 的可能。此外,有较重而持续较久的胸闷或胸痛者,即使 ECG 无特征性改变,也应考虑本病的可能,都宜先按 AMI 处理,并在短期内反复进行 ECG 观察和 cTn 或 CK-MB 等测定,以确定诊断。

鉴别诊断要考虑以下一些疾病。

1. 心绞痛 鉴别要点列于表 5-13。

表 5-13 心绞痛和急性心肌梗死的鉴别诊断要点

鉴别诊断项目	心绞痛	急性心肌梗死
疼痛		
1. 部位	中下段胸骨后	相同,但可在较低位置或上腹部
2. 性质	压榨性或窒息性	相似,但程度更剧烈
3. 诱因	劳力、情绪激动、受寒、饱食等	不常有
4. 时限	短,1~5min 或 15min 以内	长,数小时或 1~2d
5. 频率	频繁	发作不频繁
6. 硝酸甘油疗效	显著缓解	作用较差或无效
气喘或肺水肿	极少	可有
血压	升高或无显著改变	可降低,甚至发生休克
心包摩擦音	无	可有
坏死物质吸收的表现		
1. 发热	无	常有
2. 血白细胞增加(嗜酸性粒细胞减少)	无	常有
3. 血沉增快	无	常有
4. 血清心肌坏死标志物升高	无	有
心电图变化	无变化或暂时性 ST 段和 T 波变化	有特征性和动态性变化

2. 其他   包括主动脉夹层、急性肺动脉栓塞、急腹症、急性心包炎等疾病的鉴别诊断见 NSTEACS 部分。

(十一) 治疗

对 STEMI,强调及早发现,及早住院,并加强住院前的就地处理。治疗原则是早期、快速并完全地开通梗死相关动脉(infarct related artery,IRA),尽量缩短心肌缺血总时间,保护和维持心脏功能,挽救濒死的心肌,防止梗死面积扩大,缩小心肌缺血范围,及时处理各种并发症,防止猝死。使患者不但能度过急性期,且康复后还能保持尽可能多的有功能的心肌。

1. 监护和一般治疗

(1)休息:急性期卧床休息,保持环境安静。减少探视,防止不良刺激,解除焦虑。

(2)监测:在冠心病监护室进行心电图、血压和呼吸的监测,除颤仪应随时处于备用状态。对于严重泵衰竭者还需监测肺毛细血管压和静脉压。密切观察心律、心率、血压和心功能的变化,为适时采取治疗措施,避免猝死提供客观资料。监测人员必须极端负责,既不放过任何有意义的变化,又保证患者的安静和休息。

(3)吸氧:对有呼吸困难和血氧饱和度降低者,最初几日间断或持续通过鼻管面罩吸氧。

(4)护理:急性期 12h 卧床休息,若无并发症,24h 内应鼓励患者在床上行肢体活动,若无低血压,第 3d 就可在病房内走动;梗死后第 4~5d,逐步增加活动直至每日 3 次步行 100~150m。

(5)建立静脉通道:保持给药途径畅通。

2. 再灌注治疗   起病 3~6h 最多在 12h 内,开通 IRA,使得心肌得到再灌注,挽救濒临坏死的心肌或缩小心肌梗死的范围,减轻梗死后心肌重塑,是 STEMI 最重要的治疗措施之一。因而,倡导建立区域性 STEMI 网络管理系统,通过高效的院前急救系统进行联系,由区域网络内不同单位之间的协作,制订最优化的再灌注治疗方案。最新指南对首次医疗接触(first medical contact,FMC)进行了清晰的定义:医生、护理人员、护士或急救人员首次接触患者的时间;并更加强调 STEMI 的诊断时间,提出"time 0"的概念,即患者心电图提示 ST 段抬高或其他同等征象的时间;优化 STEMI 患者的救治流程,强调在 FMC 的 10min 内应获取患者心电图、并作出 STEMI 的诊断。

(1)再灌注策略选择:①经救护车收治且入院前已确诊为 STEMI 的患者,若 120min 内能转运至 PCI 中心,FMC 至导丝通过 IRA 时间 <120min,应首选直接 PCI 治疗。若 120min 内不能转运至 PCI 中心,最好于入院前在救护车上开始溶栓治疗,根据溶栓结果进行后续处理。若患者就诊于无直接 PCI 条件的医院,从入院到转出的时间建议 <30min,根据我国国情,也可请有资质的医生到有 PCI 设备的医院行直接 PCI(时间 <120min),若预计转运行 PCI 的时间超过 120min,应进行溶栓治疗,溶栓后再转运至有 PCI 能力的医院,根据溶栓是否成功行补救性 PCI(溶栓失败者)或常规冠脉造影(溶栓成功者)。②患者自行就诊于可行直接 PCI 的医院,应在 FMC 后 90min 内完成直接 PCI 治疗。再灌注治疗时间窗内,发病 <3h 的 STEMI,直接 PCI 与溶栓同效;发病 3~12h,直接 PCI 优于溶栓治疗,优选直接 PCI。溶栓成功的患者应在溶栓后 2~24h 内常规行冠状动脉造影,如果有明显残余狭窄者行 PCI。溶栓失败的患者应立即行紧急补救 PCI(rescue PCI)。

(2)介入治疗(PCI):直接 PCI(primary PCI)是指 AMI 患者未经溶栓治疗直接进行冠状动脉血管成形术(图 5-26、图 5-27)。目前直接 PCI 已被公认为首选的最安全有效的恢复心肌再灌注的治疗手段,IRA 的开通率高于药物溶栓治疗,尤其对来院时发病时间已超过 3h 或对溶栓治疗有禁忌证的患者。

直接 PCI 的指征还包括:①发病 12h 内;②院外心脏骤停复苏成功患者;③存在提示心肌梗死的进行性心肌缺血症状,但无 ST 段抬高,出现以下一种情况(流动力学不稳定或心源性休克;反复或进行性胸痛,保守治疗无效;致命性心律失常或心脏骤停;机械并发症;急性心力衰竭;ST 段或 T 波反复动态改变,尤其是间断性 ST 段抬高)患者;④发病超过 12h,但有临床和 / 或心电图进行性缺血证据;伴持续性心肌缺血症状、血流动力学不稳定或致命性心律失常。

发病超过 48h,无心肌缺血表现、血流动力学和心电稳定的患者不推荐对 IRA 行直接 PCI。

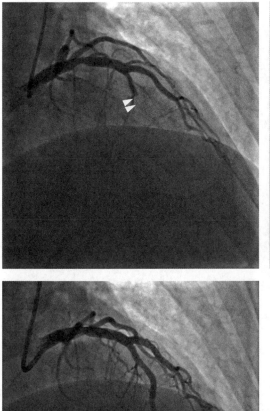
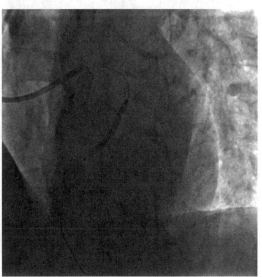
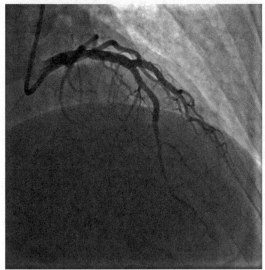

图 5-26　急性前壁心肌梗死直接 PCI 开通急性闭塞的左前降支

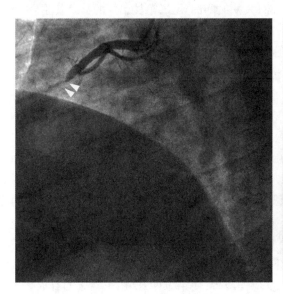
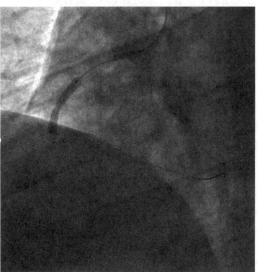

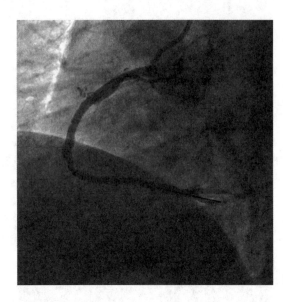

图 5-27 急性下壁心肌梗死直接 PCI 开通急性闭塞的右冠状动脉

急诊 PCI 应当由有经验的医师(每年至少独立完成 50 例 PCI),并在具备条件的导管室(每年至少完成 100 例 PCI)且患者 FMC 至导丝通过 IRA 时间 ≤ 90min 进行,推荐使用新一代药物洗脱支架,优先选择经桡动脉入路,重症患者也可考虑经股动脉入路。

(3)溶栓治疗:虽然近年来 STEMI 急性期行直接 PCI 已成为首选方法,但溶栓治疗具有快速、简便、经济的特点,在不具备 PCI 条件的医院或因各种原因使 FMC 至 PCI 时间明显延迟时,对有适应证的 STEMI 患者,静脉内溶栓仍是较好的选择。溶栓获益大小主要取决于治疗时间和达到的 TIMI 血流。在发病 3h 内行溶栓治疗,梗死相关血管的开通率增高,病死率明显降低,其临床疗效与直接 PCI 相当。发病 3~12h 内行溶栓治疗,其疗效不如直接 PCI,但仍能获益。发病 12~24h 内,如果仍有持续或间断的缺血症状和持续 ST 段抬高,溶栓治疗仍然有效。LBBB、大面积梗死(前壁 MI、下壁 MI 合并右心室梗死)患者,溶栓获益最大。而对于 NSTEACS,溶栓治疗不仅无益反而有增加 AMI 的倾向,因此标准溶栓治疗目前仅用于 STEMI 患者,选择溶栓治疗的患者,尽可能缩短经心电图明确诊断至给予药物的时间,最好能在确诊后 10min 内启动溶栓。

1)溶栓治疗的适应证:①发病 12h 内,预期 FMC 至导丝通过 IRA 时间延迟大于 120min,无溶栓禁忌证者;②发病 12~24h 仍有进行性缺血性疼痛和至少 2 个胸导联或肢体导联 ST 段抬高 >0.1mV,或血流动力学不稳定,无直接 PCI 条件者;随着 STEMI 发病时间的延长,溶栓治疗的临床获益会降低。患者就诊越晚(尤其是发病 3h 后),越应考虑转运行直接 PCI(而不是溶栓治疗)。

2)溶栓治疗的禁忌证:①近 1 个月内有活动性出血(胃肠道溃疡出血、咯血、痔疮出血等),做过外科手术或活体组织检查,心肺复苏术后(体外心脏按压、心内注射、气管插管),不能实施压迫的血管穿刺,以及外伤史者;②高血压患者血压 >180/110mmHg,或不能排除主动脉夹层分离者;③有出血性脑血管疾病史,或半年内有缺血性卒中史者;④对扩容和升压药无反应的休克;⑤妊娠、感染性心内膜炎、二尖瓣病变合并心房颤动且高度怀疑左心房内有血栓者;⑥糖尿病合并视网膜病变者;⑦出血性疾病或有出血倾向者,严重的肝肾功能障碍及进展性疾病(如恶性肿瘤)者。由于中国人群的出血性卒中发病率高,因此,年龄 ≥ 75 岁患者应首选 PCI,选择溶栓治疗时应慎重,酌情减少溶栓药物剂量。

3)溶栓药物:①特异性纤溶酶原激活剂:可选择性激活血栓中与纤维蛋白结合的纤溶酶原,对全身纤溶活性影响较小,无抗原性,建议优先采用。重组组织型纤溶酶原激活剂(rtPA)阿替普酶(alteplase)是目前最常用的溶栓剂。但其半衰期短,为防止 IRA 再阻塞需联合应用肝素(24~48h)。其他特异性纤溶酶原激活剂,采用基因工程改良的组织型纤溶酶原激活剂衍生物,溶栓治疗的选择性更高,半衰期延长,适合弹丸式静脉推注,药物剂量和不良反应均减少,使用方便,已用于临床的有瑞替普酶(reteplase)、兰替普酶(lanetoplase)和替奈普酶(tenecteplase,TNK-PA)等,均需要联合肝素(48h),以防止再闭塞;②非特异性纤溶酶原激活剂:常用的有尿激酶(UK 或 rUK)和尿激酶原,可直接将循环血液中的纤溶酶原转变为有活性的纤溶酶,无抗原性和过敏反应。但再通率低、使用不方便,不推荐院前溶栓使用。链激酶(或重组链激酶)也是非特异性纤溶酶原激活剂,由于存在抗原性和过敏反应,临床上已较少使用。

4)给药方案:①阿替普酶:全量 90min 加速给药法,首先静脉推注 15mg,随后 0.75mg/kg 在 30min 内持续静脉滴注(最大剂量不超过 50mg),继之 0.5mg/kg 于 60min 持续静脉滴注(最大剂量不超过 35mg)。半量给药法,50mg 溶于 50ml 专用溶剂,首先静脉推注 8mg,其余 42mg 于 90min 内滴完。②瑞替普酶:1 000 万 U 溶于 5~10ml 注射用水,2min 以上静脉推注,30min 后重复上述剂量。③替奈普酶:30~50mg 溶于 10ml 生理盐水静脉推注,根据体重调整剂量。如体重 <60kg,剂量为 30mg;体重每增加 10kg,剂量增加 5mg,最大剂量为 50mg。④尿激酶:150 万 U 溶于 100ml 生理盐水,30min 内静脉滴入。⑤重组人尿激酶原:20mg 溶于 10ml 生理盐水,3min 内静脉推注,继以 30mg 溶于 90ml 生理盐水,30min 内静脉滴完。

5)溶栓治疗期间的辅助抗凝治疗:尿激酶和尿激酶原为非选择性的溶栓剂,故在溶栓治疗后短时间内(12h 内)不存在再次血栓形成的可能,对于溶栓有效的患者,溶栓结束后 12h 皮下注射普通肝素 7 500U 或低分子肝素,共 3~5d。对于溶栓治疗失败者,辅助抗凝治疗则无明显临床益处。对于阿替普酶、瑞替普酶和替奈普酶等选择性的溶栓剂,溶栓使血管再通后仍有再次血栓形成的可能,因此在溶栓治疗前后均应给予充分的抗凝治疗,可根据病情选用普通肝素、依诺肝素或磺达肝癸钠。根据体重调整普通肝素剂量,推荐静脉弹丸式注射(60U/kg,最大剂量 4 000U),随后 12U/kg 静脉滴注(最大剂量 1 000U/h),持续 24~48h。维持活化的部分凝血酶原时间(APTT)为正常水平的 1.5~2.0 倍(约 50~70s)。亦可选低分子量肝素替代普通肝素治疗,如根据年龄、体重和估算的肾小球滤过率(estimated glomerular filtration rate,eGFR)调整应用剂量。如依诺肝素,首先静脉推注 30mg,然后以 1mg/kg 的剂量皮下注射,每 12h 一次;≥ 75 岁者,不用静脉负荷剂量,直接 0.75mg/kg 的剂量皮下注射,每 12h 一次,最长可使用 8d。如 eGFR<30ml/(min·1.73m^2),则不论年龄,每 24h 皮下注射 1mg/kg。

不建议院前溶栓治疗患者常规使用磺达肝癸钠和比伐卢定进行抗凝治疗,应优选普通肝素或依诺肝素作为院前溶栓治疗的辅助抗凝药物。

6)溶栓再通的判断指标:直接指征:冠状动脉造影所示血流情况通常采用 TIMI(thrombolysis in myocardial infarction)分级:根据 TIMI 分级达到 2、3 级者表明血管再通,但 2 级者通而不畅,3 级为完全性再通,溶栓失败则梗死相关血管持续闭塞(TIMI 0~1 级)。

间接指征:① 60~90min 内抬高的 ST 段至少回落 50%;② cTnT 峰值提前至发病 12h 内,CK-MB 酶峰提前到 14h 内出现;③ 2h 内胸痛症状明显缓解;④治疗后的 2~3h 内出现再灌注心律失常,如加速性室性自主心律、房室传导阻滞或束支传导阻滞突然改善或消失,或下壁 MI 患者出现一过性窦性心动过缓、窦房传导阻滞伴或不伴低血压。上述 4 项中,心电图变化和心肌损伤标志物峰值前移最重要。

7)溶栓后续处理:根据溶栓再通与否分别进行常规 CAG 和补救性 PCI。

补救性 PCI:溶栓治疗后仍有明显胸痛,抬高的 ST 段无明显降低者,应尽快进行冠状动脉造影,如显示 TIMI 0~2 级血流,说明相关动脉未再通,宜立即施行补救性 PCI。

溶栓治疗再通者的 PCI:溶栓成功后有指征实施常规 CAG,如有重度残余狭窄必要时进行梗死相关动脉血运重建治疗,可缓解重度残余狭窄导致的心肌缺血,降低再梗死的发生;溶栓成功后稳定的患者,实施血管造影的最佳时机是 2~24h。

(4)冠状动脉旁路移植手术(CABG):对少数合并心源性休克、严重心力衰竭,而冠状动脉病变不适宜 PCI 者,或出现心肌梗死机械性并发症需外科手术修复时可选择急诊 CABG,详见本章第五节。

(5)再灌注损伤:急性缺血心肌再灌注时,可出现再灌注损伤,常表现为再灌注性心律失常。各种快速、缓慢性心律失常均可出现,应做好相应的抢救准备。但出现严重心律失常的情况少见,最常见的为一过性非阵发性室性心动过速,对此不必行特殊处理。

3. 其他药物治疗

(1)解除疼痛:心肌再灌注治疗开通梗死相关血管、恢复缺血心肌的供血是解除疼痛最有效的方法,但在再灌注治疗前可选用下列药物尽快解除疼痛。

1)吗啡或哌替啶:吗啡 2~4mg 静脉注射或哌替啶 50~100mg 肌内注射,必要时 5~10min 后重复,可减轻患者交感神经过度兴奋和濒死感。注意低血压和呼吸功能抑制的副作用。

2)硝酸酯类药物:对于有持续性胸部不适、高血压、大面积前壁 MI、急性左心衰竭的患者,在最初 24~48h 的治疗中,静脉内应用硝酸酯类药物有利于控制心肌缺血发作,缩小梗死面积,降低短期甚至可能长期病死率。其用法见本章第四节。有下壁 MI,可疑右心室梗死或明显低血压的患者(收缩压低于 90mmHg),尤其合并明显心动过缓或心动过速时,硝酸酯类药物能降低心室充盈压,引起血压降低和反射性心动过速,应慎用或不用。无并发症的 MI 低危患者不必常规给予硝酸酯类药物。

3)β 受体阻滞剂:能减少心肌耗氧量和改善缺血区的氧供需失衡,缩小 MI 面积,减少复发性心肌缺血、再梗死、室颤及其他恶性心律失常,对降低急性期病死率有肯定的疗效。无下列情况者,应在发病 24h 内尽早常规口服应用:①心力衰竭;②低心排血量状态;③心源性休克危险性增高(年龄 >70 岁、收缩压 <120mmHg、窦性心动过速 >110 次 /min 或心率 <60 次 /min,以及距发生 STEMI 的时间增加);④其他使用 β 受体拮抗剂禁忌证(PR 间期 >0.24s、二度或三度房室传导阻滞、哮喘发作期或反应性气道疾病)。一般首选心脏选择性的药物,如阿替洛尔、美托洛尔和比索洛尔。口服从小剂量开始(相当于目标剂量 1/4),逐渐递增,使静息心率降至 55~60 次 /min。β 受体拮抗剂可用于 AMI 后的二级预防,能降低发病率和死亡率。患者有剧烈的缺血性胸痛或伴血压显著升高且其他处理未能缓解时,也可静脉应用,静脉用药多选择美托洛尔,使用方案如下:①首先排除心力衰竭、低血压(收缩压 <90mmHg)、心动过缓(心率 <60 次 /min)或有房室传导阻滞患者;②静脉推注,每次 5mg;③每次推注后观察 2~5min,如果心率 <60 次 /min 或收缩压 <100mmHg,则停止给药,静脉注射美托洛尔总量可达 15mg;④末次静脉注射后 15min,继续口服剂量维持。极短作用的静脉注射制剂艾司洛尔 50~250μg/(kg·min),可治疗有 β 受体拮抗剂相对禁忌证而又希望减慢心率的患者。

(2)抗血小板治疗:抗血小板治疗能减少 STEMI 患者的主要心血管事件的发生,因此除非有禁忌证,所有患者应给予本项治疗。STEMI 患者抗血小板药物选择和用法与 NSTEACS 相同,见本章第三节。

除非存在禁忌证如高出血风险,在直接 PCI 前(或最迟在 PCI 时)推荐优先使用替格瑞洛(180mg 负荷剂量,90mg,2 次 /d)。在替格瑞洛无法获得或有禁忌证时可选用氯吡格雷[600mg 负荷剂量(年龄 >75 岁负荷量 300mg),75mg,1 次 /d]。STEMI 静脉溶栓患者,如年龄 >75 岁,则用氯吡格雷 75mg(不用负荷剂量),以后 75mg/d,维持 12 个月。在服用 P_2Y_{12} 受体抑制剂而拟行 CABG 的患者应在术前停用 P_2Y_{12} 受体抑制剂,择期 CABG 需停用至少 5d,急诊时至少停用 24h。CABG 术后无出血性并发症的 STEMI 患者尽快(术后 6~24h)重启 DAPT,阿司匹林 100mg/d,替格瑞洛 90mg,2 次 /d;如替格瑞洛无法获得或禁忌,则选择氯吡格雷 75mg/d。阿司匹林联合替格瑞洛或氯吡格雷 DAPT 至少持续 12 个月,对合并糖尿病、肾功能不全、多支血管病变和周围血管病变等高危人群,也可考虑延长至 24~30 个月,如果超过 12 个月后继续使用替格瑞洛,建议剂量调整为 60mg,2 次 /d。

在有效的双联抗血小板及抗凝治疗情况下,不推荐 STEMI 患者造影前常规应用 GP Ⅱ b/ Ⅲ a 受体拮抗剂;高危患者或造影提示血栓负荷重、未给予适当负荷量 P_2Y_{12} 受体抑制剂的患者可静脉使用替罗非班或依替巴肽。直接 PCI 时,冠状动脉脉内注射替罗非班有助于减少无复流、改善心肌微循环灌注。

(3)抗凝治疗:除非有禁忌,所有 STEMI 患者无论是否采用溶栓治疗,均应在抗血小板治疗基础上常规联合抗凝治疗。抗凝治疗可建立和维持梗死相关血管的通畅,并可预防深静脉血栓形成、肺动脉栓塞和心室内血栓形成。对于接受溶栓或不计划行再灌注治疗的患者,磺达肝癸钠有利于降低死亡和再梗死，而不增加出血并发症，无严重肾功能不全的患者［血肌酐 <265μmol/L（3mg/dl）］，初始静脉注射 2.5mg，随后每日皮下注射 1 次（2.5mg），最长 8d，但不主张磺达肝癸钠单独用于 STEMI 直接 PCI 时，需联合普通肝素治疗，以减少导管内血栓形成发生。接受 PCI 治疗的 STEMI 患者，术中均应给予肠外抗凝药物，应权衡有效性、缺血和出血风险，选择性使用普通肝素、依诺肝素或比伐卢定。直接 PCI 尤其出血风险高时推荐应用比伐卢定作为术中抗凝用药。

若因非瓣膜性房颤或其他原因，正在接受口服抗凝药物治疗的患者发生 STEMI 时，建议行直接 PCI，术中推荐肠外抗凝治疗，应避免使用 GP Ⅱb/ Ⅲa 受体拮抗剂。STEMI 缺血高危患者，术后抗栓方案（包括联合使用药物的类型，三联持续的时间等）取决于血栓栓塞风险和出血风险。如缺血风险明显大于出血风险，围术期推荐三联抗栓治疗（口服抗凝药 + 阿司匹林 +P_2Y_{12} 受体抑制剂），之后可三联抗栓直至 1~3 个月。需注意出血风险，若联合使用华法林治疗时，需严密监测 INR，缩短监测间隔。

（4）调脂治疗：他汀类调脂药物的使用同 NSTEACS 患者，见本章第三节。

（5）血管紧张素转换酶抑制剂或血管紧张素受体拮抗剂：ACEI 主要通过影响心肌重塑、减轻心室过度扩张而减少充血性心力衰竭的发生，降低病死率。对于合并 LVEF ≤ 40% 或肺淤血，以及高血压、糖尿病和慢性肾病的 STEMI 患者，如无禁忌证，应该尽早并长期应用。给药时应从小剂量开始，逐渐增加至目标剂量。如患者不能耐受 ACEI，可考虑给予 ARB，不推荐常规联合应用 ACEI 和 ARB。血管紧张素受体 - 脑啡肽酶抑制剂（ARNI）沙库巴曲 - 缬沙坦可用于合并心力衰竭的 STEMI 患者。

（6）醛固酮受体拮抗剂：STEMI 后已接受 ACEI 和 / 或 β 受体阻滞剂治疗，但仍存在左心室收缩功能不全（LVEF ≤ 40%）、心力衰竭或糖尿病，且无明显肾功能不全［血肌酐男性 ≤ 221μmol/L（2.5mg/dl），女性 ≤ 177μmol/L（2.0mg/dl）、血钾 ≤ 5.0mmol/L]的患者，应给予醛固酮受体拮抗剂治疗。

（7）钙通道阻滞剂：非二氢吡啶类 CCB 维拉帕米或地尔硫䓬用于急性期，除了能控制室上性心律失常，对减少梗死范围或心血管事件并无益处。因此，不建议对 STEMI 患者常规应用非二氢吡啶类 CCB。但非二氢吡啶类 CCB 可用于硝酸酯和 β 受体阻滞剂之后仍有持续性心肌缺血或房颤房扑伴心室率过快的患者。STEMI 合并难以控制的高血压患者，可在 ACEI 或 ARB 和 β 受体阻滞剂的基础上应用长效二氢吡啶类 CCB。血流动力学表现在 Killip Ⅱ级以上的 STEMI 患者应避免应用非二氢吡啶类 CCB。不推荐使用短效二氢吡啶类 CCB。

（8）伊伐布雷定：选择性抑制窦房结 I_f 电流而降低窦性心律，无负性肌力作用。可用于窦性心动过速，但 β 受体阻滞剂禁忌且不适应使用非二氢吡啶类 CCB 的患者，2.5~7.5mg，2 次 /d。

4. 抗心律失常治疗（参见第三章"心律失常"）

（1）室性心律失常：再灌注治疗中及发病 24h 内发生的室性心律失常是否需要进行干预治疗取决于持续时间和对血流动力学的影响，无症状且不影响血流动力学的室性心律失常不需要使用抗心律失常药物。发病 48h 后非缺血诱发的持续室速或室颤需评价是否有安装植入式心脏复律除颤器（ICD）的指征。反复发作室速和 / 或室颤的患者推荐早期行完全血运重建以解除潜在的心肌缺血。合并多形性室速或室颤的患者如无禁忌证应静脉使用 β 受体阻滞剂治疗；反复出现多形性室速或多次电复律后血流动力学仍不稳定伴反复室速的患者应静脉使用胺碘酮；如果 β 受体阻滞剂、胺碘酮及超速抑制治疗无效，可使用利多卡因治疗。应注意纠正电解质紊乱（尤其是低钾血症与低镁血症）。经完全血运重建及优化药物治疗后仍反复发作室速、室颤或电风暴的患者，可考虑在植入 ICD 后行射频消融治疗（参见第三章第九节）。

（2）室上性快速心律失常：STEMI 时，房颤发生率为 6%~21%，但不需要预防性使用抗心律失常药物。急性期房颤的心室率控制比心律控制更为有效。如无心力衰竭或低血压时可静脉使用 β 受体阻滞剂控制心室率；当存在急性心力衰竭但不伴有低血压时可静脉给予胺碘酮控制心室率；同时存在急性心力衰竭和低血压时可考虑静脉使用洋地黄类药物控制心室率。地高辛不用于房颤的心律控制。伴房颤的 STEMI 患者如药物治疗不能控制快心室率或存在持续的心肌缺血、严重的血流动力学障碍或心力衰竭时，应立即行电复律；静脉胺碘酮有助于增加电复律的成功率，降低房颤再发风险（参见第六章）。应根据 CHA$_2$DS$_2$-VASc 评分决定是否需长期口服抗凝药。

（3）缓慢的窦性心律失常：除非存在低血压或心率 <50 次 /min，一般不需要治疗。对于伴有低血压的心动过缓（可能减少心肌灌注），可静脉注射硫酸阿托品 0.5~1mg，如疗效不明显，几分钟后可重复注射，最好是多次小剂量注射。因静脉滴注异丙肾上腺素会增加心肌的需氧量和心律失常的危险，因此不推荐使用。药物无效或发生明显副作用时也可考虑应用人工心脏起搏器。

（4）房室传导阻滞：二度 I 型和 II 型房室传导阻滞以及并发于下壁 MI 的三度房室传导阻滞心率 >50 次 /min 且 QRS 波不宽者，无需处理，但应严密监护。下列情况是安置临时起搏器的指征：①二度 II 型或三度房室传导阻滞 QRS 波增宽者；②二度 II 型或三度房室传导阻滞出现过心室停搏；③三度房室传导阻滞心率 <50 次 /min，伴有明显低血压或心力衰竭，经药物治疗效果差；④二度或三度房室传导阻滞合并频发室性心律失常。STEMI 后 2~3 周进展为三度房室传导阻滞或阻滞部位在希氏束以下者应安置永久起搏器。

（5）心脏停搏：立即作胸外心脏按压和人工呼吸，注射肾上腺素、异丙肾上腺素、乳酸钠和阿托品等，并施行其他心肺复苏处理（参见第三章第九节）。

5. 抗低血压和心源性休克治疗　根据休克纯属心源性，抑或尚有周围血管舒缩障碍，或血容量不足等因素存在，而分别处理。

（1）补充血容量：约 20% 的患者由于呕吐、出汗、发热、使用利尿药和不进饮食等原因而有血容量不足，需要补充血容量来治疗，但又要防止补充过多而引起心力衰竭。可根据血流动力学监测结果来决定输液量。如中心静脉压低，在 5~10cmH$_2$O 之间，肺毛细血管楔压在 6~12mmHg 以下，心排血量低，提示血容量不足，可静脉滴注低分子右旋糖酐或 5%~10% 葡萄糖液，输液后如中心静脉压上升 >18cmH$_2$O，肺毛细血管楔压 >15~18mmHg，则应停止。右心室梗死时，中心静脉压的升高则未必是补充血容量的禁忌。

（2）应用升压药：补充血容量，血压仍不升，而肺毛细血管楔压和心排血量正常时，提示周围血管张力不足，可选用血管收缩药：①多巴胺：<3μg/(kg·min) 可增加肾血流量；严重低血压时，以 5~15μg/(kg·min) 静脉滴注；②多巴酚丁胺：必要时可以 3~10μg/(kg·min) 与多巴胺同时静脉滴注；③去甲肾上腺素：大剂量多巴胺无效时，也可以 2~8μg/min 静脉滴注。

（3）应用血管扩张药：经上述处理，血压仍不升，而肺毛细血管楔压增高，心排血量低，或周围血管显著收缩，以致四肢厥冷，并有发绀时，可用血管扩张药以减低周围阻力和心脏的后负荷，降低左心室射血阻力，从而增加心排血量，改善休克状态。血管扩张药要在血流动力学严密监测下谨慎应用，可选用硝酸甘油或二硝酸异山梨醇、硝普钠、酚妥拉明等。

（4）治疗休克的其他措施：包括纠正酸中毒、纠正电解质紊乱、避免脑缺血、保护肾功能，必要时应用糖皮质激素和洋地黄制剂。

（5）辅助循环装置：包括主动脉内球囊反搏术（IABP）和体外膜肺（ECMO）、左心室辅助装置、心室辅助系统或体外循环。IABP 以增高舒张期动脉压而不增加左心室收缩期负荷，并有助于增加冠状动脉灌流，对于因机械并发症导致血流动力学不稳定的 STEMI 合并心源性休克患者，可作为辅助治疗手段，但 IABP 不能改善 STEMI 患者的预后，不推荐常规使用。

心源性休克难以纠正的患者也可考虑短期使用机械循环辅助装置，但与 IABP 相比，心室辅助系统不能改善 STEMI 合并心源性休克患者 30d 预后。

（6）中医中药治疗：中医用于"回阳救逆"的四逆汤（熟附子、干姜、炙甘草）、独参汤或参附汤，对治疗本病伴血压降低或休克者有一定疗效。患者如兼有阴虚表现时可用生脉散（人参、五味子、麦冬）。这些方剂均已制成针剂，紧急使用也较方便。

6. 心力衰竭治疗　主要是治疗左心室衰竭（可参见第二章）。治疗取决于病情的严重性。

肺水肿且 SaO$_2$<90% 的患者应给予吸氧；呼吸窘迫（呼吸频率 >25 次 /min 且 SaO$_2$<90%）的患者在不伴低血压时可考虑使用无创通气支持；患者出现导致呼吸衰竭且无法耐受无创通气支持时，应有

创通气治疗;肺水肿伴呼吸困难的患者,可以考虑使用阿片类药物缓解呼吸困难及焦虑症状。

严重心力衰竭伴有难以纠正的低血压的患者可以考虑使用正性肌力药物,可静脉滴注多巴胺[5~15μg/(kg·min)]和/或多巴酚丁胺;存在肾灌注不良时,可使用小剂量多巴胺[<3μg/(kg·min)]。伴有难治性心力衰竭且对利尿剂反应不佳患者,可行超滤或血液净化治疗。

收缩压>90mmHg合并心力衰竭患者,应给予硝酸酯类药物以缓解症状及减轻肺淤血;心力衰竭伴有收缩压升高的患者可考虑使用硝酸酯类药物或硝普钠[常从小剂量(10μg/min)开始]控制血压及缓解症状;伴有容量负荷过重症状/体征合并心力衰竭患者应使用利尿剂。

血流动力学稳定,LVEF≤40%或心力衰竭的患者应尽早使用ACEI/ARB或ARNI;病情稳定后应使用β受体阻滞剂;LVEF≤40%但不伴严重肾衰竭及高钾血症的患者应使用醛固酮受体拮抗剂。

经优化药物治疗3个月以上或STEMI发作≥6周后仍有心力衰竭症状(心功能Ⅱ~Ⅲ级)且LVEF≤35%、预期寿命1年以上的患者,应植入ICD以降低猝死风险。存在持续性心肌缺血的患者应早期行冠状动脉血运重建治疗。

7. 并发症治疗 室壁膨胀瘤形成伴左心室衰竭或心律失常时可行外科切除术。并发心室间隔穿孔,如无心源性休克,血管扩张剂(例如静脉滴注硝酸甘油)联合IABP辅助循环有助于改善症状。紧急外科手术对合并室间隔穿孔伴心源性休克患者可提供生存的机会,对某些选择性患者也可行经皮导管室间隔缺损封堵术。乳头肌断裂致急性二尖瓣反流宜在血管扩张剂联合IABP辅助循环下尽早外科手术治疗。急性的心室游离壁破裂外科手术的成功率极低,几乎都是致命的。假性室壁瘤是左心室游离壁的不完全破裂,可通过外科手术修补。但STEMI急性期时因坏死组织脆软,使心外科早期手术难度增大,因此最佳手术时机尚未达成共识。对心肌梗死后心包炎的患者可给予抗炎治疗,优先选用大剂量的阿司匹林,且可考虑合用秋水仙碱。不推荐使用NSAIDs和糖皮质激素,因其可能干扰STEMI后心室肌的早期愈合。

8. 右心室心肌梗死的处理 右心室MI大多与下壁MI同时发生,易出现低血压,但很少伴发心源性休克。预防和治疗原则是维持有效的右心室前负荷,避免使用利尿剂和血管扩张剂(如硝酸酯类、ACEI/ARB和阿片类)。经积极静脉扩容治疗,并最好进行血流动力学监测,肺毛细血管楔压如达15mmHg,即应停止补液。若补液1 000~2 000ml血压仍不回升,应静脉滴注正性肌力药(如多巴酚丁胺或多巴胺)。合并高度房室传导阻滞时,可予以临时起搏。

9. 康复和出院后治疗 如患者病情允许,应在STEMI住院期间尽早开始康复治疗。患者住院期间应进行运动负荷试验,客观评估运动能力,以指导日常生活或制订运动康复计划。STEMI后早期行心肺运动试验具有良好的安全性与临床价值。病情稳定的患者出院后每日进行中等强度有氧运动,每周至少5d,并逐渐增加抗阻训练。运动锻炼应循序渐进,避免诱发心绞痛和心力衰竭(参见本章第四节内"冠状动脉粥样硬化性心脏病的二级预防")。

(十二)出院前评估

1. **出院前的危险分层** 出院前应对STEMI患者进行危险分层以决定是否需要进行介入性检查。对早期未行介入性检查而考虑进行血运重建治疗的患者,应及早评估左心室射血分数并进行负荷试验,根据负荷试验的结果发现心肌缺血者应进行心导管检查和血运重建治疗。仅有轻微或无缺血发作的患者只需给予药物治疗。

2. **左心室功能的评估** 左心室功能是影响STEMI患者预后最主要的因素之一。超声心动图检查有助于检测MI范围、附壁血栓、左心室功能和机械并发症,可作为STEMI患者的常规检查。

3. **心肌存活的评估** STEMI后左心室功能异常部分是由于坏死和瘢痕形成所致,部分是由存活但功能异常的心肌细胞即冬眠或顿抑心肌所致,后者通过血管重建治疗可恢复收缩功能,从而明显改善左心室功能。因此,鉴别纤维化心肌与存活心肌所导致的心室功能异常具有重要的预后和治疗意义。可选择负荷超声心动图或单光子发射计算机断层成像术,心脏磁共振和正电子发射型计算机断层显像的价值对评价心肌的存活性有重要价值,缺点是价格比较昂贵。

4. 心律失常的评估　动态心电图监测和心脏电生理检查是评价心律失常较为可靠的方法。对 MI 后显著左心室功能不全伴宽 QRS 波心动过速诊断不明或反复发作的非持续性室速患者、AMI 24~48h 后出现的室颤、急性期发生严重血流动力学不稳定的持续性室速患者,建议行电生理检查。

（十三）预后和预防

STEMI 的预后与患者的危险分层密切相关。梗死范围的大小、侧支循环产生的情况以及 STEMI 再灌注治疗后梗死相关血管再通与否是影响 MI 急性期预后和长期预后的重要独立因素。急性期住院病死率过去一般为 30% 左右,采用监护治疗后降至 15% 左右,采用溶栓疗法后再降至 8% 左右,住院 90min 内施行介入治疗后进一步降至 4% 左右。死亡多发生在第一周内,尤其在数小时内,发生严重心律失常、休克或心力衰竭者,病死率尤高。

在正常人群中预防动脉粥样硬化和冠心病属一级预防,已有冠心病和 MI 病史者还应预防再次梗死和其他心血管事件称之为二级预防,二级预防可参考本章第三节的 ABCDE 方案。

附：冠状动脉非阻塞性心肌梗死（MINOCA）

MINOCA 是 2016 年由欧洲心脏病学会（ESC）工作组第一次正式提出的。人群中急性心肌梗死病例中 MINOCA 的比例应在 5%~15%,女性居多,女性急性心肌梗死患者中,MINOCA 的比例为 50%。

（一）病因与临床表现

MINOCA 是一种由多种病因引起的综合征。

1. 斑块破损　在 MINOCA 患者中很常见,约占 1/3。斑块破损包括斑块破裂、斑块溃疡、斑块侵蚀和钙化结节等。斑块破损会激活远端合并冠状动脉痉挛造成血栓形成,或自发溶栓造成瞬间形成血栓直接导致急性心肌梗死。斑块破损只能通过冠状动脉腔内影像加以确诊,其中,最推荐进行 OCT 造影,次选 IVUS。

2. 心外膜冠状动脉血管痉挛　约 46% 的 MINOCA 患者在接受诱发检测时确诊存在冠状动脉血管痉挛。长程血管痉挛性发作可导致 MINOCA。冠状动脉血管痉挛诊断“金标准”为通过有创动脉造影测定心外膜冠状动脉对高剂量冠状动脉内注射乙酰胆碱的应答情况。

3. 冠状动脉微血管功能紊乱　目前仅有限的研究评价冠状动脉微血管功能紊乱在 MINOCA 患者的微血管心绞痛、微血管痉挛或冠状动脉慢血流灌注等表现中的作用。冠状动脉微血管功能紊乱在 MINOCA 中到底起着什么作用仍需进一步研究加以证实。

4. 冠状动脉栓塞／血栓　如合并微循环栓塞或存在心外膜冠状动脉血栓部分溶解易进展为 MINOCA,可以在有或没有高凝状态的情况下发生,在较年轻的女性患者中尤为常见。

5. 自发性冠状动脉夹层　是造成 50 岁以下女性急性心肌梗死发作的常见诱因,在 50 岁以下急性冠状动脉综合征的女性患者中,高达 35% 的患者病因为自发性夹层。尽管存在血流障碍,由于血管的缓变切面效应,大部分自发性冠状动脉夹层患者通常冠状动脉表现正常或接近正常状态,如果 ACS 患者冠状动脉造影见到光滑的冠状动脉突然变细,或比较长节段的变细和僵硬,要警惕自发性夹层的存在,使用腔内影像技术 IVUS 或 OCT 可确诊,为避免医源性地扩大夹层范围,建议首选 IVUS。

6. 氧供需不匹配　无需对所有患者的氧供需情况进行诊断,仅需针对存在明确诱因的 2 型心肌梗死的 MINOCA 人群的氧供需情况进行评价。

（二）诊断与鉴别诊断

MINOCA 的确诊必须同时满足急性心肌梗死的诊断标准、非阻塞性冠状动脉疾病的诊断标准以及无其他引起急性心肌梗死的特殊临床疾病,如肺栓塞,心肌炎等。急性心肌梗死的诊断标准参见前文中“STEMI”部分。非阻塞性冠状动脉疾病的诊断标准是:冠状动脉造影显示,主要心外膜血管无阻塞性疾病(无 ≥ 50% 的狭窄),包括以下三类患者,正常冠状动脉(无 >30% 的狭窄)、轻度冠状动脉狭窄(狭窄程度 <30%)和中度冠状动脉狭窄(狭窄程度 30%~50%)。

MINOCA 是一组异质性疾病,可由多种病因引起。因此,临床诊断 MINOCA 后还要进行病因鉴别诊断,包括斑块破裂、冠状动脉痉挛、冠脉血栓栓塞、冠状动脉夹层、微血管痉挛等。斑块破裂是 MINOCA 的常见原因。冠脉痉挛(CAS)是心外膜源 MINOCA 的主要病因。总之,诊断需要通过准确、严谨的诊断流程来加以鉴别。

此外,MINOCA 尚需与 Takotsubo 综合征相鉴别,后者左心室造影或超声心动图可见典型的左心室心尖部球形膨出伴收缩活动明显减弱或消失,且这种改变为可逆的。

（三）预后

MINOCA 患者的预后取决于潜在的病因,目前相关的研究不多,而且结果并不一致。大多数研究表明,MINOCA 患者的预后优于 STEMI 患者。但是 MINOCA 患者在随访期间发生事件的风险高于无心血管疾病的普通人群。此外,MINOCA 的院内死亡率预测因子与 STEMI 相似。

（四）治疗

目前缺乏专门针对 MINOCA 的研究,因此缺乏基于证据的治疗方法。其治疗主要包括:①针对病因的治疗;②紧急支持治疗:主要是针对危及生命的心律失常或心源性休克;③心脏保护治疗,包括传统的药物(抗血小板、他汀、ACEI/ARB 和 β 受体阻滞剂)。MINOCA 的病因不同,治疗也存在差异。

（葛均波）

第五节　冠心病外科治疗

一、概述

冠状动脉旁路移植术(coronary artery bypass grafting,CABG)是指采用自体血管在主动脉与冠状动脉狭窄远端之间建立血管旁路增加心肌血供的一种外科手术方法,又称冠状动脉搭桥术。冠状动脉旁路移植术是现代冠心病治疗的里程碑,自 20 世纪 60 年代开展第一例至今已有 60 余年历史。

早在 20 世纪初,外科医生尝试使用一些姑息的手术方法治疗冠心病,包括心包腔内撒滑石粉人为造成心包粘连、大网膜包裹心脏、带蒂胸廓内动脉埋入心肌组织增加心肌血供,交感神经节切断缓解心绞痛症状。1964 年 Kolessov 将胸廓内动脉吻合于冠状动脉,1964 年 Sabiston 切除病变的右冠状动脉并用自体大隐静脉移植。直到 1967 年 Favaloro 在体外循环下将自体大隐静脉移植于主动脉与冠状动脉狭窄的下游,正式开启了现代冠心病血运重建(再血管化)的外科治疗。70 年代进行的三项随机临床研究(退伍军人医院 VA、冠状动脉外科研究组 CASS、欧洲外科协作组 ECSS),证明了冠状动脉旁路移植术优于药物治疗,尤其是左主干狭窄程度大于 50%、三支血管病变狭窄程度均大于 50% 和左心室收缩功能受损的患者。70~80 年代,冠状动脉旁路移植术成为冠心病治疗的主要方法。1986 年 Lytle 证实使用胸廓内动脉能使患者有更佳的远期生存率,促进了其他动脉移植物如桡动脉、胃网膜右动脉、腹壁下动脉等在临床的应用。80 年代针对冠状动脉弥漫病变无法进行血运重建的冠心病心绞痛患者,采用激光心肌打孔缓解症状,后因疗效有限和无组织学证据而被放弃。由于冠状动脉旁路移植术的手术创伤主要与体外循环有关,因此 1985 年 Benetti 开展了第一例非体外循环心脏不停跳冠状动脉旁路移植术(off-pump coronary artery bypass,OPCAB)。90 年代,经皮冠状动脉介入治疗(percutaneous coronary intervention,PCI)技术成熟,微创技术和机器人手术系统引入心脏外科,先后出现了微创直视冠状动脉旁路移植术(minimally invasive direct coronary artery bypass grafting,MIDCAB),MIDCAB 和 PCI 相结合的杂交冠状动脉血运重建(hybrid coronary revascularization,HCR,

简称杂交技术）、机器人辅助全腔镜冠状动脉旁路移植术（total endoscopic coronary artery bypass grafting，TECAB）。随着 PCI 技术的不断提高和药物洗脱支架（drug eluting stent，DES）明显降低了再狭窄率，目前冠状动脉旁路移植术主要应用于复杂高危冠心病患者，以及合并心肌梗死并发症和其他需要心内直视手术的患者。

二、冠状动脉外科应用解剖

冠状动脉分为左冠状动脉和右冠状动脉，分别起源于左、右冠状动脉窦。详见本章第二节冠状动脉解剖。临床上将左前降支、回旋支和右冠状动脉定义为冠状动脉三个主要分支，其中左前降支最为重要。

左前降支走行于前室间沟内，发出分支对角支和前间隔支，多数经心尖切迹呈"S"形绕至后室间沟中、下 1/3 处，并与右冠状动脉后降支形成侧支循环，供应左心室前壁、前室间隔、心尖和部分右心室，通常在左前降支中段和对角支近端进行冠状动脉血管吻合。

回旋支沿左房室沟向侧后行走，发出分支钝缘支和左房动脉，供应左室侧壁、下壁的一部分和左心房。回旋支行走房室沟脂肪中，较难显露，通常在钝缘支的近端进行血管吻合。

右冠状动脉沿右房室沟下行，至心脏后十字交叉发出后降支，继续行走至左室后壁成为后外侧支，供应右心室、右心房和后室间隔，通常在后降支、左室后支或右冠状动脉主干进行血管吻合。

三、术前评估及准备

冠状动脉旁路移植术前应该仔细评估患者的全身情况、心脏功能、冠状动脉病变情况，此外还要评估其他重要脏器功能和凝血功能。可以通过 STS 评分和 EuroScore 风险评估系统评价外科手术风险程度。

仔细询问患者胸痛特征和程度，有无心功能不全的症状，有无冠心病高危因素，有无心肌梗死、糖尿病、脑梗死、吸烟、慢性阻塞性肺病、肾功能不全、消化道出血等病史，有无心脏手术和冠状动脉介入治疗史，有无胸部肿瘤手术或放疗史。体检时大多数患者心脏听诊无杂音，但合并缺血性二尖瓣反流时在心尖部可闻及吹风样收缩期杂音。如果颈动脉闻及收缩期杂音，则提示有颈动脉狭窄，围术期发生脑梗死的风险较高。对双侧桡动脉作 Allen 试验，评价掌弓侧支循环，有可能获取桡动脉作为移植材料。检查双侧大隐静脉的粗细，有无曲张和静脉瓣功能不全。

术前化验检查包括血尿粪三大常规、肝肾功能、电解质、血脂、空腹血糖和糖化血红蛋白、凝血功能、肌酸磷酸激酶和肌钙蛋白，尤其关注血小板计数及血小板聚集率、低密度脂蛋白水平。

冠心病的诊断以及血运重建方法的选择主要依靠冠状动脉造影。一般通过测量冠状动脉狭窄的直径或面积，计算冠状动脉的狭窄程度。左主干狭窄 >50%、三个主要分支血管狭窄 >70%，具有重要临床意义，狭窄 >90%，则为重度狭窄。计算机通过对造影中冠脉病变部位、支数、程度、钙化等因素进行 SYNTAX 评分，对选择冠状动脉血运重建方法和预测预后具有十分重要的指导价值，SYNTAX 评分 ≤ 22 为低危，23~32 为中危，≥ 33 为高危。根据冠状动脉造影预先决定旁路移植手术方案，包括移植数目和部位，通常选择直径大于 1.5mm、管壁正常、远端无狭窄、易于暴露的冠状动脉为吻合口。根据靶血管直径大小、有无钙化、是否走行心肌内、有无侧支循环，充分预估术中可能遇到的困难和是否需要冠状动脉内膜剥脱。对于冠状动脉中度狭窄而无创检查未发现有心肌缺血的患者，在造影同时应该进行源于冠状动脉压力的血流储备分数（FFR）检查，以明确有无再血管化指征。

术前心脏收缩功能和心肌活力检查对手术风险评估、围手术期处理和预后判断具有重要价值。心肌收缩功能的检查方法包括心脏超声、心脏磁共振、放射性核素血池扫描和左心室造影。心脏超声具有无创、简便、可重复操作特点，不仅可以评估心肌收缩功能、心脏大小，还可评估瓣膜的病变情况，特别是对导致缺血性二尖瓣反流的主要机制具有重要的诊断价值，能为冠状动脉旁路移植术同期二尖瓣处理策略提供重要依据。缺血性心肌病患者具有冠心病外科手术高死亡风险,提供冠状动脉血运重建能挽救心肌梗死后冬眠心肌,鉴别能否从心肌血运重建获益的心肌存活检查方法有单光子发射计算机断层扫描(SPECT)、钆对比剂增强的心脏磁共振(CMR)、正电子发射断层扫描(PET)和多巴酚丁胺试验。

其他术前风险评估检查,包括血管彩超评估移植血管桡动脉和大隐静脉、排除外周血管病变,颈动脉狭窄的患者有较高的围术期脑梗死风险,应避免在有严重病变的股动脉插入主动脉内球囊反搏装置。胸部 CT、肺功能检查筛查慢性阻塞性肺病。

术前 3~5d 停用氯吡格雷和替格瑞洛,而阿司匹林可以用至手术前一天,以减少出血并发症。糖尿病患者应严格控制血糖,降低切口感染风险。慢性稳定性冠心病患者,应该在术前就进行呼吸锻炼。

四、手术指征

虽然外科冠状动脉旁路移植术和内科冠状动脉介入治疗均能实现心肌血运重建,但是二者的治疗方法存在明显的区别。旁路移植术的吻合口位于冠状动脉相对正常的部位,术后吻合口近段血管的进一步狭窄对治疗结果没有影响,而介入治疗是干预原始有病变的冠状动脉、恢复其管腔,术后近端血管和支架内组织仍会发生粥样硬化病变,从而需要进一步治疗。

通过大量的循证医学研究和临床实践,制订了冠状动脉旁路移植术和介入治疗两种血运重建方法的具体适应证。冠状动脉旁路移植术的目的一是提高冠心病患者远期生存率,二是改善心绞痛症状。在做手术决策时,需要综合考虑患者的全身情况、心脏功能和靶血管条件等因素。

1. 稳定型冠心病　从冠状动脉解剖和病变严重程度的角度考虑,冠状动脉旁路移植术适用于病变比较复杂的冠状动脉病变,以及介入治疗风险较高、成功率较低的患者。对于左主干病变,冠状动脉旁路移植术是目前治疗的"金标准",显著提高患者的远期生存率。对于低危(SYNTAX 评分 ≤ 22)左主干或体部病变,也可选择冠状动脉介入治疗。对于三支血管病变,中危以上(SYNTAX 评分 ≥ 23)的患者,首选冠状动脉旁路移植术,低危(SYNTAX 评分 ≤ 22)患者也可选择冠状动脉介入治疗(表 5-14)。

此外,从临床特征角度考虑,对于冠心病合并糖尿病、左心室收缩功能受损(射血分数 ≤ 45%)的患者,也应首选冠状动脉旁路移植术,较介入治疗的远期生存率要高。

表 5-14　稳定性冠心病 CABG 或 PCI 的选择

冠状动脉病变程度	CABG	PCI
1 或 2 支血管病变,无 LAD 近段病变	Ⅱb,C	I,C
1 支血管病变包括 LAD 近段病变	I,A	I,A
2 支血管病变包括 LAD 近段病变	I,B	I,C
左主干病变,SYNTAX 评分 ≤ 22(低危)	I,A	I,A
左主干病变,SYNTAX 评分 23~32(中危)	I,A	Ⅱa,A
左主干病变,SYNTAX 评分 >32(高危)	I,A	Ⅲ,A
无糖尿病,三支血管病变,SYNTAX 评分 ≤ 22(低危)	I,A	I,A
无糖尿病,三支血管病变,SYNTAX 评分 >22(中 - 高危)	I,A	Ⅲ,A
有糖尿病,三支血管病变,SYNTAX 评分 ≤ 22(低危)	I,A	Ⅱb,A
有糖尿病,三支血管病变,SYNTAX 评分 >22(中 - 高危)	I,A	Ⅲ,A

注:CABG,冠状动脉旁路移植术;LAD,左前降支;PCI,经皮冠状动脉介入治疗。I 类为"推荐"的指征,Ⅱa 类为"应当考虑"的指征,Ⅱb 类推荐为"可以考虑"的指征,Ⅲ类推荐"不推荐"的指征。A 级证据源于多项随机临床试验或荟萃分析,B 级证据源于单项随机临床试验或大型非随机研究,C 级证据源于专家共识和 / 或小型研究、回顾性研究、注册研究。

2. 非 ST 段抬高型急性冠状动脉综合征（NSTEACS） NSTEACS 血流动力学稳定者，血运重建方法可以参照稳定性冠心病患者，大多数患者可行介入治疗。多支病变，罪犯血管不清晰，SYNTAX 评分 >22 更倾向于急诊外科手术，尤其是左主干病变或包括前降支近段的三支血管病变。

3. ST 段抬高的急性心肌梗死（STEMI） STEMI 患者首选急诊介入治疗。经急诊处理后的三支血管病变患者需要进一步危险分层，根据综合因素决定下一步继续内科介入治疗还是外科手术。急诊冠状动脉旁路移植术很少有必要，仅适用于无法介入治疗而严重缺血又可能导致心源性休克的血管病变，或已出现心肌梗死并发症（如室间隔穿孔、心脏游离壁破裂）血流动力学不稳定的患者。

五、手术方法

冠状动脉旁路移植术的手术方式有体外循环冠状动脉旁路移植术（CABG）、非体外循环心脏不停跳冠状动脉旁路移植术（OPCAB）、微创直视冠状动脉旁路移植术（MIDCAB）、机器人辅助全腔镜冠状动脉旁路移植术（TECAB）。心脏外科冠状动脉旁路移植术与心脏内科冠状动脉介入治疗的结合，产生了杂交技术（HCR）。当然，冠心病的外科治疗还包括心肌梗死并发症的手术治疗。

1. 体外循环冠状动脉旁路移植术 经典的冠状动脉旁路移植术是在浅低温体外循环心脏停跳下进行的，使心脏外科医生能在心脏静止、术野无血、显露充分的环境下完成满意的血管吻合。

全身麻醉气管插管后，术野消毒铺单，分两组获取血管移植物，一组开胸获取胸廓内动脉。胸廓内动脉是旁路移植血管的"金标准"，结构、内径与冠状动脉相似，远期通畅率高，通常采用连同周围静脉和筋膜一同获取的带蒂方法。在使用双侧胸廓内动脉时，宜采用单独获取动脉的骨骼化方法获取，以减少胸骨并发症。另一组自腿部获取大隐静脉，大隐静脉具有取材方便，有足够长度和合适口径等优点，但远期通畅率较低，通常采用开放切口的方式获取，或采用内镜方法获取。桡动脉是另一个常用的动脉移植血管，远期通畅率高于大隐静脉，但容易痉挛，获取时应该避免接触到桡动脉（非接触技术）（图 5-28）。年龄较轻、预期生存时间较长、心功能良好、靶血管良好的患者，使用多支动脉或全动脉化移植物可以降低远期死亡和再次血运重建风险。

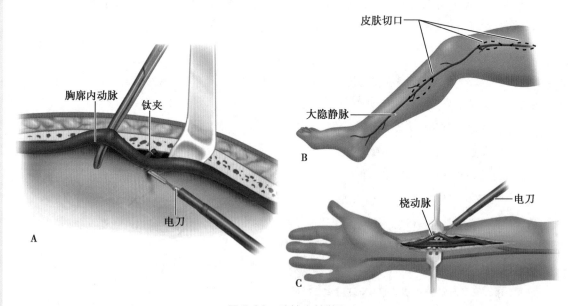

图 5-28　移植血管获取
A. 胸廓内动脉；B. 大隐静脉；C. 桡动脉。

通过主动脉插入动脉灌注管和右心耳插入静脉引流管建立体外循环，采用浅低温（核心温度 30~32℃），主动脉根部顺行灌注和冠状静脉窦逆行灌注停跳液保护心肌（图 5-29）。体外循环开始后，降温,解剖目标血管,尽量选择无病变的部位作为远端吻合口。冠状动脉旁路移植术的原则是完全心肌血运重建,直径1.5mm、狭窄程度50%的冠状动脉均应施行旁路移植术。阻断主动脉心脏冷停跳后,先行冠状动脉的远端吻合,依次为心脏下壁、侧壁和前壁。移植物与冠状动脉的吻合可以采用端侧吻合,也可侧侧吻合(序贯法)(图5-30)。升温,心脏充分排气后,开放主动脉,心脏自动或电击复跳后,升主动脉部分钳夹,完成近端吻合(图5-31)。血管移植物的走向应该自然,避免扭曲、过长打折或过短有张力。最后逐渐脱离体外循环(图5-32),对移植血管进行实时流量测定评价吻合质量。

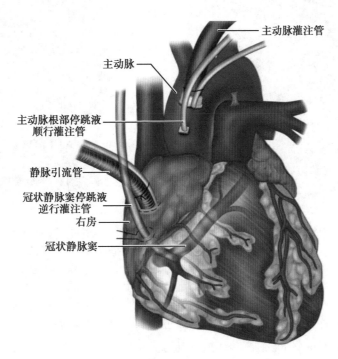

图 5-29 体外循环建立及心肌保护方法

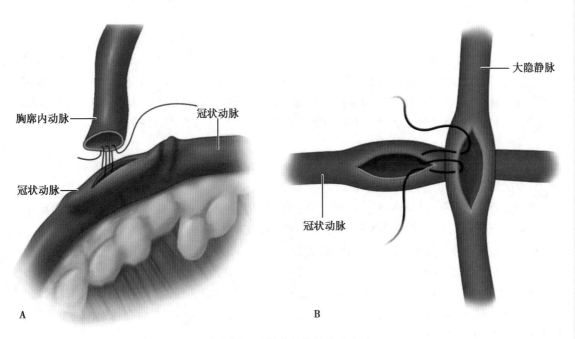

图 5-30 移植血管远端吻合方法
A. 端侧吻合;B. 侧侧吻合。

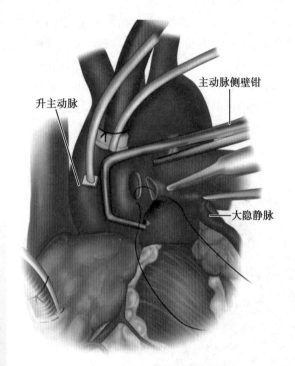

图 5-31　移植血管近端吻合方法

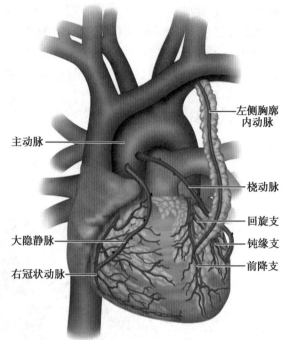

图 5-32　冠状动脉旁路移植手术完成
胸廓内动脉移植至左前降支，桡动脉移植至钝缘支，
大隐静脉移植至右冠状动脉。

2. 非体外循环心脏不停跳冠状动脉旁路移植术　体外循环冠状动脉旁路移植术的死亡和并发症主要与体外循环引起的全身炎症反应从而导致重要脏器功能损害有关，因此采用非体外循环技术可以减少手术创伤。非体外循环心脏不停跳冠状动脉旁路移植术也已成为标准术式，尤其适用于体外循环高风险患者，如高龄、升主动脉钙化、心功能低下、慢性阻塞性肺病、慢性肾衰竭、脑卒中后遗症、有出血倾向、再次手术等患者。非体外循环技术也能够实现完全的血运重建，但有一定的技术难度和学习曲线。

非体外循环心脏不停跳冠状动脉旁路移植术（图 5-33）开胸和获取血管移植物过程与体外循环手术相同，然后使用冠状动脉血管稳定装置使心脏局部相对固定，切开冠状动脉后置入分流管，减少术野出血并保持远端血供，利用二氧化碳气雾冲洗装置进一步改善术野清晰度。首先完成心脏前壁的血运重建，将胸廓内动脉移植至左前降支，然后完成大隐静脉在主动脉上的近端吻合口。最后搬动心脏，完成心脏侧壁和下壁的冠状动脉血管吻合。术中与麻醉师密切配合，维持血流动力学平稳，避免中转为体外循环手术。

3. 微创冠状动脉旁路移植术　传统的心脏外科手术需要胸骨正中切开、体外循环和心脏冷停跳，因此只要采用非体外循环技术或者小切口，均可认为是微创冠状动脉旁路移植术。

微创直视冠状动脉旁路移植术（MIDCAB）采用左胸前外侧小切口，直视下获取左胸廓内动脉，在心脏不停跳下完成与左前降支的吻合，主要治疗左前降支单支病变或作为杂交技术的一部分。微创小切口冠状动脉旁路移植术（MICS CABG），采用与正中切口非体外循环心脏不停跳相似的技术，通过左胸小切口可以完成多支血管吻合。机器人辅助全腔镜冠状动脉旁路移植术（TECAB）实现最大程度微创，仅在胸部打 3~4 孔，具有三维视觉系统，操作稳定，但无触觉反馈，利用"内腕"器械和腔镜冠状动脉稳定装置，获取骨骼化胸廓内动脉，利用特殊缝线进行间断或连续血管吻合操作。上述微创技术难度较高，适应证有限。

4. 杂交冠状动脉血运重建　杂交再血管化技术（HCR）融合了外科微创直视冠状动脉旁路移植术（MIDCAB）和内科冠状动脉介入治疗（PCI）技术。MIDCAB 将左胸廓内动脉移植至左前降支，PCI

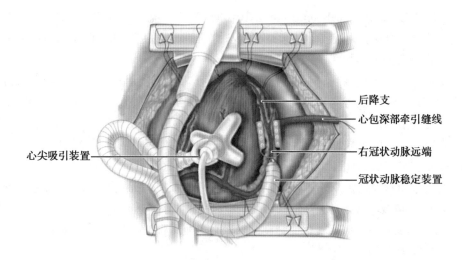

后降支

心包深部牵引缝线

心尖吸引装置

右冠状动脉远端

冠状动脉稳定装置

图 5-33 非体外循环心脏不停跳冠状动脉旁路移植术

在其余冠状动脉植入药物支架。由于胸廓内动脉具有优越的远期通畅率，药物支架的通畅率又优于大隐静脉，而且二者均为微创技术，因此杂交技术集合了两种血运重建方法的优势，创伤最小、疗效更佳。杂交技术适合于一类特定的冠心病患者，如高龄、主动脉钙化是外科手术的高危患者，无保护左主干病变是内科介入治疗的高风险患者。杂交技术可以采用"一站式"，需要杂交手术室。杂交也可采用分站式，通常 MIDCAB 先于 PCI，二者间隔不超过 60d。

5. 心肌梗死并发症的外科治疗

（1）室壁瘤：是心肌梗死后心肌组织瘢痕化，心脏收缩时病变区变薄的心室壁向外膨出形成瘤样改变，而在舒张时弹性回缩影响左心室充盈，呈现反常运动，导致心脏功能低下。通常室壁瘤发生于左前降支闭塞大面积心肌梗死后的前壁，也可发生于下壁。外科手术指征包括巨大室壁瘤（直径 >5cm），心脏射血分数明显下降，有附壁血栓或栓塞并发症，严重的室性心律失常，合并的冠心病需行冠状动脉旁路移植术。较小的室壁瘤可以采用线性切除，较大的室壁瘤需行左心室成形术。

（2）室间隔穿孔：又称梗死后室间隔缺损，是指心肌梗死后心肌组织坏死，由于左心室压力高于右心室，导致室间隔破裂、穿孔。室间隔穿孔引起大量的左向右分流，往往在短时间内出现心源性休克、多脏器功能衰竭。内科治疗几乎百分之百死亡，外科急诊手术死亡率也高达 30%~40%。处理的原则为，如果穿孔较小，血流动力学稳定，则可以等待 4 周后手术。如果血流动力学不稳定，可以先用体外膜肺（ECMO）循环支持，纠正低氧和肝肾功能不全，病情稳定数日后手术。直接缝合修补缺损易复发，手术宜采用大的心包补片缝至正常心肌组织隔离室间隔梗死区域的方法。

（3）缺血性二尖瓣反流：是由于梗死区向外膨出，乳头肌移位牵拉瓣叶，引起二尖瓣接触面积减少，造成中心性反流，而瓣叶组织本身没有器质性病变。重度的缺血性二尖瓣反流需要外科手术，选择二尖瓣成形术或二尖瓣替换术，二者远期生存率相当。二尖瓣成形术宜采用小 1~2 号的硬质成形环，以减少反流复发。在高龄、梗死区无法血运重建、心脏下壁室壁瘤样改变的患者，宜采用保留瓣下结构的生物瓣膜替换术。对于外科手术风险高的患者，缺血性二尖瓣反流也可选择经皮二尖瓣夹闭术（MitraClip）介入治疗。

六、术后处理及二级预防

冠状动脉旁路移植术后，患者应在重症监护室严密监测生命体征和血流动力学指标，维持有效循环血量和水电解质平衡，动态观察心电图和心肌蛋白变化。如果发现心肌缺血和心肌梗死，需要将患者带至导管室行造影术查明原因，可能需要介入治疗。如果术后发生低心排血量综合征，则需要插入主动脉内球囊反搏（intra-aortic balloon pump，IABP），心脏骤停的患者需要床旁紧急开胸。另外，使用桡动脉等多支动脉或全动脉化冠状动脉旁路移植术的患者，应该使用钙离子拮抗剂预防痉挛。糖尿病患者应该严格控制血糖，预防切口感染并发症。

患者出院后应定期随访，严格控制血脂、血糖和血压。规范使用二级预防用药，包括抗血小板药物、他汀类药物、β受体阻滞剂和肾素血管紧张素转化酶抑制剂（ACEI）或血管紧张素受体拮抗剂（ARB），对于改善患者远期生存、降低重大心脑血管不良事件（MACCE）发生率、提高移植血管通畅率十分重要。术后 24h 内启动抗血小板治疗，双联抗血小板治疗（阿司匹林联合氯吡格雷或替格瑞洛）6~12 个月，尤其急性冠状动脉综合征、心肌梗死、糖尿病、周围血管病变、使用静脉移植物、非体外循环心脏不停跳旁路移植术等患者，一年以后改为阿司匹林单药，终身服用。他汀类药物也应长期服用，以降低血管移植物远期病变，而且应该使低密度脂蛋白胆固醇水平达到治疗目标值。β受体阻滞剂可以降低心肌氧耗，肾素血管紧张素转化酶抑制剂减轻心肌梗死后心室重构，提高远期生存。其他的二级预防措施有戒烟、康复训练。

七、治疗结果

冠状动脉旁路移植术的围术期死亡率在 2%~3%，主要影响因素有急诊手术、高龄、女性、再次手术、左室射血分数低下（EF40%）、左主干病变及冠状动脉病变支数。其他相关因素有近期心肌梗死、既往 PCI 史、糖尿病、肾功能不全、慢性阻塞性肺病、外周血管病变等。虽然高龄和低 EF 等高危患者越来越多，但随着外科技术和重症监护水平的提高，手术死亡率呈逐年下降趋势。

冠状动脉旁路移植术的常见手术并发症有：①围手术期心肌梗死，发生率约为 2%，诊断标准为心电图可出现新的 Q 波、肌钙蛋白超过正常值 10 倍以上、心脏超声提示新出现的节段性收缩活动异常，主要与外科技术、血管移植物质量、靶血管条件和高凝状态等因素有关。②出血、二次开胸，发生率约为 1%~5%，通常由于急诊或限期手术，术前停用抗血小板药物时间不够，以及体外循环时间较长和再次手术。③脑卒中，短暂性脑损伤发生率为 3%，可治愈，而永久性脑损伤发生率为 3%，死亡率可达21%。易患因素有升主动脉粥样硬化、颈动脉和颅内血管狭窄、卒中史、糖尿病、高血压、高龄等。④急性肾损伤，发生率约 8%，其中约 18% 需要透析治疗，大多数患者术前就有慢性肾病史，体外循环更能诱发。⑤纵隔感染，深部胸骨伤口感染发生率约 1%~2%，由此引起的死亡率可达 25%，易患因素有糖尿病、肥胖、应用双侧胸廓内动脉和再次手术等。⑥房颤，发生率高达 20%~30%，通常为阵发性，可反复发作，大部分房颤经治疗短时间内可复律，少部分房颤可持续数周，易患因素有手术创伤、缺血性损伤、电解质紊乱、高龄、术前停用 β 受体阻滞剂、心功能不全等。

冠状动脉旁路移植术后可以获得满意的远期疗效。95% 的患者术后可解除心绞痛，但由于血管移植物发生狭窄甚至闭塞或其他自然冠状动脉发生新的病变，10 年后约 10%~15% 的患者心绞痛症状复发，需要再次血运重建。术后 5 年生存率为 90%~93%，10 年约为 80%，主要与手术时患者因素、手术因素、术后动脉粥样硬化和心力衰竭的进展速度有关，包括女性、高龄、既往心脏手术史、糖尿病、肾衰竭、肺功能不全和心功能低下等。作为血管移植物，大隐静脉术后 1 年通畅率约为 90%，5 年约80%，10 年约 50%。左胸廓内动脉 1 年通畅率达 98%，5 年达 95%，10 年仍超过 90%。桡动脉 1 年通畅率约为 95%，5 年达 90%，10 年可超 85%。CORONARY 研究表明，非体外循环与体外循环冠状动脉旁路移植术的近期和远期疗效相似。ART 研究比较了使用双侧与单侧胸廓内动脉 10 年的疗效，远期生存无明显差别，但多支动脉较单支动脉组的远期生存率要高。RADIAL 研究表明，在使用左胸廓内动脉的基础上，使用桡动脉比大隐静脉显著降低心血管不良事件和血管移植物闭塞率。

有多项临床随机研究比较冠状动脉旁路移植术与介入治疗术。SYNTAX 研究 5 年结果表明，冠状动脉旁路移植组的复合终点（死亡、心肌梗死、脑卒中、再次血运重建）、心肌梗死、心因死亡发生率均低于介入治疗组，二组全因死亡和脑卒中发生率无明显差别。EXCEL、NOBLE 研究提示对于低危左主干病变(SYNTAX 评分 ≤ 22),介入治疗的疗效不劣于外科手术,但中 - 高危左主干病变(SYNTAX 评分 >22),尤其合并多支血管病变时,外科手术疗效优于介入治疗。而且,对于三支血管病变 SYNTAX 评分 >22 时,冠状动脉旁路移植术较介入治疗明显增加远期生存获益。对于冠心病合并糖尿病患者,FREEDOM 研究和 BARI 研究均表明冠状动脉旁路移植术的复合终点发生率要低于介入治疗。这些临床研究的结果为冠心病血运重建方法的选择提供了循证依据。

　　冠状动脉血运重建需要心脏团队共同决策。冠状动脉旁路移植术是心肌血运重建的主要方法之一,主要应用于冠状动脉严重病变的患者,使用非体外循环和微创技术可以降低手术风险,应用多支动脉血管移植物能提高远期生存、减少不良心血管事件和再次血运重建,杂交技术是未来发展方向之一。

(赵　强)

第六节　冠状动脉疾病的其他表现形式

一、微血管性心绞痛

　　20 世纪 60 年代起,随着冠状动脉造影逐渐开展及完善,临床疑诊冠状动脉粥样硬化性心脏病的患者能够通过冠状动脉造影使诊断明确,然而,临床工作中经常碰到患者呈典型劳力型心绞痛症状且心电图运动试验阳性,但行冠状动脉造影时并未发现明显的冠脉狭窄。1967 年,Likoff 等首先报道了一组有典型劳力型心绞痛,心电图运动试验阳性而冠状动脉造影正常的女性患者,引起了临床重视。1973 年,Kemp 等首先将此症候群命名为 X 综合征。为了与"代谢性 X 综合征"区分,又将 X 综合征称为心脏 X 综合征。1988 年,Cannon 等经过多年的研究和观察发现此类患者心内膜有斑块状纤维,无浸润物质,提示可能是微循环异常所致,故建议称为"微血管性心绞痛",2007 年,Camici PG 将此病命名为微血管功能异常(microvascular dysfunction),但微血管结构的异常同样存在,包括肥厚型心肌病和高血压病中常可见的室壁间小动脉由于平滑肌细胞肥厚和胶原沉积所致的中膜肥厚,常伴有内膜增厚,最终导致小动脉管腔面积的轻度缩小。因此 2017 年我国专家建议采用冠状动脉微血管疾病(coronary microvascular diseases,CMVD)名称,以涵盖微血管功能障碍和 / 或结构异常。

(一)流行病学

　　不同的研究人群报道的 CMVD 发生有所差异,国外学者对于怀疑缺血性心脏病进行第一次冠脉造影的患者进行调查显示,23.3% 的女性患者和 7.1% 的男性患者冠脉造影正常。另一项研究显示,胸痛患者行冠脉造影发现女性患者冠脉造影阴性的比例是男性患者的 5 倍。

(二)病因及病理生理

　　冠状动脉前小动脉(直径 0.1~0.5mm)和小动脉(直径 <0.1mm)构成了冠状动脉微血管,其中前小动脉是通过感受压力和流量的变化而调节阻力从而调节心肌血供,而小动脉的主要功能是根据心肌代谢的需求来调节血管张力和血流量,CMVD 的发病机制目前仍不清楚,但已经提出了几种理论。目前最主要的两种假设是:①微血管功能异常,胸痛症状被认为是冠脉微循环功能异常、小血管收缩导致心肌缺血,心肌局部代谢产物腺苷堆积,作用于心脏传入神经,引起疼痛。血管内皮细胞通过释放舒张和收缩因子来调节血流量,这些因子作用于血管平滑肌,也有非内皮依赖的缩血管物质也可作用于血管平滑肌,改变管腔内径和血流量从而引发胸痛症状和 ST 段改变;微血管结构的异常包括微栓塞等,可加重微血管管腔的缩小,导致心肌缺血。②心脏疼痛的敏感性异常,胸痛症状被认为是由于心脏疼痛敏感性超敏引起。

不同的患者中,不同机制可以协同作用引起胸痛,抑或可能有不同的潜在病因。

（三）临床表现

CMVD 的主要临床表现为发作性胸痛,其疼痛特点常为较典型的劳力型心绞痛,为劳力诱发的胸骨后或心前区疼痛或紧迫感,可向左肩、臂、颈或咽部放射,休息并含服硝酸甘油后数分钟可缓解。但有些患者胸痛持续时间可长达半小时以上,甚至部分患者胸痛不典型,表现为持续时间较长的闷痛。

（四）诊断和鉴别诊断

临床上诊断 CMVD 并不容易,CMVD 目前通常采用的诊断标准有以下几点:①有典型劳力型心绞痛发作;②有心肌缺血的客观依据,例如运动试验阳性(ST 段缺血型压低 >0.1mV);③左室功能正常;④冠状动脉造影正常;⑤麦角新碱激发试验阴性(排除大冠状动脉痉挛)。当具备上述各项时,临床上 CMVD 的诊断可成立。CMVD 的诊断技术包括测定冠状动脉血流储备(coronary flow reserve, CFR)、冠状动脉微血管阻力指数(index of microvascular resistance, IMR)等,乙酰胆碱激发试验也可用于评估微血管功能。单光子发射计算机断层成像术(SPECT)和正电子发射断层扫描(PET)技术均可评估心肌血流量和血流储备,在除外心外膜血管狭窄病变后,可用于评估微血管功能,缺点是价格昂贵并有放射性。诊断 CMVD 需排除非心源性疾病(如胃肠道、骨骼肌、肺部以及精神性疾病等),结构性或炎症性心脏疾病(瓣膜病、心包炎等),以及其他冠状动脉造影无明显狭窄病变但能引起胸痛的疾病(如更年期综合征、自主神经功能紊乱等)。

（五）治疗

由于病理生理机制不清楚,传统的抗心绞痛药物治疗效果有限,目前对于 CMVD 患者的治疗管理主要包括抗缺血和镇痛药物治疗、非药物治疗和生活方式干预。

1. 抗缺血药物治疗

(1)硝酸酯类:硝酸酯类体内代谢可促进一氧化氮(NO)的产生,诱导冠状动脉扩张,目前虽无大型随机试验评价硝酸酯类对于 CMVD 控制症状发作的疗效,但观察研究表明,硝酸酯类对减轻胸痛有一定的疗效。然而,硝酸酯类对于大、中动脉具有良好的扩张效应,对于 CMVD 患者以微血管功能障碍为主的扩张效果有限,尽管硝酸酯类疗效具有不确定性,长久以来仍作为 CMVD 治疗的重要手段。

(2)β 受体阻滞剂:通过阻断儿茶酚胺诱导的心率、血压及心肌收缩力,β 受体阻滞剂能降低心肌氧耗,改善 CMVD 患者的症状、提高运动耐量。研究发现普萘洛尔及阿替洛尔较安慰剂能提高 CMVD 患者运动耐量,新一代 β 受体阻滞剂——奈必洛尔及卡维地洛则具有额外的内皮依赖性舒张功能,并提高运动负荷试验压力测试参数。窦性心率过快且有 β 受体阻滞剂禁忌证的患者可服用伊伐布雷定降低窦性心率。

(3)钙通道阻滞剂:通过阻断 L- 型钙通道减少细胞内钙离子浓度,其负性变时变力效应减少外周阻力,但其对于 CMVD 的治疗效果仍充满争议。维拉帕米、硝苯地平已被证明较安慰剂能减少心绞痛发作的频率,延长运动时间。然而,静脉注射地尔硫䓬反而会减少冠脉血流储备。此外,β 受体阻滞剂已被证明较钙通道阻滞剂更有效。

(4)尼可地尔:是三磷酸腺苷(ATP)敏感性钾通道开放剂,既有通过增加 NO 有效扩张心外膜下冠状动脉的类硝酸酯类药物作用,同时能作用于冠状动脉的微血管。尼可地尔(5mg/ 次,每日 3 次)可作为冠状动脉微血管心绞痛的首选推荐药物。也可用于合并心外膜血管痉挛的患者。头痛的副作用少于硝酸酯类药物,因此,不能耐受硝酸酯类药物者可选用尼可地尔。

(5)雷诺嗪:作为一种新型的抗心绞痛药物,抑制晚期钠离子内流防止细胞内高钠损伤心肌细胞。慢性严重心绞痛患者使用雷诺嗪可增加活动量,且雷诺嗪被证实参与调控神经疼痛性电压门控钠通道,因此,雷诺嗪可能对 CMVD 患者心绞痛有效。

(6)血管紧张素转换酶抑制剂(ACEI):ACEI 减少具有收缩血管作用的血管紧张素 Ⅱ 的生成,用于血压管理;并减少内皮缓激肽的降解,刺激 NO 和其他血管扩张剂的生产。西拉普利和依那普利可提高患者运动耐量、延迟运动试验中 ST 下移的时间及程度,而依那普利可提高患者循环中 NO 的比例。

（7）他汀类：除抑制 HMG-CoA 还原酶降低胆固醇外，还具有改善内皮依赖性血管舒张的作用，因此，他汀可能对 CMVD 患者有益。有报道称 CMVD 患者服用他汀后运动诱发的胸痛及肱动脉血流介导的扩张均有所改善，但他汀尚不能作为 CMVD 治疗的主要手段。

（8）其他药物：包括曲美他嗪、法舒地尔等也有用于 CMVD 患者控制症状的报道。

2. 镇痛药物治疗

（1）黄嘌呤衍生物：前文已提及疼痛反应过度作为 CMVD 发病的原因之一，黄嘌呤衍生物作为腺苷受体阻断剂被认为可控制 CMVD 患者的胸痛。与安慰剂比较，CMVD 患者服用氨茶碱 3 周后，其 ST 段压低的频率及最大程度均无明显差异，但胸痛发作的频率减少，且引起胸痛的阈值提高。

（2）三环类抗抑郁药：除了控制 CMVD 患者的抑郁作用外，由于再摄取具有抑制作用的神经递质——5- 羟色胺和去甲肾上腺素，三环类抗抑郁药具有镇痛活性。在对胸痛且冠脉造影正常患者的研究中，丙咪嗪治疗期经历胸痛发作减少 52%。此外，患者对于右心室电刺激或冠脉内给予腺苷的疼痛敏感性显著改善。

3. 非药物治疗 认知行为疗法、神经刺激以及星状神经节切除等对于 CMVD 的疗效均有所报道，但目前为止尚不能作为 CMVD 患者的主要治疗方式。加强与患者的交流，以促使患者更加了解心脏病和心绞痛，学习压力管理和放松，恢复避免疼痛的活动和轻体育活动，以提高患者的生活质量。

4. 生活方式干预 生活方式干预包括运动训练、减肥、戒烟以及地中海饮食等，而运动训练是唯一被详细评估过且有效的干预方式。8 周的运动训练可增加运动能力并延缓运动诱发心绞痛的时间，运动训练也增加了内皮依赖性血流量。

（六）预后

由于目前对于 CMVD 的病理生理机制尚不清楚，因此，对于其治疗方案相对局限，疗效欠佳，生存预后各方说法不一。整体来看，CMVD 预后相对良好，但胸痛症状容易反复。

二、冠状动脉心肌桥

冠状动脉通常走行于心外膜下的结缔组织中，如果一段冠状动脉走行于心肌内，这束心肌纤维被称为心肌桥，走行于心肌桥下的冠状动脉被称为壁冠状动脉。冠状动脉造影显示该节段冠状动脉在心脏收缩期往往受到心肌组织的压迫而管腔缩窄，舒张期时压迫解除而恢复充盈，被称为"挤奶现象"（milking effect）（图 5-34A、B）。

（一）流行病学

冠状动脉造影时心肌桥检出率为 0.51%~16%，尸体解剖时检出率高达 15%~85%，说明大部分心肌桥并没有临床意义。但严重的心肌桥可产生心肌缺血，临床上表现为心绞痛、心律失常甚至心肌梗死或猝死。硝酸甘油和正性肌力药物能使收缩期肌桥段压迫增强。血管内超声显像能够精确了解冠状动脉解剖情况，提供心肌桥独特的血管壁形态和功能情况。心肌桥最常见于前降支中段，长度从 4~30mm 不等，冠脉造影和病理检查发现动脉粥样硬化较少累及肌桥段冠状动脉及远段血管。

（二）病理及病理生理

由于壁冠状动脉在每一个心动周期的收缩期被挤压，如挤压严重可产生远端心肌缺血，临床上可表现为类似心绞痛的症状、心律失常甚至 MI 或猝死。另外，由于心肌桥存在，导致其近端的收缩期前向血流逆转，而损伤该处的血管内膜，脂质沉积，动脉粥样硬化往往易于发生，甚至造成自发夹层、斑块破裂及血栓形成。有血管内超声研究显示，壁冠状动脉往往在舒张期其血管直径仍小于远端的参照血管，可能是心肌桥植入支架易发生冠脉穿孔的病理基础。

（三）诊断

心肌桥可通过冠脉造影（图 5-34A、B）、血管内超声（图 5-34C、D）、血流多普勒及冠脉 CT（图 5-34E）检出，冠脉造影需要至少一个投照体位上发现冠状动脉呈典型的一过性收缩期狭窄、舒张期往往管腔

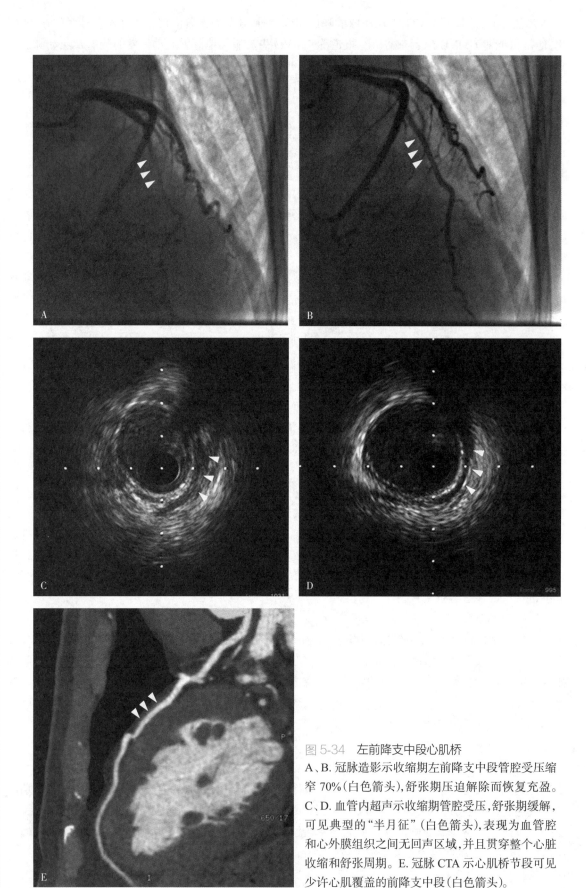

图 5-34　左前降支中段心肌桥
A、B. 冠脉造影示收缩期左前降支中段管腔受压缩窄 70%（白色箭头），舒张期压迫解除而恢复充盈。C、D. 血管内超声示收缩期管腔受压，舒张期缓解，可见典型的"半月征"（白色箭头），表现为血管腔和心外膜组织之间无回声区域，并且贯穿整个心脏收缩和舒张周期。E. 冠脉 CTA 示心肌桥节段可见少许心肌覆盖的前降支中段（白色箭头）。

充盈良好的挤奶征;对可疑患者,经冠状动脉给予血管扩张药物,如硝酸甘油,往往可见收缩期狭窄加重,进一步提高检出率。血管内超声及血流多普勒是心肌桥检出及血流动力学评价的重要手段。近年来,随着冠状动脉多排螺旋 CT 及双源 CT 使用增多,冠状动脉 CT 已成为心肌桥无创检出的重要手段,多排 CT 可以从多方位和角度观察肌桥情况,可对其长度、厚度及狭窄程度作出准确判断,是冠脉造影的有益补充。

(四) 治疗

有症状的心肌桥首选药物治疗,药物治疗的目的主要是降低壁冠状动脉收缩期受挤压程度,改善冠脉的灌注。β 受体阻滞剂和非二氢吡啶类钙拮抗剂可通过降低心肌收缩力、减慢心率、延长舒张期来减低壁冠状动脉受压、增加冠状动脉充盈时间,从而改善冠脉及心肌的灌注,减少心肌缺血的发生。由于在肌桥段植入支架,支架内再狭窄及血栓形成发生率高,且由于肌桥段血管存在发育不良,目前不主张冠状动脉支架植入作为治疗心肌桥的常规手段;对药物治疗无效、收缩期冠状动脉造影显示狭窄程度大于 80%、舒张期仍有较重狭窄、存在心肌缺血或心肌梗死证据的心肌桥患者,外科可进行肌桥段心肌松解术或冠状动脉旁路移植手术。

(钱菊英)

思考题

1. 动脉粥样硬化的病理生理机制有哪些?
2. 冠状动脉非阻塞性心肌梗死(MINOCA)的可能病因有哪些?
3. 试阐述抗血小板药物的作用机制和分类。
4. 试阐述冠状动脉微循环障碍的研究进展。
5. 试阐述冠心病的一级预防和二级预防。

第六章

心脏瓣膜病

心脏瓣膜病（valvular heart disease）是指心脏瓣膜发生结构和／或功能异常引起血流动力学改变，导致心腔结构改变及功能异常的一组重要的心血管疾病。病变可累及一个瓣膜，也可同时累及两个以上瓣膜，后者称多瓣膜病。

第一节　心脏瓣膜病概述

心脏瓣膜病（valvular heart disease）是由多种原因引起的心脏瓣膜狭窄或／和关闭不全所致的心脏疾病。正常情况下，心脏瓣膜开放使血液向前流动，心脏瓣膜关闭则可防止血液反流，从而保证心脏内血流的单向流动。当瓣膜狭窄时，心腔压力负荷增加；瓣膜关闭不全时，心腔容量负荷增加。这些血流动力学改变可导致心房或心室结构改变及功能异常，最终出现心力衰竭、心律失常等临床表现。

一、心脏瓣膜解剖结构（图 6-1）

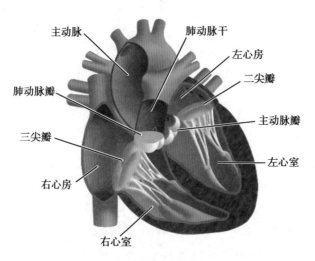

图 6-1　心脏各瓣膜示意图

1. **二尖瓣**　左心室流入道的入口为左房室口（left atrioventricular orifice），口周围的致密结缔组织环为二尖瓣环。二尖瓣(mitral valve,又称左房室瓣,left atrioventricular valve)基底附于二尖瓣环,游离缘垂入心室腔。瓣膜被两个深陷的切迹分为前尖和后尖。前尖呈半卵圆形位于前内侧,介于左房室口与主动脉口之间;后尖略似长条形,位于后外侧。与两切迹相对处,前、后尖叶融合,称前外侧连合和后内侧连合。二尖瓣前、后尖借助腱索附着于乳头肌上。

2. **主动脉瓣** 左心室流出道为左心室的前内侧部分,由室间隔上部和二尖瓣前尖组成,室间隔构成流出道的前内侧壁,二尖瓣前尖构成后外侧壁。流出道的上界为主动脉口(aortic orifice),位于左房室口的右前方,其周围的纤维环上附有三个半月形的瓣膜,名主动脉瓣(aortic valve),瓣膜大而坚韧,按瓣的方位分为左半月瓣、右半月瓣和后半月瓣。

3. **三尖瓣** 右心室流入道又称固有心腔(窦部),从右房室口延伸至右心室尖。右心室流入道的入口为右房室口,呈卵圆形,其周围由致密结缔组织构成的三尖瓣环围绕。三尖瓣(tricuspid valve,又称右房室瓣,right atrioventricular valve)基底附着于该环上,瓣膜游离缘垂入室腔。瓣膜被三个深陷的切迹分为三片近似三角形的瓣叶,按其位置分别称前尖、后尖和隔侧尖。位于两个相邻瓣膜之间的瓣膜组织称为连合,相应三个瓣连合分别为前内侧连合、后内侧连合和外侧连合,连合处亦有腱索附着。病理情况下的瓣膜粘连多发生在连合处,可造成房室口狭窄。三尖瓣的游离缘和心室面借腱索连于乳头肌。当心室收缩时,由于三尖瓣环缩小以及血液推动,使三尖瓣紧闭,因乳头肌收缩和腱索牵拉,使瓣膜不致翻向心房,从而防止血液倒流入右心房。三尖瓣环、三尖瓣、腱索和乳头肌在结构和功能上是一个整体,称三尖瓣复合体(tricuspid valve complex)。它们共同保证血液的单向流动,其中任何一部分结构损伤,均将会导致血流动力学上的改变。

4. **肺动脉瓣** 右心室流出道又称动脉圆锥或漏斗部,位于右心室前上方,内壁光滑无肉柱,呈圆锥体状,其上端借肺动脉口通肺动脉干。肺动脉口周缘有三个彼此相连的半月形纤维环为肺动脉环,环上附有三个半月形的肺动脉瓣(pulmonary valve),瓣膜游离缘朝向肺动脉干方向,其中点的增厚部分称为半月瓣小结。肺动脉瓣与肺动脉壁之间的袋状间隙称肺动脉窦。当心室收缩时,血液冲开肺动脉瓣进入肺动脉干;当心室舒张时,肺动脉窦被倒流的血液充盈,使三个瓣膜相互靠拢,肺动脉口关闭,阻止血液反流入右心室。动脉圆锥的下界为室上嵴,前壁为右心室前壁,内侧壁为室间隔。

二、流行病学

心脏瓣膜病的发病率随着年龄的增长逐渐增加,并影响生存率。瓣膜疾病和功能失调是世界范围内心血管疾病患者致残、生活质量降低及过早死亡的主要原因。大部分患者最终发展至心力衰竭引起死亡。

风湿热及其所致的风湿性瓣膜病是19世纪和20世纪早期大多数国家心脏瓣膜病的主要原因。虽然随着社会经济和公共卫生事业的发展,急性风湿热的发生率明显下降,风湿性瓣膜病相应地减少。然而,风湿热仍然是心脏瓣膜病的主要病因。随着预期寿命的延长和动脉粥样硬化危险因素的流行,与年龄相关的退行性瓣膜病增加,逐渐上升成为发达地区心脏瓣膜病的主要原因。

三、常见病因

心脏瓣膜病的常见病因包括炎症、黏液样变性、先天性畸形、缺血性坏死、创伤等,主要由风湿性心内膜炎和感染性心内膜炎引起,其次为主动脉粥样硬化和梅毒性主动脉炎,少数由瓣膜发育异常、退变或钙化引起。其中风湿炎症导致的瓣膜损害称为风湿性心脏病(rheumatic heart disease,RHD),简称风心病。近年来,随着生活及医疗条件的改善,风湿性心脏病的人群患病率正在降低,尽管黏液样变性及老年瓣膜钙化退行性改变所致的心脏瓣膜病日益增多,但在我国心脏瓣膜病仍以风湿性心脏病最为常见。风湿性心脏病患者中二尖瓣受累者约占70%,二尖瓣合并主动脉瓣病变者占20%~30%,

单纯主动脉瓣病变为 2%~5%，三尖瓣和肺动脉瓣病变者少见。随着生活方式的改变和人口老龄化进程的加速，老年退行性瓣膜病在我国逐年增加，而老年退行性瓣膜病以主动脉瓣膜病变最为常见，其次是二尖瓣病变。病变可累及一个瓣膜，也可累及两个以上瓣膜，累及两个以上瓣膜的称为联合瓣膜病。

急性风湿热（acute rheumatic fever, ARF）是心脏瓣膜病的主要病因，是由于 A 组 β 溶血性链球菌感染所致（多为咽峡炎），其致病机制与继发于链球菌感染后异常免疫反应有关。该细菌荚膜与人体关节、滑膜之间有共同抗原，即细胞壁外层中 M 蛋白及 M 相关蛋白、中层多糖中 N- 乙酰葡萄糖胺等与人体心肌和心瓣膜有共同抗原，细菌细胞膜的脂蛋白与人体心肌肌膜和丘脑下核、尾状核之间有共同抗原。链球菌感染后体内产生的抗链球菌抗体与这些共同抗原形成循环免疫复合物，沉积于人体关节滑膜、心肌、心瓣膜及丘脑下核、尾状核，激活补体成分产生炎性病变，从而产生相应的临床表现。

急性风湿热发生前 2~6 周常有咽峡炎或扁桃体炎等上呼吸道链球菌感染的表现，多急性起病，亦可为隐匿性进程，多为中等程度不规则发热，伴食欲减退、多汗、疲倦、面色苍白等毒血症表现。关节炎具有主要累及大关节（膝、踝、腕及肘）、游走性、多发性、不遗留关节畸形等特点，一般在数周内消失。心脏炎为小儿风湿热的主要表现，年龄越小心脏受累的机会越多，以心肌炎、心内膜炎最多见，亦可发生心包炎，轻者无症状，严重者可导致心衰。心肌炎可导致心脏增大、心尖搏动弥散、与体温不成正比的心动过速及心音低钝，有的可闻及奔马律及心尖区收缩期杂音，75% 的患儿主动脉瓣区闻及舒张中期叹气样杂音，心电图提示 PR 间期延长、ST-T 改变或心律失常。心内膜炎主要侵犯二尖瓣，其次为主动脉瓣，导致瓣膜的关闭不全，从而导致相应的症状及体征，如心尖区向腋下传导的全收缩期吹风样杂音，主动脉瓣第二听诊区（胸骨左缘第 3 肋间）舒张期叹气样杂音。急性期瓣膜损害多为充血水肿，恢复期即消失，但多次复发可造成瓣膜永久性瘢痕形成，导致风湿性心脏瓣膜病。心包炎多与心肌炎、心内膜炎同时存在，即全心炎。可伴有舞蹈病、皮下结节及环形红斑，舞蹈病患者预后良好，4~6 周后可自然痊愈，少数遗留神经精神症状。

目前风湿热的诊断采用 1992 年美国心脏病协会根据 Jones 标准修订的风湿热诊断标准。在确定链球菌感染的前提下，有两个主要表现或一个主要表现、两个次要表现，即可诊断急性风湿热。有前驱的链球菌感染的证据包括咽喉拭子或快速链球菌抗原试验阳性、链球菌抗体效价升高。主要表现包括：①心脏炎；②多发性关节炎；③舞蹈病；④环形红斑。次要表现包括：①关节痛；②发热；③急性反应物增高，如血沉（ESR）及 C 反应蛋白（CRP）；④ PR 间期延长。有下列 3 种情况可不必严格执行该诊断标准，即：①舞蹈病者；②隐匿发病或缓慢发展的心脏炎；③有风湿病史或现患风湿性心脏病，当再感染 A 组 β 溶血性链球菌时，有风湿热复发的高度危险者。

急性期应当卧床休息，有心脏炎者待体温正常、心动过速控制、心电图改善后继续卧床 3~4 周后恢复活动，有关节炎者待血沉及体温恢复正常，即可开始活动。控制链球菌感染的方案包括：青霉素 40 万 ~60 万 U，肌内注射，每日 2 次，疗程 2~3 周；或苄星青霉素 60 万 U（体重 27kg 以下者）或 120 万 U（体重 27kg 以上者），肌内注射，一次。如青霉素过敏，可使用红霉素、罗红霉素、林可霉素或喹诺酮类。对于单纯累及关节者，首选非甾体抗炎药物，常用阿司匹林，小儿 80~100mg/（kg·d），成人 3~4g/d，分 3~4 次口服；2 周后开始减量，疗程 4~8 周。心脏炎患者宜早期使用肾上腺皮质激素，泼尼松成人开始剂量 3~4mg/d，小儿 1.5~2mg/d，分 3~4 次口服，2~4 周后开始减量，疗程 8~12 周。停用激素之前 2 周加用阿司匹林，以防止激素停止后的反跳现象。有舞蹈症患者，可加用镇静剂如地西泮、苯巴比妥等；有心功能不全者，可应用小剂量洋地黄类药物、利尿剂和血管扩张剂等治疗心衰的药物，及时纠正电解质紊乱。

对风湿热的初次发作应加强预防，在确定链球菌感染后立即开始抗链球菌治疗：肌内注射青霉素 40 万 U，每日 2 次，连用 10d；或肌内注射苄星青霉素 60 万 U 一次（体重 27kg 以下者）或 120 万 U（体重 27kg 以上者）；如青霉素过敏，可用红霉素，疗程为 10d。对于曾经发作过风湿热的患者，要预防风湿热的复发，包括：每 3~4 周肌内注射苄星青霉素 120 万 U，至少 5 年，最好持续至 25 岁；有风湿性心脏病患者,预防期最少10年或至40岁,甚至终身预防。对青霉素过敏者可改用红霉素口服,每月6~7d,持续时间同前。

四、病理基础及发病机制

心脏瓣膜病可以表现为瓣膜狭窄(valvular stenosis)和/或瓣膜关闭不全(valvular insufficiency)。瓣膜狭窄的形态学改变包括:相邻瓣膜粘连,瓣膜增厚、硬化而弹性减弱或丧失,瓣环硬化和缩小,导致瓣膜开放时不能完全张开,血流通过障碍。瓣膜关闭不全的形态学改变为:瓣膜增厚、变硬、卷曲和缩短,瓣膜破裂和穿孔,腱索增粗、缩短和粘连,导致瓣膜关闭时不能完全闭合,部分血液反流。有时瓣膜狭窄和关闭不全可以同时存在。

1. **风湿性瓣膜病** 风湿性疾病在发展中国家是心脏瓣膜病最常见的原因。急性风湿热的典型表现是结缔组织的渗出性和增殖性炎性病变,主要累及心脏、关节和皮下组织。当发生心脏炎症时,心脏各层均被累及,部分病例心肌受累后导致心脏各腔室扩大。心肌受累的最初表现为胶原纤维的断裂、淋巴细胞浸润和纤维蛋白变性,随后形成Aschoff结节,后者被认为是急性风湿热的病理特征。心包炎非常常见,通常吸收后无明显临床后遗症,心脏压塞非常少见,偶见纤维性心包炎。

风湿性心内膜炎主要侵犯心瓣膜,以二尖瓣最常受累,其次为二尖瓣和主动脉瓣同时受累。病变初期,受累瓣膜肿胀,瓣膜结缔组织黏液变性和纤维素样坏死,伴炎症细胞和浆液渗出。瓣膜损伤导致其表面形成1~2mm大小的疣状血栓,常分布于瓣膜闭锁缘,灰白色、半透明,附着牢固,不易脱落(图6-2)。组织学上,疣状血栓主要由血小板和纤维蛋白构成,伴小灶状纤维素样坏死和炎症细胞。风湿热反复发作导致心脏瓣膜反复发生炎症性损伤,引起结缔组织增生,瓣叶逐渐变厚、纤维化和腱索融合,导致瓣膜和腱索变形、硬化和粘连,最终导致瓣膜狭窄和/或反流并逐渐加重。其组织病理学病变是有特征性的Aschoff小体、非特异性水肿和白细胞浸润。同时,瓣膜纤维化区域的炎性细胞,尤其是巨噬细胞和肌纤维母细胞可能分泌血管内皮生长因子,病变瓣膜可见明显血管新生。最近研究显示慢性风湿性瓣膜病中瓣膜的钙化和纤维化与成骨过程相关。瓣膜疾病基础上继发细菌等感染导致化脓性炎症可以进一步造成瓣膜损伤。

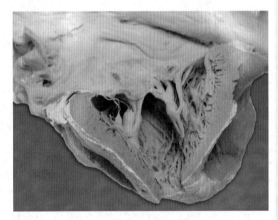

图6-2 再发性疣状心内膜炎

2. **黏液变性瓣膜疾病** 二尖瓣黏液变性疾病影响腱索支撑力或出现多余瓣膜组织,导致收缩期瓣叶向左房异常运动。其病理改变从轻度瓣叶增厚、冗长到显著的瓣膜面积和长度增加,伴随继发性腱索断裂。瓣环的黏液改变可导致瓣环的扩张和钙化。病变临床表现多样,包括瓣叶脱垂、退缩和冗长,随着时间的推移逐渐发展为进行性反流。多数患者由于瓣叶慢慢增厚而表现出疾病缓慢进展的过程。腱索断裂可加速患者病情进展,导致二尖瓣反流的严重程度明显加重。

3. **钙化性病变** 主动脉瓣狭窄的最常见原因是风湿性心脏病、先天性二叶瓣钙化和正常三叶瓣钙化改变。较少见的病因包括Paget病、肾衰竭、药物(包括美西麦角、氟苯丙氨、酚妥拉明)、家族性高胆固醇血症、系统性红斑狼疮、辐射和黄褐病。

流行病学和实验数据均说明,钙化性主动脉瓣狭窄是一个主动的逐渐进展的细胞生物过程,因此可以作为药物治疗的靶点。越来越多的证据显示退化性钙化主动脉瓣病因学的"损伤反应"机制与血管动脉粥样硬化机制相似。基质金属蛋白酶、白细胞介素-1、转录生长因子β、嘌呤核苷酸、核因子κB受体激活剂(RANK)、骨保护素(OPG)和肿瘤坏死因子α等信号通路在钙化性主动脉瓣狭窄进展中发挥了重要作用,而这些信号因子也都与血管动脉粥样硬化和骨的形成相似。其独立危险因素是年龄、男性、血清脂蛋白水平、体重、高血压病史、吸烟和低密度脂蛋白胆固醇(LDL)水平升高,与血管动脉粥样硬化的危险因素相似。

4. **其他**　如心腔扩大所致功能性瓣膜反流、缺血梗死或创伤导致乳头肌功能失调或腱索断裂引起瓣膜反流等。

五、临床表现

瓣膜疾病的临床症状主要取决于受累瓣膜狭窄或关闭不全的严重程度。瓣膜狭窄引起心腔压力负荷增加,关闭不全引起心腔容量负荷增加。代偿期可无明显症状。病变较重者最终导致心脏功能失代偿,出现一系列相应症状和体征。

1. 当二尖瓣狭窄的瓣口面积小于 1.5cm² 时,临床上可出现气促、咳嗽、咯血、发绀等症状。气促通常在活动时出现,其轻重程度与活动量大小有密切关系。严重时可以诱发端坐呼吸或急性肺水肿。咳嗽多在活动和夜间入睡后,肺淤血加重时出现。有的病例由于支气管黏膜下静脉曲张破裂,会出现大量咯血。此外,还常有心悸、心前区闷痛、乏力等症状。慢性肺淤血患者常伴有面颊与口唇轻度发绀,即所谓二尖瓣面容。并发心房颤动者,则脉律不齐。二尖瓣典型杂音为心尖区第一心音亢进和舒张中期隆隆样杂音。重度肺动脉高压伴有肺动脉瓣功能性关闭不全者,在胸骨左缘第2、3 或第4 肋间,可闻及舒张早期高音调吹风样杂音,在吸气末增强,呼气末减弱。

2. 二尖瓣关闭不全病变较重或病程较长者可出现乏力、心悸、劳累后气促等症状。急性肺水肿和咯血的发生率远低于二尖瓣狭窄。临床上出现症状后,病情可在较短时间内迅速恶化。主要体征是心尖搏动增强并向左向下移位;心尖区可听到全收缩期杂音,常向左侧腋中线传导;肺动脉瓣区第二心音亢进,第一心音减弱或消失;晚期可呈现右心衰竭以及肝大、腹腔积液等体征。

3. 主动脉瓣中度和重度狭窄者可有乏力、眩晕或晕厥、心绞痛、劳累后气促、端坐呼吸、急性肺水肿等症状,并可并发细菌性心内膜炎或猝死。胸骨右缘第2 肋间可扪及收缩期震颤;主动脉瓣区有粗糙喷射性收缩期杂音,向颈部传导,主动脉瓣区第二心音延迟并减弱。重度狭窄者常呈现脉搏细小、血压偏低和脉压小。

4. 主动脉瓣关闭不全的早期症状为心悸、心前区不适、头部强烈搏动感。重度关闭不全者常有心绞痛发作、气促,并可出现阵发性呼吸困难、端坐呼吸或急性肺水肿。心界向左下方增大,心尖部可见抬举性搏动;在胸骨左缘第3、4 肋间和主动脉瓣区可闻及叹息样舒张早、中期或全舒张期杂音,向心尖区传导;重度关闭不全者出现水冲脉、动脉枪击音、毛细血管搏动等周围血管征。

六、诊断

心脏瓣膜疾病的诊断主要依靠临床表现、体格检查以及相关的辅助检查。其中心脏听诊及超声心动图为确诊的重要依据;胸部 X 线检查能发现心脏形态异常;心导管检查能提供更多信息。

心脏听诊是发现结构性心脏病(包括心脏瓣膜病、先天性心脏病等)最简便易行的方式,也是心脏物理诊断中最重要和较难掌握的方法。

瓣膜疾病时由于血流流速、方向等发生改变,正常血流由层流转变为湍流或漩涡而冲击心壁、大血管壁、瓣膜、腱索等使之振动而在相应部位产生杂音;同时由于心腔充盈过程及心腔内压发生改变而产生心音强度的改变及心音分裂。二尖瓣脱垂还可产生喀喇音。置换人工金属瓣膜后可产生瓣膜开合时高调、响亮、短促的金属乐音。

1. **心音改变**

(1)心音强度改变:心肌收缩力与心室充盈程度及速率、循环阻力的大小以及瓣膜位置的高低、瓣膜的结构和活动性等均可影响心音强度。

1）第一心音：①S_1增强：二尖瓣狭窄时心室充盈减慢减少，心室开始收缩时二尖瓣位置低垂且心室充盈量少，使心室收缩时左室内压上升加速和收缩时间缩短，造成瓣膜关闭振动幅度大，因而S_1亢进；但若瓣叶显著纤维化或钙化，使瓣膜活动明显受限，则S_1反而减弱。②S_1减弱：二尖瓣关闭不全时左心室舒张期过度充盈，使二尖瓣漂浮，以致心室收缩前二尖瓣位置较高，关闭时振幅小，因而S_1减弱；主动脉瓣关闭不全时心室过度充盈，二尖瓣位置较高也可致S_1减弱。

2）第二心音：①S_2增强：二尖瓣狭窄伴肺动脉高压时肺循环阻力增高，S_2的肺动脉瓣部分（P_2）亢进，向胸骨左缘第3肋间传导，但不向心尖传导。②S_2减弱：主动脉瓣或肺动脉瓣狭窄时由于体循环或肺循环阻力降低、血流减少、半月瓣钙化或严重纤维化，可分别导致第二心音的A_2或P_2减弱。③通常分裂（general splitting）：二尖瓣狭窄伴肺动脉高压、肺动脉瓣狭窄时右室排血时间延长，二尖瓣关闭不全时左室射血时间缩短，使主动脉瓣关闭时间提前均可导致S_2通常分裂。④反常分裂（paradoxical splitting）：又称逆分裂（reversed splitting），主动脉瓣狭窄时左心排血受阻，排血时间延长，使主动脉瓣关闭明显延迟，可出现S_2反常分裂。

（2）额外心音（extra cardiac sound）：指在正常S_1、S_2之外听到的附加心音，多数为病理性。

1）奔马律（gallop rhythm）：①舒张早期奔马律（protodiastolic gallop）：心力衰竭出现，又称第三心音奔马律；②舒张晚期奔马律（late diastolic gallop）：主动脉瓣狭窄时后负荷过重引起心室肥厚，致心房为克服心室的充盈阻力而加强收缩，产生异常心房音，又称收缩期前奔马律或房性奔马律。

2）开瓣音（opening snap）：又称二尖瓣开放拍击声，二尖瓣狭窄而瓣膜尚柔软时舒张早期血液自高压力的左房迅速流入左室，导致弹性尚好的瓣叶迅速开放后又突然停止，使瓣叶振动引起的拍击样声音。其存在可作为二尖瓣瓣叶弹性及活动尚好的间接指标，是二尖瓣分离术适应证的重要参考条件。

3）收缩早期喷射音（early systolic ejection sound）：又称收缩早期喀喇音（click），为扩大的肺动脉或主动脉在心室射血时动脉壁振动，以及在主、肺动脉阻力增高的情况下半月瓣瓣叶用力开启，或狭窄的瓣叶在开启时突然受限产生振动所致。轻中度肺动脉瓣狭窄者出现肺动脉收缩期喷射音；主动脉瓣狭窄、主动脉瓣关闭不全者出现主动脉收缩期喷射音。当瓣膜钙化和活动减弱时，此喷射音可消失。

4）收缩中、晚期喀喇音（mid and late systolic click）：二尖瓣脱垂时瓣膜在收缩中、晚期脱入左房，瓣叶突然紧张或其腱索的突然拉紧产生振动所致。同时合并二尖瓣关闭不全的收缩晚期杂音，称二尖瓣脱垂综合征。

5）人工瓣膜音：置换人工金属瓣后可产生瓣膜开关时撞击金属支架所致的金属乐音，音调高、响亮、短促。人工二尖瓣关瓣音在心尖部最响而开瓣音在胸骨左下缘最明显。人工主动脉瓣开瓣音在心底及心尖部均可听到，而关瓣音仅在心底部闻及。

（3）心脏杂音（cardiac murmurs）

1）收缩期杂音：二尖瓣关闭不全者于二尖瓣区可闻及收缩期杂音：①器质性：主要见于风湿性二尖瓣关闭不全，杂音性质粗糙、吹风样、高调，强度≥3/6级，持续时间长，可占全收缩期，甚至遮盖S_1，并向左腋下传导；②功能性：见于左心增大引起的二尖瓣相对性关闭不全，杂音性质较粗糙、吹风样、强度2~3/6级，时限较长，可有一定的传导。

主动脉瓣狭窄者可于主动脉瓣区闻及典型的喷射性收缩中期杂音，响亮而粗糙，递增递减型，向颈部传导，常伴有震颤，且A_2减弱。

肺动脉瓣狭窄者可于肺动脉瓣区闻及典型的收缩中期杂音，喷射性、粗糙、强度≥3/6级，常伴有震颤且P_2减弱；二尖瓣狭窄伴肺动脉高压致肺动脉扩张产生肺动脉瓣相对性狭窄的杂音呈柔和吹风样，时限较短，伴P_2亢进。

二尖瓣狭窄者右心室扩大导致三尖瓣相对性关闭不全，可出现三尖瓣区柔和吹风样收缩期杂音；器质性三尖瓣关闭不全可于三尖瓣区闻及粗糙吹风样全收缩期杂音，不传至腋下，可伴颈静脉和肝脏收缩期搏动。

2) 舒张期杂音:风湿二尖瓣狭窄时可闻及局限于心尖区的舒张中、晚期低调、隆隆样、递增型杂音,平卧或左侧卧位易闻及,常伴震颤。中、重度主动脉瓣关闭不全致左室舒张期容量负荷过高,二尖瓣相对狭窄而产生的二尖瓣区功能性舒张期杂音,称 Austin-Flint 杂音。

主动脉瓣关闭不全者可于主动脉瓣区闻及舒张早期开始的递减型柔和叹气样杂音,向胸骨左缘及心尖传导,于主动脉瓣第二听诊区、前倾坐位、深呼气后暂停呼吸最清楚。

二尖瓣狭窄伴明显肺动脉高压者,由于肺动脉扩张导致肺动脉瓣相对性关闭不全,导致肺动脉瓣区功能性杂音,呈柔和吹风样、较局限的舒张期递减型杂音,于吸气末增强,常合并 P_2 亢进,称 Graham-Steel 杂音。

2. 超声心动图　超声心动图能详尽地、非侵入性地提供瓣膜病解剖学和病因学、瓣膜狭窄和/或关闭不全的严重程度、瓣膜损害对心腔大小和功能的影响以及任何心脏异常方面的相关信息。因此,超声心动图评价是目前对怀疑或已知心脏瓣膜病的标准诊断手段。

超声心动图可对瓣膜病的有无和病因提供准确的诊断线索。超声心动图定量评价左室大小和收缩功能是对成年瓣膜病患者进行临床决策的重要因素。彩色多普勒血流可提供反流束的起源和方向等信息,可半定量评估反流的严重程度。其他重要参数包括左室舒张功能、左房扩大和血栓、肺动脉压评估和右心功能。主动脉瓣疾病常伴随的主动脉扩张也可通过超声心动图判断,但需其他影像学方法进行完整评价。经食管超声心动图检查可评估左房血栓、人工瓣膜、二尖瓣修补、主动脉扩张和经胸超声心动图不能诊断的情况。

3. 影像学检查　X 线胸片也是心脏瓣膜病辅助检查的一种方式。整体形态异常的 X 线胸片可分为三型:二尖瓣型、主动脉瓣型和普大型(图 6-3)。

(1)二尖瓣型:呈梨形,主动脉结较小,肺动脉段丰满或突出,左心缘下段圆钝,右心缘下段较膨隆,常见于二尖瓣病变、房间隔缺损等。

(2)主动脉瓣型:主动脉结增宽,肺动脉段内凹,左心缘下段向左下延长,常见于主动脉瓣病变、高血压性心脏病等。

(3)普大型:心脏向两侧均匀增大,较对称,常见于心脏衰竭、大量心包积液等。

4. 心导管检查　大多数心脏瓣膜病可通过了解病史、体格检查以及非侵入性影像学检查(心电图、胸部 X 线、超声心动图等)明确诊断,并制订合理的治疗策略。但下列情况需行心导管术和心血管造影检查帮助诊断,包括:①外科手术前需要评估冠状动脉;②复杂多瓣膜疾病,需结合超声心动图和心导管检查协助诊断;③超声心动图影像质量不满意者(如体型高大、肥胖、慢性肺部疾病);④临床表

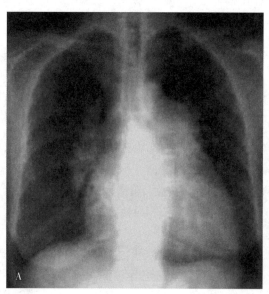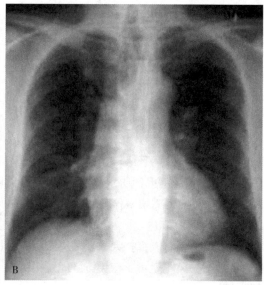

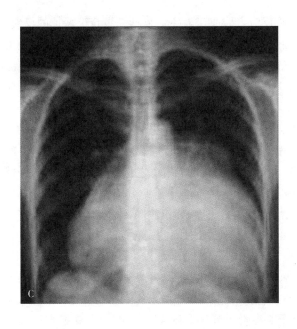

图 6-3　心脏整体形态异常的 X 线胸片
A. 二尖瓣型；B. 主动脉瓣型；C. 普大型。

现与超声结果不一致者；⑤已行超声心动图检查和其他非侵入性影像学检查，但诊断仍不明确者；⑥主动脉瓣压力阶差低，需通过多巴酚丁胺试验鉴别"真性"和"假性"主动脉瓣狭窄者。

用于诊断或评估心脏瓣膜病的心导管检查方法有很多种，所有测量方法必须准确细致，以保证据此计算所得数据准确。左室收缩功能的评价方式包括心室造影、心排血量测定及整个心动周期的左室压力测定；评估各心瓣膜狭窄严重程度的原理基本相似，包括测定压力阶差、分析压力波形、测定心排血量、计算瓣口面积，偶尔需行狭窄部位上游心腔造影。心导管检查的临床意义必须与完整的临床资料结合分析，包括病史、物理体检、心电图、胸片和超声心动图。

主动脉瓣狭窄时左室和主动脉之间的压力阶差可以由三个测量指标描述：平均压力阶差、峰值压力阶差、最大压力阶差。成人真性严重主动脉瓣狭窄合并左室功能低下导致的低压力阶差，输注多巴酚丁胺后平均主动脉瓣压力阶差 >30mmHg，主动脉瓣面积仍然 ≤ $1.0cm^2$，可以此与假性主动脉瓣狭窄相鉴别。

心腔造影：向受累瓣膜下游心腔注射造影剂，成像显示上游心腔中的造影剂反流量，从而评价瓣膜反流的严重程度。

七、管理和治疗

心脏瓣膜病的基本处理原则：①准确诊断特异性瓣膜病变，并对疾病严重程度进行定量分析；②预防心内膜炎、房颤、栓塞事件等并发症；③早期发现心功能不全，选择介入手术或外科手术干预的最佳时间；④处理合并疾病；⑤向患者宣教有关瓣膜病的进展过程、预后和可能的内科或外科治疗方法。

内科治疗一般对心脏瓣膜病获益有限，主要集中在风湿热、感染性心内膜炎、栓塞事件的预防，以及并发心力衰竭时缓解症状。外科瓣膜修复或置换是瓣膜严重病变的根本治疗手段，随着近年来技术与器械的发展与成熟，介入治疗也逐渐成为瓣膜病的重要治疗方式。

（一）疾病进展的监测

瓣膜疾病的进展可表现为瓣膜解剖结构和活动的改变，瓣膜狭窄或反流的程度加重，左室扩张、肥大或功能障碍失代偿，瓣膜病变继发肺动脉高压或心房颤动等。定期对瓣膜病患者进行无创性措施监测有利于及时发现疾病恶化，把握最佳干预时机。

监测频率取决于病变严重程度的初始评估、已知疾病的自然发展史、介入或外科手术的适应证等;对于瓣膜狭窄者取决于狭窄严重程度;对于瓣膜反流者取决于左室对慢性容量负荷增加的反应。同时,监测频率需要根据症状和体格检查的改变而进行相应调整。如慢性反流患者心室内径明显增大,则需缩短监测间隔,以鉴别病理性改变和正常的生理性改变并测量差异;二尖瓣疾病合并黏液瘤的患者若症状发生改变则应及时进行再评估;当定量参数接近介入或外科手术治疗的最佳时机时,应缩短监测间隔。

(二)风湿热预防

风湿热的一级预防基于对链球菌性咽炎的治疗,合理抗生素足疗程应用。既往有风湿热病史的患者可能反复发生无症状链球菌感染,但可导致瓣膜炎反复发作及瓣膜附属结构破坏加重,故应予持续性抗生素应用进行二级预防。建议抗生素应用至末次风湿热发作后至少 10 年或 40 岁后,选择较长程者;链球菌易感及经济条件较差的人群均为疾病复发高危患者,建议终身应用。与无瓣膜损害的患者相比,建议对有心脏炎或持续性瓣膜病变证据的患者进行更长时间的二级预防。

(三)并发症的预防

1. 感染性心内膜炎的预防　以往认为感染性心内膜炎的预防关键在于预测心内膜炎高危患者发生菌血症的可能性并及时进行短期抗生素治疗;在进行外科人工瓣膜或其他心腔内材料植入术时推荐使用抗生素。目前认为菌血症可由刷牙、拉牙线和咀嚼等日常行为引起,且比牙科操作更为常见,而评价怀疑菌血症时短期应用抗生素预防感染性心内膜炎总体获益的试验少,缺乏临床对照研究,同时抗生素致不良反应的风险大于潜在获益,因此对于自体瓣膜病患者,指南不再推荐进行心内膜炎的预防。减少日常行为相关菌血症最重要的是保持良好的口腔卫生和保健,包括规律的牙齿护理。

2. 栓塞事件的预防　对于心脏瓣膜病尤其是二尖瓣狭窄或心房颤动的患者,预防栓塞事件是治疗的关键组成部分。左房扩张同时伴或不伴心房颤动的低血流量患者,左房血栓形成通常可引起全身性栓塞。全身性栓塞事件可发生于无症状的患者并造成严重后果。因主动脉瓣或二尖瓣钙化导致的栓塞事件较少见。

(四)一般保健措施

轻到中度无症状成年患者,应鼓励其维持正常体重,进行规律的体育锻炼。具有窦性心律、左室大小和收缩功能正常、静息和运动时肺动脉压正常的无症状患者参加竞技运动不受限制。对于无症状的重度瓣膜病患者,仍鼓励其规律地参与低强度有氧运动。关于竞技运动的推荐意见在中度瓣膜病患者中存在争议,应对合并左室扩张和左室功能不全及血流动力学受运动影响较大的患者采取个体化方案。接受慢性抗凝治疗的患者应避免参与可能有身体接触或跌倒的运动。

推荐所有年龄 >65 岁的老年人接种肺炎球菌疫苗,每年接种流感疫苗。瓣膜病患者急性感染时可能导致心脏失代偿,在此类患者中接种疫苗预防感染尤为重要。年轻瓣膜病患者只有在合并免疫功能低下时,需常规免疫接种。

瓣膜病患者应评估并管理其冠心病危险因素。许多瓣膜病患者最终需外科手术治疗,当瓣膜病合并冠状动脉疾病时,外科手术率和死亡率明显增加。合并冠状动脉疾病的不利影响在二尖瓣反流患者中尤为明显,与不合并冠状动脉疾病患者相比,外科手术死亡率增加 4 倍,5 年生存率降低 50%。主动脉瓣狭窄并发冠状动脉疾病可导致外科手术死亡率增加大约 1 倍。

(五)患者教育

患者教育是提高心脏瓣膜病患者依从性,预防并发症和早期识别症状的关键。每一名患者都应了解瓣膜病的长期预后、潜在并发症、典型症状、持续监测的必要性及手术禁忌。

患者还应了解感染性心内膜炎的风险及保持最佳口腔卫生、日常牙齿保健的重要性。有必要对患者进行有关心内膜炎临床表现和使用抗生素前获取血培养重要性的教育,人工瓣膜置换术后患者应了解心内膜炎的预防时机及特殊抗生素的使用原则。

所有心脏瓣膜病患者均应进行冠心病危险因素的评估、教育及治疗,以减少相关危险因素。心脏瓣膜病患者合并妊娠的风险差异较大,对于瓣膜病变的高危患者,可考虑在计划妊娠前行外科手术矫正;长期接受抗凝治疗的育龄期女性患者,应在计划妊娠前即开始讨论妊娠期抗凝治疗的问题。

对于遗传性或存在遗传因素的瓣膜病患者,应尽可能对其他家庭成员进行筛查。

(王建安　柳剑英)

第二节　二尖瓣疾病

一、概述

二尖瓣由左房室瓣瓣膜(或称为瓣叶)、乳头肌、腱索及瓣环构成,房室瓣附着部分则被称为瓣环,瓣膜由腱索支持,而腱索则插入在乳头肌中或直接附着于心室肌内。其中任何一个部位出现问题都会导致瓣膜的功能障碍,即狭窄或关闭不全,或二者同时存在。

风湿性心脏瓣膜病最常累及二尖瓣,主动脉瓣次之,三尖瓣大多为继发性病变,风湿性病变直接累及三尖瓣较少见。风湿性病变可以单独损害一个瓣膜区,也可以同时累及几个瓣膜区,常见的是二尖瓣合并主动脉瓣病变。风湿性二尖瓣狭窄(mitral stenosis)发病率女性较高。在儿童和青年期发作风湿热,往往在 20~30 岁以后才出现二尖瓣狭窄的临床症状。

二尖瓣关闭不全(mitral incompetence,MI;mitral regurgitation,MR)可由风湿性病变、退行性变、细菌性心内膜炎、缺血性心脏病等病因导致。风湿性二尖瓣关闭不全多数合并狭窄,主要病理改变是瓣叶和腱索增厚、挛缩、瓣膜面积缩小、瓣叶活动度受限以及二尖瓣瓣环扩大等。近年随着老年患者增多,瓣膜退行性变病例增多,主要病理改变是部分腱索断裂、瓣叶脱垂;细菌性心内膜炎可造成二尖瓣叶赘生物或穿孔;缺血性心脏病导致的乳头肌功能不全也可造成二尖瓣关闭不全。

二、二尖瓣狭窄

二尖瓣狭窄(mitral stenosis,MS)是因瓣叶增厚,交界粘连、融合,瓣下腱索挛缩所致二尖瓣开放幅度变小,引起左心房至左心室血流受阻。MS 多见于女性,男女比例为 2:3 至 3:4。

(一)病因

二尖瓣狭窄的主要病因是风湿热,多见于急性风湿热后,部分患者无急性风湿热病史,但多有反复链球菌感染所致的上呼吸道感染史。急性风湿热后形成二尖瓣狭窄估计至少需要 2 年,通常需 5 年以上的时间,多次反复发作的急性风湿热患者出现瓣口狭窄的病理改变要早于仅有一次发作者。多数患者的无症状期为 10 年以上,故风湿性二尖瓣狭窄一般在 40~50 岁发病,以女性居多,约占 2/3。二尖瓣狭窄的少见病因包括先天性发育异常,几乎仅见于婴幼儿。在极罕见的情况下,二尖瓣狭窄也可以是恶性类癌、系统性红斑狼疮、类风湿关节炎、亨特-胡尔勒表型(Hunter-Hurley phenotype)的黏多糖贮积病等的并发症;淀粉样物质可沉积于风湿性瓣膜上,并阻碍左房排空;Lutembacher 综合征为风湿性二尖瓣狭窄合并房间隔缺损。左房肿瘤尤其是黏液瘤、左房球状瓣血栓(常伴有二尖瓣狭窄)、伴巨大赘生物的感染性心内膜炎和单发左心房内先天性隔膜(即三房心)的血流动力学均与二尖瓣狭窄类似。虽然二尖瓣环的钙化常引起二尖瓣关闭不全,但若二尖瓣下或瓣内广泛受累时,也引起二尖瓣狭窄。有人认为病毒(特别是柯萨奇病毒)也可引起包括二尖瓣狭窄在内的慢性心瓣膜病。

（二）病理

风湿性心脏病患者中约25%为单纯二尖瓣狭窄，40%为二尖瓣狭窄伴二尖瓣关闭不全，主动脉瓣常同时受累。风湿性二尖瓣狭窄的基本病理变化为瓣叶和腱索的纤维化和挛缩，特征性改变是相邻瓣叶的粘连。瓣叶钙化则进一步加重狭窄至呈孔隙样，可引起血栓形成和栓塞。

风湿性二尖瓣狭窄可分为下列两种类型。

1. 隔膜型狭窄　病变早期，前瓣病变较轻，活动限制较少，主要为瓣叶交界处增厚粘连。

2. 漏斗型狭窄　病变后期，前瓣和后瓣均增厚、挛缩或有钙化，病变累及腱索和乳头肌发生纤维硬化，融合缩短，将瓣叶向下牵拉，瓣口狭窄呈鱼口状或漏斗状，漏斗底部朝向左心房，尖部朝向左心室。常伴有关闭不全。（图6-4）

退行性MS的发生呈上升趋势，主要病理变化为瓣环钙化，多见于老年人，常合并高血压、动脉粥样硬化或主动脉狭窄。单纯瓣环钙化导致二尖瓣反

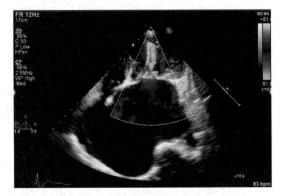

图6-4　二尖瓣狭窄合并关闭不全

流较为多见；当累及瓣叶且瓣叶增厚和/或钙化时瓣叶活动受限，导致MS，但无交界粘连，且瓣叶增厚和/或钙化以瓣叶底部为甚，不同于风湿性MS以瓣缘为主。先天性MS较少见，主要是瓣下狭窄。其他少见病因如结缔组织病（系统性红斑狼疮等）浸润性疾病、心脏结节病、药物相关性瓣膜病等，表现为瓣叶增厚和活动受限，极少有交界粘连。

慢性二尖瓣狭窄可引起左房增大及因此引起的左总支气管抬高、左房壁钙化、腔壁血栓形成、肺血管床闭塞等改变。

血流动力学及心脏变化：早期由于二尖瓣口狭窄，心脏舒张期从左心房流入左心室的血流受阻，左心房代偿性扩张肥大，使血液在加压情况下快速通过狭窄口，并引起旋涡与震动，产生心尖区舒张期隆隆样杂音。后期左心房失代偿，左心房内血液淤积，肺静脉回流受阻，引起肺淤血、肺水肿或漏出性出血。临床出现呼吸困难、发绀、咳嗽和咯出带血泡沫痰等左心衰竭症状。当肺静脉压显著升高（>25mmHg）时，通过神经反射引起肺小动脉收缩或痉挛，使肺动脉压升高。长期肺动脉高压，可导致右心室代偿性肥大，继而失代偿，右心室扩张，三尖瓣因相对关闭不全，最终引起右心房淤血、右心衰竭及体循环淤血。临床表现为颈静脉怒张、淤血性肝肿大、下肢水肿和浆膜腔积液。典型影像学表现为"梨形心"。

（三）病理生理

正常二尖瓣口面积约4~6cm²，瓣口面积减小至1.5~2.0cm²属轻度狭窄，1.0~1.5cm²属中度狭窄，<1.0cm²属重度狭窄。当二尖瓣口面积狭窄至2.0cm²以下时，则会发生血流动力学变化，临床上开始出现症状。正常心室舒张期，左心房、左心室之间出现压力阶差，即跨瓣压差，每分钟约有4~5L血液从左心房通过二尖瓣瓣口流入左心室。早期充盈后，左心房、左心室内压力趋于相等。若瓣口面积小于1.5cm²时，即可产生血流障碍，在运动后血流量增大时更为明显。瓣口面积缩小至1cm²以下时，血流障碍更加严重。压差持续整个心室舒张期，通过测量跨瓣压差可判断二尖瓣狭窄程度（表6-1）。发生MS后，为了维持正常心排血量，左房压（LAP，正常值4~12mmHg）会代偿性增高，呈现显著的左心房-左心室舒张压力阶差。严重狭窄时左心房压高达20~25mmHg，才能使血流通过狭窄的瓣口，使左心室充盈并维持正常的心排血量。LAP的增高导致左房扩张、肺静脉压和肺毛细血管楔压升高，肺静脉和肺毛细血管发生扩张和淤血。心率加快时（如房颤、妊娠、感染或贫血时），心室舒张期比收缩期缩短明显，致使舒张期血流通过二尖瓣进入左心室的时间减少，导致LAP及跨瓣压差进一步增高，进一步增加肺毛细血管压力。此时患者静息状态下无明显症状，但劳累或情绪激动时，会出现劳力性或阵发性呼吸困难、咯血等症状。随着病情的进展，瓣口面积缩小至1cm²以下时，血流障碍更加严重。体

力活动、情绪激动、妊娠等均可使肺静脉压超过正常血浆胶体渗透压(25~30mmHg),因而可能发生急性肺水肿。随着疾病的发展,一方面由于肺泡与毛细血管之间的组织增厚,毛细血管渗液不易进入肺泡内;另一方面,由于肺静脉和肺毛细血管压力升高,可引起肺小动脉痉挛,血管壁增厚,管腔狭窄,可以阻止大量血液进入肺毛细血管床,并限制肺毛细血管压力的过度升高,从而减低肺水肿发生率。而长期肺动脉高压引起肺小动脉痉挛,最终导致肺小动脉硬化,更加重肺动脉高压。肺动脉高压增加右心室后负荷,引起右心室肥厚扩张,终致右心衰竭,此时肺动脉压力有所降低,肺循环血液有所减少,肺淤血一定程度缓解。

表 6-1　MS 对左房室跨瓣压差和左房压的影响

狭窄程度	瓣口面积 /cm^2	跨瓣压差 /mmHg	左房压 /mmHg
正常	4~6	无	正常
轻度	>1.5	有	正常
中度	1.0~1.5	有	升高
重度	<1.0	20	升高

单纯 MS 患者的左室舒张功能正常,但并发二尖瓣关闭不全、主动脉病变、高血压病、缺血性心脏病、心肌病,均可引起左室舒张压升高。约85%的单纯 MS 患者,舒张末容量在正常范围,其余则下降。约1/4的单纯 MS 患者,射血分数和其他收缩功能的指数均低于正常范围,可能是长期的前负荷降低与后负荷增加引起,后者与长期的心排血量降低有关,常见有心肌局部运动减低,与二尖瓣瘢痕形成过程延展到邻近后基底部心肌或伴有缺血性心脏病有关。

MS 导致的左心房扩大、左房壁纤维化及心房肌束排列紊乱,结果产生传导速度和不应期的不一致,易于发生房性期前收缩和心房颤动,后者发生率约40%。心房颤动可导致心房收缩功能消失,舒张期充盈时间减少,可使心排血量降低约20%;同时增加左心房血栓的发生率。

（四）临床表现

1. 症状　一般二尖瓣中度狭窄(瓣口面积 <1.5cm^2)始有临床症状。

(1)呼吸困难:呼吸困难为最常见也是最早期的症状,在运动、情绪激动、妊娠、感染或快速性房颤时最易被诱发。随病程进展,可出现静息时呼吸困难、夜间阵发性呼吸困难甚至端坐呼吸。

(2)咳嗽:常见,多在夜间睡眠或劳动后出现,为干咳无痰或泡沫痰,并发感染时咳黏液样或脓痰。咳嗽可能与患者支气管黏膜淤血水肿易患支气管炎或扩大的左心房压迫主主支气管有关。

(3)咯血:有以下几种情况:①大咯血:是由于严重二尖瓣狭窄,左心房压力突然增高,肺静脉压增高,支气管静脉破裂出血所致,可为二尖瓣狭窄首发症状,多见于二尖瓣狭窄早期。后期因静脉壁增厚,以及随着病情进展致肺血管阻力增加及右心功能不全,大咯血发生率降低。②痰中带血或血痰:常伴夜间阵发性呼吸困难,与支气管炎、肺部感染、肺充血或肺毛细血管破裂有关,常伴夜间阵发性呼吸困难。③肺梗死时咳胶冻状暗红色痰,为二尖瓣狭窄合并心力衰竭的晚期并发症。④粉红色泡沫痰:为急性肺水肿的特征,由毛细血管破裂所致。

(4)血栓栓塞:为二尖瓣狭窄的严重并发症,约20%的患者在病程中发生血栓栓塞,其中15%~20%由此导致死亡。发生栓塞者约80%有心房颤动,故合并房颤的患者需予以预防性抗凝治疗。

(5)其他症状:左心房显著扩大、左肺动脉扩张压迫左喉返神经引起声音嘶哑;压迫食管可引起吞咽困难;右心室衰竭时可出现食欲减退、腹胀、恶心等消化道淤血症状;部分患者有胸痛表现。

2. 体征

(1)视诊

1)重度二尖瓣狭窄患者心排血量低下、全身血管收缩,可呈"二尖瓣面容",双颧绀红,口唇轻度发绀,四肢末梢亦见发绀(图 6-5)。

2)心前区隆起:常见胸骨下段及胸骨左缘 3、4、5 肋间的局部隆起,见于儿童期风湿性心瓣膜病的二尖瓣狭窄所致的右心室肥大。

3)心尖搏动:右心室增大可导致心尖搏动向左侧移位。

(2)触诊

1)剑突下搏动:该搏动可能是右心室收缩期抬举样搏动,也可由腹主动脉搏动产生。病理情况下,二尖瓣狭窄所致右心室肥大者可有剑突下搏动,腹主动脉搏动常由腹主动脉瘤引起。鉴别搏动来自右心室或腹主动脉的方法有两种:其一是患者深吸气

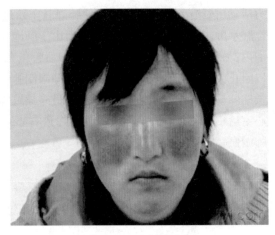

图 6-5　二尖瓣面容

后,搏动增强则为右室搏动,减弱则为腹主动脉搏动。其二是手指平放从剑突下向上压前胸壁后方,右心室搏动冲击手指末端而腹主动脉搏动则冲击手指掌面。

2)震颤:震颤(thrill)为触诊时手掌尺侧(小鱼际)或手指指腹感到的一种细小震动感,与在猫喉部摸到的呼吸震颤类似,又称猫喘。震颤的发生机制与心脏杂音相同,系血液经狭窄的口径或循异常的方向流动形成涡流造成瓣膜、血管壁或心腔壁震动传至胸壁所致。部分二尖瓣狭窄患者可于心尖区触及舒张期震颤,在深呼气后较易触及。

触诊有震颤者,多数也可听到响亮的杂音。但是,由于触诊对低频振动较敏感,而听诊对高频振动较敏感,二尖瓣狭窄的杂音属于低音调的舒张期杂音,可能该杂音不响亮或几乎听不到,但触诊时仍可觉察到震颤,需引起注意。

3)右心衰竭体征:二尖瓣狭窄合并右心衰竭时可出现颈静脉怒张、肝颈回流征阳性、肝大、双下肢水肿等。

(3)叩诊:左房显著增大时胸骨左缘第 3 肋间心界增大,心腰消失。左房与肺动脉段均增大时,胸骨左缘第 2、3 肋间心界增大,心腰更为丰满或膨出,心界如梨形心浊音界呈"梨形心"。

(4)听诊

1)心音

第一心音:S_1 强度的主要决定因素是心室内压增加的速率,心室内压增加的速率越快,S_1 越强。二尖瓣狭窄时由于心室充盈减慢减少,以致在心室开始收缩时二尖瓣位置低垂,以及心室充盈量少使心室收缩时左室内压上升加速、收缩时间缩短,造成瓣膜关闭振动幅度大,因而 S_1 亢进,呈拍击样。但如伴有严重瓣叶病变,瓣叶显著纤维化或钙化,使瓣叶增厚、僵硬,瓣膜活动明显受限,则 S_1 反而减弱。当胸壁增厚、肺气肿、低心排血量状态、右室明显扩大、二尖瓣重度狭窄时此杂音可被掩盖,称之为"安静型二尖瓣狭窄"。

第二心音:二尖瓣狭窄所致的肺动脉高压可使 P_2 亢进,并出现 S_2 通常分裂,受呼吸影响。

开瓣音(opening snap):又称二尖瓣开放拍击声,80%~85% 的患者胸骨左缘第 3、4 肋间或心尖区内侧可闻及,常位于第二心音后 0.05~0.06s,见于二尖瓣狭窄而瓣膜尚柔软时。舒张早期血液自高压力的左房迅速流入左室,导致弹性尚好的瓣叶迅速开放后又突然停止,使瓣叶振动引起拍击样声音。听诊特点为音调高、历时短促而响亮、清脆,呈拍击样,在心尖内侧较清楚。开瓣音的存在有助于诊断隔膜型 MS,可作为二尖瓣瓣叶弹性及活动尚好的间接指标,是二尖瓣分离术适应证的重要参考条件。

2)心脏杂音

二尖瓣狭窄特征性的杂音为心尖区舒张中晚期低调的隆隆样杂音,呈递增型,局限,左侧卧位明显,运动或用力呼气可使其增强,常伴舒张期震颤,房颤时杂音可不典型。当胸壁增厚、肺气肿、低心

排血量状态、右室明显扩大、二尖瓣重度狭窄时此杂音可被掩盖,称之为"安静型二尖瓣狭窄"。

严重肺动脉高压时,由于肺动脉及其瓣环的扩张,导致相对性肺动脉瓣关闭不全,因而在胸骨左缘第 2 肋间可闻及递减型高调叹气样舒张早期杂音(即 Graham-Steel 杂音)。

右心室扩大时,因相对性三尖瓣关闭不全,可于胸骨左缘第 4、5 肋间闻及全收缩期吹风样杂音。

（五）辅助检查

1. X 线检查　后前位及侧位的胸片显示肺静脉压增高导致肺淤血的迹象,肺门增大,边缘模糊,血流均匀地分布在上叶,表现为上肺纹理增多;肺静脉压的增高(>10mmHg),导致间质组织的液体渗漏,小叶间的液体聚集在基部产生线性条纹,位于双侧肋膈角区,延伸至胸膜,即小叶间隔线,称为 Kerley B 线;肺静脉压进一步增高(>30mmHg),间质液进入肺泡腔,可出现肺泡水肿,中下肺野内中带有片状模糊影,典型表现为蝶翼状。长期肺淤血后含铁血黄素沉积,双下肺野可见散在点状阴影。老年患者常有二尖瓣钙化。

心影显示左心房增大,后前位胸片上右心房边缘的后方有一密度增高影(双心房影),左心缘变直。左前斜位可见左心房使左主支气管上抬,右前斜位吞钡可见增大的左心房压迫食管下段。其他还有:主动脉弓缩小、肺动脉主干突出、右心室增大、心脏呈梨形。

2. 心电图　窦性心律者可见"二尖瓣型 P 波"(P 波宽度大于 0.12s,伴切迹),提示左心房扩大。QRS 波群示电轴右偏和右心室肥厚表现。病程晚期常合并房颤。

3. 超声心动图　是确诊该病最敏感可靠的方法。M 型超声心动图示二尖瓣前叶呈"城墙样"改变(EF 斜率降低,A 峰消失,图 6-6A),后叶与前叶同向运动,瓣叶回声增强。通过二维超声可以观察瓣叶的活动度、瓣叶的厚度、瓣叶是否有钙化以及是否合并其他瓣膜的病变等,从而有利于干预方式的选择。风心病 MS 二维超声显示瓣膜增厚变形,回声增强,交界粘连,瓣膜开放受限,早期主要累及瓣缘及交界,瓣体弹性尚可,短轴瓣口呈鱼口状(图 6-6B);长轴前叶开放呈圆顶状或气球样(图 6-6C),后叶活动受限;晚期整个瓣叶明显纤维化、钙化,瓣膜活动消失,瓣膜呈漏斗状(图 6-6D),腱索乳头肌也增粗粘连、融合挛缩。

超声心动图还可对房室大小、室壁厚度和运动、心室功能、肺动脉压、其他瓣膜异常和先天性畸形等方面提供信息。二尖瓣狭窄时左房增大,合并房颤时更加明显;左房内血流淤滞,自发显影呈云雾状或伴血栓形成。彩色多普勒血流显像可实时观察二尖瓣狭窄的射流,舒张期二尖瓣口血流束细窄,呈五色镶嵌样,喷入左心室,呈喷泉样,有助于正确定向。连续波或脉冲波多普勒能较准确地测定舒张期跨二尖瓣的压差和二尖瓣口面积,其结果与心导管法测定结果具有良好相关性,可较准确地判断狭窄严重程度(表 6-2)。

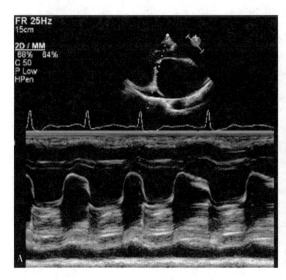
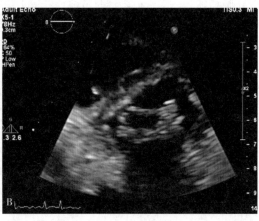

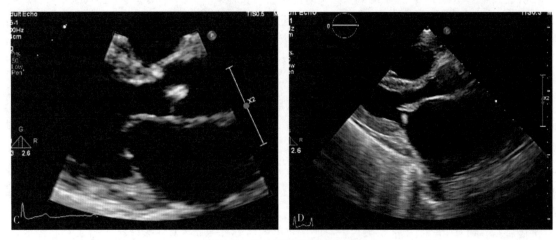

图 6-6   二尖瓣狭窄超声表现

A. M 型超声二尖瓣前叶"城墙样"改变;B. 短轴切面"鱼口状"改变;C. 长轴切面二尖瓣前叶
开放呈圆顶状或气球样;D. 晚期瓣膜呈漏斗状。

表 6-2   超声心动图二尖瓣狭窄程度判定

狭窄程度	瓣口面积 /cm²	平均压力阶差 /mmHg	肺动脉压 /mmHg
轻度	>1.5	<5	<30
中度	1.0~1.5	5~10	30~50
重度	<1.0	>10	>50

经食管超声心动图能准确判断二尖瓣形态,检出左心耳及左心房附壁血栓,观察房室腔形态及功能改变。血栓诊断的敏感性及特异性均在 98% 以上。

4. 其他辅助检查

(1)放射性核素:可见左心房扩大,显像剂浓聚和通过时间延长,左心室不大。肺动脉高压时,可见肺动脉主干和右心室扩大。

(2)右心导管检查:一般只有在患者的症状、体征与超声心动图测定的二尖瓣口面积不一致时,才考虑选用心导管检查,主要用来确定跨瓣压差和计算二尖瓣口面积,明确狭窄的程度。二尖瓣狭窄的患者右心室、肺动脉及肺毛细血管压力增高,肺循环阻力增大,心排血量减低。

(3)血管造影:右前位、右前外位造影能很好地显示二尖瓣。虽然理论上应在左心房注入造影剂,但如在肺动脉注入大量造影剂通常能使左侧心脏显像良好,该血管造影也可用于评估左房大小,显示瓣叶的增厚及运动减弱,描述腔内巨大的血栓轮廓。左心室造影术有助于评估二尖瓣瓣膜的运动状况,也可同时用于评估左室收缩功能和二尖瓣瓣下结构。但目前血管造影诊断二尖瓣瓣膜疾病大部分被超声心动图所取代。

(六)诊断和鉴别诊断

1. 诊断   心尖区隆隆样舒张期杂音伴 X 线或心电图示左心房增大,提示二尖瓣狭窄,超声心动图检查可明确诊断。

准确判断二尖瓣狭窄分期也是诊断的一个重要部分(表 6-3)。

2. 鉴别诊断   心尖部舒张期隆隆样杂音尚见于如下情况,应注意鉴别。

(1)主动脉瓣关闭不全:严重的主动脉瓣关闭不全常于心尖部闻及舒张中晚期柔和、低调隆隆样杂音(Austin-Flint 杂音),系相对性二尖瓣狭窄所致。

表6-3 二尖瓣狭窄分期

分期	定义	瓣膜解剖结构	瓣膜血流动力学	血流动力学后果	症状
A	MS风险期	舒张期瓣膜轻度圆拱状	二尖瓣血流速度正常	无	无
B	MS进展期	风湿性瓣膜变化出现二尖瓣瓣叶交界处融合和舒张期瓣膜圆拱状	二尖瓣血流速度增加 MVA>1.5cm^2 舒张期压力减半时间<150ms	轻-中度左房增大静息时肺动脉压正常	无
C	无症状严重MS期	风湿性瓣膜变化出现二尖瓣瓣叶交界处融合和舒张期瓣膜圆拱状	MVA≤1.5cm^2；舒张期压力减半时间≥150ms	严重左房增大肺动脉收缩压增高>30mmHg	无
D	有症状严重MS期		极严重MS：MVA≤1.0cm^2；舒张期压力减半时间≥220ms		活动耐量减低劳力性呼吸困难

注:MS,二尖瓣狭窄;MVA,二尖瓣口面积。

(2)左心房黏液瘤:瘤体阻塞二尖瓣口,产生随体位改变的舒张期杂音,其前可闻及肿瘤扑落音,超声心动图下可见左心房团块状回声反射。

(3)经二尖瓣口血流增加:严重二尖瓣反流、大量左向右分流的先天性心脏病(如室间隔缺损、动脉导管未闭)和高动力循环(如甲状腺功能亢进症、贫血)时,心尖区可有舒张中期短促的隆隆样杂音。

(七) 并发症

1. **心房颤动** 房颤为二尖瓣狭窄最常见的心律失常,也是相对早期的常见并发症,可能为患者就诊的首发症状。左心房压力增高致左心房扩大及房壁纤维化是房颤持续存在的病理基础,心房颤动亦可引起心房肌的弥漫性萎缩,进一步可导致心房增大,形成恶性循环。房颤时因舒张期变短、心房收缩功能丧失、左心室充盈减少,使心排血量减少20%~25%,常致心衰加重,突然出现严重的呼吸困难,甚至急性肺水肿。房颤发生率随左房增大和年龄增长而增加。

2. **急性肺水肿** 急性肺水肿为重度二尖瓣狭窄的严重并发症。表现为突然出现的重度呼吸困难和发绀,不能平卧,咳粉红色泡沫痰,双肺布满干、湿啰音,常因剧烈体力活动或情绪激动、感染、心律失常等诱发,如不及时救治,可能致死。

3. **血栓栓塞** 20%的患者可发生体循环栓塞,其中80%伴房颤。血栓栓塞以脑栓塞最常见,约占2/3,亦可发生于四肢、脾、肾和肠系膜等动脉栓塞,栓子多来自扩大的左心房伴房颤者。来源于右心房的栓子可造成肺栓塞。

4. **右心衰竭** 右心衰竭为晚期常见并发症。右心衰竭时,右心排血量减少致肺循环血量减少,肺淤血减轻,呼吸困难可有所减轻,发生急性肺水肿和大咯血的危险减少,但心排血量减少。临床表现为右心衰竭的症状和体征。

5. **感染性心内膜炎** 感染性心内膜炎较少见,在瓣叶明显钙化或合并房颤时更少发生。

6. **肺部感染** 本病常有肺静脉压力增高及肺淤血,易合并肺部感染,感染后常诱发或加重心力衰竭。

(八) 治疗

1. **一般治疗** 风湿热是其主要病因,因而推荐预防性抗风湿热治疗,长期甚至终身使用苄星青霉素(benzathine penicillin)120万U,每月肌注一次。轻度二尖瓣狭窄无症状者,无需特殊治疗,但应避免剧烈的体力活动。

对于窦性心律患者,如其呼吸困难发生在心率加快时,可使用负性心率药物,如 β 受体拮抗剂或非二氢吡啶类钙通道阻滞剂。窦性心律的二尖瓣狭窄患者,不宜使用地高辛。

如患者存在肺淤血导致的呼吸困难,应减少体力活动,限制钠盐摄入,间断使用利尿药。另外,二尖瓣狭窄也可能并发感染性心内膜炎,因而要注意预防感染性心内膜炎的发生。需要注意的是,尽管二尖瓣狭窄患者无症状期及有轻度症状的时期持续较长,但急性肺水肿可能突然发生,特别是在出现快速性房颤时。因此,当患者突然出现呼吸困难急剧加重时,应及时就诊,否则可能危及生命。

2. 并发症的处理

(1)大量咯血:应取坐位,同时使用镇静剂及静脉使用利尿剂,降低肺动脉压。

(2)急性肺水肿:处理原则与急性左心衰竭所致的肺水肿相似。需注意以下两点:①避免使用以扩张小动脉为主、减轻心脏后负荷的血管扩张药物,应选用扩张静脉系统、减轻心脏前负荷为主的硝酸酯类药物;②正性肌力药物对二尖瓣狭窄的肺水肿无益,仅在快室率房颤时可静脉注射毛花苷 C,以减慢心室率。

(3)房颤:急性快速性房颤因心室率快,使舒张期充盈时间缩短,导致左房压力急剧增加,同时心排血量减低,因而应立即控制心室率。可先静脉注射洋地黄类药物如去乙酰毛花苷注射液;如效果不满意,可静脉注射地尔硫䓬(diltiazem)或艾司洛尔(esmolol);当血流动力学不稳定时,如出现肺水肿、休克、心绞痛或晕厥者,应立即电复律。

慢性房颤患者应争取介入或者手术解决狭窄,在此基础上对于房颤病史 <1 年,左房内径 <60mm,且无窦房结或房室结功能障碍者,可考虑电复律或药物复律。成功复律后需长期口服抗心律失常药物,以预防复发。复律之前 3 周和复律之后 4 周需口服抗凝药物(华法林)预防栓塞。如不宜复律、复律失败或复律后复发,则可口服 β 受体拮抗剂、地高辛或非二氢吡啶类钙通道阻滞剂控制心室率。

(4)预防栓塞:二尖瓣狭窄合并房颤时,极易发生血栓栓塞。若无禁忌,无论是阵发性还是持续性房颤,均应长期口服华法林(warfarin)抗凝,达到 2.5~3.0 的国际标准化比值(INR),以预防血栓形成及栓塞事件发生,尤其是脑卒中的发生。

3. 手术治疗 外科治疗的目的是扩大二尖瓣瓣口面积,解除二尖瓣狭窄及左心房排血障碍,降低跨瓣压差,缓解症状,改善心功能。

对于中重度二尖瓣狭窄、呼吸困难进行性加重或有肺动脉高压发生者,需通过机械性干预解除二尖瓣狭窄,降低跨瓣压力阶差,缓解症状。年轻患者术后需进行预防风湿热。无论是狭窄或关闭不全,瓣膜的病变程度是手术考虑的主要问题,见表 6-4。除此之外,还要根据心脏功能决定手术时机,见表 6-5。

表 6-4　瓣膜病变程度及手术指征

瓣膜病变程度	影响或症状	手术指征
轻度	对病理生理影响较小	不需要手术
中度	可长期无症状	不需要手术,如出现症状则需考虑手术
重度	症状多较明显	无法避免手术,应手术

表 6-5　心脏功能与手术时机

心脏功能	随访	手术
Ⅰ级	需定期随访	不需要手术
Ⅱ级	随访	可以手术,但需等待
Ⅲ级	应择期手术,以免增加手术风险	需要手术,为最佳手术时期
Ⅳ级	药物治疗,改善心功能后再手术	限期手术

(1)手术适应证:二尖瓣狭窄是一种不断发展的终身疾病,开始无症状或仅有轻微的症状,此时10年生存率可高达80%。但是在出现心功能不全及临床症状时,10年生存率不到15%。因此,对于有症状的 MS 患者,无论是中度或是重度狭窄,均应积极干预治疗。而对于出现血流动力学异常的重度 MS 患者,即使没有症状,也应考虑介入或手术治疗。

(2)术前准备:重度二尖瓣狭窄伴有心力衰竭或心房颤动者,术前应给予适量洋地黄、利尿剂和少量 β 受体阻滞剂,纠正电解质失衡,待全身情况和心脏功能改善后进行手术。术前可给予镇静剂,防止情绪紧张诱发急性肺水肿。

(3)常用介入及手术方法

1)经皮球囊二尖瓣成形术(percutaneous balloon mitral valvuloplasty,PBMV)

适应证:仅适于单纯的二尖瓣狭窄患者。有症状或有肺动脉高压(静息时 >50mmHg,运动时 >60mmHg)的中重度二尖瓣狭窄(MVA ≤ 1.5cm²)患者,如其二尖瓣无钙化且活动度较好,且无左心房内血栓形成,可用该法进行干预。当瓣膜解剖合适时,PBMV 能使 MVA 扩大至 2.0cm² 以上,有效地改善临床症状,具有安全、有效、创伤小、康复快等优点,已取代了外科交界分离手术,成为首选治疗方式。对高龄、伴有严重冠心病,因其他严重的肺、肾、肿瘤等疾病不宜手术或拒绝手术,妊娠伴严重呼吸困难,以及外科分离术后再狭窄的患者,也可选择该疗法。PBMV 后再狭窄,如仍以交界粘连为主,临床情况良好,无禁忌证时也可尝试再次介入。

2)二尖瓣交界分离术

适应证:①二尖瓣病变为隔膜型,无明显二尖瓣关闭不全;②无风湿活动并存或风湿活动控制后 6个月;③心功能 Ⅰ ~ Ⅲ级;④年龄 20~50 岁;⑤有心房颤动及动脉栓塞但无新鲜血栓时均非禁忌;⑥合并妊娠后,若反复发生肺水肿,内科治疗效果不佳时,可考虑在妊娠 4~6 个月期间行紧急手术。手术有闭式和直视式两种。闭式开胸后将扩张器由左心室心尖部插入二尖瓣口分离瓣膜交界处的粘连融合,目前临床已很少使用。直视式适用于瓣叶严重钙化、病变累及腱索和乳头肌、左心房内有血栓者。直视式分离术较闭式分离术解除瓣口狭窄的程度大,因而血流动力学改善更好,手术死亡率 <2%。

3)人工瓣膜置换术

适应证:①严重 MS(瓣口面积≤ 1.5cm²)合并严重症状(NYHA Ⅲ~ Ⅳ级)的患者,非外科手术高风险,不适合或既往 PBMV 失败;②中重度 MS 患者(瓣口面积≤ 2.0cm²),合并其他需要手术的心脏疾病;③严重 MS 患者,虽然接受充分的抗凝治疗,但仍出现复发性血栓事件。

手术应在有症状而无严重肺动脉高压时考虑。严重肺动脉高压增加手术风险,但非手术禁忌,术后多有肺动脉高压减轻。人工瓣膜置换术手术死亡率(3%~8%)和术后并发症均高于分离术。术后存活者,心功能恢复较好。

禁忌证:①脑栓塞:是风湿性 MS 常见并发症之一,为避免体外循环可能增加的脑损害及术后抗凝并发症,一般宜在 2~3 个月后择期手术。②全身状况差,不耐受外科手术。可通过风险评估预测手术死亡率,目前常用的有美国胸外科医师学会(The Society of Thoracic Surgeon,STS)风险评估及欧洲心血管手术危险因素评分系统(European system for cardiac operative risk evaluation,EuroSCORE)。以STS 评分为例,根据评估结果可将患者分为外科手术低危、中危、高危及手术禁忌四个级别。高危及手术禁忌患者,手术风险极高,术后死亡率明显上升,不适宜行外科手术治疗。③风湿活动:提示风湿性心肌炎仍持续存在,一般在控制风湿活动后 3~6 个月行择期手术。④小左心室:严重 MS 患者,如病程很长、风湿反复发作,左心室长期废用导致严重萎缩,心肌高度纤维化,此类患者术后易发生低心排血量综合征及严重心律失常,手术风险极高。

手术方式:需在体外循环下进行。通常采用胸骨正中切口,现也有心脏中心采用胸骨下段小切口、右侧切口或胸腔镜辅助切口完成手术。心脏切口可选择经房间沟切开左心房,或右心房切口切开房间隔进入左心房显露二尖瓣。切除病变严重的全部或部分瓣叶及瓣下结构,行人工瓣膜替换术(图 6-7)。

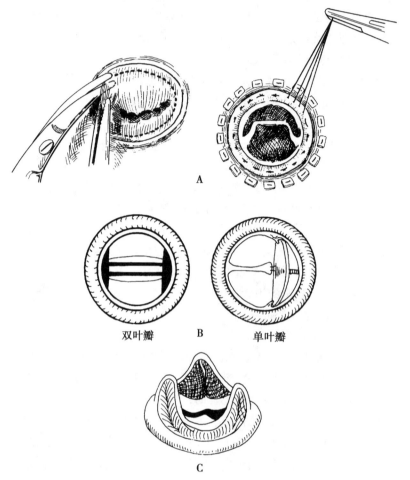

图 6-7 二尖瓣置换术

A. 二尖瓣置换术：切除病变瓣叶，人工瓣膜缝合固定于瓣环上。

B. 机械瓣。C. 生物瓣。

目前临床常用的人工瓣膜主要分为机械瓣膜（见图 6-7B）及生物瓣膜（见图 6-7C）。机械瓣膜耐久性好，但因组织相容性较差，需终身服用维生素 K 拮抗剂（华法林）抗凝，抗凝期间监测国际标准化比值（INR），控制于 1.8~2.5 之间。因此适用于预期寿命较长、血栓栓塞的高危患者（房颤、严重左室功能不全、血栓栓塞史、高凝状态等）。生物瓣血流状态接近天然心脏瓣膜，且表面相容性好，术后只需华法林抗凝 3~6 个月（INR 要求同机械瓣），减少了抗凝相关并发症。但生物瓣耐久性较差，有一定的使用寿命（15~20 年），因此适用于不适宜抗凝或有抗凝禁忌、希望怀孕的育龄期妇女，或年龄 >65~70 岁、合并其他疾病或再次行二尖瓣置换手术可能性小的患者。

（九）预后

未开展手术治疗的年代，本病被确诊而无症状的患者 10 年存活率为 84%，症状轻者为 42%，重者为 15%。当严重肺动脉高压发生后，其平均生存时间为 3 年。死亡原因为心力衰竭（62%）、血栓栓塞（22%）和感染性心内膜炎（8%）。抗凝治疗后，栓塞发生减少，手术治疗也提高了患者的生活质量和存活率。

（十）随访

无症状的重度 MS、PBMV 术后患者应每年临床随访和心脏超声检查，一旦出现症状应及早手术 / 介入干预；中度 MS 每 1~2 年随访心脏超声；轻度 MS 每 3~5 年随访心脏超声。

三、二尖瓣关闭不全

二尖瓣关闭不全（mitral regurgitation，MR）是临床常见的一大类瓣膜疾病，二尖瓣结构在解剖和 / 或功能上的任何异常导致的左室内血液反流到左房均可导致 MR。

（一）病因

二尖瓣结构包括瓣叶、瓣环、腱索、乳头肌等四部分，正常的二尖瓣功能有赖于此四部分及左心室的结构和功能完整性，其中任何一个或多个部分发生结构异常或功能失调均可导致二尖瓣关闭不全（mitral incompetence，MI；mitral regurgitation，MR），当左心室收缩时，血液反向流入左心房。根据病程，可分为急性 MR 和慢性 MR。慢性 MR 分为慢性原发性（退化性）MR 和慢性继发性（功能性）MR。慢性原发性 MR 由瓣叶、瓣环、腱索和乳头肌的 1 项或以上发生病理学改变引起；慢性继发性 MR 继发于左室功能异常，二尖瓣瓣膜通常是正常的。

以前认为二尖瓣关闭不全的原因主要为风湿热，随着心脏瓣膜病手术治疗的开展及尸检资料的累积，发现风湿性单纯性二尖瓣关闭不全占全部二尖瓣关闭不全的百分数在逐渐减少。非风湿性单纯性二尖瓣关闭不全的病因，以腱索断裂最常见，其次是感染性心内膜炎、二尖瓣黏液样变性、先天性畸形（二尖瓣裂缺、降落伞型二尖瓣畸形等，多见于幼儿或青少年）、结缔组织病（如系统性红斑狼疮、类风湿关节炎、强直性脊柱炎）、心内膜弹力纤维增生症、药物性、缺血性心脏病等。瓣膜变性（Barlow 病 / 二尖瓣脱垂综合征、弹性纤维变性、马方综合征、Ehler-Danlos 综合征）和老年性瓣环钙化是欧美国家最常见的病因。缺血性心脏病造成二尖瓣关闭不全的机制可能与左心室整体收缩功能异常、左心室节段性室壁运动异常以及心肌梗死后左心室重构有关。继发性 MR 的病因包括任何可引起左室明显扩大的病变，如缺血性心脏病及心肌病，机制包括二尖瓣瓣环的扩张变形；乳头肌向外向心尖方向移位；瓣叶受牵拉而关闭受限；左室局部及整体功能的异常；左室重构和变形；左室运动不同步等。二尖瓣关闭不全的病因分类见表 6-6。

表 6-6　二尖瓣关闭不全的病因分类

病变部位	慢性	急性或亚急性
瓣叶 - 瓣环	风湿性	感染性心内膜炎
	黏液样变性	外伤
	瓣环钙化	人工瓣瓣周漏
	结缔组织疾病	
	先天性（如二尖瓣裂）	
腱索 - 乳头肌	瓣膜脱垂（腱索或乳头肌过长）	原发性腱索断裂
	乳头肌功能不全	继发性腱索断裂
		感染性心内膜膜炎或慢性瓣膜病变所致
		心肌梗死并发乳头肌功能不全或断裂
		创伤所致腱索或乳头肌断裂
心肌	扩张型心肌病	
	肥厚性梗阻型心肌病	
	冠心病	

（二）病理

慢性风湿性心脏病累及二尖瓣时，MR 多合并 MS，主要病理改变是瓣叶发生增厚、挛缩、钙化、瓣叶面积缩小、瓣叶活动度受限及瓣环扩大等。退行性二尖瓣关闭不全(degenerative mitral regurgitation, DMR)是西方发达国家单纯原发性 MR 最常见的原因,约占此类患者的 45%~65%,在人群中的发病率估计达 5%。主要由于瓣叶或腱索黏液样变性,使瓣膜松散、冗长、腱索延长甚至断裂,左室收缩时二尖瓣张力减弱,在左心室收缩末期压力的作用下脱入左房。感染性心内膜炎急性期可引起瓣叶穿孔、腱索断裂、赘生物形成,导致瓣膜功能障碍。愈合期可发生瓣叶卷曲,亦可导致 MR。

继发性 MR,又称功能性二尖瓣反流(functional mitral regurgitation, FMR)是继发于心肌的病理改变(缺血性或非缺血性)导致左心室和二尖瓣瓣环的病理性扩张或者是左心室和瓣下装置局限性移位所致的二尖瓣反流。最常见原因是冠心病,其他原因有扩心病、主动脉瓣关闭不全、动脉导管未闭等可能导致左心室扩张的心脏疾病。心肌缺血或心肌梗死后左室功能障碍引起的严重 MR,通常是由于后内乳头肌区域的缺血,使乳头肌与左室的同步收缩发生异常。乳头肌断裂是一种少见的心肌梗死导致 MR 的原因,患者常迅速出现严重 MR 及左心衰竭,常需要急诊手术。二尖瓣瓣环是一个不完整的纤维环,其后瓣环缺乏纤维组织,被左心室及左房的心肌包围,因此在例如扩心病等疾病中,左心室扩张引起二尖瓣瓣环扩大,从而引起二尖瓣关闭不全。

MR 可也存在于健康年轻人中,发生率约 14%~40%,随年龄增长而增加,常无症状且心电图、胸部 X 线等检查正常,此类生理性 MR 没有明显血流动力学意义。

1. 瓣叶

(1)风湿性损害最为常见,占二尖瓣关闭不全的 1/3,女性为多。慢性炎症及纤维化使瓣膜僵硬、缩短、变形以及腱索粘连、融合缩短。风湿性二尖瓣关闭不全的患者约半数合并二尖瓣狭窄。

(2)二尖瓣脱垂多为二尖瓣原发性黏液性变,使瓣叶宽松膨大或伴腱索过长,心脏收缩时瓣叶突入左房而影响二尖瓣关闭。部分二尖瓣脱垂为其他遗传性结缔组织病(如马方综合征)的临床表现之一。

(3)感染性心内膜炎、穿通性或非穿通性创伤均可损毁二尖瓣瓣叶。

(4)肥厚型心肌病收缩期二尖瓣前叶向前运动导致二尖瓣关闭不全。

(5)先天性心脏病如心内膜垫缺损常合并二尖瓣前叶裂,导致关闭不全。

2. 瓣环扩大

(1)任何病因引起左心室增大均可造成二尖瓣环扩大而导致二尖瓣关闭不全。

(2)二尖瓣环退行性变和瓣环钙化,多见于老年女性。尸检发现 70 岁以上女性,二尖瓣环钙化的发生率为 12%。严重二尖瓣环钙化者,50% 合并主动脉瓣环钙化,大约 50% 的二尖瓣环钙化累及传导系统,引起不同程度的房室或室内传导阻滞。

3. 腱索　这是引起二尖瓣关闭不全的重要原因,先天性异常、自发性断裂或继发于感染性心内膜炎、风湿热的腱索断裂均可导致二尖瓣关闭不全。

4. 乳头肌　乳头肌的血供来自冠状动脉终末分支,对缺血很敏感,冠状动脉灌注不足可引起乳头肌缺血、损伤、坏死和纤维化伴功能障碍。如乳头肌缺血短暂,可出现短暂的二尖瓣关闭不全;如急性心肌梗死发生乳头肌坏死,则产生永久性二尖瓣关闭不全。乳头肌坏死是心肌梗死的常见并发症,而乳头肌断裂在心肌梗死的发生率低于 1%,乳头肌完全断裂可发生严重致命的急性二尖瓣关闭不全。其他少见的疾病为先天性乳头肌畸形,如一侧乳头肌缺如,称降落伞二尖瓣综合征;罕见的疾病有乳头肌脓肿、肉芽肿、淀粉样变和结节病等。

瓣叶穿孔(如发生在感染性心内膜炎时)、乳头肌断裂(如发生在急性心肌梗死时)、创伤损伤二尖瓣结构或人工瓣损坏等可发生急性二尖瓣关闭不全。

5. 血流动力学及心脏变化　二尖瓣关闭不全,在左心收缩期,左心室部分血液通过未关闭全的瓣膜口反流到左心房内,并在局部引起旋涡与震动,产生心尖区全收缩期吹风样杂音。左心房既接受肺静脉的血液,又接受左心室反流的血液,致左心房血容量较正常增多,久之出现左心房代偿性肥大,继而左心房、左心室容积性负荷增加,使左心室代偿性肥大。当左心失代偿后,依次又引起肺淤血、肺动脉高压、右心室和右心房代偿性肥大进而右心衰竭和大循环淤血。X 线显示,左心室肥大,呈"球形心"。

（三）病理生理

二尖瓣关闭不全的主要病理生理变化是左心室每搏喷出的血流一部分反流入左心房,使前向血流减少,同时使左心房负荷和左心室舒张期负荷增加。由于收缩期过多血量被泵入相对低压的左房内,因此收缩期左心室的后负荷降低。MR 的病理生理,可分为三种类型/阶段:急性 MR,慢性代偿性MR,慢性失代偿性 MR。

1. **急性 MR**　急性二尖瓣关闭不全,收缩期左心室射出的部分血流经关闭不全的二尖瓣口反流至左心房,左心房容量负荷骤增,致使左心房压和肺毛细血管楔压急剧升高,导致肺淤血及急性肺水肿的发生,且左心室总的心搏量来不及代偿,前向心搏量及心排血量明显减少。反流入左心房的血液与肺静脉至左心房的血流汇总,在舒张期充盈左心室,致左心房和左心室容量负荷骤增,左心室急性扩张能力有限,舒张末压急剧上升。

2. **慢性代偿性 MR**　因慢性代偿期 MR 的左心房及左心室顺应性增加,左房明显扩大,肺动脉压仅轻度增高。左心室对前负荷增加的代偿为舒张末期容量增大,根据 Frank-Starling 机制使左心室心搏量增加;同时代偿性离心性肥厚,并且左心室收缩期将部分血排入低压的左心房,室壁应力下降快,利于左心室排空。因此,在代偿期左心室总的心搏量明显增加,射血分数可完全正常。二尖瓣关闭不全通过收缩期左室排空增强来实现代偿,可维持正常心搏量多年。在较长的代偿期内,同时扩大的左心室左心房可适应容量负荷增加,左心房压和左心室舒张末压不致明显上升,亦可以不出现肺淤血。

3. **慢性失代偿 MR**　如 MR 持续存在并逐渐加重,持续严重增加的前负荷、增高的舒张末压将引起左室进一步离心性肥厚和左室扩张,终致左心衰竭,心肌收缩力下降,舒张末容积明显增加,收缩末容积稍有增加,射血分数正常或轻度下降。左房左室排空障碍导致左房压上升、肺淤血、肺动脉高压,并导致右心衰竭的发生。因此,二尖瓣关闭不全主要累及左心室、左心房,最终影响到右心。

（四）临床表现

1. **症状**

(1)急性:轻者可仅有轻微劳力性呼吸困难,重者可很快发生急性左心衰竭,甚至急性肺水肿、心源性休克。

(2)慢性:慢性二尖瓣关闭不全患者的临床症状轻重取决于二尖瓣反流的严重程度及关闭不全的进展速度、左心房和肺静脉压的高低、肺动脉压力水平及是否合并有其他瓣膜损害和冠状动脉疾病。如轻度二尖瓣关闭不全者可以持续终身没有症状;对于较重的二尖瓣关闭不全,通常情况下,从罹患风湿热至出现二尖瓣关闭不全的症状一般超过 20 年,但一旦发生心力衰竭,则进展常较迅速。

程度较重的二尖瓣关闭不全患者,由于心排血量减少,可表现为疲乏无力,活动耐力下降;同时,肺静脉淤血导致程度不等的呼吸困难,包括劳力性呼吸困难、静息性呼吸困难、夜间阵发性呼吸困难及端坐呼吸等。发展至晚期则出现右心衰竭的表现,包括腹胀、食欲缺乏、肝脏淤血肿大、水肿及胸腹腔积液等。在右心衰竭出现后,左心衰竭的症状反而有所减轻。另外,合并冠状动脉疾病的患者因心排血量减少可出现心绞痛的临床症状。

2. **体征**

(1)急性:心尖搏动呈高动力型,为抬举样搏动。肺动脉瓣区第二心音分裂,左心房强有力收缩可致心尖区第四心音出现。心尖区收缩期杂音是二尖瓣关闭不全的主要体征,可在心尖区闻及 >3/6 级的收缩期粗糙的吹风样杂音,累及腱索、乳头肌时可出现乐音性杂音。由于左心房与左心室之间压力差减小,心尖区反流性杂音持续时间变短,于第二心音前终止。出现急性肺水肿时双肺可闻及干、湿啰音。

(2)慢性

1)心界:向左下扩大,心尖搏动向下向左移位,收缩期可触及高动力性心尖搏动;右心衰竭时可见颈静脉怒张、肝颈回流征阳性、肝大及双下肢水肿等。

2)心音:二尖瓣关闭不全时,心室舒张期过度充盈,使二尖瓣漂浮,瓣尖受损,第一心音减弱;由于左心室射血期缩短,主动脉瓣关闭提前,导致第二心音分裂增宽;流出阻力下降则 A₂ 提前;伴严重肺动脉高压时,P₂ 亢进;严重反流时,快速充盈期跨越二尖瓣口的血流流速异常增大,可出现低调第三心音,但它未必提示心衰,而可能是收缩期左心房存留的大量血液迅速充盈左心室所致。

3)心脏杂音:二尖瓣关闭不全的典型杂音为心尖区全收缩期吹风样杂音,杂音强度 ≥ 3/6 级,反流量小时音调高,瓣膜增厚者杂音粗糙,可伴有收缩期震颤。前叶损害为主者杂音向左腋下或左肩胛下传导,后叶损害为主者杂音向心底部传导。二尖瓣脱垂时,收缩期杂音出现在喀喇音之后;腱索断裂时,杂音可似海鸥鸣或乐音性。严重反流时,由于舒张期大量血液通过二尖瓣口,导致相对性二尖瓣狭窄,故心尖区可闻及短促的舒张中期隆隆样杂音。相对性二尖瓣关闭不全杂音与心功能状况呈正相关,心功能改善和左心室缩小时杂音减轻;而器质性二尖瓣关闭不全产生的收缩期杂音,心功能不全时杂音减轻;心功能改善时杂音增强,可伴二尖瓣狭窄产生的舒张期隆隆样杂音。

事实上,重度二尖瓣关闭不全由左室扩张、急性心肌梗死或人工瓣膜瓣周漏等引起,或者有显著肺气肿、肥胖、胸腔畸形或人工心脏瓣膜者,收缩期杂音可几乎无法听到甚至缺如,即所谓的"无症状性二尖瓣关闭不全"。

动态听诊时,风湿性二尖瓣关闭不全的全收缩期杂音在呼吸时很少变化。但是,突然站立及亚硝酸异戊酯吸入后,常可使音量减弱,而下蹲、甲氧明、去氧肾上腺素可使杂音增强。Valsalva 动作时杂音减弱,并出现左室反应,即放松后出现一过性过度射血,持续 6~8 次心跳。等长运动可使杂音增强,据此可与主动脉瓣狭窄和肥厚性梗阻型心肌病的收缩期杂音相鉴别,后两者减弱。左室扩张引起的杂音,在应用强心苷、利尿剂、休息、血管扩张剂治疗有效时,可使杂音强度和间期降低。

(五)实验室和其他检查

1. X 线检查　轻度二尖瓣关闭不全者,可无明显异常发现。严重者左心房、左心室明显增大,明显增大的左心房可推移和压迫食管,左心衰竭者可见肺淤血及肺间质水肿。后前位放射线胸片显示主动脉弓缩小,肺动脉段凸出,有时呈动脉瘤状。晚期可见右心室增大,二尖瓣环钙化者可见钙化阴影,在心影的后 1/3 十分显著,侧位或右前斜位时显影最佳,表现为致密粗大的 C 状不透明区。急性者心影正常或左心房轻度增大,伴肺淤血甚至肺水肿征。

2. 心电图　轻度二尖瓣关闭不全者心电图可正常。严重者可有左心室肥厚和劳损。慢性二尖瓣关闭不全伴左心房增大者多伴房颤,如为窦性心律则可见 P 波增宽且呈双峰状(二尖瓣 P 波),提示左心房增大。急性者心电图常正常,有时可见窦性心动过速。

3. 超声心动图　M 型超声心动图及二维超声心动图可为病因诊断提供线索,对病变进行定位和分区。M 型超声心动图主要用于测量左心室超容量负荷改变,如左心房、左心室增大。二维超声心动图可显示二尖瓣装置的形态特征,如瓣叶或瓣叶下结构的增厚、缩短、钙化、瓣叶冗长脱垂、连枷样瓣叶,瓣环扩大或钙化,赘生物、左心室扩大和室壁矛盾运动等,有助于明确病因。

瓣膜变性可见瓣膜增厚,冗长累赘,可同时伴腱索冗长纤细,当收缩期瓣体部凸向左房内,而闭合缘仍未超过瓣环水平,MR 通常较轻;若闭合缘低于瓣环则提示二尖瓣脱垂,最常见于黏液样变性,如Barlow 病;瓣叶连枷样运动指病变瓣叶活动范围为 180°,收缩期游离缘完全翻转到左房内(瓣尖指向左房),多伴主腱索断裂或大范围次级腱索断裂,MR 通常较重;老年性病变可见瓣环纤维化或钙化,后瓣环多见;严重时可累及瓣膜,导致瓣叶增厚,活动受限,根部受累较早且较显著;先天性 MR 可见瓣膜及瓣下结构的发育异常(如瓣膜短小、裂缺、腱索缺失、单组乳头肌、双孔二尖瓣等)。感染性心内膜炎可见赘生物、瓣膜穿孔、瓣膜瘤或脓肿;功能性 MR 瓣叶无器质性病变,但左室和瓣环明显扩张,左室近于球形,收缩减弱,瓣膜闭合呈穹隆状,前叶受次级腱索牵拉时出现"海鸥征"。

脉冲多普勒超声可于收缩期在左心房内探及高速射流,从而确诊二尖瓣反流。彩色多普勒血流显像诊断二尖瓣关闭不全的敏感性可达 100%,并可对二尖瓣反流进行半定量及定量诊断。半定量诊断标准为:若反流局限于二尖瓣环附近为轻度,达到左房中部为中度,直达心房顶部为重度。定量诊断标准见表 6-7。

表 6-7　二尖瓣关闭不全的定量诊断标准

关闭不全程度	射流面积 /cm^2	每搏反流量 /ml	反流分数 /%
轻度	<4	<30	<30
中度	4~8	30~59	30~49
重度	>8	>60	>50

　　二尖瓣反流分型参照 Carpenter 标准分为：Ⅰ型，瓣叶活动正常，反流由单纯瓣环扩大或瓣叶穿孔或裂缺所致；Ⅱ型，瓣叶活动度过大，瓣叶脱垂；Ⅲ型，瓣叶活动受限。Ⅲ型又可进一步分为：Ⅲa型，腱索的缩短和 / 或瓣叶增厚导致开放受限，如风湿性病变；Ⅲb型，收缩期的瓣叶关闭受限，如缺血性 MR。

　　器质性 MR 存在粗大的中心性反流束、瓣环显著扩大（>50mm）、病变累及超过三个区（特别是前叶受累）、广泛钙化、残存的正常瓣叶组织较少（风湿性或感染性心内膜炎），提示修复失败的风险大。与功能性 MR 修复失败相关的指标有：重度的中心性反流、瓣环直径 >37mm、闭合有明显缝隙、穿隆面积大于 2.5cm^2、左室严重扩张、收缩期球形指数 >0.7。

（六）诊断与鉴别诊断

　　1. 诊断　如出现以下情况，要考虑急性二尖瓣关闭不全：患者突发呼吸困难，心尖区出现典型收缩期杂音，X 线提示心影不大而肺淤血明显，同时具有明确病因（如二尖瓣脱垂、感染性心内膜炎、急性心肌梗死、创伤和人工瓣膜置换术后）。慢性者，主要诊断线索为心尖区典型的收缩期吹风样杂音伴左心房和左心室扩大。超声心动图可明确诊断急性及慢性二尖瓣关闭不全。

　　慢性二尖瓣反流需区分原发性（退化性）和继发性（功能性），二者分期见表 6-8、表 6-9。

表 6-8　原发性二尖瓣反流分期

分期	定义	瓣膜解剖结构	瓣膜血流动力学	血流动力学后果	症状
A	MR 风险期	轻度二尖瓣脱垂但瓣膜关闭正常 轻度瓣膜增厚和瓣叶活动受限	无反流或中心反流束面积 <20% 左房 小反流口 <0.3cm	无	无
B	MR 进展期	严重二尖瓣脱垂但瓣膜关闭正常 风湿性瓣膜病变合并瓣叶活动受限和瓣膜中心闭合受损 既往 IE	中心反流束面积 20%~40% 左房或收缩晚期偏心性反流 反流口 <0.7cm 反流量 <60ml 反流分数 <50% 有效反流口面积 <0.40cm^2 血管造影分级 +~++	轻度左房增大 无左室增大 肺动脉压正常	无
C	无症状严重 MR 期	严重的二尖瓣脱垂合并瓣膜闭合受损或连枷状瓣叶 风湿性瓣膜病变合并瓣叶活动受限和瓣膜中心闭合受损 既往 IE 放射性心脏病瓣膜增厚	中心反流束面积 >40% 左房或全收缩期偏心性二尖瓣反流 反流口 ≥ 0.7cm 反流量 ≥ 60ml 反流分数 ≥ 50% 有效反流口面积 ≥ 0.40cm^2 血管造影分级 +++~++++	中或重度左房增大 左室增大 静息或运动时可能出现肺动脉高压 C1：LVEF>60% 和 LVESD<40mm C2：LVEF≤ 60% 和 LVESD ≥ 40mm	无
D	有症状严重 MR 期			中或重度左房增大 左室增大 肺动脉高压	活动耐量下降 劳力性呼吸困难

MR，二尖瓣反流；IE，感染性心内膜炎；LVEF，左室射血分数；LVESD，左室收缩末内径。

表 6-9　继发性二尖瓣反流分期

分期	定义	瓣膜解剖结构	瓣膜血流动力学	血流动力学后果	症状
A	MR 风险期	冠心病或心肌病患者瓣膜、腱索、瓣环正常	无反流或中心反流束面积 <20% 左房小反流口 <0.3cm	左室大小正常或轻度扩大合并固定(梗死)或诱发(缺血)的局部室壁运动异常 原发性心肌疾病合并左室扩张和收缩功能障碍	可能出现冠状动脉缺血或心衰的症状,对血管重建和适当的药物治疗有效
B	MR 进展期	局部室壁运动异常合并轻度二尖瓣叶牵拉 二尖瓣环扩大合并轻微瓣膜中心闭合受损	有效反流口面积 <0.20cm^2 反流量 <30ml 反流分数 <50%	局部室壁运动异常合并左室收缩功能减低 由于原发性心肌疾病出现左室扩张和收缩功能障碍	
C	无症状严重 MR 期	局部室壁运动异常和/ 或左室扩张合并严重二尖瓣叶牵拉	有效反流口面积 ≥ 0.20cm^2 反流量 ≥ 30ml		
D	有症状严重 MR 期	二尖瓣环扩大合并严重瓣膜中心闭合受损	反流分数 ≥ 50%		尽管已血管重建和最佳药物治疗但仍由于持续 MR 出现心衰症状 运动耐量下降 劳力性呼吸困难

2. **鉴别诊断**　二尖瓣关闭不全的心尖区收缩期杂音应与下列情况的收缩期杂音相鉴别,以下情况均有赖于超声心动图进行确诊及鉴别。

(1)三尖瓣关闭不全:胸骨左缘第 4、5 肋间全收缩期杂音,几乎不传导,右心室显著扩大时可传导至心尖区,但不向左腋下传导,少有震颤,杂音在吸气时增强,伴颈静脉收缩期搏动和肝脏收缩期搏动。

(2)室间隔缺损:为胸骨左缘第 3、4 肋间全收缩期杂音,粗糙而响亮,不向腋下传导,在胸骨左缘第 4 肋间最清楚,可伴胸骨旁收缩期震颤。

(3)主动脉瓣狭窄:心底部射流性收缩期杂音,偶伴收缩期震颤,呈递增递减型,杂音向颈部传导。

(4)其他:梗阻性肥厚型心肌病的杂音位于胸骨左缘第 3、4 肋间;肺动脉瓣狭窄的杂音位于胸骨左缘第 2 肋间。

(七) 并发症

心力衰竭急性者早期出现,慢性者出现较晚;心房颤动见于 3/4 的慢性重度二尖瓣关闭不全患者;感染性心内膜炎较二尖瓣狭窄患者多见;栓塞较二尖瓣狭窄少见。

(八) 治疗

慢性二尖瓣关闭不全患者在相当长时间内无症状,而一旦出现症状,则预后差。

1. **内科治疗**

(1)急性:急性二尖瓣重度反流时,患者常有心衰症状,甚至发生休克。内科治疗的目的是减少反流量,降低肺静脉压,增加心排血量和纠正病因,内科治疗一般为术前过渡措施,尽可能在床旁 Swan-Ganz 导管血流动力学监测指导下进行。如果平均动脉压正常,可使用动脉扩张剂降低体循环血流阻力,提高主动脉输出流量,同时减少二尖瓣反流量和左心房压力。静脉滴注硝普钠或硝酸甘油、酚妥拉明,可降低肺动脉高压,最大限度地增加心排血量,减少反流量。如已发生低血压则不宜使用,可行主动脉内球囊反搏(intra-aortic balloon pump, IABP),在提高体循环舒张压的同时,降低心室后负荷,从而提高前向性心排血量。对无左室肥厚、扩张而出现急性肺水肿,甚至发生心源性休克者,尤其是急性心肌梗死后,发生乳头肌、腱索断裂时,IABP 植入治疗则有助于稳定病情过渡到外科手术治疗。

（2）慢性：二尖瓣关闭不全在相当长时期内可无症状，此时无需治疗，但应定期随访，重点是预防风湿热及感染性心内膜炎的发生。无症状且为窦性心律的二尖瓣关闭不全患者，如无左心房和左心室的扩张及肺动脉高压证据，其运动没有限制。如左心室明显增大（左心室舒张末内径≥60mm）、静息时存在左心室收缩功能不全或存在肺动脉高压，则应避免竞技性运动，限盐利尿，控制心衰；减慢心室率的药物及抗心律失常的药物可用于合并心房颤动的治疗，洋地黄与β受体阻滞剂是控制心率的主要药物；无心功能损害者及高血压的器质性 MR 不主张使用扩血管药物。已有症状的二尖瓣反流，血管紧张素转换酶抑制剂（ACEI）已证明能减低左心室容积，缓解症状。洋地黄类药物宜用于心力衰竭伴快速房颤；如合并房颤、严重心力衰竭、栓塞病史、左房血栓及二尖瓣修复术后三个月内，亦应抗凝治疗，INR 目标值同二尖瓣狭窄。

2. **手术治疗** 通常，MR 会导致心室和瓣环扩张，后两者反过来又会进一步加重 MR。此恶性循环如不被及时切断，将最终导致不可逆的左心室功能不全和不良预后。手术治疗是治疗二尖瓣关闭不全的根本性措施，应在左心室功能发生不可逆损害之前进行。一旦二尖瓣反流出现左室功能严重受损，左室射血分数 <30%、左室舒张末内径 >80mm，则已不适于手术治疗。

（1）手术适应证

急性：由心肌梗死伴乳头肌头部断裂、二尖瓣创伤或心内膜炎引起的急性二尖瓣关闭不全、左心衰竭，进行急诊外科手术的死亡率比择期手术高。如果继发于急性梗死的二尖瓣关闭不全通过药物治疗，使病情保持稳定，手术宜在梗死后 4~6 周进行，在此期间用药物控制症状。

慢性：①重度二尖瓣关闭不全伴 NYHA 心功能分级Ⅲ或Ⅳ级；② NYHA 心功能分级Ⅱ级伴心脏大，左心室收缩末期容量指数（LVESVI）>30ml/m²；③重度二尖瓣关闭不全，LVEF 降低，左心室收缩及舒张末期内径增大，LVESVI 高达 60ml/m²，虽无症状也应考虑手术治疗；④如无明显的临床症状，左心室功能不全 [LVEF<60% 和 / 或左心室收缩末期内径（LVESD）≥ 40mm] 具有干预指征，在达到上述两个干预指征之前，如果连续超声随访显示上述指标出现恶化趋势，则也应采取早期手术干预。

（2）手术方式

1）外科手术：符合上述手术指征的患者，一般需体外循环下行直视手术。手术方式主要有两种。

二尖瓣成形术：尽可能保留患者自身的二尖瓣结构，利用部分人工植入物修复二尖瓣装置，使其恢复功能，包括瓣环的重建和环缩、乳头肌和腱索的缩短或延长、人工瓣环和人工腱索的植入、瓣叶修复等。手术技巧复杂，对外科医生的经验有较高要求。人工瓣环植入后常规需华法林抗凝半年，INR要求同人工瓣膜。目前认为完整的二尖瓣结构对于维持左室功能有着重要作用，而且成形术可避免抗凝并发症、瓣周漏等很多二尖瓣置换术后的特有并发症，因此二尖瓣成形术在手术死亡率及远期生存方面均优于二尖瓣置换术，在瓣膜条件允许的情况下应先试行二尖瓣成形术，成形效果不佳者再考虑行二尖瓣置换术。

二尖瓣置换术：二尖瓣结构损害严重、成形手术效果不满意者需行二尖瓣置换术。切除二尖瓣瓣叶和腱索，将人工瓣膜缝合固定于瓣环上。生物瓣及机械瓣的选择，同"二尖瓣狭窄"。

2）介入治疗：MR 患者术前可通过风险评估预测手术死亡率，以 STS 评分为例，评分结果若为外科手术高危或禁忌的 MR 患者，传统体外循环下外科手术风险高，不适宜外科手术。二尖瓣介入技术是近年来迅猛发展的新技术，旨在针对外科手术高危患者提供非体外循环下的二尖瓣重度反流改善。主要有经皮二尖瓣缘对缘修复术（MitraClip 术）、经导管介入二尖瓣瓣环成形术、经导管二尖瓣置换术等。

MitraClip 术：经皮二尖瓣修复术的原理是基于外科二尖瓣修复手术中的 Alfieri 技术。Alfieri 技术主要通过在二尖瓣前后瓣叶中点处边-边缝合，人为造成二尖瓣双出口，从而减少二尖瓣口有效面积而减轻 MR 程度。用导管技术将夹子放置在瓣叶的心室侧。通过输送鞘管经过股静脉，通过房间隔穿刺将夹子送入左心房，借助于经食管超声将夹子直接置于二尖瓣反流柱上。夹住二尖瓣前后叶，反流量明显减少后释放夹子，使其达到外科"缘对缘"修复术的手术效果。适应证为经过最佳药物治疗后仍具有严重症状(NYHA Ⅲ~Ⅳ级)、解剖条件适合、无法进行外科手术的重度慢性原发性 MR。同开放手术组相比,经皮二尖瓣修复术虽然疗效略差,但安全性较高。

经导管介入二尖瓣瓣环成形术:二尖瓣介入治疗早期的关注点在心脏的静脉解剖结构,因为从右侧颈内静脉进入心大静脉近端和冠状静脉窦远端的二尖瓣瓣环后部较容易。通过介入的方式植入环状物体缩小二尖瓣环口,达到治疗二尖瓣关闭不全的目的,减少二尖瓣反流。按照作用途径可分为间接途径和直接途径。间接途径指通过介入方法于冠状静脉窦植入一种特制的带张力的"C"形合金装置,通过合金环的环缩,将后瓣"推"向前瓣,从而减少二尖瓣瓣口面积。直接途径通过输送导管的中空管腔将镍合金的硬治疗杆送入冠状静脉或心大静脉,从而向前推动瓣环后壁,促进瓣叶的合拢。此项技术装置技术上简单和容易置入,但是心肌梗死和冠状静脉窦破裂等不良事件发生率较高,在适用人群和继发性病变上仍有许多局限。

经导管二尖瓣置换术:是介入心脏病学领域的前沿技术,目前尚处于起步阶段。与主动脉瓣相比,二尖瓣的解剖和病理都要复杂得多,因此经导管二尖瓣置换技术的发展势必会明显慢于经导管主动脉瓣置换术(TAVR)。

左心室重塑术:是基于对继发性和功能性二尖瓣反流的病理生理的理解。放置一个通过心室的瓣下弦线用以重塑和减少左室舒张末期内径。

在具有干预指征的 MR 患者中,尽管外科手术仍然是标准治疗方案,但对于外科手术禁忌或高危患者,经导管二尖瓣介入治疗也是一种不可或缺的治疗选择。

(九) 预后

二尖瓣关闭不全的自然病史取决于基本病因和反流程度。急性严重反流伴血流动力学不稳定者,如不及时手术干预,死亡率极高。对于慢性二尖瓣关闭不全患者,可在相当长一段时间内无症状,然而一旦出现症状则预后差,5 年和 10 年存活率分别约为 80% 和 60%。二尖瓣狭窄合并二尖瓣关闭不全的患者预后较差,5 年生存率仅 67%。单纯二尖瓣脱垂无明显反流及无收缩期杂音者大多预后良好;年龄 >50 岁、有明显收缩期杂音和二尖瓣反流、瓣叶冗长增厚、左心房和左心室增大者预后较差。多数患者术后症状和生活质量改善,较内科治疗存活率明显提高。

(十) 随访

无症状、无心功能损害的轻度 MR 无需常规随访心脏超声;稳定的中度 MR 每年临床随访,每 1~2 年复查心脏超声;无症状且左室功能正常的重度 MR,应每 6 个月临床随访一次,每年复查心脏超声;若临床状况出现明显变化、新发房颤、肺动脉压升高、超声与既往比较显著进展、心功能指标接近手术指征时需要增加随访频率;重度 MR 如伴有左室扩大或收缩障碍或出现症状应尽早手术。

(王建安　孔祥清　潘湘斌)

第三节　主动脉瓣疾病

一、主动脉瓣狭窄

主动脉瓣狭窄(aortic stenosis)是由于先天性瓣叶发育畸形或者风湿性病变侵害主动脉瓣致瓣叶增厚粘连,瓣口狭窄。病程长久者可发生钙化或合并感染性心内膜炎等。风湿性心脏病常合并主动脉瓣关闭不全及二尖瓣病变等。先天性主动脉瓣二瓣化畸形或瓣叶发育不对称的患者,在成年或老年时发生瓣叶钙化,瓣口狭窄,这类情况在临床上也常见到。

（一）病因

主动脉瓣狭窄的病因主要有三种，即先天性病变、退行性变和炎症性病变。单纯性主动脉瓣狭窄，多为先天性或退行性变，极少数为炎症性，且男性多见。

（二）病理

1. 先天性畸形

(1)单叶瓣畸形：可引起严重的先天性主动脉瓣狭窄，是导致婴儿死亡的重要原因之一，多数在儿童时期出现症状，青春期前即需矫治。

(2)二叶瓣畸形：群体中约1%的个体出生时呈二叶瓣畸形，男性多见。其本身不引起狭窄，随着年龄的增长，结构异常的瓣膜导致紊流的发生，损伤瓣叶，进而纤维化及钙化，瓣膜活动度逐渐减低，最后造成瓣口狭窄。约1/3瓣膜发生狭窄，另1/3发生关闭不全，其余可能只会造成轻微的血流动力学异常。这一过程需数十年，故通常在40岁后发病。先天性二叶瓣畸形为成人孤立性主动脉瓣狭窄的常见原因，易并发感染性心内膜炎。

(3)三叶瓣畸形：表现为三个半月瓣大小不等，部分瓣叶交界融合。多数人主动脉瓣功能可能终生保持正常，少数患者可出现主动脉瓣狭窄。

2. 老年性主动脉瓣钙化　目前，与年龄相关的退行性主动脉瓣狭窄已成为成人最常见的主动脉瓣狭窄的原因。据估计，约有2%的65岁以上的老年人患有此病，超过85岁者则达4%。退行性病变过程包括增生性炎症、脂类聚集、血管紧张素转换酶激活、巨噬细胞和T淋巴细胞浸润，最后钙化。由于钙质沉积于瓣膜基底而使瓣尖活动受限，瓣叶活动受限，引起主动脉瓣口狭窄。主动脉瓣钙化与冠心病相似，并与冠状动脉钙化相关性极高，高血压、血脂异常、糖尿病及吸烟是其发生的危险因素，他汀类药物可延缓退行性钙化主动脉瓣狭窄的进展。

3. 风湿性心脏病　炎症性病变导致主动脉瓣狭窄的病因主要为风湿热（其他少见病因为结缔组织疾病）。风湿性炎症导致瓣叶交界处融合，瓣叶纤维化、钙化、僵硬和挛缩畸形，引起主动脉瓣狭窄。风湿性主动脉瓣狭窄常伴关闭不全和二尖瓣病变。

4. 血流动力学及心脏变化　主动脉瓣狭窄后，左心室血液排出受阻，左心室发生代偿性肥大，室壁增厚，向心性肥大。后期左心代偿性失调，出现左心衰竭，进而引起肺淤血、右心衰竭和大循环淤血。听诊主动脉瓣区可闻及粗糙、喷射性收缩期杂音。X线典型影像学表现为"靴形心"。患者出现心绞痛、脉压减小等症状。

（三）病理生理

正常成人主动脉瓣口面积3~4cm²。主动脉瓣口面积减少至正常的1/3前，血流动力学改变不明显。当主动脉瓣口面积≤1.0cm²时，左心室和主动脉之间收缩期的压力阶差明显，致使左心室壁向心性肥厚，左心室游离壁和室间隔厚度增加，其顺应性下降，左心室壁松弛速度减慢，使左心室舒张末压进行性升高；该压力通过二尖瓣传导至左心房，使左心房后负荷增加；长期左心房负荷增加，将导致肺静脉压、肺毛细血管楔压和肺动脉压等相继增加，临床上出现左心衰竭的症状。

另外，主动脉瓣口狭窄导致的左心室收缩压增高，引起左心室肥厚、左心室射血时间延长，使心肌耗氧量增加；主动脉瓣狭窄时常因主动脉根部舒张压降低、左心室舒张末压增高压迫心内膜下血管使冠状动脉灌注减少及脑供血不足。上述机制导致心肌缺血缺氧和心绞痛发作，进一步损害左心功能，并可导致头晕、黑矇及晕厥等脑缺血症状。

（四）临床表现

1. 症状　主动脉瓣狭窄患者，无症状期长，直至瓣口面积≤1.0cm²时才出现临床症状，心绞痛、晕厥和呼吸困难是典型主动脉瓣狭窄的常见三联征。

(1)呼吸困难：劳力性呼吸困难为晚期患者常见的首发症状，见于95%有症状的患者。随病情发展，可出现阵发性夜间呼吸困难、端坐呼吸乃至急性肺水肿。

(2)心绞痛：对于重度主动脉瓣狭窄患者来说，心绞痛是最早出现也是最常见的症状。常由运动诱发,休息及含服硝酸甘油可缓解,反映了心肌需氧和供氧之间的不平衡。产生心绞痛的原因有四点:①左心室壁增厚、心室收缩压升高和射血时间延长,增加心肌耗氧量;②左心室肥厚,导致心肌毛细血管密度相对减少;③舒张期心腔内压力增高,压迫心内膜下冠状动脉,导致心肌灌注不足;④左心室舒张末压升高致舒张期主动脉-左心室压差降低,减少冠状动脉灌注压。

(3)晕厥:见于15%~30%有症状的患者,部分仅表现为黑朦,可为首发症状。晕厥多与劳累有关,发生于劳力当时,少数在休息时发生。其机制可能为:①劳力时,外周血管扩张而心排血量不能相应增加,同时心肌缺血加重,心肌收缩力减弱引起心排血量的进一步减少;②劳力停止后回心血量减少,左心室充盈量及心排血量下降;③休息时晕厥多由于心律失常(如房颤、房室传导阻滞或室颤等)导致心排血量骤减所致。

2. 体征

(1)心界:正常或轻度向左扩大,心尖区可触及收缩期抬举样搏动。收缩压降低、脉压减小、脉搏细弱。在严重的主动脉瓣狭窄患者,同时触诊心尖部和颈动脉可发现颈动脉搏动明显延迟。

(2)心音:第一心音正常。如主动脉瓣严重狭窄或钙化,左心室射血时间明显延长,则主动脉瓣第二心音成分减弱或消失。由于左心室射血时间延长,第二心音中主动脉瓣成分延迟,严重狭窄者可呈逆分裂。肥厚的左心房强有力收缩产生明显的第四心音。如瓣叶活动度正常,可在胸骨右、左缘和心尖区听到主动脉瓣射流音,如瓣叶钙化僵硬则射流音消失。

(3)心脏杂音:典型杂音为粗糙而响亮的射流性杂音,3/6级以上,伴震颤,呈递增-递减型,向颈部传导,在胸骨右缘1~2肋间听诊最清楚。一般来说,杂音愈响,持续时间愈长,高峰出现愈晚,提示狭窄程度愈重。左心室衰竭或心排血量减少时,杂音消失或减弱。长舒张期之后,如期前收缩后的长代偿间期之后或房颤的长心动周期时,心搏量增加,杂音增强。

(五)辅助检查

1. X线检查　心影一般不大,形状可略有变化,即左心缘下1/3处稍向外膨出;左心房可轻度增大,75%~85%的患者可呈现升主动脉扩张。在侧位透视下有时可见主动脉瓣膜钙化。

2. 心电图　轻者心电图正常,中度狭窄可出现QRS波群电压增高伴轻度ST-T改变,严重者可出现左心室肥厚伴劳损和左心房增大的表现。

3. 超声心动图　二维超声心动图可见主动脉瓣瓣叶增厚、回声增强、钙化,瓣叶收缩期开放幅度减小(常小于15mm),开放速度减慢。左心室后壁及室间隔对称性肥厚,左心房可增大,主动脉根部狭窄后扩张等,可发现二叶、三叶主动脉瓣畸形。彩色多普勒超声心动图上可见血流于瓣口下方加速形成五彩镶嵌的射流,连续多普勒通过测定主动脉瓣口的最大血流速度(图6-8),可计算最大跨瓣压力阶差(左心室-主动脉收缩期峰压差)及瓣口面积,从而评估其狭窄程度(表6-10)。

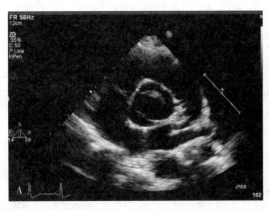
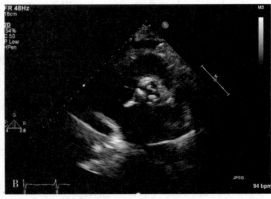

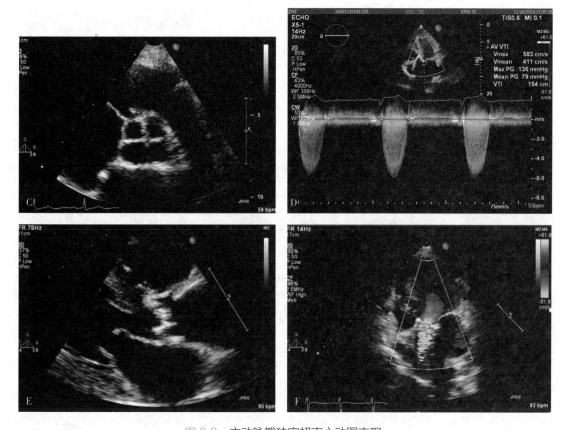

图 6-8 主动脉瓣狭窄超声心动图表现

A. 二叶式畸形;B. 三叶式畸形;C. 四叶式畸形;D. 连续多普勒测量主动脉瓣最大射流速度和压差;
E. 主动脉狭窄伴主动脉根部扩张;F. 主动脉瓣五彩镶嵌高速射流。

表 6-10 《2017 年美国心脏病学会 / 美国心脏协会(ACC/AHA)心脏瓣膜病患者管理指南》
超声心动图主动脉瓣狭窄程度的评估标准

狭窄程度	射流速度 /(m/s)	平均压力阶差 /mmHg	瓣口面积 /cm²
轻度	<3	<20	>1.5
中度	3~4	20~40	1.0~1.5
重度	>4	>40	<1.0*

*或主动脉瓣口面积指数 AVAi ≤ 0.6cm²/m²。

4. 心导管检查 通常不需行心导管检查。选择性左心室造影可显示狭窄的瓣口、左心室腔大小,以及是否伴有二尖瓣关闭不全,左心导管检查可测定左心室与主动脉之间的收缩压差,明确狭窄的程度。年龄超过 50 岁或怀疑冠心病的年轻患者手术前需要行冠状动脉造影排除冠状动脉病变。

(六)诊断和鉴别诊断

1. 诊断 典型主动脉瓣区喷射样收缩期杂音,较易诊断主动脉瓣狭窄,确诊有赖于超声心动图。合并关闭不全和二尖瓣病变者多为风湿性心脏瓣膜病;65 岁以下、单纯主动脉瓣病变者多为先天畸形;超过 65 岁者以退行性老年钙化性病变多见。

药物及手术治疗的选择,基于主动脉瓣狭窄的准确诊断与分期(表 6-11)。

表6-11　主动脉瓣狭窄分期

分期	定义	瓣膜解剖结构	瓣膜血流动力学	血流动力学后果	症状
A	AS 风险期	二叶式主动脉瓣（或其他先天性瓣膜异常）主动脉瓣硬化	V_{max}<2m/s	无	无
B	AS 进展期	二叶或三叶式主动脉瓣轻-中度瓣膜钙化出现收缩期运动部分受限风湿性瓣膜病变瓣叶交界处融合	轻度 AS：V_{max} 2.0~2.9m/s 或平均 ΔP <20mmHg；中度 AS：V_{max} 3.0~3.9m/s 或平均 ΔP 20~39mmHg	可能出现早期舒张功能减低，LVEF 正常	无
C			无症状严重 AS 期		
C1	无症状严重 AS 期	严重瓣膜钙化或先天性狭窄瓣膜开放严重受限	V_{max} ≥ 4m/s 或平均 ΔP ≥ 40mmHg 通常 AVA ≤ 1.0cm² (或 AVAi ≤ 0.6cm²/m²)	左室舒张功能减低轻度左室肥厚LVEF 正常	无，进行运动试验可验证症状情况
C2	无症状严重 AS 期合并左室功能障碍		极重度 AS：V_{max} ≥ 5m/s 或平均 ΔP ≥ 60mmHg	LVEF<50%	无
D			有症状严重 AS 期		
D1	有症状严重 AS 期合并高跨瓣压差	严重瓣叶钙化或先天性狭窄瓣膜开放严重受限	V_{max} ≥ 4m/s 或平均 ΔP ≥ 40mmHg 通常 AVA ≤ 1.0cm² (或 AVAi ≤ 0.6cm²/m²), AS 合并 AR 时可能稍大	左室舒张功能减低左室肥厚可能出现肺动脉高压	劳力性呼吸困难或运动耐量下降
D2	有症状严重 AS 期合并低跨瓣血流量/低跨瓣压差以及 LVEF 降低		AVA ≤ 1.0cm² 且静息 V_{max} <4m/s 或平均 ΔP<40mmHg 多巴酚丁胺超声心动图试验可见 AVA ≤ 1.0cm² 且 V_{max} ≥ 4m/s	左室舒张功能减低左室肥厚LVEF<50%	心衰心绞痛晕厥或先兆晕厥
D3	有症状严重 AS 期合并低跨瓣血流量和 LVEF 正常或严重 AS 期合并跨瓣血流量反常降低		AVA ≤ 1.0cm² 且 V_{max}<4m/s 或平均 ΔP<40mmHg AVAi ≤ 0.6cm²/m² SVi<35ml/m² 以上须为血压正常（收缩压<140mmHg）时的测量结果	左室增大左室心腔小且 SV 低舒张充盈受限LVEF>50%	

　　AS，主动脉瓣狭窄；V_{max}，主动脉瓣峰值流速；ΔP，跨瓣压差；LVEF，左室射血分数；AVA，主动脉瓣口面积；AVAi，主动脉瓣口面积指数；SV，每搏排血量；SVi，每搏排血量指数。

　　2. **鉴别诊断**　临床上主动脉瓣狭窄应与下列情况的主动脉瓣区收缩期杂音相鉴别，可通过超声心动图予以鉴别。

　　(1)梗阻性肥厚型心肌病：收缩期二尖瓣前叶前移，致左心室流出道梗阻，可在胸骨左缘第 4 肋间闻及中或晚期射流性收缩期杂音，不向颈部和锁骨下区传导，有快速上升的重搏脉。超声心动图显示左心室壁不对称肥厚，室间隔明显增厚，与左室后壁之比 ≥ 1.3。

(2)其他:先天性主动脉瓣上狭窄、先天性主动脉瓣下狭窄等均可闻及收缩期杂音,如杂音传导至胸骨左下缘或心尖区时,应与二尖瓣关闭不全、三尖瓣关闭不全或室间隔缺损的全收缩期杂音区别。

（七）并发症

1. **心律失常** 10%患者可发生房颤,可导致左心房压升高和心排血量明显减少,临床症状迅速恶化,可致严重低血压、晕厥或肺水肿。主动脉瓣钙化累及传导系统可致房室传导阻滞,左心室肥厚、心内膜下心肌缺血或冠状动脉栓塞可致室性心律失常。

2. **心脏性猝死** 无症状者发生猝死少见,多发生于先前有症状者。

3. **充血性心力衰竭** 发生左心衰竭后自然病程缩短,若不行手术治疗,50%的患者于2年内死亡。

4. **感染性心内膜炎** 不常见。

5. **体循环栓塞** 少见,多见于钙化性主动脉瓣狭窄者。

6. **胃肠道出血** 部分患者有胃肠道血管发育不良,可合并胃肠道出血。多见于老年的瓣膜钙化患者,出血多为隐匿性和慢性。人工瓣膜置换术后出血可停止。

（八）治疗

1. **内科治疗** 主动脉瓣狭窄时内科主要的治疗是预防感染性心内膜炎。无症状者无需治疗,应定期随访。轻度狭窄者每2年复查一次,体力活动不受限制;中度及重度狭窄者应避免剧烈体力活动,每6~12个月复查一次。一旦出现症状,即需手术治疗。心力衰竭患者等待手术过程中,可谨慎应用利尿剂以缓解肺充血。出现房颤者应尽早电转复,否则可能导致急性左心衰竭。ACEI及β受体拮抗剂不适用于主动脉瓣狭窄患者。

2. **手术治疗** 凡出现临床症状者,病情往往迅速恶化,3年死亡率可达75%,故应争取尽早施行手术治疗。主动脉瓣置换后,存活率接近正常。

(1)外科主动脉瓣置换术:是治疗成人主动脉瓣狭窄的主要方法,手术主要指征为重度狭窄伴心绞痛、晕厥或心力衰竭症状的患者。无症状患者,若伴有进行性心脏增大和/或左心室功能进行性减退,活动时血压下降,也应考虑手术。手术死亡率≤5%,远期预后优于二尖瓣疾病和主动脉瓣关闭不全的换瓣患者。

(2)直视下主动脉瓣分离术:适用于儿童和青少年的非钙化性先天性主动脉瓣严重狭窄者,甚至包括无症状者。

(3)经皮球囊主动脉瓣成形术:适用于婴幼儿和儿童的非钙化性先天性主动脉瓣严重狭窄者。经股动脉逆行将球囊导管推送至主动脉瓣,用生理盐水与造影剂各半的混合液体充盈球囊,扩张瓣叶融合交界处,减轻狭窄和症状。其优点是无需开胸,创伤小,但手术有一定风险,术后再狭窄率比较高,不能降低远期死亡率。

与经皮球囊二尖瓣成形术不同,经皮球囊主动脉瓣成形术的临床应用范围有限。一般不适用于有严重钙化的老年重度主动脉瓣狭窄患者,但对于高龄、妊娠或合并心力衰竭的外科手术高危患者,可作为外科主动脉瓣置换术的过渡治疗。

(4)经导管主动脉瓣置换术(transcatheter aortic valve replacement,TAVR):是通过介入导管技术,将人工生物瓣膜输送至主动脉瓣位置,从而完成人工瓣膜置换,恢复瓣膜功能的技术。

世界上首例TAVR于2002年完成,我国首例TAVR手术于2010年完成。目前全球每年有超过10万名患者接受TAVR手术。TAVR手术主要经股动脉途径完成,也可以经心尖等其他途径完成。目前尚不是治疗主动脉瓣狭窄的首选方法,而作为外科手术禁忌或高危患者的另一种选择。随着TAVR技术的不断发展和成熟,其适应证逐渐扩大,可用于外科手术中低危的严重主动脉瓣狭窄患者。

（九）预后

无症状者,存活率与正常群体相似,3%~5%的患者可发生猝死。三联征出现提示预后不良,若不行手术治疗,有心绞痛者约 50% 患者 5 年内死亡;出现晕厥的患者,约 50% 患者 3 年内死亡;出现充血性心力衰竭患者约半数 2 年内死亡。成功的经皮主动脉瓣置换术能使一年死亡率从 50% 降到 30%。

二、主动脉瓣关闭不全

主动脉瓣关闭不全(aortic regurgitation,aortic insufficiency)是由于主动脉瓣叶结构异常(如瓣叶畸形、脱垂、穿孔、挛缩、增厚、钙化等)或瓣环扩张、主动脉窦管交界扩大等原因,导致瓣叶不能严密对合。

(一) 病因

常见病因包括先天性主动脉瓣畸形(多为二瓣化)、风湿性心脏病、老年退行性变、细菌性心内膜炎、马方综合征(Marfan syndrome)、主动脉夹层、升主动脉瘤等。根据发病情况又分为急性和慢性两种。

1. **急性主动脉瓣关闭不全**　病因主要包括:①感染性心内膜炎;②胸部创伤致升主动脉根部、瓣叶支持结构和瓣叶破损或瓣叶脱垂;③主动脉夹层血肿使主动脉瓣环扩大,瓣叶或瓣环被夹层血肿撕裂;④人工瓣膜撕裂等。

2. **慢性主动脉瓣关闭不全**

(1) 主动脉瓣叶病变:①风湿性心脏病:约 2/3 主动脉瓣关闭不全由风湿性心脏病所致,多合并主动脉瓣狭窄和二尖瓣病变;②先天性畸形:二叶式畸形、主动脉瓣穿孔、室间隔缺损伴主动脉瓣脱垂等;③感染性心内膜炎:为单纯主动脉瓣关闭不全的常见病因,是由于瓣膜感染致瓣叶破损或穿孔,瓣叶因支持结构受损而脱垂或赘生物介于瓣叶间影响其闭合而引起关闭不全;④退行性主动脉瓣病变:老年退行性钙化性主动脉瓣狭窄中 75% 合并关闭不全;⑤主动脉瓣黏液样变性:可致瓣叶舒张期脱垂入左心室。

(2) 主动脉根部扩张:主动脉根部扩张或升主动脉扩张引起瓣环扩大或窦管交界扩大,导致瓣叶舒张期不能对合,属于相对性关闭不全,包括:①马方综合征:遗传性结缔组织病,通常累及骨、关节、眼、心脏和血管,典型者四肢细长,韧带和关节过伸,晶体脱位,升主动脉呈梭形瘤样扩张;②梅毒性主动脉炎:炎症破坏主动脉中层,致主动脉根部扩张,30% 发生主动脉瓣关闭不全;③其他:高血压性主动脉环扩张、特发性升主动脉扩张、主动脉夹层形成、强直性脊柱炎、银屑病性关节炎等。

(3) 其他病因:①自身免疫性疾病:大动脉炎、白塞病等免疫性疾病可引起主动脉瓣关闭不全,如果没有在换瓣手术前确诊并控制炎症活动,换瓣术后很容易发生瓣周漏;②胸部外伤:可导致瓣膜本身或瓣叶交界处受损发生主动脉瓣脱垂;③急性主动脉夹层:夹层导致主动脉瓣叶交界撕脱引起关闭不全。

(二) 病理生理

1. **急性**　舒张期主动脉血流反流入左心室,左心室容量负荷急剧增加,由于急性者左心室舒张末容量增加有限,导致左心室舒张末压迅速升高,超过左心房压,致使二尖瓣在舒张期提前关闭,虽有助于防止左心室压进一步升高,但左心房排空受限,导致左心房压增高和肺淤血,甚至肺水肿。代偿性心率加快虽可部分代偿左心室前向排血减少,使左心室收缩压及主动脉收缩压不致发生明显变化,但在急性主动脉瓣关闭不全的患者,心排血量仍会减少,血压常明显下降,甚至发生心源性休克。

2. **慢性**　舒张期主动脉内血流大量反流入左心室,左心室舒张末容量增加。左心室对慢性容量负荷过度的代偿反应为肌纤维伸长,左心室逐渐扩张,代偿早期由于扩张在 Frank-Starling 曲线上升段,心肌收缩力增强,使左心室舒张末压维持在正常水平。左心室舒张末压不增加,左心房和肺静脉压也保持正常,可维持多年不发生肺循环障碍。由于血液反流,主动脉内压力下降,更有利于维持左心室泵血功能。

随病情进展,左心室进一步扩张,左心室舒张末容积和压力显著增加,最终导致心肌收缩力减弱,心搏出量减少,左心室功能降低,左心房压增高和肺淤血,最后可发展至左心功能不全。左室心肌肥厚使心肌耗氧量增加,同时主动脉瓣反流致舒张压降低使冠状动脉灌注减少,上述均可引起心肌缺血,加速心功能恶化。

(三)临床表现

1. 症状

(1)急性:轻者可无任何症状,重者可出现突发呼吸困难,不能平卧,全身大汗,咳白色或粉红色泡沫痰,更重者可出现烦躁不安,神志模糊,甚至昏迷。

(2)慢性:轻者可在较长时间内无症状,甚至可耐受运动。轻症者一般可维持20年以上。随着反流量增大,可出现与心搏量增大有关的症状,如心悸、心前区不适、头颈部强烈搏动感等。晚期开始出现心力衰竭表现。开始多为劳力性呼吸困难,随病情进展,可出现夜间阵发性呼吸困难和端坐呼吸。可出现胸痛,可能是由于左心室射血时引起升主动脉过分牵张或心脏明显增大所致。心绞痛较主动脉瓣狭窄少见。常有体位性眩晕,但晕厥罕见。

2. 体征

(1)急性:严重者可出现面色灰暗,唇甲发绀,脉搏细数,血压下降等休克表现。脉压正常或稍增大。周围血管征不明显。心尖搏动多正常。心动过速常见。二尖瓣舒张期提前关闭使第一心音减弱或消失。肺动脉高压时可闻及肺动脉瓣区第二心音亢进,常可闻及病理性第三心音和第四心音。由于左心室舒张压急剧增高,主动脉和左心室压力阶差很快下降,因而舒张期杂音较慢性者短促、低音调。听诊肺部可闻及哮鸣音,或在肺底闻及细小湿啰音,严重者满肺均有湿啰音。

(2)慢性

1)面色苍白,头随心搏摆动(点头征)。心尖搏动向左下移位,范围较广,心界向左下扩大。心底部、胸骨柄切迹、颈动脉可触及收缩期震颤。颈动脉搏动明显增强。

2)心音:第一心音减弱,为舒张期左心室充盈过度、二尖瓣位置高所致;主动脉瓣区第二心音减弱或消失;心尖区常可闻及第三心音,与舒张早期左心室快速充盈增加有关。

3)心脏杂音:主动脉瓣区舒张期杂音,为一高调递减型叹气样杂音,舒张早期出现,坐位前倾位呼气末明显,向心尖区传导。轻度反流者,杂音柔和、高调,仅出现于舒张早期,只有患者取坐位前倾、呼气末才能听到;中重度反流者,杂音为全舒张期,性质较粗糙。当出现乐音性杂音时,常提示瓣叶脱垂、撕裂或穿孔。

严重主动脉瓣关闭不全,主动脉瓣区常有收缩中期喷射性杂音,较粗糙,强度2/6~4/6级,向颈部及胸骨上窝传导,可伴有震颤,为极大量心搏量通过畸形的主动脉瓣膜所致,并非由器质性主动脉瓣狭窄所致。

反流明显者,常在心尖区闻及柔和低调的隆隆样舒张期杂音(Austin-Flint杂音),其产生机制是:①由于主动脉瓣反流,左心室血容量增多及舒张期压力增高,将二尖瓣前侧叶推起处于较高位置引起相对二尖瓣狭窄所致;②主动脉瓣反流血液与由左心房流入的血液发生冲击、混合,产生涡流,引起杂音。其与器质性二尖瓣狭窄杂音的鉴别要点是Austin-Flint杂音不伴有开瓣音、第一心音亢进和心尖区舒张期震颤。

4)周围血管征:动脉收缩压增高,舒张压降低,脉压增大,可出现周围血管征,如随心脏搏动的点头征(De Musset征)、水冲脉(water-hammer)、股动脉枪击音(Traube征)和毛细血管搏动征,听诊器压迫股动脉可闻及双期杂音(Duroziez双重音)。

(四)实验室和其他检查

1. X线检查 慢性主动脉瓣关闭不全者左心室明显向左下增大,心腰加深,升主动脉结扩张,呈"主动脉型"心脏,即"靴形心"。急性者心脏大小多正常或左心房稍增大,常有肺淤血和肺水肿表现。

2. **心电图** 慢性者常见左心室肥厚劳损伴电轴左偏。如有心肌损害,可出现心室内传导阻滞,房性和室性心律失常。急性者常见窦性心动过速和非特异性 ST-T 改变。

3. **超声心动图** M 型超声显示舒张期二尖瓣前叶快速高频的振动。二维超声可显示主动脉瓣关闭时不能合拢。多普勒超声显示主动脉瓣下方(左室流出道)探及全舒张期反流,为诊断主动脉瓣反流高度敏感及准确的方法,与心血管造影术有高度相关性,通过计算反流宽度占左室流出道的比例,可定量判断其严重程度(表 6-12)。

表 6-12 主动脉反流严重程度的判定标准

反流程度	反流宽度	每搏反流量	反流分数
轻度	<左心室流出道的 25%	<30ml	<30%
中度	左心室流出道的 25%~65%	30~59ml	30%~49%
重度	>左心室流出道的 65%	>60ml	>50%

(五) 诊断与鉴别诊断

1. **诊断** 有典型主动脉瓣关闭不全的舒张期杂音伴周围血管征,可诊断为主动脉瓣关闭不全。超声心动图可助确诊。慢性者如合并主动脉瓣狭窄或二尖瓣病变,则支持风湿性心脏病诊断。

慢性主动脉瓣关闭不全的治疗方案选择依托于对疾病分期的准确判断(表 6-13)。

表 6-13 慢性主动脉瓣关闭不全分期

分期	定义	瓣膜解剖结构	瓣膜血流动力学	血流动力学后果	症状
A	AR 风险期	二叶式主动脉瓣(或其他先天性瓣膜异常) 主动脉瓣硬化 主动脉窦或升主动脉疾病 风湿热史或已知风湿性心脏病 IE	AR 程度:无或轻微	无	无
B	AR 进展期	三叶式主动脉瓣轻-中度钙化、二叶式主动脉瓣(或其他先天性瓣膜异常) 主动脉窦扩张 风湿性瓣膜病变 既往 IE	轻度 AR: 反流宽度 <25%LVOT 反流口 <0.3cm RVol<30ml/ 搏 RF<30% ERO<0.10cm^2 血管造影分级 + 中度 AR: 反流宽度 25%~64%LVOT 反流口 0.3~0.6cm RVol 30~59ml/ 搏 RF 30%~49% ERO 0.10~0.29cm^2 血管造影分级 ++	左室收缩功能正常 左室容量正常或左室轻度扩张	无

续表

分期	定义	瓣膜解剖结构	瓣膜血流动力学	血流动力学后果	症状
C	无症状严重 AR 期	钙化主动脉瓣病变 二叶式主动脉瓣(或其他先天性主动脉瓣异常) 主动脉窦或升主动脉扩张 风湿性心脏病瓣膜病变 IE 出现瓣膜闭合异常或穿孔	严重 AR： 反流宽度 ≥ 65%LVOT 反流口 >0.6cm 腹主动脉近端全舒张期反向血流 RVol ≥ 60ml/搏 RF ≥ 50% ERO ≥ 0.3cm² 血管造影分级 +++~++++ 左室扩张证据	C1 期： LVEF 正常(50%)和轻 - 中度左室扩张(LVEDd ≤ 50mm) C2 期： 左室收缩功能异常 LVEF 减低 (<50%)或严重左室扩张(LVEDd>50mm 或 LVEDd 指数 >25mm/m²)	无：进行运动试验可确认症状情况
D	有症状严重 AR 期			可能出现收缩功能正常(LVEF ≥ 50%)，轻 - 中度左室收缩功能不全(LVEF 40%~50%)，或严重左室收缩功能不全(LVEF<40%) 出现中 - 重度左室扩张	劳力性呼吸困难或心绞痛或更严重的心力衰竭症状

AR，主动脉瓣反流；IE，感染性心内膜炎；LVOT，左室流出道；RVol，反流量；RF，反流分数；ERO，有效反流口面积；LVEF，左室射血分数；LVEDd，左室舒张末内径。

2. **鉴别诊断** 主动脉瓣舒张早期杂音于胸骨左缘明显时，应与 Graham-Steel 杂音鉴别。后者见于严重肺动脉高压伴肺动脉扩张所致相对性肺动脉瓣关闭不全，常有肺动脉高压体征，如胸骨左缘抬举样搏动、第二心音肺动脉瓣成分增强等。Austin-Flint 杂音应与器质性二尖瓣狭窄的杂音鉴别。前者常紧随第三心音后，第一心音减弱，不伴有开瓣音；后者紧随开瓣音后，第一心音亢进并伴有心尖区舒张期震颤。

(六) 并发症

感染性心内膜炎较常见，常加速心力衰竭发生；充血性心力衰竭，慢性者常于晚期出现，急性者出现较早；室性心律失常常见，但心源性猝死少见。

(七) 治疗

1. **急性主动脉瓣关闭不全** 危险性比慢性主动脉瓣关闭不全高得多，应及早考虑外科治疗。内科治疗一般为术前准备过渡措施，包括吸氧、镇静、静脉应用多巴胺强心、硝普钠扩血管和利尿剂。可以置入 Swan-Ganz 导管行床旁血流动力学监测。内科治疗目的在于降低肺静脉压，增加心排血量，稳定血流动力学。外科主动脉瓣置换术或主动脉瓣修复术为治疗急性主动脉瓣关闭不全的根本措施。

2. **慢性主动脉瓣关闭不全**

(1) 内科治疗：无症状且左心室功能正常者，不需要内科治疗，但需定期随访；轻中度主动脉瓣闭不全者，每 1~2 年随访 1 次；重度主动脉瓣关闭不全者，每半年随访 1 次。随访内容包括临床症状，超声检查左心室大小和左室射血分数。需预防感染性心内膜炎，如为风湿性心脏病应预防风湿活动。有严重主动脉瓣关闭不全和左心室扩张者，应避免剧烈体力活动；应用扩血管药物可推迟手术时间。

(2) 外科治疗：长期慢性中重度主动脉瓣关闭不全，会导致左心室进行性扩大，晚期发生左室功能不全。应在不可逆的左室功能不全发生之前进行手术。

若出现下列情况的严重主动脉瓣关闭不全应手术治疗：①有症状和左心室功能不全者；②无症状伴左心室功能不全者，经系列无创检查显示持续或进行性左心室收缩末容量增加或静息射血分数降低者；③若症状明显，即使左心室功能正常者；④无症状且左室收缩功能正常，但左室明显扩大(左室收缩末内径 >50mm)。手术的禁忌证为：LVEF ≤ 15%~20%，LVEDd ≥ 80mm 或 LVEDVI ≥ 300ml/m²。

原发性主动脉瓣关闭不全主要采用主动脉瓣置换术;继发性主动脉瓣关闭不全可采用主动脉瓣成形术;部分病例(如创伤、感染性心内膜炎所致瓣叶穿孔)可行瓣膜修复术;主动脉根部扩张导致瓣环扩大引起的主动脉瓣关闭不全,可以行保留主动脉瓣的主动脉根部置换术。

部分解剖条件合适的外科手术高危的主动脉瓣关闭不全患者也可以考虑行经导管主动脉瓣置换术。

(八)预后

急性重度主动脉瓣关闭不全如不及时手术治疗,常死于左心室衰竭。慢性者无症状期长,一旦症状出现,病情便迅速恶化,心绞痛者 5 年死亡率为 50%,严重左心衰竭者 2 年死亡率为 50%。重度者经确诊后内科治疗 5 年存活率为 75%,10 年存活率为 50%。术后存活者大部分有明显临床改善,心脏大小和左心室重量减少,左心室功能有所恢复,但恢复程度和术后远期存活率低于主动脉瓣狭窄者。

（王建安　潘湘斌）

第四节　右心瓣膜病

一、概述

1. 原发性和继发性右心瓣膜病　由肺动脉高压或原发性右室疾病导致的继发性瓣膜功能异常与原发性瓣膜异常之间的鉴别是评估三尖瓣或肺动脉瓣疾病中重要的第一步。三尖瓣和肺动脉瓣的原发性解剖结构异常通常是先天性的且在儿童时期就已确诊。成年人的右心瓣膜病通常是由肺动脉高压引起,而后者常由左侧心脏疾病所致。

2. 诊断原则

(1)瓣膜狭窄和反流:除了完整采集病史和体格检查外,超声心动图依然是诊断右心瓣膜病的最重要手段。超声心动图评估不但能确定瓣膜狭窄和反流的存在及严重程度,而且可以提供有关病因学方面的重要信息。病变的严重程度的判定,瓣膜狭窄可通过连续波多普勒获取平均压力阶差而定量,瓣膜反流可结合连续波多普勒与彩色血流多普勒测定结果进行量化。

病因学判断需要仔细评估瓣叶的形态、瓣环直径、瓣下装置和右心室大小与功能。应鉴别共存的左心瓣膜病或心腔内分流以及心腔内装置的存在,如起搏器或除颤器的电极;应仔细评估三尖瓣叶的移动。同时,瓣膜异常对右心室内径和功能的影响的评估也很重要。

右室流出道的二维成像可显示肺动脉瓣运动异常的特征、隆起、脱垂、部分或完全性瓣膜缺损。二维超声成像也用于评估肺动脉瓣疾病患者的右心室大小、收缩功能和右心室壁的厚度。当怀疑肺动脉瓣狭窄时,评估瓣下或瓣上狭窄梗阻非常重要。少见情况下,超声心动图不能明确诊断,需通过心导管确定梗阻的具体水平。

(2)右心室大小和功能:右心室功能在肺动脉高压患者中具有预后价值。由于右心室腔具有复杂的三维结构,通过二维超声心动图精确测定右心室大小、容量和功能较为困难,可通过经食管成像四腔切面得到很好的评估。三维超声心动成像也可能提供较高质量评估。

心脏磁共振成像(CMR)是精确测定右心室大小和功能的方法。CMR 成像测得的右心室大小可作为晚期收缩功能不全的预测因素。

(3)肺动脉压力:肺动脉压评估是右心瓣膜病患者评估的重要组成部分。肺动脉压能通过超声下三尖瓣反流流速和下腔静脉形态评估;多数患者有不同程度的三尖瓣反流,可进行右心室压力评估。当无创性检查无法诊断或与其他临床数据不一致时,需要应用心导管术直接测量肺动脉压力。

二、三尖瓣狭窄

(一) 病因

三尖瓣狭窄(tricuspid stenosis,TS)通常伴随三尖瓣关闭不全,最常见的病因是风湿热,这类患者常常有二尖瓣、主动脉瓣损害。其他少见病因包括类癌性心脏病、先天性畸形(如三尖瓣闭锁)、系统性红斑狼疮、心内膜炎、心房肿瘤、心内膜心肌纤维化、心内膜弹力纤维增生症等。感染性心内膜炎形成大的赘生物(常为真菌)也可导致三尖瓣狭窄。

(二) 病理

风湿性三尖瓣狭窄的病理与二尖瓣狭窄类似,由于纤维化或钙质沉着,可见瓣叶增厚、瓣缘粘连,腱索增粗缩短,导致瓣口变形或狭窄,狭窄显著时形成一隔膜样孔隙。病理解剖三尖瓣狭窄女性稍多见,可合并三尖瓣关闭不全和左心瓣膜损害,并伴随右心房明显扩大,心房壁增厚及其他瓣膜疾病相对应的心脏结构改变。单纯的三尖瓣狭窄少见,其右心室、左心房、左心室常无明显变化。

(三) 病理生理

正常的三尖瓣口面积为 6~8cm²,瓣口的直径 >4cm。当疾病导致三尖瓣叶增厚,纤维化及交界处粘连,使瓣口面积减少,舒张期右房流入右室的血流受阻,使右心房与右心室之间出现舒张期压力阶差(跨瓣压)。当运动或吸气使三尖瓣血流量增加时,跨瓣压增大;当呼气使三尖瓣血流减少时,此压力阶差可减小。当跨瓣压 >5mmHg 时,右室充盈障碍,右心排血量减低,右房压力升高,进而体循环回流受阻,出现大循环静脉淤血症状,如颈静脉怒张、肝肿大和水肿。

(四) 临床表现

1. 症状 三尖瓣狭窄的临床表现一般不典型,常被二尖瓣、主动脉瓣损害引起的症状所掩盖。其主要表现为心排血量降低引起疲乏,体循环淤血致腹胀,食欲缺乏,消瘦等。部分患者因颈静脉搏动强烈引起颈部不适感。伴有二尖瓣狭窄的患者,因右心室血流量减少,心肺症状较单纯性二尖瓣狭窄者为轻。

2. 体征 三尖瓣狭窄全身体征以体循环淤血为主。头面部可见面颊轻度发绀、颈静脉怒张,甚至可观察到颈静脉搏动。腹部可及肝脏肿大,质较硬,有触痛,有时可扪到收缩期前搏动。有腹腔积液者,腹部膨胀,叩及移动性浊音。心脏查体时,心浊音界向右侧扩大。三尖瓣听诊区胸骨左缘第4肋间可闻舒张期滚筒样杂音,有时可触及震颤。深吸气时,由于胸腔负压增加,右心房血流量增多,杂音明显加强。

3. 实验室和其他检查

(1)X 线检查:右房明显扩大,下腔静脉和奇静脉扩张所造成的以右心为主的心脏扩大。肺血管影显著减少。

(2)心电图:无特异性。右心房增大,不完全性右束支阻滞和心房颤动较为常见。

(3)超声心动图:是评价三尖瓣结构和运动最有效的无创检查方式,对确诊三尖瓣狭窄有高度的敏感性和特异性。其表现为:二维超声心动图可见三尖瓣叶增厚,粘连,活动受限,舒张期呈圆拱形,瓣口直径减少;单纯性三尖瓣狭窄右心房明显增大,但右心室不大。彩色多普勒血流显像可直接显示三尖瓣口舒张期射出的血流束,射流距较短,血流较明亮或呈五彩镶嵌状。通过测定经三尖瓣口最大血流速度,可计算跨瓣压差。此外,超声心动图也能明确右房内血栓、三尖瓣脱垂、肿瘤侵犯致使三尖瓣环受压、赘生物等,有利于鉴别诊断。

(4)侵入性检查:对于临床表现较复杂或难以用现有检查结果解释者,侵入性的血流动力学检查如右心导管术可以考虑。

4. 诊断与鉴别诊断

(1)诊断:三尖瓣狭窄由于其临床表现常被合并的左心瓣膜疾病的临床表现所掩盖,因此常被漏诊。典型心脏听诊表现和体循环淤血的症状和体征,而不伴肺淤血,要考虑三尖瓣病变。风心病二尖瓣狭窄者,如剑突处或胸骨左下缘有随吸气增强的舒张期隆隆样杂音,无明显右心室扩大和肺淤血,提示同时存在三尖瓣狭窄。超声心动图可以明确诊断。

(2)鉴别诊断:三尖瓣狭窄的舒张期隆隆样杂音要与引起相似杂音的二尖瓣狭窄,房间隔缺损,右心房黏液瘤等相鉴别。值得注意的是,当右心房黏液瘤阻塞瓣孔时,亦可引起三尖瓣狭窄的临床表现,但病史短,病程进展迅速,超声心动图有独特的云雾状图像,可资鉴别。

5. 治疗

(1)治疗目的及原则:轻至中度三尖瓣狭窄常常无明显症状,以积极治疗原发病,生活方式干预为主。对于重度及有明显体循环淤血、心排血量下降的三尖瓣狭窄,以利尿、扩血管改善症状,有条件应予手术治疗。

(2)生活方式干预:主要包括减轻体重,减少钠盐摄入,戒烟限酒,增加运动等。

(3)药物治疗:积极治疗原发系统性疾病,定期随访,预防感染性心内膜炎。有乏力、腹胀、水肿等体循环淤血症状者对症处理,给予扩血管、利尿、强心药物。房颤患者需控制心室率及抗凝治疗。

(4)外科治疗:对于显著的三尖瓣狭窄,利尿剂虽可改善体循环淤血,却进一步降低了心排血量,因此药物治疗通常无效,强烈建议考虑外科手术。

三尖瓣狭窄病变主要累及后叶,多数瓣膜及瓣下结构病变较轻,瓣膜活动较好,因此推荐粘连和融合部位的切开及瓣环成形术。能成形的病例尽量避免换瓣,对于瓣膜无法成形或成形后效果不满意者行三尖瓣置换术,但其死亡率高,远期生存率低,需严格把握适应证。由于机械瓣易形成血栓且排异性较大,通常选择生物瓣。

(5)经皮球囊三尖瓣成形术(percutaneous transcatheter tricuspid balloon valvuloplasty,PTTBV):属微创手术,国内外已有一定数量的报道,术后患者跨瓣压差降低,右心房压力降低,但有时会引起三尖瓣反流,且远期疗效不明。目前已被美国心脏病协会推荐为单纯严重三尖瓣狭窄的二线治疗(Ⅱb)。适于心功能Ⅱ、Ⅲ级,三尖瓣压力阶差>5mmHg,无风湿活动,无右心房内血栓患者。合并症严重、不适于外科手术的患者可在短到中期从中获益。

三、三尖瓣关闭不全

(一) 病因

1. 功能性三尖瓣关闭不全　继发于右心室扩张、瓣环扩大的功能性关闭不全,并无器质性三尖瓣损害,原发病常为引起右室收缩压增高或肺动脉高压的疾病,如风湿性二尖瓣病、先天性心脏病(肺动脉狭窄、艾森曼格综合征)、累及右心室的下壁心肌梗死、风湿性或先天性心脏病肺动脉高压引起的心力衰竭晚期、缺血性心脏病等。伴有二尖瓣疾病的三尖瓣关闭不全(tricuspid regurgitation,TR)最为常见,据报道约1/3以上的二尖瓣狭窄患者存在中度功能性三尖瓣关闭不全。

风湿活动、心房颤动及肺动脉高压是功能性三尖瓣关闭不全(FTR)形成的主要原因。反复的风湿活动可累及心肌,使心肌呈纤维化改变,右心室功能不全加重;二尖瓣及双瓣疾病患者左房压力增高,逆向传导至肺静脉,当肺静脉压超过20~25mmHg时,肺小动脉痉挛,肺动脉压力增高。长期肺循环高压,可使肺血管发生不可逆的病理变化,进一步使右心室向近球形改变,引起三尖瓣扩张;心房颤动是FTR的独立危险因素,常合并二尖瓣疾病,房颤时心房机械活动紊乱,失去主动、规律的收缩和舒张,血液不能正常地充盈和排出,出现血流瘀滞,导致心房扩大,继而引起三尖瓣瓣环扩大。此外,右心室形态结构改变,左室功能不全也可促进FTR的形成。

2. 器质性三尖瓣关闭不全(OTR)　较少见,其中又分为先天性疾病和后天性疾病。先天性如三尖瓣下移畸形(Ebstein 畸形)、三尖瓣脱垂、三尖瓣发育不良、心内膜垫缺损(三尖瓣裂)等。后天性包括感染性心内膜炎、胸部外伤、右房黏液瘤、右室心肌梗死或心肌缺血致右室乳头肌功能不全等。后天性单纯的三尖瓣关闭不全可发生于类癌综合征,因类癌斑块常沉着于三尖瓣的心室面,并使瓣尖与右心室壁粘连,从而引起三尖瓣关闭不全,此类患者多同时有肺动脉瓣病变。三尖瓣关闭不全时常有右心明显扩大。

(二) 病理

三尖瓣关闭不全大部分是功能性三尖瓣关闭不全,源于右室和肺动脉高压引起右心室扩大,进而引起三尖瓣环扩张,三尖瓣瓣叶对合不良,而瓣膜本身无器质性病变。主要病变为瓣环不均匀扩张,各瓣叶受累程度不一,其中后瓣最大,前瓣较小,而隔瓣由于室间隔的限制扩张最小。同时,瓣环扩张常影响瓣叶交界,前后交界、前隔交界与后隔交界均有扩大。

(三) 病理生理

收缩期右室血液沿着关闭不全的瓣口反流入右心房,使右房压和周围静脉压升高,静脉血液回流障碍,引起肝淤血肿大、腹腔积液和腹胀。舒张期右室同时接受腔静脉回流的血液和反流入右房的血液,充盈过度,负荷增加,右心室代偿而肥厚,最后导致右心衰竭。

(四) 临床表现

1. **症状** 症状与三尖瓣关闭不全的程度有关。轻度临床上常不易察觉。较严重者可有疲乏、腹胀、肝区胀痛、水肿等。可并发房颤和肺栓塞。

2. **体征** 全身体征以体循环淤血为主。可见颈静脉怒张、搏动,肝脏肿大,腹部膨胀,叩及移动性浊音及全身水肿。其中,颈静脉扩张伴收缩期搏动,吸气时增强较为典型,反流严重者颈静脉可及收缩期杂音和震颤,肝脏可及收缩期搏动。

心脏查体:右心室搏动呈高动力冲击感,胸骨左缘及心尖部收缩期可触及抬举样搏动;三尖瓣关闭不全的杂音为高调、吹风样的全收缩期杂音,在胸骨左下缘或剑突区最响,右心室显著扩大占据心尖区时,在心尖区最明显;反流严重时,胸骨左下缘可闻及第三心音,吸气时增强;三尖瓣脱垂患者有收缩期喀喇音。

(五) 实验室和其他检查

1. **X 线检查** 右心房和右心室肥大,心脏右缘凸出,同时伴有其他瓣膜病变继发的心脏改变。

2. **心电图检查** 心房肥大,P 波高宽;可有右束支传导阻滞或右心室肥大。常有心房颤动。

3. **超声心动图** 切面超声可探测三尖瓣环的大小,瓣膜的增厚情况以及右房右室的大小,有助于分辨功能性和器质性病变。三尖瓣关闭不全时,超声造影可见微泡往返于三尖瓣;多普勒能直接监测到右室至右房的异常信号,并可估计反流的程度。

4. **心导管检查** 在诊断不明或复杂病例的诊疗中有重要价值,可直接测定血流动力学指标。表现为右心房压力波形的 V 波突出,y 降支变陡,在吸气时更为明显。右心房压力波形与右心室压力波形相似,仅振幅较小,称为右室化的右房压,是重度三尖瓣反流的表现。右室造影可显示三尖瓣反流及其程度。但由于心导管跨过三尖瓣,有潜在假阳性。

(六) 诊断与鉴别诊断

典型者通过临床表现、体征以及辅助检查,一般不难作出诊断。应与二尖瓣关闭不全、低位室间隔缺损相鉴别。超声心动图、心导管检查可明确诊断。

(七) 治疗

1. **治疗目的及原则** 轻至中度三尖瓣关闭不全,且瓣膜形态良好,通常无需特殊干预,以积极治疗原发病为主。对于重度及有右心衰竭、体循环淤血的患者,以利尿、扩血管改善症状,有条件应予手术治疗。目前外科干预时机及合适的技术仍有争议,总的原则是应尽早手术,避免不可逆的右室功能不全。如技术可行,保守手术优于瓣膜置换。

2. **生活方式干预** 主要包括减轻体重,减少钠盐摄入,低脂、高蛋白、富含维生素饮食,戒烟限酒,增加运动等。

3. 药物治疗   有右心衰竭表现时给予利尿、强心药物；血管扩张药可减少反流量，有利于症状的改善。有房颤者需控制心室率。对于严重三尖瓣关闭不全患者，目前尚无证据证实各种药物治疗方式的有效性。

4. 手术治疗   对于有症状的三尖瓣反流患者，三尖瓣外科手术是唯一证实有效的治疗。

（1）手术适应证：对于有重度三尖瓣反流及以下情况的患者，建议行三尖瓣修复或置换手术：①出现心排血量下降的症状，包括乏力和劳力性呼吸困难，运动能力下降，或经药物治疗仍持续存在右心衰；②合并二尖瓣疾病或其他心脏疾病需手术干预者；③进行性右室扩张或功能不全。对于一些经选择的无症状患者，也建议行三尖瓣手术，如有创伤性三尖瓣连枷伴重度三尖瓣反流的患者，以及有中度以上三尖瓣反流同时需接受其他心脏外科手术的患者。

（2）手术方式

1）三尖瓣修复（荷包线性缝合瓣环成形术）：在有与其他瓣膜疾病相关的瓣环扩张导致的三尖瓣功能性反流的患者，大多数实施这种手术。常与左心瓣膜置换术同时实施。合并严重肺动脉高压者为禁忌证。

2）环缩瓣环成形术：单纯三尖瓣反流且仅有轻至中度肺动脉高压者，大多数实施这种手术。

3）三尖瓣置换术：对于有症状的三尖瓣反流和肺动脉高压的患者或有三尖瓣异常而不愿接受修复的患者，可考虑三尖瓣置换。当存在三尖瓣环显著扩张时，应考虑三尖瓣置换。通常使用生物瓣膜，可避免长期抗凝需要。若患者已存在长期抗凝的适应证（如同时存在左心人工机械瓣或房颤），可考虑三尖瓣机械瓣置换。

四、肺动脉瓣狭窄

肺动脉瓣狭窄（pulmonary valvular stenosis）是指左、右心室之间无交通（即室间隔完整），但肺动脉瓣、瓣上或瓣下有狭窄，以先天性发育异常多见，约占先天性心脏病的 8%。

（一）病因

95% 的肺动脉瓣狭窄与先天性或遗传性疾病相关，80% 为单独出现，也可伴有其他先天性心脏畸形，如房间隔缺损、室间隔缺损或法洛四联症。少见的病因有感染性心内膜炎、梅毒、类癌综合征和风湿热等，但是这些损害常常与其他瓣膜性疾病共同存在。

（二）病理

按照病理改变的位置可将肺动脉瓣狭窄分为三型，分别是瓣膜型、瓣上型和瓣下型。瓣膜型最常见，表现为瓣叶交界粘连，瓣膜肥厚，瓣口狭窄。通常以肺动脉瓣三个叶交界粘连，使得开放受限瓣膜狭窄最为常见，偶可见二叶交界粘连甚至是无交界而仅在瓣膜中间一个小孔，重者瓣叶可融合成圆锥状。瓣下型为右心室流出道漏斗部肌肉肥厚造成梗阻，可呈环形或半环形，少数为膜性狭窄，膜性狭窄者往往有第三心室形成；瓣上型指肺动脉主干或主要分支有单发或多发性狭窄，此型少见。

各类肺动脉瓣狭窄其胚胎发育障碍原因不一。在胚胎发育第 6 周，动脉干开始分隔成为主动脉与肺动脉，在肺动脉腔内膜开始形成三个瓣膜的原始结节，并向腔内生长，继而吸收变薄形成三个肺动脉瓣，如瓣膜在成长过程中发生障碍，如孕妇发生宫内感染尤其是风疹病毒感染时三个瓣叶交界融合成为一个圆顶状突起的鱼嘴状口，即形成肺动脉瓣狭窄。而漏斗型狭窄则是心球的圆锥部被吸收成为右心室流出道（即漏斗部）时，流出道环状肌肉肥厚或肥大肌束横跨室壁与间隔间形成。另外胚胎发育过程中，第 6 对动脉弓发育成为左、右肺动脉，其远端与肺小动脉相连接，近端与肺动脉干相连，如发育障碍即形成动脉分支或肺动脉干狭窄。

（三）病理生理

肺动脉瓣狭窄轻度者通常无明显血流动力学变化，当影响心功能时狭窄已达肺动脉瓣孔的 60%

以上。此时右室排血受阻,右室压力升高,而肺动脉压力正常或低于正常。长时间右心负荷过重可导致右心室代偿性肥厚,最终导致右心扩大以致衰竭,并引起右房及静脉压增高,静脉回流受阻。当有卵圆孔未闭或房间隔缺损时,可产生心房水平的右向左分流,从而患者产生发绀。

（四）临床表现

1. 症状 与肺动脉狭窄程度密切相关。轻度肺动脉狭窄患者一般无症状,随着年龄的增大可逐渐显现劳动后气急、乏力等症状,其平均寿命与常人相近。严重狭窄者可较早出现疲乏无力,劳力型呼吸困难,剧烈运动后昏厥发作甚至猝死。如合并房间隔缺损、卵圆孔未闭等心房内分流,可伴周围型发绀。最终发展为右心衰竭时,可出现周围水肿、肝大等表现。

2. 体征 典型体征为胸骨左缘第2肋可闻及响亮的收缩期喷射样杂音,传导广泛,可至颈部,整个心前区及背部,常伴有震颤,肺动脉瓣区第二心音减弱。漏斗部狭窄的患者,杂音与震颤部位一般在胸骨左缘第3或第4肋间处,强度较轻,肺动脉瓣区第二心音可能不减轻,有时甚至呈现分裂。重度肺动脉瓣口狭窄患者,因右心室肥厚可见胸骨左缘向前隆起,在心前区可扪及抬举样搏动,三尖瓣区因三尖瓣相对性关闭不全,在该处可听到吹风样收缩期杂音。伴有心房间隔缺损而心房内血流出现右向左分流时,患者的口唇及四肢指(趾)端可出现发绀、杵状指(趾)。晚期病例出现颈静脉怒张、肝脏肿大和下肢水肿等右心衰竭的体征。

（五）实验室和其他检查

1. X线检查 轻度肺动脉瓣狭窄者可无异常表现,中、重度狭窄则显示心影轻度或中度扩大,以右室和右房肥大为主,心尖因右室肥大呈球形向上抬起;扩大的肺动脉段呈圆隆状向外突出,而漏斗部狭窄患者该段则呈平坦甚至凹陷,肺门血管阴影减少,肺野血管细小,尤以肺野外围1/3区域为甚,故肺野清晰。

2. 心电图 心电图改变视狭窄程度而异。轻度狭窄者心电图在正常范围,中度狭窄以上则示电轴右偏、右心室肥大、劳损和T波倒置等改变,重度狭窄可出现心房肥大的高而尖的P波。

3. 超声心动图 切面超声可见瓣叶开放受限制,瓣叶呈圆顶形突起,瓣口狭小,右心室壁增厚,右心房、右心室内径增大;可测量主肺动脉、左右肺动脉起始段的宽度。多普勒超声可计算出跨瓣压力阶差来评估瓣膜的狭窄程度。

4. 右心导管和选择性右室造影检查 可确定狭窄的部位和类型,直接测定右心室和肺动脉的压力。如右心室收缩压高于4.0kPa(30mmHg),且右室与肺动脉收缩压阶差超过10mmHg即提示可能存在肺动脉瓣狭窄,跨瓣压力阶差的大小可反映肺动脉瓣狭窄的程度。跨瓣压力阶差在36mmHg以下为轻度狭窄,肺动脉瓣孔在1.5~2.0cm左右;如压力阶差为36~64mmHg为中度狭窄,瓣孔在1.0~1.5cm;压力阶差在64mmHg以上为重度狭窄,估计瓣孔为0.5~1.0cm。

（六）诊断与鉴别诊断

典型的杂音,症状及体征,X线、超声心动图的表现不难确诊。应考虑与原发性肺动脉扩张,其他先天性心脏病如房、室间隔缺损,法洛四联症以及Ebstein畸形等鉴别。

1. 原发性肺动脉扩张 原发性肺动脉扩张与轻度肺动脉瓣狭窄较难鉴别。前者可有早期喷射样收缩期杂音,但不如后者粗糙,且很少伴有震颤,心电图多正常。如有右心室肥厚则提示肺动脉瓣狭窄,超声心动图可鉴别诊断,右心导管术及心血管造影可明确诊断。

2. 房间隔缺损 房间隔缺损患者胸骨左缘的收缩期杂音不如肺动脉瓣狭窄患者响亮及粗糙,且多不伴震颤,肺动脉瓣区第二心音固定分裂,但分裂不如肺动脉瓣狭窄患者明显,胸骨左缘常有舒张中期杂音。超声心动图可明确,必要时行右心导管及心血管造影检查。

3. 室间隔缺损 室间隔缺损的患者胸骨左缘有非常响亮的全收缩期杂音伴震颤,没有收缩期喷射样杂音,X线提示左心房、左心室大,肺血增多,心电图显示双室增厚或仅左心室肥厚,超声心动图可明确诊断。

4. 室间隔完整的肺动脉闭锁 对新生儿及婴儿需注意鉴别。二者都可有青紫、心力衰竭和肺血减少。肺动脉闭锁者,右心室常发育不良,但无明显心脏扩大,心电图示左心室肥厚,超声心动图可初步鉴别。明确诊断需行心导管检查及心血管造影。

（七）治疗

1. 治疗原则及目的　无症状的轻 - 中度肺动脉瓣狭窄患者无需特殊治疗,但应注意定期随访,观察是否有进行性瓣膜狭窄,心室肥厚的表现。还需预防感染性心内膜炎和风湿热的复发。出现右心衰竭的症状和体征时,可适当应用强心及利尿剂,但狭窄不解除时,药物治疗难以奏效。

2. 介入治疗　对于重度单纯肺动脉瓣狭窄的患者,越早手术预后越好。经皮球囊肺动脉瓣膜成形术(PBPV)是较早应用的非手术介入性先天性心脏病的治疗措施,首例成功报告为 1982 年。国内于 20 世纪 80 年代后期开展,目前已积累较为成熟的经验,成为单纯肺动脉瓣狭窄的首选治疗方法。

1）机制:球囊充盈时可产生高达 3 个大气压的压力,利用向球囊内加压对狭窄的瓣口产生张力而引起狭窄瓣膜撕裂,从而解除肺动脉瓣狭窄。有些交界融合处坚韧难以撕裂,或交界处无融合成为单叶瓣型畸形,则可能引起瓣叶中部或瓣尖撕裂,由此造成术后肺动脉瓣关闭不全,一般中度及其以下的肺动脉瓣关闭不全通常能很好耐受。

2）适应证:①单纯肺动脉瓣狭窄,跨肺动脉压差 ≥ 40mmHg;②青少年和成人,跨肺动脉压差 ≥ 30mmHg,同时合并劳力型呼吸困难、心绞痛、晕厥或先兆晕厥等症状。

3）禁忌证:①肺动脉瓣下漏斗部狭窄,肺动脉瓣狭窄伴瓣下狭窄,肺动脉瓣狭窄伴瓣上狭窄;②重度发育不良型肺动脉瓣狭窄;③肺动脉瓣狭窄伴需手术处理的三尖瓣重度反流;④其他全身性原因不宜行心导管介入治疗者,如血小板减少等。

4）并发症:常见有血管并发症(血栓、股静脉闭塞、静脉撕裂和出血等)、心律失常、肺动脉瓣关闭不全、肺动脉损伤及反应性右室流出道的痉挛等。

5）疗效及预后:PBPV 即刻的良好效果已得到肯定,手术中通常采用跨肺动脉瓣压力阶差的下降、术后动脉血氧饱和度增加、术中见肺动脉瓣狭窄造成的球囊腰凹征消失这三个指标来判断手术是否成功。远期疗效的评价包括跨肺动脉瓣压力阶差（ΔP）的持续下降、右心室舒张功能改善、右心室容量缩小、临床表现的好转等。PBPV 并发症及死亡率明显低于手术治疗,总死亡率 <0.5%。

3. 手术治疗　合并其他先天畸形、球囊扩张不成功或不宜行球囊扩张者,可考虑外科手术治疗,术中可同时纠正其他先天畸形。

五、肺动脉瓣关闭不全

（一）病因

功能性肺动脉瓣关闭不全(pulmonary valvular regurgitation)最常见继发于肺动脉高压所致的肺动脉干根部扩张,引起瓣环扩张,见于风湿性二尖瓣疾病、艾森曼格综合征等。器质性肺动脉瓣关闭不全即肺动脉瓣原发性损害少见,可发生于特发性和马方综合征的肺动脉扩张、感染性心内膜炎、肺动脉瓣狭窄或法洛四联症术后、类癌综合征和风心病。

（二）病理

功能性肺动脉瓣关闭不全是由于肺动脉高压、肺动脉根部扩张自然牵拉,使得瓣环继发性扩张,而瓣膜本身无损害。器质性肺动脉瓣关闭不全常常由于风湿、感染性心内膜炎导致的慢性纤维化、钙化,使得瓣叶卷缩、变硬,不能闭合。法洛四联症术后继发的肺动脉瓣关闭不全常因植入的跨瓣环补片钙化、退化的原因,逐渐丧失瓣叶功能,导致术后发生肺动脉瓣关闭不全。

（三）病理生理

肺动脉瓣关闭不全与主动脉瓣关闭不全相似。由于器质性或功能性损害,导致肺动脉瓣关闭不全,使得右室舒张时血液从肺动脉通过肺动脉瓣反流入右心室引起右心室容量负荷过度、右室肥厚,当右室功能失代偿时可引起右心衰竭。如无肺动脉高压,可多年无症状;如有肺动脉高压,则可加速右心衰竭。

（四）临床表现

1. **症状**　一般而言，肺动脉瓣关闭不全本身很少引起临床症状，仅偶然于听诊时发现。单纯性器质性肺动脉瓣关闭不全可多年无症状。功能性肺动脉瓣关闭不全的症状常由基本心脏疾病引起，其主要症状是肺动脉高压和先天畸形。如严重二尖瓣狭窄伴发重度功能性肺动脉瓣关闭不全，只表现为严重二尖瓣狭窄的呼吸困难、乏力。晚期发生右心衰竭时，则可有全身水肿、右上腹胀痛或不适等症状。

2. **体征**　肺动脉瓣关闭不全时，右心搏量常增加。在胸骨左缘第 2 肋间扪及肺动脉收缩期搏动，可伴震颤。右心室也可扪及高动力型搏动。听诊主要包括肺动脉高压和肺动脉瓣关闭不全本身产生的血流动力学改变。肺动脉高压听诊可闻及肺动脉瓣区收缩早期喀喇音，伴有喷射性收缩期杂音，有时可闻及肺动脉瓣区第二心音亢进和分裂（吸气时明显）。肺动脉瓣关闭不全本身的听诊改变有肺动脉瓣区舒张早期叹气样递减型杂音，向胸骨左缘第 5 肋间传导，卧位及吸气时增强。继发性的功能性肺动脉瓣关闭不全产生的肺动脉瓣区舒张早期叹气样杂音又称为 Graham-Steel 杂音。有时胸骨左缘第 4 肋间常有第三和第四心音，吸气时增强。需要注意的是，器质性瓣膜损害引起的肺动脉瓣关闭不全则不伴有肺动脉高压的表现。

（五）实验室和其他检查

1. **X 线检查**　肺动脉瓣关闭不全伴肺动脉高压时主要表现为右心室和肺动脉干扩大。

2. **心电图**　肺动脉高压者可出现右心室肥厚，电轴右偏，右束支传导阻滞等非特异性表现。

3. **超声心动图**　对确诊肺动脉瓣关闭不全极为敏感，有助于了解肺动脉瓣病变、有无肺动脉根部及瓣环扩张，还有助于明确心脏功能、是否有肺动脉高压以及心房、心室的扩大，鉴别功能性和器质性关闭不全。前者主要表现为肺动脉瓣环扩张，瓣膜本身无增厚、钙化、活动受限；后者肺动脉瓣膜病变明显。彩色多普勒血流显像可直接显示右心室流出道内的舒张期反流束，并半定量反流程度。

（六）诊断与鉴别诊断

1. **诊断**　根据听诊肺动脉瓣区舒张早期、吸气时增强的特异性杂音，结合患者病史、超声心动图等辅助检查可作出肺动脉瓣关闭不全的诊断。

2. **鉴别诊断**

（1）主动脉瓣关闭不全：肺动脉瓣关闭不全的 Graham-Steel 杂音需与主动脉瓣关闭不全的舒张早期杂音相鉴别，后者杂音最响处位于胸骨左缘第 3 肋间，向心尖部传导，以坐位、前倾、呼气末明显，常伴有心尖区舒张期隆隆样杂音（称为 Austin-Flint 杂音）。主动脉瓣关闭不全常伴随的周围血管征也有助于鉴别，心脏彩超可明确诊断。

（2）生理性反流：心脏彩超发现肺动脉瓣口反流时要与生理性反流鉴别。一般认为，生理性肺动脉瓣反流听诊无杂音，表现为反流减少，反流束呈细长条形，约 10mm 左右，最大流速为 1.9m/s 以下，不伴肺动脉扩张、右心室肥大。

（七）治疗

1. **治疗目的及原则**　轻度肺动脉瓣关闭不全无需治疗，以积极治疗引起肺动脉高压的原发病为主。发生右心衰竭时给予洋地黄类、血管扩张剂及利尿药物改善症状。有指征时应尽早行手术治疗。

2. **经皮肺动脉瓣置换术**（percutaneous pulmonary valve implantation，PPVI）　第一例 PPVI 于 2000 年由法国 Philipp Bonhoeffer 教授完成，自 2013 年我国完成首例以来，因其创伤小、术后恢复时间短而受到青睐，并且已有多个临床研究证明 PPVI 的安全性及对血流动力学的改善。目前 PPVI 已经被用于外科手术风险很高的严重肺动脉瓣关闭不全的治疗，包括复杂先心病多次外科术后遗留的肺动脉瓣严重关闭不全，以及合并多个器官功能不全的老年严重肺动脉瓣关闭不全患者。

1）机制：国内各中心使用的均属自膨胀肺动脉瓣膜，通过递送系统，在导丝的引导下将整个装置送入体内主肺动脉或原带瓣血管处，撤除保护囊后，造影剂扩张内芯球囊并释放支架。

2)适应证:①伴有右心室流出道狭窄的先心病外科矫治术后并发的中重度肺动脉瓣关闭不全。②患者有右心室流出道功能不全相关症状,包括运动耐量下降、右心衰竭;或者患者无症状但有以下任一情况:中度以上功能性三尖瓣反流,CMR 测得右心室舒张末期容积指数 ≥ 130ml/m²,CMR 测得右心室射血分数 <45%,QRS 波宽度 ≥ 160ms,持续性房性或室性心律失常。③解剖学上适合行PPVI。④年龄 ≥ 10 岁或体重 ≥ 25kg。

3)禁忌证:①肺动脉高压(平均压 ≥ 25mmHg);②严重肺动脉瓣关闭不全或分支狭窄;③解剖学评估不适合,包括血管入径无法送入瓣膜或右室流出道 - 肺动脉无法放置瓣膜,或术前检查提示瓣膜支架有压迫冠状动脉可能;④存在心导管的手术禁忌。

4)并发症:包括冠状动脉压迫、肺动脉夹层、支架断裂或移位、三尖瓣损害、感染性心内膜炎等。

5)疗效及预后:自 2000 年起,全球已开展超过 10 000 例 PPVI。我国多个临床中心已证实其安全性高,成功率高,疗效好,但仍需较长时间、更大样本的评估。此外,PPVI 也存在瓣膜使用寿命短、对患者要求较高的缺点。

3. 外科治疗　外科肺动脉瓣置换术(PVR)的适应证与 PPVI 类似,临床上最常见的适应证是法洛四联症等复杂先心病术后慢性肺动脉瓣反流导致进行性的右心衰竭表现。人工瓣膜的选择应个体化,目前生物瓣应用更广,但机械瓣通过选择适合的患者并通过正规的抗凝治疗可能会带来更多的收益。

(孔祥清　王建安)

思考题

1. 心脏瓣膜病常见的病因有哪些?
2. 二尖瓣病变和主动脉瓣病变有怎样典型的胸片改变?
3. 各瓣膜疾病有哪些典型的心脏杂音?
4. 确诊瓣膜病最可靠的无创检查是什么?
5. 瓣膜病的基本治疗原则是什么?
6. 人工瓣膜中机械瓣膜及生物瓣膜各有什么特点? 如何根据患者个体差异为其提供人工瓣膜选择方案?

第七章
感染性心内膜炎

感染性心内膜炎(infective endocarditis,IE)是由于细菌、真菌或其他微生物(如病毒、立克次体等)经血行途径直接感染心脏瓣膜、心室壁内膜或邻近大动脉内膜,伴赘生物形成。赘生物为大小不等、形状不一的血小板和纤维素团块,内含大量微生物和少量炎症细胞。瓣膜为最常受累部位,也可发生在间隔缺损部位、腱索或心壁内膜。无结构性心脏病者发生感染性心内膜炎近几年呈上升趋势,可能与静脉药物的滥用及经血管的有创操作,如永久起搏器或植入型心律转复除颤器(implantable cardioverter defibrillator,ICD)电极植入增加有关。

根据病程,IE 可分为急性和亚急性。急性 IE 特征包括:①中毒症状明显;②病程进展迅速,数天至数周引起瓣膜破坏;③感染迁移多见;④病原体主要为金黄色葡萄球菌。亚急性 IE 特征包括:①中毒症状轻;②病程数周至数月;③感染迁移少见;④病原体以草绿色链球菌多见,其次为肠球菌。根据获得途径,可分为卫生保健相关性、社区获得性、文身、静脉药物滥用等。根据瓣膜材质又可分为自体瓣膜心内膜炎(native valve endocarditis)和人工瓣膜心内膜炎(prosthetic valve endocarditis,PVE)。

第一节 自体瓣膜心内膜炎

一、流行病学

IE 发病率我国尚缺乏确切的流行病学数据,各国资料存在差异,欧洲为每年 3/10 万~10/10 万,且随年龄增长发病率升高,70~80 岁老年人发病率为每年 14.5/10 万,男女之比 ≥ 2∶1,医源性 IE 占全部病例的 25%。本病死亡率高、预后差,尽管给予最佳管理,IE 的 1 年死亡率仍接近 30%。

在过去的数十年中,随着我国人口的老龄化,感染性心内膜炎出现了新的流行病学趋势:感染性心内膜炎者的发病年龄逐渐增大;感染性心内膜炎的病因由年轻人的风湿性瓣膜病转为多种原因,老年退行性心瓣膜病患者所致感染性心内膜炎增加;感染性心内膜炎的致病微生物由链球菌转变为葡萄球菌。美国则以葡萄球菌感染增长率最高。从病例报告来看,我国则以链球菌和葡萄球菌感染居最前列。

二、病原微生物

细菌是导致感染性心内膜炎的最常见病原微生物,其他微生物如真菌、立克次体和衣原体为自体瓣膜心内膜炎的少见致病微生物。

急性心内膜炎多由毒力强的细菌引起,主要由金黄色葡萄球菌引起,其次为革兰氏阴性杆菌、真菌等。金黄色葡萄球菌已成为发达国家 IE 主要的致病生物,约占所有病例的 30%,其感染 IE 的死亡率为 40%~50%。金黄色葡萄球菌感染仅次于凝固酶阴性葡萄球菌,是医源性血行感染的第二大病原体,血管内介入则是金黄色葡萄球菌血行感染的主要途径。其他的危险因素还包括肿瘤、糖尿病、类固醇药物的使用、酒精中毒以及肾衰竭。近年来,无论是院内感染还是社区获得,耐甲氧西林性金黄色葡萄球菌(methicillin-resistant staphylococcus aureus,MRSA)感染率显著上升,增加了 IE 的治疗难度。亚急性心内膜炎的病原微生物以草绿色链球菌最常见(50%~60%),其次为 D 族链球菌(牛粪链球菌和肠球菌)、表皮葡萄球菌和革兰氏阴性杆菌。

三、发病机制

患者多为有心脏器质性病变者,但亦可发生于无基础心脏病者。近年来,IE 的病因已由风湿性瓣膜病向人工心脏瓣膜、老年瓣膜退行性变、静脉毒瘾、医源性等因素转变。瓣膜退行性变是老年人主动脉瓣狭窄或二尖瓣反流的主要原因,后者是 IE 的危险因素之一。无器质性心脏病者发生 IE 近年呈明显增加趋势,约占 10% 左右,可能与各种内镜检查、经血管的创伤性检查和治疗等增多,以及毒瘾者使用未经消毒的注射器等有关。

(一)亚急性感染性心内膜炎发病机制

1. 心血管病及其他易患因素

(1)获得性心血管疾病:已有病变的瓣膜易受侵犯,最常见的是风湿性心脏瓣膜病,其中以二尖瓣受累最多,其次是主动脉瓣。退行性心脏瓣膜病、二尖瓣脱垂、人工瓣膜置换术、肥厚型心肌病、梅毒性心脏病等也可发生。

(2)先天性心血管疾病:多见于动脉导管未闭、室间隔缺损、法洛四联症。

(3)正常瓣膜:少见,一般是机体抵抗力极度下降与细菌毒力极大时发生。

2. 短暂性菌血症　病原微生物侵入血流形成菌血症是发生感染性心内膜炎的必要条件。一般在皮肤、口腔、上呼吸道、肠道和生殖器内可有少量细菌寄生,它们通过手术或器械操作等造成的创伤进入血液,造成暂时性菌血症。若细菌量大,黏着力强,机体抵抗力差,则细菌定居在病变的心内膜、心瓣膜上可导致感染性心内膜炎。

3. 病原微生物的感染环节

(1)血流动力学因素:以下三种血流动力学变化的患者易导致心血管内膜损伤而患感染性心内膜炎。①高速异常喷射血流冲击心和 / 或大血管内膜处可致局部损伤,如二尖瓣反流面对的左心房壁、主动脉反流面对的二尖瓣前叶的有关腱索和乳头肌、未闭动脉导管射流面对的肺动脉壁内皮损伤等;②血流从高压腔流向低压腔时,因两端的压力差大,流速快,血液流出狭窄部位后突然减速,产生负压和局部湍流,成为细菌停留感染部位;③心室间有相对狭窄的孔道并具有一定的压力阶差,如室间隔缺损。

(2)无菌血栓性心内膜炎形成:血液湍流及喷射的损害作用,可使受损部位心血管内膜胶原暴露、血小板聚集同时纤维蛋白沉积,形成无菌血栓性心内膜炎,其对病原微生物黏附到瓣膜或受损心内膜上起重要作用,为诱发感染性心内膜炎创造了条件。

(3)赘生物形成:菌血症时循环血液中的病原微生物在无菌血栓性心内膜炎的损伤处黏附并繁殖,成为细菌性心内膜炎,细菌定居后,促使血小板进一步聚集和纤维蛋白沉积,感染赘生物增大,纤维蛋白层覆盖在赘生物外,可阻止吞噬细胞进入,为其内细菌生存繁殖提供良好的庇护所。

(4)细菌感染无菌性赘生物取决于:①发生菌血症的频繁程度和循环中细菌的数量,以及后者与创伤、感染的严重程度和寄居皮肤黏膜处细菌的数量有关;②细菌黏附血小板和纤维蛋白的能力;③受损的内皮细胞上,存在一种纤维结合蛋白能增强草绿色链球菌、金黄色葡萄球菌等特定致病菌与内皮细胞的结合能力,使之更易在局部黏着,助长赘生物的形成。

（二）急性感染性心内膜炎发病机制

急性感染性心内膜炎主要累及正常心瓣膜。多由毒力强的化脓性细菌或真菌直接侵入心内膜面而发病,病原菌来自皮肤、肌肉、骨骼或肺等部位的活动性感染灶,循环中细菌量大,细菌毒力强,具有高度侵袭性和黏附于内膜的能力。主动脉瓣常受累。

四、病理和病理生理

自体瓣膜感染性心内膜炎是主要由细菌感染引起心内膜炎症,多数发生于原先存在的器质性心脏病基础上,如风湿性心脏病和先天性心脏病,尤以前者为著,少数发生于正常心脏。病变可以累及心内膜、心瓣膜以及与心脏邻接的大动脉内膜,以瓣膜受累和赘生物形成为突出表现,赘生物脱落导致远隔脏器的栓塞性改变也是常见现象,还可以伴有菌血症、毒血症、变态反应等导致的多脏器或系统性改变。根据病程和临床病理特点,分为以下两类。

（一）急性感染性心内膜炎

急性感染性心内膜炎大多为金黄色葡萄球菌感染导致的急性化脓性炎症,多发生于既往正常的心脏,主要累及二尖瓣和主动脉瓣。大体上,瓣膜表面可见硕大的赘生物,赘生物呈灰黄色、质地松脆而易脱落。病变可累及瓣膜根部心内膜和心肌,形成环形脓肿。组织学上,赘生物主要由脓性渗出物、血栓、坏死组织和大量细菌菌落构成。受累瓣膜可发生破裂、穿孔和腱索断裂,导致急性心瓣膜关闭不全。松脆的赘生物脱落可以形成富含细菌和毒素的栓子,导致远隔脏器发生感染性梗死和播散性脓肿。

（二）亚急性感染性心内膜炎

亚急性感染性心内膜炎大多由草绿色溶血性链球菌感染所致,细菌毒力相对较弱,多见于原有器质性心脏病的患者,主要累及二尖瓣和主动脉瓣。临床病程较长,除心脏病变外,常伴发其他脏器和组织病变。

1. **心脏** 大体上,原病变瓣膜或间隔缺损处可见赘生物,呈菜花状或息肉状,单个或多个,大小不一(图 7-1)。赘生物呈灰褐色,质地松脆而易脱落,瓣膜可以形成溃疡或发生穿孔。组织学上,赘生物由血小板、纤维素、坏死组织、中性粒细胞和细菌菌落组成,基底部可见肉芽组织增生,淋巴细胞和单核细胞浸润。

2. **血管病变和局部循环障碍** 赘生物脱落形成的栓子进入动脉,可以导致其他脏器发生梗死,常见于脑、肾脏和脾脏等处。由于栓子细菌含量较少且毒力较弱,一般为非感染性梗死。细菌毒素和免疫复合物可以导致微小血管炎,发生漏出性出血,可见于皮肤、黏膜和眼底等处。皮下小动脉炎可以导致皮肤形成 Osler 小结。

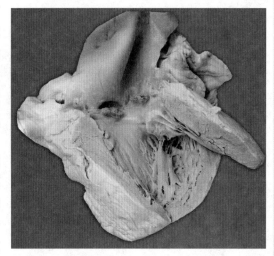

图 7-1 亚急性感染性心内膜炎,主动脉瓣赘生物

3. **肾脏** 微血管血栓和免疫复合物沉积可以导致局灶性和弥漫性肾小球肾炎。

五、临床表现

IE 临床表现分为 4 个过程:①瓣膜感染过程,包括局部心内并发症;②败血症或任一器官的无菌性栓塞;③持续菌血症,感染灶迁移;④循环免疫复合物和其他免疫病理学因子。感染性心内膜炎基本上任何器官都可能受累,因此其临床表现多样化。此外,其症状还与感染病原体种类、既往是否存在瓣膜病变以及病程长短相关,各有不同,给临床诊断带来了难度。需详细询问患者可能引起菌血症的侵袭性操作或静脉毒品使用史。当出现表 7-1 中的临床表现时需警惕 IE 的发生。

表 7-1　IE 发生的症状

1. 新的反流性心脏杂音
2. 起源不明的栓塞事件
3. 起源不明的脓毒血症(特别是可能与 IE 相关的病原体感染)
4. 发热:IE 最常见的症状,当出现以下情况的发热时需警惕 IE
(1)心脏内存在修复性材料(如人工瓣膜、起搏器、心脏电除颤设备)
(2)既往 IE 病史
(3)既往有瓣膜性心脏病或先天性心脏病病史
(4)其他 IE 的易患因素(如免疫抑制状态、IVDA)
(5)最近采取与菌血症相关的干预措施
(6)充血性心力衰竭的证据
(7)新出现的传导阻滞
(8)典型 IE 病原体的血培养阳性或慢性 Q 热的血清学阳性(微生物学证据可先于临床表现)
(9)血管或免疫学征象:栓塞事件、Roth 斑、Janeway 损害、Osler 结节
(10)局部或非典型神经系统症状和体征
(11)肺动脉栓塞的证据(右心系统 IE)
(12)原因未明的外周栓塞(肾脏、脾脏、大脑、椎血管)

(一)症状

除有些老年或心、肾衰竭者外,几乎均有发热症状。热型可为弛张性低热,一般 <39℃,午后和夜间高,伴寒战和盗汗。急性 IE 常有高热寒战,突发心力衰竭者较常见。亚急性者起病隐匿,可有全身不适、乏力、食欲缺乏和体重减轻等非特异性症状。

(二)体征

1. **心脏杂音**　几乎所有患者均可闻及心脏杂音,可由于基础心脏病和 / 或心内膜炎所致的瓣膜损害加之贫血、发热等因素的影响导致,当出现乐性(吹嘘性)杂音常提示瓣膜穿孔或腱索断裂。

2. **周围体征**　①瘀点(斑),可出现于任何部位,以头颈部皮肤、口腔黏膜和睑结膜更常见,病程长者较多见;②指(趾)甲下线状出血;③ Roth 斑,为视网膜的卵圆形出血斑,其中心呈白色,多见于亚急性感染;④ Osler 结节,为指(趾)垫出现的豌豆大的红或紫色结节,常伴有神经性疼痛,持续数小时到数天,Osler 结节多为亚急性 IE 循环免疫复合物的沉积所致,也可能是非感染性血管炎的表现;⑤ Janeway 损害,为手掌和足底处有直径 1~4mm 无痛性出血红斑,主要见于金黄色葡萄球菌引起的急性 IE。引起这些周围体征的原因可能是微血管炎或微血栓。

3. **脾大**　约 60% 左右患者脾脏轻度肿大,质软有轻压痛,少数患者肿大显著可达脐水平,急性 IE 脾大症状少见。

4. **杵状指(趾)**　约 1/3 患者有杵状指(趾)。

5. **贫血**　较常见且呈进行性,尤其多见于亚急性者,多为轻、中度贫血,晚期患者可重度贫血。主要由于感染抑制骨髓所致。

(三)并发症

1. **心脏**　①心力衰竭:为最常见并发症,主要由瓣膜关闭不全所致,主动脉瓣受损者最常发生

(75%),其次为二尖瓣(50%)和三尖瓣(19%);瓣膜穿孔或腱索断裂导致急性瓣膜关闭不全时可诱发急性左心衰竭;②心肌脓肿:常见于急性 IE 患者,可发生于心脏任何部位,以瓣周组织特别在主动脉瓣环多见,可致房室和室内的传导阻滞,心肌脓肿偶可穿破致化脓性心包炎;③急性心肌梗死:大多由冠状动脉细菌栓塞引起,以主动脉瓣感染时多见,少见原因为冠状动脉细菌性动脉瘤,有时细菌栓塞造成的心肌梗死植入冠状动脉支架也可导致支架术后的感染;④化脓性心包炎:较少见,主要发生于急性 IE 患者;⑤心肌炎。

2. **动脉栓塞**　有 15%~35% 患者在病程中后期出现栓塞症状,且有 1/3 的病例以此为首发症状。发生栓塞常见部位包括:①脑部:好发于大脑中动脉,可引起相关症状与体征;②脾脏:栓塞时出现左上腹突然剧烈疼痛,脾区有摩擦音;③肾脏:肾栓塞可致腰痛、血尿,微小栓塞不引起症状,多在尸检时发现;④肠系膜动脉栓塞:以急腹症表现典型特征;⑤肢体缺血性损伤:常常由四肢动脉栓塞引起;⑥冠状动脉栓塞:甚为少见,但预后不佳。

3. **细菌性动脉瘤**　约占 3%~5%,多见于亚急性 IE 患者。受累动脉依次为近端主动脉(包括主动脉窦)、脑血管、内脏动脉和四肢动脉,一般见于病程晚期,多无症状。当细菌性动脉瘤发生于周围血管时易诊断,可扪及搏动性肿块;如发生在脑、肠系膜动脉或其他深部组织的动脉时,往往直至动脉瘤破裂出血时方可确诊。

4. **转移性脓肿**　多见于急性 IE 患者,亚急性者少见,多发生于肝、脾、骨骼和神经系统。

5. **神经系统**　无症状的神经系统事件更常见。15%~30% 患者有神经系统受累的表现:①脑栓塞:发病率占其 1/2,大脑中动脉及其分支最常受累;②脑细菌性动脉瘤:除非破裂出血,多无症状;③脑出血:由脑栓塞或细菌性动脉瘤破裂所致;④中毒性脑病:可有脑膜刺激征;⑤脑脓肿;⑥化脓性脑膜炎。后三种情况主要见于急性患者,尤其是金黄色葡萄球菌性心内膜炎。

6. **肾脏**　大多数患者有肾损害,包括:①肾动脉栓塞和肾梗死:多见于急性患者;②局灶性和弥漫性肾小球肾炎:为免疫复合物所致,其中弥漫性肾小球肾炎可致肾衰竭,常见于亚急性 IE 患者;③肾脓肿:发生率较低。

六、实验室和辅助检查

(一) 常规检验

1. **泌尿系统**　半数以上患者有蛋白尿和镜下血尿。肉眼血尿提示肾梗死;红细胞管型和大量蛋白尿提示弥漫性肾小球性肾炎。

2. **血液系统**　亚急性者正常色素型正常细胞性贫血常见,血红蛋白常在 6~10g 左右波动;白细胞计数可轻度增高或正常,有时核左移;急性者常有白细胞计数明显升高和核左移。90% 以上患者血沉增快。

(二) 血培养

血培养是诊断感染性心内膜炎的最重要方法之一。血培养阳性不仅有助于诊断,且可作药敏试验。对急性患者应在入院后 3h 内,每隔 1h 采血 1 次,共 3 次后开始抗生素治疗。对未经治疗的亚急性者,应在入院后第一日间隔 1h 采血 1 次,共 3 次。必要时次日重复 3 次后开始抗生素治疗。已用过抗生素者,停药 2~7d 后采血。感染性心内膜炎的菌血症呈持续性,无需在体温升高时采血。每次取静脉血 10~20ml 作需氧和厌氧培养。在人工瓣膜置换、较长时间置静脉插管、导尿管或有药瘾者,应加做真菌培养。培养基保留观察时间至少 2 周,当培养结果阴性时应观察到 3 周,确诊必须 2 次以上血培养阳性。血培养阳性者应作药敏试验,测定最低抑菌浓度(minimal inhibitory concentration)和最低杀菌浓度(minimal bactericidal concentration)为抗生素的应用提供指导。

但是,大约只有 2/3 的病例所有血液标本能获得阳性结果。假阴性的结果可能是由于先前使用抗生素、病原体为难养生物、血液样本不足等原因造成的。因而反复多次进行血培养检测至关重要。

有 3%~23% 的病例血培养中未能分离出病原菌,而心脏超声检查发现有瓣膜赘生物。在此种情况下,需在 24h 内重复进行 3 次血培养。巴尔通体、军团菌等仍是血清阴性感染性心内膜炎的主要病原体。此时需用特殊培养基及延长培养时间。如果血培养持续阴性,可行血清抗体分析。此外,真菌性 IE 的血培养阳性率也很低,只有 50% 的念珠菌感染培养为阳性,组织胞浆菌和曲霉菌培养几乎未曾获得过阳性结果。因此,当出现对常规抗生素治疗效果不佳的血培养阴性 IE 病例时,需考虑真菌感染的可能。

（三）心电图

可检出各种心律失常,偶可见急性心肌梗死或房室、室内传导阻滞,后者提示瓣环(尤其是主动脉瓣环)或室间隔脓肿。

（四）超声心动图

尽管血培养是 IE 诊断的关键,但仍需要配合其他检查以提高其敏感性与特异性。心脏超声检查是一项非常有效的间接诊断 IE 的辅助手段。特别是当患者临床考虑 IE,但无诊断性血培养结果时。心脏超声检查可直观显示赘生物的大小及形态、活动度,也可以评估瓣膜受损的程度 / 心脏结构改变,心功能状况和血流动力学资料(表 7-2)对诊断心内膜炎及指导治疗和判断预后均有重要意义。

目前,常用的心脏超声检查分为两种:经胸超声心动图(transthoracic echocardiography,TTE)检查以及经食管超声心动图(transoesophageal echocardiography,TEE)检查。TTE 对 IE 诊断的敏感性约为 40%~63%,TEE 对 IE 的诊断敏感性约为 90%~100%。如果临床高度怀疑本病,而 TTE 阴性,需做 TEE。TEE 能克服人工瓣膜栓子及右心系统诊断的问题,且对于心肌脓肿,TEE 的敏感性远远超过 TTE。

在 15% 的超声心动图检查阳性,但血培养阴性的病例中,心脏超声诊断的赘生物最终被证实只是瓣膜的增厚、结节或瓣膜钙化。

表 7-2　超声心动图检查诊断 IE 的地位

推荐：超声心动图	证据级别	水平
A. 诊断		
(1)可疑 IE 初次影像学检查推荐 TTE 检查	I	B
(2)临床高度怀疑 IE,TTE 检查正常,推荐 TEE 检查	I	B
(3)临床高度怀疑 IE,但初次检查阴性,推荐 7~10d 内重复 TTE 检查或 TEE 检查	I	B
(4)因为 TEE 检查对于脓肿及赘生物大小测量的高度敏感性和特异性,即使 TTE 检查阳性,仍推荐大部分成年人选择 TEE 检查	Ⅱa	C
(5)TTE 检查得到高质量的阴性结果,且临床上并不高度怀疑 IE,不推荐 TEE 检查	Ⅲ	C
B. 治疗后随访		
(1)怀疑 IE 新的并发症(新的心脏杂音、栓塞、持续性发热、心力衰竭、脓肿、房室传导阻滞)出现时,尽快进行重复 TTE 和 TEE 检查	I	B
(2)IE 治疗期间,为监测无症状性并发症和赘生物大小,应重复 TTE 及 TEE 检查。检查的时机有赖于病原体及治疗反应	Ⅱa	B
C. 手术中超声心动图 所有需手术的 IE 均推荐术中超声心动图	I	C
D. 治疗后随访 在抗生素治疗完成后,推荐 TTE 检查评估心脏、瓣膜形态及功能	I	C

注:TTE,经胸超声心动图检查;TEE,经食管超声心动图检查。

（五）血清学检查

25% 患者有高丙种球蛋白血症，80% 患者循环中出现免疫复合物，部分病例血清 C 反应蛋白以及类风湿因子阳性。

（六）分子生物学

直接免疫荧光及酶联免疫吸附测定法可检测病原体，但有待进一步试验确定其诊断意义。PCR 技术可利用外科术中取得的病变组织快速可靠的检测可培养及不可培养的 IE 病原体。

（七）X 线检查

感染性心内膜炎一般心影正常或稍增大，当出现左心衰竭时表现为肺淤血、肺水肿。如果累及瓣膜或腱索会导致相应的影像改变，主要为瓣膜关闭不全的征象。

（八）头颅 CT

在患者出现神经系统症状，可行头颅 CT 检查了解有无颅内脓肿形成。

七、诊断

IE 基于多种检查，而不是某一定义性试验结果的典型综合征诊断。准确识别和分类 IE 对于确定患者自然病史、并发症、流行病学和判断治疗结果非常重要。目前改良的 Duke 标准仍是 IE 主要诊断标准（表 7-3），但该标准并未涵盖一些特殊类型的 IE，如血培养阴性的 IE，人工瓣膜、起搏器导管相关的 IE，以及由静脉药物滥用引起的右心系统 IE。因而在临床诊断中需强调结合临床表现、血培养和超声心动图检查等综合分析作出诊断，从而提高敏感性和特异性。

TTE 与 TEE 依然是 IE 成像诊断的基石。当 TTE 结果为阳性或非诊断性、怀疑存在并发症或感染与心脏内装置导线相关时可使用 TEE。当超声心动图对患者解剖结构描述不清时，心脏计算机断层扫描（CT）是一种重要的辅助成像手段。

表 7-3　改良的 Duke 诊断标准

主要标准：

1. 血培养阳性

（1）2 次独立血培养检测出 IE 典型致病微生物：草绿色链球菌、牛链球菌、HACEK 族、金黄色葡萄球菌、无原发灶的社区获得性肠球菌

（2）持续血培养阳性时检测出 IE 致病微生物：至少两次间隔 12h 以上的取样标本血培养阳性；3 次血培养均为阳性，或 ≥ 4 次血培养时大多数阳性（第一次和最后一次标本采样时间至少间隔 1h）

（3）伯纳特立克次体单次血培养阳性或其 IgG 抗体滴度 >1∶800

2. 心内膜受累证据

（1）心脏超声表现：赘生物、脓肿或新出现的人工瓣膜开裂

（2）新出现的瓣膜反流

次要标准：

1. 易发因素：易于患病的心脏基础疾病或静脉药瘾者

2. 发热：体温 >38℃

3. 血管表现：重要动脉栓塞、脓毒性肺栓塞、真菌性动脉瘤、颅内出血、结膜出血或 Janeway 损害

4. 免疫学表现：肾小球肾炎、Osler 结节、Roth 斑或类风湿因子阳性

5. 微生物学证据：血培养阳性但不符合主要标准或缺乏 IE 病原体感染的血清学证据

明确诊断需满足下列 3 条之一：①符合 2 条主要标准；②符合 1 条主要标准和 3 条次要标准；③符合 5 条次要标准。疑似诊断需有下列 2 条之一：①符合 1 条主要标准和 1 条次要标准；②符合 3 条次要标准。

本病的临床表现涉及全身多脏器,既多样化,又缺乏特异性,需与之鉴别的疾病较多。亚急性者应与风湿热、血液病、系统性红斑狼疮、左房黏液瘤、结核病等鉴别。急性者临床上应与败血症、急性骨髓炎、急性关节炎、金黄色葡萄球菌、淋球菌、肺炎球菌和革兰氏阴性杆菌败血症鉴别。

八、治疗

(一) 抗微生物药物治疗

通过临床、微生物学、超声心动图等确诊 IE 后,成功治疗 IE 的关键在于清除赘生物中的病原微生物,因而抗微生物药物治疗为最重要的治疗措施。抗微生物药物治疗的原则包括如下方面:①早期诊断、早期应用,在连续送检 3~5 次血培养后,不用等结果即可开始药物治疗;②选用杀菌药物,而不是抑菌药物,并尽量选择可穿透纤维蛋白达到赘生物内部细菌的抗生素;③大剂量,需高于一般常用量,维持较高的抗生素血药浓度,使感染部位达到有效浓度,大剂量应用青霉素等药物时,宜分次静脉滴注,避免高剂量给药后可能引起的中枢神经系统毒性反应,如青霉素脑病等;④足疗程,一般体温正常后不少于 4~6 周;⑤联合应用 2 种具有协同作用的抗菌药物;⑥病原微生物不明时,急性者选用针对金黄色葡萄球菌、链球菌和革兰氏阴性杆菌均有效的广谱抗生素,亚急性者选用针对大多数链球菌(包括肠球菌)的抗生素;⑦已分离出病原微生物时,应根据致病微生物对药物的敏感程度选择抗微生物药物。如上目的在于保证持久的抗菌活性,从而减少可能的治疗失败或复发。对于部分患者需外科手术,移除已感染材料或脓肿引流,以清除感染灶。参照2015年《ESC 感染性心内膜炎管理指南》推荐,根据微生物的病原学特点制定相应的抗生素方案。对于 IE,大多数抗菌药物治疗方案达成了共识,但是对于葡萄球菌感染性 IE 的最佳治疗方案以及经验性治疗方案仍存争议。

1. 经验性治疗 对于疑似 IE、病情较重且不稳定的患者,在血培养获得阳性结果之前,可考虑给予经验治疗方案覆盖 IE 最常见的病原体。经验治疗应根据感染严重程度,有无少见或耐药菌感染等危险因素制订不同方案。

对于自体瓣膜心内膜炎轻症患者,建议予阿莫西林,2g,每 4h 一次,静脉滴注,或氨苄西林 3g,每 6h 一次,静脉滴注,或青霉素 1 200 万 ~1 800 万 U/d,分 4~6 次静脉滴注(如青霉素过敏,可选用头孢曲松 2.0g/d,静脉滴注);联合庆大霉素 1mg/kg,每 12h 一次,静脉滴注。对肠球菌属和许多 HACEK 微生物,氨苄西林抗菌活性优于青霉素。

对于自体瓣膜心内膜炎伴严重脓毒症患者,若无肠杆菌科细菌、铜绿假单胞菌属感染危险因素,建议予万古霉素 15~20mg/kg,每 8~12h 一次,静脉滴注(需覆盖葡萄球菌属,包括甲氧西林耐药菌株,如万古霉素过敏,可改用达托霉素 6mg/kg,每 12h 一次,静脉滴注);联合庆大霉素,1mg/kg,每 12h 一次,静脉滴注(如担心肾毒性或急性肾损伤,可改为环丙沙星)。

对于自体瓣膜心内膜炎伴严重脓毒症患者,存在多重耐药肠杆菌科细菌、铜绿假单胞菌感染危险因素,建议予万古霉素 15~20mg/kg,每 8~12h 一次,静脉滴注(需覆盖葡萄球菌属包括甲氧西林耐药菌株、链球菌属、肠球菌属、HACEK、肠杆菌科细菌和铜绿假单胞菌);联合美罗培南 1g,每 8h 一次,静脉滴注。

2. 已知致病微生物时的治疗

(1)葡萄球菌心内膜炎:治疗方案宜根据病原菌是否属甲氧西林耐药株而定。由于青霉素耐药葡萄球菌已达 90% 以上,故在获知细菌药敏前经验治疗宜首选耐酶青霉素类,如苯唑西林或氯唑西林等联合氨基糖苷类。①对于自体瓣膜心内膜炎,甲氧西林敏感患者,可选择氯唑西林或苯唑西林 2g,每 4~6h 一次静脉滴注,共 4 周;②对于自体瓣膜心内膜炎,甲氧西林耐药患者,若万古霉素敏感[最小抑制浓度(MIC) ≤ 2mg/L],利福平敏感或青霉素过敏,可选择万古霉素 1g,每 12h 一次静脉滴注,联合利福平 300~600mg,每 12h 一次,口服,共 4 周;③对于自体瓣膜心内膜炎,甲氧西林、万古霉素(MIC>2mg/L)均耐药,达托霉素敏感(MIC ≤ 1mg/L)或不能耐受万古霉素者,可选择达托霉素 6mg/kg,每 24h 一次,静脉滴注,联合利福平 300~600mg,每 12h 一次口服,或庆大霉素 1mg/kg,每 12h 一次静脉滴注,共 4 周。

(2)链球菌心内膜炎:按照草绿色链球菌对青霉素的敏感程度,治疗方案略有差异,老年患者使用青霉素时应关注肾毒性和颅神经损伤。①若青霉素敏感(MIC ≤ 0.125mg/L),可采用 4~6 周方案(青霉素每日 1 200 万 ~1 800 万 U,每 4h 一次静脉滴注,或头孢曲松 2g,每日一次静脉滴注或肌内注射)或 2 周方案(青霉素或头孢曲松联合庆大霉素,用法同前);②若青霉素相对敏感(MIC 0.125~0.5mg/L),可选择青霉素每日 2 400 万 U,每 4h 一次静脉滴注,4~6 周,联合庆大霉素(用法同前)2 周;③若青霉素耐药(MIC>0.5mg/L)或青霉素过敏,可选择万古霉素 1g,每 12h 一次静脉滴注 4~6 周联合庆大霉素(用法同前)2 周以上,对于肾毒性高危患者首选替考拉宁 10mg/kg,每 12h 一次共 3 次,后续以每日一次静脉滴注 4~6 周,联合庆大霉素(用法同前)2 周以上。

(3)肠球菌心内膜炎:肠球菌属细菌对多种抗菌药物呈现固有耐药,一些有效药物单用仅具抑菌作用,须联合用药,达到杀菌作用并减少复发机会。①若 β 内酰胺类和庆大霉素敏感,可选择氨苄西林 2g,每 4h 一次,静脉滴注,或万古霉素,联合庆大霉素(用法同前),用药 4~6 周;②若庆大霉素耐药,可将庆大霉素替换为链霉素;③若 β 内酰胺类耐药,可将氨苄西林替换为氨苄西林舒巴坦或万古霉素;④若氨基糖苷类、β 内酰胺类、万古霉素多重耐药,可选择达托霉素联合氨苄西林或选择利奈唑胺的方案。

(4)需氧革兰氏阴性杆菌心内膜炎:应联合使用 β 内酰胺类和氨基糖苷类,如哌拉西林联合庆大霉素或妥布霉素,或头孢他啶联合氨基糖苷类。革兰氏阴性杆菌对抗菌药的敏感性在菌株间差异甚大,宜根据细菌药敏结果选择用药。疗程至少 6 周,常需 6~8 周或更长。

(5)真菌性心内膜炎:相对少见(1%~6%),以念珠菌属、曲霉属多见。真菌性心内膜炎的诊断相当困难,如临床疑为 IE,但连续血培养阴性,应考虑真菌性心内膜炎可能。真菌心内膜炎相对疗程长,预后差,易复发。可选择两性霉素 B,应注意其毒副作用,还可联合氟胞嘧啶,提高疗效。

(二)外科治疗

手术治疗 IE 的目的包括清除感染组织并重建心脏结构(包括修复或置换受感染瓣膜)。在抗生素治疗基础上的患者如伴有心力衰竭或感染无法控制,以及预防栓塞事件,要考虑外科手术,主要适用对象为左心瓣膜 IE。

部分 IE 患者在抗生素治疗基础上,由于存在严重并发症和/或感染无法控制,以及预防栓塞事件,需考虑外科手术治疗,主要适用对象为左心瓣膜 IE。手术治疗 IE 的目的包括清除感染组织并重建心脏结构(包括修复或置换受感染瓣膜)。手术治疗的指征为:①严重瓣膜反流致心力衰竭;②真菌性心内膜炎;③虽充分使用抗微生物药物,但血培养持续阳性或反复复发;④虽充分抗微生物药物治疗,仍反复发作大动脉栓塞超声检查证实有巨大赘生物(≥ 10mm);⑤心肌或瓣环脓肿需手术引流;⑥急性金黄色葡萄球菌引起的,伴有左心衰竭的 IE 患者。

九、预防和预后评估

IE 的预防措施主要针对菌血症和基础心脏病两个环节。菌血症是 IE 发生的必要条件,预防和控制菌血症的发生和发展是预防 IE 的关键环节。预防和减少菌血症发生:一般措施是强调口腔、牙齿和皮肤的卫生,防止皮肤黏膜损伤后的继发性感染。尽可能避免有创医疗检查和操作,如必须进行,要严格遵循无菌操作规范。器质性心脏病患者为 IE 高危易感人群,但 IE 也可发生于一些风湿免疫性疾病如类风湿关节炎、干燥综合征等服用糖皮质激素治疗的患者。在一些特殊人群如静脉注射毒品的吸毒者,因静脉注射时不严格消毒而易发生菌血症,即使他们原本无器质性心脏病,频繁的菌血症也增加了发生 IE 的机会。

增加 IE 风险的操作包括牙科操作、心脏和血管的外科手术、心血管的介入导管术、留置深静脉导管等。对于如下 IE 高危易感人群，进行高危操作时需预防性应用抗菌药物：①植入人工瓣膜或用人工材料修补心脏瓣膜的患者；②曾有 IE 病史的患者；③任何类型的发绀型先天性心脏病患者；④外科手术或经皮介入技术行假体植入的先天性心脏病患者，术后恢复且无残余漏后，术后 6 个月给予预防性抗菌药物治疗至植入材料内皮化，如果存在残余漏或瓣膜反流则终身应用；⑤风湿免疫性疾病而长期服用糖皮质激素治疗者；⑥静脉注射毒品的吸毒者。不推荐对中危患者预防性应用抗菌药物，包括其他类型的先天性心脏病患者和任何形式的自体瓣膜疾病患者。

　　IE 患者由于个体差异，住院死亡率为 15%~30% 不等，其预后与诊断的早晚、治疗及时和充分与否有密切关系。早期评估和管理对于快速识别预后不良高风险患者为早期积极干预扭转疾病病程（如及时急诊就诊或行早期手术）提供机会，有助于改善患者的总体预后情况。影响患者预后的因素主要包括 4 个部分（表 7-4）：患者基础特征、有无心脏并发症、感染的病原体种类及超声心动图发现。存在心力衰竭、心脏严重并发症和/或金黄色葡萄球菌感染的患者预后最差，并需要在疾病活动期积极行外科手术。

　　IE 涉及多种微生物、多器官受累、存在多种症状和表现，因而心内膜炎的管理需要多学科专家团队协作，包括心脏科、外科、感染科、神经科、风湿科和影像科医生及微生物学家。对于早期评估有不良预后因素的患者，应及时送至具备紧急手术设施和多学科团队的诊疗中心。

表 7-4　IE 患者预后的不良因素

患者基础特征	微生物学
老年	金黄色葡萄球菌
PVE	真菌
胰岛素依赖性糖尿病	革兰氏阴性杆菌
合并多种疾病（如体弱，既往心血管、肾脏、肺部疾病）	
	超声心动图发现
	瓣膜旁并发症
IE 的目前并发症	严重的左心系统瓣膜反流
心力衰竭	左心射血分数低下
肾衰竭	肺动脉高压
卒中	大赘生物
感染性休克	严重的人工瓣膜功能不全
瓣膜旁并发症	二尖瓣过早关闭或其他舒张压增高表现

第二节　其他特殊类型的感染性心内膜炎

一、人工瓣膜心内膜炎

　　人工瓣膜心内膜炎（prosthetic valve endocarditis，PVE）是一种累及人工心脏瓣膜（机械瓣或生物瓣，外科植入或经导管植入）及其周围组织的病原微生物感染性疾病，是 IE 最严重的形式，发生于 1%~6% 的人工瓣膜患者，人工瓣膜患者罹患 IE 的风险是普通人群的 50 倍。

　　目前全世界每年超过 15 万例患者接受人工心脏瓣膜植入术，PVE 的发生率为每年 0.3%~1.2%。欧洲的资料显示，PVE 占所有 IE 患者的 10%~30%。我国临床研究资料显示，PVE 在确诊 IE 患者中占 2%~4%，近年达 13.9%，与欧美国家相近。术后第一年患 PVE 者为 1.4%~3.1%，此后每年增加 1%；在植入的最初 3 个月内，人工机械瓣更易发生 PVE，但 1 年后人工机械瓣和生物瓣膜植入者的 IE 风险相同。二尖瓣较主动脉瓣换瓣更易发生 PVE。

近年来,经导管主动脉瓣置换术(transcatheter aortic valve replacement,TAVR)迅速发展。TAVR 相关 IE 的发生率第 1 年为 1.0%,机械瓣膜和生物瓣膜受侵犯的概率相等;瓣中瓣(valve-in-valve)技术也为再次瓣膜置换提供了一条新的途径,但也带来了 PVE 相关的新问题。

发生于瓣膜置换术后 1 年内的 IE 定义为早期 PVE,而 1 年后发生者则定义为晚期 PVE。与 NVE 相比,PVE 在致病微生物、病理改变、诊断和临床转归等方面有所不同。

（一）致病微生物

与 NVE 相比,PVE 的致病微生物不同;而引起早期与晚期 PVE 发生的病原微生物亦不同。PVE 患者葡萄球菌和真菌感染较自体瓣膜心内膜炎 NVE 常见,而链球菌感染较 NVE 少见。葡萄球菌、革兰氏阴性杆菌和真菌是早期 PVE 的主要致病菌;而晚期 PVE 最常见的致病菌是葡萄球菌、链球菌和肠球菌。葡萄球菌和肠球菌是经导管人工瓣膜心内膜炎最常见的病原菌,其中肠球菌占比最高,葡萄球菌次之。

（二）病理

PVE 最常累及主动脉瓣。早期 PVE 感染常累及缝线环和瓣环的连接处,形成瓣周脓肿、导致缝合处开裂、假性动脉瘤和瘘管等;晚期生物瓣 PVE 中,感染经常位于人工瓣的瓣叶,形成赘生物,导致瓣尖破裂和穿孔。

（三）诊断

PVE 诊断较为困难,临床表现通常不典型,尤其是术后早期阶段,其中不伴发热的情况也较常见,赘生物检出率较低。但对持续发热的患者应该怀疑 PVE 的可能。同样也可以应用 Duke 诊断标准(2015 修订版)来评估怀疑 IE 的人工瓣膜患者。感染的临床征象和经胸超声心动图(TTE)所见人工瓣膜结构和功能异常是确诊 PVE 的重要依据。疑似 PVE 时,推荐进行经食管超声心动图(TEE)检查,能够明显提高检出 PVE 的敏感性。

（四）治疗

PVE 的抗生素治疗与 NVE 相似,但应在 NVE 用药基础上,将疗程延长为 6~8 周或更长,见前抗生素治疗部分。PVE 的手术应遵循 NVE 的一般原则,需要去除所有的感染异物,包括最初植入的人工瓣膜以及既往手术残留的钙化组织。有瓣膜再置换术适应证的患者,应尽早手术。明确适应证为:①因瓣周漏、瓣膜关闭不全致中至重度心力衰竭;②真菌感染;③充分抗生素治疗后持续有菌血症;④急性瓣膜阻塞;⑤X 线透视发现人工瓣膜不稳定;⑥新发生的心脏传导阻滞。

（五）预后

PVE 住院死亡率较高,可达 20%~40%。多种因素与 PVE 的不良预后相关,包括高龄、糖尿病、医疗相关感染、葡萄球菌或真菌感染、早期 PVE、心力衰竭、卒中和心内脓肿等。其中,有合并症的 PVE 和葡萄球菌感染是不良预后的最强预测因素。

二、右心感染性心内膜炎

右心 IE 占 IE 总数的 5%~10%,主要见于静脉药物滥用者(IVDA),尤其是同时伴有人类免疫缺陷病毒(HIV)抗体阳性或免疫功能不全患者并主要累及右心系统。

（一）致病微生物

最常来源于皮肤,药物本身所致者较少见。主要的致病菌为金黄色葡萄球菌(占 60%~90%),其中甲氧西林耐药菌株变得越来越普遍,其他包括铜绿假单胞菌、革兰氏阴性杆菌、真菌及肠球菌等。大多累及正常心脏瓣膜,三尖瓣最常受累,其次为肺动脉瓣,左心瓣膜较少累及。

（二）临床表现

急性发病者多见,常伴有迁移性感染灶,X 线可见肺部多处小片状浸润阴影,为三尖瓣或肺动脉瓣赘生物所致的脓毒性肺栓塞,而亚急性发病者多见于曾有感染性心内膜炎病史者。主要临床表现是持续发热、菌血症和多发性感染性肺栓塞。单纯右心衰竭少见,可由肺动脉高压或严重的右心瓣膜反流或梗阻导致。一般三尖瓣受累时无心脏杂音。

（三）诊断

TTE 较易发现三尖瓣病变,TEE 则对肺动脉瓣病变敏感。

（四）治疗

抗生素的选择取决于感染的微生物种类、成瘾者使用的药物和溶剂类型以及心内感染的部位。对于多数单纯三尖瓣 IE 患者,如满足下列所有条件,可使用苯唑西林(或氯唑西林)治疗 2 周,而不联合庆大霉素:感染甲氧西林敏感的金黄色葡萄球菌、无转移性感染灶或脓肿、无心内和心外并发症、无人工瓣膜或左心瓣膜感染、赘生物 <20mm、无严重免疫功能低下(CD4>200 个 /μl)。如出现下列情况之一则必须使用 4~6 周的标准治疗方案(参照自体瓣膜心内膜炎的治疗):①抗生素治疗后临床反应缓慢(>96h);②右心系统 IE 合并右心衰竭、急性呼吸衰竭、赘生物 >20mm、肺外迁移感染或心外并发症;③静脉注射吸毒者合并严重免疫功能低下(CD4<200 个 /μl);④出现左心系统 IE。

右心 IE 通常应避免外科手术,但当出现下列情况时可考虑外科手术治疗:①严重的三尖瓣反流导致的右心衰竭,对利尿剂反应不佳;②难以根除的病原菌(如真菌)感染,或尽管充分的抗生素治疗至少 7d 后菌血症仍持续存在;③三尖瓣赘生物 >20mm 致反复的肺动脉栓塞,无论是否合并右心衰竭。

（五）预后

年轻伴右心金黄色葡萄球菌感染者病死率在 5% 以下。预后不良的因素包括左心瓣膜(尤其是主动脉瓣)受累、赘生物 >20mm、革兰氏阴性杆菌或真菌感染以及 HIV 感染患者 CD4 细胞计数 <200 个 /μl。

三、心脏辅助设备相关的感染性心内膜炎

心脏辅助设备相关的感染性心内膜炎(cardiac device-related IE,CDRIE)主要是由于心脏植入设备(cardiac implantable electronic devices,CIED)植入过程中致病菌直接污染引起,其次是致病菌沿电极导管逆行感染,也可能是其他感染病灶的血性传播累及至心内膜和电极头端所致。

（一）致病微生物

金黄色葡萄球菌和凝固酶阴性葡萄球菌多见,但随着广谱抗生素的广泛应用,静脉药瘾、高龄及免疫力低下人群增加,革兰氏阴性菌、多重耐药菌、真菌感染亦有报道。感染病灶可位于皮下、囊袋、血管内、右心房、右心室、三尖瓣、电极导管尖端或腔静脉系统。

（二）诊断

TTE 尤其是 TEE 和血培养检查是明确诊断的基石;在开始抗菌治疗之前建议做三次以上的血培养,除了做 CIED 培养,也需要做导管尖端培养;无论 TTE 的结果如何,对于疑似 CDRIE 的患者,建议行 TEE 检查,以评估导管相关的心内膜炎和心瓣膜感染;对于疑似 CDRIE 而血培养阳性、TTE 和 TEE 结果阴性的患者,可以考虑做心腔内超声心动图;对于疑似 CDRIE 而血培养阳性、TTE 和 TEE 结果阴性的患者,可以考虑放射性核素显影和 ^{18}F-FDG PET/CT 扫描。

（三）治疗

1. 抗菌素治疗　见前抗生素治疗部分。

2. 心脏辅助设备的移除　①应尽可能移除整个心脏植入电子装置系统(脉冲发射器和电极导管);②推荐采用经静脉拔除电极导管的方法,如难以完成、三尖瓣存在严重破坏或赘生物 >25mm,可考虑外科手术。

3. 重新植入　建议在设备抽离后重新评估重新植入的必要性;一旦认定需要重新植入,建议先进行几天或者数周的抗菌药物治疗;对于起搏器依赖且需先进行合适的抗菌药物治疗的患者,可以考虑

行暂时的同侧固定策略；不建议常规植入临时起搏器。

（四）预防

在植入设备之前建议常规抗菌药物预防；除非是紧急手术，否则在植入血管内或心脏内异物之前应找出感染的源头（评估至少 2 周）。

（马依彤　戴宇翔）

思考题

1. 感染性心内膜炎所致的急性脑栓塞是否需要抗栓治疗？
2. 为什么感染性心内膜炎好发于瓣膜关闭不全患者？

第八章

心肌疾病

心肌疾病是心肌的病变导致的心脏功能异常,没有心包、先天性、缺血性、瓣膜性或者高血压参与。该病可以是原发,很多是遗传因素所致;也可以是全身疾病的心脏表现,是导致心力衰竭和心脏性死亡的主要原因。心肌病的命名与分类经历系列历史演变,比较实用的是分为原发性心肌病(主要累及心脏)和继发性心肌病(伴其他器官系统受累)两大类。心肌病的诊断很大程度依赖形态学检查包括超声心动图、心脏磁共振成像等,分子遗传学即基因检测的进展开创了心肌疾病诊治的新纪元。

第一节 心肌疾病概述

一、定义

心肌病是一组异质性心肌疾病,由不同病因(遗传性病因较多见)引起的心肌病变导致心肌机械和/或心电功能障碍,常表现为心室肥厚或扩张,但也可以正常。该病可局限于心脏本身,即原发性心肌病;亦可为系统性疾病的部分表现,即继发性心肌病,最终可导致心脏性死亡或进行性心力衰竭。由其他心血管疾病继发的心肌病理性改变不属于心肌病范畴,如心脏瓣膜病、高血压性心脏病、先天性心脏病、冠心病等所致的心肌病变。

二、分类

(一) 原发性心肌病和继发性心肌病

原发心肌病分为遗传性、获得性和混合性三种类型。

1. **遗传性心肌病** 肥厚型心肌病、致心律失常性右室心肌病、心肌致密化不全、心肌糖原贮积症、传导系统疾病、线粒体肌病、离子通道病(包括长 QT 综合征、Brugada 综合征、短 QT 综合征、儿茶酚胺敏感室速等)。

2. **获得性心肌病** 应激性心肌病、心动过速心肌病、围生期心肌病、炎症性心肌病、酒精性心肌病等。

3. **混合性心肌病** 扩张型心肌病、限制型心肌病。

继发性心肌病包括种类较多,主要有浸润性疾病病、中毒性疾病、贮积性疾病、内分泌系统疾病、营养缺乏性疾病、神经肌肉疾病和自身免疫性疾病等。

(二) 按照形态功能表现分类

可以分为5种类型:扩张型、肥厚型、限制型、致心律失常性和未分类型。4种主要心肌病比较见表8-1。

表 8-1 4 种主要心肌病比较

比较项目	DCM	HCM	RCM	ARVC
超声心动图				
LVEF	症状明显时,<30%	>60%	25%~50%	一般 >50%
LVEDd	≥ 60mm	缩小	<60mm	<60mm
心室壁厚度	变薄	明显增厚	正常或增加	正常
LA	增大	增大	增大,甚至巨大	正常
瓣膜反流	先二尖瓣,后三尖瓣	有,一般不严重	二尖瓣反流	三尖瓣反流
常见首发症状	耐力下降	耐力下降,水肿	耐力下降,可有胸疼	心律失常、晕厥
心衰症状	左心衰先于右心衰	可有左心衰	右心衰,晚期出现全心衰	可以有右心衰,晚期出现全心衰
常见心律失常	VT,传导阻滞和 AF	传导阻滞和 AF	VT 和 AF	VT

DCM,扩张型心肌病;HCM,肥厚型心肌病;RCM,限制型心肌病;ARVC,致心律失常性右室心肌病;LVEF,左心室射血分数;LVEDd,左心室舒张末内径;LA,左心房;VT,室性心动过速;AF,心房纤颤。

（田 庄）

第二节 原发性心肌疾病

一、扩张型心肌病

扩张型心肌病（dilated cardiomyopathy, DCM）是一类以左心室或双心室扩大伴收缩功能障碍为特征的心肌病。该病较为常见,我国发病率为 13/10 万 ~84/10 万。病因多样,约半数病因不详。临床表现为心脏扩大、心力衰竭、心律失常、血栓栓塞及猝死。本病预后差,确诊后 5 年生存约 50%,10 年生存约 25%。

（一）病因和发病机制

多数 DCM 病例的原因不清,部分患者有家族遗传性。可能的病因包括感染、非感染的炎症、遗传、内分泌和代谢异常等因素。

1. **感染** 病原体直接侵袭和由此引发的慢性炎症和免疫反应是造成心肌损害的机制。以病毒最常见,通过心内膜活检技术,在心内膜探及的常见病毒基因,包括柯萨奇病毒 B、ECHO 病毒、细小病毒 B-19、人疱疹病毒 6 型、脊髓灰质炎病毒、流感病毒、腺病毒等,其他较为少见的病毒还包括巨细胞病毒、单纯疱疹病毒、EB 病毒、人类免疫缺陷病毒等。

部分细菌、真菌、立克次体和寄生虫等也可引起心肌炎并发展为 DCM,如 Chagas 病（南美锥虫病）,病原为克氏锥虫,通常经猎蝽虫叮咬传播。

2. **炎症** 肉芽肿性心肌炎（granulomatous myocarditis）见于结节病和巨细胞性心肌炎,也可见于过敏性心肌炎。心肌活检有淋巴细胞、单核细胞和大量嗜酸性粒细胞浸润。此外,多发性肌炎和皮肌炎亦可以伴发心肌炎;其他多种结缔组织病如系统性血管炎、系统性红斑狼疮等均可直接或间接地累及心肌,引起获得性扩张型心肌病。

3. **中毒、内分泌和代谢异常**　嗜酒是我国 DCM 的常见病因。化疗药物和某些心肌毒性药物和化学品,如阿霉素等蒽环类抗癌药物、锂制剂、依米丁。某些维生素和微量元素如硒的缺乏(克山病,为我国特有的地方性疾病)也能导致 DCM。嗜铬细胞瘤、甲状腺疾病等内分泌疾病也是 DCM 的常见病因。

4. **遗传**　25%~50% 的 DCM 病例有基因突变或家族遗传背景,遗传方式主要为常染色体显性遗传,X 染色体连锁隐性遗传及线粒体遗传较为少见。目前已发现超过 60 个基因的相关突变与家族遗传性或散发的 DCM 有关。有的为常染色体显性遗传,有的为 X 连锁遗传,这些致病基因编码多种蛋白,包括心肌细胞肌节蛋白、肌纤维膜蛋白、细胞骨架蛋白、闰盘蛋白、核蛋白、线粒体蛋白及多种离子通道。

5. **其他**　围生期心肌病是较常见的临床心肌病。神经肌肉疾病如 Duchenne 型肌营养不良、Backer 型肌营养不良等也可以伴发 DCM。有些 DCM 和限制型心肌病存在重叠,如轻微扩张型心肌病、血色病、心脏淀粉样变、肥厚型心肌病(终末期)。

(二)病理解剖和病理生理

扩张性心肌病又称充血性心肌病,是以左心室、右心室或双心室扩大、收缩功能障碍为特征的心肌病。大体上,心脏体积增大,重量增加,可达 500~800g(诊断标准:男 >350g,女 >300g)。左右心腔均显著扩张,心室壁略厚或正常,心尖部钝圆。心内膜增厚,常有附壁血栓。心室的显著扩张可以导致房室瓣关闭不全。组织学上,心肌细胞肥大和萎缩相间。肥大的心肌细胞核大而深染,核形不规则。可出现心肌细胞空泡变性和小灶状肌溶解。可见多灶性分布的小瘢痕和心肌间质纤维化。

病变的心肌收缩力减弱将触发神经-体液机制,产生水钠潴留、加快心率、收缩血管以维持有效循环。但是这一代偿机制将使病变的心肌雪上加霜,造成更多心肌损害,最终进入失代偿阶段。

(三)临床表现

1. **症状**　本病起病隐匿,早期可无症状。临床主要表现为活动时呼吸困难和活动耐量下降。随着病情加重可以出现夜间阵发性呼吸困难和端坐呼吸等左心功能不全症状,并逐渐出现食欲下降、腹胀及下肢水肿等右心功能不全症状。合并心律失常时可表现心悸、头昏、黑矇甚至猝死。持续顽固低血压往往是 DCM 终末期的表现。发生栓塞时常表现为相应脏器受累表现。

2. **体征**　主要体征为心界扩大,听诊心音减弱,常可及第三或第四心音,心率快时呈奔马律,有时可于心尖部闻及收缩期杂音。肺部听诊可闻及湿啰音,可以仅局限于两肺底,随着心力衰竭加重和出现急性左心衰时湿啰音可以遍布两肺或伴哮鸣音。颈静脉怒张、肝大及外周水肿等右心衰竭导致的液体潴留体征也较为常见。长期肝淤血可以导致肝硬化、胆汁淤积和黄疸。心力衰竭控制不好的患者还常常出现皮肤湿冷。

(四)辅助检查

1. **胸部 X 线检查**　心影通常增大,心胸比 >50%。可出现肺淤血、肺水肿及肺动脉压力增高的 X 线表现。有时可见胸腔积液。

2. **心电图**　缺乏诊断特异性。可为 R 波递增不良、室内传导阻滞及左束支传导阻滞。QRS 波增宽常提示预后不良。严重的左心室纤维化还可出现病理性 Q 波,需除外心肌梗死。常见 ST 段压低和 T 波倒置。可见各类期前收缩、非持续性室速、房颤、传导阻滞等多种心律失常同时存在。

3. **超声心动图**　是诊断及评估 DCM 最常用的重要检查手段。疾病早期可仅表现为左心室轻度扩大,后期各心腔均扩大,以左心室扩大为著(图 8-1)。室壁运动普遍减弱,心肌收缩功能下降,左心室射血分数显著降低。二尖瓣、三尖瓣本身虽无病变,但由

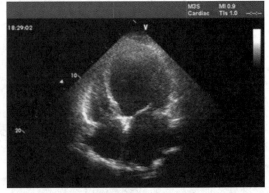

图 8-1　扩张型心肌病超声心动图表现
心尖四腔心切面显示四个心腔均扩大,
以左室、左房为著。

于心腔明显扩大,导致瓣膜在收缩期不能退至瓣环水平而关闭不全。

4. 心脏磁共振(CMR) CMR 对于心肌病诊断、鉴别诊断及预后评估均有很高价值。有助于鉴别浸润性心肌病、致心律失常型右心室心肌病、心肌致密化不全、心肌炎、结节病等疾病。CMR 钆延迟增强显像与 DCM 的全因死亡率、心衰住院率和心源性猝死增高相关。

5. 心肌核素显像 运动或药物负荷心肌显像可用于除外冠状动脉疾病引起的缺血性心肌病。核素血池扫描可见舒张末期和收缩末期左心室容积增大,左心室射血分数降低,但一般不用于心功能评价。

6. 冠状动脉 CT 检查(CTA) CTA 可以发现明显的冠状动脉狭窄等病变,有助于除外因冠状动脉狭窄造成心肌缺血、坏死的缺血性心肌病。

7. 血液和血清学检查 DCM 可出现脑钠肽(BNP)或 N 末端脑钠肽前体(NT-proBNP)升高,此有助于鉴别呼吸困难的原因。部分患者也可出现心肌肌钙蛋白 I 轻度升高,但缺乏诊断特异性。

血常规、电解质、肝肾功能等常规检查有助于明确有无贫血、电解质失衡、肝硬化及肾功能不全等疾病,这些检查虽然对扩心病的诊断无特异性,但有助于对患者总体情况的评价和判断预后。临床尚需要根据患者的合并情况选择性进行如内分泌功能、炎症及免疫指标、病原学等相关检查。

8. 冠状动脉造影和心导管检查 冠状动脉造影无明显狭窄有助于除外冠状动脉性心脏病。心导管检查不是 DCM 诊断的常用和关键检查。在疾病早期大致正常,在出现心力衰竭时可见左、右心室舒张末期压、左心房压和肺毛细血管楔压增高,心搏量及心脏指数减低。

9. 心内膜心肌活检(EMB) 主要适应证包括:近期出现的原因不明的突发严重心力衰竭、可伴有严重心律失常,对药物治疗反应差。尤其对怀疑暴发性淋巴细胞心肌炎的病例,这些患者通过血流动力学支持后预后很好,通过 EMB 尽快明确诊断对治疗有指导作用。心内膜心肌活检还可以确诊巨噬细胞心肌炎,有助于及时启动免疫抑制治疗。此检查也有助于决定患者应该尽早心脏移植还是先用心室辅助泵。

(五) 诊断及鉴别诊断

1. 诊断 对于有慢性心力衰竭临床表现,超声心动图检查符合以下标准者考虑 DCM:①左心室舒张期末内径 >5.0cm(女性)和 >5.5cm(男性);②左室射血分数 <45% 和 / 或左心室缩短速率 <25%。诊断 DCM 需要除外已知原因所致心脏扩大和收缩功能减低。

诊断家族性 DCM 首先应除外各种继发性及获得性心肌病。家族性发病是依据在一个家系中包括先证者在内有两个或两个以上 DCM 患者,或在患者的一级亲属中有不明原因的 35 岁以下猝死者。仔细询问家族史对于诊断极为重要。家庭成员基因筛查有助于确诊。

2. 鉴别诊断 主要应该除外引起心脏扩大、收缩功能减低的其他继发原因,包括高血压、心脏瓣膜病、先天性心脏病或缺血性心脏病等。可通过病史、查体及超声心动图、心肌核素显像、CMR、CTA、冠脉造影等检查进行鉴别,必要时做 EMB。

(六) 治疗

治疗旨在阻止基础病因介导的心肌损害,阻断造成心力衰竭加重的神经体液机制,去除心力衰竭加重的诱因,控制心律失常和预防猝死,预防各种并发症的发生如血栓栓塞,提高临床心功能、生活质量和延长生存。

1. 病因及加重诱因的治疗 应积极寻找病因,给予相应的治疗,如控制感染、严格限酒或戒酒、治疗相应的内分泌疾病或自身免疫病,纠正液体负荷过重及电解质紊乱,改善营养失衡等。

2. 针对心力衰竭的药物治疗 在疾病早期,虽然已出现心脏扩大、收缩功能损害,但尚无心力衰竭的临床表现。此阶段应积极地进行早期药物干预治疗,包括 β 受体拮抗剂、ACEI 或 ARB,可减缓心室重构及心肌进一步损伤,延缓病变发展。随病程进展,心室收缩功能进一步减低,并出现心力衰竭临床表现。此阶段应按慢性心力衰竭治疗指南进行治疗。

(1)ACEI 或 ARB:所有 LVEF<40% 心力衰竭患者若无禁忌证均应使用 ACEI,从小剂量开始,逐

渐递增,直至达到目标剂量,滴定剂量和过程需个体化。对于部分 ACEI 不能耐受(如咳嗽)的患者可以考虑使用 ARB。

(2)血管紧张素受体脑啡肽酶抑制剂(ARNI):是脑啡肽酶(neprilysin)抑制剂沙库巴曲(sacubitril)和血管紧张素 II 受体阻断剂缬沙坦(valsartan)组成的一种复方制剂。若射血分数减低的心衰患者经过 ACEI、β 受体阻滞剂和醛固酮拮抗剂充分治疗后患者仍有症状,应使用 ARNI 替代 ACEI,以进一步降低心衰住院与死亡风险。

(3)β 受体拮抗剂:所有 LVEF<40% 的患者若无禁忌都应使用 β 受体拮抗剂,包括卡维地洛、琥珀酸美托洛尔和比索洛尔。应在 ACEI 和利尿剂的基础上加用,需从小剂量开始,逐步加量,以达到目标剂量或最大耐受剂量。

(4)盐皮质激素受体拮抗剂(mineralocorticoid receptor antagonist,MRA):包括依普利酮和螺内酯,为保钾利尿剂。对于在 ACEI 和 β 受体拮抗剂基础上仍有症状且无肾功能严重受损的患者应该使用,但应密切监测电解质水平,后者可引起少数男性患者乳房发育。

(5)肼屈嗪和二硝酸异山梨酯:此两种药物合用作为 ACEI 和 ARB 不能耐受患者的替代。对于非洲裔患者,这种药物组合可用于那些使用 ACEI、β 受体拮抗剂和 MRA 后临床心功能仍为 III~IV 级的患者,以降低死亡率和心衰再住院率。

(6)伊伐布雷定:窦房结 I_f 通道阻滞剂,它能减慢窦性心率同时不影响心肌收缩力,但对房颤时的心室率控制无作用。经过目标剂量或最大耐受量的 β 受体阻滞剂、ACEI 或 ARB 和醛固酮拮抗剂后仍有症状,射血分数 ≤ 35% 且窦性心率仍 ≥ 70 次 /min 的患者,应考虑使用伊伐布雷定以降低心衰住院与心血管死亡风险。对于 LVEF ≤ 35% 的症状性慢性心衰患者,如不能耐受 β 受体拮抗剂或有使用禁忌,且静息窦性心率 ≥ 70 次 /min 应该使用伊伐布雷定。

(7)利尿剂:能有效改善胸闷、气短和水肿等症状。通常从小剂量开始,如呋塞米每日 20mg 或氢氯噻嗪每日 25mg,根据尿量及体重变化调整剂量。

(8)洋地黄:主要用于 ACEI(ARB)、β 受体拮抗剂、MRA 治疗后仍有症状,或者不能耐受 β 受体拮抗剂的患者,能有效改善症状,尤其用于减慢心力衰竭伴房颤患者的心室率。

(9)钠 - 葡萄糖共转运蛋白 2 抑制剂(SGLT2i):通过阻断肾小管葡萄糖的再吸收来降低血糖。目前已有多项试验显示,该类药物可降低合并或者不合并 2 型糖尿病的心衰患者以及高危 2 型糖尿病患者的心血管死亡和心衰入院事件。

上述药物中 ACEI、β 受体拮抗剂和 MRA 对改善预后有明确的疗效,近年问世的新药伊伐布雷定、ARNI 和 SGLT2i 改善收缩性心衰的预后作用也被临床试验所证实。而其他药物对远期生存的影响尚缺乏充分证据,但能有效改善症状。值得指出的是临床上一般不宜将 ACEI、ARB、MRA 三者合用。噻唑烷二酮(thiazolidinediones)如格列酮类(glitazones)可能加重心力衰竭,应该避免使用;NASAIDs 或 COX-2 抑制剂可能造成水、钠潴留,也应该避免使用。地尔硫䓬及维拉帕米有负性肌力作用应避免使用。

3. 心力衰竭的心脏再同步化治疗(CRT)　CRT 是通过植入带有左心室电极的起搏器,同步起搏左、右心室使心室的收缩同步化。这一治疗对部分心力衰竭患者有显著疗效。患者需要在药物治疗的基础上选用。

对于经充分药物治疗后纽约 NYHA 心功能分级为 III 级或非卧床 IV 级的患者,CRT 治疗的适应证为:左心室射血分数(LVEF)≤ 35%;左束支阻滞 QRS 波 ≥ 130ms,非左束支阻滞的患者 QRS 波 ≥ 150ms;预期有质量的寿命在 1 年以上。本治疗可缓解症状,改善心功能,降低死亡率。

对于经充分药物治疗后 NYHA 心功能分级为 II 级的患者,CRT 治疗的适应证为:LVEF ≤ 35%;左束支阻滞 QRS 波 ≥ 130ms,非左束支阻滞的患者 QRS 波 ≥ 150ms;预期有质量的寿命在 1 年以上。

4. 心力衰竭其他治疗　有研究显示对于经过最佳药物治疗后左心室内径 <70mm 伴重度继发二尖瓣反流的患者,经皮二尖瓣修复(Mitralclip)可以降低死亡率和心衰入院。心肌收缩调节器是在心

室肌绝对不应期发放电刺激,增加细胞钙离子内流改善心肌收缩力,同时通过负反馈调节交感和迷走神经传入信号,逆转心肌重构。有助于改善射血分数轻 - 中度减低、不适合安装 CRT 的进展期心衰患者的心功能和预后。严重心力衰竭内科治疗无效的病例可考虑心脏移植。在等待期如有条件可行左心机械辅助循环,以改善循环。

5. 抗凝治疗 血栓栓塞是常见的并发症,对于有房颤或已经有附壁血栓形成或有血栓栓塞病史的患者须长期华法林或新型口服抗凝药物等抗凝治疗。

6. 心律失常和心脏性猝死的防治 对于房颤的治疗可参考心律失常相关章节。植入心脏电复律除颤器(ICD)预防心脏猝死的适应证包括:①有持续性室速史;②有室速、室颤导致的心跳骤停史;③ LVEF ≤ 35%,NYHA 心功能分级为 Ⅱ~ Ⅲ级,预期生存时间 >1 年,且有一定生活质量。

二、肥厚型心肌病

肥厚型心肌病(hypertrophic cardiomyopathy,HCM)是一种遗传性心肌病,以心室非对称性肥厚为解剖特点。国外报道人群患病率为 200/10 万。我国有调查显示患病率为 180/10 万。

本病预后差异很大,是青少年和运动猝死的最主要一个原因,少数进展为终末期心衰,另有少部分出现心衰、房颤和栓塞。不少患者症状轻微,预期寿命可以接近正常人。

根据左心室流出道有无梗阻又可分为梗阻性和非梗阻性 HCM。肥厚型梗阻性心肌病(hypertrophic obstructive cardiomyopathy,HOCM)是指左心室流出道压力阶差峰值≥ 30mmHg。左心室流出道梗阻是 HCM 相关的心力衰竭和心脏性猝死的最重要的决定因素。大约 1/3 的肥厚性心肌病患者在静息状态下存在左心室流出道梗阻,另外 1/3 患者在激发条件下出现左心室流出道梗阻,其余 1/3 患者无论在静息状态下或在激发条件下均无梗阻表现。

(一)病因与分子遗传学

HCM 为常染色体显性遗传,具有遗传异质性。目前已发现至少 18 个疾病基因和 500 种以上变异,约占 HCM 病例的一半,其中最常见的基因突变为 β- 肌球蛋白重链及肌球蛋白结合蛋白 C 的编码基因。HCM 的表型呈多样性,与致病的突变基因、基因修饰及不同的环境因子有关。

(二)病理解剖和病理生理

肥厚型心肌病是以心肌肥大、室间隔非对称性肥厚和舒张期左室充盈受阻为特征的心肌病。大体上,心脏体积增大,重量增加,成年患者心脏重量常超过 500g。左、右心室壁肥厚,以非对称性室间隔肥厚最具特征性、也最常见,室间隔厚度与左室游离壁之比超过 1.3(正常为 0.95)。也可表现为室壁均匀肥厚型、心尖肥厚型或前壁肥厚型。乳头肌和肉柱粗大,心室腔狭窄,尤以左室为著。因收缩期二尖瓣瓣叶前向运动(systolic anterior motion,SAM)并与室间隔左侧心内膜接触,导致二尖瓣和主动脉瓣下的心内膜局限性增厚。组织学上,心肌细胞排列紊乱,紊乱范围可达 30%~50%。弥漫性心肌细胞肥大,细胞横径可超过 40μm(正常约 15μm),细胞核大而深染、畸形。电镜下,肌原纤维走行紊乱,肌丝交织或重叠,Z 带不规则,可见巨大线粒体。

在 HOCM 患者,基底部室间隔肥厚的心肌突入左室流出道,直接造成左室流出道横截面积的减少和病理解剖学狭窄,是引发左室流出道梗阻的病理解剖学基础。左心室腔中部发生梗阻是肥厚的室间隔与二尖瓣瓣下结构接触产生的结果。二尖瓣在收缩期的前向运动(SAM)由二尖瓣及其附属结构的异常、左心室收缩力的改变、肥厚的左心室几何形状的改变以及左心室腔内血流动力学的改变(前负荷减少)所致。SAM 的产生机制包括两个效应,即 Venturi 吮吸效应及 Drag 效应。收缩期血流加速通过狭窄的左室流出道时形成低压区,产生 Venturi 吮吸效应并将二尖瓣前叶吸入左室流出道而产生 SAM 和左室流出道梗阻;Drag 效应的机制则类似"风帆",肥厚的室间隔和左室游离壁使左心室的几何形状发生改变,左心室强烈收缩时血流在变形的室腔内被迫改变了原有的生理性的血流方向,也改变了血流冲向二尖瓣的角度(angel of attack,迎角),血流从左心室后壁冲向二尖瓣,冗长的二尖瓣瓣叶如风中的船帆,被推向室间隔,产生 SAM。除此之外,异常腱索及乳头肌在收缩期对二尖瓣前叶的牵拉,以及因二尖瓣瓣下结构附着点的前移而改变的二尖瓣瓣环平面对应血流的迎角,可使 SAM 加剧。

HCM 患者胸闷气短等症状的出现与左心室流出道梗阻、左心室舒张功能下降、小血管病变造成心肌缺血等因素有关。

(三) 临床表现

1. **症状**　最常见的症状是劳力性呼吸困难和乏力,其中前者可达 90% 以上,夜间阵发性呼吸困难较少见。1/3 的患者可有劳力性胸痛。最常见的持续性心律失常是房颤。部分患者有晕厥,常于运动时出现,与室性快速心律失常有关。该病是青少年和运动员猝死的主要原因。

2. **体征**　体格检查可见心脏轻度增大,可闻及第四心音。流出道梗阻的患者可于胸骨左缘第3~4 肋间闻及较粗糙的喷射性收缩期杂音。心尖部也常可听到收缩期杂音,这是因为而二尖瓣前叶移向室间隔导致二尖瓣关闭不全。增加心肌收缩力、减轻心脏后负荷或减少静脉回流的药物和动作,如应用正性肌力药、作 Valsalva 动作或取站立位、含服硝酸甘油等均可使杂音增强;相反凡减弱心肌收缩力或增加心脏后负荷的因素,如使用 β 受体拮抗剂、取蹲位等均可使杂音减弱。

(四) 辅助检查

1. **胸部 X 线检查**　普通胸部 X 线检查示心影可以正常大小或左心室增大。

2. **心电图**　变化多端。主要表现为 QRS 波左心室高电压、倒置 T 波和异常 q 波。左心室高电压多在左胸导联。ST 压低和 T 波倒置多见于 I、aVL、V$_4$~V$_6$ 导联。少数患者可有深而不宽的病理性 Q 波(图 8-2、图 8-3),见于导联 I、aVL 或 II、III、aVF 和某些胸导联。此外,患者同时可伴有室内传导阻滞和其他各类心律失常。

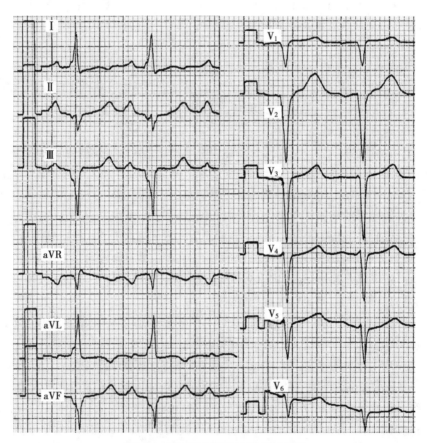

图 8-2　肥厚型心肌病的心电图表现

患者,男,35 岁,因间断心悸 3 年入院,心脏超声显示室间隔厚度达 31~36mm,ECG 显示 II、III、aVF 导联,胸导联 V$_1$~V$_3$ 呈 QS 型,胸导联明显高电压(记录定准电压为 1/4)。

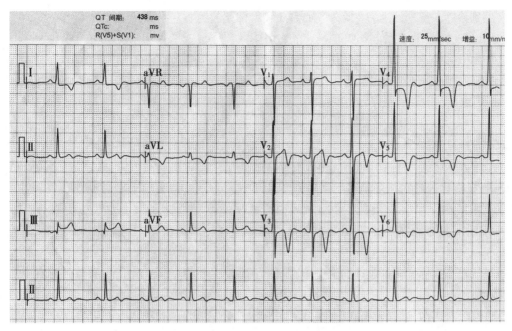

图 8-3　心尖肥厚型心肌病的心电图表现
左心室肥大伴冠状动脉缺血样 T 波明显深倒置。

3. **超声心动图**　是临床最主要的诊断手段。心室不对称肥厚而无心室腔增大为其特征。舒张期室间隔厚度达 15mm（图 8-4）。伴有流出道梗阻的病例可见室间隔流出道部分向左心室内突出、二尖瓣前叶在收缩期前移、左心室顺应性降低致舒张功能障碍等。值得强调的是，室间隔厚度未达标不能完全除外本病诊断。静息状态下无流出道梗阻需要评估激发状态下的情况。

部分患者心肌肥厚限于心尖部，尤以前侧壁心尖部为明显，如不仔细检查，容易漏诊。

4. **心脏磁共振**　CMR 显示心室壁局限性（室间隔多见）或普遍性增厚，放射性核素钆延迟增强扫描可见心肌呈片状强化，梗阻性 HCM 可见左心室流出道狭窄、SAM 征、二尖瓣关闭不全。

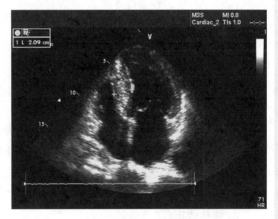

图 8-4　肥厚型心肌病心脏超声图表现
心尖四腔切面线上显示左房增大，
室间隔明显增厚。

5. **心导管检查和冠状动脉造影**　心导管检查可显示左心室舒张末期压力增高。有左心室流出道狭窄者在心室腔与流出道之间存在收缩期压力阶差，心室造影显示左心室变形，可呈香蕉状、犬舌状或纺锤状（心尖部肥厚时）。冠状动脉造影多无异常，对于除外那些有疑似心绞痛症状和心电图 ST-T 改变的患者有重要鉴别价值。

6. **心内膜心肌活检**　可见心肌细胞肥大、排列紊乱、局限性或弥散性间质纤维化。心肌活检对除外浸润性心肌病有重要价值，用于除外淀粉样变、糖原贮积症等。

7. **基因诊断**　HCM 的基因检测目前已较为成熟，可用于对常见致病基因突变的筛查。

（五）诊断与鉴别诊断

1. **诊断标准**　根据病史及体格检查，超声心动图示舒张期室间隔厚度达 15mm。近年来 CMR 越来越多用于诊断。如有阳性家族史（猝死、心肌肥厚等）更有助于诊断。基因检查有助于明确遗传学异常。

2. 鉴别诊断　鉴别诊断需要除外左心室负荷增加引起的心室肥厚,包括高血压心脏病、主动脉瓣狭窄、先天性心脏病、运动员心脏肥厚等。

此外,还需要除外异常物质沉积引起的心肌肥厚:淀粉样变、糖原贮积症;其他相对少见的全身疾病如嗜铬细胞瘤、Fabry 病、血色病、心面综合征、线粒体肌病、Danon 病、遗传性共济失调及某些遗传代谢性疾病也可引起心肌肥厚,但常有其他系统受累表现有助鉴别。

(六)治疗

HCM 的治疗旨在改善症状、减少合并症和预防猝死。其方法是通过减轻流出道梗阻、改善心室顺应性、防治血栓栓塞事件、识别高危猝死患者。治疗需要个体化。

1. 药物治疗　药物治疗是基础。针对流出道梗阻的药物主要有 β 受体拮抗剂和非二氢吡啶类钙通道阻滞剂。当出现充血性心力衰竭时需要采用针对性处理。对房颤患者需要抗凝治疗。值得指出的是,对于胸闷不适的患者在使用硝酸酯类药物时需要注意除外流出道梗阻,以免使用后加重。

(1)减轻左心室流出道梗阻:β 受体拮抗剂是梗阻性 HCM 的一线治疗用药,可改善心室松弛,增加心室舒张期充盈时间,减少室性及室上性心动过速。非二氢吡啶类钙通道阻滞剂也具有负性变时和减弱心肌收缩力作用,可改善心室舒张功能,对减轻左心室流出道梗阻也有一定治疗效果,可用于那些不能耐受 β 受体拮抗剂的患者。由于担心 β 受体拮抗剂与钙通道阻滞剂联合治疗出现心率过缓和低血压,一般不建议合用。此外,丙吡胺能减轻左心室流出道梗阻,也是候选药物,但口干、眼干和便秘等心脏外副作用相对多见。

(2)针对心力衰竭的治疗:疾病后期可出现左心室扩大,左心室收缩功能减低,慢性心功能不全的临床表现。治疗药物选择与其他原因引起的心力衰竭相同,包括 ACEI、ARB、β 受体拮抗剂、利尿剂、螺内酯甚至地高辛。

(3)针对房颤:HCM 最常见的心律失常是房颤,发生率达 20%。胺碘酮能减少阵发性房颤发作。对持续性房颤,可予 β 受体拮抗剂控制心室率。除非禁忌,一般需考虑口服抗凝药治疗。

(4)Mavacamten(原 MYK-461):是一种口服小分子药物,心肌肌球蛋白重链 ATP 酶的选择性变构调节剂,可以调节心肌收缩力和心肌细胞能量代谢。临床研究显示 Mavacamten 能减少有症状的 HOCM 患者运动后左心室流出道压力阶差。2016 年,Mavacamten 获得美国 FDA 孤儿药认定,用于治疗症状性、梗阻性肥厚型心肌病。

2. 非药物治疗

(1)手术治疗:HOCM 的外科治疗目的在于切除部分肥厚的室间隔、解除左室流出道梗阻、消除或减轻二尖瓣关闭不全,缓解症状,提高生活质量以及防止猝死。外科治疗 HOCM 的思路首先由 Brock 于 1957 年提出,随后 Goodwin 完成第一例单切口室间隔前部肥厚心肌切开术(septal myotomy)。Morrow 于 1975 年报道了经主动脉室间隔心肌切除术(septal myectomy,Morrow 手术)治疗 HOCM 并取得良好效果。此后,Morrow 手术被不断改进,室间隔心肌的切除范围不断扩大,手术疗效也不断获得提高。根据国际指南,外科室间隔心肌切除术是治疗 HOCM 的"金标准"。

1)手术指征及禁忌证:HOCM 患者出现以下情况时建议接受手术治疗:伴有不稳定梗阻,且在运动状态或激发条件下跨左室流出道压差 ≥ 50mmHg;静息状态下跨左室流出道压差 >30mmHg;同时合并原发性二尖瓣关闭不全以及药物难治性的、心功能在 NYHA Ⅱ~Ⅳ级有症状患者。药物难治性的 HOCM 合并由 SAM 引起的继发性二尖瓣关闭不全的患者,室间隔心肌切除或室间隔消融(在前降支的室间隔支内注射无水酒精)均可选择。基底部室间隔轻度肥厚(≤ 16mm)、伴有症状且药物难治性的 HOCM 患者,不适宜接受外科室间隔心肌切除术或无水酒精注射消融术,原因是医源性室间隔穿孔的风险较高。这种情况下,可选择双心室起搏。

2)手术方法:手术方式包括经典的经主动脉室间隔心肌切除术(septal myectomy,Morrow 术)及室间隔心肌扩大切除术(extended septal myectomy,改良 Morrow 术)。后者适用于 HOCM 合并二尖瓣瓣下结构异常的患者。手术在体外循环辅助下进行,心脏停跳后切开主动脉,经主动脉瓣切除基底部室间隔肥厚的心肌。经典 Morrow 手术中室间隔心肌的切除范围包括两个纵向平行的切口和底部及近心尖部的切口。室间隔心肌的第一个切口由右冠窦底部最低点主动脉瓣环下方开始,向下方心尖方向延长至视线所及处;第二个室间隔心肌切口与第一个切口平行,由左冠瓣及右冠瓣瓣膜联合下方起始向心尖方向延长。切除深度根据室间隔厚度而决定,在室间隔最厚的部位切除深度应达 15mm。两个平行的切口在主动脉瓣环下方以横向切口连接,并由心底向心尖方向将上述范围内的心肌切除。用合适的器械从右心室前外侧压迫心脏,有助于显露左室腔内肥厚的室间隔,特别是近心尖的深部室间隔。室间隔心肌扩大切除术是在经典 Morrow 手术的基础上扩大心肌切除范围,第二个切口尽可能向左扩展至二尖瓣瓣下结构边缘,并向心尖部扩展(图 8-5)。除了扩大室间隔心肌切除范围之外,必要时可同时进行冗长的二尖瓣前叶的水平折叠及二尖瓣瓣下结构的松解。近年来,随着腔镜技术的不断普及,室间隔心肌切除术及二尖瓣整形术均可在腔镜下经二尖瓣瓣口完成。二尖瓣结构的异常在 HOCM 患者中表现颇为多样化,但需要进行整形或瓣膜置换手术的二尖瓣本身的结构病变相对少见,发生率为 5%~9%。HOCM 合并腱索断裂或瓣膜脱垂等二尖瓣结构病变时,则需同期进行二尖瓣干预。

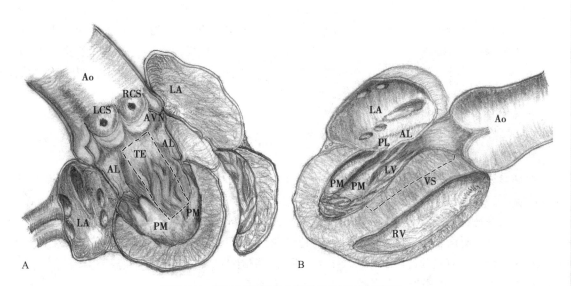

图 8-5 肥厚型梗阻性心肌病外科手术示意图

A. 室间隔的完整结构及室间隔心肌的切除范围。由无冠窦中部沿纵轴剖开主动脉瓣环、二尖瓣及和左心室,并移去部分心室壁,左心室内室间隔结构得以充分显现。图中虚线所示范围即室间隔心肌扩大切除术的心肌切除范围。B. 肥厚的室间隔及与其相对应的二尖瓣前叶(左心室纵轴切面)。图中虚线表示室间隔心肌切除深度。Ao,主动脉;LCS,左冠窦;RCS,右冠窦;TE,增厚的心内膜;AVN,房室结;AL,二尖瓣前瓣;LA,左心房;PM,乳头肌;LV,左心室;RV,右心室;PL,二尖瓣后瓣;VS,室间隔。

3)常见手术并发症:室间隔穿孔是室间隔心肌切除术的并发症之一,术前室间隔厚度 <20mm 可能增加术中或术后室间隔穿孔的危险。其他并发症包括冠状动脉室间隔穿支被切断、主动脉瓣关闭不全和心脏传导阻滞。手术死亡率在较大的中心约为 1%~2%。高龄和合并冠心病是远期疗效的影响因素。

4)手术疗效:室间隔心肌切除术可有效缓解 HOCM 患者的心衰症状,并显著改善术后生活质量。95% 的患者术后左室流出道梗阻获永久性解除,或跨流出道压差得到明显降低,同时左心室功能得以完好保留。继发于 SAM 的严重二尖瓣关闭不全在室间隔心肌切除术后可获得显著改善。长期跟踪随访研究显示 85% 的患者在术后症状得到缓解。接受手术治疗的 HOCM 患者术后 10 年生存率达 83%,与普通健康人群相同,显著优于未接受手术的患者,并显著降低了心源性猝死的风险。

（2）酒精室间隔消融术：经冠状动脉间隔支注入无水酒精造成该供血区域心室间隔坏死,此法可望减轻部分患者左心室流出道梗阻及二尖瓣反流,改善心力衰竭症状。其适应证大致同室间隔切除术。由于消融范围的不确定性,部分患者需要重复消融,长期预后尚不清楚,目前主要针对那些年龄过大、手术耐受差、合并症多、缺乏精良手术医师的情况。

（3）起搏治疗：对于其他病因有双腔起搏器植入适应证的患者,选择最佳的房室起搏间期并放置右心室心尖起搏可望减轻左心室流出道梗阻。对于药物治疗效果差而又不太适合手术或消融的患者可以选择双腔起搏。

3. 猝死的风险评估和ICD预防　HCM是青年和运动员心源性猝死最常见的病因。ICD能有效预防猝死的发生。预测高危风险的因素包括:曾经发生过心跳骤停、一级亲属中有1个或多个HCM猝死发生、左心室严重肥厚（≥30mm）、左室流出道高压力阶差、Holter检查发现反复非持续室性心动过速、运动时出现低血压、不明原因晕厥（尤其是发生在运动时）。

三、限制型心肌病

限制型心肌病（restrictive cardiomyopathy,RCM）是以心室壁僵硬度增加、舒张功能降低、充盈受限而产生临床右心衰症状为特征的一类心肌病。患者心房明显扩张,但早期左心室不扩张,收缩功能多正常,室壁不增厚或仅轻度增厚。随着病情进展左心室收缩功能受损加重,心腔可以扩张。除外某些有特殊治疗方法的病例,确诊后5年生存期仅约30%。

（一）病因与分类

RCM属于混合性心肌病,约一半为原发性,包括肌节蛋白、肌间蛋白突变所致;另一半为病因清楚的特殊类型,其中最多的为淀粉样变。

本病分为累及心肌和心内膜心肌两大类,其中累及心肌可以分为3类:①非浸润性:包括特发性RCM,部分可能属于和其他类型心肌病重叠的情况如轻微扩张型心肌病、肥厚型/假性HCM,病理改变以纤维化为特征的硬皮病等;②浸润性:细胞内或细胞间有异常物质堆积,常见的疾病包括淀粉样变性、结节病、戈谢病、类肉瘤等;③贮积性:血色病、糖原贮积症、Fabry病等。心内膜心肌受累包括:病理改变与纤维化有关的心内膜弹力纤维增生症、高嗜酸细胞综合征、放射性、蒽环类药物中毒以及类癌样心脏病和转移性癌等。

（二）病理解剖与病理生理

限制型心肌病是以单侧或双侧心室充盈受限、舒张期容积减小为特征的心肌病。大体上,室壁厚度基本正常,心室内膜纤维性增厚,可达2~3mm,呈灰白色,心腔狭窄。心尖部病变较重,向上蔓延,可累及二尖瓣或三尖瓣,导致瓣膜关闭不全。组织学上,心内膜纤维组织增生伴玻璃样变性和钙化,可形成附壁血栓。心内膜下的心肌细胞常有萎缩和变性,故又称之为心内膜心肌纤维化。这些病理改变使心室壁僵硬、充盈受限,心室舒张功能减低,心房后负荷增加使心房逐渐增大,静脉回流受阻,静脉压升高。

（三）临床表现

1. 症状　主要表现为活动耐量下降、乏力、呼吸困难。随病程进展,逐渐出现肝大、腹腔积液、全身水肿。右心衰较重为本病临床特点。

2. 体征　体格检查可见颈静脉怒张,心脏听诊常可闻及奔马律,血压低常预示预后不良。可有肝大、移动性浊音阳性、下肢可凹性水肿。

（四）辅助检查

1. 实验室检查　继发性患者可能伴随相应原发病的实验室异常,如淀粉样变性患者可能有尿本周蛋白。BNP在限制型心肌病患者明显增高,而在缩窄性心包炎患者一般不会很高。

2. **心电图**　心脏淀粉样变患者常常为低电压。QRS波异常和ST-T改变在RCM较缩窄性心包炎明显。

3. **超声心动图**　双心房扩大和心室肥厚见于限制型心肌病。心肌呈磨玻璃样改变常常是心脏淀粉样变的特点。心包增厚和室间隔抖动征见于缩窄性心包炎。

4. **X线片、CTA、CMR**　胸片中见心包钙化,CT和CMR见心包增厚提示缩窄性心包炎为可能的病因。CTA见严重冠状动脉狭窄提示缺血性心肌病是心肌损害的可能原因。CMR检查对某些心肌病有重要价值,如心肌内呈颗粒样的钆延迟显像见于心脏淀粉样变性。

5. **心导管检查**　与缩窄性心包炎病例相比,RCM的特点包括:①肺动脉(收缩期)压明显增高(常>50mmHg);②舒张压的变化较大;③右心室舒张压相对较低(缩窄性心包炎达1/3收缩压峰值以上)等。

6. **心内膜心肌活检**　相对正常的病理结果支持心包炎诊断。对于心脏淀粉样变性和高嗜酸细胞综合征等具有确诊的价值。

(五) 诊断与鉴别诊断

1. **诊断**　根据运动耐力下降、水肿病史及右心衰等临床症状,如果患者心电图肢导联低电压、超声心动图见双房大、室壁不厚或增厚、左心室不扩大而充盈受限,应考虑RCM。

心脏淀粉样变的心脏超声显示心室壁呈磨玻璃样改变。其他引起RCM的全身疾病包括血色病、结节病、高嗜酸细胞综合征、系统性硬化症等。病史中需要询问放射史、放疗史、药物使用史等。

2. **鉴别诊断**　应除外缩窄性心包炎,两者的临床表现及血流动力学改变十分相似。缩窄性心包炎患者以往可有活动性心包炎或心包积液病史。查体可有奇脉、心包叩击音。胸部X线有时可见心包钙化。超声心动图有时可见心包增厚、室间隔抖动征。而RCM常有双心房明显增大、室壁可增厚。CMR可见部分室壁延迟强化。心导管压力测定有助于和缩窄性心包炎的鉴别。心内膜心肌活检有助于发现RCM的继发病因。

(六) 治疗

原发性RCM无特异性治疗手段,主要为避免劳累、呼吸道感染等加重心力衰竭的诱因。此外是针对心力衰竭的常规治疗,包括利尿、β受体阻滞剂等,地高辛和RASI需要慎用,可能会引起心律失常或低血压。该病引起的心力衰竭对常规治疗反应不佳,往往成为难治性心力衰竭。对于继发性RCM,部分疾病有针对病因的特异性治疗。

四、致心律失常性右室心肌病

致心律失常性右室心肌病(arrhythmogenic right ventricular cardiomyopathy,ARVC)是一种以心律失常、心力衰竭及心脏性猝死为主要表现的非炎性、非冠状动脉心肌疾病,是35岁以下人群发生室性心律失常和心脏性猝死的主要原因。由于右室心肌细胞被脂肪或纤维脂肪组织进行性取代,致使右室弥漫性扩张、收缩运动减弱。病变好发于右室流出道、心尖部及右室下膈部的"发育不良三角",也可见于整个右心室。研究报道左心室也可受累,5%为左心室单独受累,56%为双心室受累。一般人群的患病率为1/2 000~1/1 000。在青年人群中男女患病率之比约为2.7∶1。

(一) 病因与分子遗传学

ARVC常表现为家族性,家族性发病约占30%~50%,已发现了ARVC的2种遗传方式:一种是常染色体显性遗传,最为常见;另一种是常染色体隐性遗传,是心脏皮肤综合征的一部分表现。家系研究已经证实的致病基因有PG、PKP2、DSP、DSC2、DSG2、RYR-2、TGF-β3、DES、TMEM-43、CTNNA3、PLN等,大多为细胞连接蛋白基因,其中前5种为桥粒蛋白基因。炎症反应在ARVC的发病中起相当大的作用,显示约 2/3 的 ARVC 患者心肌细胞内存在散发或弥漫性炎性细胞浸润。此外,多项研究明确显示运动是重要且非常强烈的环境刺激,在该病的发生过程中起到关键作用。ARVC 发生室性心律失常可能涉及多种机制,通常认为常见的持续单形性室性心动过速是由于纤维脂肪组织替代了心肌细胞,产生了折返所致。

(二) 病理解剖和病理生理

致心律失常性右室心肌病又称右室心肌病,是以脂肪纤维组织进行性替代右室心肌为特征的心肌病。大体上,典型病变表现为右心室增大,心腔扩张,肌壁内局限性或弥漫性黄色脂肪浸润,室壁变薄,可伴室壁瘤形成。早期病变主要累及右室流出道、心尖部和前下壁,后期累及整个右心室,或可累及左室壁和左心房。组织学上,右室心肌有不同程度的萎缩和消失,代之以纤维脂肪组织,残存的心肌细胞比例不一,可低至 50% 以下。部分病例可见灶状心肌细胞坏死伴炎症反应和纤维化。纤维脂肪化一般起始于右室心外膜下心肌,逐步扩大至心内膜下,心内膜心肌活检可用于辅助诊断。

(三) 临床表现

ARVC 临床表现复杂多变,约半数以上患者有不同程度心悸,1/3 患者发生过晕厥,近 1/10 的患者以恶性心脏事件为首发症状,家系患者中半数左右可出现心脏性猝死,心力衰竭较为少见,发生率不足 1/10。ARVC 自然史分为四个阶段:①早期隐匿期,可能有轻微心律失常,但是有猝死风险,特别是在剧烈运动期间。②显性电紊乱期,可以有症状性室性心律失常伴有明显的右心室结构和功能异常。③右心室衰竭期,此时左室功能相对正常。④双心室衰竭期,在疾病晚期,左心室明显受累,表现为全心衰。

当出现下列情况之一者要考虑 ARVC 可能:①中青年患者出现心悸、晕厥症状,排除其他心脏疾病;②无心脏病史而发生心室颤动的幸存者;③患者出现单纯性右心衰竭,排除引起肺动脉高压的相关疾病;④家族成员中有已临床或尸检证实为 ARVC 患者;⑤家族成员中有心脏性猝死,尸检不能排除 ARVC;⑥无症状患者(特别是运动员)心脏检查中存在 ARVC 相应表现者。

本病的主要体征为右室增大,部分患者出现肺动脉瓣听诊区 S_2 固定分裂、相对性三尖瓣关闭不全收缩期杂音、右室 S_3 等。

(四) 辅助检查

1. **心电图**　ARVC 心电图改变包括右胸导联复极、除极和传导障碍。

2. **动态心电图**　可以显示有持续性或者非持续性室性心律失常情况,包括室性心动过速和室性期前收缩。

3. **超声心动图**　包括右室扩大、右室局部无运动,运动障碍以及室壁瘤的表现。左心室也可以受累,表现与右心室病变相似(图 8-6)。

4. **CMR**　可以测量右心室的形态和功能改变以及左心室受累情况,较超声心动图更为精确。

5. **心内膜心肌活检**　是确诊 ARVC 的有效方法。

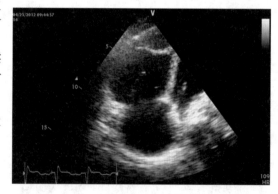

图 8-6　ARVC 心脏超声图表现

(五) 诊断和鉴别诊断

1. **诊断**　当前尚无针对 ARVC 的黄金检测标准,诊断主要依赖于一种评分系统。2 010 专家小组诊断标准推荐,确诊 ARVC 至少需要两个主要标准,或者一个主要加两个次要标准,抑或四个不同类别的次要标准。临界诊断需要符合 1 项主要标准和 1~3 个不同项目中的次要标准(表 8-2)。对于 ARVC 先证者的所有一级和二级亲属均应进行同样的无创性评估。

表 8-2 2010 年专家组 ARVC 诊断标准(简化)

	主要标准	次要标准
Ⅰ.右心室整体或节段性结构和功能异常	**二维超声** ①右心室节段性无运动、运动障碍或室壁瘤和 ②符合以下任何一项(舒张末期):胸骨旁长轴右心室流出道≥32mm;胸骨旁短轴右心室流出道≥36mm;面积改变分数≤33% **磁共振** ①右心室节段性无运动、运动障碍或右心室收缩不协调 ②符合以下任何一项:右心室舒张末容积/体表面积:男性≥110ml/m² 或女性≥100ml/m²;右心室射血分数≤40% **右心室造影** 右心室节段性无运动、运动障碍或室壁瘤	**二维超声** ①右心室节段性无运动、运动障碍和 ②符合以下任何一项(舒张末期):胸骨旁长轴右心室流出道≥29mm 但 <32mm;胸骨旁短轴右心室流出道≥32mm 但 <36mm;面积改变分数 >33% 但≤40% **磁共振** ①右心室节段性无运动、运动障碍或右心室收缩不协调和 ②符合以下任何一项:右心室舒张末容积/体表面积:男性≥100ml/m² 但 <110ml/m² 或女性≥90ml/m² 但 <100ml/m²;右心室射血分数 >40% 但是≤45%
Ⅱ.心室壁组织学特征	至少一份心内膜心肌活检标本中形态学分析显示残余心肌 <60%(或者估计 <50%)伴右心室游离壁心肌组织被纤维组织替代,伴或不伴脂肪组织替代	至少一份心内膜心肌活检标本中形态学分析显示残余心肌 60%~75%(或者估计 50%~65%)伴右心室游离壁心肌组织被纤维组织替代,伴或不伴脂肪组织替代
Ⅲ.复极异常	右胸导联(V₁、V₂ 和 V₃)或更多胸前导联出现 T 波倒置(14 岁以上,不伴完全右束支传导阻滞 QRS≥120ms)	① V₁ 和 V₂ 导联 T 波倒置或 V₄、V₅、V₆ 导联 T 波倒置(14 岁以上,不伴完全右束支传导阻滞) ② V₁、V₂、V₃ 和 V₄ 导联 T 波倒置(14 岁以上,伴完全右束支传导阻滞)
Ⅳ.除极/传导异常	右胸导联(V₁~V)Epsilon 波(在 QRS 综合波终末至 T 波起始前出现的低振幅信号)	①对标准心电图 QRS 时限 <110ms 导联进行信号平均心电图(SAECG)可见晚电位(3 个参数中有 1 个以上) ②滤波后的 QRS 时限≥114ms ③ QRS 终末时程 <40μV(低振幅信号时限)≥38ms ④终末 40ms 平方根电压≤20μV ⑤ QRS 终末激动时间≥55ms(无完全右束支传导阻滞时,测量 V1、V2 或 V3 导联的 S 波最低点至 QRS 终末包括 R' 波之间的时间间距)
Ⅴ.心律失常	持续性或非持续性左束支传导阻滞型室性心动过速,伴电轴向上(Ⅱ、Ⅲ、aVF 的 QRS 负向或不确定,aVL 正向)	①持续性或非持续性右室流出道型室性心动过速,LBBB 型室性心动过速,伴电轴向下(Ⅱ、Ⅲ、aVF 的 QRS 正向,aVL 负向)或电轴不明确 ② Holter 显示室性期前收缩 24h 大于 500 个
Ⅵ.家族史	①一级亲属符合目前的 ARVC 诊断标准 ②一级亲属中有尸检或手术病理确诊为 ARVC ③经评估明确患者具有 ARVC 致病基因的有意义的突变	一级亲属中有可疑 ARVC 患者但无法证实患者是否符合目前诊断标准 一级亲属中有可疑 ARVC 引起的早发猝死(<35 岁) 二级亲属中有病理证实或符合目前诊断标准的 ARVC 患者

2. **鉴别诊断** 需要与以下疾病进行鉴别:特发性右室流出道室性心动过速、右室心肌梗死、瓣膜病、左向右分流、Brugada 综合征、侵犯右心室的扩张型心肌病以及其他先天性疾病如 Ebstein 畸形和 Uhl 畸形等。

（六）治疗

目前 ARVC 的治疗为姑息性,尚无根治性治疗。治疗有以下几种:生活方式改变、药物治疗、ICD、导管消融和心脏移植。

1. 危险分层　ARVC 的危险分层很重要,但目前缺乏有效的方法。目前资料显示年轻患者、过去发生过心脏骤停、快速血流动力学不稳定的室性心动过速、晕厥、严重的右室功能障碍、左心室受累以及家族中有少年猝死者预后较差。

2. 生活方式改善　ARVC 患者不应参与竞技性体育运动以及任何可导致心悸、晕厥先兆或晕厥症状的活动。

3. 药物治疗　抗心律失常药物治疗目前尚缺乏前瞻性对照研究,临床常常使用 β 受体阻滞剂,如果无效,可以应用或加用胺碘酮以抑制室性心律失常。索他洛尔对于治疗室性心律失常的效果也较好,但需要监测 QTc 间期。

4. ICD　是目前唯一明确有效预防心脏性猝死的治疗措施,建议在高危患者,广泛右室功能异常、累及左室、多形性室速、晚电位、ε 波以及家族性心脏猝死史和青年 ARVC 患者中安装。

5. 射频消融　可以用于治疗 ARVC 室性心动过速,但成功率多数不到 50%,往往易复发或形成新的室性心动过速,因此不作为首选治疗措施,目前推荐仅在有经验的大中心应用。高危患者可以在安装 ICD 下行射频消融,以减少 ICD 放电次数,延长使用寿命。

以上治疗无效的终末期患者建议外科心脏移植治疗。

（田　庄　杨艳旗　郑小璞　柳剑英）

第三节　继发性、特殊类型心肌病

一、缺血性心肌病

缺血性心肌病(ischemic cardiomyopathy,ICM)是冠心病的一种特殊类型或晚期阶段,是指由长期心肌缺血、缺氧导致心肌局限性或弥漫性纤维化,从而引起心脏收缩和/或舒张功能受损,导致心脏扩大或僵硬、充血性心力衰竭、心律失常等一系列临床表现的综合征,其临床表现与特发性扩张性心肌病相似。

（一）发病机制

长期慢性缺血导致患者心肌冬眠现象发生,在广泛冠脉狭窄、痉挛和毛细血管网病变的基础上可引起持久性的左心室功能障碍。心肌梗死后,梗死区心肌扩展变薄,导致心室明显的几何形状改变及心室扩大,最终引起进行性的心功能损害。

研究认为心肌细胞凋亡是缺血性心肌病的重要细胞学基础。细胞凋亡与坏死共同形成了细胞生命过程中两种不同的死亡机制。心肌坏死是细胞受到严重和突然缺血后所发生的死亡,而心肌细胞凋亡是指程序性死亡,可以由严重的心肌缺血、再灌注损伤、心肌梗死和心脏负荷增加等诱发,并可能对 ICM 的发生和发展产生重要影响。此外,内皮功能紊乱可以促进患者发生心肌缺血,从而影响左心室功能。

（二）病理生理

ICM 的病理特点为心脏重量增加,心室壁厚薄交错不均,心脏四个腔均扩张,心脏呈球形,与特发性扩张性心肌病相似,存在心肌细胞坏死、残存的心肌细胞肥大、纤维化或瘢痕形成以及心肌间质胶原沉积等现象。心室壁上既可有块状成片的坏死区,也可有非连续性多发的灶状心肌损害。

　　病理生理改变主要是缺血缺氧引起心肌细胞有氧代谢下降,糖酵解增强,乳酸、磷酸盐和脂质大量堆积直接损害心肌,导致心肌细胞酸中毒,使心肌收缩蛋白对钙离子的敏感性下降,心肌舒张和收缩功能障碍。心肌细胞的纤维化导致室壁顺应性及心肌收缩力下降,室壁运动普遍减弱,严重可引起充血性心力衰竭。心肌的纤维化,心肌间质的胶原沉积直接累及心脏起搏和传导系统;缺血缺氧还可导致心肌细胞膜对离子通透性改变,钠泵失活,共同引起心肌细胞除极和复极异常,使得心脏冲动的形成和传导出现异常,引起严重的心律失常。如果缺血缺氧持续存在将导致心肌不可逆损害。

(三)临床表现

　　根据患者不同表现,将缺血性心肌病分成充血型缺血性心肌病和限制型缺血性心肌病。其临床表现分别类似扩张型心肌病和限制型心肌病。

　　1. 充血型缺血性心肌病　充血型缺血性心肌病占缺血性心肌病的绝大部分。多见于中老年人,男性多发。主要临床表现如下。

　　(1)心绞痛:心绞痛是缺血性心肌病患者常见的临床症状之一。患者多有明确的冠心病病史,并且绝大多数有 1 次以上心肌梗死病史。但心绞痛并不是心肌缺血患者的必备症状,有些患者也可以仅表现为无症状性心肌缺血,始终无心绞痛或心肌梗死的表现。在这类患者中,无症状性心肌缺血持续存在,对心肌的损害也持续存在,直至出现充血型心力衰竭。患者心绞痛症状可能随着充血性心力衰竭的逐渐恶化而逐渐减轻甚至消失,仅表现为胸闷、乏力、眩晕或呼吸困难等症状。

　　(2)心力衰竭:心力衰竭往往是缺血性心肌病发展到一定阶段必然出现的表现。有些患者在胸痛发作或心肌梗死早期即有心力衰竭表现,有些则在较晚才出现。短暂心肌缺血,主要损伤早期舒张功能;长期反复心肌缺血,引起明显的晚期舒张功能异常。大多先出现左心室舒张功能不全,随着病情的发展,收缩功能也衰竭,然后右心也发生衰竭,出现相应的症状和体征。

　　(3)心律失常:可出现各种心律失常,这些心律失常一旦出现常持续存在,其中以期前收缩(室性或房性)、心房颤动和束支传导阻滞多见。在同一个 ICM 患者身上,心律失常表现复杂多变。

　　(4)血栓和栓塞:心室腔内形成血栓和栓塞多见于心室腔明显扩大者、房颤未抗凝治疗者及心排血量明显降低者。

　　2. 限制型缺血性心肌病　有少数患者的临床表现主要是以左心室舒张功能异常为主,而心肌收缩功能正常或仅轻度异常,类似于限制型心肌病的症状和体征,被称为限制型缺血性心肌病。患者常有劳力性呼吸困难和 / 或心绞痛,活动受限,也可反复发生肺水肿。患者可无心肌梗死病史,心脏常不扩大。患者左心室舒张末期容量增加,舒张末压升高,而射血分数仅轻度减少。

(四)辅助检查

　　1. 心电检查　心肌梗死患者心电图及动态心电图可见病理性 Q 波及缺血性 ST-T 改变,常有多种心律失常,以房性或室性期前收缩、心房颤动和束支传导阻滞多见。

　　2. X 线检查　可见心脏呈普遍性扩大,以左心室为主,可有肺淤血征象等。

　　3. 超声心动图　左心室舒张末期和收缩末期内径增大,以左心室扩大为主,室壁运动常呈多节段减弱、消失或室壁僵硬,有别于扩张型心肌病的普遍减弱,有时可见心腔内附壁血栓形成。

　　4. 核素心室造影及核素心肌灌注显像　可见心腔扩大、心功能不全,心肌显像可见多节段心肌放射性核素灌注缺损。

　　5. 心脏磁共振　CMR 可鉴别缺血性和非缺血性病因,ICM 典型 CMR 改变为延迟钆显像(LGE),LGE 区域可由内膜下直至透壁,与冠脉血流分布相匹配(图 8-7)。

　　6. 冠脉造影或多层螺旋 CT 检查　常见多支冠脉病变。

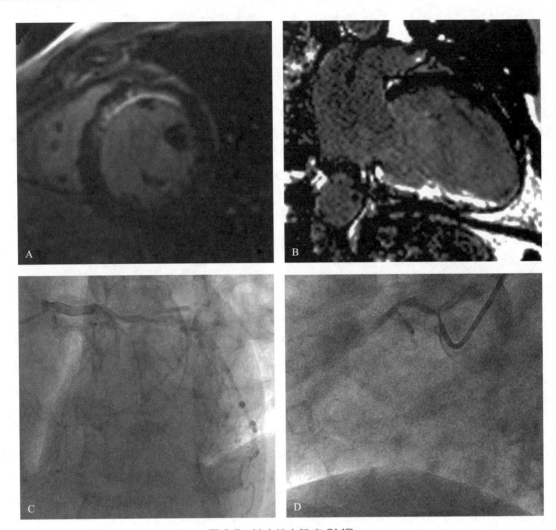

图 8-7　缺血性心肌病 CMR

左心室前壁（A）和下壁（B）有透壁型 LGE 图像，冠脉造影发现前降支闭塞（C）和右冠状动脉闭塞（D）。

（五）诊断与鉴别诊断

1. 诊断标准

（1）有明确的心肌坏死或心肌缺血证据，包括：①既往发生过心脏事件，如心肌梗死或急性冠状动脉综合征；②既往有血管重建病史包括 PCI 或 CABG 术；③虽然没有已知心肌梗死或急性冠状动脉综合征病史，但临床有或无心绞痛症状，静息状态或负荷状态下存在心肌缺血的客观证据［如 ECG 存在心肌坏死（如 Q 波形成）或超声心动图存在室壁运动减弱或消失征象］，冠脉 CTA 或冠脉造影证实存在冠脉显著狭窄。

（2）心脏明显扩大。

（3）心功能不全临床表现和 / 或实验室依据。

同时需排除冠心病的某些并发症，如室间隔穿孔、心室壁瘤和乳头肌功能不全所致二尖瓣关闭不全等。除外其他心脏病或其他原因引起的心脏扩大和心功能不全。

2. 鉴别诊断　需鉴别其他引起心脏增大和心力衰竭的病因。包括：心肌病（如特发性扩张型心肌病等）、心肌炎、高血压以及内分泌疾病导致的心肌病变。

（六）治疗

治疗原则有：消除或控制危险因素，减轻症状，改善心功能。早期预防尤为重要，积极控制冠心病危险因素（如高血压、高脂血症和糖尿病等）；改善心肌缺血，预防再次心肌梗死和死亡发生；纠正心律失常(可参考各相关章节)。积极治疗心功能不全(药物和器械治疗原则与慢性心力衰竭的治疗类同,请参阅相关章节)。对缺血区域有存活心肌者,血运重建术(PCI 或 CABG 术)可显著改善心肌功能。另外,近年来新的治疗技术如自体骨髓干细胞移植、血管内皮生长因子基因治疗等已试用于临床,为缺血性心肌病治疗带来了新的希望。

（七）预后

本病预后不佳,心脏显著扩大特别是进行性心脏扩大、严重心律失常和射血分数明显降低为预后不佳的预测因素。死亡原因主要是进行性心力衰竭、心肌梗死、严重心律失常和猝死。

二、酒精性心肌病

酒精性心肌病(alcoholic cardiomyopathy,ACM)是指长期大量饮酒(WHO 标准:乙醇摄入量,女性 40g/d,男性 80g/d,饮酒 >5 年),使心肌细胞变性,心脏扩大,心功能不全导致的一种获得性扩张型心肌病。戒酒后病情可自行缓解或痊愈。在西方国家,酒精是引起继发性非缺血性扩张型心肌病的主要原因之一。我国虽缺乏确切统计资料,但近年来临床报道增多。酒精性心肌病以中年男性多见,起病多较隐匿,晚期常表现为心脏扩大导致的各种心律失常,心力衰竭等,出现各种临床症状,是心源性猝死的常见原因之一。

（一）发病机制

酒精性心肌病的发病机制尚不明确,目前认为可能与以下因素有关。

1. 酒精及其代谢产物乙醛直接作用于心脏　干扰线粒体的呼吸,损害细胞膜的通透性,使膜屏障保护作用丧失,影响心肌细胞离子的跨膜转运。如使线粒体及肌质网的功能障碍,干扰线粒体 / 肌质网钙库释放钙离子,影响兴奋收缩耦联,抑制心肌收缩性;抑制钠泵,使细胞质钠离子 / 钙离子增加,引起心肌细胞膜除极和复极异常,导致心律失常的发生。

2. 营养障碍　长期饮酒可致 B 族维生素及叶酸不足造成维生素 B_1 的缺乏,是引起心肌病变的重要因素。

3. 含酒精饮料中的附加剂(如氯化钴)与酒精性心肌病的发生有关　钴可影响线粒体高能磷酸化物的利用,从而诱发心衰。

（二）病理

ACM 的组织学形态类似与扩张型心肌病,肉眼及镜下组织学无法区别,均为非特异性。主要有间质纤维化、心肌溶解、小冠状动脉异常以及心肌肥大等表现。电镜下可发现不规则增大的线粒体,内有含糖原的大型空泡。

（三）临床表现

临床表现多样化,起病隐匿,患者常无症状。30~55 岁男性多见,有长期饮酒史,平时无自觉症状,或仅表现为心悸、胸闷,严重者可以出现心力衰竭。

1. 胸闷　平时多无自觉症状,或仅表现为心悸、胸闷。除非同时伴有冠心病或主动脉狭窄,ACM 一般不会发生心绞痛,但可出现不典型心绞痛。

2. 血压改变　ACM 患者血压偏高多见,尤其是舒张压增高,而收缩压正常或偏低,可能与周围血管过度收缩有关,此点区别于缺血性心肌病。

3. 心律失常　可为早期表现,常见心房颤动,其次为心房扑动、频发室性期前收缩、房性期前收缩、心脏传导阻滞,甚至阿 - 斯综合征等。多发生于周末,假日大量饮酒后。

4. 心力衰竭　长期大量饮酒者常存在心功能轻度减退,严重者出现充血性心力衰竭,出现劳力性呼吸困难,甚至发生夜间阵发性呼吸困难或端坐呼吸。体检可有体循环淤血、心室扩大、相对性二尖瓣、三尖瓣关闭不全等临床表现。

5. 其他　长期大量饮酒可累及脑、神经系统、肝脏、骨骼肌等器官,出现相应症状。

（四）辅助检查

1. **心电检查** 心电图及动态心电图可见多种心电异常（如各类期前收缩、心房颤动、传导阻滞及室性心动过速等），但不具特异性；此外还有 ST-T 改变、低电压，少数可见病理性 Q 波，多系心肌广泛纤维化所致。

2. **超声检查** 超声心动图检查以 DCM 表现为主。腹部超声常提示酒精性肝硬化。

3. **X 线检查** 表现为心影普遍增大，合并心力衰竭时可有肺淤血、肺水肿甚至胸腔积液。随着治疗和戒酒，增大的心影可在短期内普遍缩小，动态 X 线检查有助于预后的判断。

4. **心脏磁共振** CMR 平扫与延迟增强成像（LGE）技术不仅可以准确检测心肌功能，而且能清晰识别心肌组织学特征（包括心脏结构、心肌纤维化瘢痕、心肌活性等），是诊断和鉴别心肌疾病的重要检测手段。

5. **实验室检查** 血中碱性磷酸酶（ALP）、乳酸脱氢酶（LDH）及尿酸、甘油三酯升高，白蛋白减少，红细胞增多等表现。

6. **心内膜心肌活检** 酒精性心肌病患者心肌活检中可发现磷酸肌酸激酶、乳酸脱氢酶及苹果酸脱氢酶等升高。

（五）诊断和鉴别诊断

1. **诊断标准** ①ACM 符合 DCM 临床诊断标准；②诊断最重要的是长期大量饮酒史；③既往无其他心脏病病史；④戒酒 6 个月后 DCM 临床状态得到缓解。

2. **鉴别诊断** 主要是与其他导致心肌扩张的疾病相鉴别，鉴别主要依靠病史，尤其是有无长期饮酒史。饮酒是导致心功能损害的独立危险因素，建议戒酒 6 个月后再作临床状态评价。

（六）治疗

治疗目的是阻断或逆转心肌损害，改善心功能；关键在于早诊断，早期彻底戒酒，早治疗。

戒酒是治疗 ACM 的关键，早期戒酒及标准化心衰治疗可以改善或逆转大多数 ACM 患者的心脏结构和功能，同时应补充补充维生素 B$_1$（20mg，每日 3 次）。酒精性心肌损害所导致的心律失常、心力衰竭主要是对症治疗。常规治疗心力衰竭的药物有效，辅助运用改善心肌营养的药物。对长期饮酒患者立即戒酒出现的戒断综合征，给与密切观察，对症治疗。

（七）预后

酒精性心肌病预后关键在于早期彻底戒酒并积极治疗，可使病情改善。如未及时戒酒，ACM 患者的 5 年病死率可高达 40%~50%。

三、克山病

克山病（Keshan disease, KD）是一种原因未十分明确的地方性心肌病，以心肌变性、坏死、瘢痕形成和心功能不全为特征。最早发现于我国黑龙江省克山县，克山病的流行呈明显的地区性、季节性和人群性。发病范围在中国北纬 21°~53°，东经 89°~135° 之间由东北到西南的一条宽阔的低硒地带，涉及 16 个省（自治区）的 309 个县（旗），病区总人口约 1.29 亿。在北方急性克山病主要发生在冬季（11 月至次年 2 月），西南各省的慢性和亚急性则发生在夏秋季（6 月至 8 月）。克山病发病患者群以农业人口为主，发生在自给自足的地域，多为育龄女性和儿童。最新的流行病学调查显示，克山病的患病率为 2.21%，其中慢性克山病为 0.50%，潜在克山病为 1.71%；克山病在女性患者中患病率较高（2.20%），男性为 1.98%。随着我国经济的快速发展，病区生活水平的提高，克山病的发病已得到基本控制。

（一）发病机制

其发病机制可能与地球化学因素（低硒、低钙和蛋白质不足）和生物因素（病毒感染、真菌中毒）有关。

1. 地球化学因素

(1)硒缺乏:是克山病的基本致病因素,克山病高发区水土中化学元素含量异常,硒缺乏及硒与钼、镁、锰等微量元素间的平衡失调可能与克山病的发病有关,但不是唯一因素。

(2)饮食中营养物质缺乏:是克山病较为重要的致病因素之一,补硒后发病率虽下降,但不能预防潜在型克山病的发生。在蛋白质中,硒是以硒-氨基酸形式存在,硒与蛋白质含量正相关,所以某些氨基酸的缺乏可能影响机体对硒和蛋白质的利用。克山病高发区人群中维生素E含量较低,抗氧化能力下降,也可能与克山病发病有关。

(3)一氧化碳中毒:北方地区冬季烧炕取暖,易致一氧化碳中毒可作为该病的诱发条件引起心肌缺氧,加重心肌损伤,可能也与克山病发病有关。

2. 生物因素

(1)病毒感染:克山病可能与某些嗜心肌肠道病毒感染(尤其是柯萨奇病毒)有关,可能是心肌炎的一个亚型。

(2)免疫损伤:克山病心肌组织中有IgG沉积,克山病患者血清中可检测出抗心肌抗体,其抗核抗体和免疫复合物滴度明显增高。

(3)膜氧化损伤:有学者认为克山病是以心肌线粒体膜氧化损伤为主要特征的一种地方性心肌线粒体病。硒缺乏及营养物质缺乏使酶类生成异常或不足,其中包括超氧化物歧化酶(SOD)等氧自由基清除剂,机体内氧自由基生成增多导致膜氧化损伤,并且膜抗氧化能力下降,引起心肌线粒体病。

(二)病理

主要病理变化为心肌实质变性、坏死和瘢痕形成。病变主要在心内膜下心肌层,而心内膜和心外膜变化不明显。心肌层呈灰白色或灰黄色病变,乳头肌或肉柱呈虎斑样花纹。以乳头肌、左室和室间隔病变较为严重,亚急型心肌病变以中外层较为明显。

(三)临床表现

根据病程长短和起病缓急,结合自觉症状,克山病分为四型,急型、亚急型、慢型和潜在型,其中急型和亚急型类似于急性心肌炎,慢型类似于DCM,近年来多数北方病区已无急型和亚急型病例发生。

1. 急型 急型克山病多发生在冬季,起病急,变化快,常在寒冷、劳累、呼吸道感染等诱因下发病,患者常以恶心、呕吐、呼吸困难及头晕等为主要症状,心源性休克约占急型的75%,重症者可在几小时内死亡,体检多数患者有心脏扩大、奔马律、水肿及休克等表现。此型常合并严重心律失常,表现为室性心律失常及房室传导阻滞,部分可出现阿-斯综合征,少数表现为急性左心衰竭、心源性休克、心律失常,如患者肝大及水肿持续超过3个月以上,则提示转为慢型。

2. 亚急型 亚急型克山病常发生在2~5岁儿童,多发于夏、秋两季,病情进展慢,常以周身水肿、精神不振、食欲欠佳为主要表现,在症状出现后1周发生慢性心力衰竭,少数患者可有心源性休克,体检可见水肿、心脏扩大、心律失常,常伴有肝大,若病情持续3个月不缓解即转为慢型。

3. 慢型 慢型克山病病情进展缓慢,可逐渐发病,亦可由其他型过渡而来,主要表现为慢性充血性心力衰竭,可有心脏扩大、呼吸困难、水肿、肝大及各种心律失常,还可发生慢性心力衰竭的并发症。另外,还可发生脑、肾、脾和肠系膜等处栓塞。若出现急性心源性休克的症状和体征时,称为慢型急性发作。

4. 潜伏型 心脏处于代偿状态,隐匿性发展。发病时间不明确,可无自觉症状,部分患者活动后出现头晕、胸闷及呼吸困难。心电图可出现心律失常或ST-T改变。

(四)辅助检查

1. 心电检查 克山病的心电图改变复杂且多变,几乎所有患者均有心电图异常,同一患者可有多种异常并存,主要包括心肌损害、传导阻滞和异位心律三大类,心电图异常取决于心肌病变的范围、程度和部位等。

2. X线检查 可见不同程度心脏扩大,以左心室为主,左房也可有不同程度增大,不同程度肺淤血和肺水肿征象。

3. 超声心动图　克山病的超声改变类似扩张型心肌病,主要表现为心房、心室腔扩大和室壁运动减弱。特征性改变为近心尖部室壁变薄更加明显,搏动减弱和收缩功能受损明显,而左室上部则变化不明显。

4. 实验室检查　多为非特异性改变,如肝功能、抗心肌抗体,抗核抗体改变等。

5. 心肌活检　主要表现为心肌线粒体数目增多、变性和形态怪异,髓样小体形成;其次为肌原纤维丢失,肌质网扩张,细胞质膜改变等。

(五) 诊断与鉴别诊断

1. 诊断原则　①在克山病病区连续生活 ≥ 6 个月,具有克山病发病的时间、人群特点;②主要临床表现为心肌病或心功能不全,或心肌组织具有克山病的病理解剖改变;③排除其他心脏疾病,尤其是其他类型心肌疾病。

2. 诊断标准　符合克山病诊断原则,具备以下①~③中任何 1 条,并同时符合④~⑧中任何一条或其中一项表现,即可诊断为克山病:①心脏扩大;②急性或慢性心功能不全的症状和体征;③快速或缓慢性心律失常;④心电图改变:房室传导阻滞、束支传导阻滞(不完全右束支传导阻滞除外)、T 波和 / 或 ST 段改变、Q-T 间期明显延长、多发或多源性室性期前收缩、阵发性室性或室上性心动过速、心房颤动或心房扑动、P 波异常(左、右房增大或两房负荷增大);⑤胸部 X 线改变:主要表现为不同程度的心脏增大、搏动减弱、肺淤血、间质水肿或合并肺泡水肿;⑥超声心动图改变:主要表现为左房、室内径扩大、LVEF 降低、室壁运动呈弥漫或节段性运动障碍、二尖瓣血流频谱 A 峰 >E 峰等;⑦心肌损伤标志物检查:血清肌钙蛋白 I(或 T)升高,血清肌酸激酶同工酶(CK-MB)含量升高;⑧病理解剖改变:尸检心脏或移植手术置换下的心脏主要病变为心肌变性、坏死及其后的修复和重构。

3. 鉴别诊断　在与以下心脏病鉴别时,克山病的流行病学特点是最重要的。

(1)动脉粥样硬化性心脏病:本病大多数有典型心前区疼痛和心电图改变,多见于 40 岁以上者,常伴高血压高血脂,而克山病以贫穷农村地区居多。

(2)病毒性心肌炎:本病与急性或亚急性克山病有许多相似之处,但病毒性心肌炎一般有原发病史如急性感染(病毒或病菌)。如风湿热,有不同程度的发热,无地方性流行趋势,也无季节性。

(3)扩张型心肌病:慢性克山病为全心扩大,无室壁肥厚,室间隔较正常薄,左心室下(近心尖)功能明显减弱。而扩张型心肌病以左心室腔扩大为主,左心室功能弥漫性减弱。流行病学史不同,克山病有明显的地区性,主要分布在我国低硒地带上,大部分为农业人口中的生育期妇女及断乳后的学龄前儿童;具有明显的季节性;可合并大骨节病,地方性甲状腺肿等疾病。扩张型心肌病无地区性及人群选择性。

(4)心包炎:本病体格检查有奇脉,X 线检查心影向两侧对称性扩大,心缘各弓境界不清,超声心动图显示心包腔内有积液。

(六) 治疗

治疗原则:本病应采用综合治疗,抢救心源性休克,控制心衰和纠正心律失常等。克山病急型治疗可参照急性重症心肌炎的救治,亚急型治疗类似可参照急性心肌炎的治疗,慢型治疗可参照 DCM 的长期治疗。

(七) 预后

急型克山病的病死率高,如能早期干预则能很大程度挽救生命。亚急型和慢型心脏明显扩大,可急性发作,亦可猝死,部分可转为潜在型。潜伏型可急性发作,也可渐转慢型克山病。

四、心脏淀粉样变性

心脏淀粉样变性(cardiac amyloidosis,CA)是淀粉样蛋白沉积于心脏所致的心脏舒缩功能和 / 或传导系统障碍的一种心肌疾病,心房、心室、心瓣膜、心脏血管和心脏传导系统均可受累。

（一）病因与病理生理

最常见且易累及心脏的淀粉样变性有两种:免疫球蛋白轻链（AL）淀粉样变性和转甲状腺素蛋白（ATTR）淀粉样变性。临床上常将心脏淀粉样变性分为四种类型,一型即原发性淀粉样变,系来源于浆细胞的免疫球蛋白轻链淀粉样变性累及心脏所致,在所有类型中占比最高;二型即继发性淀粉样变,系由慢性感染（如结核病）或自身免疫性疾病（如类风湿关节炎）引起,为血清蛋白 A 沉积所致,较少累及心脏;三型是指家族性淀粉样变,系常染色体显性遗传疾病,起因于转甲状腺素蛋白相关基因突变,异常蛋白沉积于各系统所致,主要累及心脏和自主神经系统;四型为老年性淀粉样变,常见于年长者,是由于正常的心钠素样蛋白或转甲状腺素蛋白沉积各系统所致,主要累及心脏、韧带和肌腱等。

（二）临床表现

心脏淀粉样变性临床表现不典型,多表现为限制型心肌病,早期表现为射血分数保留的心力衰竭、进行性加重的呼吸困难、胸闷,病程晚期出现充血性心力衰竭、顽固性腹腔积液、胸腔积液。淀粉样蛋白常累及心脏传导系统,可发生各类心律失常引起晕厥、猝死。部分患者出现直立性低血压,可能与淀粉样蛋白对自主神经系统或血管的浸润以及低血容量相关。

（三）辅助检查

1. **心电图**　特征性表现为 QRS 波普遍低电压,此与室壁肥厚呈现矛盾现象,心肌浸润越明显电压越低,可合并各种类型的心律失常,如心房颤动、室性心律失常,房室传导阻滞等。

2. **超声心动图**　经典超声心动图描述其为浸润性限制型心肌病:室壁增厚、心室腔缩小、心房扩大、房间隔增厚、舒张功能异常、心包积液、心房血栓等。特异性表现为左心室壁对称性增厚、左室腔大小正常、增厚的心壁出现散在的颗粒样斑点状强回声,可能系淀粉样蛋白沉积物所致。

3. **CMR**　诊断 CA 具有很高敏感性和特异性,其钆延迟显像（LGE）特征性表现为左室心内膜下弥漫性、线样 LGE 和清除延迟（图 8-8）。

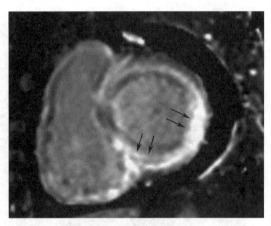

图 8-8　心脏淀粉样变 CMR
增强 CMR 表现:箭头所指为左室心内膜
弥漫性、线样 LGE。

（四）诊断与鉴别诊断

根据典型的临床症状和辅助检查结果,可考虑该疾病的诊断,但确诊需通过组织活检。心内膜心肌活检是 CA 诊断的"金指标",但操作难度大,目前常以其他组织如腹部脂肪、直肠、齿龈、骨髓、肝脏、肾脏等组织的活检结果结合心脏受累的临床证据明确诊断。活检结果显示刚果红染色阳性且偏光显微镜下呈苹果绿双折射为淀粉样变的特异性表现。原发性淀粉样变的患者可于血清蛋白电泳发现 M 蛋白增多,骨髓穿刺活检显示浆细胞异常增生改变以及出现蛋白尿和查见蛋白轻链（本 - 周蛋白）等。

（五）治疗

心脏淀粉样变性患者总体预后差,以积极治疗基础疾病为主,对症治疗效果欠佳,详见限制型心肌病章节。在一部分原发性淀粉样变患者中,心功能处于终末期,经过化疗后血液学反应达到完全反应后心脏移植可能是唯一治疗方法,由于淀粉样变为全身性疾病,心脏移植效果不佳。氯苯唑酸（tafamidis）可以显著降低 ATTR 型心脏淀粉样变患者死亡率,改善生活质量。

五、心肌致密化不全

心肌致密化不全（non-compaction of the ventricular myocardium,NVM）目前认为是胚胎发育过程中心内膜和心肌层发育停滞引起的心肌病,常与其他先天性心脏病并存,也可单独存在。NVM 患者的临床表现差异很大,症状轻重不一,缺乏特异性。有的患者可以终身没有症状,在合并其他心脏疾病时可使心力衰竭症状加重,诊断需要依靠超声心动图。

（一）病因与病理生理

机制尚不明确,目前大多认为是胚胎发育过程中心内膜和心肌层发育停滞引起的心肌病。遗传因素可能为其重要的发病原因,成人多见染色体显性遗传,儿童以 X- 连锁遗传最常见。以心室内异常粗大的肌小梁和交错的深隐窝为主要病理特征,好发于心尖部和左心室游离壁。

（二）临床表现与诊断

NVM 患者的临床表现多样,症状轻重不一,缺乏特异性。患者可以终身没有症状,也可表现为严重心力衰竭、心律失常甚至猝死。NVM 患者易发生血栓栓塞,可表现为卒中、短暂性脑缺血发作、肠系膜梗死、心肌梗死、肾梗死或外周栓塞。NVM 可合并神经肌肉疾病,若循环系统症状与神经肌肉疾病症状或其他相关遗传疾病症状同时出现可有助于诊断。经胸超声心动图常用于诊断 NVM。CMR 和心脏 CT 也能为 NVM 提供诊断依据。经胸超声心动图常用于诊断 NVM。CMR 和心脏 CT 也能为 NVM 提供诊断依据(图 8-9)。

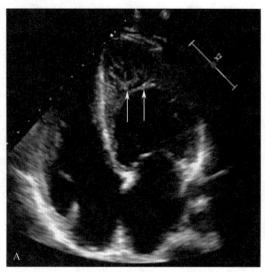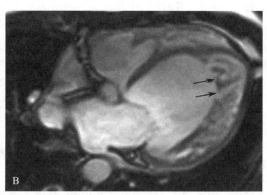

图 8-9　心肌致密化不全的影像
A. 超声心动图影像。B.CMR 影像,箭头所指为左心室内异常粗大的肌小梁及交错的深隐窝。

（三）治疗

目前对 NVM 以对症治疗为主。NVM 患者心力衰竭的治疗与一般心力衰竭的治疗无差别。对于心房颤动、心源性栓塞、严重收缩功能障碍(左心室射血分数 <40%)或已确定心房或心室血栓的患者,建议口服抗凝治疗。NVM 患者的预后取决于并发症及其严重程度。

六、应激性心肌病

应激性心肌病(stress cardiomyopathy),又称 Tako-Tsubo 综合征、心碎综合征(broken heart syndrome)、心尖部气球样变综合征(apical ballooning syndrome,ABS),是由 Sato 等人于 1990 年通过左室造影首次发现并报道的,因其左室收缩末期形态很像日本古代捕捉章鱼的鱼篓(tako-tsubo),以此命名。主要特征为一过性心尖部室壁运动异常,呈气球样变。90% 以上患者为女性,且多见于 50 岁以上的中老年女性。根据局部室壁运动异常部位可将应激性心肌病分为四型:一型为心尖部气球样变型,即经典应激性心肌病类型,最为常见;二型为心室中部型;三型为心室基底部型;四型为局灶室壁异常运动型。

（一）病因与发病机制

相关发病机制的假说较多，但尚不十分清楚，主要包括交感神经系统和儿茶酚胺介导的心肌顿抑、冠状动脉痉挛、微血管痉挛、雌激素水平降低及冠脉粥样斑块破裂等。强烈心理刺激或躯体应激是绝大多数患者起病的诱发因素。应用刺激交感神经药物如肾上腺素、多巴酚丁胺、麦角新碱、阿托品等也可诱发。

（二）临床表现

本病最常见的临床表现为强烈应激事件发生后短时间内（数分钟到数小时）出现类似急性冠状动脉综合征的剧烈胸痛、胸骨后压榨感、呼吸困难和晕厥，亦可以心力衰竭为首发症状。约 1/4~1/3 患者在发病时合并出现急性心力衰竭、心源性休克、左室流出道梗阻、二尖瓣反流等严重心脏并发症。部分患者还可出现房颤、房室传导阻滞、室速／室颤、左室血栓形成、心源性脑卒中、心源性猝死等。

（三）辅助检查与诊断

1. **心电图**　在急性期多数患者心电图出现胸前导联的 ST 段抬高、QT 间期延长、T 波倒置，部分可出现病理性 Q 波、ST 段压低和左束支阻滞。心电图的 ST 段抬高可维持数小时，病理性 Q 波可完全恢复，T 波倒置常持续数月之久，数月后心电图可以完全恢复正常。

2. **心肌标志物**　一般为轻至中度升高，肌钙蛋白水平过高提示预后不佳。BNP/NTpro-BNP 可显著升高并在 24~48h 达到峰值，数月后恢复正常。

3. **超声心动图**　可发现左室射血分数降低和心脏整体及节段收缩功能障碍。

4. **冠状动脉变和左室造影**　冠状动脉造影一般无明显异常。左室造影可以显示左室心尖及中部运动减弱、消失或运动异常（气球样变），伴基底部收缩力增强，呈典型的"章鱼篓"样改变（图 8-10）。

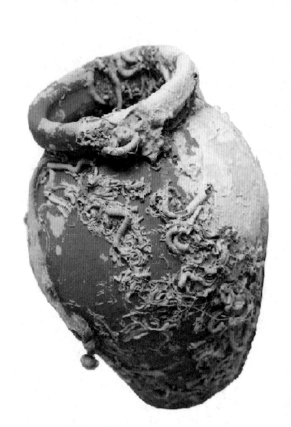
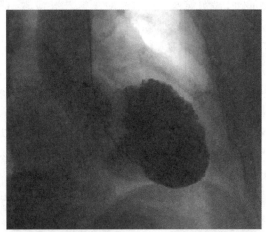
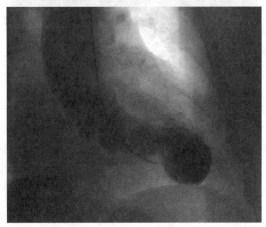

图 8-10　应激性心肌病左室造影呈章鱼篓改变

根据病史及典型的影像学改变可诊断该病,但需排除 ACS、急性心肌炎、嗜铬细胞瘤等疾病。

(四)治疗

目前尚无标准的治疗方案。治疗上需积极去除诱发因素,根据不同情况对症处理。β 受体激动剂和儿茶酚胺类正性肌力药物(如多巴胺、多巴酚丁胺)应列为禁忌。针对急性心力衰竭,可考虑使用 ACEI/ARB、β 受体阻滞剂、利尿剂和硝酸酯类血管扩张剂(如硝酸甘油、硝普钠)及正性肌力药(如钙增敏剂),严重合并低血压及心源性休克时可考虑机械循环辅助装置(如 LVAD、VA-ECMO、IABP)。若心衰合并左室流出道梗阻,禁用利尿剂、硝酸酯类和 IABP。针对心律失常,可考虑使用 β 受体阻滞剂,传导阻滞时可予以临时起搏器治疗,避免使用延长 QT 间期的药物。对于 LVEF ≤ 30% 的患者,推荐口服抗凝药物治疗。在心脏功能完全恢复前,可继续使用 ACEI 或 ARB 类药物。还需要针对焦虑抑郁等心理问题给予治疗。

七、围生期心肌病

围生期心肌病(peripartum cardiomyopathy,PPCM)是指发生于妊娠晚期(一般指妊娠最后 1 个月)或产后 5 个月内,以累及心肌病变为主,以心力衰竭为主要临床特征,具有较高血栓栓塞发生率的心肌疾病。

(一)发病机制

围生期心肌病的病因和发病机制不明,多发生在大龄、经产妇,多胎孕妇,发生率大约 1/(1 300~4000)次分娩,可能与病毒感染、自身免疫异常、种族、遗传背景及营养不良等因素有关,同时在此基础上受妊娠及产后血流动力学、氧化应激和凝血状态等变化的影响,近年来研究显示高泌乳素水平可能与围生期心肌病的发生有关。

(二)临床表现

围生期心肌病根据临床类型不同常表现不同程度的呼吸困难,伴有咳嗽、咳痰、咯血、乏力、心悸和水肿。由于妊娠期血容量随孕期增加(孕晚期较未孕增加 35%~45%),分娩期及产后 3d 内回心血量增加,心力衰竭更容易在这三个阶段加重。按 EF 水平临床可分为轻(LVEF 30%~45%)、中(LVEF 25%~35%)、重型(LVEF <25%),临床中、重型可以发生低血压、休克及各种严重心律失常,甚至猝死。妊娠期多种凝血因子浓度和活性增加,抗凝血酶水平降低,纤维蛋白原增加,以及静脉血流瘀滞,致血液高凝状态,可能会发生体循环或肺循环栓塞,是本病的特征表现之一。

查体双肺可闻及湿性啰音,常见心率大于 100 次 /min,可听到 S_3 奔马律,双下肢凹陷性水肿多见。

(三)辅助检查

1. **生化检查** 常有血红蛋白轻度下降,BNP/NT-ProBNP 升高,D- 二聚体异常。

2. **心电图无特异性改变** 常有心动过速,可有房性、室性期前收缩,心房颤动,室性心动过速。

3. **X 线检查** 轻型可正常,中、重型常有肺淤血,胸腔积液,心影增大。

4. **超声心动图** 常见左房、左室或全心扩大,左室射血分数 <45%,可伴有或不伴有心腔内附壁血栓形成。

(四)诊断和鉴别诊断

围生期心肌病是一种排除诊断,指排除了既往心脏病史,首次发生于妊娠晚期或产后 5 个月内的心力衰竭。BNP 或 NT-ProBNP 升高和超声心动图特征性变化可以帮助确诊。需要与特发性扩张型心肌病、重症心肌炎、妊娠期高血压疾病所致心衰,贫血性心脏病、慢性克山病、瓣膜性心脏病、甲状腺功能亢进症,以及妊娠期正常生理表现等进行鉴别。

(五)治疗

围生期心肌病尚无特异性治疗方法,与其他急、慢性心力衰竭治疗方法相类似。需要注意妊娠期发病者,ACEI、ARB、ARNI、醛固酮受体拮抗剂、阿替洛尔禁用。β 受体阻滞剂、利尿剂、硝酸酯类和肼屈嗪可谨慎使用。应用 β 受体阻滞剂,需要逐渐增加剂量,并注意胎心变化,利尿剂有引起胎盘血流量下降的风险,如无肺淤血表现应避免使用,哺乳期应用有抑制泌乳的副作用。

近几年研究显示,在常规心力衰竭治疗基础上,根据临床类型加用溴隐亭(1~8 周)可以改善患者左心室功能和预后,但溴隐亭应与预防性或治疗性抗凝药物联用使用。有体、肺循环栓塞或心腔内附壁血栓的患者,左心室 EF 明显降低的患者推荐抗凝治疗,抗凝药物的选择根据所处妊娠时期决定。

无论孕周,经积极治疗血流动力学不稳定者,尽快终止妊娠。严重心力衰竭患者需要停止母乳喂养,可以使用溴隐亭停止泌乳。所有治疗需要长期进行或持续至左心室功能完全恢复后 12~24 个月。

围生期心肌病患者不推荐在左心室 EF 恢复正常前再次妊娠。左心室功能恢复的患者,妊娠(或再次妊娠)前仍然需要进行心力衰竭复发风险评估。经过规范的抗心力衰竭治疗,大多数患者心脏功能在产后 6 个月内可基本恢复正常,持续心力衰竭患者预后不良。死亡的主要原因是顽固性心力衰竭、栓塞、严重心律失常等。

八、药物性心肌病

药物性心肌病(drug-induced cardiomyopathy)是指在排除其他因素的情况下,接受药物治疗的患者,由于药物对心肌的毒性作用,使 LVEF 下降大于 10%,且低于 50%,而引起的急性和 / 或慢性心肌功能不全和心力衰竭。多发生在应用抗肿瘤药物和抗精神病药物的患者。

引起药物性心肌病的常见药物包括传统的蒽环类(如多柔比星、表柔比星),烷化剂类(如环磷酰胺、顺铂),抗代谢药(如氟尿嘧啶),抗微管药物(如紫杉类、长春碱类),新型靶向治疗药物(如曲妥珠单抗、贝伐珠单抗、西妥昔单抗),以及小分子酪氨酸酶抑制剂(如舒尼替尼、索拉非尼),抗精神病药物(如氯丙嗪、奋乃静、三氟拉嗪)和三环类抗抑郁药(如氯丙咪嗪、多米替林、多塞平)等,这些种类的药物都存在潜在的一种或多种心脏毒性,而且药物的联合应用还会加重心脏毒性作用,如曲妥珠单抗与蒽环类药物同时使用具有协同作用。

(一)发病机制

抗肿瘤药物和抗精神病药物所致心脏毒性作用,主要表现在损伤心肌细胞,影响心肌收缩功能。损伤血管内皮,导致血管痉挛和影响心肌复极等方面。

(二)临床表现

临床可以表现为无症状性心功能不全,可逆性心力衰竭,顽固性心力衰竭,常并发各类心律失常(包括心房颤动、尖端扭转型室性心动过速)、心肌缺血及梗死、心肌炎、体循环动脉及肺动脉高压、血栓栓塞、外周动脉阻塞性疾病等,严重时可发生猝死。多数患者可以在减量或停药后心脏损伤减轻或恢复,重复使用会加重病情进展,导致不可逆心脏损伤。

(三)治疗

药物性心肌病在治疗上,除了右雷佐生(右丙亚胺)可以用于治疗蒽环类相关心肌损伤,尚无其他针对的预防方法。服药全程需要对患者进行心血管系统损伤预警、评估与监测。充分评估心血管疾病的危险因素,个体特点和治疗方案,用药期间需要定期进行采集病史,体格检查,心电图、影像学检查,以及生物标志物的检测。其中 cTnI/cTnT、BNP/NT-ProBNP 和 LVEF 异常是早期发现和确诊药物性心肌病的重要手段,一旦确诊,首先评价其病情轻重,同时需要与专科医师沟通调整治疗方案,或停用相关药物,严格控制心血管危险因素,根据病情选用 β 受体阻滞剂、辅酶 Q_{10}、抗凝药、抗心律失常药等手段减轻症状。如发生心力衰竭者,启用心力衰竭的标准治疗。建立多学科诊疗模式、早期识别,合理治疗是改善患者短期或长期预后的最佳措施。

(周胜华 尹德春 郑小璞)

第四节 心 肌 炎

心肌炎(myocarditis)是心肌的炎症性疾病,以心肌细胞坏死和间质炎性细胞浸润为主要表现。该病起病急缓不一,轻者可无明显自觉症状,少数重者可呈暴发性导致急性泵衰竭或猝死。病程多呈自限性,但部分也可进展为扩张型心肌病。

一、病因

根据病因一般分为感染性心肌炎和非感染性心肌炎两大类。感染性心肌炎的病原微生物为病毒、细菌、真菌、螺旋体、立克次体和寄生虫等。

1. **感染性** 病毒感染是心肌炎最常见的病因。病毒性心肌炎最常见的病原是柯萨奇 B 组病毒,约占 30%~50%;其次是埃可病毒、细小病毒 B-19 和腺病毒。此外,巨细胞病毒、风疹病毒、虫媒病毒、脑炎病毒、肝炎病毒、人类免疫缺陷病毒、流感病毒、脊髓灰质炎病毒和 Epstein-Barr(EB)病毒等 30 余种病毒都能引起心肌炎。寄生虫感染中最常见的病原是克鲁斯锥虫,其可导致恰加斯(Chagas)病。该病主要流行于中、南美洲,又称美洲锥虫病,其慢性期常合并心肌损伤。大多数细菌感染偶尔可通过直接侵入和脓肿形成累及心脏,更常见的是在严重感染和脓毒血症中通过全身炎症反应造成心肌损伤。本节重点叙述病毒性心肌炎。

2. **非感染性** 病因包括药物、毒物、放射、结缔组织病、血管炎、巨细胞心肌炎和结节病等。药物性心肌炎是由于药物对心肌的毒性作用引起的心肌炎症损伤。巨细胞性心肌炎是一种罕见的进行性进展的心肌疾病,其发病机制可能与自身免疫反应相关,该病病程发展迅速,预后极差。嗜酸性粒细胞性心肌炎是一种罕见的由嗜酸性粒细胞浸润导致的弥漫性或局灶性心肌炎,其病因包括嗜酸性粒细胞增多症、吕弗勒心内膜炎(Loffler's endocarditis)和热带心肌心内膜纤维化等。

二、发病机制

病毒性心肌炎的发病机制主要包括病毒的直接作用和机体对病毒的免疫反应:①病毒的直接作用:病毒侵入心肌细胞进行复制,直接引起心肌细胞变性、坏死或凋亡。②机体对病毒的免疫反应:在病毒感染早期(感染后 3~9d),针对病毒抗原的杀伤性 T 细胞释放穿孔素和颗粒酶,介导心肌细胞损伤。在病毒感染后 7~14d,随着心肌细胞破坏、宿主自身蛋白抗原的降解和释放,抗原特异性的辅助性 T 细胞逐渐浸润心肌,在清除病毒和被感染心肌细胞的同时,也对非感染细胞造成损伤。自身反应性的辅助性 T 细胞异常激活,释放细胞因子,辅助 B 细胞产生抗心肌抗体。抗心肌抗体通过诱导能量代谢障碍、细胞毒性反应和心肌细胞的钙超负荷等作用进一步损伤心肌细胞。

三、病理

心肌炎是由各种原因引起的心肌局限性或弥漫性炎症性病变,有时伴心外膜或心内膜受累,部分病例的病理改变与扩张性心肌病很难鉴别。1%~2% 的常规尸解病例伴有局限性心肌间质炎症细胞浸润,临床意义不明。不同原因导致的心肌炎具有不同的形态学特点。

1. **病毒性心肌炎**(viral myocarditis) 病毒性心肌炎是由柯萨奇病毒、埃可病毒和腺病毒等嗜心肌病毒感染引起的非特异性心肌间质炎。病毒直接或通过 T 细胞介导的免疫反应损伤心肌细胞并引起炎症反应。大体上,心脏体积略大或无明显变化。光镜下,早期可见心肌细胞变性和坏死,心肌间质水肿及中性粒细胞浸润(图 8-11);随后代之以淋巴细胞和单核细胞为主的炎症细胞浸润,伴肉芽组织增生;后期可发生心肌间质纤维化、心肌细胞代偿性肥大和心腔扩张。病变可累及传导系统,导致不同程度的心律失常。病变可累及心包,称之为心包心肌炎,可以导致胸痛等症状。

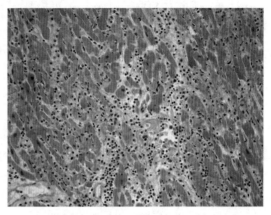

图 8-11　病毒性心肌炎心肌间质淋巴细胞浸润

2. **细菌性心肌炎**(bacterial myocarditis) 细菌性心肌炎可由白喉杆菌、沙门菌属、链球菌、结核杆菌、肺炎链球菌和脑膜炎双球菌等引起。组织学上,肌壁可见多灶性分布的小脓肿,脓肿灶内心肌细胞变性、坏死,大量中性粒细胞浸润及脓细胞形成。心肌间质以中性粒细胞为主的炎症细胞浸润。

3. **免疫反应性心肌炎**(myocarditis due to immune-mediated reactions) 免疫反应性心肌炎主要见于变态反应性疾病,如风湿病、类风湿关节炎、系统性红斑狼疮等;也可由药物过敏引起,如磺胺类、青霉素、抗癫痫药等。组织学表现为间质性心肌炎,心肌间质和血管周围炎症细胞浸润,主要为嗜酸性粒细胞、淋巴细胞和单核细胞,偶见肉芽肿。心肌细胞可出现不同程度的变性和坏死。

4. **孤立性心肌炎**(isolated myocarditis) 孤立性心肌炎原因不明,故又称为特发性心肌炎(idiopathic myocarditis)。根据其形态学特征,分为以下两种类型:

(1)弥漫性间质性心肌炎(diffuse interstitial myocarditis):组织学上,心肌间质小血管周围较明显炎症细胞浸润,主要为淋巴细胞、浆细胞和单核巨噬细胞浸润。心肌细胞很少发生变性和坏死。后期可以发生心肌间质纤维化和心肌细胞肥大。

(2)特发性巨细胞性心肌炎(idiopathic giant cell myocarditis):组织学上,灶状心肌坏死伴肉芽肿形成。肉芽肿中央为红染无定形坏死物,周围环绕炎症细胞,主要为淋巴细胞、单核巨噬细胞、浆细胞和嗜酸性粒细胞,并有较多量朗格汉斯细胞。

四、临床表现

1. **症状** 病毒性心肌炎患者症状轻重不一,轻者可以完全无症状,重者甚至出现心源性休克及猝死。多数患者发病前 1~3 周有病毒感染的前驱症状,如发热、乏力、肌肉酸痛、恶心、呕吐、腹泻等症状,随后出现心悸、胸痛、呼吸困难、水肿等,甚至出现晕厥和猝死。

2. **体征** 常有心率增快,部分患者可闻及心律不齐、第三心音或奔马律。或有颈静脉怒张、肺部湿啰音、肝大和外周水肿等心力衰竭体征。重症患者可出现血压降低、四肢湿冷等心源性休克的体征。

五、辅助检查

1. **心肌损伤标志物** 可有 CK-MB、cTnI/T 等心肌损伤标志物水平的升高。虽然心肌肌钙蛋白诊断心肌炎的敏感性较高,但其特异性不高。部分存在心力衰竭的患者可有 BNP 或 NT-proBNP 升高,但对心肌炎的诊断也不具有特异性。

2. **抗心肌抗体检测**　如有条件,可检测血清抗心肌抗体。抗心肌抗体的检测对心肌炎的治疗指导和预后评估具有一定价值。

3. **非特异性炎症指标检测**　急性期红细胞沉降率加快和C反应蛋白等非特异性炎症指标升高。

4. **病毒血清学检测**　仅对病因有提示作用,对病毒性心肌炎的诊断价值有限。

5. **胸部X线检查**　部分患者可见心影增大,有大量心包积液时可出现烧瓶样改变。合并明显心力衰竭的患者可见肺淤血或肺水肿的表现。

6. **心电图**　常见ST-T改变,包括ST段轻度移位和T波改变。合并急性心包炎的患者可表现为除aVR导联以外的多个导联ST段广泛抬高,少数可见病理性Q波。可出现各种类型心律失常,室性期前收缩和房室传导阻滞最为常见,也可出现束支传导阻滞。

7. **超声心动图检查**　可无明显异常,部分患者可显示左心室增大,弥漫性或局部室壁运动减弱,左心室收缩功能减低和舒张功能障碍,附壁血栓形成等。合并心包炎患者可见心包积液。

8. **心脏磁共振(cardiac magnetic resonance,CMR)**　对心肌炎诊断有较大价值。心肌炎的CMR诊断标准(Lake-Lousie标准)提示临床疑似心肌炎且CMR检测应至少包含以下2项标准才符合心肌炎表现:①局部或全心心肌T_2加权成像信号强度增高,提示有心肌水肿;②应用钆增强的T_1加权成像显示心肌早期钆增强率增高;③应用钆增强的T_1加权成像显示,心肌至少有一处非缺血性局灶性病变延迟强化。对于不符合以上标准,但是症状新发且临床表现高度疑似心肌炎或只符合以上1项标准患者,可在初次CMR检查1~2周后复查CMR。

9. **心内膜心肌活检(endomyocardial biopsy,EMB)**　EMB虽然是确诊心肌炎的"金标准",但是并不推荐作为心肌炎患者的常规检查。EMB除用于确诊本病外,还有助于病情及预后的判断。EMB具有一定操作难度和风险,难以在大部分医院或心脏中心开展。EMB取材较小,且不一定在最佳时期,其在心肌炎诊断中的敏感性欠佳。因此,拟行EMB应严格把握适应证。对于新发的不明原因的心力衰竭、伴/不伴有恶性心律失常、血流动力学不稳定、常规治疗反应差的患者经综合评估获益和风险后可考虑进行EMB。对于轻症患者,一般不常规检查。

六、临床分型

1. **病毒性心肌炎的临床分型**

(1)心律失常型:病毒感染后1~3周有轻度心前区不适、心悸,心电图可有室性和室上性期前收缩或心动过速、房室传导阻滞、ST-T改变,心肌损伤标志物呈一过性升高,无心脏扩大和心力衰竭临床表现,经治疗于1~2个月内逐渐恢复。

(2)心力衰竭型:病毒感染后1~3周有乏力、心慌、呼吸困难等症状,心肌损伤标志物升高,发生心脏扩大和心力衰竭,可并发心律失常,部分患者演变为扩张型心肌病。

(3)急性重症型:病毒感染后1~2周内出现胸痛、心慌、呼吸困难,发生恶性心律失常、心力衰竭等临床表现,甚至出现心源性休克,心肌损伤标志物显著升高。此型病情凶险,部分患者表现为暴发性心肌炎,可在数日数周内死于泵衰竭或严重心律失常。

(4)猝死型:死前无心脏病表现,常在活动中猝死,尸检证明有急性病毒性心肌炎。

(5)亚临床型:病毒感染后无自觉症状,心电图发现ST-T改变或房性期前收缩、室性期前收缩,数周之后这些改变自行消失或遗留心律失常。

2. **急性重症心肌炎的特点**　急性重症心肌炎起病急骤、发展迅速、预后凶险,也称为暴发性心肌炎。其临床特点:①起病急骤发展迅速,可在数小时或1~2d即出现急性心力衰竭、心源性休克、晕厥或猝死;②首发症状常为胸痛、气短、心悸、晕厥等;③在首发症状前1~2周有过发热、乏力、咳嗽、腹痛、腹胀、腹泻、呕吐等上呼吸道或消化道病毒感染的前驱症状。及时检查心电图非常重要,部分患者可表现为 ST 段抬高,T 波倒置,房性或室性心动过速,高度房室传导阻滞。当一个成年人突发胸痛、心电图多导联 ST 段抬高和血流动力学不稳定,行急诊冠状动脉造影正常或仅有慢血流,要警惕急性重症心肌炎的可能。急性重症心肌炎患者病情凶险,可在数日至数周内死于泵衰竭、急性呼吸衰竭或严重心律失常。部分患者经及时的积极救治也可以恢复。

七、诊断与鉴别诊断

1. 诊断标准

(1)病史和体征:在上呼吸道感染、腹泻等病毒感染症状后的 1~3 周内出现的心脏表现,如出现不能用一般原因解释的感染后严重乏力、胸闷、头昏、心音减弱、奔马律、心包摩擦音、心界扩大、心力衰竭或阿 - 斯综合征等。

(2)上述感染后 3 周内新出现的心律失常或心电图改变

1)窦性心动过速、房室传导阻滞、窦房传导阻滞或束支传导阻滞。

2)多源、成对室性期前收缩,自主性房性或交界性心动过速,室性心动过速,心房或心室扑动或颤动。

3)两个以上导联 ST 段呈水平型或下斜型轻度下移或 ST 段抬高或异常 Q 波。

(3)心肌损伤标志:病程中 cTnI/T 或 CK-MB 明显升高。超声心电图、心脏磁共振或放射性核素检查提示室壁运动异常,左室收缩或舒张功能下降,心肌水肿等表现。

(4)病原学依据

1)在急性期从心内膜、心肌、心包或心包积液中检测出病毒、病毒基因片段或病毒蛋白抗原。

2)血清病毒抗体:第二份血清中同型病毒抗体滴度较第一份血清升高 4 倍(2 份血清间隔 2 周以上)或一次抗体效价 ≥ 1∶640 者为阳性。

3)病毒特异性 IgM ≥ 1∶320 为阳性(按各实验室诊断标准,需在严格质控条件下)。

对同时具有第(1)(2)(3)条中任何两项,在排除其他原因心肌疾病后,临床可诊断急性病毒性心肌炎。如具有病原学依据中的第(1)项者可以从病原学上确诊急性病毒性心肌炎;如只有病原学依据中第(2)(3)者,在病原学上只能拟诊为急性病毒性心肌炎。对难以明确诊断者可长期随访,有条件时行心内膜活检进行病毒基因及病理检查。

2. 鉴别诊断　病毒性心肌炎引起的急性心肌损伤尤其要除外急性冠状动脉综合征,并且排除 β 受体功能亢进、心脏瓣膜病、甲状腺功能亢进症及影响心肌的其他疾病。

八、治疗

1. 病毒性心肌炎的基础治疗

(1)一般治疗:无心脏形态功能改变者,至少休息半月,1 个月内不参加重体力活动;有心脏扩大、严重心律失常的患者,急性期适当卧床休息,半年内不参加重体力活动。

(2)抗感染治疗:α- 干扰素和中药黄芪具有抑制病毒复制作用。存在呼吸系统细菌感染的患者,在治疗初期可给予抗生素治疗。

(3)保护心肌疗法:可应用维生素 C、辅酶 Q_{10}、曲美他嗪等药物营养心肌,改善心肌能量代谢。

(4)对症治疗:①发生急性心力衰竭患者,按心力衰竭常规治疗,如血压不低酌情给予利尿剂、血管扩张剂、ACEI/ARB/ARNI 和 β 受体阻滞剂等,必要时加用醛固酮受体拮抗剂。②完全性房室传导阻滞者,植入临时体外起搏器。二度以上房室传导阻滞、病态窦房结综合征患者,可短程应用地塞米松、甲泼尼龙等糖皮质激素静脉滴注,不能恢复者安装永久起搏器。③室性心律失常者,如血流动力学稳定主要以药物治疗为主,可考虑胺碘酮和 β 受体阻滞剂,急性期患者不推荐积极安装埋藏式心律转复除颤器(ICD)。

(5)康复指导:大多数患者经过适当治疗后康复,可以恢复正常人运动量。由于治疗不及时可能遗留心律失常后遗症,如果没有心脏结构和功能改变,可以恢复正常活动。少数患者由于心肌弥漫型炎症伴发急性心力衰竭,发生心脏结构改变,需要追踪随访,3个月内为急性期,10%~25%患者将演变为扩张型心肌病。

2. 急性重症心肌炎治疗要点   急性重症心肌炎(暴发性心肌炎)约占心肌炎患者的10%,近期死亡率达10%~50%。暴发性心肌炎的准确诊断和紧急救治是降低死亡率的关键。暴发性心肌炎发病时首先要与急性心肌梗死相鉴别,其治疗原则:①尽快纠正血流动力学异常,维持正常心肌灌注和输出;②尽可能挽救受损心肌,降低死亡率;③尽量保证患者康复后有正常心脏功能。

(1)一般紧急治疗措施:吸氧、生命体征严密监护、休息。严格卧床休息,可以减轻心脏负荷。

(2)抗病毒治疗:抗病毒治疗主要用于疾病的早期。根据病原学结果可选择针对性的抗病毒药物如利巴韦林、更昔洛韦、阿昔洛韦、奥司他韦、帕拉米韦等。干扰素能够阻断病毒复制和调节细胞免疫功能。中药黄芪具有抗病毒、调节免疫功能,对干扰素系统有激活作用,大剂量时可能有正性肌力作用。

(3)免疫调节治疗和抗氧自由基损伤治疗:根据病情酌情静脉使用糖皮质激素、人免疫球蛋白和大剂量维生素C。

(4)对症治疗:①心源性休克的治疗:根据休克的原因进行治疗,暴发性心肌炎患者合并大量出汗、呕吐、腹泻等导致容量不足时,可适当补液,严格掌握补液量及补液速度,行血流动力学监测。纠正酸中毒和水、电解质平衡紊乱。应用血管活性药物升压、增加心肌收缩力、维持重要脏器灌注。②急性心力衰竭的治疗:控制出入量,必要时使用利尿剂,扩血管药物或正性肌力药;病情稳定后尽早给予抗心脏重构治疗。③严重心律失常和猝死的防治:A. 快速性心律失常:当出现室速、室颤、阿-斯综合征等导致血流动力学不稳定的恶性心律失常时采用紧急电复律,血流动力学稳定后可继续给予抗心律失常药物维持治疗;B. 缓慢型心律失常:高度房室传导阻滞者,使用临时起搏器植入,如长时间不能恢复者安装永久起搏器。

(5)机械辅助治疗:①主动脉内球囊反搏(IABP):对于血流动力学不稳定的暴发性心肌炎患者推荐尽早使用IABP进行治疗,可减少急性重症心肌炎血流动力学不稳定患者血管活性药物的使用,帮助患者度过急性期。②体外膜肺氧合(ECMO):在使用IABP仍然不能纠正或不足以改善循环时应立即启用ECMO或直接启用ECMO治疗。③呼吸支持:如存在呼吸功能障碍推荐尽早给予呼吸支持治疗,酌情使用面罩给氧或无创呼吸机辅助通气。如无创辅助通气效果不佳,尤其是呼吸衰竭伴有明显呼吸性和代谢性酸中毒并影响到意识状态的患者推荐使用人工机械通气。④血液净化及连续肾脏替代治疗(CRRT):血液净化治疗的主要目的是持续过滤去除毒素和细胞因子。合并肾功能损伤时,更应早期积极使用。血液净化治疗还可以通过超滤减轻心脏负荷,保证体内水、电解质及酸碱平衡,恢复血管对血管活性药物的反应来治疗心力衰竭,对急性重症心肌炎患者有较大帮助。

(程 翔 柳剑英)

思考题

1. 肥厚型心肌病的病理特征有哪些?
2. 临床哪些时候要考虑 ARVC 的可能?
3. 应激性心肌病的诊断要点有哪些?
4. 简述病毒性心肌炎的临床分型。

第九章

心 包 疾 病

心包是由脏层和壁层组成的一圆锥形浆膜囊。脏层附着于心脏的外表面,贴合在心肌的表面,壁层由脏层心包折返而成,脏层与壁层之间的腔隙称为心包腔,心包腔内通常含有15~50ml液体,类似血浆的超滤液,对两层心包之间的摩擦起润滑作用。心包将心脏固定于纵隔内,减轻心脏搏动时与周围组织的摩擦,防止心脏过度扩张,还可起到防止周围组织如肺、肝脏、纵隔等感染向心脏直接蔓延等作用。心包疾病可分为急性心包炎、慢性心包积液、粘连性心包炎、亚急性渗出性缩窄性心包炎和慢性缩窄性心包炎等,可视为同一疾病的不同阶段。

第一节 心包疾病的常见病因

心包疾病是心血管系统中一类比较常见的疾病,由于病因多样,病情复杂,个体变异较大,其临床流行病学数据十分缺乏。有限的流行病学资料表明,心包疾病的发病率没有一个确定的值,也可能被低估。

心包疾病可以是孤立性疾病,也可以是全身性疾病的一部分。其疾病谱十分广泛,临床上很难作出准确的病因诊断,也导致选择恰当的治疗措施较为困难。

心包疾病的临床分类主要包括急性心包炎、心包积液、心脏压塞、缩窄性心包炎和心包肿瘤等。中至大量心包积液会导致心脏压塞,故心脏压塞是心包积液的严重类型,被视为同一疾病的不同阶段。

心包疾病最简单的病因分类分为感染性和非感染性两大类。发达国家和地区感染性心包疾病以病毒感染为主,发展中和欠发达国家及地区以结核分枝杆菌感染为主,部分患者可伴有获得性免疫缺陷病毒(HIV)感染,还可有细菌性、真菌性或其他感染源。非感染性心包疾病常见病因包括免疫性、肿瘤、代谢性疾病、尿毒症、急性心肌梗死、创伤、主动脉夹层、放射性、特发性及心力衰竭等多种因素。

一、特发性心包炎

特发性心包炎(idiopathic pericarditis)被认为是大多数急性心包炎的病因。很难在临床上找到确切的病因学证据,故称特发性心包炎或急性非特异性心包炎。目前多认为可能是病毒直接侵入或感染后的自身免疫反应介导的炎症。特发性心包炎病程一般为2~6周,多数患者可自愈,可反复发作。发病前1~2周前多有呼吸道感染史。起病急骤,有明显胸痛,疼痛在短时间内达高峰,随心包积液的出现而消失。可伴发热,部分患者合并胸膜炎或肺炎。早期可闻及心包摩擦音(pericardial rub)。心包积液一般为少到中量。典型的心电图表现为广泛的 ST 段弓背向下型抬高。治疗以解除心脏压塞和对症治疗为主,非甾体抗炎药物是主要的治疗手段。少数患者可发展为缩窄性心包炎(constrictive pericarditis)。

二、感染性心包疾病

(一) 病毒性心包炎

病毒性心包炎(viral pericarditis)是最常见的感染性心包炎,病毒可以直接侵入心包或通过介导免疫反应引起损害。最常见的引起心包炎的病毒是埃可病毒和柯萨奇病毒,其他引起成人心包炎的病毒还包括疱疹病毒、人类免疫缺陷病毒(human immunodeficiency virus,HIV)、EB病毒。病毒性心包炎患者通常在发病1~2周前有上呼吸道感染史。因为不能明确因果关系,或检查结果出来时患者病情可能已经恢复,所以病毒抗体滴度检查的作用有限。最可靠的检查手段是进行病毒DNA的聚合酶链反应或心包积液或组织的原位杂交,但必要性不大。病毒性心包炎通常是自限性的,但可以引起心肌炎、心包积液甚至限制性心包炎。

HIV相关的心包疾病有发病增多的趋势。HIV可以通过直接侵犯心包,或因机会致病原,或介导免疫反应以及相关的肿瘤侵入等多种途径造成心包损害,高达20%左右的HIV患者在不同阶段可能伴发心包炎,最常见的临床表现为仅仅出现心包积液,而且这类患者CD4$^+$T淋巴细胞计数更低,预后差。

(二) 细菌性心包炎

葡萄球菌、肺炎双球菌和链球菌是最常见的侵犯心包的化脓菌。其他较少见的病原体包括:流感嗜血杆菌、沙门氏菌、脑膜炎双球菌、嗜肺军团菌、肺炎衣原体、波纳克斯立克次体、梅毒螺旋体、肺炎支原体以及革兰氏阴性菌和罕见的厌氧菌等。医院获得性感染和胸部外科术后耐甲氧西林的葡萄球菌性心包炎近年来逐渐增多。细菌性心包炎(bacterial pericarditis)典型的病理改变是心包囊内脓性液体集聚。细菌性心包炎通常来自化脓性肺炎的局部扩展、心内膜炎引起的心脏脓肿、胸部手术或外伤、食管穿孔、膈下脓肿、远处化脓病灶经血行或淋巴途径播散等。伴有尿毒症、结缔组织病和免疫缺陷的患者更容易罹患细菌性心包炎。临床表现为高热、寒战、胸痛、气短,心包摩擦音常见。化脓性心包炎可呈暴发性过程,快速进展为心脏压塞。血液检查白细胞计数明显增多且呈核左移。心包积液检查可见多形核白细胞增多、高蛋白、低糖浓度和乳酸脱氢酶增高。发热伴脓液集聚导致的心脏压塞会危及生命,应积极进行心包穿刺引流或外科手术引流。

(三) 分枝杆菌性心包炎

最常见的是结核性心包炎(tuberculous pericarditis),有4%的患者合并肺结核。1%~8%的肺结核患者有心包累及。结核性心包炎在发达国家已经少见,但却是发展中国家慢性心包炎和导致心包缩窄的最常见原因。结核杆菌可从肺部和支气管等邻近部位直接侵犯心包,有时通过血行播散,或心外病变的再度激活引起心包损害。典型的结核性心包炎有发热、体重下降、夜间盗汗和晚期右心衰竭的症状,通常还有咳嗽、胸部不适、气短等症状。干性的缩窄性心包炎通常表现为右心衰竭的症状,积液性缩窄性心包炎可能会出现心脏压塞的症状。怀疑分枝杆菌性疾病要注意有无结核病史和HIV感染史。结核性心包炎的明确诊断要通过心包积液的结核杆菌抗酸染色涂片、培养(敏感性40%~60%)和DNA聚合酶链反应的阳性结果或心包组织活检发现干酪样肉芽肿病变(敏感性80%~90%)来确定,腺苷脱氨酶>40U/L的诊断敏感性和特异性达到88%和83%,在心包积液期诊断率最高。CT和MRI有助于发现肺结核和其他部位结核;结核性心包炎的治疗包括联合抗结核药物治疗和限制性心包炎的外科治疗。

(四) 真菌性心包炎

免疫功能正常的患者,真菌性心包炎(fungal pericarditis)主要发生在组织胞浆菌病或球孢子菌病的疫区。免疫功能不全的患者中,常见曲霉菌、念珠菌和芽生菌的机会感染。长期导管放置、透析、酗酒、烧伤患者和长期应用抗生素患者容易发生真菌感染。临床表现为胸痛伴呼吸道症状,近一半的患者出现因心包积液导致的心脏压塞。诊断依靠心包积液或组织的真菌染色、培养阳性结果,以及抗真菌抗体的血浆滴度的检测。心脏压塞时应进行心包穿刺引流术,患者需要抗真菌药物治疗。

（五）寄生虫相关的心包疾病

寄生虫会在迁移中或把心包作为靶器官,引起心包疾病。最常见的是克氏锥虫引起的在中美洲和南美洲多发的锥虫病。急性期可引起心肌心包炎,晚期导致心肌病。非洲主要由甘比亚或罗德西亚锥虫感染引起。有免疫缺陷者感染弓形虫可引起急性心包炎,并可发展为缩窄性心包炎。阿米巴原虫、细粒棘球绦虫、旋毛虫和血吸虫也是引起心包炎的罕见病因。

三、系统性炎性疾病相关的心包疾病

系统性炎性疾病包括结缔组织病、血管炎、肉芽肿性疾病和自体炎症性疾病。尽管这一类疾病中单纯发生心包疾病的情况不常见,心包疾病常作为多发性浆膜腔炎症的一部分;但少数患者可以出现首发的心脏症状。心包疾病可表现为急性心包炎、复发性心包炎和心包积液。这类疾病累及心包,其整体预后较好,极少数可出现缩窄性心包炎或心包压塞。

（一）结缔组织病

1. **系统性红斑狼疮**(systemic lupus erythematosus,SLE)　SLE 累及心包较为常见,大多数呈良性预后。急性心包炎可为 SLE 的首发表现。尽管有超过 40% 的 SLE 患者在疾病过程中出现心包积液,但通常症状不多见,可有低热、胸痛、心包摩擦音,同时常伴有其他浆膜腔炎症,如胸膜炎等。SLE通常是少到中量心包积液,10%~20% 的 SLE 所致的心包积液可发生心脏压塞,血液检查白细胞明显减低、抗核抗体阳性是本病特征。心包积液通常为黄色或血性,抗核抗体阳性,蛋白含量高,糖浓度降低。有时积液中可查到狼疮细胞。糖皮质激素是主要的治疗药物。

2. **类风湿关节炎**(rheumatoid arthritis,RA)　约 25% 的 RA 患者有急性心包炎的临床表现。通常心包炎与急性 RA 伴随发生,表现为发热、胸痛和气短。有关节炎和关节外其他器官受累的表现。可出现少量心包积液,很少发生心脏压塞。心包积液的特征一般为少量,黄色清亮液。类风湿因子阳性,乳酸脱氢酶、γ- 球蛋白增高,糖浓度降低。阿司匹林和其他非甾体抗炎药能缓解症状。

3. **系统性硬化症**　系统性硬化症以胶原产生过多、累及脏器纤维化为特点。心血管受累的最常见表现是系统性或肺动脉高血压,但也可以直接影响心肌、心包和传导系统。高达 20% 的系统性硬化患者可发生有症状的心包炎,而尸检发现超过 50% 的系统性硬化患者有心包损害。心包受累的患者晚期可发展为缩窄性心包炎。

4. **急性风湿热**　发达国家已经很少见,但发展中国家仍有一定流行趋势。急性心包炎通常在活动性风湿热的第一周就能看到,是活动性心肌炎的信号。查体可发现响亮的心包摩擦音,风湿性心包炎通常有心包积液,但很少引起心脏压塞。

5. **其他的结缔组织病**　多发性肌炎和皮肌炎引起的心包损害不到 10%。混合型结缔组织病合并的心包炎可高达 10%~30%,但很少发生心脏压塞。

（二）血管炎

血管炎的主要特点是炎症和血管壁损害。大血管炎包括高安氏动脉炎和巨细胞动脉炎,中等血管炎包括结节性多动脉炎和川崎病,小血管炎包括变应性肉芽肿性血管炎和魏格纳病。大血管炎的心包受累比中、小血管炎要少得多。

（三）肉芽肿性疾病

结节病是主要累及心包的肉芽肿性疾病,常可发现轻到中度心包积液,但很少有症状。

（四）自体炎症性疾病

地中海热是常染色体隐性遗传性疾病,可见于地中海国家的特定族群。该病表现为复发性的浆膜炎,可以累及心包。肿瘤坏死因子受体 -1 相关的周期性综合征是罕见的常染色体显性遗传疾病,临床表现为持续发热,眼、肌肉和心包炎症。

四、继发于邻近器官的心包疾病

1. **充血性心力衰竭**　充血性心力衰竭常合并心包和胸膜腔积液,心包积液的出现与右心房压力升高促进血浆向心包腔漏出有关。

2. **心肌梗死后心包炎**　心肌梗死累及心包通常有两种类型。首先,在透壁性心肌梗死后开始1~3d(一般不超过一周)开始出现,心肌梗死后炎症可直接扩展至心包。再灌注和限制心肌梗死延展的治疗广泛应用后已明显减少,目前这种心包炎发生率<5%。典型的心包炎心电图也不明显。发热、胸膜性胸痛和超声发现心包积液有助于诊断。另一种类型发生在急性心肌梗死的后期,即 Dressler 综合征,可在心肌梗死发病几周后出现,心包炎性损害可能与自体免疫反应有关。

3. **肺动脉高压**　原发性或特发性肺动脉高压的心包积液发生率可高达25%。大量心包积液与右心室衰竭、右心房压升高有关,此类患者往往血流动力学不稳定,预后差。治疗主要针对引起肺动脉高压的原发病。

4. **心脏外伤后综合征**　在心脏损伤后的几周至几月,部分患者也可以出现类似的心包炎。这些心脏损伤主要见于心脏外科手术、经皮心血管介入治疗或胸部外伤。患者表现为发热、急性胸膜性胸痛、心包和胸膜积液等,常伴有炎症标志物升高。心脏外伤后综合征可能与系统性炎症反应有关。

5. **心包外伤**　心包外伤常见的有钝性外伤和穿通伤,前者常见于剧烈撞击和经历心肺复苏,后者常见于锐器或枪伤和医源性损伤等。心包外伤因为血液快速集聚于心包腔内,积液量不大但也会迅速引起心脏压塞,危及生命。直接的心包损伤出现血流动力学恶化,需要开胸手术探查,挽救生命。医源性损伤随着近年来心血管介入手术的广泛开展已日趋多见。

6. **主动脉夹层**　主动脉夹层可导致大量心包积血,危及生命。常见于 A 型主动脉夹层。当发现急性主动脉瓣反流和心包积液时要警惕可能发生了升主动脉夹层。CTA、MRI 和食管超声可明确诊断。及时外科手术是治疗的关键。

五、肿瘤性心包疾病

1. **心包的原发肿瘤**　间皮瘤是最常见的心包原发的恶性肿瘤,约占心包原发肿瘤的50%。可发生于儿童或成人,以男性居多,男女比例大约2:1。心包被广泛累及,出现缩窄性心包炎的症状和体征。也可见到心包肉瘤、淋巴瘤和恶性畸胎瘤,这些恶性肿瘤通常引起大量血性心包积液。良性肿瘤常见的有心包脂肪瘤、畸胎瘤和纤维瘤。

2. **恶性肿瘤转移引起的心包疾病**　恶性肿瘤转移到心包远比心包原发肿瘤多,而且预后差。非心脏肿瘤通过淋巴途径、血行播散或局部扩散的方式侵入心包。肺部原发性肿瘤最多见,大约40%的恶性心包积液是由肺部肿瘤引起。其他常见的侵犯心包的原发肿瘤,包括乳癌、黑色素瘤、恶性血液病。膈肌以下器官的原发肿瘤,如胃肠道和肾脏的肿瘤,很少转移至心包。心包的卡波西肉瘤和淋巴瘤主要出现在有艾滋病的患者中。

六、放射性心包炎

恶性肿瘤的放射治疗是导致心包炎的重要原因,最常见的是霍奇金淋巴瘤、非霍奇金淋巴瘤、乳癌和肺癌患者接受胸部放射线治疗。射线影响的因素与总照射剂量、暴露部位面积、射线源的特性和治疗周期有关。放射性心包炎(radiation pericarditis)的发生率可高达20%。这些患者可以出现心包积液,并可以发展为缩窄性心包炎。有的心包炎症在急性放射治疗期间即出现,而有些则在放射治疗多年后发现缩窄性心包炎。与放射治疗相关的缩窄性心包炎,外科心包切除术风险增加且手术效果也较差。

七、肾病相关的心包疾病

目前与肾病相关的心包疾病(renal related pericardial disease)已明显减少,常与进展性肾病相关,包括尿毒症性心包炎、透析相关的心包炎、大量心包积液和罕见的缩窄性心包炎。心包炎的出现通常伴有严重的氮质血症,出现尿毒症性心包炎是进行透析的适应证。已接受透析治疗的患者发生心包炎可能与不适当的透析治疗强度有关。心包积液的性状可呈浆液性或血性。多数患者会出现发热和胸膜性胸痛,但部分患者可无症状和发热。肾衰竭患者由于伴随自主神经功能损害,对心脏压迫的反应通常比较迟钝,如很少有心动过速表现等。心包摩擦音较常见,但多呈一过性,持续时间短。多数患者心包积液和胸腔积液并存。典型的心包炎心电图少见。大量心包积液其他治疗无效,可出现心脏压塞,治疗主要是加强透析。

八、心包的先天性异常

1. **心包缺损**　先天性心包缺损罕见,尸检的发生率仅有0.01%。可分为完全性或部分心包缺损。心包缺损是胚胎期胸心包膜融合失败所致。左侧心包缺损明显多于右侧或双侧缺损者。目前认为心包缺损形成的原因是在胚胎期左侧Cuvier管的过早萎缩导致形成左上腔静脉,血液供应减少引起左侧心包吸收。另一种理论认为,缺损形成是胚胎期心脏和心包发育的不协调所致,而在左侧更明显。约30%的患者还合并其他先天异常。绝大多数完全性心包缺损可无症状,可能偶然做影像检查或外科手术时被发现。但由于心脏底部和大血管之间的扭曲和应力增加,可能与部分患者出现胸痛和气短症状有关。与部分缺损患者相比,完全性缺损患者的心脏移位、心脏疝和主动脉夹层的风险增加。胸部X线显示心影增大且心尖明显左侧移位,心电图通常表现为电轴右偏和不完全性右束支传导阻滞。心脏超声检查,可发现左心室轮廓有局限性膨出和心包回声衰落,在心尖长轴切面可看到以右心为主。MRI可确诊心包缺损和心脏疝。有发生心血管机械并发症的高危风险的患者应行心包成形术。

2. **心包囊肿**　心包囊肿是在胚胎期原始腔未能和其他腔隙融合形成心包而单独形成空腔,随后发展为心包囊肿。囊肿壁薄而透明,内壁为单层的间皮细胞,其外被结缔组织包绕。可为单腔或多腔,直径一般1~5cm大小。右侧心膈角是心包囊肿最常见的部位,其次为左侧心膈角,少数位于纵隔等其它部位。先天性心包囊肿罕见,通常无症状,可被偶然发现,预后良好。心脏超声、胸部CT和MRI对确诊有重要帮助。先天性心包囊肿出现结构压迫时应考虑外科治疗。

九、甲状腺功能减退相关的心包积液

25%~35%的甲状腺功能减退患者合并心包积液,由于心包积液缓慢累积,所以罕见心脏压塞。甲状腺功能减退还有其他心脏表现,如心脏收缩功能下降、心动过缓等。心电图常见有窦性心动过缓、低电压和QT间期轻度延长。服用甲状腺素替代治疗可以促进心包积液吸收。出现血流动力学恶化时,可以考虑行心包穿刺引流术。

十、药物诱发的心包炎

很多药物可通过机体的异常免疫反应引起心包炎症。常见的形式有狼疮样反应、超敏反应、血清病、外源性物质反应或免疫病。普鲁卡因胺、肼屈嗪、异烟肼、利血平、苯妥因、甲基多巴等可诱发狼疮样反应。青霉素、左旋色氨酸、色甘酸钠可引起超敏反应。米诺地尔、胺碘酮、环孢素和阿霉素可引起异质性心包反应。血液制品和抗血清可引起血清病。云母、石棉、硅胶和四环素可诱导外源性物质反应。

（罗素新）

第二节　急性心包炎

心包炎（pericarditis）是指心包壁层与脏层发生炎症性改变，按病程可分为急性心包炎和慢性心包炎。

急性心包炎（acute pericarditis）是指心包的脏层和壁层的急性炎症。常见的原因是非特异性炎症、细菌病毒感染、自身免疫系统疾病、肿瘤累及、代谢性疾病、物理性损伤和邻近器官的病变累及等。急性心包炎可能是单独疾病，也可能是全身性疾病的局部反应或并发症。近年来随着心血管介入诊疗的广泛开展，心脏/血管穿孔或破裂所导致的急性心包炎及心包压塞也并不少见，如心房颤动的导管消融治疗，其伴发心包积液/积血的发生率可高达 5%。

慢性心包炎（chronic pericarditis）是由急性心包炎迁延不愈或反复发作，造成心包的慢性炎症性损伤。部分患者并无明显急性心包炎病史。发展中国家最常见的病因是结核感染。

一、病因

1. 特发性　又称急性非特异性，病因不明。

2. 感染

（1）病毒：埃可病毒、柯萨奇病毒、腺病毒、巨细胞病毒、乙型肝炎病毒、传染性单核细胞增多症病毒、人类免疫缺陷病毒等。

（2）细菌：葡萄球菌、链球菌、肺炎球菌、支原体、莱姆病、嗜血杆菌、脑膜炎双球菌等。

（3）分枝杆菌属：结核杆菌、胞内鸟型分枝杆菌。

（4）真菌：组织胞浆菌病、球孢子菌病、曲球菌、念珠菌等。

3. 系统性炎性疾病

（1）结缔组织病：系统性红斑狼疮、类风湿关节炎、硬皮病、混合型结缔组织病。

（2）动脉炎：多发性结节性动脉炎。

（3）肉芽肿性疾病：结节病等。

（4）自体炎症性疾病：地中海热、肿瘤坏死因子受体-1 相关的周期性综合征。

4. 邻近器官的病变　CHF、心肌梗死后心包炎、肺动脉高压、心脏外伤后综合征、心包外伤、主动脉夹层等。

5. 肿瘤

（1）原发性：间皮瘤、纤维肉瘤、脂肪瘤等。

（2）继发性：乳腺癌、肺癌、淋巴瘤、卡波西肉瘤。

6. 放射性损伤

7. 肾病或肾衰竭

8. 甲状腺功能减退症

9. **药物/毒素** 普鲁卡因胺、肼屈嗪、异烟肼、利血平、苯妥因、甲基多巴、盘尼西林、左旋色氨酸、色甘酸钠、米诺地尔、胺碘酮、环孢素、阿霉素、血液制品和抗血清、蝎毒素、云母、石棉、硅胶和四环素等。

10. **其他** 胆固醇性心包炎、乳糜性心包炎和淀粉样变性等。

二、正常心包的解剖和生理

心包膜腔由内外两层组成。心包内层为脏层心包，又称心外膜，由一层间皮细胞构成，紧密附着于心脏表面。心包外层为壁层心包，包绕心脏的绝大部分，约 2mm 厚，主要由非细胞成分的胶原和弹力纤维构成。胶原是外层心包的主要成分，呈波浪状的胶原束分布，因此能承受一定限度的延展力。心包内外层构成一个封闭的腔，即心包膜腔，正常情况下心包腔内含有不超过 50ml 的润滑液。尽管心包并非维持生命的必需器官，外科切除心包或先天性心包缺损也未见到明显的临床后果，但是心包依然存在很多重要的生理作用。例如，它可以保持心脏的位置相对稳定，限制心腔的过度舒张，易化心房和心室之间的相互作用和机械耦联，维持心腔的压力 - 容积关系和心脏输出，平衡重力、惯性和静水力的影响。心包膜本身也是感染的机械屏障。心包液可以在脏壁层之间起到润滑作用等。心包上分布的机械感受器和化学感受器接受神经支配，而且心包上有膈神经的传入神经。这些感受器可能参与心包和/或心肌外层的神经反射以及心包的痛觉传导。心包还能分泌前列腺素和相关物质来调节神经传递，并能作用于冠状动脉的受体调节其张力。

三、病理

心包炎又称心外膜炎，指发生于脏层和壁层心外膜的炎症。根据病程分为急性和慢性；根据病因，分为感染性、代谢性、免疫性、肿瘤性以及特发性等；根据病理形态，分为浆液性炎、浆液纤维素性炎、化脓性炎和出血性炎等。不同病因导致的心包炎，其病理形态学表现具有一定的特征性，也可以呈现相似的炎症反应，如病毒感染和肿瘤都可以导致浆液性心包炎，但后者的心包穿刺液涂片可见肿瘤细胞；风湿病和结核病都可以导致纤维素性心包炎，但后者的心包组织内还可以形成结核肉芽肿。如果心包炎造成浆膜的严重损伤，或渗出物无法彻底吸收、消散，可发生心包脏、壁层的粘连以及心包与周围组织的粘连，这是很多慢性心包炎的共同表现。急性心包炎大多以渗出为突出表现，常形成明显的心包积液，病理学上根据渗出物特点分为如下几类。

1. **浆液性心包炎（serous pericarditis）** 浆液性心包炎以浆液性渗出为主要特征。大体表现为心包腔内不同程度积液，液体清亮、呈淡黄色。组织学表现为脏层和壁层心外膜充血，少量炎症细胞浸润。心包积液内有数量不等的炎症细胞。偶尔伴有心肌受累，称之为心肌心包炎（myopericarditis）。浆液性心包炎大多由非感染性疾病引起，如风湿病、系统性红斑狼疮、硬皮病、转移瘤和尿毒症等，也见于病毒感染。临床表现可不明显或有程度不一的心包积液症状。

2. **纤维素性及浆液纤维素性心包炎（fibrinous and serofibrinous pericarditis）** 纤维素性及浆液纤维素性心包炎以纤维素渗出为突出表现，形态学具有特征性。大体上，脏层和壁层心包的腔面附着斑驳分布的粗糙的灰白色纤维蛋白，有时伴出血而呈黄白色或棕黄色，心包腔有不同程度的扩张（图 9-1）。当心包扩张不明显时，受心脏搏动的影响，附着于心包腔面的纤维蛋白可以被牵拉而形成绒毛心。组织学上，

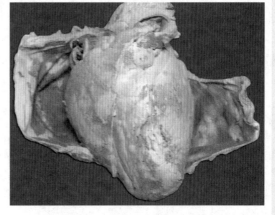

图 9-1 纤维素性心包炎的病理标本

心包膜腔面大量纤维蛋白渗出,伴有少量炎症细胞,间皮细胞有程度不一的破坏,可伴肉芽组织增生。结核性心包炎有时可见结核结节或干酪样坏死。纤维性心包炎可由多种原因导致,包括风湿病、系统性红斑狼疮、尿毒症、结核、急性心肌梗死、心脏手术以及纵隔放射性损伤等。临床表现常较明显,可闻及心包摩擦音;当伴有大量浆液渗出时可有心包积液和心包扩张的各种表现;渗出物显著机化和心包膜破坏严重者可形成缩窄性心包炎。

3. **化脓性心包炎**(purulent pericarditis)　化脓性心包炎以心包膜的表面化脓为主要表现。大体上,心包腔面附着浑浊而黏稠的灰绿色脓液,脓液可潴积于心包腔而形成心包积脓。组织学上,心外膜充血、水肿,大量中性粒细胞渗出,伴有多少不等的纤维素,渗出的中性粒细胞变性、坏死形成脓细胞,间皮层有不同程度的破坏。化脓性心包炎由链球菌、葡萄球菌和肺炎球菌等化脓菌感染所致,细菌可经多种途径侵犯心包,包括周围病变直接蔓延、血行播散和淋巴道播散,还可继发于心脏手术。临床表现除了急性心包炎的症状和体征,常伴明显的感染征象。心包膜破坏、粘连严重者可形成缩窄性心包炎。

4. **出血性心包炎**(hemorrhagic pericarditis)　出血性心包炎可以伴发于上述任一病理类型。形态学上除了浆液、纤维素和炎症细胞的渗出,还有较多量红细胞漏出。多见于结核性或肿瘤性心包炎,也可继发于心脏手术。

慢性心包炎根据病例特点分为慢性粘连性心包炎、慢性渗出性心包炎和缩窄性心包炎。大多数慢性心包炎只有轻微瘢痕和局部、疏松的心包粘连,一般心包无明显增厚,也不影响心功能。个别发展为缩窄性心包炎,心包壁形成坚厚的瘢痕组织,心包的弹性丧失,严重影响心脏功能。

四、病理生理机制

心包炎引起的心包积液影响血流动力学后果的决定因素是心包腔内的压力和心脏对此压力的代偿能力。心包腔内的压力受到积液量和心包的压力 - 容积关系影响,而心包的储备容积很少,因此积液出现快,即便量不大,也能严重影响心脏功能,导致心脏压塞和急性循环衰竭;而在慢性心包炎由于心包的代偿缓慢积累的大量心包积液,而心包腔压力比没有明显升高,不出现心脏压塞。

正常情况下右侧心脏充盈压低于左侧,因此心包积液时右侧充盈压的上升较左侧迅速。心包积液进一步聚集,左房、右房和心室舒张末压上升,严重的心脏压塞时这些压力与心包腔内压力接近,典型的约为 15~20mmHg,在吸气时压力最接近,这时心包腔内压指示着心腔内压,心腔的跨壁充盈压非常低,相应地心脏容积进行性减低。

大量心包积液或填塞时,除了心排血量下降,另一个特征性改变是奇脉(paradoxical pulse)或反常脉,表现为吸气时脉搏减弱和动脉血压的异常下降,通常收缩压下降 >10mmHg。吸气时体循环静脉回流增加,右心系统充盈量增加,但由于大量心包积液或填塞时心腔总容积固定,室间隔向左移位,因而导致左心容量明显减少,左心室搏出量减少,最终动脉压下降。

五、临床表现

(一) 症状

1. **胸痛**　胸骨后、心前区疼痛为急性心包炎的特征,常见于感染性心包炎或急性非特异性心包炎的纤维蛋白渗出期,结核、肿瘤、尿毒症所致者不明显。疼痛可放射到颈部、左肩、左臂及左肩胛骨,也可达上腹部;疼痛性质尖锐,与呼吸运动有关,常因咳嗽、深呼吸、变换体位或吞咽而加重;疼痛也可呈压榨样,位于胸骨后,需注意与心绞痛或心肌梗死及其他疾病引起的胸痛相鉴别。

2. **呼吸困难**　随着病程进展,由纤维素期转变为液体渗出期,出现心包积液时最突出的症状,与支气管、肺受压及肺淤血有关。部分患者可因中、大量心包积液造成心脏压塞,呼吸困难严重,呈端坐呼吸、身体前倾、呼吸浅速、面色苍白,可有发绀。也可因压迫气管、食管而产生干咳、声音嘶哑及吞咽困难。

3. 全身症状 原发疾病的非心脏表现,感染性或肿瘤性心包炎可伴发热、乏力、食欲下降、消瘦、疲乏、烦躁等症状。

4. 其他症状 严重时还可出现体循环淤血表现,出现上腹部胀痛、肝大、双下肢水肿、腹腔积液、胸腔积液等,重症者可出现休克。

(二)体征

视心包积液量和出现或增长的速度不同,体征也有差别。

1. 与原发病相关的体征 一些患者可能有发热、贫血貌等。

2. 心包摩擦音 为急性心包炎最具诊断价值的体征,也是纤维蛋白性心包炎的典型体征,因炎症而变得粗糙的壁层与脏层心包在心脏搏动时相互摩擦而产生,呈抓刮样粗糙的高频音。典型的摩擦音可听到与心房收缩、心室收缩和心室舒张相一致的三个成分,称为三相摩擦音,但大多为与心室收缩和舒张相一致的双相摩擦音。多位于心前区,以胸骨左缘第3、4肋间、胸骨下段和剑突区域最为明显,身体前倾坐位、深吸气或将膜式听诊器加压可能听到摩擦音增强。心包摩擦音可持续数小时、数天或数周。当出现较多量心包积液将两层心包分开时,心包摩擦音即消失。

3. 心包积液 症状的出现与心包腔内液体量、液体积聚的速度有关,而与积液性质无关。心脏触诊心尖搏动减弱,位于心浊音界左缘的内侧或不能扪及;叩诊心浊音界向两侧增大,均为绝对浊音界,并随体位改变而改变;听诊心音低弱而遥远。大量积液时压迫左肺,局部支气管引流不畅导致左肺下叶不张,可在左肩胛骨下叩出浊音,听诊闻及局部支气管呼吸音,称心包积液征(Ewart 征)。心包积液可影响静脉回流,出现体循环淤血表现,如颈静脉怒张、肝大、肝颈静脉回流征阳性、静脉压升高、腹腔积液及下肢水肿等;少数患者还可在胸骨左缘第 3、4 肋间闻及心包叩击音,即发生在第二心音后,呈拍击样,因舒张期血流突然涌入舒张受限的左心室引起心室壁振动产生的额外心音。大量心包积液可使收缩压降低,而舒张压变化不大,故脉压变小。按心包积液时心脏压塞程度,脉搏可正常、减弱,严重时出现奇脉,表现为桡动脉搏动呈吸气性显著减弱或消失、呼气时恢复。奇脉也可通过血压测量来诊断,即吸气时动脉收缩压较吸气前下降 10mmHg 或更多。

4. 心脏压塞(cardiac tamponade) 又称心包填塞。短期内出现大量心包积液可引起急性心脏压塞,表现为窦性心动过速、血压下降、脉压变小和静脉压明显升高,如果心排血量显著下降,可出现急性循环衰竭和休克。如果液体积聚较慢,则可出现亚急性或慢性心脏压塞,导致体循环静脉淤血,静脉压升高,表现为颈静脉怒张,Kussmaul 征,即吸气时颈静脉充盈更明显。可有奇脉,但急性心脏压塞常因动脉血压显著降低而使奇脉很难触及到。心脏压塞的典型临床特征为 Beck 三联征:动脉压降低、静脉压升高(颈静脉怒张)、心音低弱遥远。

5. 体循环淤血特征 颈静脉明显充盈或怒张,后期可见肝脏肿大、肝 - 颈静脉回流征阳性、下肢水肿和腹腔积液、胸腔积液体征。

六、实验室和辅助检查

(一)实验室检查

取决于原发病。非特异性心包炎白细胞计数轻中度升高伴轻度淋巴细胞比例增高;感染性者白细胞计数及中性粒细胞增加、C 反应蛋白增高、红细胞沉降率增快等;结核性心包炎患者行结核菌素试验(PPD)可显示阳性;自身免疫病可有免疫指标阳性;尿毒症患者尿素氮和肌酐明显升高、肌酐清除率和肾小球滤过率显著降低等。

CK-MB 和肌钙蛋白:一般情况下,急性心包炎时血中 CK-MB 和肌钙蛋白有轻度升高,提示炎症反应损伤心外膜浅表心肌组织。如出现 CK-MB 和肌钙蛋白升高明显,要注意有无合并心肌炎或急性心包炎继发于急性心肌梗死。

(二)胸部 X 线检查

X 线对纤维蛋白性心包炎诊断价值有限,纤维蛋白性心包炎者心影可正常。渗出性心包炎(即心包积液)有一定的临床意义。少量心包积液(成人<250ml,儿童<150ml)难以观察到,中至大量积液(超过 1 000ml)见心影向两侧扩大,呈"烧瓶"样或球形,左右心缘的弧度消失,上腔静脉增宽(图 9-2)。

(三)心电图

心电图是诊断急性心包炎最重要的辅助检查手段,尤其在早期,心脏超声和 X 线没有明显改变时。典型表现是广泛的 ST 段抬高(除 aVR 外),多为弓背向下型,与急性心肌梗死的 ST 段变化不同。心电图的改变主要是因为心外膜心肌的炎性损伤。PR 段压低也是急性心包炎的重要心电图改变。急性心包炎

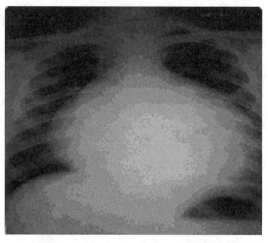

图 9-2   大量心包积液患者的胸部 X 线
心脏增大呈烧瓶状,各弓界限不清,心膈角呈锐角,双肺清晰。

的心电图也有动态改变,通常分 4 个阶段:①阶段Ⅰ:前壁和下壁 ST 段弓背向下抬高,PR 段朝 P 波的反方向偏离(图 9-3);②阶段Ⅱ早期:ST 段回到基线水平,PR 段仍偏离;阶段Ⅱ晚期:T 波逐渐变平、倒置;③阶段Ⅲ:广泛 T 波倒置;④阶段Ⅳ:心电图变化恢复正常。

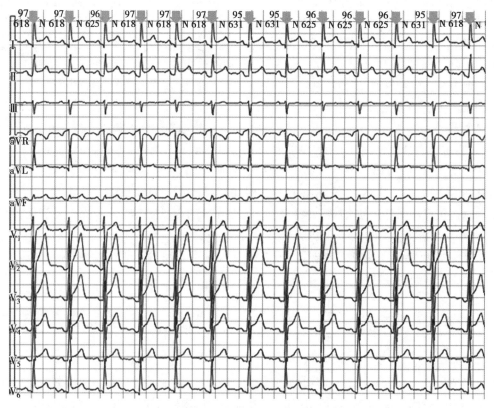

图 9-3   急性心包炎患者的 12 导联心电图
所有导联(除 aVR 和 V_1 导联 ST 段压低)ST 段呈弓背向下抬高,T 波高耸直立。

(四)超声心动图

可确诊有无心包积液,判断积液量,还可协助判断临床血流动力学改变是否由心脏压塞所致。简

单易行,迅速可靠。超声引导下行心包穿刺引流可以增加操作的成功率和安全性。超声心动图检查时,心脏周围心包腔内可见环形无回声区,液体量较多时,无回声区范围较大。心包积液的半定量诊断:①少量心包积液:指心包腔内液体为50~100ml。一般情况下,少量心包积液首先表现于后房室沟(图9-4),再沿较低部位,如心脏后、下壁分布,并不扩展到心尖部、前部和侧部。②中等量心包积液:指心包内液体在100~500ml。中等量的心包积液的分布更为均匀,在心脏的前部、心尖部、侧部均可发现。此外,心脏的后部和下部的积液在少量的基础上又有所增加,甚至扩展至心包斜窦。③大量心包积液:指心包积液量达500ml以上。心脏的周围均有较宽的无回声区(图9-5),心脏前方应有8~10mm以上,悬吊在大血管下的心脏可在液体内自由摆动,即收缩期向前,舒张期向后,称为摇摆心脏,这是大量心包积液的特征表现。除此之外,超声心动图还可以明确心脏压迫征象,表现为:心脏活动受限,右心舒张期塌陷,右心室及右室流出道较正常范围减小。同时各瓣膜开放幅度较低,二尖瓣舒张早期速度增快,舒张晚期速度减慢。二尖瓣口血流频谱出现明显"限制性充盈不良"征象,即舒张早期峰值流速E峰较高,舒张晚期峰值流速A峰降低,E/A比值明显增大。由于右心房、右心室受压后右心房压增高,下腔静脉回流受阻,管腔扩大且不随呼吸而发生改变。由于右心室舒张压极度增高,超过肺动脉压,致使肺动脉瓣提前于舒张期开放。此外,多普勒超声可测得右心房、右心室、肺动脉和左心室内压,由于心脏舒张受限,因而上述部位的舒张压均明显增高。

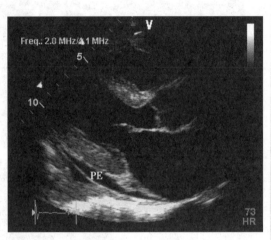

图 9-4　少量心包积液的超声心动图表现

(五) CT 和 MRI 检查

1. CT 表现　纤维蛋白性心包炎或极少量心包积液表现为心包增厚(>2mm)。较多量心包积液表现为左心室后外侧、右心右前方弧形液体密度,CT 值 >25Hu(图 9-6)。

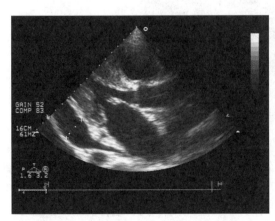

图 9-5　大量心包积液的超声心动图表现
心包腔内见液性暗区包绕心尖及游离壁,暗区内见絮状粘连光带。

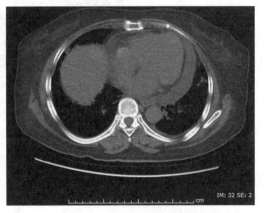

图 9-6　心包积液 CT 图像
横轴面心脏 CT 平扫示左心室及
左心房外水样密度影

2. MRI 表现　能清晰地显示心包积液的容量、位置、范围和分布情况,并可根据心包积液的信号强度推测积液的性质,同时能显示其他病理表现,如心包膜的增厚和心包腔内肿瘤,测量心包厚度。延迟增强扫描可见心包强化,对诊断心包炎较敏感。对于急性心肌心包炎,还有助于判断心肌受累情况。但此检查费用高,时间较长,不常规用。检查时可显示为心包增厚,心包积液在 T_1WI 和 T_2WI 上的信号强度与积液的性质有关,一般表现为 T_1WI 低信号、T_2WI 高信号。由于心脏搏动,积液流动可引起信号不均匀。延迟增强成像可见心包明显强化(图 9-7)。

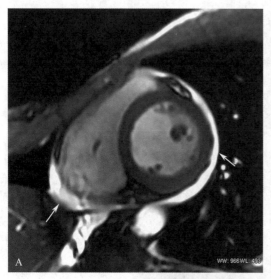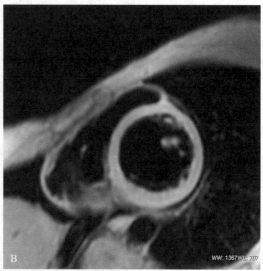

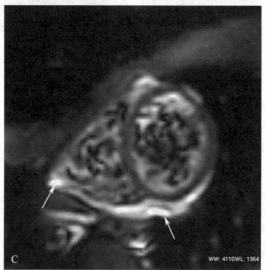

图 9-7　心包积液 MRI 图像

A、B、C 分别为短轴面亮血序列、T_1WI 和 T_2WI,亮血序列和 T_2WI 双心室外见上弧形高信号灶(箭示)。

(六) 心包穿刺或活检检查

心包穿刺的主要指征是心脏压塞和未能明确病因的渗出性心包炎。抽取一定量的积液可解除心脏压塞症状,同时也可对抽取的液体进行常规、生化、病原学(细菌、真菌)、查找抗酸杆菌、细胞学相关检查,有助于了解心包积液的性质,明确病因,或针对病因向心包内注入药物进行治疗。心包活检可以见到相关的特异性病理改变。

已经有心脏压塞的症状和/或体征时,迅速进行心包穿刺减轻压塞症状。若原因不明的心包积液,心脏超声心动图检查积液量超过 1cm 时可进行心包穿刺抽取液体检查,积液量为 0.8~1cm 时可小心或在超声引导下抽液。

(七) 纤维心包镜检查

纤维心包镜检查通常在严格无菌条件的手术室或心导管室内进行。在剑突下小切口切开皮肤,逐层分离皮下组织,沿腹横肌筋膜浅面向后斜上方钝性剥离,直到膈肌与心包结合处,暴露出心包。至心包,切开心包,将纤维心包镜送入心包腔内大约 10cm,依次检查心包腔的前侧、左侧、右侧和下侧壁,可以清晰地看到心包腔内的病变。在清晰的观察下,钳取心包壁层病变部位,做病理检查。可以置管引流,引流液明显减少后 2d 可拔除引流管。

通过纤维心包镜可以直视异常心包组织并获得病变组织,进行活检和病理检查,对明确诊断及指导治疗有重要的临床价值。纤维心包镜检查的活检阳性率要好于心包穿刺和外科心包开窗检查。对于临床上其他手段无法确立诊断的病例,尤其有意义。纤维心包镜检查还可以对化脓性心包炎进行冲洗给药,引流也更充分。并发症较少,主要为心血管迷走反射。

（八）中心静脉压测定

中心静脉压是指血液对右心房、上下腔静脉胸腔段的侧压力。正常范围是 6~12cmH$_2$O。急性心脏压塞时中心静脉压明显升高,进行中心静脉压监测,了解其变化,对判断病情和指导治疗有重要意义。

一般选择颈内静脉或锁骨下静脉穿刺,穿刺成功后送入深静脉留置管,留置管先端送到上腔静脉或右心房,留置管尾端接三通接头和压力监测器,后者可连接在心电血压监测设备上进行实时的压力监测。管道定期使用肝素盐水冲管,防止血栓形成。

穿刺技术和硬件条件有限的基层单位,可应用肘静脉压替代中心静脉压测定。一般患者取平卧或取半坐卧位,患者上肢外展伸直,肌肉放松,使上肢静脉不受压迫。取外肘浅静脉作为穿刺部位,穿刺静脉高度位于腋中线水平。选用 18 号针头连接注射器,预先抽取生理盐水 1~2ml。行肘前静脉穿刺,穿刺成功后,注入少量生理盐水,观察静脉是否通畅。取下注射器,松开止血带,将测压管连接于针头上,记录测压管血柱的高度,即为肘静脉压。

七、诊断与鉴别诊断

（一）诊断

急性心包炎根据胸痛病史、心电图的特征性改变和心包摩擦音即可作出诊断。超声心动图、胸部 CT 和 / 或 MRI 可进一步明确。心包穿刺检查、纤维心包镜检查对病因诊断有帮助。

慢性心包炎多有急性心包炎病史,如无缩窄或大量心包积液,可无明显症状和体征。超声心动图、胸部 CT 和 / 或 MRI 可以明确诊断。病因不清时心包活检有助于诊断。

（二）鉴别诊断

1. 急性心包炎　可引起胸痛,需要与缺血性胸痛、胸膜炎、肋间神经炎、主动脉夹层、急性肺动脉栓塞进行鉴别。

（1）心绞痛:常伴高血压、糖尿病和血脂异常等危险因素,胸痛发作与体力活动、情绪激动、饱食或寒冷等诱因相关,胸痛为胸骨后或心前区压榨样、憋闷样,持续 1min 至数分钟,不稳定性心绞痛持续时间更长。多在休息后缓解或含服硝酸甘油后缓解。发作时心电图有相应缺血部位的 ST-T 改变,缓解后消失。运动平板试验、动态心电图、心肌核素灌注显像、超声心动图可资鉴别。

（2）急性心肌梗死:疼痛性质和心绞痛相似,但程度更重,伴濒死感。持续时间更长,休息和含服硝酸甘油后不缓解。心电图有特征性改变和动态演变,心肌酶和心肌肌钙蛋白明显升高且有动态演变。心电图、心肌损害标志物、超声心动图可资鉴别。

（3）胸膜炎:疼痛多位于胸廓下侧部,多为刺痛或撕裂样疼痛,呼吸动作可加重,有时伴发热。可闻及胸膜摩擦音。心电图、胸部 X 线、超声心动图对鉴别诊断有帮助。

（4）肋间神经炎:以脊柱、腋中线和胸骨旁多见,为持续性刺疼或烧灼样疼痛。疼痛可呈放射性沿着肋间神经分布,局部有压痛。一般心电图和超声心动图无变化。

（5）主动脉夹层:剧烈胸背部疼痛,呈刀割样、撕裂样疼痛,患者往往难以忍受。常伴高血压、突发的主动脉瓣关闭不全甚至急性心肌梗死、双侧肢体脉搏不等及其他动脉压迫和神经压迫症状和体征。超声心动图、主动脉 CTA/MRI 有助于鉴别诊断。

(6)急性肺动脉栓塞　可以出现胸痛、胸闷甚至晕厥等表现,常伴氧分压减低,D-二聚体升高,心电图典型表现为$S_IQ_{III}T_{III}$,也可见 ST-T 改变,超声心动图提示右心压力或容积增加等肺栓塞的间接征象,确诊需要肺动脉 CTA 或者肺动脉造影。

2. **大量心包积液**　可引起呼吸困难,需要与哮喘、肺气肿、介入操作引起的气胸等进行鉴别,参见第九章第四节。

3. **急性心脏压塞**　引起急性循环衰竭,需要肺栓塞、主动脉夹层、急性心力衰竭等鉴别,参见第九章第四节。

4. **不同病因心包炎的鉴别诊断**　见表 9-1。

表 9-1　不同病因心包炎的鉴别诊断

鉴别要点	特发性	化脓性	结核性	肿瘤性	类风湿性	狼疮性
病史	发病 1~2 周前多有呼吸道感染史	常继发于败血症或化脓性病灶	有结核病史	原发于心包的或外源性肿瘤病史	类风湿关节炎病史	系统性红斑狼疮病史
起病	急	急	缓	急或缓	急	急
病程	病程短,常呈自限性,但常反复发作	一般较短	病程长	较短,可快速进展	与类风湿活动相关,可反复	与狼疮活动相关,多反复
发热	低热或高热	高热、毒血症表现	常为低热	低热或无	轻或中度不规则发热	常为低热
胸痛	常有明显胸痛	多见	常无	常无	可有	多见
心包摩擦音	早期出现,常较明显	可有	可有	可有	可有	可有
白细胞计数	正常或增高	明显增高	正常或轻度增高	正常或轻度增高。接受化、放疗会下降	增高	减少
血培养	阴性	阳性	阴性	阴性	阴性	阴性
心包积液检查	少到中量,淡黄色、草黄色或血性。淋巴细胞居多,细菌培养阴性	大量,脓性。以中性粒细胞为主,细菌培养阳性	大量,草黄色,可为血性。淋巴细胞多,有时可查到结核杆菌。腺苷脱氨酶 >30U/L	大量,血性多见。有时可找到肿瘤细胞	少量,黄色。类风湿因子阳性,乳酸脱氢酶、γ球蛋白增高,糖浓度降低	少到中量,黄色或血性。抗核抗体阳性,蛋白含量高,糖浓度降低。有时可查到狼疮细胞
治疗	非甾体抗炎药和 / 或秋水仙碱、糖皮质激素	抗感染治疗	抗结核治疗	放、化疗及手术等	非甾体抗炎药、免疫抑制剂	糖皮质激素、非甾体抗炎药
预后	可发展为缩窄性心包炎	可发展为缩窄性心包炎	常发展为缩窄性心包炎	可发展为缩窄性心包炎,预后差	罕见发展为缩窄性心包炎	罕见发展为缩窄性心包炎

八、治疗

主要包括病因治疗、对症治疗及解除心脏压塞。

（一）一般治疗

宜卧床休息，直至胸痛消失和发热消退。必要时吸氧，此外还应加强营养支持，推荐高能量、高维生素、高蛋白饮食，水肿者应低盐饮食。

（二）药物治疗

1. 止痛　胸痛明显者可予以非甾体抗炎药（NSAIDs）如阿司匹林（2~4g/d）止痛，效果不佳时可用布洛芬（400~600mg，每日 3 次）或吲哚美辛（25~50mg，每日 3 次）。

上述药物治疗 1 周无效者可使用秋水仙碱，能有效缓解疼痛并减少复发。常见副作用为腹泻，其他还可见肝脏毒性、心肌毒性和骨髓抑制，经肝脏 CYP3A4 代谢的其他药物也可影响本药代谢而增加副作用。

必要时还可使用吗啡类药物。

2. 积极治疗原发病　如结核性心包炎应尽早正规抗结核治疗；化脓性心包炎根据血培养或心包积液培养药敏试验结果，选用足量敏感的抗生素，同时反复心包穿刺抽出脓液，必要时心包内注入抗生素或切开引流；特发性心包炎及心肌损伤后综合征可应用糖皮质激素醋酸泼尼松（泼尼松）片［40~80mg/d 或 1mg/（kg·d）］；肿瘤性心包炎应治疗原发肿瘤。

3. 糖皮质激素治疗　能有效改善病情，但可能增加复发。因此，只有对前述抗炎药物和秋水仙碱治疗无效并除外某些病因后才使用。使用 2~4 周且症状消失、C 反应蛋白正常后，应缓慢递减剂量，5~7d 剂量调整一次，疗程共 6~8 周。

（三）心包穿刺或心包开窗引流手术治疗

心包穿刺引流是解除心脏压塞最重要的手段。对于血流动力学不稳定的急性心脏压塞，一旦确诊，无论积液量多少，应立即行心包穿刺或外科心包开窗引流，迅速排出积液。对伴休克者，需扩容治疗，增加中心静脉压与回心血量，以维持一定的心室充盈压。

血流动力学稳定者，心包穿刺抽液以明确病因，针对原发病进行治疗。结核或化脓性心包炎应充分引流以提高治疗效果；对含较多凝块和纤维条索样物质的积液，建议行心包开窗引流。

九、预后

急性心包炎的病程及预后取决于病因。病毒性心包炎和非特异性心包炎通常具有自限性；如心包炎并发于急性心肌梗死、恶性肿瘤、系统性红斑狼疮、尿毒症等则预后较差；化脓性和结核性心包炎随着抗生素或抗结核药物的使用及外科手术的进展，预后已大为改善，有的得以痊愈，部分遗留心肌损害或发展为缩窄性心包炎。

（罗素新　王国平　柳剑英　姜志胜）

第三节　缩窄性心包炎

一、病因

缩窄性心包炎（constrictive pericarditis）常见的病因主要包括：感染性、创伤、特发性、外科手术后、尿毒症、辐射损伤、肿瘤累及、自体免疫紊乱或结缔组织病肉瘤、接受美西麦角治疗和植入式除颤电极片等。大多发病隐匿，通常出现明显临床症状时，已发展至终末阶段，很难确定其病因。我国以结核性最常见,其次由非特异性心包炎、化脓性或创伤性心包炎演变而来。在欧美,病因则以特发性、外科手术后和非特异性病毒感染最多见。心包缩窄在初始损害后几个月开始出现,通常需要几年的发展。一些患者心包缩窄的发展较快而且呈现可逆性,最常见的是心脏外科手术后。

二、病理

缩窄性心包炎比较少见,发生发展过程隐匿,是心包慢性炎症的终末阶段。慢性心包炎症引起心包纤维化,常伴有心包钙化,导致心包脏壁层粘连融合,伸展性、顺应性明显下降。发展中国家最常见的结核性心包炎一般有四个病理发展阶段:①肉芽肿形成伴有含大量结核杆菌的纤维性渗出;②血性浆液以淋巴细胞为主,含少量蛋白和结核杆菌;③干酪性肉芽肿伴早期心包限制,包括纤维化合心包增厚;④心包完全受限,瘢痕和钙化形成(图 9-8)。

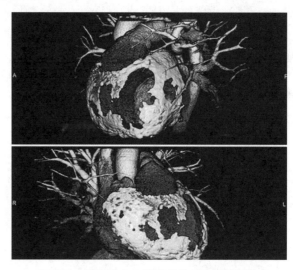

图 9-8   缩窄性心包炎患者的 CT 扫描图像
显示左右心室表面严重的钙化。

三、病理生理机制

缩窄性心包炎显著影响心脏的充盈,导致心脏各腔室的充盈压升高且均衡,体循环和肺循环的压力也明显增加。心房压明显升高和因收缩末期容积减小引起的早期心室舒张的抽吸作用加强,因此在舒张早期,心室充盈异常增快。在舒张期的早期到中期,因为僵硬的心包使心腔内容积很快达到限定值,导致心室充盈被突然中止,因此,几乎所有的心室充盈都仅发生在舒张早期。

体循环静脉淤血引起肝脏淤血、外周性水肿、腹腔积液、胸腔积液,甚至全身水肿和心源性肝硬化。

心排血量减少导致疲乏、骨骼肌萎缩无力、体重减少。

理论上缩窄性心包炎的心脏收缩功能正常,但因前负荷减少仍然会引起射血分数下降。心肌偶尔会被慢性炎症和纤维化影响导致出现真正的收缩功能不全,有时表现相当严重,与心包切除术后治疗效果不佳有关。

胸内呼吸压力变化向心腔的传递失败也是缩窄性心包炎的重要病理生理特征。这种压力变化持续传递给肺循环,吸气时,胸内压和肺静脉压力的下降不能传递到左侧心腔。因此,正常情况下肺静脉到左心房的压力阶差驱动左心充盈的作用减弱,导致二尖瓣血流减少。吸气时左室充盈减少,右室充盈增加,引起室间隔向左侧移位。呼气时作用相反。

四、临床表现

（一）病史

常有急性心包炎、结核病、心包积液、尿毒症、恶性肿瘤、胸部放射性治疗、创伤、手术等病史。

（二）症状

早期可无明显症状。主要症状与体循环淤血和肺循环失衡有关。

1. 体循环淤血 因上下腔静脉回流障碍导致：①体静脉压升高，毛细血管静水压升高；②长期消耗致低蛋白血症，使血浆胶体渗透压降低；③抵抗力低下、间断感染、炎症等使微血管壁通透性增加；④淋巴回流受阻；⑤心排血量减少致肾小球滤过率下降，钠、水潴留；⑥有效循环血量减少，心房钠尿肽分泌减少，肾素 - 血管紧张素 - 醛固酮系统被激活，肾脏近、远曲小管重吸收钠和水增加，水钠潴留等。上述机制导致体静脉系统组织水肿，表现为腹部饱胀和胃纳不佳及肝大、腹腔积液、胸腔积液、下肢水肿等。

2. 肺循环失衡 因右心回流障碍使左心回心血量下降、肺静脉受压致肺毛细血管压升高、肺循环血流量下降、通气 - 血流比值失衡等因素，导致有效心排血量降低。表现为易倦、乏力、咳嗽、气促、心悸、活动耐量下降、劳力性呼吸困难、端坐呼吸等。

（三）体征

1. 视诊 面部：慢性消耗面容。颈部：颈静脉怒张，吸气时更明显（Kussmaul 征），扩张的颈静脉舒张早期突然塌陷（Freidreich 征）。Kussmaul 征和 Freidreich 征均属非特异性体征，心脏压塞和任何原因的严重右心衰竭，皆可见到。心脏：心尖搏动减弱或消失、心尖呈负性搏动。腹部及下肢：腹腔积液、下肢水肿。

2. 触诊 肝颈静脉征、心前区有舒张期搏动撞击感、下肢凹陷性水肿。

3. 叩诊 心浊音界正常或扩大、腹部移动性浊音等。

4. 心脏听诊 一般心率偏快，心律正常，也可为房性、室性期前收缩，30% 并心房颤动，心音轻而遥远，通常无杂音，部分患者在胸骨左缘第 3~4 肋间可闻及心包叩击音。

5. 周围血管体征 ①血压低、脉搏快，1/3 出现奇脉；②静脉压明显升高，即使利尿后静脉压仍保持较高水平。

6. 其他体征 如黄疸、肺底湿啰音；肝大、腹腔积液比下肢水肿更明显，与肝硬化相似。

五、辅助检查

1. 实验室检查

（1）血常规、血生化、血沉、血电解质检查以明确有无贫血、肝功能损害、低蛋白血症及无内环境紊乱等。

（2）尿常规和肾功能指标有助于尿毒症的排除。

（3）甲状腺功能检查，排除慢性甲状腺功能减退。

（4）D- 二聚体检查有助于肺栓塞的诊断和排除。

2. X 线检查 心影轻度增大呈三角形或球形、左右心缘变直呈"刀削征"，上腔静脉影增宽。心脏搏动减弱或消失。可显示胸膜腔积液。部分患者可有心包钙化影。如果左侧尤其左房室沟病变明显时可以出现肺淤血的表现（图 9-9）。

3. 心电图 没有特异性改变。常见心动过速，

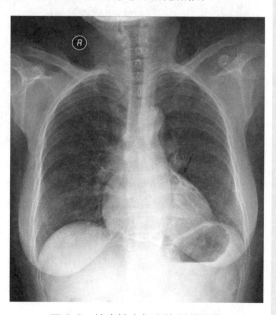

图 9-9 缩窄性心包炎的 X 线影像
X 线片示左心缘可见条状钙化（箭示）。

可有心房颤动、QRS 低电压、T 波低平或倒置。部分患者可见 P 波增宽有切迹。

4. 超声心动图   临床最常用的无创检测手段。可见:①心包增厚,各切面均可显示心包脏层和壁层增厚,回声增强。心包钙化时可见心包明显增强的光带(图 9-10);②心脏外形变形,如缩窄部位位于房室环处则于四腔切面显示心脏形态酷似“葫芦状”。左室长轴切面上因左房增大,测量左房与左室后壁连接处心包表面形成的夹角 <150°;③心室壁运动异常,室壁活动减弱,室间隔舒张期矛盾运动;④下腔静脉、肝静脉扩张;⑤二尖瓣舒张期血流频谱 E 峰呼气时增高,与吸气时相比增高大于 25%,减速时间缩短 <160mm(图 9-11)。

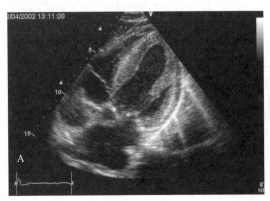
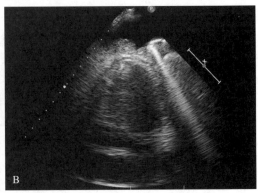

图 9-10   心包增厚的超声心动图影像

A. 剑突下四腔切面示心包增厚,回声增强;B. 心尖四腔切面示心尖部心包脏层、壁层回声增强,增厚,近场为左侧胸腔积液。

5. CT 和 MRI 检查

(1)CT 表现:心包弥漫性或局限性不同程度增厚,常以右室面明显,部分患者可见心包斑点状、弧形、带状钙化(图 9-12)。上、下静脉增宽,左、右心房扩大,室间隔变直。

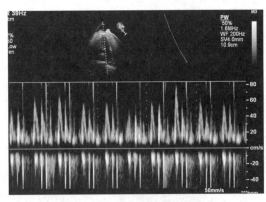
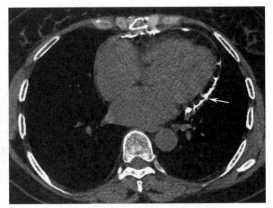

图 9-11   缩窄性心包炎患者二尖瓣血流频谱

二尖瓣口血流舒张早期流速峰值(E 峰)呼气相高于吸气相,即二尖瓣口血流频谱随呼吸发生改变。

图 9-12   缩窄性心包炎的 CT 影像

横轴面心脏 CT 平扫示左心室外心包见弧形钙化(箭头示)。

(2)MRI 表现:心包不规则增厚,脏壁层分界不清,以右心房室旁多见,在 DIR 上表现中等信号强度,内可见斑点状、弧形低信号,为钙化灶。电影序列见心室舒张运动减低,室间隔变直,甚至出现室间隔“跳动”征(septal bounce)(图 9-13)。心房扩大,体静脉扩张。

6. 心导管检查   右心室和 / 或左心室压力曲线呈现舒张早期下限,舒张中晚期高原波的 dip-plateau 征或平方根样改变,左右心室舒张末期压力均等,压力差 <5mmHg(见图 9-14)。

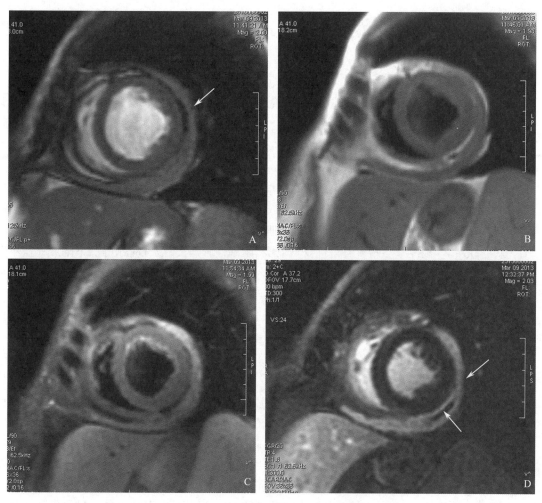

图 9-13 缩窄性心包炎 MRI 影像

A、B、C、D 分别为心脏短轴面亮血序列、T$_1$WI、T$_2$WI 及延迟增强成像。心包明显增厚,可见条状低信号灶(箭示),延迟增强可见增厚心包明显强化(箭示)。

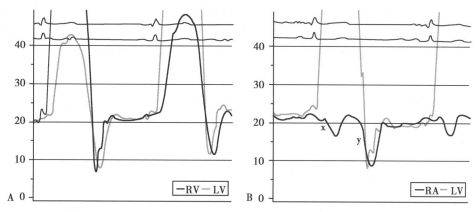

图 9-14 缩窄性心包炎患者的压力记录

A. 同步记录的右心室和左心室压力可看到舒张期心室压力基本相同。因为心室充盈都仅发生在舒张早期,在舒张期的中晚期,因为僵硬的心包使心室充盈被突然中止,心室压力曲线呈舒张早期下限,舒张中晚期高原波的平方根样曲线。B. 同步记录右心房和左心室压力,注意显著的 y 波下降。因为舒张早期右心室舒张未受限,心房快速排空,出现显著的 y 波下降。此点可与心脏压塞鉴别。后者因整个舒张期始终受到压迫限制,而不出现明显的 y 波下降。

RV,右心室;LV,左心室;RA,右心房。

六、诊断与鉴别诊断

(一)诊断

患者无其他心脏病史,无心脏明显增大,而出现颈静脉怒张、肝脏肿大、腹腔积液和静脉压显著升高等体循环淤血体征,应考虑缩窄性心包炎的诊断。结合既往心包炎发作史、胸部 X 线、心电图、心脏超声检查可明确诊断。极少数隐匿性缩窄性心包炎,无明显症状和体征,需要行右心导管检查,盐水负荷试验进一步明确诊断。MRI 可显示心包壁增厚和纤维化。

(二)鉴别诊断

缩窄性心包炎的症状和体征表现,如呼吸困难、右心衰体征、恶液质等与慢性肺心病、心力衰竭、成人甲状腺功能减退症、尿毒症、肝硬化、限制性心肌病等疾病有很多类似之处,需要进行鉴别。

1. 慢性肺心病　慢性肺心病多有慢性支气管炎、阻塞性肺病史;吸气时颈静脉下陷或充盈不明显,Kussmaul 征阴性;动脉血气分析多显示低氧血症合并呼吸性酸中毒;心电图显示右心室肥厚;胸部 X 线片可见肺纹理增粗紊乱,肺气肿、肺动脉高压,可与缩窄性心包炎鉴别。

2. 心力衰竭　心力衰竭患者均有原发的器质性心脏病,体循环淤血可出现颈静脉怒张,但Kussmaul 征阴性;查体心脏明显扩大,可与缩窄性心包炎鉴别。

3. 成人甲状腺功能减退　血清 TT_4、TT_3、FT_4、FT_3 低于正常值;TSH 因病变位置不同,变化不一:原发性甲减症者 TSH 明显升高;垂体性甲减症者血清 TSH 水平低或正常或高于正常,对 TRH 兴奋试验无反应;下丘脑性甲状腺功能减退症血清 TSH 水平低或正常,对 TRH 兴奋试验反应良好。查体:心率缓慢,黏液性水肿。部分患者颅骨平片示蝶鞍增大。这些表现与缩窄性心包炎不同。

4. 尿毒症　多有慢性肾炎、糖尿病肾病史;查体:血压高,贫血明显。尿比重下降或固定,尿蛋白阳性,有不同程度血尿和管型;血生化异常,如血肌酐、尿素氮明显升高,离子紊乱,酸碱失衡;B 超示双肾体积缩小,肾皮质回声增强。这些表现与缩窄性心包炎不同。

5. 肝硬化　有慢性肝病史,可有饮酒史、药物史或输血史,常伴反复上消化道出血。查体:无颈静脉怒张和周围静脉压升高现象,无奇脉,腹壁静脉曲张明显,肝界缩小,可见肝掌、蜘蛛痣等;食管钡透显示食管静脉曲张;血生化异常,如肝功能损害及低蛋白血症、凝血异常。与缩窄性心包炎表现不同。

6. 限制型心肌病　限制型心肌病由于心内膜和心肌受浸润、心肌纤维变性或纤维瘢痕化,心肌顺应性丧失引起心室舒张期充盈受限。血流动力学和临床表现与缩窄性心包炎相似,鉴别诊断困难。限制型心肌病一般无活动性心包炎病史,无奇脉,CT/MRI 不显示心包增厚,心内膜活检可发现淀粉样变或其他心肌浸润性疾病表现,可资鉴别。两者的超声和血流动力学比较见表 9-2。

表 9-2　缩窄性心包炎与限制性心肌病的鉴别

鉴别要点	缩窄性心包炎	限制性心肌病
静脉压明显的 y 波下降	有	无
奇脉	1/3 的患者有	无
心包叩击音	有	无
左右心充盈压均等	是	左侧高于右侧
充盈压 >25mmHg	罕见	常见
肺动脉收缩压 >60mmHg	无	常见
平方根样改变	有	不一定
呼吸对左或右侧心腔压力、血流的影响	非常明显	正常

续表

鉴别要点	缩窄性心包炎	限制性心肌病
心室壁厚度	正常	通常增厚
心房大小	可能有左房增大	双房增大
室间隔抖动	有	无
组织多普勒 E' 波速度	增加	减慢
心包厚度	增厚	正常

七、治疗

(一) 内科治疗

仅个别缩窄性心包炎呈可逆性,如心脏外科手术后出现的短暂的缩窄性心包炎,这些患者在几个月的观察期中往往自发缓解,期间可以给予皮质醇激素进行一个疗程的治疗。

绝大多数患者确定诊断后应早期行外科心包切除术。内科治疗仅限于支持治疗、针对并发症和缓解症状的治疗。多数缩窄性心包炎常伴有营养不良、贫血、低蛋白血症、恶液质、水肿、肺水肿及水、电解质和酸碱平衡紊乱、肝肾功能不全等并发症,手术前应积极纠正。有肺结核病史,应明确无活动性结核时进行手术,术后继续抗结核治疗。限制盐摄入和利尿剂治疗对缓解心脏前负荷和减轻水肿有效,但缩窄性心包炎患者后期的利尿作用有限。窦性心动过速是反射性的,因此应避免使用 β 受体阻滞剂和钙通道阻滞剂来控制心率。合并心房颤动伴快速心室率的患者首选地高辛控制心率,但静息状态下心率不要低于 70~90 次 /min。

(二) 外科治疗

绝大多数患者一旦诊断明确,唯一有效的治疗方法即心包切除术,除非出现心源性恶液质、心源性肝硬化及合并出血性疾病。

手术前改善患者的一般状况至关重要,包括改善营养状况,纠正电解质内环境紊乱、低蛋白血症和贫血,给予低盐饮食和利尿药物等。活动性感染应先抗感染治疗。

手术原则:先出口后入口。剥离顺序依次为:左心室心尖,右心室流出道及肺动脉,右心室,主动脉,右心房,上腔静脉,最后为下腔静脉。通常采用胸骨正中切口,先切开左心前区增厚的心包纤维组织,切开脏心包显露心肌后,即可见到心肌向外膨出,搏动有力。然后,沿分界面细心地继续剥离左心室前壁和心尖部的心包,再游离右心室依次进行。心包切除的范围:两侧达膈神经,上方超越大血管基部,下方到达心包膈面。有些病例的上、下腔静脉入口处形成瘢痕组织环,亦应予以切断松解。剥离时,应避免损破心肌和冠状血管。如钙化斑嵌入心肌、难于剥离时,可留下局部钙斑。

心包剥离后,心脏舒张及收缩功能大多立即改善,出现静脉压下降、静脉血液回流量增多、淤滞在组织内的体液回纳血液循环,同时动脉压升高,脉压增大等病理生理过程。此时心脏的负担加重,应及时根据情况给予强心、利尿等药物。术后要加强对患者的心、肺、肾功能的监测,控制输液量,注意保持水电解质平衡。对于结核性心包炎术后推荐继续抗结核治疗 1 年。

心包切除术的围术期死亡率约为 5%~15%。美国克利夫兰医学中心 1999 年的报道,缩窄性心包炎患者接受心包切除术后平均随访 6.9 年,存活率是 63%,但长期疗效存在较大变异。手术早期死亡率与低心排血量、长时间体外循环、心包切除困难、败血症、出血、肾功能和呼吸功能不全有关。在术前评价为纽约心功能 Ⅲ/ Ⅳ 级症状的这组患者死亡率最高,因此应该尽早进行心包切除术。

(葛建军 王国平 柳剑英 姜志胜)

第四节　心　脏　压　塞

一、病因

各种引起急性或慢性心包炎的疾病,造成大量和/或快速心包积液,均可能导致急性或慢性的心脏压塞(cardiac tamponade)。近年来随着心血管介入诊断和治疗的广泛开展,心脏/血管穿孔或破裂所导致的急性心包炎及心脏压塞也越来越多见。

二、病理生理机制

心脏压塞时血流动力学的改变,通常表现为心房和心包压力同等升高,吸气时动脉收缩压显著下降,产生奇脉或反常脉以及动脉性低血压。尽管,偶尔也会因升高的交感肾上腺素状态引起体循环高血压,但动脉性低血压往往是慢性心包积液的后期体征。由于心包内压力持续升高,导致静脉压相应升高以维持心脏充盈,以防发生心腔的塌陷。尽管心腔内的绝对压力升高了,但是跨壁压(心腔舒张压 – 心包压)实际上是零或负值。前负荷的明显减少是心排血量降低的重要原因。当代偿机制不能维持时就会出现动脉性血压下降。

心腔内压力在整个心动周期中保持升高的状态,仅在心室射血、心脏容积减少时心腔内压力可出现短暂的改善。正常情况下,存在两次静脉回流高峰。第一次出现在心室射血开始,伴心包内压力小幅度下降时静脉回流增加;第二次静脉回流高峰出现在舒张早期三尖瓣开放,心房压下降时。而在心脏压塞时,由于心腔内压力持续升高,仅在心室射血时出现一次静脉回流高峰。严重的心脏压塞,舒张期静脉回流终止,这时心脏容积和心包内压达到最高。心包压力和右房压升高且彼此相等(图9-15)。

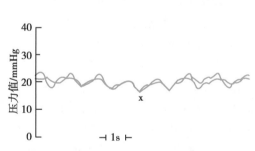

图 9-15　同步记录严重心脏压塞患者的右心房和心包内压力

两者压力均升高且相等,心房压力曲线上仅见到 x 下降波,而没有 y 下降波。吸气时的压力下降是正常的。

尽管心脏压塞时的心室收缩功能强于正常状态,但当静脉压不能继续升高等于心包内压并维持循环时,心脏压塞最终将会是致命性的。一些严重病例,由于心外膜冠状动脉直接受压、异常的跨室壁血流异常分布,会恶化心肌灌注,进一步损害心室收缩功能。

三、临床表现

1. 症状
(1)呼吸困难:由于心包积液快速和/或大量出现,患者有明显的气短或呼吸困难,往往取前倾坐位。
(2)急性循环衰竭:心脏压塞导致心排血量和血压明显下降,出现晕厥、意识丧失。
2. 体征
(1)反射性心率增快。

（2）心排血量降低导致血压下降,脉搏减弱。

（3）体循环淤血特征:颈静脉明显充盈或怒张。

（4）心脏压塞时出现典型的三联征（Beck三联征）:动脉压降低、静脉压升高、心音低弱遥远。

（5）奇脉或反常脉:健康人平静吸气时收缩压下降最多不超过10mmHg。心脏压塞时出现奇脉是这种生理反应的异常放大。心脏压塞时奇脉发生的机制是多方面的。首先,吸气使体循环静脉血回流增加,右侧心腔血容量增加。但心脏总容积由于心脏压塞而固定,因此右心室血容量增加会引起室间隔突向左室,导致左心室舒张期血容量减少;其次,心脏压塞时跨心包压力的增加会减少肺静脉回流;另外,吸气产生的胸内负压传导至主动脉,增加左心室后负荷并减少心搏量;吸气时膈肌运动对心包的牵紧、血管收缩性和阻力的反射性变化以及由于肺淤血引起的用力呼吸都会对反常脉的出现产生影响。

（6）出汗,四肢末梢发凉,周围性发绀,知觉减退。

四、辅助检查

1. **X 线、CT 和 MRI 检查**　急性心脏压塞起病急,病情危重,一般出现在心包积液或积血的快速增加时,心动过速,血压下降等。X 线表现为心影明显增大,呈烧瓶状或球形,心缘弧度消失,CT 或 MRI 更清楚显示心包积液的量和性质。

2. **心电图**　心脏压塞时常常可以见到 QRS 波振幅减低和电交替现象。电交替在心脏压塞或大量心包积液时有一定特异性,但敏感性不高,QRS 波振幅的交替变化与心脏逐跳前后摆动引起的电轴变化有关（图9-16）。

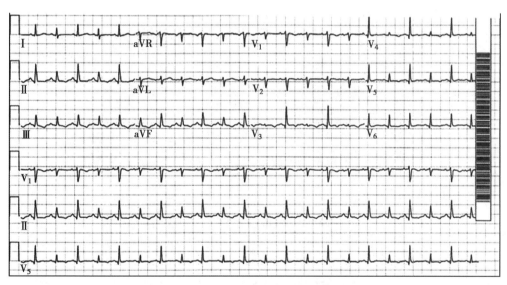

图9-16　心电图（电交替现象）

3. **超声心动图**　心室腔径随呼吸而变化,呼气末右室明显缩小,左室径稍增大,吸气末右室明显增大而左室缩小。右心舒张期塌陷现象:左室长轴切面和心底大动脉短轴切面显示右室前壁和右室游离壁后外侧壁于舒张期向心腔方向移行,室壁塌陷,这种现象是心脏压塞敏感而特异的指标（图9-17）。二尖瓣活动曲线 EF 斜率变慢,DE 幅度变小。右室前壁舒张期向后运动。和左室大小变化相对应的,多普勒超声心动图探查二尖瓣口和三尖瓣口血流频谱可见:吸气时,二尖瓣最大血流速度（E）下降,二尖瓣血流速度的积分（TVI）减低;而三尖瓣最大血流速度（E）及血流速度积分（TVI）增加;二尖瓣充盈时间延长。心包腔内可见大片无回声暗区包绕心脏表面。

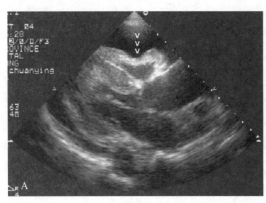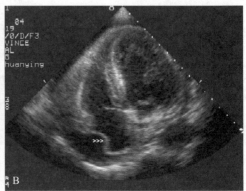

图 9-17　心脏压塞——右心系统舒张期的塌陷现象

A. 胸骨旁左心长轴舒张期图像,右心室前壁可见塌陷(箭头所指处);

B. 舒张期四心腔切面,右房游离壁可见塌陷(箭头所指处)。

4. 中心静脉压测定　见第九章第二节中心静脉压测定部分。

五、诊断与鉴别诊断

(一) 诊断

既往有心包炎、胸部外伤或手术、心血管病介入诊疗等病史,结合呼吸困难、急性循环衰竭的症状和典型的颈静脉怒张、低血压、反常脉或 Beck 三联征、四肢末梢发凉,周围性发绀等体征,诊断心脏压塞症并不困难。再结合心电图的特征性改变,尤其是超声心动图或 CT/MRI 检查结果可进一步明确诊断。

快速诊断是心脏压塞症诊断的关键,尤其在一些特殊临床情况下确定诊断后须立即进行心包穿刺引流和进一步治疗。

(二) 鉴别诊断

1. 呼吸困难　需要与哮喘、肺气肿、介入操作引起的气胸等进行鉴别。

(1)哮喘:多有反复发作的呼吸困难病史,多于接触变应原和理化刺激有关,发作时有呼气相为主的哮鸣音。呼吸功能检查、支气管激发试验、支气管扩张实验及心脏超声可资鉴别。

(2)肺气肿:多有慢性支气管炎病史,桶状胸,呼气相明显延长,结合胸部 X 线、肺功能检查、心脏超声可资鉴别。

(3)介入操作引起的气胸:主要因介入操作时进行颈部或胸部皮下血管穿刺引起,可出现胸痛和呼吸困难症状。血管穿刺过程中发生,穿刺侧呼吸音减低,伴皮下积气。胸部 X 线、超声心动图可资鉴别。

2. 急性循环衰竭　需要与肺栓塞、主动脉夹层、急性心力衰竭等鉴别。

(1)肺栓塞:可出现胸痛、呼吸困难、血压明显下降、心动过速、脉搏减弱、四肢末梢发凉、晕厥和意识丧失。患者可能有骨科手术、卧床、下肢静脉血栓等病死,心电图变化、动脉血气分析、胸部 X 线 / CTA/MRI、肺通气血流灌注显像、D- 二聚体、心脏超声可资鉴别。

(2)主动脉夹层:出现剧烈胸痛、血压升高、突然发生的主动脉瓣关闭不全,伴有双侧肢体脉搏不等,有时主动脉夹层可累及冠状动脉开口引起急性心肌梗死。超声心动图、主动脉 CTA/MAI 有助于鉴别诊断。

(3)急性心力衰竭:可出现呼吸困难和急性循环衰竭。心脏病、高血压史,不能平卧、心脏扩大、奔马律、双肺湿啰音或喘鸣音,血浆 BNP、胸部 X 线、超声心动图可资鉴别。

六、治疗

(一) 心包穿刺和引流术

1. **定义**　心包穿刺术是采用穿刺针经皮穿刺,将心包内异常积液或出血抽吸或通过引流管引流出来,以缓解心脏压塞或获取心包积液,达到治疗或协助临床诊断的操作方法。

2. **心包穿刺术的适应证**　心脏压塞出现急性循环障碍,应施行紧急心包穿刺术;需要心包内注入药物治疗;虽经特殊治疗,心包积液仍进行性增长或持续不缓解;化脓性心包炎;原因不明的心包积液,需要获取积液进行诊断。

3. **心包穿刺术的禁忌证**　①绝对禁忌证:主动脉夹层。穿刺引流可能导致心包内出血增加和夹层扩展,危及生命。②相对禁忌证:患者不能配合,不能保证安全操作;未纠正的凝血障碍、正在接受抗凝治疗、血小板计数 $<50 \times 10^9$/L;积液量少,位于心脏后部,已被分隔的心包积液;无心胸外科后备支持。

心包穿刺和引流的具体方法见相关章节。

(二) 支持和药物治疗

心脏压塞应积极治疗原发病因,在准备心包穿刺的同时应立即给予适当扩容、支持生命的治疗。如合并血容量不足时,给予生理盐水和胶体液;静脉应用升压药物,如多巴胺等;同时给予吸氧等支持治疗。

(罗素新)

思考题

1. 心包膜腔的解剖特点和生理意义有哪些?

2. 心包疾病的常见原因有哪些?

3. 简述不同心包炎的鉴别诊断。

4. 简述急性心脏压塞的诊断和鉴别诊断?

5. 急性心包炎的治疗措施有哪些?

6. 心包穿刺术有哪些适应证和禁忌证,注意事项是什么?

第十章
主动脉及周围血管疾病

第一节　主　动　脉　瘤

真性动脉瘤是由于主动脉壁中层损伤,管壁变薄,在管腔内的高压血流冲击下,向外膨胀、扩张而形成。主动脉直径大小是诊断和治疗主动脉瘤的重要参数。正常成年人主动脉根部直径小于40mm,升主动脉小于35mm,降主动脉小于28mm。主动脉直径超过正常径的1.5倍即诊断为动脉瘤,临床上升主动脉大于50mm,降主动脉大于40mm即诊断为动脉瘤。真性动脉瘤按照部位可分为五类。

1. **升主动脉瘤**　包括主动脉根部和升主动脉。
2. **主动脉弓部瘤**　累及主动脉弓部和头臂动脉。
3. **降主动脉瘤**　先天性峡部动脉瘤常合并心内畸形,主动脉弓发育不良和主动脉缩窄。
4. **胸腹主动脉瘤**　指自左锁骨下动脉以远,至髂动脉分叉范围内,特别是扩张累及膈肌水平及其附近的主动脉瘤。
5. **腹主动脉瘤**　根据瘤体侵犯部位的不同,可分为肾下型和肾周型腹主动脉瘤。肾下型动脉瘤仅累及肾动脉开口以下,占全部腹主动脉瘤的95%以上;肾周型为动脉瘤累及肾动脉开口的腹主动脉。

真性动脉瘤的病因,包括高血压、动脉粥样硬化、先天发育异常、感染、遗传性结缔组织病、外伤、非特异性炎症等。

假性动脉瘤是指主动脉壁全层结构破坏或内膜中层破坏仅残留主动脉壁外膜,使血液溢出血管腔外,并被周围组织或血肿包裹形成的瘤腔,其瘤壁已不存在主动脉壁的三层结构,或仅残存主动脉的外膜。

一、病理生理

主要病理改变是主动脉壁中层弹力纤维变性、断裂或坏死,丧失弹性,导致局部脆弱。由于主动脉内高压血流的冲击,使动脉局部向外膨出、扩大形成动脉瘤,病变大多数为单发,少数为多发。高血压可加速动脉瘤增长或主动脉夹层形成。动脉瘤一旦形成,有不可逆性发展和增大的趋势,根据拉普拉斯(La-place)定律,$T=P \cdot r/2$(T为张力,P为血压,r为瘤体半径),瘤壁承受压力与血压和瘤体的半径成正比,即血压越高,瘤体越大,瘤壁承受的张力越大,破裂的可能性越大,当主动脉直径大于5cm后扩张速度增快。主动脉根部瘤因主动脉窦和瓣环扩大,可引起冠状动脉开口上移和主动脉瓣关闭不全,后者引起左心容量负荷增加及左心室扩大和心肌肥厚,并导致心功能不全。老年患者由于动脉硬化,多合并有高血压、冠心病和脑、肾血管病变。动脉瘤体发展过程中,压迫周围的组织或器官,会产生疼痛、器官功能异常。动脉瘤局部血流产生涡流,可产生血栓,如血栓脱落,可导致远端动脉栓塞。瘤体继续扩大,可破入心包、气管、纵隔和胸腹腔,引起突发的心脏压塞、大咯血等而猝死。

二、临床表现

马方综合征（Marfan syndrome）患者的发病年龄多为25~40岁，先天性动脉瘤为20~30岁，动脉硬化性动脉瘤多在50岁以上，感染性和外伤性动脉瘤多发生在青壮年。主动脉瘤早期均无明显症状。

1. **疼痛**　疼痛性质多为钝痛，也有刺痛。有的疼痛呈持续性，可随呼吸或运动而加剧。疼痛多在前胸部或后背部，腹主动脉疼痛位于腰腹部。

2. **心功能不全与心绞痛**　伴有严重的主动脉瓣关闭不全时，会出现心绞痛，心悸、气短等心功能不全的症状，严重者可出现心力衰竭而致死亡。

马方综合征可有胸廓畸形如扁平胸、漏斗胸或鸡胸，四肢过长，蜘蛛指（趾），晶状体脱位或高度近视，脊柱侧弯等。

因升主动脉或/和弓部主动脉瘤压迫上腔和无名静脉而出现上腔静脉梗阻综合征，则可见颈静脉和胸壁的静脉怒张，面颈部肿胀和青紫等体征。

当有声音嘶哑时，喉镜检查可见一侧声带麻痹。

主动脉瓣二瓣化、狭窄，在主动脉瓣听诊区可闻及收缩期杂音；主动脉瓣关闭不全，可闻及舒张期杂音及相应的外周血管征，并可出现脉压增大、水冲脉、股动脉枪击音和毛细血管搏动征。

腹主动脉瘤患者在腹部可触及搏动性包块。

三、诊断与鉴别诊断

超声心动图和主动脉CTA或MRI检查可以明确诊断。

1. **心电图**　无特异性，有主动脉瓣关闭不全的患者，可出现左室肥厚或高电压。动脉粥样硬化患者可同时显示有冠心病，心肌缺血或损伤的证据。

2. **胸部X线平片**　许多无症状的患者是在胸部X线检查时发现纵隔影增宽，主动脉根部与升主动脉影增大和/或主动脉弓迂曲延长。如果有主动脉瓣关闭不全，心脏影常有不同程度的增大。

3. **超声心动图**　二维或三维超声心动图可显示主动脉的形态，动脉瘤的部位，动脉瘤的大小，分支血管情况，主动脉瓣和二尖瓣的结构，瓣叶活动状态以及心室的大小和收缩舒张功能情况。经食管超声心动图可以提供诊断的精确度。腹部超声检查可确诊腹主动脉瘤。

4. **多排CT与磁共振（MRI或MRA）**　可精确地显示心脏大血管的形态学变化，是诊断主动脉瘤最可靠的方法，对手术方式的选择具有指导意义。可以准确地确定动脉瘤的范围、分支血管情况、主动脉夹层内膜破口的位置，可以替代有创性的心血管造影检查。

5. **心血管造影检查**　属有创检查，具有潜在危险性，已很少作为主动脉瘤的首选检查。在怀疑合并冠心病时，采用此技术有助于确定诊断。

四、治疗

（一）药物治疗

β受体阻断剂、钙通道阻断剂或血管紧张素转化酶抑制剂，有助于减慢主动脉扩张。可试用氯沙坦降低主动脉瘤的扩张速度。

（二）手术治疗

非马方综合征病例主动脉瘤直径大于5.5cm，马方综合征患者主动脉瘤直径大于5.0cm为手术指征。有阳性家族史的主动脉瘤患者手术时机应按照马方综合征患者的标准。对于有症状的主动脉瘤患者,如出现疼痛或压迫症状,无论瘤体的直径大小均应限期手术。

1. 主动脉根部替换术 主动脉瓣替换、主动脉窦人工血管替换、冠状动脉开口移植手术——主动脉根部替换类手术的经典术式。

(1)手术适应证:①主动脉根部瘤合并主动脉瓣病变。② A3 型主动脉夹层。③主动脉炎性病变:大动脉炎或白塞综合征,因主动脉瓣关闭不全需行主动脉瓣替换术的病例。

(2)并发症:①大出血:吻合口出血和缝合针眼出血是最主要原因,如果无法缝合止血,特别是主动脉后壁出血,用瘤壁或心包包裹出血部位并与右房分流往往可以挽救生命。②冠状动脉缺血:主动脉根部替换术后出现冠状动脉缺血的主要原因包括:术前即合并冠心病;主动脉夹层累及冠脉开口;外科操作因素,如冠状动脉张力过大、吻合口扭曲和血肿压迫等。如不及时纠正,可导致严重的后果。③抗凝相关并发症:与主动脉瓣替换术后抗凝相关并发症类似。

2. 戴维手术 应用人工血管替换主动脉窦部和部分升主动脉、保留自身主动脉瓣、冠脉开口移植的手术。包括成形法和再植法。是主动脉根部成形类手术的经典术式。

(1)手术适应证:主动脉瓣叶的质量是戴维手术成功与否的决定因素。主动脉瓣叶柔软、无增厚和明显脱垂,而且反流为中心性,主动脉瓣环小于 30mm,根部瘤小于 60mm,根部非炎性病变。

(2)并发症:①出血:原因是游离主动脉根部和冠状动脉,易导致副损伤,吻合口多、缝合距离长。良好的术野显露、确切的缝合技术是防止出血的重要手段。②心肌缺血:原因是术后冠状动脉张力过大、吻合口扭曲和血肿压迫。冠状动脉吻合时充分显露、良好的吻合技术十分重要。早发现、早处理是治疗冠脉缺血的关键。③主动脉瓣关闭不全:原因是病例选择不当或技术操作不到位。熟练掌握主动脉根部解剖和良好的外科技术是保证手术成功的关键。

3. 升主动脉替换术 用人工血管代替升主动脉的手术。

(1)手术适应证:①升主动脉瘤直径大于 5.0cm;②升主动脉直径不断扩大,增长率大于 1cm/ 年;③升主动脉夹层;④马方综合征或有遗传家族史(猝死或主动脉夹层)患者,升主动脉瘤直径大于4.5cm;⑤主动脉瓣病变需行瓣膜替换时,主动脉根部直径大于 4.0cm 应同期手术;⑥假性动脉瘤:一经诊断,无论有无症状,均应手术治疗。

(2)手术禁忌证:①高龄伴有重要脏器(肝、肾)功能不全,不能耐受体外循环者;②恶病质、痴呆患者;③不可逆性脑损害患者。

4. 惠特手术 治疗冠状动脉开口以远升主动脉病变合并主动脉瓣病变的手术。

(1)手术适应证:升主动脉瘤合并主动脉瓣病变,非马方综合征患者,常见动脉粥样硬化或主动脉二瓣化所致主动脉瓣狭窄或关闭不全伴冠状动脉开口以上升主动脉梭形动脉瘤,主动脉窦部基本正常,无明显扩张,左、右冠状动脉开口无明显上移。

(2)并发症:①出血:吻合口活动性出血或广泛渗血;②恶性心律失常:主要指心室颤动,特别是顽固性室颤;③低心排血量综合征。

5. 主动脉弓部替换术 用人工血管替换病变的主动脉弓部血管的手术。

(1)手术适应证:适用于主动脉弓部瘤、主动脉弓部夹层、主动脉弓部的先天性血管病变等。

(2)体外循环与脑保护:术中需实施经皮多普勒脑血流监测和经皮脑血氧饱和度监测。

(3)脑保护:术中和术后的主要保护手段有低温、选择性顺行脑灌注、经上腔静脉逆行脑灌注、脑保护药物、术野充填 CO_2、术中人工血管充分排气、应用冰帽脑局部降温等。

(4)手术方法

1)近端半弓 / 次全弓替换:适用于主动脉弓近端病变,远端完好者。手术方法类似升主动脉替换,远端需要开放性吻合。

2)全主动脉弓替换:适用于全主动脉弓病变。①岛状吻合法(en bloc 法);②利用四分叉人工血管行全主动脉弓替换。

6. **象鼻手术** 治疗累及升、弓、降部的广泛主动脉瘤的一种手术。在行全弓替换时选择口径大小合适的人工血管(直径 26~28mm,长约 20cm),先向管腔内翻入 8cm,然后将此血管送入降主动脉瘤腔内约 10cm,近心端反折部用 3-0 prolene 与降主动脉近心端连续吻合,固定在主动脉壁上,远端在降主动脉腔内游离,因形状类似大象鼻子而得名。为二期手术提供了简便的方案。

(1)手术适应证:升主动脉、主动脉弓和降主动脉均有瘤样病变的广泛胸主动脉瘤。

(2)并发症:①脊髓缺血和截瘫;②急性肾衰竭。

7. **胸降主动脉替换术** 用人工血管替换胸降主动脉的手术。是治疗主动脉瘤最有效的方法。胸主动脉瘤一旦明确诊断,直径大于 50mm,无论患者有无症状,只要无手术禁忌证,均应及早进行手术治疗。

(1)手术方法:常温阻断下动脉瘤切除人工血管替换术:适用于瘤颈部能够游离钳夹阻断者。可配合应用股股转流或左心转流。

(2)并发症:①截瘫:术中阻断主动脉血流,不但增加左心负担,而且可引起远端重要脏器如脊髓、肝、肾等器官的缺血,尤其是脊髓组织,最易受缺氧的损伤。应用保护性的转流方法,重视肋间动脉的重建,可显著降低此并发症。②肾衰竭:发生率为 2.8%~10.5%。保护措施是术中下半身转流灌注,维持充足的灌注压和流量,术后避免使用肾毒性药物等。③术后出血:胸降主动脉瘤与胸内纵隔周围组织发生粘连或血管吻合不确切引起的吻合口出血。预防措施为尽量少分离瘤体与周围组织的粘连,能够阻断即可,切开瘤体(破瘤而入)做腔内人工血管吻合,把瘤壁修剪缝合包绕人工血管。

8. **腹主动脉替换术** 用人工血管替换病变的腹主动脉的手术。

(1)手术适应证:①有腹痛、腰背痛或伴有泌尿系、消化道症状的(破裂前期)或破裂性腹主动脉瘤。②影像学检查动脉瘤直径大于 5cm。4~5.0cm 直径的腹主动脉瘤应半年随诊 1 次,若动脉瘤直径半年增加 0.5cm,4cm 直径以下的动脉瘤 6 周增加 0.7cm 或 1 年增加 1.0cm 者。③动脉瘤附壁血栓脱落引起远侧动脉栓塞并有缺血症状者。④并发腹主动脉瘤肠瘘、腹主动脉瘤下腔静脉瘘或动脉瘤感染者。

(2)手术禁忌证:①心、肺、肾、肝、脑功能不全,不能耐受手术,或半年内发生心肌梗死者;②同时患有恶性肿瘤或其他致命性疾病,预计患者生存期不超过两年者。

(3)手术方法:动脉瘤切除加人工血管替换。

(4)术后处理:①密切注意腹部体征变化,以及时发现内出血。注意观察下肢颜色、温度变化,检查足背、胫后动脉搏动之强弱,预防和处理下肢动脉栓塞。②及时检查肝、肾、脑功能,发现异常,及时处理。③腹主动脉重建后,因动脉口径粗大,血流速度快,手术后一般不用抗凝血药物、抗血小板药物和溶血栓药物。④应用广谱抗生素至体温、血象正常 3d 停用。⑤术后尽早下床活动。1 个月内避免剧烈运动,防止吻合口撕裂。⑥持续胃肠减压,避免腹胀。补充营养,每日热量在 35kcal/kg 以上,纠正贫血及低蛋白血症。术后禁食待排气后进少量流质,逐渐恢复正常饮食。同时可给予增加胃肠动力药物和调节肠道菌群药物。

9. **胸腹主动脉替换术** 用人工血管替换病变的胸腹主动脉的手术。

(1)手术适应证:此类动脉瘤分五型,最复杂者是左锁骨下动脉开口远端至双髂动脉的广泛动脉瘤。

(2)手术禁忌证:手术创伤极大,高龄,或有重要脏器功能不全,心脏及升主动脉近端病变需要治疗而不能耐受手术的,都是手术禁忌。

(3)手术方法:有四种手术方式:左心转流胸腹主动脉替换术;股股转流胸腹主动脉替换术;深低温分段停循环胸腹主动脉替换术;常温下非体外循环胸腹主动脉替换术。

(4)并发症:①截瘫:胸腹主动脉替换术的截瘫发生率为 3.6%。其中以Ⅱ型病变最多见,为 6.3%;②肺部并发症;③肾衰竭;④出血渗血;⑤胃肠功能障碍;⑥感染;⑦食管损伤;⑧脑并发症;⑨心脏并发症。

第二节　主动脉夹层

　　主动脉壁内膜和中层撕裂形成内膜撕裂口,使中层直接暴露于管腔,主动脉腔内血液在脉压的驱动下,经内膜撕裂口直接穿透病变中层,将中层分离形成夹层的疾病,是一种病情凶险、进展快、死亡率高的急性主动脉疾病。

一、发生机制和病理生理

　　内膜撕裂口:主动脉夹层始于内膜撕裂口。内膜撕裂口多数发生在主动脉腔内流体动力学压力最大或变化最大的管壁处,即升主动脉(窦上数厘米)外右侧壁或降主动脉近端(左锁骨下动脉开口以远)的动脉韧带处。主动脉腔内血液经内膜撕裂口将中层分离形成夹层,夹层沿主动脉壁纵向和环形扩展,扩展范围可局限或广泛,典型的夹层为顺向剥离,即从近端内膜撕裂口处向主动脉远端扩展,有时也会从内膜撕裂口逆向剥离。夹层环形撕裂通常占主动脉管腔周径的1/2~2/3;少数主动脉管腔环形撕裂。极罕见的急性 Stanford A 型主动脉夹层伴内膜套叠,即升主动脉内膜呈环形撕裂和断裂,断裂内膜在血流推动下,向升主动脉远端或主动脉弓方向移动形成内膜套叠。10%~20% 的内膜撕裂口位于主动脉弓部,夹层可逆向升主动脉和顺向胸降主动脉进展。少数内膜撕裂口位置更远,发生于胸降主动脉或腹主动脉。主动脉壁中层分离后被血液充盈形成一个假腔,即所谓的双腔主动脉。剪切力可以导致主动脉夹层中远段内膜片进一步撕裂形成内膜再破口,为假腔内血流提供出口,从而降低假腔内压力。通常内膜再破口发生在主动脉分支血管处或附近,一至数个不等。

　　假腔和真腔:真腔受压变窄或塌陷是主动脉夹层最重要、最基本的病理生理改变。真腔和假腔之间的内膜和部分中膜构成内膜片,假腔血液常常破入心包、胸腔(通常左胸腔),偶尔也可破入腹腔。形成纵隔血肿或心包腔、胸腔积血。假腔逐渐扩张,受累的主动脉管径明显增大,形成主动脉夹层动脉瘤。主动脉真腔受压变窄或塌陷,累及动脉各分支血管,可导致脏器缺血或梗死改变,特别是冠状动脉、头臂动脉、脊髓动脉和腹腔脏器血管(如腹腔动脉、肠系膜上动脉、左右肾动脉)及双髂总动脉。如果真腔明显受压变窄引起分支血管缺血,称为动力性缺血,即狭窄或闭塞的分支血管是真腔供血。应用外科手术、覆膜支架植入术和开窗术可降低假腔压力,使受累分支血管部分或完全恢复血流缓解脏器缺血。如果受累分支血管完全血栓性闭塞或完全由假腔或真假腔同时供血,称为静力性缺血。静力学缺血患者预后不良:①在急性期出现不同程度脏器缺血症状,如急性心肌梗死、脑卒中、截瘫、肠坏死和下肢缺血等,需急诊手术治疗或介入治疗;②大部分静力学缺血患者,外科手术、覆膜支架植入术和开窗术后,脏器缺血会得到相当改善;③少部分静力学缺血患者的脏器缺血或分支血管灌注没有改善,出现相关脏器不可逆性损害。

二、临床表现

　　主动脉壁撕裂的症状:胸背部剧烈疼痛:占 74%~90%。①无心电图 ST-T 改变;②疼痛剧烈,止痛措施难以奏效;③疼痛不向肩背部放射,沿着主动脉走行扩展。

　　脏器缺血的症状:①夹层累及冠状动脉开口可导致急性心肌梗死或左心衰竭,患者可表现典型冠状动脉综合征,如胸痛、胸闷和呼吸困难,心电图 ST 段抬高和 T 波改变。②夹层累及无名动脉或左颈总动脉可导致中枢神经症状,3%~6% 的患者发生脑血管意外,出现偏瘫、失语或昏迷。夹层影响脊髓动脉灌注时,脊髓局部缺血或坏死可导致下肢轻瘫或截瘫。③夹层累及一侧或双侧肾动脉可有血尿、无尿和严重高血压,甚至急性肾衰竭。④夹层累及腹腔动脉、肠系膜上及肠系膜下动脉,可表现为急腹症及肠坏死等。偶尔腹腔动脉受累引起肝脏梗死或脾脏梗死。⑤累及下肢动脉可出现急性下肢缺血症状,如无脉、疼痛等。患者呈痛苦病容,重症者有休克表现,神情淡漠,四肢潮凉、苍白、少尿或无尿,但血压多可在正常范围。四肢动脉双侧颈动脉搏动可不对称,血压可有差别,有主动脉瓣关闭不全者于主动脉瓣听诊区可闻舒张期杂音,腹部亦可听到血管杂音。

三、分型

(一) DeBakey 分型

DeBakey 根据主动脉夹层部位分三型。

DeBakey Ⅰ型:内膜破口位于升主动脉近端,夹层累及升主动脉和主动脉弓,范围广泛者,可同时累及胸降主动脉和腹主动脉。

DeBakey Ⅱ型:内膜破口位于升主动脉,夹层范围局限于升主动脉。

DeBakey Ⅲ型:破口位于左锁骨下动脉开口以远,升主动脉和主动脉弓未受累,夹层范围局限于胸降主动脉者为Ⅲa,夹层广泛,同时累及腹主动脉者为Ⅲb。

DeBakey Ⅰ型和Ⅱ型夹层的首选治疗方法为手术治疗。DeBakey Ⅲ型夹层的治疗方法为保守治疗或介入治疗。降主动脉明显扩张或出现并发症时,才考虑手术治疗。

(二) Stanford 分型

按主动脉夹层发生的部位和范围进行的分型。

Stanford A 型:凡夹层累及升主动脉,包括 DeBakey Ⅰ型和 DeBakey Ⅱ型夹层。

Stanford B 型:累及胸降主动脉及其远端的夹层为 Stanford B 型,即 DeBakey Ⅲ型。

Stanford A 型夹层的首选治疗方法为手术治疗。Stanford B 型夹层的治疗方法为保守治疗或介入治疗。降主动脉明显扩张或出现并发症时,才考虑手术治疗。

四、主动脉夹层的治疗

包括药物治疗和手术治疗。

(一) 药物治疗

恰当的药物治疗不仅是主动脉夹层的非手术治疗方法,同时也是手术前、术后处理的重要手段。一旦确诊为急性主动脉夹层,甚至高度怀疑主动脉夹层而伴有高血压时,即应当给予适当的药物治疗,以控制血压和心排血量,防止主动脉破裂和夹层继续发展。对症镇静、镇痛、镇咳,控制左心衰竭。卧床,保持大便通畅,纠正水电解质失衡及调整好营养。在药物治疗过程中对患者进行持续监护,包括神志、四肢动脉压和脉搏、中心静脉压、尿量、心电图及胸、腹部体征等。

(二) 手术治疗

手术适应证:Stanford A 型主动脉夹层,均应在确诊后急诊手术。Stanford B 型主动脉夹层急性期手术治疗效果与药物治疗大致相同,且截瘫发生率及死亡率较高。BS 型夹层适合介入治疗。对不适合介入治疗的 Stanford B 型急性主动脉夹层应采用积极的药物治疗,出现以下情况任何之一均应急诊手术:有主动脉破裂征象(大量胸腔积血,出血性休克);有主动脉破裂倾向者(药物治疗不能控制高血压,疼痛不能缓解,主动脉直径短期内迅速增大);重要脏器供血障碍。慢性期患者,如主动脉直径不断增大,或有局限隆起,而不适合介入治疗者也应采用手术治疗。

(三) 孙氏手术

全称主动脉弓替换加支架象鼻手术。应用四分叉人工血管在选择性脑灌注下完成全主动脉弓部替换,同时植入支架象鼻治疗胸降主动脉病变。是手术治疗累及升、弓、降部广泛主动脉疾病的经典术式。

手术适应证:① Stanford A 主动脉夹层中的 C 型;②部分 BC 型主动脉夹层;③马方综合征或有家族主动脉疾病史的 B 型主动脉夹层;④累及主动脉升、弓、降部的胸主动脉瘤。

(四) 支架血管直视修复术

在深低温停循环选择性脑灌注下,经主动脉弓向胸降主动脉近端直视植入支架人工血管,其近端与降主动脉缝合一周。此术式扩展了累及左锁骨下动脉的 B 型夹层的手术。便于一期治疗 B 型夹层合并心脏病的病例。术中支架象鼻较传统象鼻更容易植入,进一步简化了手术过程;支架人工血管象鼻可作为远端吻合口的内衬,减少术后出血;支架的支撑作用可以提高远端假腔闭合率。

手术适应证:①累及主动脉弓部的 B 型主动脉夹层(BC 型);②合并心脏病,主动脉根部或升主动脉病变的 B 型主动脉夹层;③累及主动脉弓降部的胸主动脉瘤。

(五) 覆膜支架主动脉腔内修复术

经股动脉植入覆膜支架,即以覆膜支架封闭原发内膜破口,并扩张真腔,压缩假腔,促使主动脉重构,防止主动脉破裂,改善远端缺血分支血管血供。

手术适应证 BS 型夹层:①夹层破裂或具破裂倾向;②血流动力学不稳定;③腹部脏器或下肢缺血;④胸痛反复发作、难以控制的高血压;⑤典型胸降主动脉瘤和腹主动脉瘤。除临床适应证外,主动脉夹层介入治疗还有其自身的影像学适应证:①锚定区正常主动脉直径 ≤ 40mm;②髂股动脉无高度扭曲或弥漫狭窄,股动脉直径大于支架输送系统直径;③腹腔主要分支起自假腔时附近需存在较大再破口;④覆膜支架远端锚定区内膜片要完整。

(六) 主动脉复合手术

传统外科手术和介入手术相结合治疗主动脉疾病的方法。

1. 手术适应证　①一般情况差,不能耐受体外循环和 / 或深低温停循环手术;②头臂血管与动脉瘤之间没有理想锚定区,支架释放后会封闭头臂血管;③腹主动脉重要分支在动脉瘤内,支架植入后会影响腹部重要脏器的供血;④真性动脉瘤和假性动脉瘤往往不会成角、钙化且具有足够长的锚定区,更适合复合手术。

手术禁忌证:①头臂血管受累严重,患者处于昏迷状态;②腹部重要脏器受累,如出现肠坏死等;③马方综合征(Marfan syndrome)、埃勒斯 - 当洛斯综合征(Ehlers-Danlos syndrome)和洛伊 - 迪茨综合征(Loeys-Dietz syndrome)等结缔组织病为相对禁忌证;④重要分叉血管游离困难,无法转流的患者。

2. 手术方法

(1)主动脉弓的复合手术:胸主动脉解剖分区:0 区从窦管交界至无名动脉起始部远端;1 区从无名动脉起始部远端至左颈总动脉起始部远端;2 区从左颈总动脉起始部远端至左锁骨下动脉起始部远端;3 区为主动脉峡部(距左锁骨下动脉起始部远端 2cm);4 区为主动脉峡部以远的胸降主动脉。

锚定区在 0 区的复合手术方式是弓上动脉去分支化,使用分叉人工血管行升主动脉到无名动脉、左颈总动脉和左锁骨下动脉的转流。

锚定区位于 1 区的需要行左颈总动脉和左锁骨下动脉转流。

锚定区位于 2 区的需要行左锁骨下动脉转流。

(2)累及腹主动脉重要分支的复合手术:适合无法耐受传统开放性手术治疗的累及腹主动脉重要分支的动脉瘤患者。一期开腹手术,将内脏动脉移位于主动脉瘤远端或者髂动脉,吻合完成后结扎内脏动脉起始处;二期或同期行腔内修复术。

胸腹主动脉瘤 Crawford 分型,Ⅰ 型:病变累及胸降主动脉全程,肾动脉以上;Ⅱ 型:病变累及胸腹主动脉全程;Ⅲ 型:病变累及远端胸主动脉(第 6 胸椎平面以下)及腹主动脉全程;Ⅳ 型:病变累及腹主动脉全程,包括内脏动脉(膈肌平面以下);V型:病变累及下段胸降主动脉(第6胸椎平面以下),肾动脉以上。

内脏动脉转流方式。①Ⅰ型胸腹主动脉瘤:肾动脉上方有足够的远端锚定区,重建腹腔干动脉和肠系膜上动脉。肾动脉上方没有足够的远端锚定区,腹腔内四个重要分支均需重建。②Ⅱ型、Ⅲ型、Ⅳ型胸腹主动脉瘤的手术方法:四根腹腔重要分支均需要重建。

(孙立忠)

第三节　周围血管病

一、动脉粥样硬化性外周血管疾病

动脉粥样硬化性外周血管疾病是指外周动脉因粥样硬化性病变导致狭窄或闭塞的一类疾病,包括下肢动脉硬化性闭塞症及颈动脉、锁骨下动脉、内脏动脉硬化狭窄性疾病等。此处主要讲述下肢动脉硬化性闭塞症和颈动脉硬化狭窄性疾病。

下肢动脉硬化性闭塞症

下肢动脉硬化性闭塞症(arteriosclerosis obliterans,ASO)是全身动脉硬化病变的重要组成部分,发生在大、中动脉,以腹主动脉远端及髂-股-腘动脉最易受累,可引起下肢慢性缺血。男性多见,发病年龄多在45岁以上,发生率有增高趋势。往往同时伴有其他部位的动脉硬化性病变。

（一）病因与发病机制

病因尚不完全清楚。流行病学研究发现吸烟、高脂血症、高血压、糖尿病、肥胖、血浆纤维蛋白原升高等是高危因素。

发病机制主要有以下几种学说:①内膜损伤及平滑肌细胞增殖,细胞生长因子释放,导致内膜增厚及细胞外基质和脂质积聚;②动脉壁脂代谢紊乱,脂质浸润并在动脉壁积聚;③血流冲击在动脉分叉部位造成的剪力,或某些特殊的解剖部位(如股动脉的内收肌管裂口处),可对动脉壁造成慢性机械性损伤。

（二）病理

动脉硬化性病变始于动脉内膜,再延伸至中层,一般不累及外膜。主要病理表现为内膜出现粥样硬化斑块,中膜变性或钙化,血管腔内有继发血栓形成,最终使管腔狭窄,甚至完全闭塞。血栓或斑块脱落,可造成远侧动脉栓塞。患肢可发生缺血性改变,严重时可引起肢端坏死。部分病例可伴有腹主动脉瘤。

虽然动脉硬化性病变是一种全身性疾病,但分布不均匀,动脉分叉部分最易受累。斑块在大动脉的分叉处、管壁后方和分叉的锐角处最多见。腹主动脉、髂动脉、股动脉以及腘动脉的分叉处均是病变集中的部位,位于收肌管内的股浅动脉也是病变多见的部位。

（三）临床表现

症状的轻重与病程进展、动脉狭窄及侧支代偿的程度相关。早期症状为患肢冷感、苍白,进而出现间歇性跛行。病变局限在主-髂动脉者,疼痛在臀、髋和股部,可伴有阳痿;累及股-腘动脉时,疼痛在小腿肌群。后期,患肢皮温明显降低、色泽苍白或发绀,出现静息痛,肢体远端缺血性坏疽或溃疡。慢性缺血可引起皮肤及其附件的营养性改变、感觉异常及肌萎缩。患肢的股、腘、胫后及足背动脉搏动减弱或不能触及。

（四）辅助检查

鉴于本症为全身性疾病，应作详细检查，包括血脂测定，心、脑、肾、肺等脏器的功能与血管的检查及眼底检查。下列检查有助于诊断及判断病情。

1. **一般检查**　四肢和颈部动脉触诊及听诊，记录间歇性跛行时间与距离，对比测定双侧肢体对应部位皮温差异，及肢体抬高试验（Burger 试验）。

2. **超声多普勒**　应用多普勒听诊器，根据动脉音的强弱判断血流强弱。超声多普勒血流仪记录动脉血流波形，正常呈三相波，波峰低平或呈直线状，表示动脉血流减少或已闭塞。对比同一肢体不同节段或双侧肢体同一平面的动脉压，如差异超过 20mmHg，提示压力降低侧存在动脉阻塞性改变。计算踝/肱指数（ABI，踝部动脉压与同侧肱动脉压比值），正常值为 0.91~1.40，≤ 0.90 提示动脉缺血，<0.40 提示严重缺血。此检查还可显示管壁厚度、狭窄程度、有无附壁血栓及测定流速。

3. **CTA 和 MRA 检查**　已成为下肢动脉硬化性闭塞症首选的检查方法。

4. **DSA 检查**　对下肢动脉硬化性闭塞症有重要诊断价值，DSA 典型特征为：受累动脉严重钙化，血管伸长扭曲，管腔弥漫性不规则"虫蚀状"狭窄或节段性闭塞。

（五）诊断与鉴别诊断

1. **诊断**　根据典型的发病年龄、病史、临床表现和高危因素，体检发现动脉搏动减弱或消失，听诊有时闻及动脉收缩期杂音等应考虑到本病。结合前述检查的阳性结果，诊断即可确立。

2. **鉴别诊断**　本病除了需排除非血管疾病如腰椎管狭窄、椎间盘突出、坐骨神经痛、多发性神经炎及下肢骨关节疾病等引起的下肢疼痛或跛行外，尚应与下列动脉疾病作鉴别。

（1）血栓闭塞性脉管炎：多见于青壮年，主要为肢体中、小动脉的节段性闭塞，往往有游走性浅静脉炎病史，不常伴有冠心病、高血压、高脂血症与糖尿病。

（2）多发性大动脉炎：多见于青年女性，主要累及主动脉及其分支起始部位，活动期常见红细胞沉降率增高及免疫检测异常。

（3）糖尿病足：以糖尿病及其多脏器血管并发症同时存在为特点，除了因糖尿病动脉硬化引起肢体缺血临床表现外，由感觉神经病变引起肢体疼痛、冷热及振动感觉异常或丧失，运动神经病变引起足部肌无力、萎缩及足畸形，交感神经病变引起足部皮肤潮红、皮温升高与灼热痛。感染后引起糖尿病足溃疡或坏疽，多见于趾腹、足跟及足的负重部位，溃疡常向深部组织（肌腔、骨骼）潜行发展。

（六）分期

下肢动脉硬化性闭塞症根据病情严重程度，可按 Fontaine 法分为四期。

1. **Fontaine I 期，轻微症状期**　患肢无明显临床症状，或仅有麻木、发凉自觉症状，检查发现患肢皮肤温度较低，色泽较苍白，足背和/或胫后动脉搏动减弱；踝/肱指数 ≤ 0.90。但是，患肢已有局限性动脉狭窄病变。

2. **Fontaine II 期，间歇性跛行期**　以间歇性跛行为主要症状，是下肢动脉硬化性闭塞症的特征性表现。间歇性跛行（claudication）为运动性疼痛，常在步行中出现供血不足部位的沉重、乏力、胀痛、钝痛、痉挛痛或锐痛，或肢端的明显麻木感，迫使患者止步，休息片刻后疼痛缓解，周而复始。从开始行走到出现疼痛的时间，称为跛行时间，其行程称为跛行距离。根据最大跛行距离分为：II a，>200m；II b，≤ 200m。患肢皮温降低、苍白更明显，可伴有皮肤干燥、脱屑、趾甲变形、小腿肌萎缩。足背和/或胫后动脉搏动消失。下肢动脉狭窄的程度与范围较 I 期严重，肢体依靠侧支代偿而保持存活。

3. **Fontaine III 期，静息痛期**　以静息痛为主要症状。疼痛多在患肢前半足或趾端，疼痛剧烈且持续，夜间更甚，迫使患者辗转或屈膝护足而坐，或借助肢体下垂以求减轻疼痛。除 II 期所有症状加重外，可伴有患肢营养性改变，表现为皮肤呈蜡纸样，趾甲生长缓慢且变形增厚，患足潮红但上抬时转为苍白色，小腿肌肉萎缩。动脉狭窄广泛、严重，侧支循环已不能代偿静息时的血供，组织濒临坏死。

4. **Fontaine IV 期，溃疡和坏死期**　症状继续加重，患肢除静息痛外，出现趾端发黑、干瘪、坏疽或缺血性溃疡。如果继发感染，干性坏疽转为湿性坏疽，出现发热、烦躁等全身毒血症状。病变动脉完全闭塞,踝/肱指数<0.40。侧支循环所提供的血流,已不能维持组织存活。

（七）治疗

疾病各期的治疗目标不同,Fontaine Ⅰ期的目标是延缓疾病的发展,Fontaine Ⅱ期是增加行走距离,Fontaine Ⅲ、Ⅳ期是尽可能保存肢体。

1. **非手术治疗**　主要目的为降低血脂和血压,稳定动脉斑块,控制糖尿病,改善高凝状态,扩张血管及促进侧支循环。一般治疗包括:控制体重,严格禁烟,进行适当的步行锻炼。药物治疗适合早中期患者、术后患者和无法耐受手术的患者。可应用抗血小板聚集与扩张血管药物,如阿司匹林、双嘧达莫、前列腺素 E,以及降脂药物等。出现继发血栓形成时,可先溶栓治疗,待进一步检查后决定后续治疗方案。

2. **手术治疗**　主要目的为通过血管腔内治疗或开放手术的方法,重建动脉通路。

（1）经皮腔内血管成形术（percutaneous transluminal angioplasty,PTA）合并支架术（stenting）:属微创治疗,术后恢复快,疗效肯定,现已成为下肢动脉硬化性闭塞症的首选治疗方法。经皮穿刺插入球囊导管至动脉狭窄段,以适当压力使球囊膨胀,扩大狭窄管腔,恢复血流,结合支架的植入,可以提高远期通畅率。应用腔内治疗处理髂动脉、股动脉及其远侧动脉单个甚至多处狭窄或闭塞病变,大部分病例可取得挽救肢体的近期效果。目前临床上也发展了一些新的微创治疗方法,例如粥样斑块旋切术、激光血管成形术等（图 10-1）。

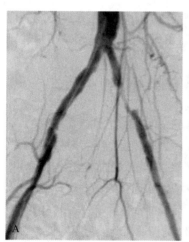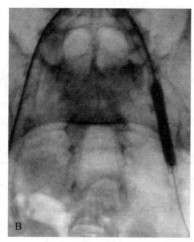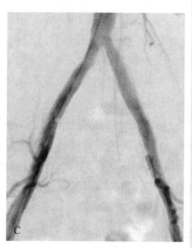

图 10-1　左侧髂动脉 PTA 合并支架植入术
A. 左侧髂动脉闭塞;B. 髂动脉 PTA;C. PTA 后放置支架。

（2）血栓内膜切除术:采用开放手术切除病变段动脉增厚的内膜、粥样硬化斑块及继发血栓,主要适用于短段的股总动脉闭塞或狭窄等病变者。

（3）旁路转流术:采用自体静脉或人工血管,于闭塞段近、远端之间作搭桥转流。主-髂动脉闭塞,可采用主-髂或股动脉旁路术。对全身情况不良者,则可采用较为安全的解剖外旁路术,如腋-股动脉旁路术。如果患侧髂动脉闭塞,对侧髂动脉通畅时,可作双侧股动脉旁路术。股-腘动脉闭塞者,可用自体大隐静脉或人工血管作股-腘（胫）动脉旁路术,远端吻合口可以作在膝上腘动脉、膝下腘动脉或胫、腓动脉,或在踝部胫前、后动脉,应根据动脉造影提供的依据作选择。施行旁路转流术时,应具备通畅的动脉流入道和流出道,吻合口应足够大,尽可能远离动脉粥样硬化病灶。局限的粥样硬化斑块,可先行内膜剥脱术,为完成吻合创造条件。

（4）静脉动脉化:仅适用于无流出道而严重静息痛的患者,但中远期疗效不佳。

3. **创面处理**　干性坏疽创面,应予消毒包扎,预防继发感染。感染创面可作湿敷处理。组织坏死界限明确者,或严重感染引起毒血症者,需作截肢(趾)术。合理选用抗生素。

颅外颈动脉硬化狭窄性疾病

颅外颈动脉硬化狭窄性疾病(extracranial carotid stenotic disease)指颅外段颈总动脉或颈内动脉因粥样硬化性狭窄或闭塞可能引起短暂性脑缺血发作和缺血性脑卒中的疾病。脑卒中患者中缺血性卒中占 80% 左右,其中 25%~30% 的颈动脉狭窄与缺血性脑卒中有着密切的关系。

(一) 病因与发病机制

颅外颈动脉硬化狭窄性疾病是全身性动脉硬化在颈动脉的表现。其危险因素包括:高血压、吸烟、糖尿病、高脂血症等。

引起脑缺血症状的发病机制主要有:①在颈动脉粥样硬化斑块形成中,表面可有胆固醇结晶或其他粥样物质碎屑不断脱落,碎屑本身可形成栓子流至远端颅内血管形成栓塞;②碎屑脱落后,斑块内胶原等促血栓形成的物质暴露,血栓形成后不断脱落导致远端血管反复栓塞;③狭窄或闭塞造成远端脑组织血流低灌注;④动脉壁结构破坏致颈动脉夹层或内膜下血肿等原因导致血管狭窄或闭塞。

(二) 病理

颅外颈动脉硬化狭窄性疾病的病理与下肢动脉硬化性闭塞症相似。病变特点是主要累及颈动脉分叉及颈内动脉起始处,可导致相应器官供血区的血运障碍。

(三) 临床表现

根据是否产生脑缺血性神经症状,分为无症状性狭窄和有症状性狭窄两类。

1. 无症状性狭窄 既往 6 个月内无颈动脉狭窄所致的短暂性脑缺血发作、缺血性脑卒中或其他相关神经症状,只有头晕或轻度头痛的临床表现。但此类患者仍可存在颈动脉重度狭窄或溃疡性斑块形成,应予以重视。

2. 有症状性狭窄 既往 6 个月内有颈动脉狭窄所致的短暂性脑缺血发作、缺血性脑卒中或其他相关神经症状中的一项或多项。

(1)短暂性脑缺血发作(transient ischemic attack,TIA):是指由于脑或视网膜局灶性缺血所致的、不伴急性梗死的短暂性神经功能缺损发作。TIA 的临床症状一般多在 1~2h 内恢复、不遗留神经功能缺损症状和体征,且影像学上没有急性脑梗死的证据。临床表现有:一过性黑矇或视野缺失、构音障碍、中枢性言语障碍、失语、肢体笨拙或偏瘫,肢体麻木或麻痹,大多数在数分钟内就可恢复。

(2)缺血性脑卒中(ischemic stroke):又称脑梗死,是指脑部因血液循环障碍所致的局限性脑组织的缺血性坏死或软化。常表现为一侧肢体感觉障碍、偏瘫、失语、昏迷、脑神经损伤等相应的神经功能缺失症和影像学特征。

(3)其他脑缺血症状:患者有颈动脉重度狭窄或闭塞时可以表现为思维模糊、体位性眩晕、双眼失明、共济失调、头晕、眩晕等症状。脑动脉灌注不足往往在突然坐起或站立时发生。

(四) 辅助检查

超声是筛查首选的检查方法,可准确诊断胸腔外及颅外段颈动脉的病变部位及程度,而且可以通过回声的高低,回声强弱的均匀程度来辅助判断斑块的稳定性。经颅多普勒超声(TCD)检查可以评估 Willis 环、颈外动脉、眼动脉等血管的交通情况,辅助治疗及手术方案制定。CTA 和 MRA 可以对颅内血管和颈动脉进行三维重建。DSA 检查仍然是"金标准",有助于观察主动脉弓的类型、颈动脉狭窄病变的性质(如狭窄部位、狭窄程度、斑块的整体形态、斑块有无溃疡)、对侧颈动脉、椎动脉和颅内 Willis 环的完整性等。根据血管造影颈动脉内径缩小程度将颈内动脉的狭窄程度分为 4 级:①轻度狭窄:<30%;②中度狭窄:30%~69%;③重度狭窄:70%~99%;④完全闭塞:>99%。

(五) 诊断与鉴别诊断

具有高危因素的人群,伴有相应临床表现,再结合病史、体格检查和辅助检查可进行诊断。对无明显症状者,也应予以重视。

本病需与慢性炎症性动脉炎(Takayasu 动脉炎、巨细胞动脉炎、放射性动脉炎)、纤维肌性发育不良、颈动脉迂曲等因素所致的颈动脉狭窄相鉴别。

（六）治疗

目的是预防 TIA 和缺血性脑卒中的发生。

1. 非手术治疗 ①控制危险因素，其中戒烟和控制高血压尤为重要；②药物治疗：抗血小板药物联合降脂药物是轻、中度颈动脉狭窄和术后患者主要治疗方法。

2. 手术治疗 主要包括开放手术颈动脉内膜切除术（carotid endarterectomy，CEA）和腔内治疗颈动脉支架成形术（carotid artery stent，CAS）。应根据患者的自身疾病情况选择合理的治疗方式，两种手术不推荐应用于因卒中导致严重后遗症的患者。

（1）颈动脉内膜切除术：该术式已被视作预防卒中的有效方法，同时也是治疗颈动脉狭窄的经典术式。CEA 的绝对适应证：有症状性颈动脉狭窄，且无创检查颈动脉狭窄度 ≥ 70% 或血管造影发现狭窄超过 50%。相对适应证：①无症状性颈动脉狭窄，且无创检查狭窄 ≥ 70% 或血管造影发现狭窄 ≥ 60%；②无症状性颈动脉狭窄，且无创检查狭窄度 <70%，但血管造影或其他检查提示狭窄病变处于不稳定状态。禁忌证：① 12 个月内颅内自发出血；② 30d 内曾发生大面积脑卒中或心肌梗死；③ 3 个月内有进展性脑卒中；④伴有较大的颅内动脉瘤，不能提前处理或同时处理者；⑤慢性颈动脉完全闭塞；⑥凝血功能障碍，对肝素以及抗血小板类药物有禁忌证者；⑦无法耐受麻醉者；⑧重要脏器如心、肺、肝和肾等严重功能不全者；⑨严重痴呆。

（2）颈动脉支架成形术：该术式创伤小、恢复快。被认为可替代 CEA 的治疗方法，其手术适应证类同于 CEA。但是对于 CEA 后再狭窄、高位颈动脉狭窄、颈动脉放射性狭窄和全身状况不能胜任 CEA 手术者，CAS 有其优越性。CAS 的禁忌证：①颈动脉严重长段钙化；②介入治疗无法到达的病变（主动脉弓分支严重扭曲、无合适导入动脉、主动脉弓解剖特殊）；③ CEA 的部分禁忌证也适用于 CAS。CAS 目前已在国内外较广泛地开展，临床研究的结果证实其中期疗效不亚于 CEA，远期疗效有待于进一步评判。

二、血栓闭塞性血管炎

（一）病因与发病机制

血栓闭塞性血管炎发病机制尚不明确。现认为该疾病与吸烟有着密不可分的关系。其它包括基因、自身免疫、血液高凝状态、口腔感染，以及内皮细胞功能失常等因素也被认为与血栓闭塞性血管炎的发生有关。现在发现与该疾病发病呈正相关的基因包括 HLA-A9、HLA-B5、HLA-DR4 等，而呈负相关的基因是 HLA-B12。患者会出现血细胞比容及血液黏度增高，而血小板的激活则会受到抑制，红细胞可塑性降低。血栓闭塞性血管炎的患者常伴有根尖牙周炎。通过病理组织检查后发现，他们的受累动脉和牙周组织中存在相同的细菌。

血栓闭塞性血管炎患者未受累的外周动脉会出现内皮依赖性血管舒张功能受损，这可能导致血栓形成和雷诺综合征的出现。

（二）病理

从组织学来讲，血栓闭塞性血管炎主要表现为中 - 小动脉节段性的病变。在疾病早期，多表现为阻塞性，炎症性血栓形成伴有相对完整的动脉壁。可能有中性粒细胞与多核巨细胞的浸润。接着，炎症会逐步累及整个血管壁与血管周围组织（常累及周围神经的神经间质）。但病变血管的内膜会留存下来，且不会出现血管壁的钙化。这些特征可以用以鉴别血栓闭塞性血管炎与动脉粥样硬化性外周血管疾病。

本病的病理过程包括如下特征：①始发于动脉，后累及静脉，病变常由远端向近端发展，呈节段性分布，病变节段间的血管比较正常。②疾病活动期，受累血管全层管壁呈非化脓性炎症改变，有内皮细胞及成纤维细胞增生；淋巴细胞浸润；管腔被血栓堵塞。③后期，炎症消退，血栓机化，新生毛细血管形成。动脉周围纤维组织增生,可包埋静脉与神经。④有侧支循环建立,但不足以代偿周围组织缺血,因此神经、骨骼和肌肉可能出现缺血性改变。

(三) 临床表现

该病起病隐匿,进展缓慢,病情严重后,症状反复出现并逐渐加重。主要症状为间歇性跛行(常见于足底/足弓部),由于病变导致血管狭窄或闭塞,在运动后出现局部组织缺血,导致疼痛,严重者会表现为间歇性跛行。患者常有感觉异常,麻木,且出现反复发作的游走性浅静脉炎,可与动脉粥样硬化性外周血管疾病鉴别。另有患肢畏寒等非特异性症状。主要体征表现为长期慢性缺血导致的营养障碍改变,受累皮肤常为红色,缺血严重者会出现肢体末端的缺血性溃疡或坏疽。患肢侧动脉搏动减弱或消失,皮温降低,感觉减退。

(四) 检查

血栓闭塞性血管炎的非侵入性的检查中,最简便的为测量踝肱指数(ABI)。踝肱指数指测量踝部胫后动脉及胫前动脉以及肱动脉收缩压,得到的踝部动脉压与肱动脉压间的比值。正常人踝部收缩压大于或等于肱动脉收缩压,比值为1.0~1.4,若ABI<0.9认为患者下肢外周动脉存在病变,若ABI<0.5认为病变严重,当ABI<0.4时,患者常有静息痛。另外节段性地测量血压也很有用。若一个年轻的吸烟患者未发生病变的上肢出现Allen征,常需考虑是否患有血栓闭塞性血管炎。

血栓闭塞性血管炎的确诊依赖影像学检查。若怀疑患者患有血栓闭塞性血管炎,可使用血管彩超加以确认。CTA与DSA的检查可以明确受累动脉的闭塞程度,在闭塞病变的两侧会出现"螺旋侧支征",且常常看不到远端动脉显影。另外,通过CTA与DSA的检查还可以了解患肢动脉阻塞的部位,范围,以及侧支循环建立的情况。患肢中、小动脉多节段狭窄或闭塞是本病最典型的影像学改变。最常累及小腿3支主干动脉(胫前、胫后以及腓动脉)。

(五) 诊断

血栓闭塞性血管炎的诊断标准包括:①发病年龄小于50岁;②吸烟;③腘动脉或胫动脉闭塞;④患者有上肢动脉闭塞或游走性静脉血栓形成史;⑤除吸烟外,无其他动脉粥样硬化相关危险因素。若同时满足以上五项,则患者可确诊为血栓闭塞性血管炎。

血栓闭塞性血管炎的临床分期与动脉粥样硬化性外周血管疾病相同,两者常需鉴别,鉴别要点如表10-1。

表10-1 血栓闭塞性血管炎与动脉粥样硬化性外周血管疾病鉴别

鉴别要点	动脉粥样硬化性外周血管疾病	血栓闭塞性血管炎
发病年龄	>45岁	多见于青壮年
游走性浅静脉炎	无	常见
高血压、冠心病、高脂血症、糖尿病	常见	常无
受累血管	大、中动脉	中小动静脉
其他部位动脉病变	常见	无
受累动脉钙化	可见	无
动脉造影	广泛不规则狭窄和节段性闭塞,硬化动脉扩张、扭曲	节段性闭塞,病变近远端血管壁光滑

(六) 预防与治疗

1. 一般疗法 ①严格戒烟。血栓闭塞性血管炎的治疗中最重要的是戒烟。有研究显示,戒烟能使患者的截肢率从57%减少到6%左右。另外,由于会导致血管收缩,所以不能使用尼古丁替代治疗戒烟。②加强锻炼。与动脉粥样硬化性外周血管疾病相似,血栓闭塞性血管炎的患者同样能从锻炼中受益,锻炼能促进患肢侧支循环形成。③保护患肢。患肢可用厚衣物保暖,防止受冷受潮,避免外伤,患肢创口难以愈合,易形成溃疡。④适当镇痛。根据患者疼痛等级选择适当止痛与镇静药物,保证患者一定的睡眠,慎用易成瘾药物。⑤高压氧舱有一定治疗效果。

2. **药物治疗**　主要是抗血栓、抗血小板和扩血管等药物治疗,常用抗凝药物包括肝素,低分子肝素,口服抗凝药物有利伐沙班和华法林等。抗血小板药物包括阿司匹林,氯吡格雷等。扩血管药物包括西洛他唑,前列腺素 E_1 和盐酸沙格雷酯均有一定治疗效果。必要时上述各类药物可以合用,但需要评估潜在出血性病变发生出血的风险。

3. **手术治疗**　主要是通过开放手术与血管腔内介入治疗的方式在旁路或原位血管上重建血运通道,改善患肢血供,延缓疾病发展。但重建血运通道适用的患者有限,只有当患者的血管炎症病变得以控制后阻塞病变两端同时存在流入道与流出道时,手术方可实施。若使用血管腔内介入治疗,除了置管溶栓外,根据情况可能需要球囊扩张和安置血管支架,但容易病变部位炎性回缩再狭窄和发生血栓形成而影响疗效,但手术也能给予患者改善缺血一段时间以便侧支循环形成。另有腰交感神经切除术或大网膜移植术,由于术后疗效较差,或是并发症较多现已很少使用。下肢静脉动脉化手术对于下肢远端动脉完全闭塞但下肢深浅静脉条件较好者作为流出道时有一定效果。

若患者出现远端缺血性溃疡或坏疽,需要积极处理创面,选择适当敷料。当创口出现感染,需进行细菌培养,选择适当抗生素治疗。若患肢已出现不可逆性坏死,根据坏死平面施行截肢手术。

三、多发性大动脉炎

多发性大动脉炎(Takayasu's arteritis,TA)又称 Takayasu 病、无脉症,是主动脉及其分支以及肺动脉的慢性、多发性、非特异性炎症,造成动脉狭窄或闭塞。本病好发于青年女性,15~30 岁亚洲年轻女性为主要发病人群。

（一）病因与发病机制

多发性大动脉炎的确切病因与发病机制尚未明确,可能与下列因素有关:①自身免疫反应:发病初期常有低热,四肢关节及肌肉疼痛,伴有血沉、黏蛋白、γ 球蛋白以及 IgG、IgM 测定值增高,血清中抗主动脉抗体和类风湿因子阳性。可能是感染(如链球菌、结核杆菌、立克次体等)激发了大动脉壁内的抗原,产生抗大动脉抗体,形成免疫复合物沉积于大动脉壁,并发生非特异性炎症。②内分泌因素:女性患者 24h 尿雌激素排出量较健康人增高,而且无正常的双峰节律。③遗传因素:已有报告证实:近亲(母女、姐妹)先后发病,提示本病与某些显性遗传因子相关。

（二）病理

多发性大动脉炎的主要病理改变为动脉壁全层炎性反应,呈节段性分布。早期的病理改变为动脉外膜和动脉周围炎;浆细胞及淋巴细胞浸润,肌层及弹性纤维破坏,伴有纤维组织增生,内膜水肿、增生、肉芽肿形成。最后导致动脉壁纤维化,管腔不规则狭窄及继发血栓形成,甚至完全闭塞;少数可形成动脉瘤,推测其原因可能为在外膜纤维化之前,中膜的弹性成分已经降解,削弱了动脉壁张力,不足以承受血流冲击,导致动脉壁膨胀形成动脉瘤。

（三）临床表现

疾病的早期或活动期,常有低热、乏力、肌肉或关节疼痛、病变血管疼痛以及结节红斑等症状,伴有免疫检测指标异常,此期因症状不典型,常延误诊断及治疗。当病程进入稳定期,病变动脉形成狭窄或闭塞时,即出现特殊的临床表现。根据动脉病变的部位不同,可分为下列 4 种类型。

1. **头臂型**　病变在主动脉弓,可累及一支或几支主动脉弓分支。主要临床表现为:①脑部缺血:一过性黑矇、头晕,严重时可出现失语、抽搐,甚至偏瘫;②眼部缺血:视力模糊、偏盲;③基底动脉缺血:眩晕、耳鸣、吞咽困难、共济失调,或昏睡、意识障碍等;④上肢缺血:患肢无力、麻木,肱动脉和桡动脉搏动微弱或不能触及,患侧上肢血压下降以致不能测出,故有"无脉症"之称。在锁骨上下区以及颈部可闻及粗糙的收缩期杂音。在锁骨下动脉闭塞而椎动脉通畅的情况下,当上肢活动时,可因椎动脉血流逆向供应上肢而出现脑缺血症状,即"窃血综合征"。

2. 胸、腹主动脉型 病变在左锁骨下动脉远端的降主动脉及腹主动脉,呈长段或局限性狭窄或闭塞,以躯干上半身和下半身动脉血压分离为主要特点。在上半身出现高血压,因而有头晕、头胀、头痛和心悸等症状;下半身则因缺血而呈低血压,下肢发凉、无力、间歇性跛行。累及内脏动脉时,出现相应脏器的缺血症状。当肾动脉受累时,以持续性高血压为主要临床症状。

3. 混合型 兼有头臂型与胸腹主动脉型的动脉病变,并出现相应的临床症状。

4. 肺动脉型 部分患者,可同时累及单侧或双侧肺动脉。一般仅在体检时发现肺动脉区收缩期杂音,重者可有活动后气急,阵发性干咳及咯血。

(四)辅助检查

多发性大动脉炎的辅助检查有:①实验室检查无特异性,在活动期往往有红细胞计数减少,白细胞计数增高,血沉增速以及多项免疫功能检测异常。②多普勒超声可以检查动脉狭窄的部位和程度,以及流量和流速。③动脉造影能确定动脉病变的部位、范围、程度和类型,显示侧支建立情况,是术前必不可少的检查。④动脉病变涉及相关脏器时,应作有关的特殊检查,例如心电图及心脏超声检查、脑血流图或颅脑 CT、放射性核素肾图及肾素活性测定、眼底血管检查、放射性核素肺扫描等。

(五)诊断与鉴别诊断

1. 诊断 年龄小于 40 岁,且出现下列 2 项者即可作出临床诊断:①锁骨下动脉(主要是左锁骨下动脉)狭窄或闭塞;② Takayasu 病的眼底改变;③胸、腹主动脉狭窄致上腹或背部闻及血管杂音或用相同袖带测下肢血压较上肢低 30mmHg;④肾动脉狭窄致短期血压增高或上腹部闻及血管杂音;⑤病变造成肺动脉分支狭窄或冠状动脉狭窄或主动脉瓣关闭不全;⑥ ESR 升高伴动脉局部有压痛。另外,应结合辅助检查和鉴别诊断进一步确诊。

2. 鉴别诊断 多发性大动脉炎主要与以下疾病进行鉴别。

(1)先天性主动脉狭窄:本病以男性多见,狭窄部位常位于动脉导管韧带附近且呈环状,杂音在胸骨左缘上方,不在下方,一般无其他动脉受累表现。

(2)动脉硬化性闭塞症:本病多见于 40~50 岁以上的男性患者,主要累及大中动脉,常伴有高血压、高血脂、糖尿病等,病程晚期可发生肢体坏疽,而多发性大动脉炎很少发生肢体坏疽。

(3)血栓闭塞性脉管炎:绝大多数发生于青年男性,有吸烟史,多见于寒冷潮湿地区,以下肢血管受累多见,常引起肢端坏疽。

(4)胸廓出口综合征:胸廓出口结构异常压迫锁骨下动、静脉及臂丛神经引起患侧上肢发凉无力,桡动脉搏动减弱同时有明显臂丛神经受压表现,例如上肢放射痛和感觉异常等;体检发现桡动脉搏动强弱随颈部和上肢的转动而改变;X 线平片有时可显示颈肋畸形。

(六)治疗

1. 药物治疗 主要目的是控制炎症和感染,抑制病情的进展使活动性病变逐渐稳定,尽量改善脑、肾等主要脏器缺血症状,控制顽固性高血压。疾病的早期或活动期应用糖皮质激素及免疫抑制剂,可控制炎症,缓解症状。但在停药后,症状易复发。伴有动脉缺血症状者,可服用扩张血管药物;或服用双嘧达莫、肠溶阿司匹林,以降低血小板黏聚,防止继发血栓形成和蔓延。

2. 手术治疗 主要目的是重建狭窄或阻塞血管的血运,从而改善症状,保护重要脏器的功能,一般应在大动脉炎静止期进行治疗。动脉管腔狭窄甚至闭塞,产生严重脑、肾、上下肢等不同部位缺血、影响功能的患者,以及有严重顽固性高血压且药物治疗无效者,应外科手术治疗。一般应在脏器功能尚未消失时行外科手术。

(1)腔内介入治疗:①主动脉及肢体动脉狭窄性病变:包括各种原因引起的主动脉、髂动脉、股动脉、锁骨下动脉及无名动脉狭窄,以大、中血管内单发的局限性狭窄为最佳适应证;②肾动脉狭窄:PTA合并支架术已经被认为是治疗多发性大动脉炎所致的肾血管性高血压的首选方法;③动脉瘤样病变:

多发性大动脉炎合并动脉瘤样病变时可考虑应用覆膜支架腔内隔绝术。介入治疗早期成功率一般可达 94%，晚期疗效欠佳。治疗欠佳的原因与紧密粘连的全动脉炎妨碍动脉扩张，以及扩张后易于重新形成狭窄有关。

（2）旁路转流术：一侧锁骨下动脉闭塞时可选择同侧颈总动脉 - 锁骨下动脉旁路转流术，或腋动脉（健侧）- 腋动脉（病侧）旁路转流术。同侧颈总动脉和锁骨下动脉闭塞时，可选择锁骨下动脉（健侧）-锁骨下动脉（病侧）- 颈动脉（病侧）旁路转流术。主动脉弓及其分支多发性病变时，可作升主动脉 - 颈动脉 - 锁骨下动脉旁路转流术。主动脉短段狭窄，可行病变段主动脉切除，人工血管替代术；在长段病变时，应选择主动脉旁路转流术。肾动脉狭窄病例，可行肾动脉狭窄段切除重建术，或腹主动脉 - 肾动脉旁路转流术；动脉病变广泛者，可行自体肾移植术。合适的病例可行球囊导管和 / 或支架成形术治疗。

四、周围动脉瘤

动脉瘤（aneurysm）是由于动脉壁病变或损伤，形成的局限性膨出或梭形扩张性病变。周围动脉瘤（peripheral aneurysm）是指主动脉所属分支的动脉瘤，包括四肢动脉瘤、颈动脉瘤以及内脏动脉瘤。

（一）周围动脉瘤的分类和定义

周围动脉瘤按照结构可以分为真性动脉瘤以及假性动脉瘤。真性动脉瘤瘤壁包含动脉壁的三层结构，是动脉的局灶性、梭形扩张，其直径是相邻动脉段正常直径的 1.5 倍；假性动脉瘤的瘤壁由血管周围纤维组织和机化后血栓构成，瘤腔与动脉管腔相通。根据血管瘤样扩张的部位主要分为：四肢动脉瘤，如股动脉瘤、腘动脉瘤、腋动脉瘤、肱动脉瘤；颈动脉瘤；以及内脏动脉瘤，如脾动脉瘤、肾动脉瘤、肝动脉瘤、腹腔干动脉瘤、肠系膜上动脉瘤等。

（二）流行病学

股动脉瘤和腘动脉瘤是下肢动脉瘤中最常见的疾病，约占周围动脉瘤的 80%~90%，下肢动脉瘤的发病率有逐年上升趋势，国外统计住院男性为 7.39/10 万，女性为 1.0/10 万。在一项大型股动脉瘤的流行病学调查中发现有 57% 为股总动脉瘤，26% 为股浅动脉瘤，17% 为股深动脉瘤；有 26% 的动脉瘤累及双侧，48% 的患者同时并发有其他部位的动脉瘤。腘动脉瘤的发病率较高，在外周动脉瘤中占比至少为 70%。该病几乎仅见于男性患者中，约 50% 的患者累及双侧腘动脉，有 30%~50% 的患者同时并发有腹主动脉瘤，但是在所有的腹主动脉瘤患者中，只有不到 15% 的患者并发有腘动脉瘤。胫动脉和足背动脉动脉瘤很罕见，文献中对它们的描述主要局限于病例报道。它们常见于骨科手术或周边损伤中的穿透性创伤、骨折或医源性损伤。此外，它们也可能由于使用球囊导管取栓导致。

上肢动脉瘤较为少见，30%~50% 的锁骨下动脉瘤患者常合并其他部位的动脉瘤，远端锁骨下动脉瘤常累及腋动脉，其发生多与胸廓出口综合征有关。大多数创伤性腋动脉瘤发生在参与运动的年轻人身上，这些运动与上肢的反复、用力伸展有关。大多数肱动脉瘤是继发于重复性创伤或医源性并发症的假性动脉瘤。动静脉通路的建立以及先天性结缔组织异常也会导致肢体动脉的瘤样变性。

绝大多数的真性颈动脉瘤是退行性变导致的；其他不常见的原因包括子宫肌瘤发育不良、马方综合征、白塞病以及 Takayasu 血管炎。双侧颈总动脉瘤极为罕见，通常与大动脉炎有关。在国内一个大型血管外科中心收治的动脉瘤患者中，颈动脉瘤占比约 9%。

根据尸检结果显示，一般成人的内脏动脉瘤发病率估计在 0.1%~2% 之间，老年人的这一比例增加到 10%。脾动脉瘤占大多数（60%），其次是肾动脉瘤（22%），肝动脉瘤（15%~20%），肠系膜上动脉瘤（5.5%），腹腔动脉瘤（4%），胃动脉瘤（4%），空肠、回肠和结肠动脉瘤（3%），胰十二指肠动脉瘤（2%），胃十二指肠动脉瘤（1.5%）和肠系膜下动脉瘤（<1%）。

（三）病因与发病机制

总体来说，在周围动脉瘤中，真性动脉瘤最常见的病因是动脉粥样硬化，其次为动脉中层囊性变形、先天性及梅毒等。假性动脉瘤最常见的病因是创伤、医源性损伤、血管旁路术后吻合口动脉瘤、感染等。

四肢动脉瘤可也分为真性动脉瘤和假性动脉瘤两种类型。真性动脉瘤的病因主要为动脉粥样硬化,多见于老年男性,常合并全身其他部位的动脉瘤。假性动脉瘤的病因包括:①吻合口假性动脉瘤,原因多为移植血管感染、移植血管和缝线老化、宿主血管退化等;②外伤,多为刀刺伤或枪伤;③医源性导管损伤,指四肢动脉穿刺介入后形成假性动脉瘤,常见原因包括导丝过粗、使用抗凝和溶栓药物、扩张导管放置时间过长、压迫位置欠佳等;④感染性:多继发于动脉损伤,包括吸毒、吻合口及穿刺介入后。

除上述原因以外,腘动脉高度弯曲以及在活动中反复受到应力拉扯的解剖特点也可能是导致腘动脉真性动脉瘤的原因。锁骨下真性动脉瘤常累及远端的腋动脉,其原因多与胸廓出口综合征压迫所致的狭窄后扩张有关。腋动脉真性动脉瘤的形成机制可能与上肢反复外展外旋肱骨头向下移位有关,反复压迫腋动脉可导致腋动脉内膜损伤、血栓形成和动脉瘤形成。

绝大多数真正的颈动脉瘤是由退行性变引起的;其他原因包括子宫肌发育不良、马方综合征、白塞病和大动脉炎。双侧颈总动脉瘤极为罕见,通常与大动脉炎有关。不同病因引起的颈动脉瘤其好发部位和性质往往不同,如动脉粥样硬化易导致颈总动脉分叉处的梭形真性动脉瘤,常合并有颈动脉硬化斑块,瘤体近、远心端动脉可迂曲,动脉瘤内常可有血栓形成;外伤和颈动脉内膜剥脱术易导致假性动脉瘤。

与四肢动脉瘤类似,内脏真性动脉瘤与假性动脉瘤的病因不同。真性内脏动脉瘤的病因包括动脉粥样硬化、动脉中层退行性变、胶原血管疾病和肌纤维发育不良,其他因素如多产、门脉高压和移植后状态与内脏动脉瘤的形成有明确的关系。内脏假性动脉瘤多是由感染或炎症、血管炎、手术或其他医源性干预和创伤引起的。

(四) 临床表现

四肢动脉瘤的主要临床表现主要为:①搏动性包块:大部分患者能经皮肤扪及搏动性包块,是股总动脉瘤、股浅动脉瘤、肱动脉以及腘动脉瘤最常见的临床表现,假性动脉瘤通常伴有疼痛;②压迫:动脉瘤压迫引起的症状也较明显,如压迫静脉可导致肢体肿胀、压迫神经可引起肢体疼痛;③缺血:远端血管的栓塞也是四肢动脉瘤的常见临床表现,如间歇性跛行、静息痛、溃疡及坏疽;④瘤体破裂:瘤体破裂较为罕见,但是四肢动脉瘤的严重并发症,可造成局部大量出血,引起疼痛、远端缺血等表现。此外,锁骨下动脉瘤可能压迫右侧喉返神经引起声音嘶哑,压迫气管可引起呼吸困难,累及肺尖可引起咯血,其他体征还包括锁骨上区杂音、远端动脉搏动减弱或消失、Horner 综合征等。

内脏动脉瘤通常无症状,少数迅速增大的内脏动脉瘤可有上腹痛,并放射至背部。有的被原发病如胰腺炎、胆管炎所掩盖,只在破裂后经内脏动脉造影或剖腹探查时才被发现。内脏动脉瘤因部位不同可存在多种临床表现,如肝动脉瘤压迫胆道可引起梗阻性黄疸,肝动脉破裂可引起胆血症、消化道出血;肠系膜上动脉瘤可压迫肠系膜上动脉远端或瘤腔内血栓脱落栓塞远端动脉可引起肠绞痛、腹泻等肠道缺血表现;肾动脉瘤破裂进入肾盏可引起血尿,同时肾动脉瘤内血栓脱落可造成肾动脉末梢栓塞,导致血管紧张肽原分泌增多,引发血管收缩以及体液潴留,形成肾性高血压;同时所有内脏动脉瘤可能破裂向腹腔或腹膜后导致腹腔或腹膜后血肿。腹部查体时多无明显的体征发现,少数较大的可扪及搏动性包块,偶或伴有震颤或杂音。

颈动脉瘤的主要症状为颈部搏动性包块,常伴有疼痛,约有 40% 的病例出现中枢神经系统症状,产生短暂性脑缺血和脑卒中,包括头痛、头晕、黑矇、偏瘫、失语等。较大的颈动脉瘤也可产生压迫症状,如压迫食管可引起吞咽困难、压迫气管引起呼吸困难、压迫颈交感神经可引起 Horner 综合征、压迫脑神经可引起声音嘶哑、面部疼痛等。

(五) 诊断

肢体动脉瘤和颈动脉瘤的诊断一般不很困难,体检很容易发现搏动性包块,彩超、CT 和 MRI 均可作为进一步诊断的手段,对判断瘤体范围、发现其他部位动脉瘤、确定手术方案很有价值。但近端的锁骨下动脉瘤可能无法触及体表搏动性包块,通常需要 B 超和 CT 进一步明确诊断。内脏动脉瘤由于缺乏典型的症状和体征,诊断相当困难。少部分肾动脉瘤患者可在查体时发现腹部杂音(发生率<10%)。彩色多普勒超声具有无损伤、高敏感的特点,对内脏动脉瘤筛查诊断有着重要的意义,CT 和 MRI 可进一步明确内脏动脉瘤的大小及与周围组织的关系,在内脏动脉瘤的诊断中有着较为广泛的应用。

此外动脉造影检查对于周围动脉瘤的诊断也有巨大意义,可了解瘤体范围和瘤体近远端的血管条件,对于制订最佳的手术方案很有帮助。但是应警惕由于瘤体内附壁血栓的存在,可能会对瘤体的大小产生错误的判断。

(六) 治疗

1. **手术指征**　有症状或出现并发症的周围动脉瘤一旦确诊,均应手术治疗,对于出现远端栓塞或瘤体破裂的患者应急诊手术治疗。对于无症状的动脉瘤,是否需要手术治疗目前尚无定论,但周围动脉瘤的自然病程显示,动脉瘤均会逐渐扩大,最终产生压迫或远端栓塞症状,故一旦动脉瘤确诊均可考虑积极手术治疗。

2. **开放手术**　对于真性动脉瘤来说,其开放手术的方式主要是动脉瘤切除以及血管重建。控制瘤体近远端动脉后,可切开瘤壁,去除瘤腔内的血栓,一般不必完整切除动脉瘤瘤体,因为除非动脉瘤很小,否则强行完整动脉瘤切除,有可能损伤周围的静脉和神经。对于血管重建,如血管长度足够可直接行端端吻合,如血管长度不够可选择 ePTFE 人工血管或者自体大隐静脉作为移植材料。对于侧支循环丰富的内脏动脉瘤,还可以根据其血供情况行动脉瘤切除和近远端动脉结扎。

对于假性动脉瘤来说,可在控制血管破口近远端后,切开血肿,切除血凝块,找到动脉壁上的破损,并使用血管滑线缝合修补血管破口。对于部分破口较小的假性动脉瘤可采取非手术治疗,如超声引导下压迫修复法即是在超声引导下找到动脉破口,并在破口处施加压力使血管腔内的血液不能通过破口进入假性动脉瘤瘤体内,经过一段时间后瘤体内全部血栓形成而封闭动脉破口。也可以超声引导下假性动脉瘤瘤腔凝血酶注射引起血栓形成堵塞动脉破口。

3. **腔内治疗**　由于部分周围动脉瘤开放手术创伤较大,如锁骨下动脉瘤的开放手术需切断锁骨、内脏动脉瘤需行开腹手术,腔内治疗成为微创、安全、有效的治疗方法。对于周围动脉瘤,无论是真性还是假性,都可以使用覆膜支架隔绝瘤腔以防止动脉瘤破裂,而且可隔绝附壁血栓从而防止远端血管栓塞;裸支架结合弹簧圈的栓塞既可以保障目标血管的通畅,也能够使瘤腔内形成血栓,此外对于侧支血供丰富的内脏器官,可直接采取动脉瘤腔内弹簧圈栓塞而无需保留目标血管通畅。

对于活动度较大的四肢动脉动脉瘤来说,虽然可以使用支架移植物行腔内治疗,但是其效果不如外科手术,其主要原因是在于支架移植物须跨关节释放,在活动时可导致支架移位或打折,从而导致血栓形成、支架管腔闭塞等并发症。

(七) 预后

四肢动脉瘤开放手术的预后取决于动脉的条件和是否出现并发症,无症状的股总动脉瘤手术死亡率为 4% 左右,人工血管远期通畅率相当高,而伴有远端肢体缺血表现的患者,远期通畅率为 68%;腘动脉瘤的围手术期病死率为 1.5%,择期手术和急诊手术的病死率分别为 0% 和 2.1%,无症状且流出道条件良好者,术后移植血管 5 年和 10 年的通畅率大于 80%,肢体挽救率为 93%~98%;腘动脉瘤伴附壁血栓或远端动脉栓塞的患者,术后移植血管的 5 年和 10 年通畅率分别为 60% 和 48%,肢体挽救率分别为 80% 和 60%,静脉移植物的远期通畅率明显高于人工血管,其 10 年通畅率分别为 94% 和 27%。

内脏动脉瘤自发破裂的发生率为 22%~79%,瘤体破裂后,病死率高达 75%~80%,开放手术由于创伤较大,其死亡率与动脉瘤的解剖位置和患者的基础情况密切相关,许多报告称内脏动脉破裂急诊手术的死亡率大于 50%,而择期治疗的内脏动脉瘤,围手术期并发症和死亡率都显著降低。其中,有研究报道择期肾动脉瘤修复术患者的围手术期死亡率为 1.7%,4 年内血管通畅率为 96%,且 3/4 的患者高血压情况得到好转或治愈。颈动脉瘤开放手术有着较高的治疗成功率和较低的并发症率,治疗结果与瘤体性状、大小和位置有关,动脉瘤切除血管重建手术死亡率为2%,而颈动脉结扎术可高达40%,中枢神经系统并发症为6%~20%,在动脉粥样硬化病例中发生比例较高,脑神经损伤发生率约为20%,但症状绝大多数为暂时性的。

四肢动脉瘤的腔内治疗多应用于手术风险极高,不耐受开放手术的患者。腘动脉瘤腔内治疗的一期通畅率较低,约为40%~70%,血栓形成相对比较常见;锁骨下动脉支架植入的短期通畅率约为83%~100%,支架受压、变形、断裂、内膜增生导致狭窄等并发症也有报道。腔内治疗更多应用于内脏动脉瘤的治疗中,避免了开腹手术的创伤,降低了患者围手术期的死亡率。脾动脉瘤、肝动脉瘤的栓塞治疗成功率较高,成功率在76%~100%,但可能造成相应区域的脾梗死、肝坏死等情况,需要对患者进行密切随访;肠系膜上动脉以及肾动脉瘤可使用覆膜支架隔绝,避免动脉瘤破裂,降低了患者死亡率。但是目前对于内脏动脉瘤及颈动脉瘤的腔内治疗情况,包括支架的移位、狭窄、血栓形成,栓塞血管的再通,相应器官的缺血并发症还缺乏长期随访的数据。

五、单纯性下肢静脉曲张

单纯性下肢静脉曲张(primary varicose veins of lower extremity)是指病变范围位于下肢大隐静脉、小隐静脉及其属支迂曲、扩张而呈曲张状态,其中以大隐静脉最常见;是最常见的静脉系统疾病,30~70岁人群中发病率约10%~40%,高发于体力劳动和长期站立的人群。

(一) 病理生理和解剖

下肢静脉由浅静脉、深静脉和穿通静脉三个系统组成。浅静脉系统包括大隐静脉、小隐静脉及其属支。大隐静脉是人体中最长的浅静脉,起自内踝处的足背静脉内侧网,在深筋膜浅面沿下肢内侧上行,于腹股沟区的隐静脉裂孔处穿过筛静脉汇入股总静脉。隐 - 股汇合处体表投影位于耻骨结节外下方2.5~3.5cm处。大隐静脉汇入股总静脉前,一般有旋髂浅静脉、腹壁浅静脉、阴部浅静脉、股内侧浅静脉和股外侧浅静脉5个属支。小隐静脉起自外踝处的足背静脉外侧网,沿小腿背侧上行,大多数于腘窝处汇入腘静脉,少数直接汇入大隐静脉。下肢浅静脉和深静脉系统之间存在穿通静脉,可分为踝部、膝下、膝上和大腿部4组,可将浅静脉的血流回流进入深静脉。其中内踝部的穿通静脉最重要,与内踝处静脉性溃疡形成关系密切。

下肢静脉中均存在不同数目的静脉瓣膜。静脉瓣膜通常呈双瓣叶型,由两个对称的瓣叶组成。在浅静脉和深静脉中,瓣膜具有防止血流由近端向远端倒流的功能;在穿通静脉中,瓣膜具有防止血流由深静脉向浅静脉倒流的功能。下肢静脉内血液对抗重力向心回流的机制如下:①心脏舒张期和呼吸运动产生负压虹吸作用;②小腿肌肉泵的作用;③静脉瓣膜单向开放阻止血液倒流。下肢静脉病变中静脉系统压力增高是引起临床症状的主要原因。静脉壁薄弱、瓣膜结构及功能不良以及增加重力作用的后天性因素(长期站立、重体力劳动、妊娠、长期便秘、慢性咳嗽等)均可导致下肢静脉曲张。

单纯性下肢静脉曲张,主要为单纯性大隐静脉曲张。大部分小隐静脉曲张是股 - 腘静脉瓣膜功能不全引起血液反流的结果。

(二) 临床表现

单纯性下肢静脉曲张的临床表现如下。

1. **浅静脉曲张**　表现为下肢浅静脉蚓状凸起、扩张,走行迂曲或局部呈团块状,站立时症状明显。

2. **肿胀**　下肢踝部和足背区域可表现为轻度水肿,严重时可累及小腿下段。肿胀一般午后时症状较重,晨起时缓解。

3. **皮肤改变**　下肢皮肤变薄、脱屑、瘙痒、色素沉着,严重时可进展为湿疹性皮炎和溃疡形成。

4. **血栓性浅静脉炎**　曲张静脉区域疼痛,皮下可见红肿结节和条索状物,有压痛。

5. **出血**　外力因素或自发因素导致曲张静脉或溃疡出血。

（三）辅助检查

根据下肢浅静脉曲张的临床表现,临床诊断较容易,需要以下查体和辅助检查进一步明确下肢浅静脉、深静脉通畅情况和穿通支、交通支静脉瓣膜功能情况。

1. **深静脉通畅试验(Perthes 试验)**　患者取站立位,于大腿根部使用止血带阻断大隐静脉主干,随后嘱患者下蹲或用力踢腿 10~15 次。活动后曲张静脉变得塌陷,则表明深静脉通畅;活动后静脉曲张症状反而加重,则表明深静脉阻塞(图 10-2A)。

2. **大隐静脉瓣膜功能试验(Trendelenburg 试验)**　患者取平卧位,抬高患肢,排空浅静脉内血液至曲张静脉塌陷,于大腿根部卵圆窝下方使用止血带阻断大隐静脉主干。随后嘱患者站立,如果曲张静脉在 10s 内迅速充盈,提示穿通支瓣膜功能不全;反之站立时未见静脉曲张,解除阻断后可见大隐静脉迅速充盈,提示隐股静脉瓣膜功能不全,深静脉血液通过隐股静脉汇合处倒流进入大隐静脉(图 10-2B)。

3. **穿通支瓣膜功能试验(Pratt 试验)**　患者取平卧位,抬高患肢,于大腿根部使用止血带阻断大隐静脉主干;先从足趾向上至腘窝连续缠绕第一条弹力绷带,然后再从止血带下方连续缠绕第二条弹力绷带向下至膝关节附近。一边向远端解开第一条通过弹力绷带,同时第二条绷带继续向远端继续缠绕。如果在两条弹力绷带之间出现曲张静脉,则表明该区域的穿通支瓣膜功能不全,存在深静脉血液通过交通支反流进入浅静脉(图 10-2C)。

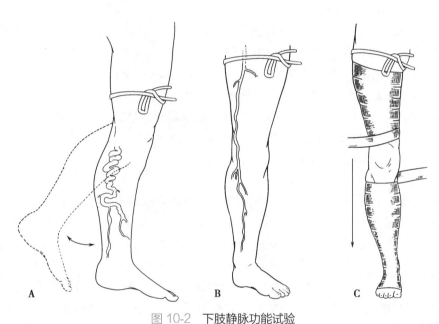

图 10-2　下肢静脉功能试验

A. 深静脉通畅试验(Perthes 试验);B. 大隐静脉瓣膜功能试验(Trendelenburg 试验);
C. 穿通支瓣膜功能试验(Pratt 试验)。

4. **彩色多普勒超声**　该检查可了解下肢静脉管壁、管腔、瓣膜以及血流方向、流速、性质等具体情况,对深静脉是否通畅、静脉瓣膜功能和交通支静脉情况进行准确判断。它是单纯性下肢静脉曲张诊断和鉴别诊断的首选检查方法,具有无创、简便、价廉等优势。

5. **静脉造影**　静脉造影可以了解深静脉是否通畅,是否合并反流,交通支(浅静脉之间的交通静脉)和穿通支是否开放,浅静脉病变具体情况等。它分为顺行性和逆行性造影两种,对于诊断深静脉瓣膜功能不全和先天性下肢静脉畸形具有重要意义。静脉造影为有创性检查方法,通常不作为常规辅助检查方法。

（四）诊断与鉴别诊断

1. **单纯性下肢静脉曲张的诊断依据**

(1)慢性病程,具有长期站立或重体力劳动病史,患肢浅静脉走行区域静脉曲张,可伴肿胀、皮肤改变、血栓性浅静脉炎或出血。

（2）通过深静脉通畅试验（Perthes 试验）、大隐静脉瓣膜功能试验（Trendelenburg 试验）、穿通支瓣膜功能试验（Pratt 试验）明确患肢大隐静脉、深静脉和交通静脉功能具体情况。

（3）彩色多普勒超声明确患肢浅静脉曲张具体情况和深静脉无病变。

2. 鉴别诊断

（1）下肢深静脉反流性病变：原发性下肢深静脉瓣膜功能不全是深静脉扩张、瓣膜丧失正常闭合功能，出现下肢静脉血液反流，可继发下肢浅静脉曲张，有较重的肢体肿胀、胀痛、溃疡形成，超声和静脉造影可提示深静脉明显反流；下肢交通静脉瓣膜功能不全，深静脉血液通过交通静脉反流进入浅静脉，继发浅静脉曲张；先天性下肢深静脉无瓣膜。

（2）下肢深静脉回流障碍病变：下肢深静脉血栓形成后综合征，深静脉血栓后导致深静脉回流障碍，浅静脉曲张是代偿性表现，表现为患肢肿胀、酸胀、皮肤色素沉着和溃疡形成。既往有突发下肢严重肿胀病史时应高度怀疑该疾病。查体深静脉通畅试验阳性，也可以通过彩色多普勒超声和静脉造影明确该诊断。

（3）动静脉瘘：典型表现为病变区域可见搏动性曲张静脉，扪及持续性震颤，听诊可闻及连续性杂音；患肢皮温升高，静脉压明显升高，抬高患肢时静脉曲张不能消失。常见可分为先天性动静脉瘘、先天性血管畸形和外伤性动静脉瘘这三类。

（4）先天性静脉畸形骨肥大综合征（Klippel-Trenaunary syndrome，KTS）：是一种先天性静脉畸形病变，具有患肢外侧面浅静脉曲张、肢体增长增粗、葡萄酒色斑三个典型临床体征。

3. 分型　最常用的是 CEAP（clinical etiology anatomic pathophysiologic）分级，由临床表现（C）分级（C0，无明显体征；C1，毛细血管扩张或网状静脉；C2，曲张静脉；C3，水肿；C4a，皮肤改变包括色素沉着、湿疹；C4b，皮肤改变包括皮肤脂质硬化、皮炎；C5，皮肤改变伴有愈合性溃疡；C6，皮肤改变伴活动性溃疡），病因学因素（E），病变的解剖定位（A），和病理生理改变（P）四部分组成。目前 C0~C2 级病变通常采取保守治疗，C3 级及以上病变可行手术治疗。

（五）治疗

1. 非手术治疗　包括压力支持治疗和药物治疗。静脉曲张的症状多可通过避免久站、久坐、卧床休息和间歇性抬高患肢缓解，但外部机械性加压是首选的压力治疗方法，即通过循序减压梯度弹力袜、弹力绷带、间歇式充气压力泵等外部加压，促进下肢血液回流，适用于大多数患者，疗效肯定。压力治疗可以改善腿部疼痛、充血、沉重感等症状，缓解和防止下肢水肿、促进溃疡愈合以及防止溃疡复发。药物治疗是压力治疗的辅助治疗方法，如黄酮类和七叶皂苷类药物与可以缓解酸胀和水肿等症状，主要适用于症状较轻的患者。非手术治疗主要适用于：①妊娠期合并静脉曲张；②症状轻微、不愿手术；③症状明显，但无法耐受手术。

2. 手术治疗　最传统且经典的术式为大隐静脉或小隐静脉高位结扎 + 曲张静脉点式剥脱术，主要目的是去除曲张静脉和防止复发，其切口小、疗效好，普及率最高。已确定穿通静脉功能不全者，可选择筋膜外、筋膜下或借助内镜做穿通静脉结扎术。

3. 腔内治疗　包括静脉内硬化剂注射治疗、射频消融治疗、腔内激光治疗。硬化剂注射治疗指利用硬化剂注入排空的曲张静脉后引起的炎症反应使之闭塞，适用于局部轻度静脉曲张，也可作为手术的辅助疗法，处理残留的曲张静脉，主要包括洗涤剂型硬化剂（5% 鱼肝油酸钠、3% 十四羟基硫酸钠、乙醇胺油酸盐、聚多卡醇等）、乙醇类硬化剂（72% 铬酸盐甘油、72% 非铬酸盐甘油 +1% 利多卡因肾上腺素溶液）、渗透剂型硬化剂（高渗盐水、高渗盐水 + 右旋糖酐溶液）。目前常用的泡沫硬化剂是聚多卡醇。射频消融治疗指在超声引导下利用射频导管进行静脉的节段性消融，射频导管可直接作用于静脉壁释放射频能量，导致血管内皮损伤、静脉壁胶原纤维收缩直至血管闭合及血管内血栓形成。腔内激光治疗与射频消融治疗相似，主要差异在于导管装置和闭合静脉的作用机制不同，激光治疗通过光纤对靶静脉释放能量，是静脉腔内形成蒸汽泡，蒸汽泡产生热量最静脉内皮造成损伤并出现炎症反应,导致血栓形成是静脉管腔闭合最终纤维化。目前认为射频消融和激光治疗是下肢静脉曲张微创、耐受性好、并发症发生率低的有效治疗方法,与大隐静脉高位结扎＋曲张静脉点式剥脱术术式的临床疗效相当。

六、下肢深静脉血栓形成

深静脉血栓形成(deep venous thrombosis,DVT)是指血液在深静脉腔内不正常凝结,阻塞静脉腔,导致静脉回流障碍,而且引起静脉壁的炎性改变,急性期可并发肺栓塞,后期则因血栓形成后综合征,影响生活和工作能力。全身主干静脉均可发病,尤其多见于下肢。此部分主要讲述下肢深静脉血栓形成。

(一)病因与发病机制

19世纪中期,Virchow提出静脉损伤、血流缓慢和血液高凝状态是造成深静脉血栓形成的三大因素。损伤可造成内皮脱落及内膜下层胶原裸露,或静脉内皮及其功能损害,引起多种具有生物活性物质释放,启动内源性凝血系统,同时静脉壁电荷改变,导致血小板聚集、黏附,形成血栓。造成血流缓慢的外因有:久病卧床、术中、术后以及肢体制动状态及久坐不动等。此时,因静脉血流缓慢,在瓣窦内形成涡流,使瓣膜局部缺氧,引起白细胞黏附分子表达,白细胞黏附及迁移,促成血栓形成。血液高凝状态见于:妊娠、产后或术后、创伤、长期服用避孕药、肿瘤组织裂解产物、烧伤或严重脱水等,使血小板数增高,凝血因子含量增加而抗凝血因子活性降低,导致血管内异常凝结形成血栓。

(二)病理

典型的血栓包括:头部为白血栓,颈部为混合血栓,尾部为红血栓(图10-3)。血栓形成后可向主干静脉的近端和远端滋长蔓延。然后,在纤维蛋白溶酶的作用下,血栓可溶解消散,血栓脱落或裂解的碎片成为栓子,随血流进入肺动脉引起肺栓塞。但血栓形成后常激发静脉壁和静脉周围组织的炎症反应,使血栓与静脉壁粘连,并逐渐纤维机化,最终形成边缘毛糙管径粗细不一的再通静脉。同时,静脉瓣膜被破坏,导致继发性下肢深静脉瓣膜功能不全,即深静脉血栓形成后综合征。

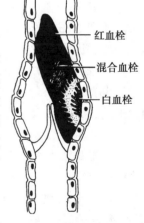

红血栓

混合血栓

白血栓

图10-3　一个典型血栓形成的病理解剖

(三)临床表现

典型病例的急性期临床表现是突发性单侧肢体肿胀,以左下肢最多见。主要临床表现有:患肢肿胀,疼痛压痛和发热,浅静脉曲张和"股青肿"。根据发病部位及病程可作如下分型。

1. 根据急性期血栓形成的解剖部位分型　①中央型:即髂-股静脉血栓形成。起病急骤,全下肢明显肿胀,病侧髂窝、股三角区有疼痛和压痛,浅静脉扩张,患肢皮温及体温均升高。左侧发病多于右侧。②周围型:包括股静脉或小腿深静脉血栓形成。局限于股静脉的血栓形成,主要特征为大腿肿痛,由于髂-股静脉通畅,故下肢肿胀往往并不严重。局限在小腿部的深静脉血栓形成,临床特点为:突然出现小腿剧痛,患足不能着地踏平,行走时症状加重;小腿肿胀且有深压痛,Homans征阳性(患肢伸直,踝关节背屈时,由于腓肠肌和比目鱼肌被动牵拉而刺激小腿肌肉内病变的静脉,引起小腿肌肉深部疼痛)。③混合型:即全下肢深静脉血栓形成。主要临床表现为:全下肢明显肿胀、剧痛,股三角区、腘窝、小腿肌层都可有压痛,常伴有体温升高和脉率加速。如病程继续进展,肢体极度肿胀,对下肢动脉造成压迫以及动脉痉挛,导致下肢动脉血供障碍,出现足背动脉和胫后动脉搏动消失,进而小腿和足背往往出现水疱,皮肤温度明显降低并呈青紫色(股青肿),如不及时处理,可发生静脉性坏疽(图10-4)。

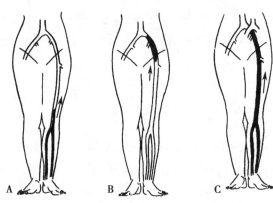

图 10-4　下肢深静脉血栓形成的类型

A. 周围型；B. 中央型；C. 混合型。

2. 根据临床病程演变分型　下肢深静脉血栓形成后，随着病程的延长，从急性期逐渐进入慢性期。根据病程可以分成以下四型：①闭塞型：疾病早期，深静脉腔内阻塞，以下肢明显肿胀和胀痛为特点，伴有广泛的浅静脉扩张，一般无小腿营养障碍性改变。②部分再通型：病程中期，深静脉部分再通。此时，肢体肿胀与胀痛减轻，但浅静脉扩张更明显，或呈曲张，可有小腿远端色素沉着出现。③再通型：病程后期，深静脉大部分或完全再通，下肢肿胀减轻但在活动后加重，明显的浅静脉曲张、小腿出现广泛色素沉着和慢性复发性溃疡。④再发型：在已再通的深静脉腔内，再次急性深静脉血栓形成。

（四）辅助检查

1. 血浆 D- 二聚体测定　D- 二聚体是纤维蛋白复合物溶解时产生的降解产物。下肢 DVT 时，血液中 D- 二聚体的浓度升高，但临床的其他一些情况也会升高。因此，D- 二聚体检查可用于急性 DVT 的筛查、疗效评估和 DVT 复发的危险程度评估。

2. 超声、CTV 和 MRI 检查　彩色多普勒超声可显示静脉腔内强回声、静脉不能压缩，或无血流等血栓形成的征象，以及血栓形成的部位。并且，可以区分是血栓形成还是压迫导致的闭塞。如重复检查，可观察病程变化及治疗效果。CTV 和 MRI 检查有助于进一步确诊。

3. 下肢静脉造影　能直接显示静脉形态，是诊断下肢深静脉血栓的"金标准"。主要征象：①闭塞或中断：深静脉主干被血栓完全堵塞而不显影，或出现造影剂在静脉某一平面突然受阻的征象，常见于急性期；②充盈缺损：主干静脉腔内持久的、长短不一的圆柱状或类圆柱状造影剂密度降低区域，边缘可有线状造影剂显示形成"轨道征"，是静脉血栓的直接征象，为急性深静脉血栓形成的诊断依据；③再通：静脉管腔呈不规则狭窄或细小多枝状，部分可显示扩张，甚至扩张扭曲状，见于血栓形成的中、后期；④侧支循环形成：邻近阻塞静脉的周围有排列不规则的侧支静脉显影。大、小隐静脉是重要的侧支，呈明显扩张。

（五）诊断与鉴别诊断

1. 诊断　一侧肢体突然发生的肿胀，伴有胀痛、浅静脉扩张，都应疑及下肢深静脉血栓形成。根据不同部位深静脉血栓形成的临床表现，结合病史和体格检查，一般不难作出临床诊断。上述辅助检查有助于确诊和了解病变的范围。

2. 鉴别诊断　需要与以下两种疾病进行鉴别。

（1）下肢淋巴水肿：原发性淋巴水肿往往在出生后即有下肢水肿，继发性淋巴水肿主要因手术、感染、放射等损伤淋巴管后使淋巴回流受阻所致，因此可有相关的病史。淋巴水肿早期表现为凹陷性水肿，组织张力较静脉血栓引起的下肢肿胀小，皮温正常。中晚期淋巴水肿由于皮下组织纤维化，皮肤粗糙、变厚，组织变硬成团块状，一般不会出现下肢静脉血栓后遗症的临床表现，如色素沉着、溃疡等。

（2）下肢局部血肿：下肢外伤后，局部如形成血肿，也表现为下肢肿胀，由于血肿的治疗与静脉血栓的治疗相反，因此需注意鉴别。血肿大多有外伤史，肿胀局限，极少累及整个下肢，伴有疼痛，后期皮肤可见淤斑或皮肤泛黄,彩色多普勒超声等检查有助于鉴别。

(六) 治疗

根据下肢 DVT 的病程特点,其治疗方法包括早期治疗和慢性期治疗。

1. **早期治疗** 对于急性期(≤14d)和亚急性期(≤30d)的下肢 DVT 患者,治疗方法包括:①一般处理:卧床休息、抬高患肢,严禁对患肢挤压和按摩,当全身症状和局部压痛消失后,即可开始进行轻度活动。起床活动后,应穿医用弹力袜或弹力绷带,以适当地压迫浅静脉,并促使深静脉血液回流。②抗凝治疗(anticoagulant therapy):抗凝疗法并不能溶解已形成的血栓,但能通过延长凝血时间来抑制血栓蔓延和再发,也有利于血栓的自溶和管腔再通,从而减轻症状、降低肺动脉栓塞发生率和病死率,已成为 DVT 的基本疗法。其药物包括:普通肝素、低分子肝素、维生素 K 拮抗剂(如华法林)、新型口服抗凝药物(如利伐沙班)等。早期 DVT 非肿瘤患者,建议直接使用新型口服抗凝药物,或使用低分子肝素联合维生素 K 拮抗剂,在 INR 达标且稳定 24h 后,停用低分子肝素。早期 DVT 肿瘤患者,建议首选低分子肝素抗凝,也可以使用维生素 K 拮抗剂或新型口服抗凝药物。③溶栓治疗(thrombolysis):尿激酶最常用,对急性期的治疗具有起效快、效果好、过敏反应少的特点。④手术取栓:是清除血栓的有效治疗方法,可迅速解除静脉梗阻,但是由于出血量较大,容易复发,现已较少采用。常用 Fogarty 导管经股静脉取出髂静脉血栓,用挤压驱栓或顺行取栓清除股腘静脉血栓。发病后 3d 内,血栓与静脉内腔面尚无明显粘连,超过 5d 则粘连明显,因此取栓术的时机应在发病后 3~5d 内。⑤介入治疗:包括导管接触性溶栓(catheter directed thrombolysis,CDT)、经皮机械性血栓清除术(percutaneous mechanical thrombectomy,PMT)和下腔静脉滤器。CDT 是将溶栓导管送入静脉血栓内,溶栓药物直接作用于血栓;而系统溶栓是经外周静脉全身应用溶栓药物。其中 CDT 优势明显,能显著提高血栓的溶解率,治疗时间短,并发症少,为临床首选的溶栓方法。PMT 主要是采用旋转涡轮或流体动力的原理打碎或抽吸血栓,从而达到迅速清除或减少血栓负荷、解除静脉阻塞的作用。下腔静脉滤器可以预防和减少肺动脉栓塞的发生。对于急性期 DVT,对全身情况好、预期生存期 >1 年、出血风险较小的患者,可首选 CDT。如条件允许,可行 PMT 与 CDT 联合清除血栓。出现股青肿时,应立即行手术取栓或 PMT、CDT 等治疗(图 10-5)。

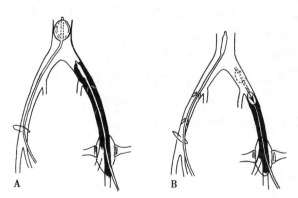

图 10-5 左下肢髂 - 股静脉血栓形成,应用 Fogarty 导管取栓术
A. 通过右大隐静脉分支插入第一根 Fogarty 导管至下腔静脉,充盈球囊阻断,以防栓子脱落进入肺动脉。从左下肢股静脉切开插入第二根 Fogarty 导管达血栓近侧。B. 充盈左侧第二根导管的球囊后,连同球囊,缓慢拉出血栓。萎瘪第一根导管的球囊后拔除双侧导管,恢复血液回流。

2. **慢性期治疗** DVT 患者需长期抗凝等治疗以防止血栓蔓延或血栓复发。抗凝治疗的时间根据 DVT 发生的原因、部位、有无肿瘤等情况,DVT 的长期抗凝时间不同。对于不伴有肿瘤的下肢 DVT,使用新型口服抗凝药物或维生素 K 拮抗剂;其中继发于手术或一过性危险因素的初发 DVT 患者,抗凝治疗 3 个月;无诱因的首次近端 DVT、复发患者抗凝 3 个月后,建议延长抗凝治疗。伴有肿瘤的下肢 DVT,推荐低分子肝素抗凝治疗,抗凝 3 个月后,建议延长抗凝治疗。维生素 K 拮抗剂在整个治疗过程中应使 INR 维持在 2.0~3.0,需定期监测。对于慢性期患者,建议服用静脉活性药物,有条件者可使用肢体循环驱动治疗。

(七) 并发症和后遗症

深静脉血栓如脱落进入肺动脉,可引起肺栓塞(pulmonary embolism,PE)。大块肺栓塞可以致死,小的局限性肺栓塞的临床表现常缺乏特异性。典型临床表现有呼吸困难、胸痛、咯血、低血压和低氧血症等,严重者发病急骤,可迅速处于晕厥状态,出现寒战、出汗、苍白或发绀,血压明显下降等。肺动脉 CTA 检查可以明确诊断。对已有肺栓塞发生史、血栓头端延伸至下腔静脉及取栓或置管操作可能造成血栓脱落者,应考虑放置下腔静脉滤器,防止肺栓塞的发生。

深静脉血栓形成后,随着血栓机化及再通过程的进展,静脉回流障碍的症状逐渐减轻,而因深静脉瓣膜破坏造成的静脉逆流症状逐渐加重,后遗深静脉血栓形成后综合征(post thrombotic syndrome,PTS)。闭塞为主者,以前述非手术疗法为主。髂、股静脉闭塞而股静脉通畅者,在病情稳定后可作耻骨上大隐静脉交叉转流术,使患肢远侧的高压静脉血,通过转流的大隐静脉向健侧股静脉回流。局限于股静脉阻塞者,可作同侧大隐静脉股 - 腘(胫)静脉旁路术。已完全再通者,因深静脉瓣膜破坏,静脉逆流已成为主要病变,可采用原发性深静脉瓣膜关闭不全所介绍的手术方法治疗。凡有浅静脉曲张及足靴区溃疡者,应作曲张静脉剥脱和交通静脉结扎术。

(陈　忠　赵纪春)

思考题

1. 主动脉瘤最可靠的诊断检查是什么?
2. 简述 2 种主动脉根部最经典的手术方式。
3. 简述主动脉夹层的 Stanford 分型方法。
4. 什么是手术是治疗累及升、弓、降部广泛主动脉疾病的经典术式? 简述其手术适应证。
5. 周围血管病的诊断和鉴别诊断要点是什么?
6. 下肢动脉硬化闭塞症的分期与治疗方法的选择有何关系?
7. 颅外颈动脉硬化狭窄性疾病手术治疗的两种方法的适应证和禁忌证有何异同?
8. 多发性大动脉炎的介入治疗的适应证有哪些?
9. 下肢深静脉血栓患者有哪些高危因素?

第十一章
先天性心血管病

第一节　成人常见先天性心血管病

先天性心血管病(congenital cardiovascular diseases)是指心脏及大血管在胎儿期发育异常引起的、在出生时病变即已存在的疾病,简称先心病。在我国,先心病的发病率为0.7%~0.8%。根据是否存在体循环与肺循环之间的分流,成人先天性心脏病分为三大类,见表11-1。

表11-1　成人先天性心脏病临床分类

先心病分型	病理生理特点	常见病种
左向右分流型	在心房、心室或大动脉之间存在异常通道,早期由于体循环(左心系统)压力高于肺循环(右心系统),血液左向右分流,患者无发绀,病情发展到晚期,肺动脉压力持续升高成为不可逆性改变,血液右向左分流,患者出现发绀、咯血	房间隔缺损 室间隔缺损 动脉导管未闭 卵圆孔未闭 主动脉窦瘤破裂
右向左分流型 (发绀型)	由于心脏解剖结构异常,大量右心系统含氧低的静脉血进入左心系统,患者出现持续性中央型发绀	法洛四联症 完全性肺静脉异位连接 完全性大动脉转位
无分流型 (非发绀型)	多因心血管局部组织发育不良造成狭窄而阻碍血流,体循环与肺循环之间无分流,患者一般无发绀	主动脉缩窄 先天性主动脉瓣狭窄 先天性二尖瓣狭窄

一、先天性心脏病肺动脉高压

肺动脉高压(pulmonary arterial hypertension,PAH)是一种肺血管增生性病变,可由多种心肺疾病所引起。其主要特征是肺血管压力和阻力进行性升高,造成右心负荷增大及功能不全、肺血流减少和一系列相应临床表现。

左向右分流型先天性心脏病(congenital heart disease,CHD)存在体循环和肺循环之间的分流,30%未经手术治疗的CHD患者会发生肺动脉高压。PAH的性质和程度对CHD手术适应证、治疗结果、患者的存活率及生活质量产生了重要影响。

(一)先天性心脏病肺动脉高压的分类

在WHO于2008年修订的威尼斯分类中,根据病理解剖特点将先天性(体-肺分流)心脏病相关性PAH的分流类型分为3类:①简单分流(如房间隔缺损、室间隔缺损、动脉导管未闭,和无梗阻的完全型或部分型肺静脉异位引流);②复合分流;③复杂分流(如肺血流不受限/肺循环不受保护的永存动脉干、单心室和房室间隔缺损）。且目前常用的临床分类方法也是由 WHO 制定的（表 11-2）。

表 11-2　先天性（体 - 肺分流）心脏病相关性 PAH 的临床分类

A. 艾森门格综合征
存在大型缺损，肺血管阻力严重升高，右向左分流或左右双向分流。存在发绀、红细胞增多和多器官受累

B. 左向右分流伴 PAH
存在中型至大型缺损，肺血管阻力轻度至中度升高，仍为明显的左向右分流，静息状态下无发绀

C. 小型缺损伴 PAH（缺损大小仅适用于成年患者）
存在小型缺损（超声心动图评估得出的缺损有效直径：室间隔缺损 <1cm，房间隔缺损 <2cm），临床表现类似特发性肺动脉高压

D. 心脏外科术后的残留 PAH
在先天性心脏病已经手术纠正且无明显残余缺损或手术损害，但术后或术后不久又出现 PAH，或在术后数月或数年后又出现 PAH

（二）发病机制和影响因素

1. 发病机制

（1）内皮功能失调与肺血管收缩：病程早期，肺血管反应性增强和肺血管收缩是造成 PAH 的主要成因。由于左向右分流，肺血流量增大，血流剪切力引起肺血管内皮细胞损伤和功能失调，使其产生的血管舒张物质（一氧化氮、前列腺素）减少，血管收缩物质（血栓素、内皮素）增加。造成肺血管收缩、肺动脉压力升高和血管平滑肌细胞增生。

（2）肺血管重构：病程后期，肺血管重构是使肺动脉压持续增高的主要原因，但其发生机制尚未明确，无法以单一理论进行解释。肺血管重构时：①内皮细胞结构与功能异常，血管平滑肌细胞表型改变；②血管平滑肌细胞增生造成正常情况下为非肌性结构的外周肺血管发生异常肌化；③血管平滑肌增生和细胞外基质合成增多造成靠近中央部位的肌性肺血管中膜增厚；④血管平滑肌进入内皮下层和细胞外基质沉积造成肺血管腔闭塞。从而发生器质性肺血管病变，肺血管阻力（pulmonary vascular resistance，PVR）增高。

2. 影响因素

（1）解剖因素：CHD 的缺损类型、大小和部位都是 PAH 的重要影响因素。室间隔缺损是最常见的引起 PAH 的简单缺损，其次为房间隔缺损和动脉导管未闭。在大于 2 岁的 CHD 患者中，室间隔缺损者的 PAH 发生率为 10%，而房间隔缺损者为 4%~6%。而永存动脉干、完全型房室间隔缺损等复杂型 CHD 患者的 PAH 发生早，进展快，程度重。有 50% 的大型室间隔缺损（直径大于 1.5cm）患者，如不在 2 岁以内进行修补就会造成艾森门格综合征，这些患者占室间隔缺损总体人群的 10%。仅有 3% 的小型和中型室间隔缺损患者发生 PAH。在缺损大小相等时，静脉窦型房间隔缺损比继发孔型房间隔缺损更容易发生 PAH，双动脉下型室间隔缺损比膜周型室间隔缺损更容易发生 PAH。

（2）遗传因素：不同个体的肺血管反应性存在差异，即使在相同诱发因素的刺激下，其发生 PAH 的快慢和程度均不同。虽然左向右分流型 CHD 时，肺循环的长时间高血流量灌注是造成 PAH 的主要原因，但个别仅存在少量左向右分流的 CHD 患者却迅速发生严重 PAH。此时无法使用体 - 肺循环分流理论进行解释，而极有可能存在某些遗传因素。对于这类患者，应准确评估 PAH 的程度和性质并分析原因，切忌盲目手术。在某些 CHD 患者中，PAH 存在遗传易感性的特点，且可能与染色体异常有关。某些合并 21- 三体的大型左向右分流 CHD 患者，其 PAH 出现得更早，程度更重，更易进展成艾森门格综合征，这类患者更需要尽早手术。

（三）病理生理

根据病理生理学变化可将病程分为三个阶段：①早期阶段为肺血流增多、肺血管处于正常阻力、高压力状态，即高动力性肺高压（hyperkinetic pulmonary hypertension，HPH）。严格来说，此时并不应该建立 PAH 诊断，因为诊断 PAH 必须包括肺毛细血管楔压（pulmonary capillary wedge pressure，PCWP）<15mmHg，而大型缺损引起分流患者的一般都 >15mmHg。②中期阶段为肺血流增多、肺血管处于高阻力、高压力状态，即达到先天性（体-肺分流）心脏病相关性 PAH 诊断标准。③晚期阶段则为不可逆的肺血流减少、肺血管处于高阻力、高压力状态，即艾森门格综合征（图 11-1）。

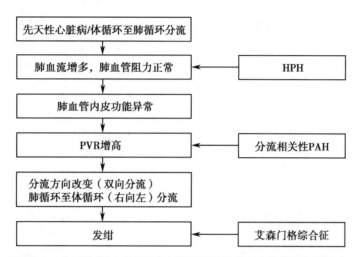

图 11-1　先天性（体-肺分流）心脏病相关性 PAH 的病理生理演变。

（四）临床表现

1. **症状**　先天性心脏病 PAH 患者通常因左向右分流造成肺血增多，而出现反复呼吸道感染、喂养困难，呼吸急促、充血性心力衰竭和生长发育落后等早期症状，但 2 岁前很少发生肺血管梗阻性病变（pulmonary vascular obstructive disease）。在病程中期，尤其是大多数未经治疗的大型缺损患者逐渐出现肺血管病变，PVR 升高使左向右分流量减少，患者的呼吸道感染次数减少，喂养困难好转，症状似乎"减轻"。但当病程进展至晚期时，PVR 等于或高于体血管阻力（systemic vascular resistance，SVR），其体-肺分流的方向变为双向分流或右向左分流，此时患者会出现发绀，即发生艾森门格综合征。其活动耐量下降，可有眩晕或晕厥，提示心排血量下降。

2. **体征**　先天性心脏病 PAH 的早期体征是在心脏缺损引起杂音的同时，还存在右心室搏动增强和肺动脉第二心音（P₂）亢进。随着 PAH 的进展，心脏杂音逐渐减弱，P₂ 进一步增强且明显亢进。在肺动脉瓣区可扪及肺动脉瓣关闭所产生的叩击感。部分患者因右心室扩大和肺动脉扩张而产生三尖瓣关闭不全和肺动脉瓣关闭不全所致的反流性杂音，或出现第二心音（S₂）宽分裂。但艾森门格综合征时，心脏缺损造成的杂音反而消失，仅留下响亮的 P₂，听诊时可为单一金属音。

3. **辅助检查**

（1）心电图：早期心电图可提示左心室占优势，前侧壁导联 q 波存在，后期出现右心室肥厚，电轴右偏，前侧壁导联 q 波消失。晚期可出现快速性房性心律失常。

（2）X 线片：病程早期因存在大量左向右分流，胸片可见心影增大、肺血管扩张，肺野外侧带可见较粗的肺血管纹理。到病程中晚期或艾森门格综合征时，胸片可见肺动脉段凸出及右下肺动脉扩张，肺门血管扩张后骤然缩小（截断现象），伴外周肺血管纹理稀疏或呈枯枝样改变。

（3）超声心动图：是筛查 PAH 的最重要无创方法。除了可根据三尖瓣反流和经缺损分流的流速来换算估测肺动脉压力（如三尖瓣反流速度 >3m/s 时，估测肺动脉收缩压 >40mmHg），还可用来评估心内缺损、大血管畸形等，排除左心病变所致的逆向性肺动脉压力升高，并可评估病情严重程度和预后。

(4)心脏磁共振:作为随访期间评价右心血流动力学参数的重要无创手段,可评估右心室大小、形状和功能、每搏排血量、心排血量、右心室质量、肺动脉扩张程度。如与基线值相比,患者出现每搏排血量下降、右心室舒张末期容积增加、左心室舒张末期容积减少,提示预后较差。

(5)心导管检查:心导管检查作为确诊 PAH 的"金标准",对制订治疗方案产生了极其重要的作用。可测定肺动脉收缩压、舒张压、平均压、右心房压和 PCWP 等压力数据,并计算 PVR、肺循环血流量与体循环血流量的比值(Qp∶Qs)和心排血量。心导管检查时,可通过急性肺血管扩张试验来判定患者的肺血管反应性。给患者吸入或注射急性扩血管药物(腺苷、伊洛前列素),来观察用药前后心排血量(cardiac output,CO)、肺动脉平均压(mPAP)和 PVR 的变化。试验结果的阳性标准为:试验后 mPAP <40mmHg,mPAP 下降程度 >10%,CO 正常范围,PVR<6Wood 单位·m²。对于体肺分流相关性 PAH 的患者来说,急性肺血管扩张试验不仅能指导治疗方案,更重要的是能判定患者是否具有手术适应证。

(五) 诊断标准和分级

现行的先天性心脏病相关性 PAH 诊断标准为:海平面安静呼吸时,右心导管测得的 mPAP ≥ 25mmHg,且左心房压、PCWP 或左心室舒张末压 <15mmHg,以及静息状态下的 PVR>3Wood 单位·m²。如无右心导管数据时,多普勒超声心动图估测的肺动脉收缩压 >40mmHg 时,可初步诊断 PAH。

根据肺动脉平均压数据将 PAH 的严重程度分 3 级:轻度(25~40mmHg)、中度(41~70mmHg)和重度(>70mmHg)。

WHO 制定的 PAH 患者功能分级评价标准(表 11-3)是最有价值的临床指标。

表 11-3　WHO PAH 患者功能分级评价标准

Ⅰ级	体力活动不受限,日常体力活动不会导致气短、胸痛或黑矇
Ⅱ级	体力活动轻度受限,静息时无不适,但日常活动会导致气短、乏力、胸痛或近乎晕厥
Ⅲ级	体力活动明显受限,静息时无不适,但低于日常活动量时即出现气短、乏力、胸痛或近乎晕厥
Ⅳ级	无法进行任何体力活动,存在右心衰竭的表现,静息时存在气短、乏力,任何体力活动均可加重症状

(六) 治疗

1. 一般治疗

(1)运动:制订个体化运动方案,以不引起明显气短、眩晕、胸痛为宜。患者必须在无症状、能量充足时进行运动,不可在饭后或极端气温下运动。

(2)预防感染:先天性(体 - 肺分流)心脏病相关性 PAH 患者是肺炎、感染性心内膜炎的高危人群。此类感染会加重病情进展,并具致死性。推荐患者接种肺炎球菌疫苗。

(3)高海拔状态:距离海平面 1 500~2 000m 可引起肺血管收缩,并可引起肺泡低氧血症,建议避免至高原地区旅行或乘坐飞机。

(4)妊娠和避孕:妊娠和分娩可造成 PAH 患者病情恶化或死亡,艾森门格综合征患者的此类死亡率高达 30%~50%。建议发绀型 CHD 和艾森门格综合征育龄女性采取合理的避孕措施。

2. 支持治疗

(1)放血疗法:如血细胞比容 >65%,并有高血黏度症状时,如头痛、耳鸣、眩晕、视物模糊、注意力不集中、感觉异常、肌痛等,应考虑放血治疗。以 5ml/kg(最大 250ml)匀速放血,同时输入等量生理盐水或葡萄糖溶液。每年放血不超过 2~3 次。

(2)氧疗:吸氧对于右向左分流状态的先天性心脏病艾森门格综合征患者的疗效目前仍有争议。

对于吸氧后动脉血氧饱和度增幅大于 5%~10% 者,推荐长期氧疗。

(3)抗凝治疗:严重先天性心脏病 PAH 患者易于发生肺栓塞和脑栓塞,但目前对艾森门格综合征患者是否应用抗凝药物仍有争议。艾森门格综合征患者在没有明显出血或咯血史的前提下,如存在肺动脉血栓形成或心力衰竭,可考虑给予口服抗凝药。

(4)利尿剂:先天性心脏病 PAH 患者发生右心衰竭时,体液潴留会造成中心静脉压升高、下肢水肿、胸腔积液等,应给予利尿剂治疗。治疗期间需维持水电解质等内环境稳定。

(5)心律失常:艾森门格综合征患者常见室上性心律失常,而室性心律失常较为少见,不推荐 Ⅰ 类抗心律失常药和 β 受体阻滞剂,因为其负性肌力作用较大。地高辛可减慢心室率,不降低心肌收缩力,因此可考虑给予地高辛控制心室率。

(6)钙通道阻滞剂:目前不推荐艾森门格综合征患者使用钙通道阻滞剂,其负性肌力作用以及降低 SVR 可加重病情恶化。

3. PAH 靶向治疗药物

(1)一氧化氮:可使用吸入一氧化氮来治疗先天性心脏病相关性 PAH,但需在呼吸机支持下使用。吸入剂量尚无统一标准,且具有一定的毒副作用,一般认为 5~80ppm 的低剂量是安全有效的。

(2)前列环素类:静脉注射依前列醇能改善艾森门格综合征患者的血流动力学以及活动耐量,但是必须经中心静脉导管给药,留置中心静脉导管增加了栓塞和脓毒血症的风险。贝前列环素是唯一能口服的前列环素类药物,但是对于先天性(体 - 肺分流)心脏病相关性 PAH 的疗效仍不明确。伊洛前列素是前列环素的衍生物,与前列环素具有相同的疗效,通过增加 cAMP 浓度来有效降低 PVR。在不具备吸入一氧化氮的条件时,可通过吸入伊洛前列素来代替。前列环素类药物的口服和吸入制剂对艾森门格综合征的疗效仍在研究中。

(3)内皮素受体拮抗剂:已经有多项多中心随机对照临床试验,评估了波生坦(Bosentan)对于艾森门格综合征患者血氧饱和度、肺循环和体循环血流动力学、活动耐量试验的疗效,证实波生坦能有效降低 PVR 和肺动脉压力,增加活动耐量。在儿科患者中也可安全使用。推荐心功能Ⅲ级的艾森门格综合征患者接受波生坦治疗。其主要副作用是肝功能损伤,服用波生坦的患者至少应每月检测一次肝功能,指标明显异常者不可使用。口服剂量为:<10kg,7.812 5mg,每日 2 次,口服;10~15kg,15.625mg,每日 2 次,口服;15~20kg,31.25mg,每日 3 次,口服;>20kg 及成人,62.5mg,每日 2 次,口服。

(4)磷酸二酯酶 5 抑制剂:西地那非可改善艾森门格综合征患者和先天性(体 - 肺分流)心脏病相关性 PAH 患者的血流动力学以及活动耐量,并可降低 PVR,患者对该药的耐受性好。艾森门格综合征患者可考虑使用西地那非治疗,但不建议用于儿科患者。口服西地那非剂量为:0.35~0.5mg/kg,每日 3 次,口服。

4. 外科手术

毫无疑问,年龄是先天性(体 - 肺分流)心脏病患者发生肺血管病变的高危因素,患者就诊越晚,则发生肺血管梗阻性病变(pulmonary vascular obstructive disease)的可能性越大。因此,目前提倡对合并 PAH 的 CHD 在婴幼儿期进行早期治疗,大型室间隔缺损和动脉导管未闭患者的手术安全年龄为 <2 岁,大型房间隔缺损为 <4 岁。在手术安全年龄内,患者处于 HPH 状态,如诊断明确,Qp:Qs>2,PCWP>15mmHg,PVR<4Wood 单位·m^2,有左心室容量超负荷的临床依据,则可安全地手术关闭缺损,消除左向右分流。

而某些分流相关性 PAH(即临床分类中的 B 型)的患者,尤其是成年患者,必须通过完善的检查来谨慎判定其外科手术(或介入治疗)的适应证(表 11-4、表 11-5)。对于临界状态的患者,可能需要在外科手术(或介入治疗)中进行必要的技术处理,如保留心房水平分流(使用带孔封堵器),室间隔缺损补片上设置单向开孔活瓣等。肺血管高阻力患者中,仅有少数人在经过肺血管扩张药物靶向治疗后 PVR 持续下降,并最终安全关闭缺损。

表 11-4　先天性(体 - 肺分流)心脏病手术适应证和禁忌证

项目	适应证	禁忌证
病史	婴儿期喂养困难、呼吸急促,反复呼吸道感染	症状消失或"缓解",比如喂养困难改善,体重增加等
体格检查	心前区搏动明显,呼吸费力(辅助呼吸肌参与呼吸运动),S_2 分裂,舒张中期杂音	肉眼即可见发绀、单一响亮 P_2、杂音减弱消失、舒张早期肺动脉瓣反流杂音
血氧饱和度	正常(>95%)	降低(<90%~95%)
胸部 X 线片	心影增大、肺血管扩张,肺野外侧带可见肺血管纹理	心影正常大小,肺门血管扩张后骤然缩小(截断现象)
心电图	左心室占优势,前侧壁导联 q 波存在	右心室占优势,前侧壁导联 q 波消失

表 11-5　心导管检查评估先天性(体 - 肺分流)心脏病的手术适应证和禁忌证

指标	适应证	禁忌证
Qp:Qs	>2.0	<1.5
PCWP/mmHg	>12	≤ 12
PVR/(Wood 单位·m^2)	<7	>9
急性肺血管扩张试验	阳性	阴性
肺小动脉造影	肺小动脉扩张、毛细血管充盈好	肺小动脉形态僵硬、毛细血管充盈差,呈"岛屿"状

5. 肺移植　虽然肺血管扩张剂的发展势头强劲,但是目前的靶向治疗仍不是治愈性治疗方式,仅能改善血流动力学,延缓症状发展,改善活动耐量。因此,肺移植 + 心脏缺损修补术目前仍具有不可比拟的治疗优势,适用于心功能Ⅲ级或Ⅳ级伴严重低氧血症的艾森门格综合征患者。但是,肺移植的供体来源极为有限,无法作为常规治疗方法。

二、房间隔缺损

房间隔缺损(atrial septal defect,ASD)是最常见的成人先天性心脏病,占成人先天性心脏病的20%~30%,男女发病率之比为 1:(1.5~3),且有家族遗传倾向。

（一）病理解剖

1. 第Ⅰ孔缺损　由于第Ⅰ隔膜吸收过度或者第Ⅱ隔膜发育不全,导致卵圆孔瓣过短或者卵圆孔过大,导致第Ⅰ隔膜不能封闭卵圆孔,通常还能在二尖瓣的前瓣发现一个裂缺,导致二尖瓣关闭不全。

2. 第Ⅱ孔缺损　可能是由于第Ⅰ隔膜和第Ⅱ隔膜垫发育不良、过度吸收或隔垫的不适当形成所致。大多数第Ⅱ孔缺损有完整的卵圆窝下缘,与房室瓣有房间隔组织相隔,前下方仍可见冠状窦开口,下腔静脉口与下缘的间隔取决于缺损的大小。

3. 静脉窦型 ASD　又称"上腔静脉型"ASD。因为静脉窦没有完全吸收入右心房,或第Ⅱ隔膜发育异常,抑或两者共存时,位于房间隔的上部分靠近上腔静脉处出现的缺损。导致上腔静脉开口骑跨在两个心房的上方,缺损前下缘有残存的房间隔组织,后缘有右心房的游离壁。

4. 共同心房　当第Ⅰ隔膜、第Ⅱ隔膜和静脉窦三者发育异常同时存在时,会出现一个心房的情况。如果第Ⅰ隔膜和第Ⅱ隔膜不发育,会导致心脏由左、右心室和一个共同的心房组成,被称为三房心(triocular heart)。

5. 冠状动脉窦型 ASD　由于冠状静脉窦壁发育不全导致冠状静脉窦与左心房直接交通,左心房血液可经此缺损及冠状静脉窦流入右心房。

（二）病理生理

1. 房水平左向右分流　右心室的舒张顺应性高于左心室,且右心房压力较左心房约低几个毫米汞柱,因此存在心房水平的左向右分流。

2. 右心房右心室增大　房间隔缺损越大,左向右分流可引起右心容量负荷增加,并逐渐导致右心房、右心室扩大,肺循环血量增多,而体循环血量减少。

3. 肺动脉高压　由于肺循环可容纳大量的左向右分流的血流,因此 ASD 患者早期肺动脉压力可以维持在正常水平而无明显的症状。随着病情的逐渐发展,肺小动脉内膜增生、中层平滑肌增厚,可逐渐引起肺动脉高压,此时的肺动脉高压尚属于可逆的动力性肺动脉高压;晚期由于肺血管纤维化重构、坏死性动脉炎等改变,逐渐形成不可逆的阻力型肺动脉高压,出现右向左分流和发绀,即艾森门格综合征,并很快导致右心功能减低,甚至右心功能衰竭。

（三）临床表现

1. 症状　继发孔型房间隔缺损症状与缺损大小与分流量多少密切相关,一般症状不明显。由于肺部充血,儿童期容易反复发作肺部感染、多咳、气急甚至肺炎;青年期逐渐出现活动后气短、心悸或呼吸道感染和心力衰竭等症状,症状演变缓慢。原发孔型症状出现早,病情进展快。

2. 体征　①视诊:因左向右分流右心血流增大,右心室扩大,表现为左胸膨隆饱满。②触诊:抬举性搏动;③叩诊:心界可增大;④听诊:因肺循环血流增加、肺动脉瓣相对狭窄,胸骨左缘第 2~3 肋间闻及 2~3 级吹风样柔和收缩期杂音,肺动脉瓣第二心音亢进伴固定分裂。原发孔型房间隔缺损伴二尖瓣裂缺者,在心尖部闻及 3~4 级收缩期杂音。病程晚期可发生右心衰竭时,出现颈静脉怒张和肝大、腹腔积液、下肢水肿等表现。

3. 辅助检查

(1)心电图:继发孔型电轴右偏,不完全性或完全性右束支传导阻滞,右心室肥大;原发孔型电轴左偏,PR 间期延长,左心室肥大。房间隔缺损晚期常出现心房纤颤、心房扑动等。

(2)X 线检查:右心房、右心室增大,肺动脉段突出,主动脉结小,呈典型"梨形心";肺血增多,透视下可见"肺门舞蹈征"。原发孔型显示左心室扩大。

(3)超声:能准确显示缺损大小、位置和穿过房间隔的分流信号,以及缺损与上腔静脉、下腔静脉及二尖瓣、三尖瓣的位置关系。原发孔型可有右心、左心扩大和二尖瓣裂缺、反流。

(4)右心导管:主要用于测定肺动脉压力并计算肺血管阻力,当右心导管进入左心房,或右心房血氧含量超过上腔静脉、下腔静脉血氧含量 2vol%,提示存在房间隔缺损。

（四）诊断与鉴别诊断

根据症状体征和超声检查,结合心电图和 X 线检查,可明确诊断。应与肺静脉畸形引流、肺动脉瓣狭窄及小型室间隔缺损等鉴别。

（五）治疗

1. 外科手术治疗　参见本章第二节第二部分。

2. 介入治疗　参见本章第二节第一部分。

（六）预后

死亡原因常为心力衰竭,其次为肺部感染、肺动脉血栓形成或栓塞。

三、室间隔缺损

室间隔缺损(ventricular septal defect,VSD)是胎儿期室间隔发育不全所致的心室间异常交通。可单独存在,也可合并其他心血管畸形。

（一）病理解剖

根据缺损位置不同,分为膜部缺损、漏斗部缺损和肌部缺损三大类型以及若干亚型(图 11-2),其中膜部缺损最为常见,其次为漏斗部缺损,肌部缺损较少见。绝大多数室间隔缺损为单个,肌部缺损有时为多个。

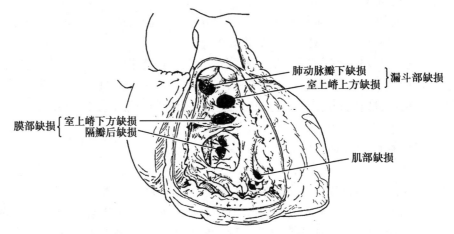

图 11-2 先天性室间隔缺损的各种类型

1. **膜部缺损** 胚胎时期,膜部不能关闭心室间的交通,但是邻近肌部能封闭心室间交通。室间隔膜部缺损邻近中央纤维体和希氏束。从右心室看位于三尖瓣隔瓣和前瓣之间,从左心室看位于主动脉瓣无冠瓣与右冠之间瓣。位于右心室流入到和流出道之间,若缺损累及多个结构,则为融合性大缺损。

2. **漏斗部缺损** 由于肺动脉下的漏斗的肌间隔形成失败导致的室间隔缺损,通常与共同动脉干畸形有关,有时缺损可以直接开口于肺动脉下的漏斗部。缺损上缘是主动脉瓣和肺动脉瓣之间的纤维连续,与主动脉右冠瓣直接相邻,缺损后下缘是室间隔肌部的心脏内弧面和室上嵴隔束。

3. **肌部缺损** 可以单发也可以多发,其中因肌间隔肌小梁致密不全,造成的室间隔肌小梁间隙会形成心室之间的交通,肌小梁间间隙多个而且常被肌小梁遮盖,又称为"瑞士干酪样 VSDs"。

(二) 病理生理

1. **心室水平的分流** 由于左心室压力高于右心室压力,造成左心室的血液经缺损的室间隔分流至右心室,形成心室水平的左向右分流。分流的程度主要取决于缺损的大小和肺血管阻力,此外,心室顺应性以及肺动脉或主动脉血流有无梗阻等因素对分流程度亦有一定的影响。

2. **左心房和左心室增大** 小型 VSD 的直径与主动脉根部直径的比值 ≤ 0.25,其缺损较小,左向右的分流量亦小,患者一般无明显症状。中型 VSD 的直径与主动脉根部直径的比值 >0.25,且 ≤ 0.5,可形成明显的左向右分流,肺循环血流量可为体循环血流量的两到三倍,肺动脉压可轻度增高,左心房和左心室亦有一定程度的扩大。大型 VSD 的直径与主动脉根部直径的比值 >0.5,其缺损较大,左向右的分流量很大,使右心室前负荷增大,肺循环血流量可为体循环血流的三到五倍,并可造成左心房和左心室扩大。

3. **肺动脉高压** 持续增加的肺循环血流量冲击肺血管,使肺小动脉痉挛,引起动力性肺动脉高压;随着病情不断进展及肺动脉高压的长期刺激,肺小动脉可逐渐发生继发性内膜增厚、内膜纤维样变、管腔阻塞,使肺血管阻力增加并最终导致阻力型肺动脉高压,此时左向右分流显著减少,并逐渐出现双向分流。当肺循环阻力超过体循环阻力时,甚至出现右向左的逆向分流,临床上即可出现发绀,从而发展成为艾森门格综合征。

(三) 临床表现

1. **症状** 与缺损大小与分流量多少密切相关。

1)缺损小、分流量少者,一般无明显症状。

2)分流量大者,由于肺充血,常有活动后气急、心悸、活动耐量差以及反复肺部感染和淤血性心力衰竭,甚至引起呼吸窘迫综合征。

3)大型缺损者,反复呼吸道感染、充血性心力衰竭尤为显著,两者互为因果,病情发展较快。

4)当肺动脉阻力增高、分流量减少以后,虽然呼吸道感染、充血性心力衰竭的发生次数逐渐减少,但气急、心悸加重,可有咯血症状。

2. 体征 ①视诊:一般发育中等,艾森门格综合征患者可见中央型发绀、杵状指(趾),可有胸骨向前突出,呈鸡胸样;②触诊:可在心尖部触及左心室冲击感(左心增大),尚可在胸骨左缘扪及右心室拍击感(右心增大),在心前区摸到收缩期震颤;③叩诊:心界可增大;④听诊:可在胸骨左缘第2~4肋间闻及四级以上粗糙、响亮的全收缩期杂音。心脏杂音部位与室间隔缺损的解剖位置有关。分流量大者因二尖瓣相对性狭窄在心尖部可闻及柔和的、舒张期杂音。随着肺动脉高压加重,分流量减少,虽然心前区杂音变柔和、短促且强度降低,但肺动脉瓣第二心音亢进、分裂显著,可伴有肺动脉瓣关闭不全的舒张期杂音。

3. 辅助检查

(1)心电图:缺损小者心电图多正常;缺损大者常有左心室高电压。肺动脉高压时表现为双心室肥大、右心室肥大伴劳损。

(2)X线检查:缺损小者肺充血及心影改变轻。缺损较大者左心室增大,肺动脉段突出,肺血增多。阻力性肺动脉高压时,左、右心室扩张程度反而减轻,伴肺血管影"残根征"。

(3)超声:直接显示缺损大小、位置、分流量及方向、合并畸形,同时了解肺动脉压力以及左心房、左心室扩大或双室扩大情况等。

(四)诊断及鉴别诊断

根据症状及杂音部位、性质,结合超声和X线检查,一般可作出诊断。严重肺动脉高压有时需行右心导管检查,测定肺动脉压力和计算肺血管阻力,以明确手术适应证。需与肺动脉瓣狭窄、肥厚型心肌病鉴别,合并肺动脉高压者应与原发性肺动脉高压及法洛四联症鉴别。

(五)治疗

1. 外科手术治疗 参见本章第二节第二部分。

2. 介入治疗 参见本章第二节第一部分。

(六)预后

缺损面积较小者预后良好,较大缺损伴有严重肺动脉高压者预后差。

四、动脉导管未闭

动脉导管未闭(patent ductus arteriosus,PDA)是常见的先天性心脏病之一,占先天性心脏病总数的12%~15%,女性约两倍于男性。约10%的病例并存其他心血管畸形。

(一)病理解剖

动脉导管是胎儿期连接主动脉峡部与左肺动脉根部之间的生理性血流通道。出生后由于肺动脉阻力下降、前列腺素E_2含量显著减少和血液氧分压增高,约85%婴儿在生后2个月内动脉导管闭合,成为动脉韧带,逾期不闭合者即为PDA。主要原因是动脉导管过于粗大或出生后动脉导管肌纤维不能收缩。未闭的动脉导管多位于左侧,起源于主动脉峡部续于降主动脉的部位,也可起源于主动脉kommerell憩室,行至左肺动脉起始部,有左喉返神经绕过。动脉导管还可起于右主动脉弓下缘行至右肺动脉。根据未闭动脉导管的粗细、长短和形态,分为管型、漏斗型和窗型三种类。

(二)病理生理

1. 动脉水平的左向右分流 决定分流大小的主要因素包括:①动脉导管的直径。直径越大,左向右的分流量越大;②主动脉与肺动脉之间的压力差;③体循环与肺循环之间的血管阻力。

2. 左心室增大 分流量大的PDA可导致肺循环血流量以及经肺循环回流至左房及左室的血流

量增加,使左房和左室前负荷增大,左室搏出量增加、左室做功量增多,造成左室壁增厚,心肌重构,左心腔增大,久之可导致左心功能衰竭。

3. 肺动脉高压 由于肺循环血流量增加,高血流量对肺血管壁产生的剪切力冲击血管内皮,造成血管内皮损伤,内皮屏障功能破坏促使肺血管重构,导致肺血管阻力增高,肺动脉压及右室压增高。

4. 右心室增大 随着肺动脉压的增高,左至右分流逐渐减少,扩大的左室可能回缩,甚至出现经PDA 的右向左分流,使未氧合的肺动脉血流通过未闭的动脉导管进入降主动脉,下肢动脉血氧饱和度低于上肢,出现差异性发绀;并且随着右室后负荷的增加还可导致右室扩大和右心功能衰竭。

(三) 临床表现

1. 症状 取决于导管的粗细、分流量大小及肺阻力高低。

(1)导管直径细、分流量小者常无明显症状。

(2)直径粗、分流量大者常并发充血性心力衰竭,易患感冒、上呼吸道感染、肺炎等,表现为气促、乏力、多汗、心动过速、呼吸困难以及喂养困难、发育不良等。

(3)当病情发展为严重肺动脉高压且出现右向左分流时,表现为下半身发绀和杵状指/趾,称为"差异性发绀"。

2. 体征 ①视诊:直径粗、分流量大者,左侧胸廓略隆起,心尖搏动增强。②触诊:一般可在胸骨左缘第 2 肋间扪及局限性震颤。③听诊可在胸骨左缘第 2 肋间闻及粗糙的连续性机器样杂音,以收缩末期最为响亮,向颈背部传导。随着肺动脉高压加重,分流减少,虽然收缩期杂音或震颤逐渐消失,但肺动脉瓣第二心音亢进、分裂增强。左向右分流量大者,可因相对性二尖瓣狭窄而闻及心尖部舒张中期隆隆样杂音。④周围血管征:由于舒张压降低,脉压增大,可有甲床毛细血管搏动、水冲脉、股动脉枪击音等。

3. 辅助检查

(1)心电图:正常或左心室肥大,肺动脉高压时则左、右心室肥大。

(2)X 线检查:心影增大,主动脉结突出,左心室扩大,肺血增多,透视下可见"肺门舞蹈征"。如发现心影较原来缩小,肺门血管增粗,肺野外带血管变细,即"残根征",表明肺动脉高压严重。

(3)超声:超声可显示未闭动脉导管粗细、形态及主动脉与肺动脉间的血流信号异常,左心房、左心室增大。

(4)其他:不典型病例需作右心导管或升主动脉造影检查。如肺动脉血氧含量比右心室血氧含量高出 0.5vol%,右心导管经动脉导管进入降主动脉,或升主动脉造影显示动脉导管及肺动脉,可明确诊断。

(四) 诊断与鉴别诊断

根据杂音性质、部位、周围血管征,结合超声心动图、X 线检查和心电图改变,一般不难诊断。动脉导管未闭需与主 - 肺动脉间隔缺损、主动脉窦动脉瘤破裂、冠状动脉静脉瘘、室间隔缺损合并主动脉瓣关闭不全相鉴别。

(五) 治疗

1. 外科手术治疗 参见本章第二节第二部分。

2. 介入治疗 参见本章第二节第一部分。

(六) 预后

除少数病例已发展至晚期失去手术介入治疗机会外,总体预后良好。未治疗者容易合并感染性心内膜炎。

五、卵圆孔未闭

卵圆孔是心脏房间隔在胚胎时期的一个生理性通道,若未能融合则形成卵圆孔未闭(patent

foramen ovale,PFO)。PFO 与不明原因脑卒中之间存在着密切的联系。

(一) 病理解剖

卵圆孔正常情况下在出生后 5~7 个月左右融合,但是有 20%~25% 的人未闭合、探针可以通过;通常单个、小的卵圆瓣的穿孔很小,以至于血液无法在两个心房之间通过,不会引起血流动力学改变,但是如果同时有肺动脉狭窄,血液就会从卵圆孔流向左心房,引发青紫;25% 人会在卵圆孔底的上部分出现探针样穿孔,血液可以在两个心房彼此流动,原因是出生后第 Ⅱ 孔和卵圆孔隔瓣没有完全融合,通常没有临床意义,但是在有其他先天性心脏缺损的情况下,这个孔会被撕开。当卵圆孔瓣出现多个穿孔时,会出现血液从右心房流入左心房,产生临床症状。

(二) 病理生理

由于左房压高于右房压,使卵圆孔帘紧贴继发孔边缘,不会引起左右心房间的分流,因此不产生临床症状和体征,也不需要治疗。中型和大型的 PFO,由于其直径较大,可在局部形成血液涡流、血栓、房间隔膨出瘤等。在剧烈咳嗽、潜水或 Valsalva 动作时可致右心房压力突然升高而超过左心房压力或当慢性右心房压力升高并超过左心房压力时,使卵圆孔帘被推开,出现经 PFO 的右向左分流,右心房的静脉血进入左心房,造成低氧血症及较为明显的发绀;同时,静脉系统内的小型血栓、气体、微粒等物质可通过未闭的卵圆孔进入左心系统,容易造成心脑血管栓塞,即反常栓塞(矛盾性栓塞)。

(三) 临床表现

卵圆孔未闭在无分流或分流量小时多无症状,难以听到杂音。当发生明显分流时可能出现不明原因脑卒中(cryptogenic stroke,CS)或偏头痛。同时也可伴随晕厥、暂时性失语、睡眠性呼吸暂停、平卧性呼吸困难、斜卧呼吸 - 直立性低氧血症(platypnea-orthodeoxia syndrome,POS)等潜在症状。

(四) 辅助检查

1. 心电图、X 线检查 一般无明显异常。

2. 超声心动图 可发现左向右分流或右向左分流的卵圆孔未闭。

3. 心导管检查 可直接证实卵圆孔未闭的存在。

(五) 诊断与鉴别诊断

卵圆孔未闭的诊断主要靠心脏超声检查来明确诊断。卵圆孔未闭应与小房间隔缺损相鉴别。

(六) 治疗

PFO 合并不明原因脑卒中、一过性脑缺血发作(transient cerebral ischemic attack,TIA)或偏头痛等,应给予治疗,包括药物治疗(抗凝剂或抗血小板制剂)、经导管封堵 PFO、外科手术关闭 PFO。外科手术治疗参见本章第二节第二部分房间隔缺损修补术。介入治疗参见本章第二节第一部分。

(七) 预后

本病一旦发现反常栓塞的证据应及时进行治疗,预后较好。

六、肺动脉瓣狭窄

肺动脉口狭窄(pulmonary stenosis,PS)是右心室和肺动脉之间存在先天性狭窄的畸形,约占先心病的 12%~18%。可单独存在或者合并其他心脏畸形。

(一) 病理解剖

最常见有肺动脉瓣二叶畸形和发育不良,形成肺动脉瓣和瓣环狭窄。分为三型:瓣膜型、瓣下型、瓣上型。

(二) 病理生理

1. 右心室血液向肺动脉流出受阻 右心室压力增高,右心室必须加强收缩力,提高右心室收缩压力完成泵血功能。其右心室压力增高程度与肺动脉瓣狭窄程度成正比。由于成人室间隔发育已完成,肺动脉瓣严重狭窄时右心室压力可超过左心室压力,这与法洛四联症的左右心室压力相等有明显不同。

2. 右心室肥厚　长时间的压力超负荷使右心室代偿性肥厚,右心室腔变小。对轻、中度的肺动脉瓣狭窄,心肌肥厚的代偿性可以保持正常的心脏排血量。在严重狭窄病例压力持续增高,心脏负担持续加重,心排血量下降。另外由于右室壁极度增厚,心肌供血不足,最终导致右心室扩大,造成右心室衰竭。

3. 狭窄远端的肺动脉内压力正常或降低　在右心室腔和狭窄远端之间存在压力阶差。一般根据右心室压力高低来判断病情轻重,如右心室收缩压小于 50mmHg 为轻型;大于 50mmHg 但未超过左心室收缩压者为中型;超过左心室收缩压者为重型。

4. 右心房增大、卵圆孔开放　右心室压力增高,而且右室肥厚可使室壁僵硬,顺应性降低,使右心室舒张压增高,右心房压力必须相应的提高,右心房扩大。右心房压力升高使婴儿出生后卵圆孔不能闭合,甚至在已闭合的卵圆孔被以后持续增高的右房压撑开。在右卵圆孔未闭或房间隔缺损的病例可出现心房间右向左分流,临床上出现发绀。

（三）临床表现

1. 症状　一般早期均无明显症状,随年龄的增长而出现。常见的表现为活动后胸闷、气短、心悸甚至晕厥,活动耐量差,易疲劳,或者有轻度发绀。晚期常见右心衰竭症状,出现颈静脉充盈、肝大、下肢水肿、腹腔积液等。

2. 体征　①视诊:一般发育良好,但严重狭窄者发育较差。因右心室肥大可见胸骨左缘向前外隆起;②触诊:可在胸骨左缘扪及抬举感,在胸骨左缘第 2 肋间扪及明显的收缩期震颤;③听诊:可在胸骨左缘第 2 肋间闻及响亮的喷射性收缩期杂音,向锁骨下或左腋部传导,有时在背部可闻及,肺动脉第二心音减弱或消失。漏斗部狭窄者杂音位置一般在胸骨左缘第 3~4 肋间。严重狭窄者心脏杂音较轻,口唇、肢端发绀,称周围型发绀。

3. 辅助检查

(1)心电图:电轴右偏,右心室肥大劳损,T 波倒置和 P 波高尖。

(2)胸部 X 线检查:肺血减少,右心房、右心室增大,心尖圆钝。瓣膜狭窄者因狭窄后扩张,肺动脉段突出。

(3)超声:对肺动脉口狭窄诊断准确性高,能明确狭窄部位和程度,并估算跨瓣压差。

（四）诊断与鉴别诊断

根据症状体征,结合心电图、X 线和超声检查一般不难诊断。肺动脉口狭窄需与房间隔缺损、室间隔缺损、动脉导管未闭和法洛四联症及 Ebstein 畸形等相鉴别。

（五）治疗

1. 外科手术治疗　参见本章第二节第二部分。

2. 介入治疗　参见本章第二节第一部分。

（六）预后

介入或手术治疗效果均良好。重症狭窄如不予处理,可致右心衰而死亡。

七、二叶主动脉瓣

先天性二叶主动脉瓣(congenital bicuspid aortic valve)是成人先天性心脏病中较常见的类型之一,在人群中的发病率约为 1%。

（一）病理解剖

二叶主动脉瓣被认为主要是遗传因素引起,以常染色体显性模式遗传,并存在遗传异质性。但迄今未鉴定出某个单个基因为二叶主动脉瓣发生的病因。该病可能是不同多效性遗传综合征(如 Loeys-Dietz,DiGeorge 和 Marfan 综合征)以及 Turner 综合征和 Williams 综合征患者的一部分。二叶主动脉瓣也通常与其他先天性心脏病共存,包括室间隔缺损,孤立的主动脉弓梗阻和动脉导管未闭。主动脉瓣及其上、下邻近结构的先天性发育异常有较多类型,但在成年人中以二叶主动脉瓣最为常见。主动脉三个瓣膜中有两个瓣膜融合,就会造成只有两个半月瓣的二叶主动脉瓣,随着年龄增长,二叶瓣可导致主动脉瓣狭窄及主动脉瓣关闭不全。

（二）病理生理

1. 左室心肌向心性肥厚　轻 - 中度主动脉瓣狭窄虽有左室肥厚,左室功能没有损害,出生时生理上正常。但主动脉狭窄程度一般都是逐渐加重,左室心肌向心性肥厚,当血流通过狭窄主动脉瓣口时,喷射入远侧主动脉腔内,产生涡流,致主动脉壁变薄,升主动脉逐渐形成狭窄后扩张。随着主动脉瓣狭窄进行性加重,将引起进行性左室衰竭、左房高压和肺动脉高压。假如有卵圆孔未闭或房间隔缺损存在,心房水平可出现左向右分流。只要动脉导管开放,不会发生循环衰竭,因为体循环血流将会由右室经动脉导管血流来代偿,并出现发绀。根据左室经狭窄主动脉口血流提供的心排血量程度,在上下肢之间可出现差异性发绀。一旦动脉导管闭合,很快造成循环障碍、衰竭。

2. 心肌缺血　婴幼儿的主动脉瓣狭窄,尽管冠状动脉正常,也能影响心肌的供血。因为无论安静或活动时冠状动脉扩张均不能增加心肌氧供。当收缩期通过狭窄孔的射血时间延长,舒张期变短,尤其是心率快时,左室舒张末期压力增加,主动脉舒张压降低,特别当由主动脉反流或心衰时,都会使冠状动脉压力和血流量下降,加重心肌缺血。

3. 心肌纤维化　冠状动脉供血不足,可以造成心内膜纤维化,心肌变性,也可发生左室乳头肌梗死而造成二尖瓣关闭不全。

4. 分级标准　根据临床及血流动力学变化,主动脉瓣狭窄可分为轻、中、重 3 级,轻度狭窄左室至升主动脉收缩压差在休息状态小于 40mmHg,中度狭窄为 40~75mmHg,重度狭窄其压差在 75mmHg以上。狭窄程度另一种分类法是以主动脉瓣口面积指数为标准:当主动脉瓣开口大于 0.8cm^2/m^2,为轻度梗阻;0.5~0.8cm^2/m^2 时为中度梗阻;小于 0.4cm^2/m^2 时,则为重度梗阻。

（三）临床表现

1. 症状体征　瓣膜功能正常时可无任何症状体征。瓣膜功能障碍出现中度以上的狭窄或关闭不全时,出现相应的症状体征,表现为活动后气急、乏力、心绞痛、晕厥及充血性心力衰竭,20% 有症状患者有猝死可能。请参阅瓣膜病的相关章节。

2. 辅助检查

(1)超声心动图:是诊断二叶主动脉瓣最直接、最可靠的检查方法。

(2)心电图及 X 线:伴发主动脉瓣狭窄后继发左心室肥厚,或伴发主动脉瓣关闭不全继发左心室大,心电图及 X 线可有相应的表现。

(3)心血管 CT、MRI 检查:可发现瓣膜钙化、左心室形态及功能学评价。

(4)心导管检查:仅用于拟行介入或手术治疗的患者。

（四）诊断与鉴别诊断

根据超声心动图所见诊断并不困难。主要应与风湿性瓣膜病及梗阻性肥厚型心肌病相鉴别。

（五）治疗

1. 外科手术治疗　参见本章第二节第二部分。

2. 介入治疗　参见本章第二节第一部分。

（六）预后

单纯二叶主动脉瓣畸形的预后取决于并发的功能障碍的程度。此外,本病易患感染性心内膜炎,病情可因此急剧恶化。

八、三尖瓣下移畸形

先天性三尖瓣下移又称 Ebstein 畸形（Ebstein anomaly）,发病率在各种先天性心脏病中不到 1%,

属少见。

(一) 病理解剖

三尖瓣不附着于三尖瓣的纤维环部位,而是向右心室移位,主要是三尖瓣的隔瓣瓣叶和后瓣瓣叶下移,常附着于近心尖的右心室壁,前瓣叶的位置多正常,因而右心室被分为两个腔,畸形瓣膜以上的心室腔壁薄,与右心房连成一大心腔,是为"心房化的右心室",其功能与右心房相同;畸形瓣膜以下的心腔包括心尖和流出道为"功能性右心室",起平常右心室相同的作用,但心腔相对地较小。常伴有ASD、VSD、PDA、肺动脉口狭窄或闭锁。可发生右心房压增高,此时如有ASD或卵圆孔开放,则可导致右至左分流而出现发绀。

(二) 病理生理

1. 右心室发育不全和功能障碍　三尖瓣下移畸形的右心室包括房化心室和功能心室均有不同程度的扩大,其扩大的程度部分与右心室壁的心肌纤维减少及其范围有关,房化心室的舒缩矛盾现象,致右心室排血缓慢,而出现心肌肥大和心力衰竭。室间隔向左侧膨出压迫左心室,使其心腔变小,导致左心室功能减退。右心室功能障碍和三尖瓣关闭不全逐渐加重而致右心房增厚和增大甚至达到极限,压迫右肺静脉,心力衰竭更加严重。

2. 三尖瓣关闭不全　三尖瓣关闭不全的严重程度取决于瓣膜形态异常和下移界限。少数病例的三尖瓣交界融合,形成狭窄。三尖瓣关闭不全引起三尖瓣环扩大,更加重原有的关闭不全,如此反复形成恶性循环,最终产生充血性心力衰竭。三尖瓣关闭不全可使右心房压力增高,如有卵圆孔未闭或房间隔缺损即产生房内右到左分流和发绀;房间隔完整则出现右心衰竭而无发绀。

3. 心律失常　最常见为预激综合征,约有10%~15%合并预激综合征。该综合征可产生阵发性室上性心动过速和心房颤动或扑动,更加重右心室功能障碍和心力衰竭。

(三) 临床表现

1. 症状　早期很少有症状。生长发育后逐渐出现活动后气急和疲乏,约75%~80%患者有青紫,伴有心悸、气喘、头晕和右心衰竭等。蹲踞和晕厥少见。有20%患者有阵发性房室折返性心动过速病史。

2. 体征　①视诊:多瘦弱、发育不良,发绀明显者有杵状指。心界明显增大,心前区搏动微弱。②心脏听诊:可闻及第二心音分裂减弱、有时可听到第三或第四心音,使心音呈三音律或四音律。胸骨左缘下端可闻及三尖瓣关闭不全的全收缩期杂音、吸气时增强。晚期病例尚有颈静脉怒张、肝大、腹腔积液、下肢水肿等右心衰竭体征。

3. 辅助检查

(1) 心电图:常有一度房室传导阻滞、P波高尖、右束支传导阻滞。约25%有预激综合征(右侧房室旁路)图形。

(2) X线检查:球形巨大心影、但透视下搏动减弱为其特征。

(3) 超声心动图:具有决定性诊断价值,可见到下移的瓣膜、巨大右房、房化右室、相对甚小的功能性右室及缺损的房间隔等。

(4) 右心导管检查:导管易在右心房内弯曲显示巨大右心房、不易进入右心室及肺动脉,右心房压力高至10~25mmHg。因Ebstein畸形心脏的应激性增强,行右心导管检查过程中容易发生心律失常,如期前收缩、传导阻滞、心房颤动或心室颤动,故应慎重从事。

(四) 诊断与鉴别诊断

巨型心脏如伴有发绀而又能听到第三心音应考虑本病。临床表现及超声检查可确诊。应与晚期风湿性心脏病、心包积液、重症肺动脉瓣狭窄、三尖瓣闭锁相鉴别。

(五) 治疗

1. 外科手术治疗　参见本章第二节第二部分。

2. 介入治疗　参见本章第二节第一部分。

（六）预后

各病例差异大。25% 在 10 岁以内死亡,平均死亡年龄在 20~25 岁,大多数病例在 10~40 岁死亡,也有活至 70 岁以上者。死亡原因:75% 因心功能衰竭,25% 因心律失常。严重心律失常容易猝死。

九、先天性主动脉缩窄

先天性主动脉缩窄(congenital coarctation of the aorta)是指局限性主动脉管腔狭窄,在各类先天性心脏病中占 5%~8%,男女之比为 3~5:1。

（一）病理解剖

根据缩窄部位与动脉导管或动脉韧带的关系分为(图 11-3):①导管前型(婴儿型:缩窄位于动脉导管开口的近心端,动脉导管呈未闭状态,并供应降主动脉血液;缩窄范围较广泛,多累及弓部;常合并室间隔缺损、主动脉瓣二瓣化畸形和二尖瓣狭窄等。②导管后型或近导管型(成人型):缩窄位于动脉导管远心端或邻近动脉导管,动脉导管多已闭合,较少合并心脏畸形。缩窄段以下第 3~7 对肋间动脉常与锁骨下动脉分支建立广泛侧支循环。

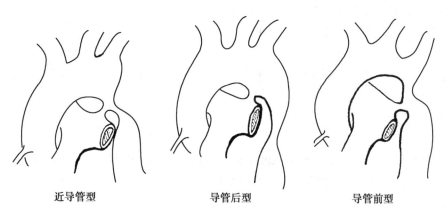

近导管型　　　　　　导管后型　　　　　　导管前型

图 11-3　先天性主动脉缩窄分型

（二）病理生理

1. **左心室肥大、劳损**　狭窄近心端血压增高,使左心室后负荷增加,出现左心室肥大、劳损,久之导致充血性心力衰竭。

2. **侧支循环变化**　在主动脉缩窄发展过程中可形成广泛的侧支循环,主要的侧支循环有双侧锁骨下动脉、内乳动脉、椎动脉、甲状颈干、第 1~2 及第 4~7 对肋间动脉、腹壁下动脉、肌膈动脉以及椎前动脉形成广泛的侧支循环,使缩窄近侧端降主动脉的血液经上述血管分流相当量的血液至下半身。

3. **血管壁的改变**　①肋间及邻近狭窄的动脉瘤形成:扩张、迂曲的第 3、4 对肋间动脉可形成瘤样扩张。多见于 10 岁以上的患者;②脑动脉瘤形成,易破裂导致脑出血;③冠状动脉硬化:血管内膜出现明显的非粥样硬化性病变,弹力层呈现退行性及增生性改变,中层可增厚至正常的 2 倍,并伴有多量胶原组织。长时间高血压可使年轻患者发生冠状动脉粥样硬化性病变。

（三）临床表现

1. **症状**　症状轻重、出现早晚与缩窄程度、是否合并心血管畸形有关。①若缩窄较轻,不合并其他心血管畸形,多无明显症状,常在体检时发现上肢高血压;②缩窄较重者可出现劳力性呼吸困难、头痛、头晕、耳鸣、眼花、下肢无力、麻木、发凉甚至有间歇性跛行。

2. **体征**　①视诊:上肢血压高,下肢血压下降,心尖搏动增强,心界常向左下扩大;②触诊:桡动脉、颈动脉搏动增强;股动脉足背动脉搏动弱甚至不能扪及;③听诊:胸骨左缘第 2~3 肋间和背部肩胛区可闻及喷射性、收缩期杂音,合并心脏畸形者在心前区闻及相应杂音。部分患者可有差异性发绀。

3. 辅助检查

(1)心电图:正常或左心室肥大劳损。

(2)X线检查:左心室增大,主动脉峡部凹陷,其上、下方左侧纵隔影增宽,呈"3"字形影像。7岁以上患者可在第3~9肋骨下缘发现增粗肋间动脉所致压迹。

(3)超声:显示主动脉缩窄部位、缩窄近、远侧压力阶差和加速的血流信号。可发现合并其他心脏畸形。

(4)磁共振检查:可显示整个主动脉的解剖构形及侧支循环情况。

(5)心导管检查和主动脉造影术:可进行压力测定,显示缩窄的部位、长度以及侧支循环的情况,以及是否存在动脉导管未闭等。

(四) 诊断与鉴别诊断

典型的上下肢血压的显著差别及胸部杂音可提示本病的诊断,超声心动图检查可确诊,CTA、MRI或主动脉造影可明确缩窄部位、范围、程度。鉴别诊断应考虑主动脉瓣狭窄,动脉导管未闭及多发性大动脉炎等。

(五) 治疗

1. 外科手术治疗　参见本章第二节第二部分。

2. 介入治疗　参见本章第二节第一部分。

(六) 预后

成年后手术死亡率高于儿童期手术,如不手术大多死于50岁以内,其中半数以上死于30岁以内。

十、主动脉窦瘤

先天性主动脉窦瘤(congenital aortic sinus aneurysm)又称 Valsalva 窦瘤,亚洲人发病率较高,病变大多在成年时被发现,男性多于女性。属少见的先天性心脏病变。

(一) 病理解剖

主动脉三个半月瓣的正上方通常各有一个小囊,称 Valsalva 窦,正常主动脉窦壁与主动脉壁相连续,若主动脉窦壁缺乏正常的弹力组织和肌肉组织,会造成窦壁承受压力能力不均匀,长期承受主动脉内高压血流的冲击,使缺陷薄弱处中层组织同纤维环及心肌分离,并逐渐向低压心腔脱入,随瘤体脱入的时间延长,瘤壁逐渐变薄,由功能性的薄弱转化为结构性改变,最后形成仅为心血管内膜和退化组织所构成的张力较大的瘤囊,即主动脉窦瘤。在其发展过程中瘤体突入心脏内,可破入右心房、右心室、肺动脉、左心室或心包腔。本病常伴有心室间隔缺损。

(二) 病理生理

1. 无破裂的 Valsalva 窦瘤　在心脏舒张期动脉血大量涌入主动脉窦,窦瘤明显扩张;反之,在心脏收缩期,窦瘤则会变小。主动脉窦瘤未破裂前无明显血流动力学和房室腔大小的改变。但瘤体较大时可压迫周围的传导系统如房室结或希氏束时产生心律失常和传导阻滞。当瘤体突入右心室流出道、三尖瓣口、冠状动脉口时可引起局限性梗阻。临床上主动脉窦瘤主要发生在右窦,其次为后窦,发生于左窦者极少。

2. 破裂的 Valsalva 窦瘤　凡是能引发主动脉内压力急剧增高的因素都有可能诱发窦瘤破裂,如情绪激动,剧烈活动,心内感染,外伤,医源性因素如心导管检查等。右冠窦瘤易破入右室流出道,常合并室间隔缺损(VSD)及主动脉瓣脱垂,也可破入右心房;无冠窦瘤易破入右心房,少数可破入右心室,极少可破入心包腔;左冠窦瘤可破入左心房或左心室,偶尔也可破入肺动脉或心包腔。窦瘤破裂时左向右分流量比较大,如伴有主动脉瓣移位和脱垂,导致主动脉瓣反流,可引起心腔容量负荷过重和心肌工作量增加,可致左心室扩张和心功能不全。破口越大、压差越大,分流越大,对血流动力学影响越大。主动脉内血流大量分流可导致冠脉供血不足或致猝死。如窦瘤破裂入右侧低压心腔,会使肺循环血量增多,右心室容量负荷加重,引致右心室扩大、肺动脉高压和右心衰竭;破入右心房腔则使右心房压力明显增加,右心房明显扩大,上、下腔静脉血液回流受阻,出现右心衰竭症状;破裂入心包腔则产生急性心脏压塞引起死亡。

（三）临床表现

1. 症状 主动脉窦动脉瘤未破裂时多无明显症状(约2%)。当窦瘤破裂后(约40%),患者突发胸痛、气促、呼吸困难等症状,可因急性右心衰竭死亡。多数患者(约60%)发病隐匿,呈渐进性劳力性心慌、气短、心悸、呼吸困难、咳嗽、咯血等急性心功能不全症状,随后逐渐出现右心衰竭的表现。

2. 体征 以胸骨左缘第3、4肋间闻及连续性响亮的机器样杂音,伴有震颤为特征,当窦瘤破裂后,和主动脉关闭不全一样,舒张压显著下降,脉压增大,出现水冲脉和指甲床毛细血管搏动征。晚期病例尚有颈静脉怒张、肝大、腹腔积液、下肢水肿等右心衰竭体征。

3. 辅助检查

(1)心电图:可正常,窦瘤破裂后出现电轴左偏,左心室或双心室肥大。

(2)X线检查:肺血增多,心影增大,肺动脉段突出。

(3)超声:病变主动脉窦明显隆起,舒张期脱入右心室流出道或右心房间隔下缘。可发现窦瘤破裂口及存在分流。

（四）诊断与鉴别诊断

根据病史、心脏杂音特点,结合超声、心电图和X线检查可明确诊断。主动脉窦动脉瘤破裂需与动脉导管未闭、高位室间隔缺损伴主动脉瓣关闭不全、冠状动静脉瘘和主-肺动脉间隔缺损相鉴别。出现急性症状体征时应与急性心肌梗死相鉴别。

（五）治疗

1. 外科手术治疗 参见本章第二节第二部分。

2. 介入治疗 参见本章第二节第一部分。

（六）预后

窦瘤一旦破裂预后不佳,如不能及时手术治疗,多在数周或数个月内死于心力衰竭或/和感染性心内膜炎。

十一、冠状动脉瘘

冠状动脉瘘(coronary artery fistulae,CAF)是指冠状动脉与心腔、冠状静脉、肺动脉等的异常连接,是一种少见的先天性心脏病,发病率在各类先天性心脏病中约为1.3%。

（一）病理解剖

由于早期心管发育过程中,心肌的供血血管与原始心管之间的交通,称为冠状动脉瘘。冠状动脉瘘包括左、右冠状动脉的主支或分支直接通入心腔、冠状静脉窦、肺动脉、肺静脉、上腔静脉或支气管血管。少数病例冠状动脉瘘可累及数支冠状动脉。冠状动脉瘘大多数单独存在,最常见的是右冠状动脉-右心室瘘,约占25%,而冠状动脉通入左侧心腔者最为少见。会伴有心脏间隔缺损。

（二）病理生理

1. 对血流动力学的影响 冠状动脉瘘对血流动力学的影响主要取决于瘘的大小和瘘入的部位。与心室相比,心房内压力较低,心房壁较薄,可扩容性大,因此,瘘入心房者的血液分流量比瘘入心室者大。瘘入右心室的分流量易比瘘入左心室者多。

2. 心肌缺血 冠状动脉瘘的形成可使部分冠状动脉血流从面对高阻力的心肌血管床,转向面对低阻力的瘘管而直接流入与之连接的心腔或大血管,这种冠状动脉"窃血"现象可减少瘘远端的冠状动脉血流量,从而减少相应部位的心肌灌注,使局部心肌供血不足。或因合并冠状动脉瘤形成,在心室舒张期血液淤积在动脉瘤内,可压迫心肌及远侧冠状动脉致心肌缺血。动脉瘤内也可有血栓形成,血栓堵塞或脱落则可引起远侧冠状动脉栓塞及心肌梗死。

3. 充血性心力衰竭　冠状动脉瘘与右心腔交通,在心脏收缩和舒张期均有左向右分流,使右心容量负荷增加,并使肺血流量增多。长期左向右分流可导致肺动脉高压。冠状动脉瘘与左心交通者不产生左向右分流,在心脏收缩和舒张期血流经瘘管分流入左心房或仅舒张期分流入左心室,均使左心容量负荷增加。不管冠状动脉瘘是破入右心还是左心,先天性冠状动脉瘘的心脏都可有不同程度的扩大,特别是左心室扩大和肥厚时,升主动脉也会出现扩张。随着年龄的增长都可并发充血性心力衰竭。

4. 冠状动脉瘘近端血管损伤　由于冠状动脉瘘近端冠状动脉血流量增加,受累冠状动脉壁变薄,多明显呈迂曲扩张或呈梭形瘤样扩张,且易出现血管内膜损伤,发生动脉粥样硬化、细菌性心内膜炎,且血管迂曲扩张易形成血栓,甚至发生冠状动脉瘤样扩张破裂等严重并发症,增加了危险性。

（三）临床表现

1. 症状　大多数 CAF 无临床症状,通常在体检时发现心脏杂音或行导管介入时发现,除非自左向右的分流量较大,出现活动后气促、疲乏、心悸、胸痛、阵发性呼吸困难、咯血甚至腹腔积液、下肢水肿等不同程度的心力衰竭表现。少数病例因冠状动脉"窃血",出现心绞痛等症状。

2. 体征　以在心前区可听到连续性杂音伴局部震颤为特征,类似动脉导管未闭。杂音最响的部位与动脉瘘进入心腔的部位有关:右心室瘘者,以胸骨左缘 4~5 肋间最响,右心房瘘者,以胸骨右缘第 2 肋间最响。肺动脉或左房瘘的杂音则沿胸骨左缘第 2 肋间最响。杂音特征亦与瘘的部位有关:右心室瘘的杂音以舒张期成分最响,因血流在此期分流量最多;右心房瘘的杂音常在收缩期加重;肺动脉瘘者以连续性杂音特征。

3. 辅助检查

(1)心电图:可见左室高电压、左室肥厚及双室肥厚,右心室肥大。部分患者有心房颤动。

(2)X 线检查:分流量较大者可见肺血增多及心影轻度增大。

(3)超声心动图:能够清楚地显示扩张的冠状动脉,并追踪冠状动脉的走向,同时用彩色多普勒观察、发现瘘口的所在部位。

(4)磁共振显像:能够显示瘘的起源、走行、终点等形态学特点外,还能提供瘘管内血流量、心功能以及心肌厚度等。

(5)心导管检查:冠状动脉造影目前仍是 CAF 诊断的"金标准",可显示 CAF 的起源、走行、分布、瘘口位置及大小、瘤样扩张及"窃血"现象等。

（四）诊断与鉴别诊断

凡在心前区听到连续性杂音的部位,比动脉导管未闭的杂音部位低,应考虑本病的可能。综合症状、心前区杂音、X 线、心电图及超声心动图检查,本病诊断并不困难。除与动脉导管未闭鉴别外,主动脉窦瘤破裂、主 - 肺间隔缺损及室间隔缺损合并主动脉瓣关闭不全应以鉴别。

（五）治疗

1. 外科手术治疗　参见本章第二节第二部分。

2. 介入治疗　参见本章第二节第一部分。

（六）预后

大部分成功栓塞、手术的 CAF 患者预后较好。

十二、法洛四联症

法洛四联症(tetralogy of Fallot,TOF)是右心室漏斗部或圆锥发育不良所致的一种具有特征性肺动脉口狭窄和室间隔缺损的心脏畸形,主要包括:肺动脉口狭窄、室间隔缺损、主动脉骑跨(主动脉骑跨于缺损的室间隔上)、右室肥大四种异常。是最常见的发绀型先天性心脏病,在成人先天性心脏病中占约 10%。

(一)病理解剖

1. **肺动脉狭窄** 由于圆锥隔向左前上方移位,造成肺动脉瓣下漏斗部狭窄,堵塞右心室的出口;最常见的为管样狭窄,其次是右心室出口下部狭窄比上部狭窄严重,与肺动脉瓣之间形成漏斗样的空间,称为"第三心室"。最常伴有肺动脉瓣二叶畸形和发育不良,形成肺动脉瓣和瓣环狭窄。在法洛四联症,肺总动脉通常较小,左肺动脉狭窄多于右肺动脉,少数有一侧多为左肺动脉完全闭塞或者缺如。

2. **室间隔缺损** 由于圆锥动脉干旋转不正常使得主动脉不能与左心室完全相连,形成大型的非限制性缺损,甚至可延伸至膜部。该缺损的上缘为主动脉瓣环,骑跨在两个心室上方;偶尔直达肺动脉瓣,形成双动脉下型 VSD。下缘为室间隔肌部和室上嵴隔束;前缘是前移的室上嵴壁束,后缘是主动脉和肺动脉的瓣环之间的连接处,若此处靠近缺损延伸至膜部,靠近传导束。

3. **主动脉骑跨** 主动脉右移位,使得粗大的主动脉骑跨在室间隔膜部,两个心室上方并与两个心室相通。且圆锥下右心室漏斗部发育不良使得主动脉瓣位于肺动脉瓣右侧前上方,两者之间仍有纤维联系。

4. **右心室肥厚** 由于肺动脉狭窄,右心室排血阻力增大,致使右心室发生继发性肥厚。

(二)病理生理

1. **心脏血流动力学改变** ①无发绀:在轻型法洛四联症患者,右室流出道仅轻度狭窄,则在心脏收缩期以左向右分流为主,虽然肺循环血量有明显减少,但临床上仅出现轻度发绀或无发绀。②发绀:当肺动脉狭窄引起右心室收缩期负荷增加后,会引起继发性右心室肥大。当右心室流出道狭窄变得严重,右心室收缩压极高,由于室间隔缺损较大,左、右两心室压力相等。在心脏舒张期,可通过室间隔缺损出现双向分流;而在心脏收缩期,当右心室收缩压超过左心室时,则有大量静脉血自右心室通过室间隔缺损流入左心室和骑跨的主动脉,会使动脉血氧饱和度下降而出现发绀。③蹲踞:蹲踞可以使静脉回流增加、体循环血管阻力升高以改善肺部血流的下降;④缺氧发作:当患者情绪激动、用力时,肺循环阻力会突然增加,导致右心室流出道的肥厚肌层过度收缩,会突然发生呼吸困难、发绀加重等明显缺氧症状,严重者可突发缺氧性昏厥和抽搐。

2. **血氧改变** ①低氧血症:由于严重右心室流出道狭窄,使进入肺内血流明显减少,肺内气体交换不足,使动脉血氧分压降低,动脉血氧饱和度也明显降低,机体出现低氧血症,②红细胞增多:长期的缺氧通过肾脏的促红细胞生成素生成增多,导致继发性红细胞增多,血氧容量升高,血液浓缩。同时因肺循环血液量少而浓,可引起肺小血管内血栓形成。

3. **侧支循环形成** 由于慢性缺氧还可致丰富的肺内侧支循环建立以进行代偿。肺动脉可与支气管动脉,或与食管、纵隔等动脉建立侧支循环,其血流量一般可达主动脉血流量的 5%~30%;当肺动脉完全闭锁时,甚至可达 50% 以上。

(三)临床表现

1. **症状** ①发绀:是四联症的主要症状,活动时加重,休息时减轻。②呼吸困难和活动耐力差:严重缺氧时可引起晕厥,有时昏迷、抽搐和心脏骤停而致命。③蹲踞:是特征性姿态,因蹲踞时肺循环有效血流增加可改善缺氧。④高血压:临床上很少出现心力衰竭,高血压在成人比较常见,系因肾脏长期缺氧而致的肾素分泌增多有关。⑤并发症状:脑缺氧致命或致脑损害、脑脓肿、脑栓塞、亚急性细菌性心内膜炎等。

2. **体征** ①视诊:常伴有杵状指(趾);②触诊:胸骨左缘扪诊可及肥厚搏动增强;③心脏听诊:肺动脉瓣第二心音减弱以至消失,胸骨左缘 3、4 肋间常可闻及收缩期喷射性杂音。

3. **辅助检查**

(1)实验室检查:血红细胞计数、血细胞比容与血红蛋白含量升高,且与发绀程度成正比。动脉血氧饱和度降低。重度发绀患者血小板计数和全血纤维蛋白原含量明显减少,血小板功能差,凝血时间和凝血酶原时间延长。

(2) 心电图:可见电轴右偏、右心室肥厚。

(3) X 线检查:主要为右心室肥厚表现,肺动脉段凹陷,形成"木靴状"外形,肺血管纹理减少。

(4) 超声心动图:清晰显示右心室流出道、肺动脉瓣或肺动脉主干狭窄;右心室增大,右心室壁肥厚;室间隔连续性中断;升主动脉内径增宽,骑跨于室间隔上方;室间隔水平右向左分流信号。

(5) 心血管 CTA、磁共振检查:准确反映左右肺动脉发育,对于各种解剖结构异常可进一步清晰显示。

(6) 心导管检查:对拟行手术治疗的患者应行心导管检查,根据血流动力学改变,血氧饱和度变化及分流情况进一步确定畸形的性质和程度,以及有无其他合并畸形,为制订手术方案提供依据。

(四) 诊断与鉴别诊断

根据临床表现、X 线及心电图检查可提示本症,超声心动图检查基本上可确定诊断。鉴别诊断应考虑与大动脉错位合并肺动脉瓣狭窄、右心室双出口及艾森门格综合征相鉴别。

(五) 治疗

1. 外科手术治疗　参见本章第二节第二部分。

2. 介入治疗　参见本章第二节第一部分。

(六) 预后

儿童期未经手术治疗者预后不佳,多于 20 岁以前死于心功能不全或脑血管意外、感染性心内膜炎等并发症。

十三、艾森门格综合征

艾森门格综合征(Eisenmenger syndrome)严格的意义上并不能称为先天性心脏病,而是一组先天性心脏病发展的后果。

(一) 病理解剖

由于进行性肺动脉高压发展至器质性肺动脉阻塞性病变,房间隔缺损、室间隔缺损、动脉导管未闭等先天性心脏病,可由原来的左向右分流,出现右向左分流,皮肤黏膜从无青紫发展至有青紫时,既称为艾森门格综合征,也可称为肺动脉高压性右向左分流综合征。在先天性心脏病手术尚未普及时临床上较为多见,近年来已经逐渐减少。

(二) 病理生理

引起艾森门格综合征发生的最根本和最直接的原因是肺血流量增加造成的肺动脉压力增高。在左向右分流的情况下,肺循环不仅要接受体循环回流的血液,而且要接受左向右分流的血液。肺血流量的增加可使肺小动脉发生收缩(这种收缩具有保护作用,可使通过肺循环的血液量减少),使肺动脉压增高,肺血管阻力增加。在早期,这种肺小动脉的收缩是暂时性的和功能性的。长期的肺动脉高压可引起肺血管的重构,表现为血管壁的增厚,可进一步加重肺动脉高压。当肺动脉压力增高到一定程度,可使肺动脉、右心室、右心房压力分别超过主动脉、左心室、左心房的压力,可引起右向左分流而出现青紫,导致艾森门格综合征。该综合征以进行性的肺小动脉阻力增高为特征,伴有肺血管扩张试验阴性的低氧血症,可以引起连接肺动脉的右心室功能衰竭并最终导致患者死亡。

(三) 临床表现

1. 症状　轻至中度青紫,于劳累后加重,逐渐出现杵状指(趾),常伴有气急、乏力、头晕等症状,以后可出现右心衰竭的相关症状。

2. 体征　心浊音界明显增大,心前区胸骨左缘 3~4 肋间有明显搏动,原有的左向右分流的杂音减弱或消失(动脉导管未闭的连续性杂音中,舒张期部分可消失),肺动脉瓣第二心音亢进、分裂,以后可出现舒张期杂音,胸骨下段偏左部位可闻及收缩期反流性杂音。

3. **辅助检查**

(1)心电图检查：右心室肥大劳损、右心房肥大。

(2)X 线检查：右心室、右心房增大，肺动脉干及左、右肺动脉均扩大，肺野内带淤血外带透亮度增加，肺血管纹理变细，左心情况视原发性畸形而定。

(3)超声心动图检查：除原有畸形表现外，肺动脉扩张及相对性肺动脉瓣及三尖瓣关闭不全支持本征诊断。

(4)心导管检查：除可见原有畸形外，可确定双向分流或右向左分流，肺动脉压力、肺血管阻力。通过血管扩张试验评价肺血管反应性。

(四)诊断与鉴别诊断

根据病史及临床上晚发青紫，结合 X 线及超声心动图检查，诊断一般无困难。鉴别诊断主要与先天性青紫型心脏畸形鉴别，一般亦无困难。

(五)治疗

唯一有效的治疗方法是进行心肺联合移植或肺移植的同时修补心脏缺损。

(六)预后

为先天性心脏病后期已失去手术根治机会，预后不良。

（葛建军　姜志胜　周丽华）

第二节　成人先天性心血管病的介入治疗与外科治疗

一、成人先天性心血管病的介入治疗

随着影像学、各种导管技术以及使用的介入器材的不断改进与发展，先天性心血管病介入治疗在一定范围内已经取代了外科手术治疗。目前，我国每年约有超过 3.0 万先心病患者接受介入治疗。下面介绍几种常见先天性心血管病，房间隔缺损、室间隔缺损和动脉导管未闭的介入治疗方法。

(一)房间隔缺损封堵术

1976 年有学者报道应用双伞状封堵器封闭 ASD 成功。此后，随着介入器材的研发及影像学的发展，特别是 Amplatzer 双盘型封堵器的出现，此技术已日臻成熟。

1. **适应证**　①通常年龄≥ 3 岁；②继发孔型 ASD 直径≥ 5mm，伴右心容量负荷增加，≤ 36mm 的左向右分流 ASD；③缺损边缘至冠状静脉窦，上、下腔静脉及肺静脉的距离≥ 5mm，至房室瓣≥ 7mm；④房间隔的直径大于所选用封堵伞左房侧的直径；⑤不合并必须外科手术的其他心脏畸形。

2. **禁忌证**　①原发孔型 ASD 及静脉窦型 ASD；②感染性心内膜炎及出血性疾病；③封堵器安置处有血栓存在，导管插入处有静脉血栓形成；④严重肺动脉高压导致右向左分流；⑤伴有与 ASD 无关的严重心肌疾病或瓣膜疾病；⑥近 1 个月内患感染性疾病，或感染性疾病未能控制者。⑦患有出血性疾病，未治愈的胃、十二指肠溃疡；⑧左心房或左心耳血栓，部分或全部肺静脉异位引流，左心房内隔膜，左心房或左心室发育不良。

3. **手术过程**　穿刺股静脉，送入静脉鞘，行常规右心导管检查，将右心导管经 ASD 进入左心房和左上肺静脉，送入交换导丝建立轨道，根据术前超声心动图测得 ASD 最大缺损直径增加 4~6mm 或者术中球囊导管测量 ASD 伸展直径增加 1~2mm 选择封堵器大小，沿输送鞘送封堵器至左心房，打开左侧面伞，回撤至房间隔左房侧，释放封堵器右侧面伞，X 影像和超声心动图确认封堵器位置良好后释放封堵器。

4. **并发症** ①残余分流:即刻残余分流发生率为6%~40%,术后72h为4%~12%,而3个月之后残余分流发生率仅为0.1%~5%;②血栓或气体栓塞;③血管并发症及感染;④封堵器移位或脱落;⑤头痛或偏头痛;⑥心脏压塞;⑦心律失常等。

5. **疗效及预后** 对于条件和大小合适的ASD,介入封堵治疗成功率可达100%。

(二)室间隔缺损封堵术

1988年Lock等首次应用双面伞封堵器经导管成功封堵VSD,此后有多种装置应用于经导管VSD的介入治疗。随着治疗病例的增加和对VSD解剖学认识的提高,不断对封堵器进行改进,特别是2001年国产对称型镍钛合金膜周部VSD封堵器的研制成功及临床应用,VSD介入治疗适应证范围进一步扩大,成功率大大提高。

1. **适应证**

(1)膜周部VSD:①年龄通常≥3岁,体重大于10kg;②有血流动力学异常的单纯性VSD,直径>3mm且<14mm;③VSD上缘距主动脉右冠瓣≥2mm,无主动脉右冠瓣脱入VSD及主动脉瓣反流;④超声在大血管短轴五腔心切面9~12点位置。

(2)肌部VSD>3mm。

(3)外科手术后残余分流。

(4)肌梗死或外伤后室间隔穿孔。

2. **禁忌证** ①感染性心内膜炎,心内有赘生物,或存在其他感染性疾病;②封堵器安置处有血栓存在,导管插入径路中有静脉血栓形成;③巨大VSD、缺损解剖位置不良,封堵器放置后可能影响主动脉瓣或房室瓣功能;④重度肺动脉高压伴双向分流;⑤合并出血性疾病和血小板减少;⑥合并明显的肝肾功能异常;⑦心功能不全,不能耐受操作等。

3. **手术过程** 穿刺股动静脉,送入动静脉鞘,建立股静脉-右房-右室-VSD-左室-主动脉-股动脉轨道,送入输送系统,封堵器选择根据左室造影显示的VSD缺损大小增加1~2mm,沿输送系统,先释放左侧面伞,回撤至室间隔左心室面,释放右侧面伞,左心室造影和超声心动图确认封堵器位置良好后释放封堵器。

4. **并发症** ①心律失常,术中或术后可出现室性期前收缩、室性心动过速、束支传导阻滞及房室传导阻滞;②封堵器移位或脱落;③腱索断裂;④右房室瓣关闭不全;⑤主动脉瓣反流;⑥残余分流;⑦溶血;⑧心脏压塞;⑨头痛、脑卒中等。

5. **疗效及预后** 介入封堵膜周部VSD的总体成功率在95%以上。严重并发症发生率为2.61%,死亡率为0.05%。

(三)动脉导管未闭封堵术

1966年Porstmann首先应用经导管塑料栓子闭合PDA获得成功,开创了先心病介入治疗的先河。随着介入技术的不断提高以及封堵器的不断改进,动脉导管未闭封堵术已成为PDA的主要治疗方法。蘑菇伞型封堵器是目前应用最为广泛的封堵器。其他还有弹簧圈、成角型蘑菇伞封堵器、肌部和膜部室间隔缺损封堵器和Amplatzer Plug等。

1. **适应证** 绝大多数的PDA均可经介入封堵,可根据不同年龄,不同未闭导管的类型选择不同的封堵器械。

2. **禁忌证** ①感染性心内膜炎、心脏瓣膜或导管内有赘生物;②严重肺动脉高压出现右向左分流、肺总阻力>14Wood单位;③合并需要外科手术矫治的心内畸形;④依赖PDA存活的患者;⑤合并其他不宜手术和介入治疗疾病的患者。

3. **手术过程** 穿刺股动静脉,送入动静脉鞘,行右心导管检查,将端孔导管送入肺动脉经动脉导管至降主动脉,送入交换导丝至降主动脉,建立轨道,封堵器选择根据主动脉弓降部造影显示的PDA形状及大小,选择比PDA最窄处内径大3~6mm的蘑菇伞封堵器,沿输送系统送至降主动脉后释放封堵器前端,回撤至 PDA 主动脉侧后,释放封堵器后端,主动脉弓降部造影显示封堵器良好后释放封堵器。

4. **并发症** ①封堵器的脱落:发生率约 0.3%;②溶血:发生率 <0.8%;③残余分流和封堵器移位;④降主动脉狭窄;⑤左肺动脉狭窄;⑥心前区闷痛;⑦一过性高血压;⑧血管损伤;⑨声带麻痹;⑩感染性心内膜炎等。

5. **疗效及预后** PDA 封堵术的成功率高达 98%~100%,仅有极少数病例失败。

(四) 经皮肺动脉瓣狭窄成形术

1982 年,Kan 等首先报道采用球囊扩张导管进行静态的球囊扩张技术,称为经皮球囊肺动脉瓣成形术(percutaneous balloon pulmonary valvuloplasty,PBPV),此后获得广泛应用。目前的临床应用表明经皮球囊肺动脉瓣成形术为简便、有效、安全、经济的治疗肺动脉瓣狭窄的首选方法,对于大部分的病例,经皮球囊肺动脉瓣成形术可替代外科开胸手术。

1. **适应证** ①典型肺动脉瓣狭窄,跨肺动脉压差 ≥ 40mmHg;②对于青少年及成人患者,跨肺动脉瓣压差 ≥ 30mmHg,同时合并劳力性呼吸困难、心绞痛、晕厥或先兆晕厥等症状。

2. **禁忌证** ①肺动脉瓣下漏斗部狭窄;肺动脉瓣狭窄伴先天性瓣下狭窄;肺动脉瓣狭窄伴瓣上狭窄;②重度发育不良型肺动脉瓣狭窄;极重度肺动脉瓣狭窄或室隔完整的肺动脉瓣闭锁合并右心室依赖性冠状动脉循环;③肺动脉瓣狭窄伴需外科处理的三尖瓣重度反流。

3. **手术过程** 穿刺股静脉,送入静脉鞘,行右心导管检查及右室造影,端孔导管送至肺动脉,送入交换导丝并固定于肺下叶动脉。循导丝送入球囊导管,一般按照球囊 / 瓣环的比值为 1.2~1.4 来选择球囊大小,用 1∶3 或 1∶4 稀释造影剂快速扩张球囊,一旦球囊全部扩张,腰征消失,立即回抽造影剂。一般反复扩张 2~3 次后测量跨瓣压差,评估手术效果。

4. **并发症** ①肺动脉瓣环撕裂及出血;②心脏压塞;③三尖瓣重度反流;④高度房室传导阻滞等心律失常。

5. **疗效及预后** 经皮球囊肺动脉瓣成形术安全、有效,并发症发生率约 5%,总死亡率 <0.5%,多见于新生儿、小婴儿及重症患者。

(五) 经导管冠状动脉瘘封堵术

1983 年 Reidy 等首次报道了经导管冠状动脉瘘封堵术(transcatheter closure of coronary arterial fistula,TCC)。目前可供临床使用的封堵器械主要包括弹簧圈、PDA 封堵器或 VSD 封堵器。

1. **适应证** ①有明显外科手术适应证的先天性 CAF,不合并其他需要手术矫正的心脏畸形;②易于安全到达、能够清晰显影的瘘管;③非多发的 CAF 开口;④冠状动脉瘘口狭窄、瘘道瘤样扩张。

2. **禁忌证** ①拟封堵的冠状动脉分支远端有侧支发出;②受累及的冠状动脉血管极度迂曲;③右心导管检查提示右向左分流,重度肺动脉高压;④术前 1 个月内患有严重感染。

3. **手术过程** 穿刺股动脉或桡动脉,送入动脉鞘,选择性冠状动脉造影显示冠状动脉瘘形态和大小,建立轨道,选择合适的弹簧圈或封堵器,释放于冠状动脉瘘最窄处,复查造影,评估手术效果。

4. **并发症** ①穿刺血管的相关并发症;②封堵器脱落造成栓塞;③急性心肌梗死;④ CAF 夹层形成;⑤一过性心律失常。

5. **疗效及预后** 介入治疗可作为 CAF 的首选治疗方法。但由于术后存在瘘管再通、冠状动脉的持续扩张、血栓形成、钙化及心肌缺血等可能,应进行长期随访。

(六) 主动脉窦瘤破裂封堵术

自 1994 年 Cullen 等首次成功介入封堵主动脉窦瘤破裂(ruptured sinus of valsalva aneurysm,RSVA)至今,介入封堵术已成为有明确适应证患者的一种治疗新选择。但目前尚无专用封堵器材,多采用 PDA 或 VSD 封堵器。

1. **适应证** ①主动脉窦瘤破口直径在 2~12mm,窦瘤破口边缘至主动脉瓣环距离 ≥ 7mm,距右冠

状动脉开口距离 ≥ 5mm；②瘘口破入右心室或右心房水平的左向右分流；③心功能可耐受手术，不伴有需外科纠正的畸形。

2. 禁忌证　①窦瘤破入左心房或左心室；②严重肺动脉高压并已导致右向左分流者；③严重主动脉瓣关闭不全；④心腔内有赘生物或血栓；⑤合并感染性心内膜炎，以及存在其他感染或出血性疾病；⑥肝肾功能严重异常、一般状况差不能耐受手术者；⑦合并其他复杂先天性心脏畸形需外科手术处理者。

3. 手术过程　穿刺股动静脉，送入动静脉鞘，行主动脉根部造影，显示主动脉窦瘤破口形态和大小，建立股静脉 - 下腔静脉 - 右心房或右心室 - 主动脉窦瘤破口 - 主动脉 - 股动脉轨道，沿轨道送入输送系统后，送入封堵器，释放主动脉侧面伞，回撤至主动脉窦底，后完全释放封堵器，主动脉根部造影评估手术效果。

4. 并发症　①残余分流；②主动脉瓣关闭不全或主动脉瓣关闭不全加重，急性左心衰，影响冠状动脉开口；③封堵器释放不成功、封堵器移位或脱落；④感染性心内膜炎；⑤束支或房室传导阻滞等心律失常；⑥心脏压塞；⑦血栓事件等。

5. 疗效与预后　主动脉窦瘤破裂患者多伴有心功能不全，若适应证选择恰当，介入封堵效果确切。

(七) 经皮主动脉缩窄球囊血管成形术

1979 年 Sos 等首先报道对切除的主动脉缩窄段行球囊扩张获得成功，此后 Lock 等将这一技术应用于临床。

1. 适应证　①主动脉缩窄外科手术后再狭窄，经导管测量的跨缩窄段收缩期压差 >20mmHg，缩窄段形态适宜介入治疗者；②主动脉缩窄外科手术后再狭窄，缩窄段形态适宜介入治疗，经导管测量的跨缩窄段收缩期压差 <20mmHg，但伴有下列情况之一者：明显的侧支血管形成；单心室循环；左心收缩功能下降。

2. 手术过程　穿刺股动脉，送入动脉鞘，测量缩窄近远端压力，行主动脉弓降部造影，通常采用的球囊大小与缩窄部直径比值为 2.5~4.0，建立轨道，送入球囊，球囊扩张后腰征消失，复查压力和血管造影，观察跨缩窄段压力阶差有无下降及缩窄部位形态，评估手术效果。

3. 并发症　①股动脉血栓形成；②主动脉夹层及动脉瘤形成；③主动脉破裂或穿孔；④出血。

4. 疗效及预后　球囊血管成行术后的再狭窄发生率与主动脉缩窄的解剖类型相关。近年来，在球囊血管成形术的基础上，经皮主动脉缩窄血管内支架植入术也逐步发展，主要用于年长和成人的未经手术治疗的主动脉缩窄和外科术后再狭窄的患者，获得了一定疗效。

二、成人先天性心血管病的外科治疗

(一) 房间隔缺损

1953 年 Gibbon 首次使用体外循环技术，进行了直视继发孔房间隔缺损修补手术，1956 年 Blount 首次成功实施原发孔缺损手术。

1. 适应证　无症状但存在右心房、右心室扩大、肺动脉压升高的患者应手术治疗。50 岁以上成人、合并心房纤颤或内科治疗能控制的心力衰竭的患者也应考虑手术。

2. 禁忌证　艾森门格综合征，临床上心杂音很轻或消失、第二心音响亮或伴分裂、发绀出现、静止状态血氧饱和度低于 90%，超声见右向左分流，心导管检查肺血管阻力大于 10Wood 单位等。

3. 手术方法

(1)手术入路：胸骨正中切口、右侧胸第 4 肋间小切口、胸骨下段小切口及胸腔镜辅助小切口等。

(2)建立体外循环，切开右心房，根据缺损大小选择直接缝合或使用补片材料修补。如合并部分性肺静脉异位连接，应使用补片将异位肺静脉开口隔入左心房。原发孔型应先修复二尖瓣裂缺，再用补片修补房间隔缺损。

4. 并发症　常见并发症：①气栓栓塞；②三度房室传导阻滞等。

5. 疗效及预后 手术死亡率 1% 以下,死亡的主要原因与患者年龄、有无心力衰竭和肺动脉高压程度有直接关系。

(二) 室间隔缺损

1954 年 Kirklin 率先在体外循环下成功实施了直视室间隔缺损修补术,我国 1958 年由苏鸿熙首先开展。

1. 适应证

(1)大室间隔缺损(缺损直径大于主动脉瓣环直径的 2/3):新生儿或婴幼儿出现喂养困难、反复肺部感染、充血性心力衰竭时,应尽早手术。大龄儿童和成人出现肺/体循环血流量 >2、心脏杂音明显、X 线检查显示肺充血、超声显示左向右分流为主时,应积极手术。

(2)中等室间隔缺损(缺损直径为主动脉瓣环直径的 1/3~2/3):出现反复肺部感染、发育迟缓等症状,且伴心脏扩大、肺充血、肺动脉高压时,应尽早手术。

(3)小室间隔缺损(缺损直径小于主动脉瓣环直径的 1/3):随访观察,约半数室间隔缺损在 3 岁以前自然闭合,以膜部缺损最为多见。一旦超声心动图、X 线检查或心电图显示心脏扩大、肺充血、肺动脉高压,尤其合并感染性心内膜炎时,应积极手术。

(4)特殊情况:肺动脉瓣下(干下型)缺损易并发主动脉瓣右冠瓣脱垂导致主动脉瓣关闭不全,宜尽早手术。

2. 禁忌证 艾森门格综合征,临床上心杂音很轻或消失、第二心音响亮或伴分裂、发绀出现、静止状态血氧饱和度低于 90%,超声见右向左分流,心导管检查肺血管阻力大于 10Wood 单位等。

3. 手术方法 体外循环下心内直视手术仍然是治疗室间隔缺损的主要手术方法。

(1)手术入路:胸骨正中切口、右侧胸第 4 肋间小切口、胸骨下段小切口及胸腔镜辅助等。

(2)建立体外循环,根据缺损位置选择右心房、右心室或肺动脉切口显露室间隔缺损。缺损小者可直接缝合,缺损大者用自体心包片或人工补片材料修补。术中避免损伤主动脉瓣和房室传导束、注意保护三尖瓣。

4. 并发症 常见并发症:①房室传导阻滞;②主动脉瓣关闭不全;③三尖瓣关闭不全;④残余分流;⑤空气或其他栓子栓塞等。

5. 疗效及预后 手术死亡率 1% 以下,术后死亡的主要原因与患者年龄、肺动脉高压与肺阻力、合并畸形及有无房室传导阻滞等有密切关系。

(三) 动脉导管未闭

1939 年 Gross 首次成功实施 PDA 结扎术,此后又有切断缝合法、钳闭法及体外循环下直视缝闭法等手术方法,我国 1944 年由吴英恺首次开展 PDA 的手术方法。

1. 适应证 早产儿、婴幼儿反复发生肺炎、呼吸窘迫、心力衰竭、喂养困难或发育不良者,应及时手术。无明显症状者若伴有肺充血、心影增大、肺动脉高压,可择期手术。

2. 禁忌证 艾森门格综合征,临床上心杂音很轻或消失、发绀出现、静止状态血氧饱和度低于 90%,超声见导管内右向左分流,心导管检查肺血管阻力大于 10Wood 单位等。在某些复杂先天性心脏病中,动脉导管未闭是患者赖以生存的代偿通道,如主动脉弓离断、完全性大动脉转位、肺动脉闭锁等,在此情况下,不可单独结扎动脉导管,需同期进行心脏畸形矫治。

3. 手术方法

(1)结扎/钳闭、切断缝合术:可经左后外侧第 4 肋间切口、左腋下直切口经第 4 肋间或电视胸腔镜技术进入左侧胸腔,解剖动脉导管三角区纵隔胸膜,保护迷走神经、喉返神经,游离动脉导管,控制性降压后粗丝线双重结扎或台,或钛钉钳闭动脉导管,此法最常用。如导管粗大、术中损伤出血,可用两把导管钳或 Pott-Smith 钳钳闭导管,在两钳之间边切边用滑线缝合,此法不常用。

(2)体外循环下结扎导管或内口缝闭术:经胸骨正中切口,①在心包腔内游离并结扎动脉导管;②建立体外循环,体外循环开始立即压迫 PDA 以控制肺灌注损伤,切开肺动脉,中低温下短暂降低流量或停止体外循环,直接缝闭或补片修补导管内口。适用于合并其他心脏畸形需同期手术,导管短粗、钙化、瘤样变伴有严重肺动脉高压、感染性心内膜炎,或结扎术后再通的病例。

4. 并发症　常见并发症:①动脉导管或附近主动脉及肺动脉破裂致大出血;②左喉返神经损伤;③导管再通;④假性动脉瘤形成;⑤乳糜胸等。

5. 疗效及预后　手术死亡率 1% 以下,主要原因为呼吸衰竭或大出血;严重肺动脉高压患者的康复,要看肺血管有否不可逆性病变,若术后肺血管阻力仍高,药物控制不住,可继发右心衰竭或呼吸衰竭而缩短寿命。

(四)肺动脉瓣狭窄

1947 年 Sellors 首次应用瓣膜刀切开狭窄的肺动脉瓣,此后随着体外循环技术的发展,体外循环下直视手术成为常规。

1. 适应证

(1)轻度狭窄,不需手术。

(2)中度以上狭窄,有明显临床症状、心电图显示右心室肥厚、右心室与肺动脉压力阶差 >50mmHg 时,应择期手术。

(3)重度狭窄,出现晕厥或继发性右心室流出道狭窄,应尽早手术。

2. 手术方法　胸骨正中切口建立体外循环,心脏停搏或跳动下实施心内直视手术。瓣膜狭窄者通过肺动脉切口,进行交界切开术;漏斗部狭窄者则切开右心室流出道,剪除纤维肌环以及肥厚的壁束和隔束心肌,疏通右心室流出道,如狭窄解除仍不满意,可用自体心包或人工材料补片加宽右心室流出道;瓣环狭窄者应切开瓣环,作右心室流出道至肺动脉的跨瓣环补片加宽;肺动脉主干及其分支狭窄者需根据狭窄部位分别采用心包或人工材料补片加宽;瓣膜钙化严重不能修复着,需行人造生物瓣膜置换。

3. 并发症　常见并发症:①肺动脉瓣关闭不全;②再狭窄等。

4. 疗效及预后　手术死亡率 1% 以下,死亡率与狭窄类型、程度、年龄及术前心功能有明显关系。

(五)二叶主动脉瓣

约 63% 的二叶主动脉瓣畸形其瓣膜功能是正常的,其余大部分患者因瓣口狭窄、小部分患者因一侧瓣叶脱垂导致的瓣膜关闭不全需要手术。

1. 适应证

(1)二叶主动脉瓣狭窄:①左心室 - 主动脉跨瓣膜压力阶差大于 50mmHg 即有手术指正;②有些患者虽然压力阶差小于 50mmHg,但有明显临床症状,如活动后胸痛、气促等,或并有心电图、X 线、超声示左室肥大表现,应尽早手术;③对于伴有升主动脉狭窄后扩张,直径大于 50mm,或每年扩张速度大于 2mm 者,应及早手术;④对于跨瓣膜压力阶差小于 50mmHg,临床上无任何症状,心电图、X 线、超声表现均正常,可定期随访;⑤对于跨瓣膜压力阶差小于 25mmHg 的患者大多不必手术。

(2)二叶主动脉瓣狭窄关闭不全:①出现症状,宜早手术。②无症状,出现左室扩大、左心功能受损表现,应尽早手术;③无任何症状,心电图、X 线、超声表现均正常,可定期随访。

2. 禁忌证　严重左心功能受损、LVEF 小于 25%。

3. 手术方法　建立体外循环,心脏停搏下实施心内直视手术。

(1)手术入路:常规胸骨正中切口、胸骨上段小切口、右侧胸第 2 或 3 肋间胸骨旁小切口等。

(2)手术方式:①主动脉瓣置换手术。②直视成形手术:瓣膜狭窄者通过主动脉切口,进行交界切开术;关闭不全者可行交界悬吊、瓣缘短缩、瓣叶扩大等手术。③伴有升主动脉扩张者:可同期做升主动脉置换 + 主动脉瓣置换手术(Wheat 术);也可做保留主动脉根部(保留瓣及根窦部)的升主动脉置换术(David 手术);对于伴有根窦部明显扩张者,可同期做升主动脉置换 + 主动脉瓣置换手术 + 冠状动脉移植手术(Bentall 术)。④对于不能耐受体外循环手术的高龄患者,可在 DSA 下行经股动脉或经心尖的介入瓣膜置换术。

4. 并发症　常见并发症:①出血;②主动脉瓣关闭不全;③室性心律失常;④左心功能不全;⑤人

工瓣感染、瓣周漏；⑥急性肾功能不全等。

5. 疗效及预后　不同术式死亡率不同，总体手术效果良好。影响死亡率的主要原因有：左心功能降低、巨大左心室、高龄、感染性心内膜炎、再次手术、同期冠状动脉旁路移植手术、术前肾功能不全等。

（六）三尖瓣下移畸形

1954 年 Wright 等曾报道 1 例施行房间隔缺损修补后发绀消失，此后针对三尖瓣下移畸形的手术方式逐步艰难发展，直至 1971 年，Danielson 等进一步改进和推广三尖瓣成形术，逐步成为 Ebstein 畸形外科治疗中首先考虑的办法。

1. 适应证　①心功能 Ⅰ~ Ⅱ 级的患者能进行日常生活、一般不需要手术；②部分心功能 Ⅱ 级患者，出现心功能下降、心脏扩大、发绀加重者，应考虑手术；③心功能 Ⅲ~ Ⅳ 级患者，出现心功能衰竭和发绀严重者，应尽早手术。

2. 禁忌证　严重心脏恶液质、严重右心衰竭伴肝功能衰竭等。

3. 手术方法　胸骨正中切口建立体外循环，心脏停搏下实施心内直视手术。

（1）三尖瓣成形术：①将移位的后瓣附着位置重建在正常的瓣环上、同时缩小扩大的房室环，使三尖瓣前瓣能对合隔瓣和后瓣，可用心包补片修补缺如的隔瓣；②折叠缝合、消除失去功能或反常活动的房化右心室，③若有房间隔缺损，同期修补。

（2）三尖瓣置换术：适于三尖瓣成形手术困难的患者，一般选择生物瓣膜，以减少术后机械瓣抗凝不足造成的肺栓塞。

（3）若合并预激综合征：术前通过电生理扫描，探查出旁路 Kent 束，同期消融或切断。

（4）临时起搏器安置术：预防术后可能出现的传导阻滞或严重心律失常。

4. 并发症　常见并发症：①传导阻滞；②心功能不全；③恶性心律失常；④人造瓣膜失去功能；⑤肺栓塞等。

5. 疗效及预后　不同术式死亡率不同，总体手术效果良好。影响死亡率的主要原因有：恶性心律失常、心功能不全、人造瓣膜失去功能及肺栓塞等。

（七）先天性主动脉缩窄

原则上所有类型的先天性主动脉缩窄一经诊断明确都可考虑手术治疗。

1. 适应证

（1）当上、下肢动脉收缩压差 >50mmHg、缩窄处管径小于主动脉正常段内径 50%，单纯主动脉缩窄者，若上肢动脉收缩压大于 150mmHg，即具备手术指征。

（2）婴幼儿期反复肺部感染、心力衰竭或合并其他心脏畸形（如主动脉弓发育不良、动脉导管未闭、室间隔缺损），应尽早手术和一期矫治。

（3）无症状单纯主动脉缩窄者，目前认为 4~6 岁择期手术为宜。年龄过小者易发生术后远期再狭窄，年龄过大者主动脉分支易出现血管硬化等继发改变。

2. 禁忌证

（1）主动脉严重发育不全或广泛性粥样硬化和钙化等病变者。

（2）有严重心肌损害、传导系统障碍或心力衰竭未能控制者。

3. 手术方法　侧支循环发育不良时，应用低温、临时血管桥、左心转流等方法保护脊髓、肾和腹腔脏器，以免阻断胸降主动脉时发生缺血性损害。低温麻醉（32℃）可使阻断主动脉血流的安全时限延长至 30min。手术采用右侧卧位，左侧第 4 肋间进胸，根据患者年龄、缩窄部位和程度以及局部解剖情况选择手术方式。婴幼儿合并心脏畸形，经胸骨正中切口建立体外循环，行心内畸形和主动脉缩窄的一期矫治。主要手术方式有 6 种。

（1）缩窄段切除及端端吻合术：适合于缩窄段局限，切除后能无张力地吻合切缘者。

（2）左锁骨下动脉蒂片成形术：结扎、切断足够长度的左锁骨下动脉，纵行剖开左锁骨下动脉形成带蒂瓣，作扩大主动脉缩窄段的补片。适用于左锁骨下动脉较粗、缩窄段较长的婴幼儿。其优点是采用自体血管,有潜在生长能力,术后再狭窄发生率低。

(3)补片成形术:纵切缩窄血管段,使用人工补片加宽缝合。适用于缩窄段较长、端端吻合困难者,主要缺点是易致动脉瘤形成。

(4)缩窄段切除及人工血管移植术:适用于缩窄段较长患者。因管道不能生长,该方法在儿童期应尽量少用。

(5)人工血管旁路移植术:经左侧第4肋间切口或联合正中切口,选用适宜大小的人工血管连接缩窄段的近远端。适用于缩窄部位不易显露、切除有困难以及再缩窄需再次手术者。

(6)**球囊扩张术及血管内支架植入术**:经皮穿刺送入球囊扩张导管,扩大缩窄主动脉管腔。在球囊扩张术的基础上,可植入血管内支架,支架的支撑作用可以防止扩张后管壁的弹性回缩,降低再狭窄发生率,同时避免使用扩张后引发管壁撕裂出血,亦可减少动脉瘤的发生。适用于成人及年长儿。

4. **并发症**　常见并发症:①再狭窄;②假性动脉瘤;③脊髓缺血性损伤;④术后高血压;⑤腹痛等。

5. **疗效及预后**　单纯型的手术死亡率低于2%,合并其他心内畸形或伴心力衰竭经内科治疗无效者手术死亡率高。术后远期死亡原因主要为:急性心肌梗死、主动脉瓣病变、继发主动脉壁异常以及颅内动脉瘤破裂等。

(八)主动脉窦动脉瘤破裂

1956年Lillehei等首次在体外循环下完成了窦瘤切除缝合术。此后手术治疗成为常规。

1. **适应证**　一经确诊,应尽早手术,尤其是主动脉窦瘤破裂合并急性心力衰竭不能控制时,应急诊或限期手术。主动脉窦动脉瘤未破裂但合并室间隔缺损、主动脉瓣关闭不全或右心室流出道梗阻时,需同期手术修复。

2. **禁忌证**　未破裂的较小主动脉窦动脉瘤可暂不手术,定期随访。

3. **手术方法**

(1)手术原则:①缝合主动脉窦口;②纠正合并畸形。

(2)手术方式:胸骨正中切口建立体外循环,心脏停搏下实施心内直视手术。根据主动脉窦瘤破入的心腔与合并畸形,选择右心房、右心室、肺动脉或升主动脉切口,显露主动脉窦动脉瘤。在窦瘤颈部环形剪除瘤壁,较小窦瘤内口可直接缝合,较大的窦瘤口需用人工材料补片修补。室间隔缺损和主动脉瓣关闭不全应同期处理。

4. **并发症**　常见并发症:①主动脉瓣关闭不全;②残余分流等。

5. **疗效及预后**　手术治疗及时者预后良好,死亡率小于1%。

(九)冠状动脉瘘

1. **适应证**

(1)原则上一经诊断明确,都可考虑及早手术治疗,以防止随年龄增大而继发的冠状动脉瘤形成、细菌性心内膜炎、冠状动脉"窃血",以及心力衰竭等的发生。

(2)对于无症状的婴幼儿病儿,可延缓手术时间,在7~20岁选择手术最为合适。

2. **禁忌证**　对于分流量小或肺体循环量比小于1.3或高龄患者可以不做手术。

3. **手术方法**　胸骨正中切口,在瘘口进入心腔处可摸及震颤。手术可以在非体外循环下进行,对于以下情况应该在体外循环下进行手术:①瘘口位于心脏后部者,如瘘入右心室流入道或冠状静脉窦;②冠状动脉显著扩张或合并冠状动脉瘤时,从心表面不能确定瘘口的确切位置,需要切开扩张的冠状动脉才能闭合瘘口者;③需要从心腔内关闭瘘口者。

主要手术方式有以下几种。

(1)冠状动脉瘘结扎术:适于冠状动脉主支直接瘘或分支末端瘘。结扎前要做冠状动脉阻断试验,即现将瘘口近端血管作暂时性阻断5~10min,观察心电图及心肌颜色,如无缺血变化再行结扎。

(2)冠状动脉下切线缝合术:适于冠状动脉主干侧面瘘,常温麻醉,切开心包,用手指按压冠状动脉有震颤的部位,若震颤消失即瘘口位置,2-0不可吸收缝线水平褥式缝合,结扎前要做冠状动脉阻断试验。

(3)经心腔内瘘口修补术:需要体外循环下,心脏停跳后,切开心腔找到瘘口修补。

(4)经冠状动脉瘘口修补术:需要体外循环下,心脏停跳后,切开扩张或合并的动脉瘤,找到瘘口修补。

4. **并发症** 常见并发症:①心肌缺血、心肌梗死;②心律失常;③心力衰竭;④残余瘘等。

5. **疗效及预后** 没有合并巨大冠状动脉瘤的患者,手术死亡率小于1%;合并巨大冠状动脉瘤的、需要动脉瘤切除并冠状动脉旁路移植的容易发生心肌缺血、心肌梗死及心律失常。

(十)法洛四联症

1954年Lillehei首次在控制性交叉循环和直视下行法洛四联症的心内修复,获得成功;我国1959年由石美鑫、张天惠、侯幼临应用体外循环在直视下行四联症的心内修复,获得成功。

1. **适应证** 根治手术的两个必备条件:①左心室发育正常,左心室舒张末期容量指数,即左心室舒张末期容量除以体表面积,正常男性58ml/m²,女性50ml/m²,法洛四联症根治术指标>30ml/m²;②肺动脉发育良好,McGoon比值>1.2或肺动脉指数>150mm²/m²。(McGoon比值:指心包返折处两侧肺动脉直径之和除以膈肌平面降主动脉直径,正常值>2.0;肺动脉指数也称Nakata指数:指心包返折处两侧肺动脉横截面积之和除以体表面积,正常值>330mm²/m²。)

对不具备上述条件,或者冠状动脉畸形影响右心室流出道疏通的患者,应先行姑息手术。有症状的新生儿和婴儿应早期手术,符合条件者应实施一期根治。对无症状或症状轻者,目前倾向于1岁左右行择期根治术,以减少继发性心肌损害。

2. **禁忌证** 顽固性心力衰竭、严重肝肾功能损害等。

3. **手术方法**

(1)姑息手术:目的:①增加肺血流量、改善动脉血氧饱和度、促进左心室和肺血管发育;②为根治手术创造条件。手术方式:①体循环-肺循环分流术,经典术式为改良Blalock-Taussig分流术,即在非体外循环下用直径4~5mm的人工血管连接无名动脉和右肺动脉。②右心室流出道疏通术,体外循环下纵行切开右心室和肺动脉,不修补室间隔缺损,切除肥厚的右心室漏斗部肌肉,用自体心包或人工材料补片拓宽右心室流出道及肺动脉。姑息手术后需密切随访,一旦条件具备,应考虑实施根治手术。

(2)根治手术:经胸骨正中切口,建立体外循环,经右心房或右心室切口,剪除肥厚的壁束和隔束肌肉,疏通右心室流出道,用补片修补室间隔缺损,将骑跨的主动脉隔入左心室,自体心包片或人工血管片加宽右心室流出道、肺动脉瓣环或肺动脉主干及分支。

4. **并发症**

(1)姑息手术常见并发症为:①乳糜胸;②Horner综合征;③肺水肿;④感染性心内膜炎;⑤发绀复发等。

(2)根治手术常见并发症为:①低心排血量综合征;②灌注肺;③残余室间隔缺损;④三度房室传导阻滞;⑤慢性心功能不全等。

5. **疗效及预后** 因根治手术和姑息性手术而异。根治手术死亡率<5%。80%~90%患者术后长期效果满意;晚期死亡率2%~6%。

(孔祥清 葛建军)

思考题

1. 简述左向右分流的先天性心脏病肺血管的病理生理演变发展特点。

2. 简述先天性法洛四联症的病理解剖及病理生理特点。

3. 简述先天性室间隔缺损手术指征。

4. 简述先天性主动脉窦瘤破入右心室的手术指征。

第十二章
肿瘤心脏病学

第一节 原发性心脏肿瘤

心脏原发性肿瘤在尸检中的发病率为0.01%~0.028%，良性与恶性之比为3：1。良性肿瘤有心脏黏液瘤（cardiac myxoma，50%）、横纹肌瘤（20%）以及纤维瘤、脂肪瘤、血管瘤、平滑肌瘤、畸胎瘤等；恶性肿瘤有各种肉瘤（20%）、淋巴瘤以及间皮瘤等。

一、心脏黏液瘤

为最常见的心脏良性肿瘤。我国统计资料显示，心脏黏液瘤患者年龄大多数在30~50岁。心脏各房室均可发生黏液瘤，位于左心房者最常见（87%），其次为右心房，心室黏液瘤较少见。少数患者可有多发性心脏黏液瘤，并可有再发倾向及家族史。

（一）病理解剖

黏液瘤多呈乳白、略带淡黄色，也可呈半透明胶冻状。常见形态有三类，乳头型、肿块型和分叶型，内部有时有出血处，也可有钙化。黏液瘤起源于心内膜下具有多向分化潜能的间叶细胞。肿瘤长大后呈息肉样肿块突入心脏，常有瘤蒂附着于房间隔或心房壁，瘤体能随心动周期而活动。极少数肿瘤无蒂，其基底部较广附着于房室隔上。因质脆易碎，脱落碎屑可导致栓塞。少数脱落的小块在脑血管能继续生长，破坏脑动脉血管壁，造成局限性动脉瘤。极少数病例可能发生恶变，成为黏液肉瘤或出现远处转移。

显微镜检查：肿瘤蒂部小血管较多，而其周围则较稀疏。稀疏组织内肿瘤细胞很少见，常有弹力组织纤维、纤维母细胞、多核细胞、圆形细胞或多角形细胞分布。黏液样基质富含多糖物质，其中散布着浆细胞、淋巴细胞、有含铁血黄素沉积的巨噬细胞。

（二）病理生理

1. 突入心腔内的瘤体妨碍正常血流，影响瓣膜的开放和闭合，严重时造成瓣口梗阻。

2. 瘤体脱落碎屑可导致体循环或肺循环栓塞。

3. 肿瘤相关的全身反应。

（三）临床表现

心脏黏液瘤的临床表现复杂多样，主要取决于瘤体的位置、大小、活动度、生长速度、瘤蒂的长短，以及是否发生脱落、出血、坏死等。主要有以下症状。

1. **血流阻塞症状** 移动度较大的黏液瘤如突然阻塞房室瓣口，瘤体脱落阻塞主肺动脉时，患者可发作昏厥、抽搐，甚或引致猝死。

（1）左心房黏液瘤造成二尖瓣血流受阻：表现为心悸、气急，活动后气促等，与二尖瓣病变相似。体格检查在心尖区可听到舒张期或收缩期杂音，肺动脉瓣区第二心音增强。瘤体活动度较大的病例，在患者变动体位时，杂音的响度和性质可随之改变。

（2）右心房黏液瘤造成三尖瓣血流受阻：可表现颈静脉怒张、肝大、腹腔积液、下肢水肿等与三尖瓣狭窄或缩窄性心包炎相类似的症状。体格检查在胸骨左缘第4、5肋间可听到舒张期杂音。

（3）动脉栓塞：表现为偏瘫、失语、昏迷、急性腹痛（肠系膜动脉栓塞）、肢体疼痛、缺血（肢体动脉栓塞）等。有的病例摘除栓子经病理检查后才明确诊断。

2. 全身反应症状　由于黏液瘤出血、变性、坏死，引起全身免疫反应，常有发热、消瘦、贫血、食欲缺乏、关节痛、荨麻疹、无力、血沉增快及血清蛋白的电泳改变等表现。

（四）辅助检查

1. 胸部 X 线检查　常显示左心房、右心室增大、肺部淤血等与二尖瓣病变相类似的征象。

2. 心电图　与二尖瓣病变相似，但黏液瘤病例大多显示窦性心律，很少出现心房颤动。

3. 超声心动图检查　诊断准确率极高，可以看到黏液瘤呈现能移动的云雾状光团回声波。左心房黏液瘤在左室收缩期时光团位于心房腔内，舒张期时移位到二尖瓣瓣口。

4. CT 或 MRI　在观察肿瘤细节、形态、表面特征等方面优于超声。

（五）诊断与鉴别诊断

左心房黏液瘤的临床诊断易与风湿性二尖瓣病变相混淆。黏液瘤病例多无风湿热病史，病程较短，症状和体征可能随体位变动而改变，有时可突然自动缓解，或者发生栓塞，而患者无心房颤动。右心房黏液瘤造成三尖瓣血流受阻，出现右心衰竭、颈静脉怒张、肝大、腹腔积液、下肢水肿等，需与缩窄型心包炎、三尖瓣下移或三尖瓣狭窄等鉴别。黏液瘤无奇脉可与缩窄型心包炎鉴别。成人突然出现的右心衰而既往无心脏或肺部疾病的，应想到右心房黏液瘤可能。超声心动图检查看到心腔内能移动的云雾状光团回声波为直接证据。

（六）治疗

黏液瘤病例明确诊断后应尽早施行手术摘除肿瘤，恢复心脏功能，避免肿瘤发生恶变以及突然堵塞房室瓣瓣口引致猝死，或肿瘤碎屑脱落并发栓塞。

（七）预后

本病手术治疗效果良好，手术死亡率低。少数病例可以再发，复发率 5%~14%，术后平均复发时间为 2 年，故术后需定期随诊。

二、其他心脏良性肿瘤

1. 纤维瘤　由成纤维细胞或纤维组织构成。超声显示多位于室间隔、心室壁边缘，呈高密度肿块、有包膜、不活动。多为单发。

2. 横纹肌瘤　多见于儿童。起源于胚胎心成肌细胞，可同时伴结节性硬皮病。超声示自心室壁突入心腔密度增高的块影，常为多发性，无包膜。

3. 血管瘤　可起源于任何心腔或心包，以右心房为常见。肿瘤多色紫呈分叶外形，质软如海绵，具有不同程度机化或血栓形成，组织学上属肿瘤性血管内皮细胞。超声示多源性或由管道条束状结构回声汇成的光团，在不同心动周期其形态可有变化。

4. 其他　还有脂肪瘤、平滑肌瘤或神经纤维瘤等。

三、心脏肉瘤

属最常见心脏恶性肿瘤。在心脏原发性肿瘤中，心脏肉瘤的发病率仅次于黏液瘤。肉瘤可发生于心脏任何部位，最常见于右心房，其次右心室。以横纹肌肉瘤最常见，约占15%，其次是淋巴肉瘤、纤维肉瘤、黏液肉瘤和恶性血管瘤。肉瘤自心脏壁生长，基底部一般较宽，约25%有蒂，可向心腔内突出或向心包腔突出。心包腔内常有血性渗出液，可找到瘤细胞。肿瘤易引起心律失常。根据肿瘤位置不同,可产生三尖瓣口阻塞、下腔静脉口阻塞或二尖瓣口阻塞现象。诊断方面,在确定一个肿瘤是否属心脏原发性质之前,必须排除其他部位有无肉瘤,并排除转移性肿瘤。在治疗方面,局限性病变可在体外循环心内直视下切除,包括周围浸润性组织,用人造补片或人造瓣膜修复缺损。心脏肉瘤预后不佳。

(葛建军)

第二节　肿瘤相关心血管系统损伤

心血管疾病与肿瘤是全球死亡的主要原因。随着疾病诊疗技术的提高与患者生存预后的改善,肿瘤患者的心血管死亡风险增加。一方面,肿瘤及肿瘤治疗相关的心血管损伤越来越常见;另一方面,肿瘤与心血管疾病存在许多共同的危险因素,促进了两种疾病的相互影响。

一、肿瘤相关血栓性疾病

肿瘤是静脉血栓性疾病的危险因素。肿瘤患者的深静脉血栓(DVT)与肺栓塞(PE)风险明显增高,有些患者甚至以静脉血栓栓塞症(VTE)为首发表现。静脉血栓发生率最高的是脑癌患者,肺、胰腺、胃、肾、淋巴及骨髓部位的肿瘤患者 VTE 事件也较为常见。

肿瘤细胞可通过多种途径激活凝血系统。一方面,通过释放促凝因子(组织因子、肿瘤促凝血因子等)、炎症细胞因子(肿瘤坏死因子、白介素 -1 等)及膜微粒等促发凝血级联反应;另一方面,肿瘤细胞可黏附或损伤血管内皮细胞、激活血小板等诱导血栓形成。此外,机体对肿瘤产生的宿主反应,包括炎症、组织坏死及血流动力学改变也是引起高凝状态的重要原因。

肿瘤患者发生静脉血栓后需要全面评估血栓对机体功能的影响、患者的出血风险及预期寿命,是否进行溶栓及抗凝治疗需要制订个体化方案。急性期抗凝可应用低分子肝素作为初始治疗。长期抗凝则需要根据患者情况来选择抗凝药物及治疗周期。低分子肝素、磺达肝癸钠、维生素 K 拮抗剂及新型口服抗凝药都是可选择的药物。

可通过临床危险因素及生物标志物水平来评估患者血栓栓塞的风险。如无出血及其他禁忌证,活动性肿瘤患者合并内科急症或卧床制动时建议启动抗凝治疗。对于高栓塞风险的患者,可适当延长血栓预防治疗周期。

肿瘤患者动脉血栓的发生率相对较低,但预后较差。转移性胰腺癌、肺癌、乳腺癌、结直肠癌患者的动脉血栓风险增高。另外,合并房颤也是肿瘤患者动脉血栓事件增加的原因之一。

二、肿瘤相关高血压

恶性肿瘤可引起内分泌功能的紊乱,导致继发性高血压。某些内分泌腺肿瘤除自身激素外也可分泌其他激素,起源于非内分泌腺的肿瘤也可产生某些激素引起相应临床症状,均称为异位激素综合征。临床常见的肿瘤相关继发性高血压包括皮质醇增多症、原发性醛固酮增多症及嗜铬细胞瘤等。

肿瘤相关的皮质醇增多可分为依赖 ACTH 与不依赖 ACTH 两类。前者包括引起促肾上腺皮质激素释放激素(CRH)-ACTH- 皮质醇分泌轴异常的肿瘤,如下丘脑肿瘤和垂体瘤,分别引起 CRH 和 ACTH 分泌增加。燕麦细胞支气管肺癌、某些类癌、胰岛细胞癌、甲状腺髓样癌、神经母细胞瘤、黑色素瘤等可表达 ACTH 前体物质阿片 - 黑素 - 促皮质素原,引起异位 ACTH 综合征。不依赖 ACTH 的肿瘤多为肾上腺肿瘤,如肾上腺皮质腺瘤及肾上腺皮质癌。此外,起源于肾上腺皮质的肿瘤,包括醛固酮瘤、醛固酮癌,以及某些肾内或卵巢组织的异位醛固酮分泌性腺瘤或腺癌,引起醛固酮分泌增加,导致潴钠排钾,抑制肾素 - 血管紧张素系统,出现血压增高与血钾降低。嗜铬细胞瘤起源于肾上腺髓质、交感神经节或其他部位嗜铬组织,能够分泌儿茶酚胺类物质,引起持续或间接性高血压。

手术切除是治疗肿瘤相关高血压的有效手段,多数患者在切除肿瘤后高血压得到显著缓解。对于部分肿瘤无法切除或手术效果不佳的患者,可根据病情选择放疗、化疗及相关激素拮抗药物来控制患者的血压。

三、肿瘤相关心律失常与电解质紊乱

肿瘤患者处于高代谢状态,或合并贫血、缺氧及感染时,窦性心动过速是常见的心律失常,一般无需特殊处理。但如果患者持续心率过快,可在纠正诱因后酌情应用 β 受体阻滞剂以减慢心率。

肿瘤是心房颤动发生的危险因素,可能与炎症及神经内分泌功能紊乱有关。许多共同的危险因素,吸烟、糖尿病、肥胖等同时增加肿瘤与房颤的发生风险。肺癌、结直肠肿瘤和肿瘤累及心脏的患者,房颤较为常见。为降低栓塞风险,节律治疗对合并房颤的肿瘤患者十分重要。胺碘酮是最常用的复律药物,适用于合并多种疾病、心功能不全的患者。

电解质紊乱是肿瘤患者发生心律失常最常见的诱因。一方面,肿瘤患者因呕吐、腹泻、营养不良或液体负荷过重导致电解质紊乱,引起低钾、低钠、低镁血症。另一方面,肿瘤患者在合并肾功能不全、组织溶解或代谢性酸中毒时,可引起高钾、高镁、高钠甚至是高磷血症。肿瘤骨转移、多发性骨髓瘤、淋巴瘤、食管癌、肺鳞癌、乳腺癌患者可分泌甲状旁腺激素相关蛋白,引起高钙血症。电解质紊乱可引起心电图 QT 间期改变、房室传导阻滞、室性心律失常甚至心脏停搏。因此,积极纠正水电解质紊乱,维持酸碱平衡是预防心律失常的重要措施。

四、肿瘤相关其他心血管损伤

多发性骨髓瘤是浆细胞恶性增殖性疾病,浆细胞产生的单克隆免疫球蛋白轻链因蛋白折叠错误而无法溶解于血清,常形成淀粉样物质沉积于心脏,引起心肌细胞坏死及纤维化,心肌顺应性明显降低。淀粉样物质还可沉积在瓣膜表面引起瓣膜局部增厚,或累及冠状动脉出现缺血症状。患者早期表现为心脏舒张功能不全,进而发展为限制性心肌病。病程呈恶性进展,预后较差。针对原发病可进行化疗、干细胞移植等治疗方法。心脏方面多以对症治疗为主,心脏移植效果并不佳,原因可能与其他器官淀粉样变进展或移植后心肌淀粉样变复发有关。

(邱春光)

第三节　肿瘤治疗相关心血管系统损伤

随着肿瘤诊疗技术的发展,肿瘤患者的生存率明显增加。心血管疾病是肿瘤幸存者最主要的死亡原因,严重影响肿瘤患者的生存及预后。如何识别、处理及预防肿瘤治疗相关心血管系统损伤是未来肿瘤医生与心脏医生工作的重要部分。

一、肿瘤治疗的心血管毒性

除手术治疗外,常见的肿瘤治疗包括化学治疗、放射治疗及免疫治疗。许多化疗药物具有潜在的心脏毒性,放疗也能引起心血管系统的直接损伤。免疫治疗通过诱导、增强或抑制免疫应答以达到治疗肿瘤的目的,心血管损伤发生率相对较低,机制目前尚不明确。

(一)化疗

根据化疗引起的心血管损伤是否可逆分为Ⅰ型和Ⅱ型。前者多为传统化疗药物引起,心肌细胞出现剂量依赖的心肌坏死和大面积不可逆损伤,伴严重的心功能障碍,多见于蒽环类药物。后者多与靶向治疗有关,损伤多为可逆且与药物剂量无明显相关。

1. **传统化疗药物** 按作用机制可分为:①烷化剂:直接引起 DNA 分子编码改变,抑制细胞增殖,如环磷酰胺、氮芥等;②抗代谢类药物:对核酸代谢物与酶结合反应有相互竞争作用,阻断核酸合成,如 5- 氟尿嘧啶(5-FU)、甲氨蝶呤等;③抗生素类:由微生物产生的某些化学物质,抑制肿瘤细胞蛋白或核酸合成,如蒽环类药物,包括柔红霉素、阿霉素等;④植物类抗肿瘤药物:抑制有丝分裂或拓扑异构酶的合成,如紫杉醇、长春新碱、依托泊苷等;⑤铂类及其他:引起 DNA 复制障碍,抑制肿瘤细胞分裂,如顺铂、奥沙利铂等;⑥激素类:通过改变内环境影响肿瘤生长,如泼尼松、丙酸睾酮等。

传统化疗药物不仅抑制肿瘤细胞的生长与增殖,同时对正常细胞造成一定的损伤。最常见的肿瘤相关心血管损伤与蒽环类药物有关,呈不可逆性与剂量依赖性。蒽环类药物引起心血管损伤的机制仍未完全明确。研究发现,蒽环类药物对心磷脂有很高的亲和力,易进入心肌细胞与线粒体,诱发心肌细胞膜氧化应激反应及线粒体损伤,导致永久性心肌细胞损伤或死亡。根据损伤发生的时间分为急性、早期及晚期。急性损伤常在用药中、用药后数小时至数日内发生,多表现为一过性心律失常,如室性期前收缩、室上性心动过速、房室传导阻滞、QT 间期延长等。早期损伤多在化疗结束数周及 1 年内发生,多表现为心功能明显下降,尤其是左室收缩功能不全。晚期损伤多见于肿瘤幸存者,可发生在化疗结束后数年甚至是数十年,临床表现也更为多样,包括各种心律失常、心肌病、心力衰竭。此类患者预后较普通心衰患者更差,死亡风险更高。其他传统化疗药物引起心血管损伤详见表 12-1。

表 12-1 传统化疗相关的心血管损伤

化疗药物	损伤机制	心血管损伤
烷化剂: 环磷酰胺等	内皮细胞受损,促进血小板聚集,血管紧张素转化酶活性降低	高血压、心肌缺血 / 梗死、肺动脉高压、脑血管事件、肝静脉闭锁性疾病、雷诺现象
抗代谢类: 氟嘧啶等	内皮损伤、血管痉挛、内皮素 -1 活性增加	冠状动脉痉挛、雷诺现象
抗肿瘤抗生素: 博来霉素等	抑制内皮细胞增殖、迁移,内皮细胞凋亡	心肌缺血 / 梗死、肺动脉高压、雷诺现象
植物类: 紫杉烷类	通过影响细胞骨架干扰基本功能	毛细血管渗漏、周围神经病变
植物类: 长春碱等	半胱天冬酶介导的细胞凋亡、抑制内皮细胞增殖	胸痛、高血压、心肌缺血、雷诺现象、血栓栓塞
铂类: 顺铂	内皮细胞受损、促进血小板聚集、一氧化氮生物利用度减低	高血压、心肌缺血、雷诺现象、静脉血栓栓塞性疾病、脑血管事件

2. **靶向治疗** 按作用靶点不同可分为:①针对肿瘤细胞本身:通过产生抗体依赖性细胞介导的细胞毒作用(ADCC)和补体介导的细胞毒作用(CDC)杀伤肿瘤细胞,如利妥昔单抗、阿伦单抗等;②针

对细胞内信号转导分子:酪氨酸激酶抑制剂(TKI)能够抑制细胞内蛋白激酶活化,减少肿瘤细胞增殖,如吉非替尼、舒尼替尼等;③针对细胞周期蛋白:细胞周期与细胞分化、生长、死亡有着密切的关系,针对调控细胞周期关键靶点的药物可影响肿瘤细胞的增殖;④针对细胞凋亡调节因子:以细胞凋亡相关调控基因为靶点,诱导肿瘤细胞凋亡,如马帕木单抗;⑤针对细胞表观遗传学:以肿瘤细胞异常的表观遗传学为靶点,使抑癌基因功能恢复,如地西他滨等;⑥针对肿瘤生长微环境:通过拮抗血管内皮生长因子(VEGF),减少肿瘤血管的生成与肿瘤细胞的迁移,如贝伐珠单抗、巴马司他、内皮抑素等。

　　与传统化疗药物不同,靶向治疗以肿瘤细胞的标志性分子作为靶点,特异性阻断肿瘤细胞的生长与迁移,对正常细胞的影响较小。但随着靶向治疗临床应用日益广泛,相关心血管损伤也逐渐引起重视。曲妥珠单抗目前广泛应用于人表皮生长因子受体2(HER2)阳性的乳腺癌患者,能够与肿瘤细胞的HER2蛋白结合,抑制细胞生长信号传递,进而抑制肿瘤增殖。HER2通路同样表达于心肌细胞,有助于维持心肌细胞结构与功能的完整性。曲妥珠单抗对HER2通路的阻断是其引起心血管损伤的重要机制,发生率为3%~7%,主要表现为左心收缩功能下降。与蒽环类药物及紫杉醇联合应用时,心血管损伤风险显著增加。其他靶向治疗引起的心血管损伤详见表12-2。

表 12-2　靶向治疗相关的心血管损伤

靶向治疗药物	损伤机制	心血管损伤
抗体相关: 　贝伐珠单抗 　阿普西柏	①降低内皮细胞中 PI3K-Akt、PLCγ-PKC/IP3 和 Erk-MAPK 信号通路活性,降低 eNOS 活性,NO 产生、内皮功能、细胞存活和增殖 ②增加线粒体氧化应激和 eNOS 解耦联,降低 NO 的生物利用度	心肌缺血/梗死、蛋白尿、肾血栓性微血管病变、脑血管事件、高血压、静脉血栓栓塞性疾病
酪氨酸激酶相关(VEGF-R): 　索拉非尼 　舒尼替尼	①降低内皮细胞中 PI3K-Akt、PLCγ-PKC/IP3 和 Erk-MAPK 信号通路活性,降低 eNOS 活性,NO 产生、内皮功能、细胞存活和增殖 ②增加线粒体氧化应激和 eNOS 解耦联,降低 NO 的生物利用度 ③增加内皮素-1 生成 ④肾压力利钠曲线右移,钠排泄受损,水钠潴留 ⑤抑制 PDGFβ-R 信号传导,减少 VEGF 和 Ang-1 的产生,降低内皮细胞 VEGF-R 和 Tie-2 信号传导活性	心肌缺血/梗死、蛋白尿、肾血栓性微血管病变、脑血管事件、高血压、静脉血栓栓塞性疾病
酪氨酸激酶相关(ABL): 　尼洛替尼 　达沙替尼	①降低内皮细胞 c-Abl 信号传导和细胞存活 ②降低 VEGF-R2 信号传导、内皮功能、存活和增殖	心肌缺血/梗死、肺动脉高压、脑血管事件、高血压、静脉血栓栓塞性疾病
蛋白酶体抑制剂: 　硼替佐米 　卡非佐米	①诱导血管氧化应激 ②内皮功能障碍与损伤 ③抑制内皮细胞增殖	心肌缺血/梗死、肺动脉高压、脑血管事件、高血压、静脉血栓栓塞性疾病

(二)放射治疗

　　目前约有 50%~70% 的患者需要接受放射治疗。电离辐射不仅抑制肿瘤细胞的生长,对正常细胞也能造成损害,尤其是胸部肿瘤放疗增加了心脏损伤风险。放疗可以直接引起 DNA 断裂,产生的氧自由基则间接影响 DNA 修复,导致心肌细胞损伤。此外,组织暴露于射线后释放大量炎症细胞因子,导致内皮细胞基底膜急性损伤与慢性纤维化。放疗相关心血管损伤的出现时间、严重程度及受累范围与射线种类、放射面积及治疗剂量有关。放疗过程中即可出现急性损伤,而有些患者的心血管损伤在治疗结束后数年方才出现。心包炎和心包积液是最常见的放疗相关心血管损伤。

二、肿瘤治疗相关心血管损伤的临床诊断与治疗

肿瘤治疗相关心血管损伤临床表现多样,根据疾病特点可分为心肌功能不全与心力衰竭、冠状动脉疾病、心律失常、高血压、心脏瓣膜病、血栓栓塞性疾病、周围血管病、脑卒中、肺动脉高压与心包并发症。

(一) 心肌功能不全与心力衰竭

1. 发病机制　蒽环类药物是引起心肌功能不全与心力衰竭最常见的化疗药物,常用于治疗血液系统恶性肿瘤和实体恶性肿瘤。此外,烷化剂、抗微管药物、曲妥珠单抗、贝伐珠单抗也会增加心衰风险。舒尼替尼和索拉非尼是用于治疗晚期肾细胞癌和肝癌的小分子 TKI,阻断 VEGF 信号通路引起心肌代偿性肥大、左室扩张与收缩性心功能不全。化疗引起心肌损伤的机制主要是心肌缺血与纤维化、毛细血管损伤及微循环衰竭。

2. 临床表现　可表现为急性、慢性或迟发性心功能不全。

3. 辅助检查

(1)超声心动图:是监测和诊断肿瘤治疗相关心功能不全的首选影像学检查。左室射血分数(LVEF)是评估左室功能最常用的指标,若降幅超过 10%,且低于正常值下限提示出现心脏毒性。结合室壁运动评分指数或分析心肌局部节段性变化能够早期发现心脏功能的变化。

(2)心脏磁共振(CMR):是评估心肌纤维化、心肌活性和炎症性疾病的无创性检查方法,具有较高的准确性和可重复性。CMR 能够发现 LVEF 的微小变化,有助于心功能不全的早期诊断。

(3)心肌生物标志物:包括肌钙蛋白、BNP 或 NT-proBNP。肌钙蛋白 I 水平升高可作为早期识别、评估、监测心脏毒性的有效指标。

(4)心内膜心肌活检:可用于评估蒽环类药物的心脏毒性。光学显微镜下病理学改变为心肌水肿、心肌细胞消失、间质纤维化和肌质网扩张等。电子显微镜下表现为心肌纤维溶解、纤维束消失、Z 线变形、断裂,线粒体裂解及心肌细胞空泡形成。上述特征性表现具有较高的敏感性与特异性。

4. 诊断　患者在肿瘤治疗后新出现充血性心力衰竭,LVEF 下降幅度超过 10% 且低于正常值下限,或原有心力衰竭症状加重,LVEF 进一步降低,可诊断为肿瘤治疗相关心功能不全。值得注意的是,迟发性心功能不全多出现在治疗结束后数年,时间跨度大,需排除引起心功能不全的其他病因方可诊断。

5. 治疗　主要目标是纠正 LVEF 下降,改善心衰症状,延缓心肌重构。若患者 LVEF 降低幅度大于 10% 且低于正常下限,排除用药禁忌后推荐使用 ACEI(或 ARB)联合 β 受体阻滞剂改善患者心功能。若患者 LVEF 值降低幅度大于 10%,但仍大于 50%,则建议在肿瘤治疗过程中监测 LVEF 的变化。

(二) 冠状动脉疾病

1. 发病机制　引起冠状动脉疾病的常见化疗药物包括氟嘧啶类(5-FU 和卡培他滨),抗 VEGFR 类(索拉非尼、贝伐珠单抗)及铂类(顺铂)等。5-FU 可诱发血管痉挛导致"变异型心绞痛"。贝伐珠单抗可引起内皮损伤、斑块破裂及血栓形成,诱发急性缺血事件。顺铂则通过影响代谢导致动脉粥样硬化及斑块不稳定促发冠状动脉疾病。

放疗引起的心肌缺血多出现于膈肌以上部分的治疗,以纵隔肿瘤及左胸壁肿瘤常见。相关冠状动脉疾病可在放疗后数周及数年出现,与放疗引起冠脉痉挛、斑块破裂有关。放射剂量是冠脉损害的重要危险因素。

2. 临床表现　患者可出现与普通患者类似的心绞痛症状,可发生于静息、劳累时或劳累后。如果不停止肿瘤治疗,症状往往复发甚至恶化。放、化疗相关的神经毒性可引起患者对症状的感知力下降,

继发于急性冠状动脉综合征后的室性心律失常或晕厥有可能成为首发症状。

3. 辅助检查

（1）心电图：是发现与诊断肿瘤治疗相关冠状动脉疾病最常用的方法。心电图改变可于胸痛发作时或无症状下出现，甚至在症状消失后可持续数天。典型改变为 ST 段的压低或抬高，T 波倒置有时是心肌缺血的唯一表现。

（2）冠状动脉 CTA 或冠脉造影：冠脉 CTA 能够显现冠状动脉的走行及血管狭窄程度，评估血管情况。冠脉造影仍然是诊断冠状动脉疾病的"金标准"。

（3）实验室检查：心肌坏死标志物（肌钙蛋白及肌酸肌酶同工酶）可在心肌梗死患者中升高。伴有心功能不全的患者 BNP 增高。

4. 诊断

接受放化疗的患者突然出现胸痛、胸闷、恶性心律失常甚至是休克时应考虑冠状动脉疾病可能。若原有冠脉疾病的患者出现相关症状或原有症状加重则需高度怀疑本病。

5. 治疗

若患者在肿瘤治疗的过程中出现冠状动脉事件，则应立即停止放、化疗并进行相应治疗。对于肿瘤合并稳定性心绞痛的患者，推荐以药物治疗为主。如果最佳药物治疗后症状仍难以缓解或有持续性胸痛则可以考虑经皮冠状动脉介入治疗（PCI）。对于肿瘤合并急性冠状动脉综合征（ACS）的患者，则需全面评估患者的生存时间、出血风险、肿瘤及冠状动脉疾病的严重程度、近期是否需要外科手术、是否存在血小板减少症及患者个人意愿等，可考虑行血运重建治疗。

（三）心律失常

肿瘤治疗相关心律失常发生率约为 16%~36%。发病机制与放、化疗直接引起心肌细胞损伤、炎症及氧化应激有关。肿瘤治疗引起的心肌缺血或心包疾病、辅助用药如止吐剂或抗生素等也可导致心律失常的发生。化疗药物相关的心律失常详见表 12-3。

表 12-3 化疗药物相关的心律失常

心律失常	化疗药物
房颤	烷化剂、铂类、蒽环类药物、5-FU、白介素 2、干扰素、利妥昔单抗、索拉非尼、舒尼替尼、依托泊苷、紫杉烷、长春碱类
心动过缓	三氧化二砷、硼替佐米、卡培他滨、顺铂、环磷酰胺、阿霉素、5-FU、白介素 2、甲氨蝶呤、紫杉醇、利妥昔单抗、沙利度胺
房室传导阻滞 / 传导异常	蒽环类药物、三氧化二砷、硼替佐米、环磷酰胺、5-FU、利妥昔单抗、紫杉烷、沙利度胺、顺铂、伊马替尼
室上性心动过速	烷化剂、蒽环类药物、5-FU、甲氨蝶呤、硼替佐米、白介素 2、干扰素、紫杉醇、帕纳替尼、罗米地辛
室性心动过速 / 室颤	烷化剂、5-FU、甲氨蝶呤、三氧化二砷、白介素 2、干扰素、紫杉醇、利妥昔单抗、罗米地辛
QT 间期延长	三氧化二砷、酪氨酸激酶抑制剂（凡德他尼）、5-FU、多柔比星

1. 心房颤动

肿瘤治疗相关的心房颤动多发生于外科术后，尤其以开胸术后更为常见。术前危险因素的筛查、术后房颤的预防是减少外科手术相关房颤风险的关键。化疗药物相关的房颤往往是多种因素共同作用的结果。

肿瘤合并房颤患者栓塞风险增加。同时，化疗药物的应用及肿瘤患者本身代谢及凝血功能异常增加了患者的出血风险。因此，肿瘤合并房颤患者的抗凝策略需要全面评估患者的合并疾病、血小板数目及功能、出血风险及个人意愿等。抗凝药物包括低分子肝素、维生素 K 拮抗剂及新型口服抗凝药。由于肿瘤患者长期抗凝存在风险，恢复并维持窦性心律是推荐的选择。节律治疗包括药物、电复律及导管消融治疗。抗心律失常药物尤其是胺碘酮的应用有延长 QT 间期的风险，需要密切监测。患者出现房颤伴血流动力学不稳定时可考虑电复律治疗。导管消融在肿瘤患者中的应用目前证据有限。β

受体阻滞剂与非二氢吡啶类药物可用于控制房颤患者的心室率。

2. 缓慢性心律失常　放疗可引起窦房结功能障碍与传导系统异常,这种损伤可能是永久且不可逆的,多发生于纵隔放疗的患者。缓慢性心律失常在化疗中并不多见,呈一过性或自限性,停止药物应用或减量治疗后多可恢复。引起缓慢性心律失常最常见的化疗药物是沙利度胺和紫杉醇。肿瘤治疗相关的缓慢性心律失常患者需要个体化管理,根据患者心动过缓是否可逆、是否引起严重血流动力学障碍及预期寿命来评估是否需要植入心脏起搏器。

3. 其他心律失常　肿瘤治疗中许多药物可引起患者 QT 间期延长,诱发尖端扭转性室速,包括化疗药物及某些辅助用药等。三氧化二砷可导致心肌细胞离子通道功能异常,约 1/3 的患者开始治疗后 1~5 周即可观察到 QT 间期延长。如果 QTc>500ms 或 QTc 较基线值延长 60ms 以上,需暂停治疗并控制相关危险因素,如电解质紊乱、心力衰竭、肝肾功能不全等。QT 间期恢复正常后,可减量继续应用化疗药物或更换其他方案。

肿瘤治疗引起的 QT 间期延长、冠脉缺血事件及心肌损伤均可诱发室速、室颤甚至是猝死。加强对危险因素的筛查与密切监测心电图,是预防患者发生室性心律失常的关键。

(四) 其他心血管损伤

1. 高血压　许多单克隆抗体(曲妥珠单抗、西妥昔单抗)可减少微循环毛细血管数目与 VEGF 产生,引起血压增高。贝伐珠单抗阻断 VEGF 与内皮细胞受体的相互作用,抑制 NO 合成导致高血压。可选择钙受体拮抗剂(CCB)、ACEI/ARB 等药物控制血压。靶向治疗也可引起高血压,如伊马替尼可导致严重水钠潴留,停药并酌情应用利尿剂可控制血压。肿瘤治疗的辅助用药,如止吐药物托烷司琼、抗贫血药物重组促人红细胞生成素、非甾体抗炎药及糖皮质激素均可引起血压的增高。如需长期应用,控制血压可选择 CCB、ACEI/ARB 类药物。

2. 心脏瓣膜病及心包并发症　放疗可引起心脏瓣膜的增厚、钙化,主要累及主动脉瓣及二尖瓣。许多患者在放疗结束数年后才出现明显瓣膜性心脏病的症状,其中约 50% 需要进行手术治疗。心脏辐射剂量与接受放疗时的年龄都是放疗相关心脏瓣膜病的危险因素。化疗引起心脏瓣膜疾病较为少见。

急性心包炎是放疗最常见的心脏并发症,多发于接受高剂量放疗的纵隔霍奇金淋巴瘤、食管癌、肺癌及胸腺瘤患者。血管通透性增加与淋巴管回流受阻是其主要发病机制。多数患者可采用非甾体抗炎药治疗。若发展为慢性心包炎或远期损伤引起心包增厚钙化则可表现为缩窄性心包炎。化疗药物,如蒽环类、环磷酰胺及阿糖胞苷的应用也可引起心包炎症。

3. 血栓栓塞性疾病与周围血管疾病　靶向治疗药物,尤其是 VEGF 抑制剂可使血小板反应性增强,血管内皮细胞损伤及修复能力下降,导致静脉血栓形成。VEGF 抑制剂、蒽环类、顺铂及紫杉烷类药物可以增加患者动脉血栓的风险。帕纳替尼、尼洛替尼等药物可以诱发严重的外周动脉疾病。踝肱指数测量可用来评估外周血管疾病的严重程度。对于有症状的外周血管疾病,可使用抗血小板药物,必要时可根据患者具体情况考虑是否血运重建。

三、肿瘤治疗相关心血管损伤的综合管理

(一) 风险评估与筛查

对既往存在心血管疾病的患者、拟接受具有心脏毒性药物化疗或胸部放疗的患者需要进行心血管疾病风险的评估。评估时不仅需要考虑经典的心血管危险因素,也应将肿瘤特点、肿瘤治疗方案及某些特定的心血管疾病危险因素作为评估的重要依据。目前公认的危险因素包括:已经存在的心血管疾病、既往心血管毒性药物应用情况、不良生活习惯及个体差异性。肿瘤患者常合并多种心血管疾病的危险因素,且各因素之间存在相互作用,增加了风险预测的复杂程度。

在接受肿瘤治疗之前,临床医生需要对患者进行全面评估,包括病史采集、体格检查、心电学检

查、影像学检查、生物标志物及特殊检查等。常规心电图与超声心动图可作为首选检查,对患者心脏电活动、结构与功能进行评估。

（二）长期监测与随访

1. 心肌功能不全与心力衰竭的监测　多种危险因素可增加蒽环类药物相关心肌功能不全的风险。首先是药物累积剂量,与心衰风险呈明显正相关关系。年龄（<18 岁或 >65 岁）、性别（女性）、合并疾病（糖尿病、肥胖、肾功能不全、感染等）、联合治疗（放疗或其他化疗药物）、给药速度均会影响患者发生心衰的风险。

超声心动图是监测和评估心功能的首选影像学检查。肿瘤治疗开始前、治疗中及治疗后均应监测 LVEF,以尽早发现心功能的异常。此外,心肌形变成像可早期检测肿瘤治疗相关心力衰竭,整体纵向应变较基线下降大于 15% 是早期亚临床左室功能不全的指标。

对于基线超声正常,无相关危险因素的患者,在抗 HER2 治疗每 4 个周期或多柔比星剂量达到 $200mg/m^2$ 时需要复查超声心动图以再次评估心脏功能。基线心功能不全和高危患者需要提高随访频率。如果治疗过程中出现心血管损伤,或应用大剂量蒽环类药物化疗的患者在肿瘤治疗结束后需要长期随访。

2. 冠状动脉疾病的监测　肿瘤治疗开始前需要根据患者病史、年龄、危险因素等各方面评估患者发生冠状动脉疾病的风险,必要时可行冠脉 CTA 等相关检查明确患者是否已有冠状动脉疾病。接受可能引起冠脉疾病的药物化疗期间,需要定期多次复查心电图、心肌酶等指标,密切监测患者心肌缺血情况,以达到早期发现冠状动脉疾病的目的。由于放疗相关的冠状动脉疾病可能出现在治疗后数年,因此长期随访监测有助于预防远期并发症。

3. 心律失常的监测　所有患者均应在治疗开始前行常规 12 导联心电图检查,明确患者的心律、心率与 QT 间期。既往有 QT 间期延长、相关心脏疾病、服用导致 QT 间期延长的药物、心动过缓、甲状腺功能异常或电解质紊乱等病史的患者都应多次监测 12 导联心电图,必要时监测电解质。接受三氧化二砷治疗的患者应每周复查心电图。尽量避免多种导致 QT 间期延长的药物合用。

4. 其他心血管疾病危险因素的干预　吸烟、肥胖、糖尿病、代谢综合征及低体力活动等是心血管疾病与肿瘤共同的危险因素。转变生活方式、积极治疗合并疾病、增强体育锻炼是预防心血管疾病的重要措施。长期监测与随访有助于控制相关危险因素,降低肿瘤治疗相关心血管疾病发生风险。

（邱春光）

思考题

1. 常见的原发性心脏肿瘤有哪些?

2. 心脏黏液瘤的病理生理特点是什么?

3. 肿瘤导致血栓栓塞风险增高的机制是什么?

4. 常见的肿瘤相关继发性高血压有哪些?

5. 简述肿瘤治疗相关心血管损伤的分类。

6. 如何评估肿瘤治疗的心血管病风险?

第十三章
心血管系统损伤

严重损伤常造成心血管系统的损伤,包括心脏损伤、大血管损伤和外周血管损伤。心血管系统损伤无论平时还是战时均较常见,可引起心功能障碍和/或大出血,直接危及生命,是损伤致死致残的主要原因之一。

第一节　心　脏　损　伤

心脏损伤(cardiac injury)分为钝性心脏损伤(blunt cardiac injury)和穿透性心脏损伤(penetrating cardiac injury)。

一、钝性心脏损伤

胸部特别是心前区受到钝性外力作用后,心脏的组织结构和/或功能受到破坏。

（一）病因

钝性心脏损伤多由胸部遭受撞击、减速、挤压、高处坠落、冲击等钝性外力所致。钝性心脏损伤的严重程度与遭受钝性外力的撞击速度、撞击质量、心脏被压缩程度正相关;与心脏受创面积负相关;与心脏舒缩时相有关,舒张末期较收缩末期易发生心脏破裂伤。

（二）分类

由于撞击参数不同,相同的撞击能量可导致不同程度的心脏损伤。钝性心脏损伤轻者为心肌挫伤(myocardial contusion),重者为心脏破裂伤(cardiac rupture)。所有因钝性外力所引起的心脏损伤,如果无原发性心脏破裂或心内结构损伤,统称为心肌挫伤,心肌挫伤是钝性心脏损伤最常见类型,其发生率占钝性胸部损伤的17%~76%。

（三）病理

心肌挫伤轻者仅存在心外膜下和/或心内膜下出血和瘀斑、少量心肌纤维断裂;重者呈心肌全层大面积出血、水肿和坏死,但和心肌梗死不同,从正常到损伤的心肌之间可无移行区。重度心肌挫伤可继发心脏破裂和心内结构损伤包括瓣膜、腱索和室间隔损伤及室壁瘤(图13-1)。钝性心脏破裂伤心壁肌肉呈大面积出血坏死,中央区域呈星形不规则裂口。

（四）临床表现

患者多合并胸壁软组织损伤、肋骨骨折和/或胸骨骨折等。轻度心肌挫伤无明显症状,中度和重度挫伤可出现心悸、气促、胸痛,甚至心绞痛、休克、心力衰竭等症状和体征。钝性心脏破裂伤极少数有可能通过有效的现场急救而成功地送达医院,一般处于濒死状态。

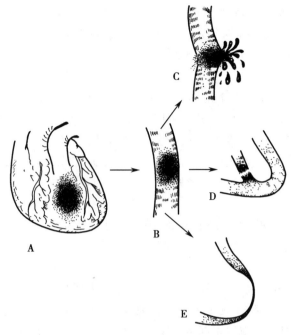

图 13-1　重度心肌挫伤演变结局示意图
A. 右心室前壁重度心肌挫伤；B. 室壁全层心肌出血；C. 挫伤区破裂→
急性心脏压塞；D. 室间隔穿孔；E. 室壁心肌坏死→瘢痕形成→室壁瘤。

(五) 诊断

根据损伤史、临床表现，可初步诊断。钝性心脏损伤常合并多发伤，临床表现可被中枢神经系统或其他部位严重损伤的表现所掩盖，容易漏诊。心肌挫伤的诊断主要依赖临床医师的警惕性与辅助检查。

常用的辅助检查有 3 种。

1. **心电图**　可存在 ST 段抬高、T 波低平或倒置，房性、室性期前收缩或心动过速等心律失常。

2. **超声心动图**　可显示心脏结构和功能改变以及有无心包积液。食管超声心动图可减少胸部损伤时经胸探头检查的痛苦，还能提高心肌挫伤的检出率。

3. **血清心肌酶学检测**　测定磷酸肌酸激酶同工酶质量（CK-MB-mass）和心肌肌钙蛋白 I 和 T（cTnI 和 cTnT）；前者的准确性优于同工酶活性测定，后者仅存在于心房和心室肌内，不会因骨骼肌损伤影响检测值，特异性高。

(六) 治疗

卧床休息、严密监护、吸氧、镇痛。特殊治疗主要针对可能致死的并发症，如心律失常和心力衰竭。钝性心脏破裂伤因心肌水肿质脆易碎，难以缝合，抢救成功率极低，不主张行急诊室开胸手术（emergency room thoracotomy，ERT）。

二、穿透性心脏损伤

穿透性心脏损伤是指心脏被致伤物所穿透，造成心脏破裂的一类损伤。

(一) 病因

多由锐器、火器所致，50%~85% 患者死于受伤现场或抵达医院前。由于心脏介入诊疗的普及，医源性心脏穿透伤有所增多。

(二) 病理

锐器致伤多为盲管伤，刀伤裂缘周围几乎无组织水肿破坏；火器致伤多导致心脏贯通伤，火器伤裂缘附近组织水肿破坏较多。火器致伤也可为盲管伤,异物留存心脏。损伤好发的部位依次为右心室、左心室、右心房和左心房,除心壁全层裂开,还可导致心房和心室间隔、瓣膜装置及冠状动脉损伤。医源性心脏穿透伤以冠状动脉或心房穿透伤多见。

（三）病理生理

1. **亚临床期**   极早期或极小裂口出血量尚少而无症状,为亚临床期,本期或长或短。

2. **临床期**   随出血增加出现症状则进入临床期,其症状特点取决于心包裂口大小,即心包内血液的流失速度:如心包裂口较小时易被凝血块阻塞而出血滞留于心包腔,由于心包缺乏弹性,腔内快速积血120~150ml以上就可使心包腔内压力升高,导致急性心脏压塞,既妨碍心脏舒张又减缓心脏出血,典型表现为Beck三联征。如心包裂口较大则难以被凝血块阻塞,血液迅速流失而心脏持续出血,导致失血性休克。

3. **濒死期**   如果心脏压塞或休克未能纠正,随着时间推延症状进一步加重,血压测不出,脉搏细弱,心率极快,心音不清,患者进入濒死状态,称濒死期。

（四）临床表现

取决于心脏损伤程度和心包引流情况。心脏压塞临床表现为静脉压升高,心音遥远,心搏微弱,动脉压降低的Beck三联征。穿透性心脏损伤典型表现是严重失血性休克或濒死状态的症状和体征。少数患者由于伤后院前时间短,就诊早期生命体征尚平稳,仅有损伤史与胸部较小伤口,易延误诊断和抢救时机。

（五）诊断

胸部伤口位于心脏体表投影区域或其附近;伤后时间短,病情进展迅速;Beck三联征或失血性休克,大量胸腔积血的体征。情况允许时首选床旁超声检查。对于伤后时间短、生命体征尚平稳、不能排除心脏伤者,应在具备全身麻醉手术条件的手术室,局麻下扩探伤道明确诊断,以避免延误抢救的黄金时机。

（六）治疗

早期诊断和及时处理是挽救患者生命的唯一途径。一般来说,穿透性心脏损伤需要手术救治者多于钝性心脏损伤。穿透性心脏损伤分期救治原则如下。

1. **亚临床期**   密切观察生命体征,行床旁超声检查。高度怀疑心脏压塞者应行剑突下心包开窗术(图13-2),有活动性出血即改全麻下剖胸,修补心脏破裂口,术中注意不要缝合和损伤冠状动脉。心脏介入诊治过程中发生的医源性心脏损伤,多为导管尖端所致,因其口径较小,发现后应立即终止操作、拔除心导管,给予鱼精蛋白中和肝素抗凝作用,进行心包穿刺抽吸治疗。经上述处理,一般可获得成功,从而避免剖胸手术。

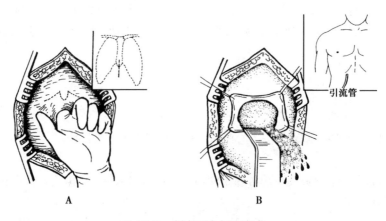

图 13-2   剑突下心包开窗术

A. 示指经剑突下切口深入胸骨后,推开两侧胸膜;B. 切开心包放出积血,安置心包引流管。

2. **临床期**　多数患者就诊时已进入临床期,病情进展迅速,应立即施行剖胸手术,迅速解除心脏压塞和/或控制心脏出血,建立体外循环,修补心脏裂口。

3. **濒死期**　患者送达急诊室时生命体征微弱或呼吸心搏将停。由于心肺脑复苏的时间要求,不允许转送手术室,须立即施行 ERT。

穿透性心脏损伤经抢救存活者,应注意心脏内有无遗留的异物及其他病变。应重视出院后随访,积极处理心脏内的残余病变。

(蔡建辉)

第二节　大血管损伤

大血管损伤(great blood vessels injury)同心脏破裂一样是一类致命性损伤。

一、病因

大血管损伤约 85% 由火器或锐器所致,约 15% 由交通事故等钝性伤所致。

二、病理

大血管包括胸主动脉及其三大分支、腹主动脉、上腔静脉和下腔静脉以及肺动、静脉。无论穿透伤还是钝性伤均可伤及以上血管,造成血管腔破裂大出血、假性动脉瘤和主动脉瘘形成等,在短时间内危及患者生命。

三、临床表现

主要是失血性休克和/或急性心脏压塞的症状和体征。

1. **主动脉损伤**　躯干疼痛、失血性休克、两侧股动脉搏动消失或减弱。升主动脉破裂可引起急性心脏压塞;假性动脉瘤引起周围组织压迫;主动脉瘘主要表现为进行性心力衰竭、咯血或呕血。

2. **腔静脉损伤**　心包无裂口、裂口小或裂口被凝血块阻塞,则导致急性心脏压塞;反之则引起失血性休克。

3. **肺动、静脉损伤**　除失血性休克和/或急性心脏压塞的症状和体征,空气经损伤的肺静脉进入左心,可突然出现偏瘫,甚至死亡。

四、诊断

主要依靠损伤史、临床表现及影像学检查。

1. **胸部 X 线检查**　常见纵隔阴影增宽。

2. **经胸壁超声心动图结合经食管超声**　可提高胸内大血管损伤的诊断率。

3. **计算机断层摄影技术(CT)、磁共振血管成像(MRA)以及数字减影血管造影(DSA)**　更能精确显示大血管损伤的情况。

腔静脉损伤和肺动、静脉损伤多在术中或尸检时方能明确诊断。

五、治疗

大血管损伤患者仅有少数能够生前发现和存活到医院,送到医院仍存活者,若能迅速诊断、及时手术,在现代化医疗条件下,加强多学科协作的专科救治,大多数患者可以存活,并减少晚期并发症和后遗症的发生。

1. **主动脉损伤** 对降主动脉和腹主动脉损伤、假性动脉瘤和主动脉瘘等的首选治疗方法是经皮穿刺或者切开股动脉行主动脉腔内覆膜支架植入术。当疑诊升主动脉及其三大分支破裂时,应立即剖胸探查,缝合破裂口或人工血管置换,术中要注意防止脊髓缺血性损伤引起截瘫。

2. **腔静脉损伤** 应立即剖胸探查,缝合破裂口或用心包等补片修补,以防止腔静脉狭窄。

3. **肺动、静脉损伤** 剖胸探查是唯一有效的救治措施。常需要在体外循环下修复破裂口。

(蔡建辉)

第三节　外周血管损伤

外周血管损伤(peripheral vascular trauma)指外周血管的完整性破坏或连续性中断。当任何外来直接或间接暴力侵袭血管,均可能发生开放性或闭合性血管损伤,导致永久性肢体功能障碍或缺失,甚至死亡等严重后果。

一、病因与发病机制

血管损伤的致病因素主要分为两类:①直接损伤,包括锐性损伤,如刀伤、刺伤、枪弹伤、手术及血管腔内操作等开放性损伤;钝性损伤,如挤压伤、挫伤、外来压迫(止血带、绷带、石膏固定等)、骨折断端与关节脱位等,大多为闭合性损伤;②间接损伤,包括创伤造成的动脉强烈持续痉挛、过度伸展动作引起的血管撕裂伤、快速活动中突然减速造成的血管震荡伤等。

二、病理生理与分类

根据病理生理特点可分为以下几类:①血管部分断裂:部分断裂时血管弹性回缩,破口增大,可导致持续性出血或假性动脉瘤形成;②血管完全断裂:血管完全断裂后可发生回缩,断端向内蜷曲并导致血栓形成,出血可自行停止,但可导致损伤远端急性缺血或回流障碍;③血管挫伤:血管内膜或中膜撕裂,可导致内膜片、夹层、血栓或局限于外膜下的血肿形成;④假性动脉瘤:当动脉部分断裂形成周围血肿后,血肿外层纤维组织机化,若破口与血肿相通,可形成假性动脉瘤;⑤创伤性动静脉瘘:邻近的动静脉同时受到损伤时,高压力动脉血流向低压力静脉,可形成动静脉瘘;⑥血管外部压迫:外部压迫时易导致血管内血栓形成。

三、临床表现

1. **出血** 出血是血管损伤最常见的直接后果,出血量取决于损伤血管的直径和损伤类型。开放性动脉损伤出血呈鲜红色,多为喷射性或搏动性出血;闭合性血管损伤虽然体表未见出血,但血液可流入组织间隙或体腔内,形成广泛皮下淤血、搏动性血肿、体腔内积血,表现出严重的失血症状。

2. **休克** 出血是造成休克的根本原因,出血较多者因血容量减少,可出现低血压并导致休克。闭合性损伤出血常常较为隐匿,难以估计失血量,易延误诊断而造成休克。

3. **血肿** 血管损伤后血流流入组织间隙形成血肿。假性动脉瘤局部可扪及搏动性包块,听诊有收缩期杂音。创伤性动静脉瘘可闻及连续性杂音,流量较大时易出现心力衰竭。

4. **远端肢体或组织缺血** 当肢体静脉损伤时可引起远端肢体明显肿胀,当肢体动脉损伤时可引起远端肢体缺血,表现为肢体苍白或青紫、皮温下降、动脉搏动减弱或消失,当内脏血管损伤可引起内脏器官缺血。

四、诊断

当发生穿通伤、骨折以及关节脱位等严重创伤时,均应怀疑血管损伤的可能。创伤部位大量出血、搏动性血肿、肢体明显肿胀、远端动脉搏动消失等,是动脉或静脉损伤的典型临床征象。应详细询问伤情,及时检查患者神志、血压、四肢脉搏、肢体皮温颜色以及体表伤口等,选用彩色多普勒超声、CTA、MRA 或 DSA 等影像学检查明确诊断。对有休克表现且生命体征难以维持平稳者,应尽快行手术探查。对生命体征平稳的多发性损伤和闭合性损伤者,应尽快判断有无血管损伤、损伤部位、损伤程度等。

五、治疗

1. **急救止血** 急救时常用的止血方法有:①消毒敷料填塞压迫、绷带加压包扎止血;②创伤近端止血带(气囊式止血带)止血,并记录时间;③损伤血管显露于创面时可用血管钳钳夹止血。出现休克体征时应积极纠正休克,立即建立静脉补液通路,应避免将补液通路建立在伤肢上,晶体液仍然是容量复苏的第一选择,大量液体复苏时可联合应用人工胶体液,必要时进行成分输血,扩充血容量。在出血未控制前,不宜将血压升得过高,以免加重出血。骨折患者必须保持伤肢固定,避免骨折断端活动加重神经血管损伤。

2. **手术治疗** 一般原则:①止血清创;②处理损伤血管,包括血管结扎术、血管修复重建术、血管腔内治疗;③维持生命体征。手术治疗方式的选择取决于损伤血管的位置和损伤类型,以及患者的全身状态。

(赵纪春)

思考题

1. 心肌挫伤的定义是什么?简述重度心肌挫伤演变结局。

2. 什么是 Beck 三联征?简述穿透性心脏损伤分期救治原则。

3. 简述大血管损伤和外周血管损伤的临床表现。

第十四章
心脏康复与二级预防

心脏康复在国际上的发展已经有 200 多年的历史,经历了从否定、质疑到普遍接受并大力推广的过程。我国心脏康复与二级预防处于起步阶段,医护人员和患者对心脏康复的认知水平较低,心脏康复所涉及的相关学科人才缺乏,心脏康复体系的建立和完善,是现今我国心脏康复发展必须面对的挑战。

第一节 心脏康复的定义和目标

心脏康复(cardiac rehabilitation,CR)与二级预防(secondary prevention,SP)密不可分。心脏康复/二级预防是一门融合生物医学、运动医学、营养医学、心身医学和行为医学的专业防治体系,是指以医学整体评估为基础,将心血管病预防管理措施系统化、结构化、数字化和个体化,通过综合管理危险因素,为心血管疾病患者在急性期、恢复期、维持期以及整个生命过程中提供的生理、心理和社会的全面和全程管理服务和关爱。总体上分为三期:院内Ⅰ期康复、院外监护下Ⅱ期康复和社区家庭Ⅲ期康复。

1. **第Ⅰ期(院内康复期)** 为住院期的心血管疾病患者提供康复和预防服务。本期康复目标是:缩短住院时间,促进日常生活能力及运动能力的恢复,增加患者自信心,减少心理痛苦,减少再住院;避免卧床带来的不利影响,为Ⅱ期康复提供全面完整的病情信息和准备。

2. **第Ⅱ期(院外早期康复或门诊康复期)** 一般在出院后 1~6 个月进行。这期康复计划增加了每周 3~5 次心电、血压监护下的中等强度运动,包括有氧运动、抗阻运动及柔韧性运动训练,共 3 个月左右,推荐运动康复次数为 36 次,不低于 25 次。Ⅱ期康复为冠心病康复的核心阶段,既是Ⅰ期康复的延续,也是Ⅲ期康复的基础。

3. **第Ⅲ期(院外长期康复)** 也称社区或家庭康复期,为心血管事件 1 年后的院外患者提供预防和康复服务。是第Ⅱ期康复的延续。此期的关键是维持已形成的健康生活方式和运动习惯。

心脏康复与二级预防临床体系的建立目的是,降低心血管疾病的患病率、病死率及急性心血管事件的发生,改善患者长期生活质量。

第二节 心脏康复的适应证和禁忌证

基本上心血管系统疾病均可以从心脏康复中获益,包括冠心病(内科保守治疗、血运重建 PCI/

CABG 术后）、心力衰竭、心脏瓣膜病、先天性心脏病、外周动脉疾病、心脏移植、肺动脉高压、心律失常（人工心脏起搏器、复律除颤器等）、冠心病高危因素（高血压、糖尿病、高脂血症、肥胖症等）的患者。

心脏康复的禁忌证主要是指运动康复的禁忌证，绝对禁忌证包括急性心肌梗死（48h 内）、高危不稳定型心绞痛、未控制的心律失常伴发症状或血流动力学障碍、活动性心内膜炎、重度主动脉狭窄、心力衰竭失代偿、急性肺栓塞、急性心肌炎或心包炎等，以及严重认知功能障碍和精神异常、患者坚决拒绝。相对禁忌证包括冠状动脉左主干狭窄、心动过速或过缓、房颤且心室率未控制、肥厚性心肌病、高度房室传导阻滞、重度肺动脉高压、电解质异常等。

第三节　心脏康复与二级预防的内容

心脏康复与二级预防的主要内容包括患者评估、营养咨询、体重管理、血压管理、血脂管理、血糖管理、戒烟管理、心理管理、体力活动和运动训练等。

一、患者临床评估

患者的全面评估包括：临床评估（病史、症状、体格检查等）；心血管疾病的诊疗及药物情况；并发症（包括外周动脉疾病、脑血管疾病、肺部疾病、肾脏疾病，及其他相关疾病等）；日常生活习惯如饮食、睡眠等，及相关的辅助检查如心电图、心脏超声、冠脉造影检查等。完整详尽的病史有助于评估患者可能出现不良心脏事件的风险，以及为患者制订更符合个体的康复方案。

二、营养管理

1. 饮食摄入情况评估　①估计患者每日的总热量摄入，摄入饱和脂肪、反式脂肪、胆固醇、钠和其他营养素的含量；②评估饮食习惯，包括水果和蔬菜、全谷物和鱼的摄入量，正餐和小吃的量，外出就餐的次数和酒精摄入量；③评估营养干预的内容，主要是评估是否需要制定特殊膳食处方，如糖尿病饮食、高血压饮食等。

2. 饮食的干预策略　营养处方的目的是为预防和治疗心血管疾病提供营养指导。①患者教育，食用健康的饮食方案，可提供中国居民膳食指南推荐，均衡营养、平衡膳食；②特殊膳食处方的制定，根据患者合并基础心血管疾病情况制定膳食，例如肥胖、高血压、糖尿病、高脂血症、慢性肾病、心力衰竭等。

三、体重管理

肥胖是冠心病的独立危险因素。过度肥胖还容易导致冠心病的其他危险因素如高血压、血脂异常、糖尿病等发生。衡量超重和肥胖的最简便和常用的测量指标是腰围（WR）和体质指数（BMI）。BMI 反映全身肥胖程度，WR 主要反映腹部脂肪蓄积程度，即中心性肥胖。这两个指标都可以较好地预测心血管疾病的危险。

制定短期和长期体重控制目标，通常以每周减重 0.5~1.0kg 为宜；6~12 个月内减少 5%~10%，使 $BMI<25kg/m^2$；腰围控制在男性 ≤ 102cm、女性 ≤ 88cm。

减重方案包括:①行为疗法:行为干预减重的终极目标为终身的饮食和运动行为的改变,维持长久的减重效果。②饮食模式:每日能量摄入目标可定为比需求能量少 500~~1 000kcal,鼓励低脂饮食,强调摄入蔬菜、水果和谷类食物,保持能量负平衡。③运动和体力活动:理想的减重方案主要目标是以运动和体力活动来增加能量消耗,详见运动训练章节。

四、血压管理

高血压是患病率较高的慢性病之一,也是心脑血管疾病最重要的危险因素。对血压进行评估时,应注意:①测量双臂血压;②测量静息坐位血压至少 2 次;③为了排除体位性低血压,在进行药物降压治疗后分别采取卧位、坐位、立位测量血压;④高血压的诊断标准、危险评估、控制目标及随访等详见相关章节。

五、血糖管理

糖尿病是一种代谢性疾病。由于糖尿病的很多并发症可能是运动的禁忌证,因此需要了解以下评估内容。

1. **心血管风险**　由亚临床或缺血性心脏病(无症状性心肌缺血)引起的心力衰竭和心律失常;由自主神经病变引起的血压或心率的骤升和骤降;由自主神经病变引起的运动后的直立性低血压。

2. **代谢方面风险**　接受胰岛素或口服降血压药物的患者产生低血糖;高血糖的恶化。

3. **肌肉骨骼肌创伤方面风险**　足部溃疡(特别是神经病变出现后);与外周神经病变相关的骨外科方面的损伤。

4. **微血管方面风险**　视网膜病变:患有增生性视网膜病变的糖尿病患者应避免无氧运动、剧烈震动或 Valsalva 样运动;肾病变:低到中等强度的运动是安全的,不鼓励进行高强度运动;周围神经病变;需要进行全面的足部护理。

糖尿病患者管理的最大挑战是长期监测和控制血糖,服从负责的治疗方案,包括药物、饮食和运动治疗等。糖尿病的诊断标准和控制目标详见血糖代谢异常章节。

六、血脂管理

对血脂异常患者进行临床评估时,应详细地采集病史,检测空腹总胆固醇、高密度脂蛋白、低密度脂蛋白和甘油三酯。寻找可能导致血脂升高的原因,提供治疗性生活方式改变和 / 或药物治疗,血脂异常的诊断标准、危险评估、控制目标及随访等详见相关章节。

七、戒烟管理

吸烟是心血管疾病的独立危险因素之一。戒烟可降低心血管疾病发病和死亡风险,是冠心病一级预防和二级预防的重要措施。

1. **吸烟状态及烟草依赖的评估**　详细询问患者的吸烟状况和其他烟草制品的使用情况,确定吸烟量(支 /d)和吸烟持续时间(年数),量化其他烟草制品的使用程度和类型,询问家庭和工作场所吸二手烟的情况。常应用尼古丁依赖量表(FTND)评估患者烟草依赖情况。

2. **戒烟干预原则**

(1)重视进行戒烟教育:吸烟的风险和戒烟的获益。

（2）非药物干预：给予心理支持治疗和行为指导。

（3）药物干预：给予戒烟药物治疗，目前的一线戒烟药物包括伐尼克兰、尼古丁替代治疗（NRT）相关制剂、安非他酮。

（4）家庭或工作中避免二手烟，预防复吸。

烟草依赖是一种慢性高复发性疾病。大多数吸烟者均有戒烟后复吸的经历，需要多次尝试才能最终戒烟。烟草依赖的治疗是一个长期过程，需要持续进行。引起烟草依赖的因素包括生物因素、心理因素和社会文化因素。因此烟草依赖戒断的过程需要医生指导，包括针对心理依赖和生理依赖的治疗，在这个过程中应强调心理支持和建议的重要性。

八、精神 / 心理与睡眠管理

许多恢复期的心脏病患者及家属要面对适应疾病和康复的挑战。严重心理因素包括抑郁、焦虑和与社会孤立等都会阻碍病情的恢复。因此，精神 / 心理因素的管理应贯穿心脏康复的始终。

1. **精神 / 心理状态的评估**　对于精神 / 心理状态的评估和识别，有几种方法，包括定式访谈、半定式访谈、他评焦虑抑郁量表、自评焦虑抑郁量表等。需要注意的是，无论是量表还是筛查问卷，都不是对患者的精神心理问题给予明确诊断，只是提示患者可能存在精神 / 心理问题，需要进行相应缓解症状的干预。

2. **睡眠质量的评估**　冠心病与睡眠障碍关系密切，失眠（<6h）和睡眠过多（>9h）是年龄 >35 岁无心脏病史成年人发生冠心病的独立危险因素，也是冠心病患者发生抑郁的标志之一。临床医生对冠心病患者的失眠问题应足够重视，早期给予有效预防和控制。

匹兹堡睡眠质量评定表可用来评价患者的睡眠质量。处理失眠时首先需明确患者失眠原因。对于高度怀疑有睡眠呼吸暂停的患者，可采用多导睡眠监测仪来了解患者夜间缺氧程度、睡眠呼吸暂停的时间及次数。对于精神心理问题导致的睡眠障碍应该给予相应的指导。

3. **精神 / 心理与睡眠管理**　精神 / 心理与睡眠管理的目的是识别患者的精神 / 心理问题，并给予对症处理。

推荐措施：①评估患者的精神心理状态；②了解患者对疾病的担忧、患者的生活环境、经济状况、社会支持，给予针对性治疗措施；③通过一对一方式或小组干预对患者进行健康教育及咨询。促进患者伴侣和家庭成员、朋友等参与教育和咨询；④轻度焦虑抑郁治疗以运动康复为主，对焦虑和抑郁症状明显者给予对症药物治疗，病情复杂或严重时应请精神科会诊或转诊治疗。

对有焦虑抑郁情绪合并睡眠障碍患者建议使用镇静安眠药物。短促、足量、足疗程，包括苯二氮类和非苯二氮类或 5- 羟色胺再摄取抑制剂（SSRI）。必要时转诊精神科诊疗或会诊。

九、体力活动评估与干预

体力活动不足会影响成年人的健康，是心血管疾病风险的一个独立危险因素。体力活动不足的定义：中等强度体力活动时间 <150min/ 周（或高强度体力活动时间 <69~75min/ 周）。一般认为缺乏活动 ≥ 3 个月定义为久坐不动的生活方式，久坐不动的生活方式显著增加 CVD 风险。

评估体力活动是多维度的，且具有复杂性。最常用的两个方法是自评量表（主观）和体力活动监测器（客观）。国际体力活动问卷（IPAQ）适合心脏康复时的体力活动标准化评估。该问卷对体力活动持续时间、频率和强度进行量化。

鼓励患者进行每周 ≥ 5d、每日 30~60min 的中等强度的体力活动；建议低强度有氧运动，以尽量减少肌肉骨骼受伤的风险；推荐逐渐增加活动强度；鼓励患者进行自己喜欢或习惯的体力活动；逐步改善有氧活动和身体状况，减少心血管疾病的危险因素。

十、运动训练治疗

运动康复可显著降低总死亡率、心血管疾病相关死亡率、再住院率及情绪异常等临床预后。规律的运动训练师心脏康复的核心内容。根据患者的评估及危险分层,制定个体化的运动治疗处方是关键。

（一）运动能力评估

即体适能评估包括心肺耐力、肌肉力量和耐力、柔韧性和体成分分析。

1. **心肺耐力评估**　有氧运动能力评估最常用的是心肺运动试验和6min步行试验。

（1）心肺运动试验:运动负荷试验是患者进行运动康复前重要的检测指标,主要用于诊断、预后判断、日常生活指导和运动处方制订以及疗效评定。心肺运动试验需要严格培训的专业人员操作,临床上应用需要严格掌握适应证和禁忌证以及终止试验的指征,保证测试安全。

（2）6min步行试验（6-minute walk test,6MWT）:当患者不能耐受标准的心肺运动试验时,可用6min步行试验替代。6min步行试验是通过测量受试者徒步6min可达到的最大距离来评估心肺功能,步行距离越短提示心肺功能越差。目前在试验过程中还同时监测患者的心率、血压、血氧和自我感知劳累分级（Borg分级）等。

2. **肌肉耐量评估**　骨骼肌力量评估,最大力量的评估,即1RM,表示人体尽最大努力仅能完成一次的负荷重量。等速肌力测试仪式目前公认最准确的肌力评估设备。

3. **柔韧性及平衡能力评估**　常用的柔韧性评估方法有:座椅前伸试验、抓背试验、改良的转体试验等。常用的平衡能力评估方法有:Berg量表、单腿直立试验、功能性前伸试验、2.4m起身行走试验等。

（二）运动治疗方法

运动处方包括:运动方式、运动时间、运动强度、运动频率及注意事项。运动方式分为有氧运动（耐力训练）、阻抗运动、平衡运动、柔韧性运动。

1. **有氧运动（aerobic exercise）**　又称耐力训练,是指人体在氧气充分供应的情况下进行的体育锻炼。即在运动过程中,人体吸入的氧气与需求相等,达到生理上的平衡状态。有氧运动所致的心血管反应主要是心脏的容量负荷增加,改善心脏功能。其对冠心病的治疗作用有:使冠状动脉管径增大、弹性增加;改善血管内皮功能,从而改善冠状动脉的结构和功能;促进冠状动脉侧支循环建立,代偿性的改善冠状动脉供血供氧能力;稳定冠状动脉的斑块;增加血液流动性,减少新发病变;有益于防控冠心病的危险因素,如高血压、血脂异常、糖尿病及肥胖等。

常用有氧运动方式有行走、慢跑、骑自行车、游泳、爬楼梯,以及在器械上完成的行走、踏车、划船等。每次运动时间为20~40min;运动频率建议3~5d/周;运动强度为运动耐量的50%~80%。

2. **抗阻运动（resistance exercise）**　是指肌肉在克服外来阻力时进行的主动运动。抗阻运动可以增强局部肌肉的耐量,改善骨骼肌的氧化能力和运动能力。与有氧运动比较,抗阻运动引起的心率反应性较低,主要增加心脏的压力负荷,从而增加心内膜下血流灌注,获得较好的心肌氧供需平衡。

抗阻运动方式包括器械训练和徒手训练,器械训练包括哑铃或杠铃、各种抗阻运动器械以及弹力带等;徒手训练通常为利用自身重力方式（如俯卧撑、深蹲等）。每次训练8~10组肌群,躯体上部和下部肌群可交替训练,每周2~3次或隔天1次,切记运动过程中用力时呼气,放松时吸气,不要憋气,避免Valsalva动作。

3. **柔韧性运动（flexibility exercise）**　是指一系列关节运动。柔韧性由控制关节的肌肉情况而定。如果肌肉太过紧张,关节就不能全方位的活动。改善柔韧性的运动能改善身体的敏捷和姿态,以及防止突然运动所引起的伤害。建议运动结束进行,训练原则应以缓慢、可控制方式进行,逐渐加大活动范围。训练方法:每一部位拉伸时间6~15s,逐渐增加到30s,如可耐受可增加到90s,期间正常呼吸,强度为有牵拉感觉同时不感觉疼痛,每个动作重复3~5次,总时间5~10min左右。

4. 经典的运动康复程序包括 3 个步骤

第一步：准备活动（warm-up），即热身运动，多采用低水平有氧运动，持续 5~10min。目的是放松和伸展肌肉、提高关节活动度和心血管的适应性，预防运动诱发的心脏不良事件及预防运动性损伤。

第二步：训练阶段，包含有氧运动、阻抗运动、柔韧性运动等，总时间 30~90min。其中，有氧运动是基础，阻抗运动和柔韧性运动是补充。

第三步：放松运动（cool-down），有利于运动系统的血液缓慢回到心脏，避免心脏负荷突然增加诱发心脏事件。放松运动是运动训练必不可少的一部分。放松方式可是慢节奏有氧运动的延续或是柔韧性训练，根据患者病情轻重可持续 5~10min，病情越重放松运动的持续时间宜越长。

5. 注意事项　尽管心脏康复运动带来的风险很低，但运动期间同样会有不良事件发生。运动时或运动后监护出现以下情况，暂时停止运动：①运动时感觉胸痛、呼吸困难、头晕；②运动时心率波动范围超过 30 次/min；③运动时血压升高 >200/100mmHg，收缩压升高 >30mmHg 或下降 10mmHg 以上；④运动时心电图监测 ST 段下移 ≥ 0.1mv 或上升 ≥ 0.2mv；⑤运动时或运动后出现严重心律失常。同时，在运动场所，配备相应抢救仪器及药品，康复医师和护士要接受心脏急救培训。

第四节　自我管理与居家康复

心脏康复可以根据患者病情选择在医院、门诊、社区/家庭等场所开展，想要长期保持心脏康复的效果，需要进行居家连续性的心脏康复，因此心血管疾病患者应该终身持续居家康复。患者应该学会自我管理，掌握必要的自我管理的措施，定期随访、评估与管理心血管疾病危险因素，掌握居家运动训练的原则与方法。另外，近年来体外反搏治疗技术、心脏体外震波治疗技术、我国传统中医药技术等在心血管疾病患者的全程康复中起到重要作用。

（徐亚伟）

思考题

1. 心脏康复如何分期？
2. 心脏康复与二级预防的内容包括哪些？
3. 体力活动不足的定义是什么？运动处方的制订原则有哪些？
4. 心脏康复的适应证与禁忌证有哪些？
5. 终止运动试验或停止运动的指征有哪些？

推 荐 阅 读

［1］葛均波，徐永健，王辰. 内科学. 9版. 北京：人民卫生出版社，2018.

［2］陈灏珠，林果为，王吉耀，等. 实用内科学 15版. 北京：人民卫生出版社，2017.

［3］马爱群，王建安. 心血管系统疾病. 北京：人民卫生出版社，2015.

［4］臧伟进，吴立玲. 心血管系统. 北京：人民卫生出版社，2015.

［5］ZIPES DP, LIBBY P, BONOW RO, et al. Braunwald's Heart Disease: A Textbook of Cardiovascular Medicine, 11th ed. Philadelphia: Elsevier Health Sciences, 2018.

［6］陈孝平，汪建平，赵继宗. 外科学. 9版. 北京：人民卫生出版社，2018.

［7］赵玉沛，陈孝平. 外科学. 3版. 北京：人民卫生出版社，2015.

［8］汪忠镐. 血管淋巴管外科学. 2版. 北京：人民卫生出版社，2014.

［9］刘维永，易定华. 现代心脏外科治疗学. 西安：世界图书出版公司，2009.

［10］张延龄，吴肇汉. 实用外科学. 2版. 北京：人民卫生出版社，2012.

［11］杨宝峰，陈建国. 药理学. 9版. 北京：人民卫生出版社，2018.

［12］缪朝玉. 心脑血管药理学. 3版. 北京：科学出版社，2019.

［13］朱晓东. 中华医学百科全书心脏外科学. 北京：中国协和医科大学出版社，2018.

［14］徐克，龚启勇，韩萍. 医学影像学. 8版. 北京：人民卫生出版社，2018.

［15］万学红，卢雪峰. 诊断学. 9版. 北京：人民卫生出版社，2018.

［16］丁文龙，刘学政. 系统解剖学. 9版. 北京：人民卫生出版社，2018.

［17］崔慧先，李瑞锡. 局部解剖学. 9版. 北京：人民卫生出版社，2018.

［18］王庭槐. 生理学. 9版. 北京：人民卫生出版社，2018.

［19］王建枝，钱睿哲. 病理生理学. 9版. 北京：人民卫生出版社，2018.

［20］李继承，曾园山. 组织学与胚胎学. 9版. 北京：人民卫生出版社，2018.

［21］高血压联盟（中国），中国医疗保健国际交流促进会高血压分会，中国高血压防治指南修订委员会，等. 中国高血压防治指南 (2018年修订版). 中国心血管杂志，2019，24 (1): 25.

［22］朱晓东. 心脏外科解剖学（临床标本剖析），北京：人民卫生出版社，2011.

［23］胡盛寿，潘湘斌. 无放射线经皮介入治疗结构性心脏病. 北京：北京大学医学出版社，2018.

［24］LEE G, ANDREW I S. Goldman-Cecil Medicine, 26th ed. Philadelphia: Elsevier, 2019.

［25］NICHOLAS K, EUGENE B, FRANK H, et al., Kirklin/Barratt-Boyes Cardiac Surgery, 4th ed. Philadelphia: Elsevier Saunders, 2012.

［26］SAMUEL J A, YONG M C, PAUL A F, et al. Mayo Clinic Electrophysiology Manual. Oxford: Oxford University Press, 2013.

［27］JANUARY C T, WANN L S, CALKINS H, et al. 2019 AHA/ACC/HRS Focused Update of the 2014 AHA/ACC/HRS Guideline for the Management of Patients With Atrial Fibrillation: A Report of the American College of Cardiology/ American Heart Association Task Force on Clinical Practice Guidelines and the Heart Rhythm Society in Collaboration With the Society of Thoracic Surgeons. Circulation, 2019, 140 (2): e125-e151.

中英文名词对照索引